Die Behandlung traumabasierter Dissoziation

Thematisch verwandte Titel im G. P. Probst Verlag:

Richard P. Kluft: Pacing in der Traumatherapie. Verarbeitung der traumatischen Erinnerungen bei dissoziativen Störungen mit der Technik der Fraktionierten Abreaktion

Sandra Paulsen: Trauma und Dissoziation mit neuen Augen sehen. Ego-State-Therapie und EMDR bei DIS und PTBS. Praxisnahe Schritt-für-Schritt-Beschreibungen

Frank W. Putnam: Handbuch Dissoziative Identitätsstörung. Diagnose und psychotherapeutische Behandlung

Robin Shapiro: Ego-State-Interventionen – leicht gemacht. Strategien für die Teilearbeit

Kathy Steele, Suzette Boon,
Onno van der Hart

Die Behandlung traumabasierter Dissoziation

Eine praxisorientierte, integrative Vorgehensweise

Aus dem amerikanischen Englisch von
Theo Kierdorf & Hildegard Höhr

G. P. PROBST VERLAG
Lichtenau/Westfalen

Hinweis für die Leser: Standards klinischer Praxis und entsprechende Protokolle verändern sich, und keine Technik oder Empfehlung kann für sich in Anspruch nehmen, unter allen denkbaren Umständen garantiert sicher anwendbar und wirksam zu sein. Das vorliegende Buch versteht sich als umfassende Informationsquelle für Fachleute aus dem Bereich der Psychotherapie; keinesfalls ist es als Ersatz für eine gründliche Ausbildung, für den Erfahrungsaustausch unter Kollegen und/oder für klinische Supervision anzusehen. Weder der Verlag noch die Autoren können völlige Fehlerfreiheit, Wirksamkeit und Angemessenheit jeder einzelnen Empfehlung in jedem Zusammenhang garantieren.

Für die Inhalte der im Buch angegebenen externen Webseiten übernehmen wir trotz sorgfältiger inhaltlicher Prüfung keinerlei Haftung. Für die Inhalte dieser Seiten sind ausschließlich deren Betreiber verantwortlich.

2. Auflage 2021

Die Originalausgabe (»TREATING TRAUMA-RELATED DISSOCIATION. A practical, integrative approach«) erschien bei W. W. Norton & Company, Inc., New York/London
Übersetzung aus dem amerikanischen Englisch: Theo Kierdorf & Hildegard Höhr, Köln
Umschlaggestaltung: Mareile Gropengießer (Paderborn)
Coverfoto: © Photographee.eu – Fotolia.com
Satz: SpaceType, Köln
Druck & Bindung: MediaPrint, Paderborn
Gedruckt in Deutschland

ISBN 978-3-944476-22-3

Bibliographische Information der Deutschen Nationalbibliothek
Die Deutsche Nationalbibliothek verzeichnet diese Publikation in der Deutschen Nationalbibliografie; detaillierte bibliografische Daten sind im Internet über *http://dnb.d-nb.de* abrufbar.

Inhalt

Widmung

Dieses Buch ist allen Patienten und Psychotherapeuten auf der ganzen Welt gewidmet, die sich für diese schwierige Reise entschieden haben und die bereit sind, sich auf eine unvollkommene, aber ganz sicher »hinreichend gute« Psychotherapie einzulassen und bei dieser Arbeit durchzuhalten. Ihnen allen wünschen wir Mitgefühl, Mut und Klarheit im Überfluß.

Vorwort

Dieses Buch ist nicht nur ein Resultat der vielen Stunden, in denen wir Patienten mit dissoziativen Störungen behandelt haben, sondern auch aus vielen schwierigen Supervisions- und Konsultationsgesprächen hervorgegangen, in denen Therapeuten ihre drängendsten Fragen, ihre größten Schwierigkeiten, ihre Bedürfnisse und ihre wundesten Punkte zur Sprache bringen. Viele Jahre lang haben wir Therapeuten auf der ganzen Welt immer wieder ähnliche Fragen stellen hören und immer wieder mit ähnlichen Problemen bei ihrer Arbeit mit dissoziativen Patienten kämpfen sehen. Abgesehen von einem Überblick über die phasenorientierte Behandlung, den wir hier geben wollen, geht es uns darum, in diesem Buch die folgenden Punkte darzustellen: Worauf man sich in einer komplexen Therapie zuerst konzentrieren und wie man dabei vorgehen sollte; wie man für einen Patienten, der selbst gefährliche Verhaltensweisen praktiziert, eine sichere Situation schaffen kann, ohne den Betreffenden zu »retten«; wie man mit dissoziierten Anteilen auf eine die Integration fördernde Weise arbeiten kann, statt zu riskieren, daß die Dissoziation noch weiter fortschreitet; wie man sinnvolle und nützliche Grenzen definieren und ihre Aufrechterhaltung durchsetzen kann; wie man gleichzeitig mitfühlend und effektiv mit dem Problem der Abhängigkeit eines Patienten vom Therapeuten umgehen kann; wie man Patienten helfen kann, traumatische Erinnerungen zu integrieren; was man tun kann, wenn ein Patient wütend ist, sich chronisch schämt, zum Vermeiden neigt oder nicht in der Lage ist, den Therapeuten als jemanden zu sehen, der ihm gegenüber die besten Absichten verfolgt; und schließlich wie man mitfühlend Widerstand verstehen und daran arbeiten kann. Am wichtigsten jedoch ist, daß es uns nicht nur darum geht, Dissoziation zu verstehen und zu behandeln, sondern auch darum, wie man mit Patienten umgehen kann, die sich nicht als eine Person, sondern als viele erleben.

Tun im Gegensatz zu Sein

Die meisten Therapeuten, die sich gerade erst mit der Behandlung dissoziierender Patienten vertraut machen, sind auf der Suche nach möglichst effektiven Techniken. Wird man mit Problemen von besonderer Komplexität und mit Neuland konfrontiert, ist es völlig normal, sich Gedanken darüber zu machen, was man in solch einer Situation *tun* kann. Therapeuten in dieser Lage werden feststellen, daß für die Behandlung von Patienten mit dissoziativen Störungen einige sehr wirksame Techniken entwickelt wurden, welche die allmähliche Integration der dissoziierten Anteile in die Gesamtperson fördern. Trotzdem sind bestimmte Aspekte der Beziehung zwischen Patient und Therapeut die Grundlage jeder derartigen Behandlung und außerdem an und für sich wichtige therapeutische Interventionen.

Die Arbeit eines sehr guten Therapeuten besteht darin, eine kohärente Kombination kognitiver, emotionaler und somatischer Interventionen (also von Dingen, die zu tun sind) nahtlos mit dem gegenwärtigen relationalen Erleben zweier Menschen in ihrer Beziehung im Rahmen einer Zwei-Personen-Psychologie (also von Arten zu sein) zu verweben. Tatsächlich gibt es nichts praktischer und integrativer Wirkendes, als die therapeutische Beziehung zu einem festen Bestandteil der Arbeit mit Patienten, die von anderen stark verletzt wurden, zu machen.

Die Erkenntnisse der interpersonalen Neurobiologie deuten immer stärker auf die Zentralität und die transformierende Macht impliziter relationaler Prozesse in der Therapie hin (Cozolino 2010; Schore 2012; Siegel 2010b/2012, 2015). Die Wirkung der therapeutischen Beziehung ist bei Patienten mit dissoziativen Störungen noch stärker als bei vielen anderen klinischen Populationen (Cronin, Brand & Mattanah 2014), weshalb der Umgang mit den relationalen Prozessen bei Patienten dieser Art besondere Aufmerksamkeit und Sorgfalt erfordert. Doch trotz entsprechender Expertenempfehlungen nutzen Therapeuten ihre Beziehung zum Patienten nur selten als therapeutischen Prozeß (Brand et al. 2013). Deshalb müssen wir uns bemühen, in einen relationalen Kontext einen praxisbezogenen und integrativen Ansatz einzubetten, der so viele verschiedene Techniken wie möglich einbezieht, um einer oft sehr anspruchsvollen und komplexen Therapie den Weg ebnen zu können.

Im Falle der Konfrontation mit Dringlichkeit, Krisen und Verwirrung ist es besonders schwer, dem weisen Rat *»Tu' nicht einfach irgendwas, bleib da stehen, wo du bist«* zu folgen. Worte können in einer Therapie versagen oder falsch gedeutet werden; Interventionen können scheitern oder ohne Begründung abgelehnt werden; gute Absichten können zu kurz greifen; und es können Probleme zutage treten, die sich durch eine direktive Handlung weder verändern noch beheben lassen. In solchen Fällen werden Interventionen unsichtbar und verwandeln sich in nonverbale, implizite, unbewußte intersubjektive Arten zu sein. Deshalb schlagen wir vor, die soeben erwähnte altbekannte Binsenweisheit ein wenig abzuwandeln und zu sagen: *»Tu' nicht einfach irgendwas, sondern sei da!«* Solche Arten relationalen Austauschs sind für Therapeuten am schwersten zu erkennen, und ebenso schwer ist es für sie, sich daran zu beteiligen. Aber sie sind sehr wichtig. Wir haben versucht, in diesem Buch zu beschreiben, wie Therapeuten kommunizieren können, was sich in Worten nicht mitteilen läßt. Das ist für stark traumatisierte Patienten, die häufig in einer von ihnen als überwältigend empfundenen inneren Welt leben, in der Worte ihre Bedeutung verloren haben und Sprache keinen Raum hat, unverzichtbar. Deshalb haben wir versucht, somatische Interventionen einzubeziehen, die nützlich sein können, wenn Worte ihren Dienst versagen oder nicht ausreichen.

Die Theorie der allen Psychotherapiemodellen gemeinsamen Faktoren beinhaltet, daß die jeweiligen spezifischen theoretischen Ansätze für die Besserung der Situation der Patienten oder das Ausbleiben einer Besserung nicht entscheidend sind. Zu den gemeinsamen Faktoren, die für die Verbesserung der Situation der Patienten wichtig sind, zählen die gemeinsame Arbeit an Zielen, die von beiden Beteiligten als wichtig angesehen werden, weiterhin eine stabile therapeutische Allianz, Empathie, positive Zuwendung und Bestätigung von Seiten des Therapeuten, Kongruenz und Authentizität und weitere den Therapeuten betreffende Faktoren (Laska, Gurman & Wampold 2014; Wampold 2001). Die Erkenntnisse über die Bedeutung der allen Therapieansätzen gemeinsamen Faktoren beinhalten nicht, daß Therapeuten bei der Behandlung von Patienten mit dissoziativen Störungen Theorie und Technik keine Beachtung schenken sollten – was natürlich auch für alle anderen Arten von Störungen gilt. Wir halten eine organisierte und umsichtige Herangehensweise an eine solche Behandlung – ganz gleich, worum es dabei gehen mag – für unverzichtbar, damit die »gemeinsamen Faktoren« ihre Wirkung überhaupt entfalten können. Selbst bei Anwendung eines soliden relationalen Ansatzes mit einem klaren Behandlungsrahmen und adäquater Definition von Grenzen brauchen Therapeuten spezielle Techniken für die Arbeit mit dissoziierten Anteilen, zumindest wenn es um Patienten mit einer schweren dissoziativen Störung geht. Solche Techniken sind für die effektive Behandlung dieser Patienten von zentraler Bedeutung (siehe hierzu Boon, Steele & van der Hart 2011/2013; Brand et al. 2011; Kluft 1991, 1993a, 1995; van der Hart, Nijenhuis & Steele 2006/2008).

Weshalb die Behandlung von Patienten mit dissoziativen Störungen demütig macht

Wir bieten die Inhalte dieses Buches mit einer starken Dosis Demut an, weil uns klar ist, daß kein einzelner Kliniker sämtliche richtigen oder immer die besten Antworten kennt. Zwar haben wir als Autorenteam zusammen 120 Jahre Erfahrung in der Behandlung von Patienten mit dissoziativen Störungen, doch sind wir uns trotzdem sehr wohl darüber im klaren, daß wir vieles absolut nicht wissen und nicht wissen können und daß andere eindeutig sehr viel mehr als wir wissen; und schließlich ist uns auch nur zu bewußt, daß wir oft Fehler machen. Wir werden Ihnen all das vorstellen, was wir wissen, und Ihnen vermitteln, was sich nach unserer Überzeugung auf Ihre Bemühungen, Patienten mit dissoziativen Störungen zu behandeln, mit ziemlicher Sicherheit positiv auswirken wird.

Natürlich ist uns klar, daß die evidenzbasierte Behandlung von Patienten mit dissoziativen Störungen noch in den Kinderschuhen steckt. Deshalb basieren die in diesem Buch beschriebenen Ansätze hauptsächlich auf klinischer Erfahrung und den daraus gewonnenen Erkenntnissen, einer legitimen Form von Evidenz, also keineswegs auf den Ergebnissen randomisierter kontrollierter Studien. Glücklicherweise existiert bereits ein ziemlich umfangreicher und ständig wachsender Schatz empirischer Literatur über die Wirksamkeit in der Praxis bewährter, anekdotisch dokumentierter Ansätze der Arbeit mit dissoziativen Patienten (Brand, Classen, Lanius et al. 2009; Brand & Loewenstein 2014; Brand, Loewenstein & Spiegel 2014; Myrick, Chasson, Lanius, Leventhal & Brand 2015). Was wir – und andere – in der klinischen Praxis als wirksam beobachtet haben, wird später von der Forschung bestätigt werden. Trotzdem raten wir unseren Lesern unbedingt, sich über die neuesten Erkenntnisse der klinischen Forschung und der daraus abgeleiteten Behandlungsempfehlungen immer auf dem Laufenden zu halten.

Bei einigen Lesern könnte der Verdacht aufkommen, wir versuchten, einem sehr komplexen, »unordentlichen« Prozeß, der im Therapieraum stattfindet, eine lineare Ordnung überzustülpen. Vielleicht ist der Vorwurf, wir würden die Dinge einfacher erscheinen lassen, als sie tatsächlich sind, berechtigt. Allerdings wissen wir aus eigener Erfahrung, daß wohl bei keiner anderen Therapie die Kompetenz des Therapeuten so sehr gefordert ist wie bei der Arbeit mit chronisch traumatisierten Patienten. Die demütig machende Realität ist für uns alle, daß eine Therapie holprig und ungewiß, herausfordernd und verwirrend sein kann. Wie andere Therapeuten fühlen auch wir uns manchmal einen Augenblick lang verloren. Wir wissen dann nicht, was wir tun oder wie wir sein sollten, machen unabsichtlich Fehler, erkennen wichtige Zeichen nicht oder verheddern uns in Übertragung und Gegenübertragung. Einige Erkenntnisse, die wir in diesem Buch erläutern werden, sind nicht aus unseren Erfolgen, sondern aus Mißerfolgen und Fehlern hervorgegangen. Wir hoffen, daß Sie, die Leser, von unseren Mißgeschicken ebenso profitieren werden wie von unseren Erfolgen. Und wir hoffen auch, daß Sie in der Lage sind, Ihre eigenen Fehler zu akzeptieren und von ihnen zu profitieren, wohl wissend, daß Sie für diese Arbeit nicht perfekt zu sein brauchen und daß jeder Therapeut sein Bestes versuchen würde, um sich von der Last eines unrealistischen Strebens nach Vollkommenheit zu befreien.

Über den Aufbau dieses Buches

Wir erläutern in diesem Buch die Behandlung von Patienten in einer Privatpraxis oder ambulant in einer Klinik. Natürlich ist es bei einer Untergruppe stärker gestörter Patienten erforderlich, deren Situation genauer zu untersuchen, um festzustellen, ob sie besser in einem Rahmen behandelt werden sollten, der ihnen Hilfe und umfassende

Unterstützung in Krisen, Case-Management und im Bedarfsfall eine stationäre Behandlung in einer psychiatrischen Einrichtung bieten kann. Chu (2011) hat Patienten dieser Art als *»chronically disempowered«* (»chronisch ihrer Wirkkraft beraubt«) bezeichnet. Manchmal besteht bei ihnen als starke Komorbidität eine Persönlichkeitsstörung, oder sie neigen zu Suizidalität, Selbstschädigungen und anderen extremen Formen ausagierenden Verhaltens. Wir haben festgestellt, daß Therapeuten sich manchmal so stark auf dissoziative Symptome und schwierige Situationen, mit denen sie bei dissoziativen Patienten oft konfrontiert werden, konzentrieren, daß sie nicht im erforderlichen Maße zwischen Patienten, bei denen eine ambulante Behandlung sinnvoll ist, und solchen, bei denen dies nicht der Fall ist, sowie zwischen jenen, die intensive Unterstützung benötigen, und denjenigen, die eine tiefreichende psychotherapeutische Betreuung verkraften und davon profitieren können, zu unterscheiden in der Lage sind. Deshalb haben wir bei der Arbeit an diesem Buch einiges an Zeit und Energie darauf verwendet, die Eigenarten von Patienten mit unterschiedlichen Bedürfnissen und Prognosen zu beschreiben, damit Therapeuten angemessen darüber entscheiden können, wen man am besten in welchem Rahmen behandelt und welche Art von Behandlung im konkreten Einzelfall am nützlichsten ist. Außerdem empfehlen wir Therapeuten auch in dieser Hinsicht, im Zweifelsfall mit Kollegen und Supervisoren zu beraten, eine Möglichkeit, die wir Autoren im Rahmen unserer eigenen Arbeit ständig nutzen.

Dieses Buch ist in sechs Hauptteile gegliedert. Das erste Kapitel soll als eine Art Einleitung einen Überblick über die neuropsychologischen Aspekte der Dissoziation als einer auf Nicht-Realisation basierenden Störung geben. Teil I (Kapitel 2–4) beschäftigt sich mit der therapeutischen Beziehung und mit der Person des Therapeuten. Teil II (Kapitel 5–9) ist dem Assessment und der Behandlungsplanung gewidmet. Es geht in diesen Kapiteln um das Assessment dissoziativer Störungen, um die Entwicklung eines Fallkonzepts, um die Prognose, die Behandlungsplanung, die Prinzipien der Behandlung dissoziativer Störungen und um einen Überblick über die drei Behandlungsphasen, in denen jeweils bestimmte Ziele verfolgt werden. Teil III behandelt in den Kapiteln 10–18 die Behandlungsphase 1, geht jeweils auf bestimmte konkrete Probleme ein sowie darauf, wie man dissoziierte Anteile in die Arbeit einbeziehen kann. Zu den Themen dieses Teils zählen das Verständnis von Widerstand und die Arbeit daran, wobei wir dieses Phänomen als vom Patienten und vom Therapeuten gemeinsam kreiert sehen; weiterhin behandeln wir den Umgang mit Abhängigkeitsbedürfnissen in einer Therapie sowie integrative Ansätze zum Verständnis chronischer Scham und der Arbeit daran. Kapitel 19 erörtert verschiedene ausgewählte Themen, unter anderem wie man Patienten helfen kann, mit aktuellen Beziehungen und mit ihren Aufgaben als Eltern umzugehen, weiterhin sexuelle Probleme, Probleme mit der Ursprungsfamilie, noch stattfindende Viktimisierung; und schließlich den Umgang mit Differenzen und Konflikten innerhalb des Behandlungsteams. Teil IV (Kapitel 20 und 21) beschreibt Phase 2 der Behandlung traumatischer Erinnerungen. Teil V (Kapitel 22 und 23) erörtert die Integration dissoziierter Anteile in ein kohärentes Ganzes und andere für Phase 3 wichtige Themen.

Wir haben noch zwei weitere Besonderheiten in dieses Buch aufgenommen, von denen wir hoffen, daß sie Ihnen nützlich sein werden. Die erste davon sind die *zentralen Konzepte (Core Conceps)* – wichtige Gedanken, die im Text hervorgehoben werden, so daß sie sofort ins Auge fallen. Sie sollen in einer Behandlung als Leitlinien fungieren und die Ideen des jeweiligen Kapitels zusammenfassen. Die zweite wichtige zusätzliche Besonderheit ist ein Abschnitt am Ende jedes Kapitels mit der Überschrift »*Weitere Erkundungen*«, der aus der Tatsache Nutzen ziehen soll, daß Therapeuten ihr ganzes Leben lang eifrig weiter lernen. Diese Abschnitte enthalten weiterführende Ideen und Fragen, Übungen, mit deren Hilfe man sich bestimmte Fertigkeiten aneignen kann, sowie Empfehlungen für Diskussionen mit Kollegen, die sich auf die im betreffenden Kapitel behandelten Themen beziehen und die zu noch mehr Neugier, Entdeckungsfreude und zur Weiterentwicklung anregen sollen.

Abschließend möchten wir noch darauf hinweisen, daß uns völlig klar ist, daß wir in diesem Buch nicht allem, was für unsere Thematik wichtig ist, Raum gegeben haben. Wir hoffen aber, genügend Aspekte darin angesprochen zu haben und, was am wichtigsten ist, darin genug Anleitungen gegeben zu haben, um es Therapeuten zu ermöglichen, sich im Chaos und Dickicht der Komplikationen besser zurechtzufinden.

Ein Hinweis zur Terminologie

Wir haben ein wenig mit der Frage gerungen, welche Strategie wir in terminologischer Hinsicht anwenden sollten, um das vorliegende Buch so praxisbezogen und jargonfrei wie möglich zu gestalten. Besonders schwer fiel es uns bei einigen unserer eigenen Termini, dieses Ziel im Auge zu behalten. Die Tatsache, daß wir diese Begriffe überhaupt entwickelt haben, zeigt, daß wir sie als im klinischen Sinne für besonders nützlich hielten. In früheren Publikationen haben wir zwei Begriffe benutzt, denen wir an dieser Stelle besondere Aufmerksamkeit schenken müssen, weil wir uns entschlossen haben, sie im hier vorliegenden Buch nicht zu benutzen.

In dem Bemühen, Prototypen dissoziierter Anteile der Persönlichkeit zu definieren, haben wir in früheren Publikationen den Begriff *Anscheinend Normaler Persönlichkeitsanteil* (ANP – *Apparently Normal Part of the Personality*) benutzt, wenn es um Anteile ging, die hauptsächlich im Alltagsleben aktiv werden, durch Handlungen oder motivationale Systeme des Alltagslebens vermittelt werden und traumatische Erinnerungen meiden; mit dem Begriff *Emotionaler Persönlichkeitsanteil* (EP – *Emotional Part of the Personality)* haben wir bisher Anteile bezeichnet, die primär auf Handlungssysteme der Abwehr von Gefahren und lebensbedrohlichen Situationen fixiert und in Traumata gefangen sind. Einiges spricht sowohl für als auch gegen die Verwendung dieser beiden Begriffe. Beispielsweise sagt der Begriff ANP nichts über die Qualität der Alltagsfunktionsfähigkeit (die scheinbare Normalität) eines Menschen aus, sondern nur etwas über die mangelnde Integration mit anderen Anteilen, die durch die Phobie des ANP hinsichtlich dieser anderen Anteile und hinsichtlich der mit ihnen assoziierten traumatischen Erinnerungen aufrechterhalten wird. Obwohl einer von uns (Onno) weiter an den beiden Termini festhält, sind wir, die anderen beiden Autorinnen (Kathy und Suzette), der Meinung, das Konzept könnte ein wenig zu eng gefaßt sein, um das gesamte Spektrum vielfältiger Ausdrucksformen von Erlebensweisen dissoziierter Anteile des Patienten, die im Alltagsleben aktiv werden, zu erfassen. Deshalb bezeichnen wir die ANP im vorliegenden Buch als *Anteile, die im Alltagsleben Funktionen erfüllen*, ungeachtet dessen, ob ihre Erscheinungsweise auf Normalität oder Dysfunktion hindeutet.

Ebenso ist der Begriff EP nützlich, insofern er auf die charakteristische vehemente Emotion von Anteilen verweist, die in der erlebten traumatischen Situation gefangen sind, verbunden mit Abwehr gegen reale oder wahrgenommene extreme Bedrohungen, obwohl einige dieser Anteile taub sein oder bestimmte Funktionen im Alltagsleben übernommen haben können. Einer von uns (Onno) bevorzugt diesen Begriff weiterhin, wohingegen ihn die beiden Mitautorinnen (Kathy und Suzette) für zu restriktiv halten, weil er auf die Emotion fokussiert, statt sich auf die Tatsache zu fokussieren, daß diese Anteile in der traumatischen Situation in Defensivhandlungen gefangen sind, wobei die Emotionen Resultate der Defensivhaltung sind. Außerdem können einigen ANPs die Qualitäten vehementer Emotionen eigen sein. Deshalb bezeichnen wir EPs im vorliegenden Buch als *in der Traumazeit gefangene Anteile*. Einer der vielen Aspekte unserer erfreulichen Zusammenarbeit seit fast einem halben Jahrhundert, die wir besonders schätzen, ist, daß wir solche Meinungsverschiedenheiten als Nährstoff für noch lebhaftere und bereichernde Diskussionen verstehen.

Eine Anmerkung zu den Fallbeispielen

Die in diesem Buch vorgestellten Fallbeispiele spiegeln zwar reale klinische Probleme, doch handelt es sich immer um Kompositionen aus den Situationen verschiedener Patienten, und es können Rekonstruktionen klinischer Dialoge darin enthalten sein. Die konkreten Details wurden sorgfältig abgewandelt, um die Privatsphäre der realen Patienten zu schützen.

Danksagung

Bücher entstehen nicht in der Isolation, und die hier reflektierten jahrelangen Erfahrungen sind nicht einem Vakuum entsprungen. Tatsächlich bezeugen die nun folgenden Dankesbekundungen, daß unseren Schriften und unseren klinischen Erfahrungen die Einflüsse Dutzender Menschen mit klarem Geist und mitfühlendem Herzen zugrunde liegen, die uns gelehrt, hinterfragt und unterstützt haben. Wir können uns glücklich schätzen, mit Kollegen buchstäblich auf der ganzen Welt Gedanken austauschen zu können. Wir alle wurden von den Meistern unseres Fachgebiets, unseren Kollegen und den Teilnehmern unserer Kurse entscheidend beeinflußt, wobei wir von letzteren ebenso selbst gelernt, wie wir sie unterrichtet haben. Ihnen allen sind wir für ihre Unterstützung und ihre Bereitschaft, uns das zu vermitteln, was sie selbst gelernt hatten, zu tiefem Dank verpflichtet, und wir danken ihnen auch für ihre bohrenden Fragen, die uns kräftig zusetzen, und ihren Mut, Patienten mit extrem komplexen Problemen zu behandeln.

Besonders dankbar sind wir jenen Pionieren des 20. Jahrhunderts auf dem Gebiet der Behandlung komplexer Traumata und dissoziativer Störungen, die uns ganz besonders inspiriert haben, darunter Elizabeth Bowman, Bennett Braun, David Caul (1921–1988), James Chu, Philip Coons, Catherine Fine, Jean Goodwin, Richard Kluft, Richard Loewenstein, Frank Putnam und Colin Ross.

Unsere Dankbarkeit gilt aber auch unseren vielen Zeitgenossen – zwar sind es zu viele, als daß wir sie hier alle benennen könnten, aber das ändert nichts daran, daß sie alle eine lobende Erwähnung verdient haben. Sie alle haben wichtige literarische und klinische Beiträge zum Verständnis und zur Behandlung von Patienten mit dissoziativen Störungen geleistet, die uns sehr zugute gekommen sind. Wir danken euch allen, und es ist uns eine Ehre, daß wir diese Wege mit euch gemeinsam bereisen konnten. Wegen ihrer speziellen klinischen Beiträge, Untersuchungen und Schriften sind wir den im folgenden genannten Personen zu ganz besonderem Dank verpflichtet: Trine Anstorp, Peter Barach, Kirsten Benum, Bethany Brand, Philip Bromberg, Laura Brown, Richard Chefetz, Catherine Classen, Christine Courtois, Constance Dalenberg, Martin Dorahy, Paul Dell, Nel Draijer, Janina Fisher, Julian Ford, Claire Frederick (1932–2015), Steve Frankel, Jennifer Freyd, Denise Gelinas, Steve Gold, Anna Gerge, Michaela Huber, Anabel Gonzalez, Elizabeth Howell, Phil Kinsler, Jim Knipe, Giovanni Liotti, Willie

Langeland, Ruth Lanius, Warwick Middleton, Andrew Moskowitz, Dolores Mosquera, Russell Meares, Ellert Nijenhuis, John O'Neil, Pat Ogden, Clare Pain, Maggie Phillips, Luise Reddemann, Vedat Şar, Eli Somer, David Spiegel, Joan Turkus, Bessel van der Kolk und Eric Vermetten.

Sowohl auf persönlicher als auch auf beruflicher Ebene möchten wir all jenen unsere tiefste Wertschätzung bekunden, die uns im Rahmen von Diskussionen über konkrete Fälle emotionale Unterstützung geboten und Gelegenheit zur Weiterentwicklung gegeben haben. Besonders dankbar sind wir Pat Ogden für viele fruchtbare Gespräche über Traumata, Bindung, Dissoziation und somatisches Erleben sowie für ihre unerschöpfliche Unterstützung und ihre Anregungen zur Darstellung des Körpers in diesem Buch. Sie ist für uns bei unserem Bemühen, das somatische Erleben in die Behandlung einzubeziehen, von zentraler Bedeutung gewesen, und dies ist unserer therapeutischen Arbeit mit traumatisierten Patienten sehr zugute gekommen.

Weitere Personen, denen wir an dieser Stelle unseren Dank bekunden möchten, sind aus den Vereinigten Staaten die Kollegen der *Metropolitan Psychotherapy Associates*, Amanda Savage Brown für ihre tiefsinnigen Äußerungen über die Nutzung der Acceptance-and-Commitment-Therapie bei der Arbeit an der Überwindung von Scham, Heather McCormack Moon für ihre nützlichen Erläuterungen zur Dialektisch-Behavioralen Therapie sowie Roger Solomon und Marty Wakeland; aus Belgien Erik de Soir und Manoëlle Hopchet; aus China Ellen Ma; aus Finnland unsere hochgeschätzte Kollegin und Freundin Anne Suokas-Cunliffe; aus Deutschland Helga Mattheß und Bettina Overcamp; aus Israel Danny Brom und Eliezer Witztum; aus Italien Giovanni Tagliavinni und Alessandro Carmelita; aus den Niederlanden Mariëtte Groenendijk, Desiree Tijdink, Annemieke van Dijke und allen Kollegen aus dem *Top Referent Trauma Center* (TRTC) in Zeist; aus Norwegen Harold Baekkelund, Ingunn Holbaek, Ellen Jepsen und Katinka Salvesen; aus Schweden Ann Wilkens und aus Großbritannien Remy Aquarone und Orit Badouk Epstein. Es trifft tatsächlich zu, daß man ein ganzes Dorf braucht, um einen Therapeuten aufzuziehen (und zu unterstützen).

Wir haben unser Bestes getan, um überall dort unsere Quellen zu nennen, wo dies recht und billig war. Sollte uns in dieser Hinsicht ein Versäumnis unterlaufen sein, so war das völlig unabsichtlich. Je größer der bereits existierende Literaturfundus zu einem Thema ist, um so schwieriger wird es, diesem Anspruch gerecht zu werden. Und glücklicherweise ist die Literatur über die Behandlung dissoziativer Störungen ja gewaltig gewachsen. Manchmal ist es sehr schwierig, den tatsächlichen Erfinder einer Technik, die schon lange vor ihrer offiziellen Publikation in vielen Workshops vermittelt wurde, ausfindig zu machen. Auch in dieser Hinsicht haben wir uns die größtmögliche Mühe gegeben, aber zweifellos nicht immer mit einem völlig zufriedenstellenden Resultat.

Ganz besonderen Dank schulden wir unserer phantastischen Korrektorin Virginia Wood, PsyD. Ihre Kenntnis der grammatischen Feinheiten, der Formatierungsgepflogenheiten der APA und stilistischer Finessen kennt offensichtlich keine Grenzen, und schließlich haben Sie uns hier und da geholfen, etwas klar zu beschreiben, das wir ohne diese Hilfe niemals verständlich hätten formulieren können.

Besonderer Dank gilt natürlich auch unseren Lektoren beim Verlag Norton, Deborah Malmud, Elizabeth Baird und Benjamin Yarling. Sie haben unsere Säumigkeit geduldig ertragen und uns immer wieder unglaublich verständnisvoll geholfen.

An allererster Stelle jedoch müssen wir aus tiefstem Herzen und mit größter Demut unseren Patienten danken. Von ihnen haben wir das Meiste gelernt, und sie haben mit erstaunlichem Verständnis unsere linkischen Fehler und unsere menschlichen Unvollkommenheiten ertragen. Wir danken Ihnen allen dafür, daß Sie an uns geglaubt und einen Teil des Wegs mit uns zusammen zurückgelegt haben. Wir wünschen Ihnen allen alles Gute und das Mitgefühl, die Fürsorge und die Lebenskraft, die Sie alle in so starkem Maße verdienen.

Einleitung

1 Dissoziation als Nicht-Realisation

Dissoziation ist die Essenz des Traumas.

— Bessel van der Kolk (2014/2015, S. 82)

Wenn die Realisation tief ist, tanzt dein ganzes Sein.

— Zen-Weisheit

Helen ist eine intelligente, geistreiche und kompetente Frau mittleren Alters, die sich auf dem Höhepunkt ihrer beruflichen Laufbahn im Bereich des Personalwesens befindet. Man könnte denken, ihre Situation sei optimal. Doch Helen ist depressiv und fürchtet ständig, sie könnte gekündigt werden, obwohl eigentlich alles für das Gegenteil spricht. Tatsächlich genießt sie den Respekt ihrer Kollegen und ist auch beliebt, was sie aber nicht akzeptieren kann. Die meiste Zeit über ist sie emotional wie betäubt und leidet gleichzeitig unter Schlaflosigkeit, starken Albträumen, Panikattacken und plötzlichen bruchstückhaften Erinnerungen (Flashbacks) an entsetzliche Kindheitserlebnisse, die bei ihr Schrecken, Schmerz und Gefühle der Hilflosigkeit hervorrufen. Helen hört verschiedene beängstigende innere Stimmen, unter denen eine sie wütend und angeekelt anbrüllt und eine andere wie ein kleines Kind in ihrem Inneren vor Schmerz weint. Wenn sie eine dieser Stimmen hört, zucken ihre Augen hin und her, und sie wirkt verängstigt. Ihr Körper ist dann angespannt, ihre Brust eingefallen, sie zieht den Kopf ein, und ihre Schultern bewegen sich nach oben in Richtung der Ohren. Als sie sich zu einer Therapie entschließt, steht sie kurz vor einem Zusammenbruch.

Helen berichtet, sie sei von ihrer frühen Kindheit an sexuell mißbraucht und stark vernachlässigt worden, kann sich aber nur sehr bruchstückhaft an die Situation in ihrer Kindheit erinnern. Den Rest ihrer Kindheitsgeschichte hat sie sich aufgrund der verstörenden Berichte ihrer Geschwister und anderer Familienmitglieder zusammengereimt, kann sich aber nicht selbst an die Geschehnisse erinnern. Einige ihrer Erinnerungen an ihre schwierige Kindheit wirken traumartig und diffus, als seien sie unwirklich oder als habe sie jemand anders erlebt. Sie erinnert sich, als Kind manchmal das Gefühl gehabt zu haben, sie schwebe über ihrem Bett und schaue zu, wie »ein anderes kleines Mädchen, das meinen Pyjama trug und das gleiche Haar wie ich hatte«, von einem Familienmitglied sexuell mißbraucht wurde. Sie ringt mit der Frage, ob ihre unklaren Vorstellungsbilder die Wahrheit spiegeln und ob ihre Geschwister die schrecklichen Dinge, die geschehen sein sollen, übertrieben drastisch dargestellt haben. Andererseits wird sie von Flashbacks verfolgt, die ihr als völlig real erscheinen und die aufgrund ihrer sensorischen Lebendigkeit ihre gegenwärtige Realität verzerren. Helen macht sich Vorwürfe, weil sie glaubt, sie habe keinen Grund, depressiv zu sein. Sie redet sich ein, es zeuge von Verweichlichung und sei kindisch, wenn sie sich über ihre Situation beklage, und gäbe sie sich nur mehr Mühe, käme alles schon wieder in Ordnung. Das schwere emotionale Leid, das sie Tag für Tag erträgt, beeinträchtigt zeitweise ihre normale Alltagsfunktionsfähigkeit.

Ein Kontinuum der Nicht-Realisation: Nicht real, nicht wahr, nicht mein, nicht ich

Anhand von Helens Geschichte lassen sich viele Dinge erläutern. Wir werden uns jedoch zunächst ihren erstaunlichen Schwierigkeiten mit der Realisation zuwenden – mit dem Akzeptieren der Wirklichkeit, wie sie ist, und mit der Anpassung an sie. Realisation ist ein sehr wichtiges Konzept, das für alle Menschen im Alltagsleben relevant ist. Es handelt sich dabei um eine zentrale Komponente der Integration, wobei der Begriff *Integration* jene ständig stattfindenden Handlungen bezeichnet, die uns helfen, Erlebnisse sowohl zu differenzieren als sie auch in einer gleichzeitig flexiblen und stabilen Persönlichkeit miteinander zu verbinden. Somit fördert die Integration die bestmögliche Funktionsfähigkeit in der Gegenwart und in der antizipierten Zukunft (van der Hart, Nijenhuis & Steele 2006/2008). Realisation ist nicht nur für die Auflösung von Traumata von zentraler Bedeutung, sondern auch für die Bewältigung des Alltagslebens unverzichtbar – vom Banalen bis zum Katastrophischen, vom Angenehmen bis zum Schmerzhaften, von den einfachsten bis zu den komplexesten Erlebnissen. Am besten können wir realisieren, was auch andere Menschen in unserer Umgebung realisieren; wir tendieren dazu, in einer gemeinsamen sozialen Wirklichkeit zu leben. Werden Kinder von einer für sie wichtigen Bezugsperson mißbraucht, die sie eigentlich lieben sollte, und werden sie dann von Menschen und Organisationen nicht so geschützt, wie es eigentlich der Fall sein sollte, ist es für sie unerträglich, dies zu realisieren. Verrat hemmt die Realisation und fördert die Dissoziation (Freyd 1996, 2013).

Zentrales Konzept

Realisation beinhaltet, der Realität, so wie sie ist, laufend gewahr zu sein, sie zu akzeptieren und sich effektiv an sie anzupassen (Janet 1935, 1945; van der Hart et al. 2006/2008).

Nicht-Realisation ist die Unfähigkeit, wichtige Aspekte des äußeren Erlebens, die rechtmäßig und sachlich zu unserer Vergangenheit, Gegenwart und Zukunft gehören, uns selbst und unsere inneren Erlebnisse wie Gedanken, physischen Handlungen, Empfindungen, Erinnerungen und Emotionen zu erfassen. Nicht-Realisation manifestiert sich bei uns allen in vielen Formen und Größenordnungen. Sie kann leicht, mäßig oder extrem stark sein und sowohl einfache Alltagserlebnisse als auch katastrophische Ereignisse betreffen. Sie kann sich in bestimmten Lebensbereichen manifestieren, in anderen hingegen nicht. Und sie kann zwischen geringfügigen momentanen Ausfällen bis zu umfassenden Amnesien reichen – was einer umfassenden Nicht-Realisation (Janet 1945) gleichkommt.

Nicht-Realisation kann sich auch nur auf bestimmte Aspekte eines Erlebnisses und nicht auf andere beziehen, was auch für positive oder negative Erlebnisse gilt. Beispielsweise war Helen stolz, als erste in ihrer Familie einen College-Abschluß erreicht zu haben, aber sie hatte nicht realisiert, daß ihre eigenen intellektuellen Fähigkeiten ihr dies ermöglicht hatten; sie hielt sich für dumm, obwohl alles eindeutig für das Gegenteil sprach. Sie realisierte, daß sie in ständiger Furcht lebte, was an ihrem verängstigt umherschweifenden Blick und ihren vorgebeugten Schultern zu erkennen war, aber sie war noch nicht in der Lage, die Wurzel ihrer Furcht zu realisieren.

Bei Traumatisierten liegt ein Gemisch aus jenen normalen, alltäglichen Nicht-Realisationen, die es bei jedem Menschen gibt, und schwerwiegenden Nicht-Realisationen vor: *Ich habe eigentlich keine Probleme. Ich bin nur zur Therapie gekommen, weil mein Mann das möchte. Ich bin nicht das Problem, sondern alle anderen! Meine Kindheit war gut. Ich habe keine Ahnung, wie diese Verbrennungen an meinen Arm gekommen sind – und sie tun auch nicht weh. Ich kann mich an nichts erinnern, was vor meiner Zeit in der Highschool geschehen ist. Dieser kleine Junge, das bin ich nicht; das Gesicht, das ich im Spiegel sehe, ist nicht meines.* Je fester die Nicht-Realisation verwurzelt und je umfassender sie ist, um so höher ist die Wahrscheinlichkeit, daß die Therapie schwierig wird. In solchen Fällen muß intensiv daran gearbeitet werden, Patienten bei der Stärkung ihrer Realisation und bei der Integration zu helfen.

Somatisches Erleben bei Realisation und Nicht-Realisation

Durch blindes Ausklammern hat die traditionelle Psychotherapie Therapeuten nicht darin unterstützt, sich über die zentrale Bedeutung somatischen Erlebens – von Empfindungen, Bewegungen und Haltung – als eines wichtigen einzubeziehenden Faktors klar zu werden. Einige Kliniker haben beklagt, daß manche Therapeuten dissoziierte Anteile zu behandeln pflegen, als gehe es dabei um »Dinge«, die von der Gesamtperson getrennt seien. Doch die Therapie selbst reifiziert den Geist als ein zu behandelndes »Ding«, ohne sich zu vergegenwärtigen, daß die Geistesinhalte verkörpert sind.

Tatsächlich sind wir sowohl Geist *als auch* Körper, und das heißt, daß unser Geist verkörpert ist. Wir spüren, was in unserem Geist vor sich geht, und wir bewegen uns in Reaktion darauf, und gleichzeitig reflektiert unser Geist, was wir in unserem Körper spüren. Beide sind untrennbar miteinander verbunden und beeinflussen einander in einer ständig aktiven impliziten Feedbackschleife. Selbst bei Vorliegen einer tiefreichenden Nicht-Realisation präsentieren sich die dissoziierten Anteile somatisch, mit jeweils eigenen physischen Manifestationen, obgleich sie dem Patienten selbst unbekannt bleiben oder von ihm nicht anerkannt werden. Bei dissoziativen Patienten werden Aspekte des erlebten Traumas sowie das Vermeiden desselben in verschiedenen dissoziierten Anteilen verborgen. Beispielsweise kann ein Anteil in Furcht verharren, was mit einer starken Muskelanspannung und einem erstarrt wirkenden Gesichtsausdruck sowie starkem physischem Schmerz des Betroffenen verbunden ist. Ein anderer Anteil wirkt in sich versunken und verschlossen, ist in sich zusammengerollt und vermeidet es, das erlebte Trauma anzuerkennen – ein Zustand physischer und emotionaler Taubheit. Jeder dissoziierte Anteil hat eine charakteristische Physiologie sowie eigene Empfindungen und Bewegungen, die jeweils bestimmte mentale Inhalte spiegeln.

Habituelle sensorische Erlebnisse, Gesten, Bewegungen und Haltungen spielen eine zentrale Rolle für die Förderung von Realisation oder Nicht-Realisation. Patienten und Therapeuten müssen beispielsweise die verschwitzten, scharfen Empfindungen erkennen können, die nervösen Bewegungen und die für Furcht typische angespannte Körperhaltung, um früh intervenieren zu können, dadurch die Regulation zu unterstützen und die Furcht in eine adaptivere Emotion in der Gegenwart zu transformieren. Emotionen haben affektive somatische Vorläufer und umfassen Empfindungen, Gesten und Bewegungen. Im Zustand der Depression kollabiert die Haltung des Patienten. Bei Angst und Furcht spannen sich Muskeln an. Bei Wut und Zorn verhärten sich die Hände zu Fäusten, die Brust strebt vor, und die Schultern weichen zurück. Und im Einklang mit der Wahrnehmung von Sicherheit oder Gefahr verändert sich der Gesichtsausdruck. Das Gefühl der relationalen Unterstützung durch einen anderen Menschen ist notwendig für eine sichere Bindung und kann in Form von Wärmeempfindungen und einer Weitung des Brustkorbs, einer allgemeinen Entspannung, einer Aufrichtung der Haltung und der Suche von Blickkontakt zum Ausdruck kommen. Diese und zahllose andere Arten somatischen Erlebens sollten nicht nur registriert, sondern auch therapeutisch genutzt werden.

Wenn ein Therapeut somatisches Erleben implizit zu vermeiden versucht, kann dies mit dem Vermeiden des traumatisierten Patienten kolludieren, wodurch unbeabsichtigterweise die anhaltende Nicht-Realisation aufrechterhalten wird. Wenn Patienten so reden, als seien sie zur Einsicht gelangt und hätten ihr Trauma integriert, handelt es sich bei einer oberflächlichen und emotionslosen Erzählung dieser Art häufig um ein Vermeiden, das mit Dissoziation und Depersonalisation einhergeht. Achtet der Therapeut dann nur auf die Worte des Patienten und kümmert sich nicht auch um das

Erregungsniveau und das somatische Erleben, vergibt er damit eine Chance zu weiterreichender Realisation.

Vielen Therapeuten ist zu ihrem eigenen Leidwesen klar, daß Worte, die Hauptstütze aller verbal orientierten Therapien, bei traumatisierten Patienten oft nichts auszurichten vermögen; sie können nicht verstehen, sprechen oder Gedanken formulieren, wenn bei ihnen traumatische Erinnerungen und insbesondere präverbale Erinnerungen aktiviert sind. Erinnerungen umfassen nicht nur emotionale und kognitive, sondern auch somatische Komponenten. Insbesondere traumatische Erinnerungen sind primär somatosensorisch, wohingegen ihnen eine kognitive Komponente oft (weitgehend) fehlt. Das nonverbale Erleben des Traumas bleibt im Körper erhalten und wird von bestimmten dissoziierten Anteilen bewahrt (Brewin, Dalgleish & Joseph 1996; Ogden, Minton & Pain 2006/2010; van der Kolk 1994/2000; van der Kolk & Fisler 1995; van der Kolk & van der Hart 1991). Bessel van der Kolk ist schon vor längerer Zeit aufgefallen, daß der Körper nicht vergißt, selbst wenn der Patient sich an ein traumatisches Erlebnis nicht oder nur bruchstückhaft erinnert (1994/2000, 2014/2015). Patienten sagen häufig: »Ich weiß, daß ich mich in der realen Gegenwart befinde und in Sicherheit bin, aber ich *fühle* mich nun einmal nicht sicher, sondern so, als wäre ich wieder in der damaligen Situation, in der [das Trauma] geschehen ist.« So können die wiederholt sich manifestierenden und unabgeschlossenen somatischen Aktivitäten des Traumas fortgesetzt und in verschiedenen dissoziierten Anteilen des Patienten bewahrt werden.

Zwar mögen Realisation und Integration somatische Veränderungen implizit einschließen, so daß der Therapeut nicht immer direkt darauf einzugehen braucht, doch kann es in gewissen Fällen wichtig sein, explizit am somatischen Erleben zu arbeiten. Deshalb halten wir es für unerläßlich, bei der Arbeit mit chronisch traumatisierten Patienten somatisches Gewahrsein und entsprechende Interventionen traditioneller psychotherapeutischer Ansätze zu integrieren, um Realisation und Integration zu fördern (Ogden et al. 2006/2010; Ogden & Fisher 2015).

Dissoziation als Problem der Nicht-Realisation

Dissoziation ist vielleicht die profundeste Art von Nicht-Realisation. Tatsächlich wurden dissoziative Störungen »*Syndrome der Nicht-Realisation*« (Janet 1935, S. 349) und »*multiple reality disorders*« (Kluft 1993a, S. 36) genannt. Dissoziation beinhaltet eine Aufspaltung des Selbst oder der Persönlichkeit des Patienten in mehrere Teile, jeweils mit eigenem Selbstempfinden und einer Erste-Person-Perspektive (Nijenhuis & van der Hart 2011), verbunden mit bestimmten Emotionen, Gedanken, Überzeugungen, Empfindungen, Wahrnehmungen, Prädiktionen, physischen Handlungen und Verhaltensweisen. Jeder dissoziierte Anteil der Persönlichkeit des Patienten beinhaltet eine einzigartige Wahrnehmung der Realität, die der von anderen Anteilen wahrgenommenen Realität widersprechen kann, wobei sich die verschiedenen Anteile solchen tiefreichenden Inkonsistenzen gegenüber als erstaunlich indifferent zeigen.

Zentrales Konzept

Dissoziation ist eine Spaltung des Selbst oder der Persönlichkeit des Patienten in mehrere Anteile mit jeweils eigenem Selbstempfinden, die aufgrund von Nicht-Realisation zu wenig oder zuviel erleben. Diese konträren Erlebensweisen sind ein unmißverständlicher Hinweis auf die Unfähigkeit, ein Trauma zu realisieren.

Ein Beispiel für Nicht-Realisation: Joe

Joes Schwester erinnerte sich, daß sie und ihr Bruder von ihrem sadistischen älteren Bruder mißhandelt worden waren. Es gab eindeutige Beweise für diese Mißhandlungen, unter anderem die Tatsache, daß der ältere Bruder mit 16 Jahren aus der Familie entfernt und in Jugendarrest eingewiesen worden war. Doch Joe war nicht in der Lage, diese Traumavorgeschichte völlig zu realisieren. Im Laufe einer Therapiesitzung erklärten verschiedene dissoziierte Anteile von ihm: *Mein Bruder hat mich mißhandelt; ich bin nie mißhandelt worden. Ich liebe meinen Bruder; ich habe keinen Bruder. Im Schrank in meinem Zimmer lebte ein böser Riese, der immer herauskam und mir weh tat, wenn ich schlafen wollte.*

Ein uneingeweihter Therapeut wird durch solche Widersprüche verständlicherweise völlig verwirrt: *Was ist real? Und was soll ich mit solchen widersprüchlichen Äußerungen anfangen?* Aber er kann derartigen Widersprüchlichkeiten einen Sinn abgewinnen, indem er sich vergegenwärtigt, daß erst die Teilung des Selbst ermöglicht, mit unerträglichen und unvereinbaren Realitäten fertig zu werden.

In der dissoziativen inneren Welt eines Patienten können einander widersprechende Äußerungen nebeneinander existieren und jeweils von bestimmten Anteilen als wahr und von anderen als unwahr empfunden werden. Joe hat (noch) nicht völlig realisiert, daß sein Bruder ihn mißhandelt hat. Sein Erwachsenenanteil, der in der Therapie am häufigsten präsent ist, streitet ab, daß sein Bruder ihn jemals verletzt hat. Bei einem anderen Anteil von Joe ist die Nicht-Realisation sogar noch tiefreichender: Er leugnet, daß Joe überhaupt einen Bruder hat, und hat keine Erinnerung an ihn. Ein Kindanteil von Joe bestätigt, daß er verletzt worden sei, vermag aber nicht zu realisieren, daß sein Bruder der Täter war, und glaubt statt dessen, von einem »beängstigenden Riesen« mißhandelt worden zu sein. Ein weiterer Anteil von Joe will dem Therapeuten die Geschichte über die erlittene Mißhandlung erzählen, wird aber innerlich durch einen anderen Anteil davon abgehalten, der brüllt: »Du Lügner!« Joes erwachsener Anteil erliegt in noch stärkerem Maße der Nicht-Realisation, indem er abstreitet, daß diese dissoziierten Anteile überhaupt zu ihm gehören: *Das sind nur verrückte Stimmen, mit denen ich nichts zu tun habe. Ich habe Angst, daß ich verrückt bin!*

Natürlich weiß der Therapeut nicht sicher, ob Joe tatsächlich von seinem Bruder mißhandelt wurde; es ist aber ohnehin nicht seine Aufgabe, »die Wahrheit« herauszufinden. Der Patient bildet sich mit Hilfe der neutralen und mitfühlenden Unterstützung des Therapeuten selbst eine Meinung, wobei der Therapeut vorsichtig auf Inkonsistenzen hinweist und Joes sämtlichen Anteilen hilft, sich allmählich miteinander zu versöhnen. Der Therapeut kann aber sicher sein, daß Joe sich bezüglich seines Bruders in einem entsetzlichen Konflikt befindet, daß er schrecklich leidet und daß er einige wichtige Realisationen zu vermeiden trachtet. Sich dieser Konflikte und des Vermeidens bewußt zu werden und sie miteinander zu versöhnen wird zum Fokus der Behandlung.

Zuviel und zu wenig: Das dynamische Duo der Dissoziation

Dissoziierende Patienten erleben infolge ihrer Nicht-Realisation häufig ein verwirrendes Gemisch von »zu wenig« und »zuviel«. Beispielsweise vermeidet Helen einerseits ihre traumatische Vergangenheit und versucht, ihren Alltag zu bewältigen. Dieser erwachsene Anteil von ihr ist das, was wir ANP oder *Anscheinend Normaler Persönlichkeitsanteil* (Nijenhuis, van der Hart & Steele 2002; Steele, van der Hart & Nijenhuis 2005; van der Hart et al. 2006/2008) genannt haben. Im vorliegenden Buch bezeichnen wir ANPs als *Anteile, die im Alltagsleben Funktionen erfüllen.* Als Erwachsenenanteil, dessen Aufgabe es ist, das Alltagsleben zu bewältigen, erlebt Helen zu wenig, was sich beispielsweise in Form von emotionaler und physischer Empfindungslosigkeit, Amnesie, der Unfähigkeit, Freude zu verspüren, und in Form eines zunehmenden Vermeidens von Triggern und der Konfrontation mit neuartigen Erlebnissen äußern kann; dies alles schränkt ihr Leben immer stärker ein. Sie verfällt leicht in einen Zustand der Benommenheit, ist nicht in der Gegenwart präsent und mit ihren Gedanken nirgendwo. Sie spürt ihre eigene Haut nicht und hat sich mehr als einmal unter der Dusche verbrüht, weil sie Hitze nicht normal spürt. Sie fühlt sich emotional oft so stark betäubt, daß sie sich mit »einem Stück Karton« vergleicht. Helens Erwachsenenanteil realisiert nicht, daß sie mißhandelt worden ist, und insofern realisiert sie *zu wenig.*

Andererseits erlebt ein Anteil, den Helen »Ellen« nennt, ständig, daß sie mißhandelt wird. Dieser Anteil erlebt *zuviel.* Wir haben Anteile dieser Art bisher *Emotionale Persönlichkeitsanteile* oder EP genannt (Steele et al. 2005; van der Hart et al. 2006/2008). In diesem Buch werden wir EPs als *in der Traumazeit gefangene Anteile* bezeichnen. Ellen ist für alle Zeiten ein in der Traumazeit gefangenes Kind, in eine Defensivhaltung gegen reale oder wahrgenommene Gefahr für Leib und Leben verstrickt. In diesem

Anteil unterliegt Helen einer starken Dysregulation und *erlebt zuviel*, überwältigt von Furcht, Scham oder Rage, sexuellen Empfindungen und Körpererinnerungen. Manchmal ist Ellen so verschlossen, daß es ihr kaum möglich ist, die Gegenwart wahrzunehmen. Insofern *erlebt* sie also auch *zu wenig* von der Gegenwart.

Als »der Beobachter«, ein kritischer, beobachtender Anteil von ihr, erlebt Helen den Mißbrauch aus großer Distanz, ohne irgendwelche Emotionen außer Wut und Ekel »dem kleinen Mädchen gegenüber, das es nicht verhindert hat«. Dieser Anteil Helens ist sich des traumatischen Erlebnisses bewußt, spürt aber zu wenig von der Emotion, als ob sie nicht selbst die Situation erlebt hätte. Obwohl sie sich an den Mißbrauch erinnert, vermag ihr Beobachter-Anteil das Erlebte immer noch nicht in einen realistischen Kontext zu fassen, und wirft ihr statt dessen vor, den Mißbrauch selbst verschuldet zu haben. Somit ist jeder Anteil Helens mit besonderen Formen der Nicht-Realisation verbunden, die zu anhaltenden inneren Konflikten beitragen und in der Behandlung thematisiert werden müssen.

Die Pole des Zuviel und Zuwenig sind Manifestation des höchst widersprüchlichen Erlebens Traumatisierter, die gleichzeitig (in einigen Anteilen) wissen und (in anderen Anteilen) nicht wissen, was mit ihnen geschehen ist (Laub & Auerhahn 1993). Wissen und Nicht-Wissen sind wichtige Erlebensmodi, die bei dissoziativen Patienten koexistieren und extreme Konflikte hervorrufen können. Der Widerspruch zwischen beiden deutet darauf hin, daß die vollständige Realisation nicht erreicht wurde. Der Therapeut sollte den Konflikt registrieren und ihn dem Patienten auf eine Weise zu Gewahrsein bringen, die zu nicht gefährdender Neugier einlädt, ohne Partei zu ergreifen.

Zentrales Konzept

Dissoziierte Anteile sind faszinierende Taschenspieler, die geschickt verbergen, was der Patient noch nicht realisieren kann. Therapeuten müssen den Blick auf den Preis fehlender und benötigter Realisationen gerichtet halten, statt sich von den Charakteristika der dissoziierten Anteile selbst faszinieren zu lassen.

Dissoziierte Anteile als Phänomene der Nicht-Realisation

Janet (1945) wies darauf hin, daß *Ersatzüberzeugungen*, jene alternativen Realitäten, die einem Patienten helfen, die Realisation zu vermeiden, dissoziierte Anteile einschließen. Die »dissoziierte Anteile« genannten Phänomene – ihr Alter, ihr Geschlecht, ihre Präferenzen, ihre Aktivitäten usw. – sind eine Art psychobiologischer Täuschung, die unter Verschluß hält und verbirgt, was der Patient nicht realisieren kann. Dem Zauberer von Oz (LeRoy & Fleming 1939) ähnlich, spiegeln dissoziierte Anteile verletzte und leicht verletzbare Menschen, die im Grunde sich selbst und dem Therapeuten mitteilen: »Beachte nicht den Mann hinter dem Vorhang«, um von noch nicht vollständig realisierten entsetzlichen Realitäten abzulenken.

Gleichzeitig erleben in traumatischen Erlebnissen gefangene Anteile das Trauma so, als ereignete es sich *hier und jetzt*. Doch nicht einmal diese Anteile können realisieren, daß die Vergangenheit Geschichte ist und sich von der Gegenwart unterscheidet. Sie sind so stark auf Entsetzen, Rage, Furcht oder Scham fixiert, daß sogar der Therapeut von der Intensität dieses Erlebens überwältigt und abgelenkt werden kann, ganz zu schweigen vom Patienten. Dieser kann die Resilienz und die Stärken seiner erwachsenen Anteile völlig vergessen. Und in der traumatischen Situation gefangene Kind-Anteile können den Therapeuten dazu bringen, dem Patienten fürsorglich zu begegnen, statt ihn wie einen Erwachsenen zu behandeln, denn in der Therapie besteht seine Aufgabe darin zu realisieren, daß die Kind-Anteile zu ihm als Erwachsenem gehören.

Das Problem der psychischen Äquivalenz

Der Therapeut muß auf die Entdeckung der Nicht-Realisation des Patienten fokussiert bleiben, statt sich auf die faszinierenden Eigenarten der dissoziierten Anteile zu konzentrieren. Bei dissoziativen Patienten besteht oft so genannte *psychische Äquivalenz* – sie erleben die *innere* Realität (dissoziierte Anteile, Flashbacks und sogar Gedanken oder Emotionen) als real und machtvolle *äußere* Realitäten (Fonagy, Gergely, Jurist & Target 2005/2004; Target & Fonagy 1996). Anders als Fonagy et al. (2005/2004), die psychische Äquivalenz als Mißlingen des Mentalisierens verstehen, kann man das Phänomen auch auf jene extreme hypnotische *Trance-Logik* zurückführen, die man bei dissoziierenden Patienten so häufig vorfindet, wobei die Fähigkeit zu kritischem Denken und die Logik außer Funktion gesetzt werden (siehe z. B. Orne 1959; Kluft 1982; Kapitel 8 dieses Buches). Die Betroffenen sehen innere Anteile dann als reale Personen, statt in ihnen abgespaltene Selbst-Anteile zu erkennen. Sie erleben Flashbacks wie in der Gegenwart stattfindende reale Ereignisse, statt als Erinnerungen, die sich auf die Vergangenheit beziehen. Sie nehmen den Therapeuten manchmal sogar als den Täter wahr, weil sie sich mißbraucht *fühlen*. Sie erklären ihr starkes Gefühl, schlecht zu sein, zu einem unerträglichen Beweis dafür, daß sie tatsächlich schlecht *sind*. Therapeuten sollten es tunlichst vermeiden, mit dissoziierten Anteilen selbst im Sinne psychischer Äquivalenz zu verfahren – d. h., sie sollten sich hüten, die dissoziierten Anteile von Patienten, jene Manifestationen extremer Nicht-Realisation, realen Menschen gleichzustellen und sie deshalb individuell und als separate Wesenheiten zu behandeln. Psychischer Äquivalenz sollte man als Therapeut begegnen, indem man zunächst präsent und aufmerksam zu sein und dann zu mentalisieren versucht – letzteres indem man einen Schritt zurücktritt und über das Geschehen reflektiert – was zur Realisation führt.

Beispielsweise müssen sich Therapeuten darüber im klaren sein, daß bedürftige Kind-Anteile Sehnsüchte nach Nähe bewahren, die das im Alltag agierende erwachsene

Ich in der Regel leugnet, als ekelhaft oder als bedrohlich empfindet. Es handelt sich nicht um reale Kinder, sondern um psychobiologische Repräsentationen von etwas, das nicht realisiert werden kann. Als diese jungen Anteile vermeidet der Patient die Realisation, daß er nun erwachsen ist und betrauern muß, was er in seiner Kindheit nicht bekommen hat. Ein jugendlicher Anteil kann Wut oder Sexualität ausagieren, die der erwachsene Anteil leugnet, was ihn vor dem schützt, was er für inakzeptable Gefühle und unverantwortliche Impulse hält. Der jugendliche Anteil vermeidet zu realisieren, daß er mittlerweile erwachsen ist und eine Balance zwischen Freiheit und Verantwortlichkeit anstreben muß. Ein zäher, aggressiver Anteil kann sich in einem Abwehrkampf verfangen haben und nicht realisieren, daß er nicht mehr zu kämpfen braucht. Er könnte auch die Realisation meiden, daß er während des Mißbrauchs verletzlich und hilflos war. Der Therapeut muß dem Patienten helfen, diese Realisationen nach und nach zu akzeptieren, wenn er die Behandlung der Dissoziation erfolgreich abschließen will.

Die evolutionsgeschichtlichen Grundlagen von Dissoziation und Nicht-Realisation

Dissoziation ist sowohl ein psychologisches als auch ein physiologisches Problem. Weiter oben haben wir die psychologischen Aspekte der Nicht-Realisation erörtert. Nun wenden wir uns den wichtigen physiologischen Grundlagen der Dissoziation und den somatischen Wurzeln der Nicht-Realisation zu.

Evolutionäre Handlungssysteme

Als Menschen verfügen wir über angeborene Tendenzen, die unsere Physiologie, unsere Aufmerksamkeit und unser Verhalten organisieren; diese helfen uns, zu überleben, im Alltagsleben zurechtzukommen und uns vor Gefahren und lebensbedrohlichen Ereignissen zu schützen. Diese Tendenzen wurden *Handlungssysteme* (Nijenhuis 2015/2016; van der Hart et al. 2006/2008), *Motivationssysteme* (Cortina & Liotti 2007, 2014; Lichtenberg & Kindler 1994), oder *emotionale Betriebssysteme* (*emotional operating systems* – Panksepp 1998, 2012) genannt. Handlungssysteme verfügen jeweils über eigene neuronale Netzwerke und werden durch primäre Affekte und physiologische Bedürfnisse organisiert. Sie beinhalten die evolutionsgeschichtliche »Erinnerung« an das, was positiv ist (und dem man sich nähern sollte), und an das, was negativ ist (weshalb man es meiden sollte). Wir haben die Auffassung vertreten, daß Handlungssysteme primäre Organisatoren dissoziierter Anteile sind und es deshalb wichtig ist, diese Handlungssysteme zu erkennen und zu verstehen (van der Hart et al. 2006/2008). Einige dieser Handlungssysteme sind:

- *Exploration,* die uns ermöglicht, unserer Neugier zu folgen und etwas über uns selbst, andere Menschen und die Welt herauszufinden.
- *Bindung,* die uns hilft, Verbindungen aufzubauen, und uns ein Gefühl der Sicherheit und Geborgenheit vermittelt.
- *Fürsorgliches Verhalten* in Reaktion auf das Bemühen anderer, eine Bindung zu entwickeln.
- *Soziabilität,* die uns in Gruppen agieren läßt, einschließlich
  - *Zusammenarbeit,* die uns miteinander kommunizieren und einvernehmlich an gemeinsamen Zielen arbeiten läßt.
- *Rangeinstufung* oder *Konkurrenz,* die uns mittels Dominanz, Unterwerfung und Wettbewerb um Ressourcen hilft, einen Platz in einer sozialen Hierarchie einzunehmen.
- *Spiel,* das Lernen, das Entwickeln von Kompetenz und die Herstellung einer Verbindung zu anderen begünstigt.
- *Energiemanagement,* die Fähigkeit, Ruhe- und Nahrungsbedürfnisse in angemessener Weise zu erfüllen und Energie je nach Bedarf zu konservieren oder zu nutzen, und schließlich
- *Sexualität,* die unsere Fortpflanzung ermöglicht.

Es gibt auch der Verteidigung gewidmete Handlungssysteme, die unser Verhalten organisieren, wenn wir in Gefahr sind oder wenn unser Leben auf dem Spiel steht. Mit ihnen werden wir uns im weiteren Verlauf dieses Buches befassen.

Um unsere verschiedenen Handlungssysteme sachgerecht aktivieren zu können, müssen wir als Menschen irgendwie feststellen können, ob wir in Sicherheit sind oder nicht. Deshalb verfügen wir alle von Geburt an über die Fähigkeit, Sicherheit, Gefahr und Lebensgefahr auf neuronaler und vorbewußter Ebene einzuschätzen. Stephen Porges hat dies *Neurozeption* genannt (1995, 2001, 2004, 2011/2010). Leider können dissoziierende Patienten (oder bestimmte Anteile von ihnen) oft nicht zutreffend einschätzen, ob sie im gegenwärtigen Augenblick in Gefahr oder in Sicherheit sind. Ihre Neurozeption funktioniert nicht zuverlässig. In der Regel nehmen sie Gefahren und Bedrohungen wahr, wo diese nicht existieren, aber andererseits übersehen sie manchmal auch Gefahren, die tatsächlich vorhanden sind. Dieser Mangel an sehr grundlegender instinktiver physiologischer und impliziter »Realisation« führt zu weiterer psychischer Nicht-Realisation. Patienten können nicht realisieren, daß sie in Sicherheit sind, weil ihre Körpersignale ihnen aufgrund ihrer dysfunktionalen Neurozeption mitteilen, sie befänden sich weiterhin in Gefahr. Weil sie keine sichere Bindung erleben, welche die Integration unterstützen würde, bleibt ihre Nicht-Realisation aufrechterhalten. Umgekehrt sind Patienten, die nicht einschätzen können, ob sie in Gefahr sind, so sehr von ihren Körpersignalen abgeschnitten, daß sie Gefahrensignale nicht angemessen deuten. Diese Patienten werden oft wiederholt viktimisiert.

Die integrativen Funktionen einer sicheren Bindung

Menschen verfügen von Geburt an über eine neuronale Organisation, die *System für soziales Engagement* (*social engagement system*) genannt wird (Porges 1995, 2004, 2011/2010). Dieses System unterstützt unsere Selbstregulation, damit wir unsere Welt erforschen und zu anderen Menschen in Kontakt treten können. Das System für soziales Engagement, das vom Zeitpunkt der Geburt an funktionsfähig ist, ist unsere physiologische Grundlage für die Exploration und die Entwicklung einer sicheren Bindung und trägt entscheidend zu unserer Regulation bei. Der myelinisierte Zweig unseres Vagusnervs organisiert unsere neuronalen Pfade so, daß sie Verhaltensweisen fördern, die Exploration, das Bonding und die Entwicklung einer sicheren Bindung begünstigen. Der myelinisierte Zweig des Vagusnervs ist auch an der Steuerung der Herzfrequenz und damit des Erregungsniveaus beteiligt. Das System für soziales Engagement unterstützt die Aufrechterhaltung eines ruhigen Zustandes, der Wachstum, Integration und Wohlbefinden fördert. Dieses System ermöglicht uns, zu anderen in Verbindung zu treten und so die grundlegende relationale Regulation zu erleben, die erforderlich ist, um die psychische Gesundheit aufrechtzuerhalten (siehe z. B. Siegel 2010b/2012, 2015).

Aktivierung der Handlungssysteme des Alltagslebens

Exploration, sichere Bindung und das System für soziales Engagement unterstützen die Aktivierung anderer angeborener Motivations- oder Handlungssysteme, die eine adaptive Funktionsfähigkeit im Leben erst möglich machen (Cortina & Liotti 2007, 2014; Lichtenberg & Kindler 1994; Panksepp 1998; van der Hart et al. 2006/2008). Es ist klar, daß Patienten, die unter chronischen Traumata leiden, mit vielen Funktionen dieser angeborenen Systeme Schwierigkeiten haben, weil sie nicht gut integriert sind. Die Aktivität der für ihr Alltagsleben entscheidenden Handlungssysteme wird ständig unterbrochen, wenn angesichts einer Bedrohung eine Defensivreaktion aktiviert wird. Beispielsweise leiden viele Patienten unter einem Mangel an Neugier sich selbst oder der Welt gegenüber, weil sie sich fürchten und weil Furcht den Explorationsdrang hemmt. Viele von ihnen sind nicht in der Lage, Blickkontakt zu halten, ein wichtiges Signal der Verbundenheit mit anderen. Deshalb können sie nicht lesen, was in anderen Menschen vor sich geht, was es ihnen wiederum erleichtert, in einer Defensivhaltung zu verharren und sich in einem Zustand mangelnder Sicherheit zu fühlen. Sie können sich nicht mit Hilfe der relationalen Regulation beruhigen. Viele sind auch unfähig, zu spielen oder ihren Spaß zu haben, weil sie sich aus irgendeinem Grund gehemmt fühlen, sich schämen oder sich fürchten. Andere können nicht trauern, verharren permanent in Verzweiflung und können positive Beziehungserlebnisse nicht für ihren Trauerprozeß nutzen. Wieder andere ringen mit Hyper- oder Hypo-Sexualität, was bedeutet, daß sie Sex entweder als eine Gefahr oder als einen Ersatz für Intimität ansehen. Viele traumatisierte Patienten haben Probleme damit, regelmäßig zu essen, zu schlafen und sich auszuruhen. Manche haben ein hyperaktiviertes Fürsorgesystem, ein Zustand, der gewöhnlich *Co-Abhängigkeit* genannt wird.

Hemmung der Verteidigung gegen Gefahr und Lebensgefahr

Das System für soziales Engagement aktiviert nicht nur Verhaltensweisen, welche die adaptive Funktionsfähigkeit im Alltagsleben unterstützen, sondern hemmt auch unnötige Defensivreaktionen. Wenn beispielsweise ein Kind Angst vor Donner hat, wird es von seinen Eltern beruhigt und unterstützt, so daß es allmählich lernt, was es mit dem Donner auf sich hat; auch wird es dazu ermutigt, mit seiner Stimme selbst ein lautes Geräusch zu produzieren, das den Donner nachahmt, und auf diese Weise lernt es, positive Erregung und Neugier zu schätzen. Das Kind sieht, daß der Erwachsene keine Angst hat, und das wirkt beruhigend. Das soziale Engagement deaktiviert die Defensivreaktion des Kindes, und sobald die Regulation ihre Wirkung entfaltet und seine Bindungsbedürfnisse erfüllt sind, wird sein Explorationssystem reaktiviert, und es kann sich wieder der Erforschung der Welt widmen.

Verteidigung gegen Gefahren und Lebensgefahr

Aus evolutionärer Perspektive ist das Aufrechterhalten einer Verbindung zu anderen Menschen unsere wichtigste Gefahrenabwehr, weil die soziale Gruppe unser wirksamster Schutz ist. Das Assessment einer ernsten Bedrohung aktiviert jedoch automatische Defensivreaktionen und hemmt alle Handlungssysteme des Alltagslebens. Obwohl die Bindung eine erste Verteidigungslinie bei einer leichteren Gefahr ist, wird diese deaktiviert, wenn es sich um eine größere Gefahr handelt. Empfindet beispielsweise ein kleines Kind Unbehagen oder Leid – insbesondere wenn es sich um die Panik handelt, die bei ihm hervorgerufen wird, weil die primäre Bezugsperson außer Sicht ist –, macht sich das Kind lautstark bemerkbar. Dies ist eine natürliche Defensivreaktion, die als Trennungsschrei, Bindungsschrei oder Hilfeschrei bezeichnet wird. Sie ist eher ein Ausdruck von Panik als von Furcht, eine verzweifelte Suche, verbunden mit Weinen und Anklammerungsverhalten (Nijenhuis 2015/2016; Ogden et al. 2006/2010; Steele, van der Hart & Nijenhuis 2001; van der Hart et al. 2006/2008; van der Kolk 1987). Es handelt sich um eine Bindungssuche in intensivster Form, deren Sinn und Zweck es ist, die primäre Bezugsperson dazu zu bringen, Sicherheit und Überleben des Kindes zu sichern.

Wird die Gefahr zu groß, bemüht sich das Kind nicht mehr um Kontakt zu einer Bindungsfigur, sondern reagiert statt dessen, indem es evolutionsgeschichtlich vorgeprägte Defensivmechanismen aktiviert. *Kampf* und *Flucht* führen zu extremem Hyperarousal, in Verbindung mit verstärkter Handlungsbereitschaft – Anspannung in den Schultern, Armen und Händen (Kampf) oder in den Beinen und Füßen (Flucht). Auch *Erstarren* ist mit einem starken sympathischen Arousal verbunden, wobei die Muskeln angespannt sind, die Herzfrequenz stark ansteigt, die Sprechfähigkeit gehemmt und die Bewegungsfähigkeit durch tonische Immobilität (durch einen starren oder hohen Muskeltonus) behindert wird. Ist eine Gefahr so groß, daß sie als lebensbedrohlich eingestuft werden muß, kann das Kind in einer Art Scheintod (einer durch Hypoarousal verursachten Ohnmacht) zusammenbrechen (Porges 2004, 2011/2010). Ohnmächtigwerden ist die extremste Form eines dorsal-vagalen Shutdowns, doch kommt ein allmählicher Energieverlust, der auch *flag* (»schlappmachen«) (Schauer & Elbert 2010) genannt wird, in Therapiesitzungen häufiger vor. Im *Flag*-Zustand sind Patienten nicht völlig reaktionsunfähig wie im Falle einer Ohnmacht, doch können sie ziemlich »abwesend« wirken, nur langsam denken und sprechen, müde sein oder schlafen. Der *Flag*-Zustand wird wie die Ohnmacht vom parasympathischen System vermittelt (genauer gesagt vom nicht myelinisierten Zweig des Vagusnervs), und für beide ist ein extremer Shutdown charakteristisch, bei dem die Muskeln ihren Tonus verlieren, d. h. erschlaffen. Säuglinge und Kleinkinder können schon schwere Bindungsbrüche wie Vernachlässigung oder Verlassenwerden auf neuronaler Ebene als lebensbedrohlich einschätzen, was die Auslösung einer chronischen Defensivreaktion hervorrufen kann (Barach 1991; Bowlby 1969/1982/1975, 1988; Liotti 2009; Schore 2003). Tabelle 1.1 faßt die verschiedenen Defensivreaktionen noch einmal zusammen. Therapeuten sollten jede Defensivreaktion anhand ihrer physiologischen Korrelate erkennen können, weil für ihre Behandlung jeweils andere Ansätze am besten geeignet sind.

Zentrales Konzept

Während eines Traumas werden natürliche physische Defensivmechanismen aktiviert, zu denen der Bindungsschrei, Flucht, Kampf, Erstarren, Flag (Erschlaffen) und Ohnmacht zählen. Bei dissoziierenden Patienten haben sich Selbstanteile in diesen Defensivmechanismen verfangen und können die Sicherheit einer Situation nicht zutreffend einschätzen.

Abgesehen von der Fixierung auf aus dem Tierreich bekannte Defensivreaktionen können sich Patienten auch in anderen wenig nützlichen Strategien verfangen, die auf evolutionsgeschichtlich vorgeprägten Handlungssystemen basieren. Beispielsweise kann sich ein Anteil von Helen in ihrem beruflichen Umfeld extrem unterwürfig geben, was sie durch ihre Angewohnheit, den Kopf einzuziehen, eine zusammengesunkene Haltung einzunehmen und mit sanfter, gefügiger Stimme zu sprechen, zum Ausdruck bringt. Ihr beschwichtigendes Verhalten ist auch eine Art dorsal-vagaler Shutdown, der ihr das Überleben sichern soll, weil sie sich aufgrund ihrer unzuverlässigen Neurozeption von anderen Menschen stark bedroht fühlt. Andererseits lernte sie als Kind, daß sie den Kontakt zu anderen Menschen am besten aufrechterhalten konnte, indem sie sich sanft und gefällig gab. Ihr Verhalten ist demnach sowohl ein

TABELLE 1.1 Angeborene Defensivmechanismen

Defensivhandlung	Typ	physiologische Kontrolle	Arousalniveau	physische Signale
soziales Engagement	Verbindung zu anderen, um sich sicher zu fühlen; das am weitesten entwickelte Defensivsystem	ventral-vagal; parasympathisch	Regulation und Gefühl des Wohlbefindens; HR und BD* normal	Entspannte, offene Haltung im Beisein anderer; Lächeln oder entspanntes Gesicht; guter Blickkontakt
Bindungsschrei Schrei um Hilfe	Schrei um Hilfe zwecks Mobilisierung eines stärkeren und weiseren Anderen, um das eigene Überleben zu sichern	sympathisch; Panik statt der Aktivierung des Furchtsystems im Gehirn	Starkes Leiden und Panik; verzweifelte Suche nach einer Bezugsperson und Festklammern an ihr	Flehender Blick, der die Augen des Anderen sucht; verstärkte Suche von Nähe; Tendenz, sich vorzulehnen, sich mit Augen, Gesicht und Körper anzunähern
Flucht	mobilisierende Defensivreaktion	sympathisch	Hyperarousal; HR und BD erhöht, Muskelanspannung und Bewegung; Furcht	Anspannung und/oder verstärkte Bewegung, manchmal zittrig, insbesondere im Bereich der Beine; Tendenz, sich vorzulehnen, sich abzuwenden, auf die Tür zu schauen oder nach anderen Fluchtmöglichkeiten Ausschau zu halten
Kampf	mobilisierende Defensivreaktion	sympathisch	Hyperarousal; HR und BD erhöht, Muskelanspannung und Bewegung; Wut	Anspannung in Armen, Händen und Schultern; vorbereitende Bewegungen für eine Kampfhandlung, beispielsweise Emporheben der Handinnenflächen oder Verschließen der Hände; auch Stoß- oder Preßbewegungen mit Armen oder Händen können erkennbar sein.
Erstarren erstarrt vor Furcht	immobilisierende Defensivreaktion; tonische Immobilität	stark sympathisch	Extremes Hyperarousal; Erhöhung von HR und BD; starrer Muskeltonus; Verlust der Fähigkeit zu sprechen und kohärent zu denken; Furcht	Hohe allgemeine Anspannung und starrer Muskeltonus in Verbindung mit Immobilität; Gefühl der »Lähmung«; Augen können nervös im Raum umherschweifen oder starr bleiben.
Flag (Erschlaffen)	immobilisierende Defensivreaktion	verstärkt dorsal-vagal; parasympathischer Tonus	Hypoarousal; Absinken von HR u. BD; Vasodilatation; kognitiver, emotionaler, verbaler, sensorischer u. motorischer Shutdown	Langsame motorische Reaktionen und entsprechende Responsivität; Orientierung auf die Umgebung und sensorische Wachsamkeit sind gehemmt; leerer Gesichtsausdruck und Starren; erschlaffter Muskeltonus.
Ohnmacht Kollaps Shutdown	immobilisierende Defensivreaktion; schlaffe Immobilität; die primitivste Defensivreaktion	dorsal-vagal; parasympathische Dominanz	»Totstellen« oder Ohnmacht; starkes und schnelles Absinken von HR und BD; Verlust des Gewahrseins und des Bewußtseins	Erschlaffter Muskeltonus; leeres Starren; Unfähigkeit zu sprechen oder sich zu bewegen; kann sich nicht auf die Umgebung hin orientieren; kann oft nicht hören, riechen oder schmecken; kann roboterartige Bewegungen ausführen, an die der Betreffende sich später nicht erinnert.

* HR = Herzrate; BD = Blutdruck

Versuch, Bedrohungen abzuwehren, als auch ein Versuch, innerhalb eines sozialen Rangsystems die Bindung zu erhalten. Helen verfügt auch über einen stark sexualisierten jugendlichen Anteil, der zur Verwirklichung einer Strategie dient, ihre Sicherheit zu gewährleisten *(Ich kann als sexuelles Wesen überleben)* und ihr Bedürfnis nach Verbundenheit zu erfüllen *(Wenn ich mich auf Sex einlasse, wird mich jemand lieben).* Daß Helen einen sexuellen Anteil hat, eröffnet ihr auch die Möglichkeit, sich nicht mit ihrer Sexualität auseinandersetzen zu müssen, denn diese empfindet sie als bedrohlich.

Helen erlebt ein Dilemma, das für alle Patienten mit dissoziativen Störungen charakteristisch ist: das Bedürfnis, sich aufgrund einer chronisch gestörten Neurozeption, die ständig Gefahren und Bedrohungen wahrnimmt, zu verteidigen, und gleichzeitig das Bedürfnis nach Verbundenheit mit anderen und nach einem Gefühl der Sicherheit. Wir werden uns mit diesem Dilemma im vorliegenden Buch immer wieder beschäftigen. Insbesondere gehen wir in Kapitel 3 ausführlich darauf ein, wie sich dieser Konflikt auf die therapeutische Beziehung auswirkt.

Pfade zu chronischer Dissoziation und Nicht-Realisation

Warum erhält Helen – wie andere schwer traumatisierte Menschen – als Erwachsene weiterhin schwerwiegende Nicht-Realisation und Dissoziation aufrecht, lange nach dem Ende ihres traumatischen Erlebnisses? Warum hat sie die Integration nicht erreicht, als sie sich nicht mehr in der traumatischen Situation befand? Die Antworten darauf lassen sich aus einer Beschreibung dessen ableiten, wie Dissoziation entsteht.

Als Kind hatte Helen traumatische Erlebnisse, die sie damals nicht integrieren konnte, metaphorisch ausgedrückt »Bruchpunkte« (*breaking points* – T. A. Ross 1941, S. 66). Überwältigende negative Emotionen (z. B. Schrecken, Scham und Rage in Verbindung mit Shutdown-Reaktionen), physischer Schmerz und negative Gedanken (z. B. *Ich bin nicht liebenswert*) führten zum Entstehen eines Bruchpunktes, einer Art von psychologischem und physiologischem Leitungsschutzschalter, der aktiviert wird.

Bruchpunkte können bei jedem Menschen auftreten – bei Kindern wie bei Erwachsenen. Aber Kinder erreichen sie aufgrund der noch unreifen Regulationsstrukturen in ihrem Gehirn und ihrer entwicklungsbedingt noch beschränkten Integrationsfähigkeit leichter. Situationen, in denen Bruchpunkte besonders schwerwiegend oder dauerhaft sind, können sich zu einer Dissoziation, einer Teilung der Persönlichkeit, entwickeln. Die integrierenden oder regulierenden Strukturen in Helens jungem Gehirn (beispielsweise der Hippocampus und der Präfrontalkortex) waren einfach noch nicht reif genug, und sie verfügte noch nicht über die kognitive und emotionale Kompetenz, die es ihr ermöglicht hätte, den erlebten Mißbrauch zu integrieren (Siegel 2015). Außerdem fehlte ihr die für die Integration erforderliche soziale Unterstützung. Helen lebte ständig in einem Zustand des Überwältigtseins, in dem sie zwischen Hyper- und

Zentrales Konzept

Eine Dissoziation der Persönlichkeit kann über längere Zeit aufrechterhalten werden durch (a) chronische Bruchpunkte – Erlebnisse, welche die Integrationsfähigkeit außer Funktion setzen; (b) durch die Unfähigkeit, die Integrationsfähigkeit zu stärken; (c) durch die Notwendigkeit, zu Bezugspersonen in Kontakt zu treten, die man gleichzeitig als unverzichtbar und als gefährlich oder beängstigend erlebt; (d) Mangel an sozialer Unterstützung, an der Fähigkeit, Bindungsbrüche zu heilen und an Regulationsfähigkeiten; und (e) durch konditioniertes phobisches Vermeiden inneren Erlebens.

Hypoarousal pendelte. Bei Hyperarousal erlebte sie starke Angst, einen Zustand extremer sensorischer Wachsamkeit und führte angespannte und schnelle Bewegungen aus. Bei Hypoarousal hingegen erschlafften ihre Muskeln, ihre Bewegungen wurden langsam, und ihre Sinneswahrnehmung wurde eingetrübt. Diese physiologischen Zustände sind ungeeignet für das Denken, Reflektieren und Integrieren, und sie vermögen die Früchte der Realisation nicht hervorzubringen. Als Kind verfügte Helen noch nicht über die Lebenserfahrung, die es Erwachsenen ermöglicht, zu begreifen, was geschehen ist, und ihre relationale Unterstützung reichte noch nicht aus, um den entsetzlichen Verrat derjenigen zu erkennen, die sie geliebt und auf deren Bemühen, ihr Überleben zu sichern, sie sich verlassen hatte (Freyd 1996, 2013).

Eine Ansammlung von Bruchpunkten führte zu verschiedenen inkompatiblen Arten von Selbstempfindungen. Diese waren um bestimmte Wahrnehmungen, Emotionen, Gedanken und physische Handlungen organisiert, die Helen zum betreffenden Zeitpunkt nicht integrieren konnte (Nijenhuis 2015/2016). Beispielsweise gab es Helen, ein Kind, das in der Schule klug und kompetent auftrat und seine täglichen Pflichten gut erfüllte, es aber vermied, an den erlebten Mißbrauch zu denken bzw. sich gar nicht dessen bewußt war, daß es so etwas in ihrem Leben gab. Später konnte Helen sich nur sehr bruchstückhaft an ihre Kindheit erinnern. Es gab bei ihr einen völlig verschlossenen Kindanteil, der den Mißbrauch erlebt hatte und den Helen – der im Alltagsleben funktionsfähige Anteil – »Ellen« nannte. Dieser Anteil befand sich ständig im Zustand der Furcht. Helen sagt zu ihrem Therapeuten: *Diese schrecklichen Dinge hat Ellen erlebt, nicht ich. Ich war dabei gar nicht anwesend.* Es gibt bei ihr auch eine »Beobachterin«, die den Mißbrauch »von der Decke aus« miterlebt hatte und die dem »dummen kleinen Mädchen« (Ellen) Vorwürfe gemacht und Helen später als Erwachsene kritisiert und ihr vorgeworfen hatte, sie sei nie gut genug gewesen. Die Beobachterin verurteilt, beschämt und ist ständig wütend; sie beobachtet immer nur, hilft aber nie.

Wie war die Situation, nachdem Helen ihre Familie verlassen hatte und in Sicherheit war? Konnte sie das Erlebte auch dann noch nicht integrieren? Für viele Patienten bleibt ein unlösbarer Konflikt zwischen der Realisation des Geschehenen und dem

Bedürfnis, den Kontakt zu ihren Familien und damit auch zu den Tätern aufrechtzuerhalten. Das Dilemma besteht darin, daß die Betroffenen entweder akzeptieren können, was geschehen ist, dann aber ihre Familie verlieren, oder daß sie die Dissoziation aufrechterhalten und so den Kontakt zu ihrer Familie retten. So entwickelte Helen, wie es bei Traumapatienten häufig der Fall ist, eine Neigung zu habituellem Vermeiden, was insbesondere Gedanken, Gefühle, Empfindungen und Erinnerungen betraf, die sich auf die Mißbrauchserlebnisse bezogen.

Zentrales Konzept

Traumatisierte sind in einem Schmerzparadox gefangen (Briere & Scott 2012). Je stärker sie den Schmerz vermeiden, den sie angesichts früher erlebter Traumata empfinden, um so stärker leiden sie in der Gegenwart.

Schmerz und Unbehagen sind Signale. Sie spielen eine wichtige Rolle, weil sie uns darauf aufmerksam machen, daß etwas nicht in Ordnung ist. Im Idealfall lernt man, sich mit dem Verursacher von Schmerz und Unbehagen auseinanderzusetzen, um noch stärkeren Schmerz zu vermeiden. Beispielsweise ist intensives Lernen einem Mißerfolg vorzuziehen; und sich eine schmerzhafte Vergangenheit zu vergegenwärtigen ist besser, als sich in einen Teufelskreis unablässigen Vermeidens zu verstricken, der die Lebensqualität in der Gegenwart einschränkt oder völlig zerstört. Leider lernen viele Patienten nicht, um eines umfassenderen Ziels willen ein gewisses Maß an Unbehagen und Schmerz zu ertragen. Sie fallen dem *Schmerzparadox* (Briere & Scott 2012) zum Opfer, das darin besteht, daß der Schmerz der Vergangenheit in der Gegenwart um so stärker erhalten bleibt, je stärker man ihn zu vermeiden versucht. Je stärker das Leiden aufrechterhalten bleibt, um so intensiver bemühen sich die Patienten, den Schmerz zu vermeiden, und um so tiefer ziehen sie sich in den Zustand der Nicht-Realisation zurück. Die Lösung besteht im mitfühlenden Akzeptieren, und das bedeutet, daß man den Schmerz *realisiert* – ganz gleich, ob er physischer oder emotionaler Art ist –, was letztlich zur Verringerung des Leidens führen kann. Dies ist eine der zentralen Ideen der *Acceptance-and-Commitment-Therapie* (ACT; Hayes, Strosahl & Wilson 2011/2014) und der *Dialektisch-Behavioralen Therapie* (DBT; Linehan 1993/1996, 2014/2016) und ein Konzept, das zu verstehen für chronisch traumatisierte Patienten sehr wichtig ist.

Traumabezogene Phobien, die den Zustand der Dissoziation aufrechterhalten

Der Erwachsenenanteil von Helen hat eine Phobie hinsichtlich des inneren Erlebens entwickelt, ein zentrales Problem, das in der Therapie aufgegriffen und gelöst werden muß (Boon et al. 2011/2013; Nijenhuis, van der Hart, Steele 2002; Steele et al. 2005; van der Hart et al. 2006/2008). Im Laufe der Zeit spitzte sich Helens Zustand so zu, daß schon ein leichter Anflug einer Emotion oder Traumaerinnerung sie in einen Zustand der Dissoziation versetzte oder andere Vermeidungsstrategien bei ihr aktivierte. Ihre übrigen dissoziierten Anteile vermeiden einander, fürchten einander, schämen sich anderer Anteile oder sind wütend auf einander. So perpetuiert sich die Dissoziation von Helens Persönlichkeit und ihres Selbstempfindens, statt sich nach und nach aufzulösen.

Zentrales Konzept

Patienten mit komplexen dissoziativen Störungen haben innerlich eine Anzahl von Phobien entwickelt, die mit ihrem Trauma zusammenhängen und Vermeiden und Nicht-Realisation unterstützen: die *Phobie hinsichtlich des inneren Erlebens* (hinsichtlich Gedanken, Emotionen, Empfindungen, Voraussagen, Wünschen, Bedürfnissen); die *Phobie hinsichtlich dissoziierter Selbstanteile*; die *Phobie hinsichtlich der Bindung und des Bindungsverlustes*; die *Phobie hinsichtlich der traumatischen Erinnerung*; und die *Phobie hinsichtlich adaptiver Veränderungen.**

Tatsächlich ist die Phobie hinsichtlich des inneren Erlebens Teil einer umfassenderen Gruppe traumabezogener Phobien, zu denen auch die *Phobie hinsichtlich dissoziierter Anteile*, die *Phobie hinsichtlich der traumatischen Erinnerung* (Janet 1904, 1925b), die *Phobie hinsichtlich Bindung und Bindungsverlust* und die *Phobie hinsichtlich adaptiven Eingehens von Risiken und hinsichtlich Veränderungen* (Steele et al. 2005; Nijenhuis et al. 2002; van der Hart et al. 2006/2008) zählen. Jeder dissoziierte Anteil ist aufgrund dieser Phobien von anderen Anteilen relativ stark isoliert, die wegen noch nicht realisierbarer schmerzhafter Konflikte und Erinnerungen und aufgrund von Vermeidungsstrategien aufrechterhalten bleiben. So kann ein wütender Anteil mit angespannten Armen und einem feindseligen Gesichtsausdruck einhergehen und sich von einem bedürftigen Anteil angeekelt fühlen, der sich in einer zusammengesunkenen Haltung befindet und zu anklammerndem Verhalten neigt, sich vom Geschehen überwältigt und kritisiert fühlt und sich vor dem wütenden Anteil fürchtet. Das Vermeiden des bedürftigen Anteils beruht darauf, daß Helens grundlegendes menschliches Bedürfnis nach fürsorglicher Zuwendung für sie als Kind inakzeptabel und sogar gefährlich war. Der wütende Anteil versucht, das Überleben zu sichern, indem er die genannten Bedürfnisse ableugnet. Je

* Weil in der Literatur immer wieder die Wendung »Phobie vor« (z. B. innerem Erleben) auftaucht, sei hier darauf hingewiesen, daß man zwar Angst *vor* etwas (z. B. Spinnen) haben kann, eine Phobie jedoch nur *hinsichtlich* etwas (z. B. Schlangen) – oder aber, sofern es um sehr konkrete, klar abgrenzbare Objekte (wie Spinnen oder Schlangen) geht, (z. B.) eine Spinnenphobie. Die Wendung »Phobie vor« setzt die Phobie der Angst gleich, was sowohl sprachlich als auch fachlich unkorrekt ist. Anm. d. Übers.

hartnäckiger die verschiedenen Anteile einander meiden, um so wahrscheinlicher entsteht eine Amnesie, die aufrechterhalten bleibt und die Dissoziation perpetuiert.

Traumabezogene Phobien entstehen, weil wir alle von Natur aus wann immer möglich Schmerz vermeiden – dies ist eine genetisch vorgegebene Tendenz, die für die Überlebenssicherung von Bedeutung ist und das Leben längerfristig sicherer und schmerzfreier macht. Dieses genetisch vorgeprägte Bemühen, starken Schmerz zu vermeiden, hilft uns zu lernen, die Hände vom Feuer fernzuhalten oder zu verstehen, daß grausame und unberechenbare Menschen als Freunde oder Partner nicht besonders geeignet sind. Deshalb ist es naheliegend, daß traumatisierte Menschen frühere schmerzhafte Erlebnisse nicht realisieren und zu ihnen nicht in Verbindung treten wollen, damit sie ihr gewohntes Alltagsleben fortsetzen und so ihr Überleben ermöglichen können. Geschieht dies nur eine Zeitlang, so ist das normal. Kurzzeitiges Vermeiden, das dazu dient, sich in Sicherheit zu bringen und Ressourcen zu sammeln, welche die Bewältigung traumatischer Erlebnisse ermöglichen, ist gesund und oft notwendig. Doch chronisches Vermeiden und anhaltende Nicht-Realisation werden zu Ersatzhandlungen für Realisation und führen zu ernsten Schwierigkeiten.

Desorganisierte/desorientierte Bindung bei dissoziativen Störungen

Ist Dissoziation durch Mißbrauchserlebnisse in der Kindheit entstanden, kann man sie vielleicht am besten als aus dem Kontext einer ungeschützten Beziehung hervorgegangen verstehen (Barach 1991). Bei dissoziativen Patienten liegt immer eine bestimmte Art von unsicherer Bindung vor, eine sogenannte desorganisierte oder desorientierte Bindung, auch D-Bindung genannt (Blizard 2003; Chu 2011; Herman 2011; Howell 2011; Liotti 1992, 1999, 2009; Lyons-Ruth 2007; Steele et al. 2001; van der Hart et al. 2006/2008). Desorganisierten Bindungen liegt ein unlösbarer Konflikt zwischen dem Bedürfnis, sich zu verteidigen, und dem Bedürfnis nach einer Bindung zu der gleichen, für den Patienten wichtigen Person vor (Main & Hesse 1990). Zwischen desorganisierten/desorientierten Bindungen und chronischer Dissoziation bzw. Dissoziativen Störungen besteht eine starke Korrelation (Lyons-Ruth, Dutra, Schuder & Bianchi 2006; Ogawa, Sroufe, Weinfield, Carlson & Egeland 1997). Einer desorganisierten Bindung liegt ein Versagen der adaptiven Regulation und der interaktiven Reorganisation zugrunde, was zu physiologischer, behavioraler und emotionaler Dysregulation sowie zu Problemen bezüglich akkurater mentaler Repräsentationen des Selbst und anderer Menschen führt (Schore 2003, 2009, 2012; Siegel 2010a/2012, 2010b/2012, 2015; Solomon & George 2011).

Als Kind befand sich Helen in einem Dilemma, weil sie ihre Eltern, die sie mißhandelten und mißbrauchten, einerseits benötigte, sich aber andererseits vor Gefahren, die von ihnen ausgingen, schützen mußte. Dissoziation entsteht somit durch die Wechselwirkung zwischen dem Handeln im Alltagsleben, was Bindungsstrategien einschließt, und starren, angeborenen animalischen Defensivreaktionen zur Abwehr von Gefahren und Bedrohungen (Bindungsschrei, Erstarren, Flucht, Kampf, *Flag* und Ohnmacht). Liotti hat darauf hingewiesen, daß eine chronische, von einer wichtigen Bezugsperson ausgehende Bedrohung »die begrenzte Fähigkeit des kindlichen Geistes, kohärente bewußte Erlebnisse oder Gedächtnisstrukturen zu organisieren, übersteigt« (2009, S. 55). Deshalb entwickelte Helen bindungssuchende und defensive Strategien, die zueinander im Widerspruch standen. Sie mußte sich an ihre primären Bezugspersonen wenden, um ihre Grundbedürfnisse befriedigen zu können, und gleichzeitig vermeiden, daß diese Menschen extrem gefährlich für sie werden konnten. Sie mußte sich vor Gefahr und dem drohenden Tod schützen und verspürte gleichzeitig den natürlichen Trieb, zu den Personen, die sie in Gefahr brachten, in Kontakt zu treten und bei ihnen die Erfüllung ihrer wichtigsten Bedürfnisse zu suchen. Wenn ein Kind dissoziativ wird, vermeidet ein Anteil (oder vermeiden mehrere Anteile) von ihm, eine Verbindung herzustellen, und wehrt (wehren) sich statt dessen gegen drohende Gefahr, während andere Anteile sich verzweifelt bemühen, eine Verbindung herzustellen, und wieder andere weiter ihren Alltagsaufgaben nachgehen, als gebe es gar keine Gefahr. Jeder dieser Anteile hat im aktivierten Zustand seine eigene Physiologie. Jeder Anteil hat eigene mentale Repräsentationen, Emotionen, Gedanken, Voraussagen, Bewegungen und Körperhaltungen, je nach Art des aktivierten Defensivsystems.

Dissoziation, Defensivität und Nicht-Realisation

Das Vermeiden von Schmerz wird im Falle von Traumata durch chronische Schuld- und Schamgefühle sowie durch die Habituation angeborener Defensivstrukturen gegen Gefahren – Flucht, Kampf, Erstarren, Erschlaffen *(Flag)* und Ohnmacht – verkompliziert. Es wurde bereits erwähnt, daß verschiedene dissoziierte Anteile auf diese Defensivstrukturen fixiert sein können.

Mangel an Realisation ist gegeben, wenn diese Defensivstrukturen bei Traumatisierten habituiert sind, was zu einer Kaskade fehlgeschlagener Integrationsversuche führt, die traumabasierte Reaktionen perpetuieren. Wenn Menschen sich fürchten, wird eine oder werden mehrere dieser Defensivstrukturen aktiviert, und wir konzentrieren uns darauf, Anzeichen für Gefahr zu entdecken, auch wenn diese gar nicht existieren. Unsere Fähigkeit zu realisieren, daß wir tatsächlich in Sicherheit sind, wird dann auf einer primitiven, instinktiven Ebene gehemmt, und die rationale Logik vermag die Furcht nicht zu beruhigen. Beispielsweise kann man einem Kind, das sich vor Monstern in einem Schrank fürchtet, nicht helfen, indem man ihm versichert: *Mach dir keine Sorgen, da sind keine Monster.* Der Körper des Kindes spiegelt seine Furcht einerseits durch Anspannung, die auf die Bereitschaft, zu fliehen, zu kämpfen oder in Furcht zu erstarren, hinweist, und verstärkt diese Furcht andererseits – vielleicht indem es sich nach innen zurückzieht, sich zusammenkauert, die Augen weit aufreißt und sich hektischem Suchverhalten wie beispielsweise dem Anklammern an eine Bezugsperson widmet. Statt dessen müßte das Kind ein Empfinden von Sicherheit entwickeln, um die Realisation zu unterstützen, ganz gleich, ob dies durch die fürsorgliche Präsenz eines Elternteils geschieht oder durch Zubettgehrituale, die ihm ein Gefühl der Sicherheit und des Wohlbefindens vermitteln. Das Kind ist dann in der Lage, eine (reale oder repräsentierte) sichere Bindung als physiologischen Regulator zu nutzen, der die Furchterregung dämpft, die Neurozeption der Gefahr beruhigt und die angeborenen Defensivsysteme deaktiviert. Im Laufe der Zeit lernt es allmählich, zwischen Ängsten inneren Ursprungs und der äußeren Wirklichkeit zu unterscheiden, und es entwickelt die Fähigkeit, sich nötigenfalls selbst zu beruhigen.

Sind Furcht oder Scham in einem dissoziierten Anteil chronisch aktiviert, kann der Patient diese Emotionen ohne Hilfe von außen nur schwer verändern, unter anderem weil nicht nur emotionale, sondern auch physische und neuronale Muster entstanden sind, die diese Emotionen im Zustand der Dysregulation verharren lassen. Dadurch können chronische somatische Muster entstehen: habituelle Anspannung und starkes Arousal, die Furcht spiegeln können; oder der gesenkte Blick, der gesenkte Kopf, die schlaffe Körperhaltung und das schwache Arousal, die auf Scham hinweisen. Abwehrreaktionen gegen Bedrohungen werden somit weiterhin unvermindert innerlich erzeugt. Auch wenn ein Erwachsener aus seiner Erwachsenenperspektive wissen mag, daß er in Sicherheit ist, wirkt sich dieses kognitive Gewahrsein kaum auf in Furcht verharrende dissoziierte Anteile aus. Diese Anteile muß der Patient erschließen; ihm muß geholfen werden, die zur Aufrechterhaltung dieser Defensivstrukturen beitragenden somatischen und emotionalen Muster zu entdecken, und ihm muß das Erleben eines ganzheitlichen inneren Empfindens von Sicherheit ermöglicht werden, damit er adaptive Veränderungen vornehmen kann. Wir werden uns in diesem Buch noch viele Male mit den Defensivstrukturen und mit Möglichkeiten, an ihnen zu arbeiten, beschäftigen. Doch zunächst werden wir uns wieder der Nicht-Realisation zuwenden und uns diesmal mit den Schwierigkeiten des Therapeuten beschäftigen, denn niemand von uns bleibt von permanenten Kämpfen mit der Realisation verschont.

Nicht-Realisation beim Therapeuten

Manchmal haben Therapeuten stark mit Nicht-Realisation zu kämpfen, und sie leiden unter den Tücken des Zuviel- und Zuwenig-Erlebens. Als Therapeuten sehen wir uns mit der Aufgabe konfrontiert, bestimmte Wahrheiten über uns selbst und unsere Patienten zu realisieren, um in der Therapie auf einen grünen Zweig zu kommen. Realisation ist der Weg zur Anerkennung und Auflösung unserer eigenen Reaktionen und Emotionen in Reaktion auf Äußerungen des Patienten – und das ist nichts anderes als Gegenübertragung.

Zentrales Konzept

Durch schwerwiegende Nicht-Realisationen des Therapeuten kann eine Therapie in eine Sackgasse führen. Seine Fähigkeit, sowohl das eigene Erleben als auch das Erleben des Patienten zutreffend zu realisieren, ist entscheidend für eine positive Entwicklung der Therapie.

Beispiele für Nicht-Realisation bei Therapeuten: Jakob und Harriet

Jakob stand als Therapeut dem Konzept der dissoziativen Störungen äußerst skeptisch gegenüber. Das machte es ihm unmöglich zu realisieren, daß er eine dissoziative Patientin behandelte. Als diese ihm erklärte, sie habe verschiedene »Leute« (d. h., dissoziierte Anteile) in sich, die ihr weh täten, sah Jakob dies als Ausdruck ihrer mangelnden Bereitschaft, für ihr selbstschädigendes Verhalten Verantwortung zu übernehmen; er hielt die Selbstschädigung der Patientin für etwas, das sie sich angelesen hatte und nachzuahmen versuchte, um die Aufmerksamkeit auf sich zu lenken. Jakob machte sich sogar Gedanken darüber, ob seine Patientin vielleicht psychotisch wäre, obwohl er bei ihr keine plausiblen Anzeichen für eine Psychose erkennen konnte. Jakob glaubte nicht, daß die Frau traumatisiert worden war, sondern hielt ihre Berichte über Mißbrauchserlebnisse für eigene Erfindungen, ebenfalls um sich Aufmerksamkeit zu sichern, möglicherweise inspiriert durch Bücher, die sie gelesen hatte. Diese Überzeugung des Therapeuten basierte nicht auf sorgfältigen Beobachtungen der Patientin oder auf Recherchen über sie, und ebensowenig war sie das Ergebnis empathischen Zuhörens mit dem Ziel, das Leiden aufzuspüren, das dem Inhalt ihrer Geschichte zugrunde liegen mochte; sie basierte vielmehr auf dem Wenigen, was er in seiner Ausbildung vor vielen Jahren über Mißbrauch gelernt hatte.

Als Fortschritte in der Arbeit mit der Patientin ausblieben, ihre Neigung zur Selbstschädigung noch stärker und sie sogar suizidal wurde, erklärte Jakob ihr, sie leide unter einer Persönlichkeitsstörung und sei deshalb noch nicht bereit für eine Behandlung. Seine starren Überzeugungen bezüglich Dissoziation und Trauma, sein Mangel an Erfahrung im Umgang mit dissoziativen Phänomenen und seine Unfähigkeit zu mitfühlender Präsenz dem Erleben der Patientin gegenüber führten zu einem völligen Versiegen seiner Neugier. Jakob war nicht in der Lage, seine Gegenübertragung zu realisieren. Er versuchte nicht zu erkennen, daß er auf Distanz blieb und sich abweisend verhielt und daß seine Fokussierung darauf, der Patientin die Schuld an der Erfolglosigkeit seiner Bemühungen zu geben, bei ihr Panik und Scham hervorrief und ihre Symptome verstärkte. Er warf ihr vor, daß sie jede Besserung ihres Zustandes torpediere, wobei er geflissentlich übersah, daß er selbst sich schädigend verhielt und unfähig war, zu ihr eine Verbindung herzustellen und ihr subjektives Erleben zu verstehen. Er verfügte über zu wenig Empathie und Neugier und war zu starr auf seine Überzeugungen fixiert.

Harriet war eine Therapeutin, die dissoziierende Patienten drei- oder viermal wöchentlich in langen Sitzungen behandelte, um an ihren traumatischen Erinnerungen zu arbeiten. Zusätzlich gestattete sie den Patienten – wann immer diese das Bedürfnis dazu verspürten –, sie jederzeit anzurufen, wenn sie beunruhigt waren oder Unterstützung brauchten, was sehr häufig vorkam. Harriet behandelte die dissoziierten Anteile ihrer Klienten wie eigenständige Personen. Sie hielt permanenten Kontakt von Seiten einer fürsorglichen Person zu jungen Anteilen für erforderlich, um unsichere Bindungen dieser Patienten zu heilen und ihnen so zu helfen, mit ihren entsetzlichen Traumaerinnerungen fertig zu werden, obwohl die einschlägige Fachliteratur zahlreiche Belege für das Zutreffen des Gegenteils enthält (siehe z. B. Chu 2011; Courtois & Ford 2009/2011; International Society for the Study of Trauma and Dissociation [ISSTD] 2011; Kluft & Fine 1993; Steele et al. 2001).

Harriet vermochte nicht zu realisieren, daß zu ausgiebige Arbeit an Erinnerungen auf ihre Patienten eine destabilisierende Wirkung hatte und ihr fürsorgliches Verhalten den Kindanteilen gegenüber ohne gleichzeitige Ermutigung des Erwachsenen-Ich der Patienten, diesen Anteilen zu helfen, eine Abhängigkeit von ihr als der Therapeutin kreiert hatte, derentwegen die Patienten sowohl Scham als auch Druck empfanden. Dadurch entstand bei ihnen ein endloser Kreislauf von Bedürfnis, Scham und Wut. Harriet hatte das Gefühl, niemand verstehe ihre Patienten so wie sie, und sie sei die einzige, die ihnen helfen könne. Ihr war nicht klar, daß dieser Glaube an ihre eigene »Besonderheit« und die ihrer Patienten eine starke Gegenübertragungsreaktion war, die nicht auf der realen Situation, sondern auf Allmachts- und Rettungsphantasien basierte. Außerdem lag ihr die Furcht zugrunde, die Patienten könnten ohne ihre Hilfe nicht überleben. Durch diese Überzeugungen entstand in Verbindung mit der Verzweiflung der Patienten ein Teufelskreis, in dem Harriets Bemühen um Rettung und fürsorgliche Zuwendung bei den Patienten grenzenlose Abhängigkeit hervorrief, was wiederum ihr Leiden verstärkte wie auch Harriets eigenen Drang, die Patienten zu retten und ihnen fürsorgliche Zuwendung zukommen zu lassen. Harriet war zu stark in das Leiden ihrer Patienten und ihren eigenen Drang, sie zu retten, verstrickt, als daß sie tatsächlich hätte helfen können, und sie hatte zu unklare Grenzen, um das Leiden der Patienten oder ihr eigenes verzweifeltes Bedürfnis, die Patienten zu retten, im Zaum halten zu können.

Jakob und Harriet repräsentieren unglückliche Extremfälle eines Spektrums von Gegenübertragungsreaktionen, die bei Therapeuten, die schwer traumatisierte Patienten behandeln, leider recht häufig vorkommen. Teilweise liegt das daran, daß sie in ihrer klinischen Ausbildung meist keine umfassende Anleitung in der Behandlung dissoziativer Störungen erhalten haben. Die beiden geschilderten Extreme der Gegenübertragung bilden die Pole eines Zuviel und eines Zuwenig an Aktivitäten und emotionalem Engagement, was signifikante Nicht-Realisation einschließt und es dem Therapeuten unmöglich macht, voll und ganz am Erleben des Patienten teilzuhaben oder auf die Komplexität der dissoziierten Anteile umsichtig einzugehen. Beide Therapeuten haben den relationalen Prozeß nicht besonders aufmerksam verfolgt und waren statt dessen auf den Inhalt fokussiert.

Irgendwo in der Mitte des Spektrums der Gegenübertragungsreaktionen bemühen sich die meisten Therapeuten, eine sehr nuancenreiche, aber in sich konsistente therapeutische Balance zwischen einem Zuviel und einem Zuwenig an Fühlen und Tun zu erreichen. Sie bemühen sich nach Kräften, auf die Gegenübertragungsproblematik einzugehen, bevor sie (allzuviel) Schaden anrichten, indem sie ihren eigenen inneren Kurs korrigieren, damit die Patienten in einem zwar unvollkommenen, aber hinreichend guten interpersonalen Tanz ihren Kurs korrigieren können. Wir werden in diesem Buch immer wieder auf die Schwierigkeiten, die Therapeuten mit der Realisation haben, zurückkommen und auch darauf eingehen, wie man sie erkennen und ihnen entgegenwirken kann, um den positiven Verlauf der Therapie sicherzustellen.

Der Weg der Realisation

Wir haben uns nun mit den vielen Formen von Nicht-Realisation beschäftigt, doch ebenso wichtig ist es, das Wesen der Realisation zu verstehen. Realisation ist der unerwähnte Kompagnon des bekannten Konzepts radikalen Akzeptierens (Brach 2003; Linehan 1993), eines nicht-urteilenden Akzeptierens der Realität, so wie sie ist. Realisation bringt das radikale Akzeptieren noch einen Schritt weiter: Es geht darum, sich auf die Anpassung einzulassen, basierend auf unserer Bereitschaft und Fähigkeit, auf die Realität, so wie sie ist, einzuwirken, statt darauf zu beharren, wie wir sie uns wünschen oder wie sie in der Vergangenheit war. Realisation beinhaltet die Fähigkeit, unser eigenes – früheres und gegenwärtiges – Erleben zu akzeptieren und einen adaptiven Sinn darin zu entdecken, um zu wissen und anzuerkennen, was mit uns und in uns geschieht. Es bedeutet, daß wir tief innerlich – kognitiv, emotional und somatisch – wissen, daß die Vergangenheit zwar vorüber ist, sie uns aber weiterhin beeinflußt und Teil unseres Erlebens bleibt. Uns ist auch klar, daß die Zukunft noch nicht eingetreten ist, obwohl wir sie in gewissem Maß vorhersagen können. Wir wissen, daß wir fest in der Gegenwart verwurzelt sind, wo wir die Möglichkeit haben, adaptive Entscheidungen bezüglich unserer Handlungen zu treffen und Verantwortung dafür zu übernehmen.

Realisation bedeutet, daß wir uns auf komplexe und flexible Kombinationen von Handlungen einlassen, die unter anderem auf die Einschätzung von Sicherheit, Gefahr oder Lebensgefahr sowie auf Denken, Fühlen, Spüren, Wahrnehmen, Voraussagen, Sein und Tun zielen. Wir übernehmen die Verantwortung für unseren eigenen Anteil an der Entstehung unseres Leidens und unserer Zufriedenheit sowie für unseren Anteil an der Entstehung dieser Empfindungen bei anderen Menschen. Wir können über unsere Handlungen reflektieren und sind für sie verantwortlich. Wir gewinnen unserem Erleben einen Sinn ab, der sich im Laufe der Zeit verändern kann, wenn wir darüber reflektieren und Neues erleben. Wir lernen somit aus neuen Erlebnissen, nicht indem wir auf alte Verhaltensmuster fixiert bleiben. In der Theorie klingt dies alles natürlich recht einfach. In Wahrheit kann Realisation jedoch extrem schwierig und ein sehr anspruchsvolles Projekt sein, insbesondere für Traumatisierte, die stark auf die Vergangenheit fixiert sind und die sich scheuen oder schämen, sich mit dieser Tatsache auseinanderzusetzen.

Auf dem Weg zur Integration gibt es zwei Formen der Realisation: Personifikation und Präsentifikation. Die persönliche Aneignung dessen, was wir erlebt haben, wird *Personifikation* genannt (Janet 1929; van der Hart et al. 2006/2008; van der Hart, Steele, Boon & Brown 1993). Patienten müssen irgendwann akzeptieren oder realisieren, daß alles, was in ihrem Leben passiert ist, *ihnen* passiert ist, in guten wie in schlechten Zeiten. Dieses Akzeptieren eines Erlebnisses als selbst erlebt ist ein wichtiger Schritt auf dem Weg zur Integration. *Das ist* mir *passiert! Das ist ein Teil von* mir! *Mein Onkel hat* mich *verletzt!* Die Personifikation beinhaltet das Akzeptieren der eigenen Realität.

Aber die Integration erfordert mehr als das Anerkennen eigener Erlebnisse. Viele Patienten sind in der Lage zu sagen: *Ich weiß, daß das mir passiert ist, aber ich empfinde nichts, wenn ich daran denke.* Die Realisation muß einschließen, daß wir uns in der Gegenwart befinden und ein relativ integriertes Empfinden unserer Vergangenheit und Zukunft haben – und das ist etwas wesentlich Komplexeres als Achtsamkeit bezüglich des gegenwärtigen Augenblicks (Janet 1928). Dies wird *Präsentifikation* genannt (Janet 1928; van der Hart et al. 2006/2008) und beinhaltet die Fähigkeit, im gegenwärtigen Augenblick gleichzeitig zu sein und zu handeln, beeinflußt durch die Vergangenheit (oder die antizipierte Zukunft), aber nicht von ihr kontrolliert. In der Präsentifikation verbindet man Vergangenheit und Zukunft mit dem Hier und Jetzt und verhilft dadurch der Gegenwart zu einem Kontext und einem Sinn. Präsentifikation hilft Menschen, ihr In-der-Welt-Sein zu (re)organisieren, während sie die gegenwärtige Realität begreifen und in Reaktion darauf adaptiv handeln. Realisieren Patienten beispielsweise, daß eine bestimmte Erinnerung zu ihnen gehört *(Das ist mir passiert)*, können sie ihr eigenes Verhalten besser verstehen *(Deshalb hasse ich Sex also dermaßen!)*, und sie verändern ihr Verhalten *(In der Gegenwart, in der ich erwachsen bin und mit einem vertrauenswürdigen und liebevollen Partner zusammen lebe, kann ich Sex genießen).*

Realisation beinhaltet aber mehr, als zu akzeptieren, was ist. Ebenso wichtig ist, daß es bei der Realisation um die Fähigkeit geht, das zu erreichen, was zu erreichen wir gehofft und woran wir gearbeitet haben. Beispielsweise: *Nach vielen Jahren harter Arbeit bin ich endlich in der Lage, mein Studium mit einem Examen abzuschließen.* Oder: *Mir ist klar geworden, daß meine Eltern einfach nicht in der Lage waren, mich auf eine für mich optimale Weise großzuziehen, daß aber auch das in der Welt okay sein kann.*

Die Unvollkommenheit der Realisation im Alltagsleben

Die vollständige Realisation ist nur schwer oder gar nicht zu erreichen. Weil die Integration und somit auch die Realisation ein fortlaufender Prozeß ist, der nicht perfekt sein kann, müssen wir ständig daran arbeiten, die Realität akzeptieren zu können, was im Großen wie im Kleinen zum Ausdruck kommen kann: *Ich kann nicht begreifen, daß eine Deadline schon erreicht ist. Ich fasse es einfach nicht, daß meine Freundin gestorben ist und ich sie nie mehr sehen werde – ich greife immer noch zum Telefon, um sie anzurufen. Ich glaube nicht, daß ich schon völlig realisiert habe, was es bedeutet, nach meiner Scheidung wieder Single zu sein.* Diese normalen, alltäglichen Kämpfe mit der Realisation fungieren als Marker während unserer permanenten Reise auf nie vollkommenem Pfad der Integration. Um wieviel schwieriger muß es in Anbetracht dessen sein, extrem traumatische Erlebnisse von überwältigendem Schmerz und Verrat zu realisieren, die von den Betroffenen wegen ihrer Unerträglichkeit über Jahrzehnte vermieden wurden?

In welchem Maße die Realisation erreicht werden kann, hängt von der Integrationsfähigkeit des betreffenden Menschen ab. Daß sie bei einigen stärker und bei anderen schwächer ist, hängt mit angeborenen, entwicklungsbedingten und aus der Umgebung einwirkenden Faktoren zusammen. Manche schwer traumatisierten Patienten können, wenn sie zur Therapie kommen, nur sehr begrenzt akzeptieren, was sie erlebt haben, und ihre Fähigkeit, sich anderen Dingen zuzuwenden, ist sehr eingeschränkt. Dies spiegelt sich in der Tiefe ihrer Einsicht, ihrer Motivation, ihren Defensivstrukturen und ihrem Widerstand. Deshalb muß eine Therapie stets berücksichtigen, in welchem Maße ein bestimmter Patient seine Integrationsfähigkeit wahrscheinlich weiterentwickeln kann, um traumatische Erinnerungen aufzulösen und zu einer adaptiveren Lebensweise zu finden. Dies ist eine sehr wichtige Erwägung, die bei der Planung einer Therapie und bei der Festlegung des Arbeitstempos sowie der Entwicklung einer Prognose (siehe hierzu die Kapitel 6 und 7) berücksichtigt werden sollte.

Realisation: Die Gegenwart durch die Linse der Vergangenheit und der Zukunft betrachten

Auch wenn unser Fokus auf die Gegenwart gerichtet ist, läßt sich unser Hier und Jetzt nie vollständig vom Rest unseres Erlebens, das in Vergangenheit und Zukunft stattfindet, trennen. Vielmehr ist die Gegenwart ein vielfältiges Gewebe, bestehend aus den Fäden dessen, was wir aus unserer Vergangenheit realisiert haben, sowie aus den Arten, auf die wir uns bis zum gegenwärtigen Augenblick zu unserem Vor- und Nachteil angepaßt haben. Wir sehen die Gegenwart immer durch die Linse unserer Vergangenheit oder der antizipierten Zukunft, wenn auch manchmal nur implizit. Es ist zu hoffen, daß wir die meiste Zeit über eine relativ ausgewogene Sicht unseres Lebens haben, die uns ermöglicht, die Gegenwart so klar zu sehen, daß sie nicht völlig von der Vergangenheit oder von der antizipierten Zukunft verdeckt wird. Ob diese Sicht relativ zutreffend oder stark verzerrt ist, hängt davon ab, inwieweit es uns gelungen ist, die Realisation zu erreichen. Wir können nur in dem Maße wirklich präsent sein, wie wir uns gestatten, unsere Vergangenheit zu akzeptieren und zu realisieren und sie in den gelebten Augenblick in der Gegenwart zu integrieren, statt zu versuchen, sie unter den Teppich zu kehren. Diesem Bemühen widmen wir uns unser ganzes Leben lang; es handelt sich also nicht um eine Folge separater einmaliger Ereignisse.

Jeder von uns erlebt irgendwann eine Tragödie, einen Verlust, eine Enttäuschung, einen Verrat oder eine andere Art von schmerzlichem Ereignis. Diese Dinge sind ein unvermeidbarer Teil des Lebens, ebenso wie Freude, Behagen, Zufriedenheit und Erfolg. Realisation beinhaltet demnach, daß wir alles, was uns widerfährt, akzeptieren: die guten Dinge ebenso wie diejenigen, die wir als schlecht wahrnehmen. Es mag nicht leicht und schon gar nicht angenehm sein, aber die Realisation muß einschließen, daß wir die dunklere Seite des Lebens akzeptieren, den Schmerz und den Kampf, den Mangel an Einfluß und die Ungewißheit, die Ungerechtigkeit und die Verletzlichkeit, und schließlich die Mißerfolge und die Verzweiflung, die wir alle von Zeit zu Zeit erleben. Durch unser Akzeptieren schaffen wir einen Sinn, der uns Kraft gibt und uns hilft, unseren Weg im Leben weiterzuverfolgen. Wir sind nicht in bitteren Phantasien darüber gefangen, was wir getan oder zu tun versäumt haben, mit der Folge, daß etwas fehlgeschlagen ist, verbunden mit viel »wenn ich nur«, »hätte ich tun sollen« und Bedauern.

Manchmal vermag weder der Therapeut noch der Patient angemessen einzuschätzen, wie schwierig es werden wird, in einer Therapie einen Zugewinn an Realisation zu erzielen. Dies erfordert harte Arbeit und eine starke, gut regulierte mentale Energie. Man muß dazu mentale und behaviorale Handlungen in Einklang bringen und aufrechterhalten, was wiederum eine konsistente Integrationsfähigkeit voraussetzt. Patienten haben oft das Gefühl, in ihrer Realisationsfähigkeit einen Schritt vorwärts und zwei Schritte zurück zu gehen. Manchmal ist die Realisation unmöglich zu erreichen, oder es ist zu früh, sich auch nur darum zu bemühen, und die davon betroffenen Patienten geraten bei dem Versuch, etwas zu akzeptieren, das sie (noch) zu überwältigen droht, in eine Krise, etwa wenn ein Patient von immer beunruhigenderen Erinnerungsblitzen heimgesucht wird. Tatsächlich ist das Stagnieren der Realisation häufig die Ursache für Krisen in einer Therapie, und Therapeuten müssen ihren Patienten helfen, die Dinge etwas gelassener anzugehen und wirklich nur zu integrieren, was sie im betreffenden Moment verkraften können. Um herauszufinden, auf welchem Niveau sich die integrativen Fähigkeiten momentan bewegen, ist eine enge Zusammenarbeit zwischen Therapeut und Patient erforderlich.

Beispielsweise ist Helen zu verschiedenen wichtigen Realisationen, die für ihre Genesung von zentraler Bedeutung sind, noch nicht bereit oder in der Lage: *Mein Vater hat mich mißbraucht. Ich bin ein respektables und fähiges menschliches Wesen, kein inakzeptables Produkt schlechter Behandlung. Es war falsch von meinen Eltern, mich so schlecht zu behandeln, und es bedeutet nicht, daß ich schlecht bin.* Diese und viele andere Realisationen sind schwer zu erreichen und erfordern Hunderte, wenn nicht gar Tausende von neuen schwierigen mentalen und behavioralen Handlungen, die über längere Zeit geübt werden müssen. Helen muß lernen, Emotionen und die damit verbundenen Empfindungen zu ertragen und zu akzeptieren, statt sie zu vermeiden: *Ich fühle mich traurig; mein Brustkorb ist verspannt. Es ist in Ordnung, daß ich mich traurig fühle. Es fühlt sich richtig an.* Sie muß Gedanken und Wünsche verstehen, statt impulsiv darauf zu reagieren: *Ich will mich jetzt selbst verletzen. Deshalb will ich mir einen Augenblick Zeit nehmen und darüber reflektieren, was mich momentan in Aufregung versetzt.* Sie muß aufmerksam im gegenwärtigen Augenblick verweilen, statt in der Vergangenheit gefangen oder in Sorgen über die Zukunft verstrickt zu sein: *Ich konzentriere mich momentan auf meine Arbeit. Ich bin nicht in Gefahr, meinen Job zu verlieren. Deshalb hilft es mir nicht weiter, wenn ich darüber nachdenke, wie ich eine neue Arbeit finden kann.* Sie muß lernen, über das, was sie erlebt, zu reflektieren: *Ich frage mich, warum diese Stimmen in meinem Inneren so aufgebracht wirken.* Helen muß dysfunktionale zentrale Überzeugungen verändern: *Ich bin kein schlechter Mensch; ich bin ein fehlbarer Mensch mit den besten Absichten und bemühe mich die meiste Zeit, mein Bestes zu tun.* Außerdem muß sie lernen, daß sie wütend sein kann: *Manchmal verspüre ich Haß und Wut. Das ist für Menschen völlig normal. Allerdings würde ich nur zu gern wissen, warum ich mich manchmal so fühle.* Sie muß auch lernen, Körpersignale zu akzeptieren und zutreffend zu deuten: *Ich fühle mich danach wegzulaufen. Das ist ein Impuls aus der Vergangenheit.* Sie muß bruchstückhafte Flashbacks (Erinnerungsblitze) in eine autobiographische Geschichte integrieren: *Diese intrusiven Bilder, Empfindungen und Gefühle basieren auf Mißbrauchserlebnissen, die ich als Kind hatte.* Sie muß dissoziierte Anteile als Teile von sich selbst akzeptieren: *Dieses kleine Mädchen bin ich selbst! Und dieser wütende und feindselige Anteil birgt meine Wutgefühle!*

Helens Fähigkeit, Emotionen zu ertragen, muß sie zu verkörperten Handlungen des Wählens unterschiedlicher Möglichkeiten im Leben führen, dazu, Risiken einzugehen, um neue Beziehungen aufzubauen und neue Dinge auszuprobieren, die sie vorher aus Furcht vermieden hat. Ein neu erschlossenes Gefühl der Kompetenz und des Selbstvertrauens muß in konkrete behaviorale Handlungen übersetzt werden, beispielsweise in den Entschluß, noch einmal eine Schule zu besuchen oder sich um eine bessere Arbeit oder eine Beförderung zu bemühen, oder darin, die kleinen Freuden des Alltags mehr zu genießen, häufiger das Haus zu verlassen und sich um Aktivitäten und Beziehungen zu bemühen, die ihr etwas bedeuten. Dies wird auch ihren Körper verändern: Sie wird eine aufgerichtetere Haltung entwickeln, ihre Schultern werden zurückstreben, ihr Kopf wird sich erheben; sie wird besser Blickkontakt aufnehmen und aufrechterhalten können. Und diese physiologischen Veränderungen kommen wiederum dem anhaltenden Wohlgefühl zugute (Ogden et al. 2006/2010).

Eine Therapie mit chronisch traumatisierten Patienten im allgemeinen und dissoziierenden Patienten im besonderen ist ein mühsamer, nur allmählich fruchtender Versuch, den Betroffenen zu helfen, sich von der Nicht-Realisation zur Realisation zu bewegen. Der Therapeut sollte Äußerungen und andere Anzeichen dafür, daß der Patient entweder im Zustand der Nicht-Realisation gefangen ist oder sich in Richtung Realisation bewegt, erkennen können. Deshalb beschreiben wir in der folgenden Tabelle 1.2 (siehe S. 48–49) verschiedene Anzeichen für zunehmende Realisation, die im Laufe einer Therapie auftreten können.

TABELLE 1.2
Allmähliche Schritte zur Realisation

Erkennen von Empfindungen und Impulsen zu handeln

- Ich realisiere, daß meine Brust angespannt ist und ich weinen möchte.
- Ich realisiere, daß meine Beine angespannt sind und ich weglaufen möchte.

Verbindungen zwischen Vergangenheit und Gegenwart

- Ich realisiere, daß meine Depression und meine Angst viel mit den Dingen zu tun haben, die geschehen sind, als ich noch ein Kind war.

Empathie gegenüber dissoziativen Anteilen entwickeln

- Ich habe Mitleid mit diesem kleinen Mädchen.
- Ich verstehe, warum dieser Anteil ständig so wütend ist.

»Nähe« zu dissoziativen Anteilen entwickeln, was mit deren allmählicher Integration verbunden ist

- Ich bin bereit, dieser Stimme zuzuhören und mit ihr einen Dialog zu beginnen, auch wenn das beängstigend sein mag.
- Ich kann mir vorstellen, daß ich dieses kleine Mädchen in meinen Armen halte und tröste; ich bin erwachsen und kann für das Kind sorgen.
- Ich würde gern für alle meine dissoziativen Anteile ein angenehmes Heim schaffen.

Anerkennen, was geschehen ist

- Ich verstehe und weiß nun, was dieses kleine Mädchen erlebt hat. Kein Wunder, daß es solche Angst hat!

Ein Ereignis in der Vergangenheit verorten

- Es ist wirklich vorbei und wird nicht mehr passieren.
- Das war nur ein einziger Tag in meinem Leben, und was ich damals erlebt habe, ist vor langer Zeit passiert. Es definiert aber nicht, wer ich bin.

Ein zentrales Schema oder eine zentrale Bedeutung verändern

- Das kleine Mädchen war nicht Schuld daran; es hat sein Bestes getan; es war doch noch ein Kind.

Personifikation von Erlebtem

- Dieses kleine Mädchen bin ich! Was geschehen ist, ist mir passiert!

Trauern

- Das waren schreckliche Dinge, die mir sehr weh getan haben; ich habe einen großen Teil meiner Kindheit verloren.
- Es ist okay, wenn ich mir gestatte zu trauern.

Wut

- Es war falsch, daß mich jemand so sehr verletzt hat!
- Es ist okay, wütend zu sein, und ich kann lernen, im Zustand der Wut nicht destruktiv zu handeln.

Scham- und Schuldgefühle

- Ich war noch so klein; was damals passiert ist, war nicht meine Schuld. Und ich kann Verantwortung für die Dinge übernehmen, die in der Gegenwart geschehen und die ich tatsächlich mir selbst zuzuschreiben habe.

Mentalisieren

- Meine Eltern haben das Beste getan, was sie hätten tun können; sie hatten selbst keine guten Eltern.
- Mein Vater war sadistisch und psychisch krank – es schien ihm Spaß zu machen, mich zu verletzen, und anschließend gab er mir auch noch die Schuld daran, daß er das getan hatte. Das ist ziemlich verrückt!
- Das soll keine Entschuldigung sein, aber es hilft mir zu verstehen, was damals wirklich zwischen ihnen im Gange war, und macht mir klar, daß es dabei im Grunde nicht um mich ging.

Vergleiche beenden

- Was ich erlebt habe, war schlimmer, als was einige erlebt haben, und weniger schlimm als die Erlebnisse anderer. Wichtig ist, daß ich realisiere, welche Wirkung es auf mich gehabt hat und wie ich diese Wirkung in der Gegenwart überwinden kann.

Vollständige Realisation

- Ich habe keine Angst mehr, ich schäme mich nicht mehr und ich fühle mich auch nicht mehr machtlos ausgeliefert. In der Gegenwart habe ich Stärken und bin mit anderen Menschen verbunden. Ich kann selbständig Entscheidungen treffen. Ich kann nun ganz sein, zwar trauriger, aber auch weiser. Und ich kann mit meinen Verlusten fertig werden.
- Dies alles sind Anteile von mir; ich erkenne sie als mein Eigen an und kann sie zu mir nach Hause bringen.

Phasenorientierte Behandlung und Realisation

Wie bereits weiter oben erwähnt wurde, erfordert der lange Weg zur Realisation mentale und physische Handlungen, welche die Integration der Persönlichkeit des Patienten fördern; dieser Prozeß erstreckt sich bis zur vollständigen Integration der Persönlichkeit und darüber hinaus. Pierre Janet (1898/1911, 1919/1925a; vgl. van der Hart, Brown & van der Kolk 1989) hat als erster die Auffassung vertreten, wenn man die Integrationsfähigkeit des Patienten allmählich aufbauen wolle, sei eine phasenorientierte Behandlung notwendig. Seither ist dieser Ansatz zum Standard für die Behandlung komplexer Posttraumatischer Belastungsstörungen (PTBS) und dissoziativer Störungen geworden (siehe z. B. D. Brown & Fromm 1986; D. Brown, Scheflin & Hammond 1998; Courtois 1999, 2008; Courtois & Ford 2012, 2009/2011; Herman 1997/2003; Howell 2011; Huber 2003, 2013; ISSTD 2011; Kluft 1993a; Loewenstein & Welzant 2010; McCann & Pearlman 1990; Putnam 1997/2013; Phillips & Frederick 1995/2003; C. A. Ross 1997; Steele et al. 2005; van der Hart 1991; van der Hart et al. 2006/2008). Die meisten Autoren orientieren sich am Drei-Phasen-Modell, das aus den Phasen (1) Sicherheit, Stabilisierung, Symptomverringerung und Skills-Training, (2) Behandlung traumabezogener Erinnerungen und (3) (Re-)Integration der Persönlichkeit und Rehabilitation besteht. In der realen Praxis und insbesondere bei Bestehen einer starken Nicht-Realisation findet die Anwendung dieses Modells in Form einer Spirale statt, in der die Arbeit im Einklang mit den individuellen Bedürfnissen des Patienten zwischen den verschiedenen Phasen wechselt.

Wie in diesem Buch detailliert erläutert wird, zielt Phase 1 – Sicherheit, Stabilisierung, Symptomverringerung und Skills-Training – auf die Stärkung der Realisation der gegenwärtigen Realität – die sich, wie Janet (1928) immer wieder betonte, als die realste und wichtigste anfühlen sollte, deutlich über Vergangenheit und Zukunft stehend. Damit wird keineswegs negiert, daß auch die Vergangenheit wichtig ist, aber sie sollte doch als etwas erlebt werden, das sich tatsächlich in der Vergangenheit, nicht in der Gegenwart, befindet. Die Konfrontation des Patienten mit seiner Nicht-Realisation der Vergangenheit wird auf einen Zeitpunkt verschoben, zu dem er zur Realisation ganz generell besser in der Lage ist. Somit wird die Realisation der traumatischen Erinnerungen hauptsächlich, wenn auch nicht ausschließlich, zu einer Aufgabe der Phase 2, in der es um die Behandlung traumatischer Erinnerungen geht. In Phase 3, in der es um die (Re-)Integration der Persönlichkeit und ihrer Rehabilitation geht, ist der Fokus auf eine möglichst umfassende Realisation gerichtet, wobei die Zwillingskomponenten Personifikation und Präsentifikation des gegenwärtigen Lebens des Patienten sowie seiner Vergangenheit und seiner antizipierten Zukunft einbezogen werden. Kapitel 9 erläutert die spezifischen Ziele dieser drei Phasen im Detail.

Weitere Erkundungen

1.1 Nehmen Sie sich etwas Zeit, um über einige persönliche Erlebnisse zu reflektieren, die zu realisieren Sie einiges an Zeit und Mühe gekostet hat (beispielsweise den Verlust einer Beziehung zu akzeptieren, mit einer schwierigen finanziellen Situation fertig zu werden). Was hat Ihnen auf Ihrem Weg zur Realisation geholfen und was hat Sie behindert? Wie hat sich die Realisation auf Ihr Leben ausgewirkt – falls sie dies getan hat? Wie wirkt sich diese Realisation momentan auf Sie aus?

1.2 Stellen Sie eine Liste von Nicht-Realisationen zusammen, die bei einem oder zweien Ihrer Patienten eine Rolle spielen. (Dabei ist unwichtig, ob es sich um dissoziative Phänomene handelt oder nicht; Nicht-Realisationen gibt es bei jedem Menschen.) Stellen Sie fest, was es diesen Patienten erschwert zu realisieren, was sie vermeiden, und was ihnen helfen könnte, mit den Realisationen weiterzukommen.

1.3 Falls Sie momentan mit einem Patienten arbeiten, bei dem eine dissoziative Störung vorliegt, können Sie eine Liste von Nicht-Realisationen seiner verschiedenen dissoziierten Anteile zusammenstellen sowie davon, wovor diese Ihren Patienten jeweils schützen. (Beispielsweise könnte ein derber jugendlicher Anteil einen Patienten davor schützen, daß er während eines Mißbrauchserlebnisses hilflos war, und außerdem könnte er Wut eingrenzen, die zu akzeptieren das erwachsene Ich des Patienten nicht in der Lage ist.)

1.4 Stellen Sie fest, welche Nicht-Realisation Sie in der Vergangenheit daran gehindert hat, Ihre Gegenübertragung zu erkennen oder durchzuarbeiten (wenn Sie beispielsweise nicht realisiert haben, daß Sie einem Patienten gegenüber übertrieben fürsorglich sind oder daß Sie sich in einen Zustand der Wut oder Frustration zurückgezogen haben). Sind Sie irgendwelcher Nicht-Realisationen gewahr, die auch gegenwärtig Ihre Gegenübertragung beeinflussen könnten? Sich selbst in eine Therapie zu begeben sowie Konsultationen und Supervision in Anspruch zu nehmen kann bei der Auflösung dieser Probleme sehr nützlich sein. Schließlich existieren Nicht-Realisationen und Gegenübertragung bei uns allen, und mit ihnen fertig zu werden ist eine Aufgabe, der wir uns in unserem ganzen Leben widmen müssen.

1.5 Üben Sie sich in jeder Therapiesitzung darin, Nicht-Realisationen zu identifizieren, die einen Einfluß auf das Geschehen haben.

TEIL I | Die therapeutische Beziehung

2 Der hinreichend gute Therapeut

Ein hinreichend guter Therapeut ist nicht perfekt, sondern jemand, der sich unablässiger Selbstentdeckung und lebenslangem Lernen widmet.

— Louis Cozolino (2004, S. 7)

Therapeuten reagieren nicht immer optimal, wenn sie mit der aus Demütigung resultierenden Wut eines Patienten, mit seinen Forderungen und Bedürfnissen, seiner Regression, seinen Ansprüchen, seinem Sadomasochismus, seinem unerträglichen Leiden, seiner Einsamkeit, seinem extremen Vermeiden und seinem Schweigen oder seiner starken Neigung zu Selbstschädigungen und Suizidalität konfrontiert werden. Bei der Arbeit mit dissoziierten Anteilen kann man leicht in Verwirrung geraten, und man ist dann manchmal nicht in der Lage, die ganze Person im Blick zu behalten. Selbst erfahrene Therapeuten können angesichts der grundlegenden Frage *Wie kann ich im Umgang mit meinen Patienten geerdet und stabil bleiben?* kapitulieren.

Um mit den vielen komplexen und uns unter Druck setzenden Faktoren fertig zu werden, die Patienten in eine Behandlung mitbringen, müssen wir als Therapeuten lernen, mit unseren eigenen dysfunktionalen persönlichen Reaktionen konsistent umzugehen, sie zu akzeptieren und sie zu verändern. Wir sind Menschen und machen Fehler; es gelingt uns nicht, uns in angemessener Weise einzustimmen, einen Patienten zu verstehen oder Empathie für ihn aufzubringen; wir ermüden und werden frustriert; wir sind zu sehr darauf aus, ein Problem »aus der Welt zu schaffen« und zu helfen, versäumen es dabei aber, wichtige Grenzen zu setzen; wir verletzen andere, und es kommt auch vor, daß wir die Grenzen anderer Menschen ignorieren. Und häufig haben wir unrealistische Erwartungen bezüglich unserer Rolle als Therapeuten. Wir greifen zu außergewöhnlichen Mitteln oder versuchen, uns zu zwingen, besser, effektiver oder einfach anders zu sein, weil wir hoffen, wenn wir selbst uns veränderten, würden sich auch unsere Patienten verändern und bessern. Diese Sicht der Dinge mag ein Körnchen Wahrheit enthalten, wenn unsere Gegenübertragung oder unser Mangel an Wissen uns behindern und wir etwas dagegen unternehmen müssen, aber grundsätzlich ist dies keine besonders wirksame Strategie. Wir können nur hoffen, für unsere Patienten »hinreichend gute« Therapeuten zu sein, und wir können auf dieses Ziel hinarbeiten.

Der beste Ansatzpunkt für eine Therapie liegt in uns selbst, dem zwar unvollkommenen, aber hinreichend guten Therapeuten. Wer wir sind und wie wir mit unseren Patienten umgehen, ist für deren Fortschritte entscheidend. In diesem Kapitel konzentrieren wir uns auf die Person des Therapeuten, im nächsten steht die therapeutische Beziehung im Mittelpunkt – das Medium, in dem der Therapeut und der Patient wachsen und gedeihen oder in dem beide unabsichtlich unaufgelöste sadomasochistische Enactments oder Rettungsphantasien ausleben, in der Regel ohne positives Resultat.

Der hinreichend gute Therapeut

Die Vorstellung des hinreichend guten Therapeuten (Cozolino 2004) basiert auf Winnicotts Konzept der hinreichend guten Mutter, die für ihr Kind auf eine schnörkellose, alltagstaugliche Weise sorgt, die weder Vollkommenheit noch perfekte Einstimmung noch ständige Erreichbarkeit erfordert (Winnicott 1968/1969). Hinreichend gute Eltern stellen sich mühelos auf die rasch wechselnden Zustände ihres Säuglings ein und bieten ihm Verläßlichkeit und Sicherheit hinsichtlich eines großen Erlebensspektrums. Aber selbst gute Eltern sind nur ungefähr während eines Drittels der Zeit gut auf ihre Kinder eingestimmt (Malatesta, Culver, Tesman & Shepard 1989; Tronick & Cohn 1989).

Zentrales Konzept

Ein natürlicher Kreislauf von Beziehungsbrüchen und deren späterer Heilung ist noch wichtiger und repräsentativer für eine sichere Bindung als nur die Einstimmung (Tronick & Cohn 1989). Gescheiterte Bemühungen eines Therapeuten, einen Patienten zu verstehen oder zu ihm in Verbindung zu treten, erschließen Gelegenheiten zu dieser wichtigen Wiederherstellung der Beziehung.

Somit ist die Einstimmung des Therapeuten auf den Patienten allein unzulänglich und nur ein Teil des erforderlichen Prozesses. Der komplexere und schwierigere Aspekt einer Therapie ist häufig das Setzen von Grenzen und die Heilung von Brüchen in der Beziehung und deren Wiedereinstimmung, ohne zu versuchen, Patienten die harte Wirklichkeit ihres Lebens vorzuenthalten oder sie davor zu schützen. Sie müssen wie wir alle »mit der Enttäuschung und dem Schmerz fertig werden, die mit der Erkenntnis einhergehen, wie begrenzt, unzuverlässig und letztlich separat, unwandelbar und unerbittlich die eigenen Objekte [Beziehungen] in Vergangenheit und Gegenwart tatsächlich sind« (Stark 2006, S. 2). Teilweise durch das Vermeiden dieser Realisation bleibt die Dissoziation bei unseren Patienten aufrechterhalten, und sie werden dazu gebracht, uns als ihre Therapeuten aufzufordern, für die Psychotherapie wichtige

Grenzen und Einschränkungen aufzugeben. Andererseits müssen die Patienten eine in sich schlüssige und mitfühlende andere Person erleben, die sie akzeptiert, wie sie sind, sie aber gleichzeitig darin unterstützt, eine Veränderung zu erreichen.

Zentrales Konzept

So wie es für alle Therapien gilt, müssen wir auch im Hinblick auf die Behandlung komplexer dissoziativer Störungen zunächst über uns selbst als die Therapeuten reflektieren, weil unsere Stärken und Schwächen als Menschen unsere therapeutische Arbeit im positiven wie im negativen Sinne entscheidend beeinflussen können.

Reenactments und der hinreichend gute Therapeut

Reenactments (Reinszenierungen) sind unbewußte, somatisch basierte Interaktionen, bei denen Patient und Therapeut eigene unaufgelöste frühere Erlebnisse auf den jeweils anderen projizieren können (siehe z.B. Bromberg 1998; Davies 1997; Frawley-O'Dea 1997, 1999; Howell 2005; Plakun 1998). Wie andere Autoren vertreten auch wir die Auffassung, daß Reenactments ihrem Wesen nach dissoziativ sind (Schore 2012; Stern 2010). Die dauerhaften Muster traumatischer Bindung unserer Patienten – und unsere eigenen Bindungsmuster, wie auch immer sie beschaffen sein mögen – sind die Filter, durch die wir einander in der therapeutischen Beziehung sehen. Die lebhaften Reenactments der Patienten von Mißbrauch, Mißhandlung oder Vernachlässigung, die in ihren dissoziierten Anteilen bewahrt werden, sind noch nicht vollständig integriert.

Reenactments gelangen im Körper des Therapeuten und des Patienten häufig als Empfindungen zum Ausdruck, als sensumotorische und emotionale Begegnungen, was Reflexion über diese Phänomene und ihre Veränderung in der Therapie schwierig macht, weil sie dem Bewußtsein in der Regel nicht zugänglich sind oder weil es sich zumindest als schwierig erweist, sie in Worte zu fassen. Therapeuten und Patienten können in einem Enactment implizit viele wenig hilfreiche und austauschbare Rollen übernehmen. Dies wird in Kapitel 3 ausführlicher erläutert.

Zentrales Konzept

Therapeuten müssen sich ihrer emotionalen und somatischen Empfindungen im Kontakt mit ihren Patienten bewußt sein und Reenactments aus deren Vorgeschichte heraus, die auf diese Weise erneut zum Vorschein gelangen kann, verstehen.

Patienten – bzw. bestimmte dissoziierte Anteile von ihnen – können Therapeuten als »zuviel« erleben – als zu strafend, zu drängend, zu einschränkend, zu viele Fragen stellend, zu emotional oder zu kognitiv, zu still oder zu gesprächig, zu schnell oder zu langsam, zu klug oder zu uninformiert. Patienten können Therapeuten aber auch als »zu wenig« erleben – als nicht gut genug, als in seinem Verständnis des Patienten nicht korrekt, nicht ansprechbar oder zugänglich, nicht freundlich oder hilfsbereit genug.

Ein Beispiel für Reenactment: Martha

Martha erlebte ihre Therapeutin als kalt und strafend, obwohl diese tatsächlich warmherzig, lebenssprühend und sehr kompetent war. Während ihrer Therapiesitzungen fühlte sich die Therapeutin manchmal inkompetent und ein wenig erstarrt, wobei sie in der Magengrube eine physische Empfindung wie von einem sie niederdrückenden kalten Stein hatte, verbunden mit einem vagen Gefühl der Enttäuschung über sich selbst. Manchmal wirkte Martha überwältigend und fordernd auf sie, und Martha ihrerseits glaubte, ihre Therapeutin hasse sie und fühle sich von ihren Bedürfnissen angeekelt. Martha wendete diesen Ekel nach innen, und ein kritisierender dissoziierter Anteil von ihr beschimpfte und bestrafte ihre jungen Anteile, weil diese sich so bedürftig präsentierten. In solchen Situationen war Martha außer sich vor Wut, sowohl gegenüber ihrer Therapeutin, weil diese ihre Bedürfnisse nicht erfüllte, als auch sich selbst gegenüber, weil sie diese Bedürfnisse hatte. Im Reenactment ihrer Lebensgeschichte begegnete Martha als Kind ihrer feindseligen und ständig abwesenden Mutter, während das Reenactment der Lebensgeschichte der Therapeutin auf einem alten Muster basierte, demzufolge sie glaubte, auch nicht annähernd an die akademische und soziale Reputation ihrer Schwester heranreichen zu können.

Das Erleben des Therapeuten in Reenactments

In Reenactments von Patienten fühlen wir uns als Therapeuten möglicherweise anders als sonst: barsch, strafend, überfordert, zu sehr »im Kopf«, wenn wir eigentlich mit unseren Emotionen verbunden sein sollten; zu sehr in unsere Emotionen verstrickt, wenn wir reflektieren müßten. Es kann auch sein, daß wir uns dann aufgebracht oder gedemütigt fühlen, schuldig oder beschämt, nicht in der Lage, auf Energie und Fähigkeiten des Patienten einzugehen und ihnen gerecht zu werden. Manchmal fühlen wir uns auch in einem bestimmten Augenblick überlegen und im nächsten außergewöhnlich dumm. Oder wir fühlen uns wie eine alles umarmende Erdmutter und in anderen Situationen kalt und gefühllos wie Eis. Oder wir halten uns für extrem fürsorglich und für das Leben eines Patienten in jeder Hinsicht verantwortlich und im nächsten Moment völlig ausgelaugt und ohne jede Empathie. Es gibt auch Zeiten, in denen wir uns in Reenactments verfangen, die zu erkennen besonders schwierig ist, weil sie unseren gewohnten Gedanken und Empfindungen entsprechen. Beispielsweise erkennt ein besonders warmherziger Therapeut manchmal nicht, daß ein Kindanteil ihn bedrängt, von ihm umsorgt zu werden, weil dieser Therapeut sich für normalerweise sehr fürsorglich und großzügig hält. Und ein zum Vermeiden neigender Therapeut erkennt manchmal nicht, daß er sich in einem Reenactment eines gleichgültigen und abwesenden Elternteils befindet. Oder wir sehen unsere Frustration und Wut über das wirklich entsetzliche Verhalten eines Patienten als eine Reaktion auf die gegenwärtige Situation (was zutrifft), erkennen aber nicht, daß wir uns in ein Reenactment des strafenden, wütenden Elternteils haben hineinziehen lassen.

Unser Körper ist das Spielfeld von Reenactments: Wir (und unsere Patienten) werden in Zustände des Hyper- oder Hypoarousals versetzt, wir sind angespannt oder fühlen uns erhitzt oder kalt; unser Blick wendet sich ab, wir runzeln die Stirn oder lächeln, selbst wenn unsere Augenringmuskeln angespannt sind. Wir sacken im Sitz zusammen, lehnen uns aggressiv vor oder verschränken die Arme, um uns zu verteidigen. Unsere Patienten projizieren diese Arten des Erlebens auf uns, und wir spiegeln unbewußt dissoziierte Anteile von ihnen, die sie noch nicht ertragen können. Unsere Aufgabe besteht darin, diese Erlebnisse bewußt anzunehmen, in der Hoffnung, sie erkennen, festhalten und abmildern und schließlich sanft dem Patienten zurückgeben zu können, damit er sie sich zu gegebener Zeit zu eigen machen kann.

Wie wir am obigen Beispiel, in dem es um Marthas Therapeuten geht, sehen können, sind solche Erlebnisse oft nicht nur Projektionen des Patienten, sondern resultieren auch aus unseren persönlichen Erlebnissen, die durch die Dynamiken des Patienten aktiviert worden sind. Außerdem sind diese Erlebnisse sehr real, hervorgegangen aus dem tatsächlichen Umgang mit Menschen, die stark leiden, die wütend und gedemütigt sind, bedürftig und anklammernd, vermeidend und defensiv, fordernd und von ihrem Anspruch auf Hilfe überzeugt, erbittert und unnachgiebig. Unsere realen Erlebnisse mit Patienten helfen uns, die Schwierigkeiten anderer Menschen mit ihnen und ihre Probleme in Beziehungen zu verstehen. Meist spielt sowohl die Lebensgeschichte des Patienten als auch die des Therapeuten eine Rolle, und beide interagieren mit der »realen« Beziehung in der Gegenwart. Auf diese Weise entsteht eine äußerst komplexe Matrix von Emotionen und Verhaltensweisen, vergleichbar mit einem dreidimensionalen Schachspiel. Natürlich wissen wir im konkreten Augenblick nicht immer, ob das, was wir empfinden, dem Erleben unserer eigenen Vergangenheit entsprungen ist, ob es vom Patienten ausgeht oder ob es ein Ausdruck der realen Beziehung in der Gegenwart ist. Wichtig ist die Bereitschaft, neugierig zu bleiben und alle diese Möglichkeiten zu akzeptieren.

Komplexe Erlebnisse dieser Art können für uns als Therapeuten, deren bestes Werkzeug wir selbst sind, eine große Herausforderung sein. Natürlich verläuft eine Therapie nicht immer so erfolgreich, wie wir es gerne hätten, oder es stellt sich auch nur überhaupt ein Erfolg ein – eine weitere Realität, die zu akzeptieren wir lernen müssen. Zumindest müssen wir uns damit abfinden, daß wir unsere Idealvorstellung von Erfolg nicht immer erreichen werden. Manche Patienten erreichen zwar einen Zustand der

Stabilität, aber es gelingt ihnen nicht, ihrem Erleben einen Sinn abzugewinnen, und sie erreichen keinen Zustand der Zufriedenheit. Einigen gelingt es nie, völlig zu vertrauen; sie bleiben auf der Hut. Andere können sich von ihren Phantasien über eine magische Heilung von außen nicht lösen. Der Zustand einiger Patienten bessert sich trotz unserer intensiven Bemühungen nicht, und manchmal gelingt es uns nicht, unsere eigenen Probleme so weit zu überwinden, daß wir einem bestimmten Patienten behilflich sein können. Es besteht aber durchaus Grund zur Hoffnung, denn die meiste Zeit über sind wir in der Lage, uns selbst und unsere Patienten durch Schwierigkeiten zu geleiten.

Schmerzhafte Reenactments müssen wir als solche anerkennen und dann verändern, indem wir in der Therapie plausible Grenzen setzen und indem wir uns verläßlich verhalten und über das Erleben im gegenwärtigen Augenblick reden, wobei wir mitfühlend an der Reorganisation der Beziehung zum Patienten arbeiten und bei diesem Verantwortlichkeit und Realisation fördern. Angesichts unserer eigenen und des Patienten intensiven Emotionen – von der Euphorie bis zur Verzweiflung, von der Freude bis zur Rage, von der Trauer bis zum Akzeptieren, von der Liebe bis zum Haß, vom Leiden bis zur zufriedenen Erleichterung – müssen wir uns so konstant und nicht-reaktiv wie möglich verhalten. Die relationalen Fähigkeiten des Therapeuten selbst, seine emotionale Reife und sein persönlicher hoher Integrationsstand können helfen, die therapeutische Beziehung immer wieder aus dem Morast des Reenactment zu befreien und sie wieder auf den Weg in Richtung Fortschritt zu bringen.

Der Lohn für die Fähigkeit, im gegenwärtigen Augenblick präsent und zur Reflexion in der Lage zu sein und Patienten ein positives, ihnen bisher unbekanntes Erlebnis des Gesehen- und Gehörtwerdens zu ermöglichen – und ihnen zu lernen zu helfen, andere zu sehen und zu hören –, ist es wert, solche schwierigen Situationen durchzustehen. Dies ist das Feuer, in dem hinreichend gute Therapeuten geschmiedet werden.

Was macht einen hinreichend guten Therapeuten aus?

Für hinreichend gute Therapeuten charakteristisch sind die Fähigkeit zur Zusammenarbeit, Interesse und Mitgefühl im Gegensatz zu einer überfürsorglichen »Rundumbetreuung«. Außerdem reflektieren hinreichend gute Therapeuten, bevor sie handeln. Sie sind in der Lage zu mentalisieren und sich einzustimmen (Schore 2012; Siegel 2010b/2012). Sie fordern ihre Patienten regelmäßig zum Feedback auf und verfolgen genau, welche Fortschritte schon erzielt wurden (Norcross & Lambert 2011; Norcross & Wampold 2011). Sie können sich in die subjektive Welt des Patienten mit ihren verschiedenen gleichzeitigen und einander widersprechenden Realitäten hineinversetzen und »trotzdem in den Räumen zwischen diesen Realitäten stehen, ohne eine davon zu verlieren« (Bromberg 1993, S. 166). Sie formulieren mit dem Patienten Behandlungsziele und arbeiten mit ihm gemeinsam daran. Sie sind authentisch, können

Beziehungsbrüche überwinden, setzen klare und doch flexible Grenzen, sind ständig eventueller Gegenübertragungsreaktionen gewahr und wissen damit umzugehen. Hinreichend gute Therapeuten verfügen auch über eine gewisse emotionale Reife und ein gut entwickeltes Selbstgewahrsein, und sie können die Bedürfnisse des Patienten im Rahmen der Therapie realisieren (manchmal weil ihnen ein Supervisor dabei hilft), so daß sie die Behandlung auf sinnvolle Weise weiterverfolgen können. Hinreichend gute Therapeuten wissen nicht alles, sie sind sich aber über ihre Wissenslücken im klaren und bemühen sich, diese zu füllen. Sie sind lebenslang Lernende und von Natur aus neugierig. Sie lernen, sich auch in unsicheren und sehr intensiven Situationen relativ wohl zu fühlen. Eventuelle Fortschritte ihrer Patienten sind nicht entscheidend für die Aufrechterhaltung ihres beruflichen Selbstwertgefühls. Sie erkennen, wann sie selbst Hilfe brauchen, und sie bitten dann auch darum. Hinreichend gute Therapeuten machen viele Fehler, sie sind aber bereit, diese anzuerkennen und ständig aus ihnen zu lernen. Durch eigenes Erleben und durch Supervision lernen sie, ihren Patienten sinnvolle Grenzen zu setzen. Sie bleiben demütig, so erfahren und gereift sie auch sein mögen, und sie sind sich sehr stark dessen bewußt, daß unser aller Menschsein uns sowohl bereichert als auch Grenzen auferlegt.

Hinreichend gute Therapeuten sind stets dessen gewahr, daß es deutlich weniger darum geht, was sie für ihre Patienten *tun*, als darum, wie sie mit ihnen *zusammen sind*. Hinreichend gute Therapeuten akzeptieren sich so, wie sie im Augenblick sind, und sie wissen, daß ihre Bestrebungen, bessere Therapeuten zu werden, nicht das gleiche sind wie zu erwarten, daß sie irgendwann vollkommen sind.

Grenzen

In ihrem Bemühen, hinreichend gut zu sein und zu beweisen, daß sie nicht den Tätern gleichen, welche die Patienten mißbraucht oder mißhandelt haben, versprechen Therapeuten manchmal mehr, als sie leisten können, und es kommt auch vor, daß sie in diesem Bemühen Grenzen extrem großzügig auslegen, sie überschreiten oder verletzen. Perfektion, ständige Verfügbarkeit, Zusicherungen, die Patienten nie zu verlassen, und beglückende Phantasien über eine zweite glückliche Kindheit sind Ziele, die zu erfüllen einfach nicht in unserer Macht steht und die zudem im Rahmen einer Therapie auch nicht von Nutzen sind. Natürlich wollen wir als Therapeuten unseren Patienten helfen – wir sind grundsätzlich eine respektable Gruppe professioneller Helfer –, doch unsere eifrigen Bemühungen, Leiden zu lindern oder manchmal auch, es zu vermeiden, hindert unsere Patienten, sich aus eigenem Antrieb weiterzuentwickeln. Nicht immer sind wir in der Lage, mit der Wut, den Forderungen oder dem Leiden unserer Patienten, mit ihrer Enttäuschung über uns, ihrem beharrlichen Schweigen, ihren verbalen Attacken oder ihren cleveren Ausweichmanövern mühelos fertig zu werden. Unsere eigenen Grenzen halten manchmal nicht stand, mit der Folge, daß wir einer Bitte

TABELLE 2.1
Erforschen therapeutisch wichtiger Grenzen und Einschränkungen

Erforschen Sie mit Kollegen oder einem Supervisor Ihre Grenzen im beruflichen Bereich auf folgende Aspekte hin:

- Ständige schwerwiegende Selbstverletzungen oder wiederholte Suizidversuche
- Anhaltende Mißbrauchs-/Mißhandlungserlebnisse eines Patienten oder einer anderen Person (einschließlich seiner eigenen Kinder), die vom Patienten verursacht werden
- Physischer Kontakt zu einem Patienten während einer Therapiesitzung (einschließlich Handschlag, Umarmungen, beruhigenden oder tröstenden Berührungen, erdender Berührung oder zurückhaltender Berührung)
- Anrufe, SMS und eMails eines Patienten in der Zeit zwischen den Therapiesitzungen – ob irgendeine dieser Formen der Kontaktaufnahme okay ist und wenn ja, wie oft und aus welchen Gründen
- Wie, wann oder ob Zusatzsitzungen angesetzt werden können
- Wie, wann oder ob längere Sitzungen vereinbart werden können
- Planmäßiges Beginnen und Beenden von Sitzungen (mit einem Spielraum von einigen Minuten)
- Kriterien für eine freiwillige oder erzwungene Aufnahme zur stationären Behandlung, ob und wann sie stattfinden soll; was im Fall einer Krise geschehen soll, sofern eine stationäre Behandlung nicht möglich ist
- Offenbaren von Informationen über das Privatleben des Therapeuten – welche Art, aus welchen Gründen, wann, wie?
- Anbieten von Therapie außerhalb des Therapieraums (beispielsweise einer Expositionstherapie bei Agoraphobie, ein Spaziergang, um einen Patienten zu erden, Haus- oder Krankenhausbesuche, wenn der Patient sehr krank ist oder längere Zeit nicht in die Praxis des Therapeuten kommen kann)
- Teilnahme an Ereignissen, die einem Patienten sehr wichtig sind (beispielsweise Abschlußfeiern, Konzerte, Hochzeitszeremonien, Begräbnisse usw.)
- Was ist zu tun, wenn Sie einen Patienten unerwartet in einer sozialen Situation treffen – begrüßen Sie ihn dann, und wenn ja, was sagen Sie zu ihm?
- Umgang mit verbalen Beleidigungen und Bedrohungen eines Patienten
- Wann und warum sollten Sie die Familie eines Patienten oder seine Freunde kontaktieren?
- Wie begegnen Sie der Anspruchshaltung oder rigorosen Forderungen eines Patienten?
- Wie gehen Sie mit kindischem Verhalten eines Patienten um?
- Was tun Sie, wenn ein Patient hinsichtlich seines unakzeptablen Verhaltens eine Amnesie entwickelt?

- Aus welchen Gründen würden Sie die Arbeit mit einem Patienten beenden?
- Wie gehen Sie mit Gewalttätigkeit eines Patienten oder mit Gewaltandrohungen von ihm um?
- Umgang mit Stalking eines Patienten (Sie selbst oder eine andere Person betreffend)
- Umgang mit Geschenken eines Patienten an Sie und umgekehrt, differenziert nach keine, kleine, symbolische Geschenke wie Steine oder etwas teurere Geschenke
- Regelungen für Honorare und Zahlungsmodalitäten
- Regelungen für Zahlungsaufschübe – wie lange sie möglich sind und wie der Betrag letztlich zu begleichen ist
- Wie kommen Sie selbst in den Genuß einer Therapie?
- Regelmäßige Konsultationen
- Wie stellen Sie fest, ob Sie für die Arbeit mit einem bestimmten Patienten wirklich am besten geeignet sind, bzw. wann Sie Patienten besser an Kollegen verweisen sollten.

oder Forderung nachgeben, was für den Patienten letztlich nicht von Nutzen und für uns, die Therapeuten, sehr belastend ist.

Oft ist es für uns leichter, unsere Patienten schlicht als Opfer zu sehen, statt als komplexe Individuen, die wie alle Menschen auch selbst verletzen, sadistisch sein, eine Anspruchshaltung entwickeln oder wütend sein können. Manche Therapeuten sind diesen Emotionen noch nie bewußt begegnet, reagieren deshalb ratlos und verängstigt und sehen sich nicht in der Lage, darauf einzugehen. Andere erkennen darin wohlbekannte Spiegelungen ihrer eigenen Lebensgeschichte und reagieren deshalb darauf, indem sie zuviel des Guten oder nicht genug tun. In jedem Fall erfordert das Bestreben, ein hinreichend guter Therapeut zu sein, darüber zu reflektieren, welche Grenzen Sie in einer Therapie setzen oder nicht setzen und warum Sie das tun. Tabelle 2.1 enthält eine Liste von Themen, mit denen man sich als Therapeut auseinandersetzen kann, um herauszufinden, welche Grenzen man setzt. Einige Grenzen basieren auf Bestimmungen von Berufszulassungsgremien, die man als Therapeut strikt einhalten sollte – das gilt beispielsweise für den Ausschluß sexueller Kontakte zu Patienten, den Austausch mit ihnen über soziale Medien, Beziehungen mit Doppelfunktion, Tauschgeschäfte und Geschäftsbeziehungen zu Patienten. Jeder Therapeut muß sich darüber im klaren sein, welche Grenzen der Ethikkodex seines Berufsstandes als unverzichtbar festgelegt hat. Andere Arten von Grenzen können flexibler gehandhabt werden und von Therapeut zu Therapeut variieren.

Die Fähigkeit, angemessene und für die Therapie förderliche Grenzen zu setzen, die einerseits konsequent und andererseits flexibel sind, setzt voraus, daß Therapeuten sich trotz des Leidens, der Rage, Scham und Einsamkeit eines Patienten und ungeachtet seines Entsetzens und seiner Dissoziation zumindest einigermaßen wohl fühlen können. Außerdem muß der Therapeut lernen, Grenzen unbefangener zu setzen, insbesondere wenn er in seinem Privatleben damit bisher noch wenig Erfahrung gesammelt hat. Im Idealfall sollten persönliche und berufliche Grenzen im Wesentlichen übereinstimmen, so daß der Therapeut es als natürlich empfindet, dem Patienten gegenüber klare Grenzen zu setzen. Je deutlicher Therapeuten ihrer eigenen Grenzen bewußt sind, um so besser können sie Situationen erkennen, in denen Patienten – oder sie selbst als Therapeuten – eine Grenze überschreiten könnten. Dies ermöglicht ihnen, Grenzen konsistent aufrechtzuerhalten und Fehler, wenn sie gemacht werden, zu korrigieren.

Zentrales Konzept

Eines der wichtigsten Merkmale eines hinreichend guten Therapeuten ist die Fähigkeit, sinnvolle Grenzen zu setzen und auf deren Einhaltung zu bestehen.

Hinsichtlich der Grenzen, die ein Therapeut festlegt, sind nicht die spezifischen Parameter am wichtigsten, denn diese werden sich individuell leicht voneinander unterscheiden. Entscheidend ist vielmehr, ob die festgelegten Grenzen Kompetenz, Entwicklung und Verantwortlichkeit des Patienten stärken und ob ein Therapeut in der Lage ist, die Grenzen und Beschränkungen, die er festlegt, respektvoll, klar und konsequent durchzusetzen, aber andererseits auch einzuschätzen vermag, ob geringfügige Grenzüberschreitungen in einem konkreten Fall notwendig und nützlich sind (Dalenberg 2000). Unterstützung von Kollegen, Beratungen und Supervision sind insbesondere Therapeuten zu empfehlen, die sich wegen bestimmter Grenzsetzungen unsicher sind, denen es schwerfällt, Grenzen durchzusetzen, oder die darüber nachdenken, mit einer bestimmten Grenze bei einem Patienten zeitweise flexibler umzugehen.

Mit wenigen Ausnahmen wie dem strikten Ausschluß von sexuellen Kontakten zu Patienten kann man mit vielen Grenzen in einem gewissen Umfang durchaus flexibel umgehen. Beispielsweise gehen Therapeuten mit der Zulässigkeit von eMail-Kontakten und Telefonanrufen ihrer Patienten bzw. von deren Häufigkeit je nach Situation unterschiedlich um. Die Therapie betreffende Grenzen sollten stets so festgelegt werden, daß sich der jeweilige Therapeut damit persönlich wohlfühlen kann, wobei natürlich schon das Festlegen solcher Grenzen an und für sich zunächst als unangenehm empfunden werden kann. Falls das persönliche Empfinden eines Therapeuten mit offiziellen Empfehlungen, die das Festlegen von Grenzen in einer Therapie betreffen, stark kollidiert, sollte der Betreffende mit Kollegen, einem Supervisor oder einem Berater darüber sprechen. Man kann dann nur hoffen, daß sich seine Vorstellungen über private und berufliche Grenzen in eine Richtung entwickeln, die er als relativ kongruent empfinden kann. Die Fachliteratur enthält zahlreiche Anleitungen für die Festlegung von Grenzen im Rahmen einer Therapie, unter anderem bei Epstein (1994); Gutheil &

Brodsky (2011); Gutheil & Gabbard (1993, 1998); Harper & Steadman (2003); und Zur (2007).

Der hinreichend gute Therapeut und die Dissoziation

Ein hinreichend guter Therapeut ist in der Lage, dissoziierte Anteile als nicht integrierte Aspekte einer einzigen Person zu sehen, sie also nicht nur für eigenständige Dinge oder Wesenheiten zu halten. Es geht ihm darum, der ganzen Person zu helfen, innere Konflikte zu lösen und traumatische Erinnerungen zu integrieren, nicht um die Entwicklung individueller Beziehungen zu jedem einzelnen Anteil. Deshalb bemüht er sich, Anteile so konsequent wie möglich dazu zu bringen, einander zu akzeptieren und miteinander zu kooperieren, da Gewahrsein, Kongruenz und Selbst-Mitgefühl bei jedem Menschen die Grundlagen für die Integration sind. Der hinreichend gute Therapeut erhält die Realisation als wichtiges Ziel auf dem Weg zur Integration aufrecht. Beispielsweise müssen die Patienten allmählich realisieren, daß »Anteile« in Wahrheit Aspekte ihrer selbst sind und daß jeder von ihnen aus seiner Perspektive die gleiche Realisation erreichen muß.

Therapeuten, die normalerweise mit Patienten arbeiten, deren Geist und deren Selbstempfinden weitgehend integriert sind, fühlen sich angesichts der Konfrontation mit dissoziierten Anteilen manchmal zunächst stark aus dem Gleichgewicht gebracht; deshalb versuchen sie, mit vermeintlich mehr als einer Person gleichzeitig fertig zu werden. Die tranceähnliche Macht von Dissoziation und Nicht-Realisation in Verbindung mit der psychischen Äquivalenz des Patienten kann den Therapeuten zwingen, in eine andere Realität einzutreten, ohne daß er gründlich darüber reflektiert, was tatsächlich geschieht. Selbst wenn Therapeuten das Konzept der Dissoziation wirklich verstehen, bleibt es für sie schwer, zu lernen, wie sie einem Patienten helfen können, der sich in einem bestimmten Augenblick wie ein entsetztes oder bedürftiges Kind fühlt, im nächsten wie ein Säugling, dann als wütender rebellischer Teenager, anschließend als abweisender, depressiver, aber kompetenter Workaholic, der mit einer Therapie nichts zu schaffen haben will, und schließlich als sadistischer männlicher Mißbrauchstäter, der sich vorgenommen hat, den weiblichen Kindanteil umzubringen.

Verschiedene theoretische Ansätze, die zu erklären versuchen, wie mentale Repräsentationen entstehen und aufrechterhalten werden – beispielsweise die Ego-State-Theorie, die Theorie der Objektbeziehungen, die Theorie der inneren Modelle und die Selbstpsychologie –, können Therapeuten zu verstehen helfen, wie der Geist strukturiert ist, nämlich nicht zwangsläufig völlig einheitlich. Doch solche abstrakten Erklärungen der Struktur des Geistes bereiten einen Uneingeweihten nicht zwangslaufig auf die konkreten Manifestationen dissoziierter Anteile vor, in denen der Patient sich erlebt und in denen er verblüffend treffsicher wie verschiedene Personen denken, fühlen und handeln kann. Therapeuten müssen mit ihren Füßen fest auf dem Boden der Tatsache bleiben, daß ein Mensch viele unterschiedliche und sogar einander widersprechende Erlebnisse im Bereich verschiedener Bewußtseinsströme haben kann. Zwar sind auch bei Menschen, die nicht an einer dissoziativen Störung leiden, Zustandsveränderungen möglich, aber Dissoziative können ihren Zustand so schnell und tiefreichend verändern – oft ohne sich darüber im klaren zu sein und ohne auch nur den geringsten Einfluß darauf zu haben –, daß es für Therapeuten schwierig sein kann, diese Vorgänge zu verstehen, insbesondere wenn sie diese Phänomene noch nicht besonders gut kennen.

Schon das Konzept der Arbeit mit verschiedenen Anteilen einer Person zu verstehen kann eine große Herausforderung sein. In diesen Dingen unerfahrene Therapeuten wissen oft nicht, wie sie zu so vielen verschiedenen »Persönlichkeiten« oder »Identitäten«, wie dissoziierte Anteile manchmal auch genannt werden, in Beziehung treten sollen. Die beste Möglichkeit des Umgangs mit diesen Dingen besteht darin, die Person als ein Ganzes mit vielen inneren Konflikten und mehreren Realitäten (Kluft 1991) zu sehen, die sich der Patient noch nicht vollständig zu eigen gemacht und realisiert hat.

Einer der schwierigsten Aspekte der Arbeit mit dissoziierenden Patienten ist der Drang vieler Therapeuten, sich unterschiedlich zu fühlen und zu verhalten, je nachdem, welcher Persönlichkeitsanteil dominiert, und im Anschluß für bestimmte Anteile die Grenzen zu lockern. Zwar können wir den Klang unserer Stimme, den Blickkontakt und unsere Haltung von Zeit zu Zeit verändern, um uns auf unsere Patienten einzustimmen, doch ist es für sie wichtig, daß wir bezogen auf den Umgang mit allen dissoziierten Anteilen relativ konstant bleiben. Deshalb sollten Therapeuten in dem, was sie bezüglich jedes einzelnen Anteils sagen oder tun, sowie bezüglich der Grenzen, die sie setzen, möglichst konsistent bleiben und Verhalten und Affekt während der Arbeit mit verschiedenen Anteilen nicht zu stark verändern.

Beispielsweise können Therapeuten ihrer Stimme einen etwas sanfteren Klang geben, wenn ein Kindanteil dominiert, so wie sie es auch bei einem (nicht-dissoziierenden) Patienten tun würden, der sich überfordert fühlt und deshalb verängstigt oder verletzt ist. Fangen sie jedoch an, so zu handeln, als sei ein dissoziierter Anteil tatsächlich ein Kind, das sie wiegen und halten oder mit dem sie spielen, verhalten sie sich, als ob sie selbst dissoziativ wären, was bedeutet, daß sie vergessen (also nicht realisieren), daß der Patient ein Erwachsener ist und im übrigen sehr ambivalent im Umgang mit Abhängigkeitsbedürfnissen und daß der Therapeut für den Patienten kein Vater und keine Mutter ist. Therapeuten werden unter diesen Voraussetzungen zu »unterschiedlichen« Personen mit unterschiedlichen Grenzen, die Veränderungen beim Patienten entsprechen. Wird ein feindseliger Anteil des Patienten wütend auf den Therapeuten, weil dieser den Kind-Anteilen zuviel Aufmerksamkeit schenkt, und der Therapeut erstarrt daraufhin oder wird selbst wütend, hat der Therapeut selbst einen »Switch« (Wechsel in einen anderen eigenen Anteil) vollzogen. Das gleiche gilt, wenn Therapeuten bevorzugt mit bestimmten Anteilen ihrer Patienten arbeiten (mit den »netten«

oder »kleinen« oder vermeidenden), und wenn sie andere (die wütenden oder sadistischen, die ständig suizidalen und die überforderten) eher meiden.

Der Therapeut sollte den Patienten stets als Ganzes im Blick behalten. Er muß Möglichkeiten finden, sich selbst zu beruhigen, wenn sein Patient plötzlich von einer Emotion oder einem Gedanken zu einem völlig anderen oder von einem dissoziierten Anteil zum nächsten wechselt. Therapeuten lernen mit der Zeit, darauf zu achten, was vor dem Wechsel geschah, und vorauszusehen, was danach geschehen könnte, und bei alldem so konsistent wie möglich zu sein, unabhängig davon, welcher Anteil des Patienten in einem bestimmten Augenblick anwesend ist. Wir können uns den Therapeuten wie eine Brücke vorstellen, die zur Realisation und Integration führt; sie überspannt dissoziative Klüfte, bis Patienten in der Lage sind, selbst solche Brücken zu bauen.

Die Bedürfnisse des Therapeuten

Therapeuten sind häufig so stark auf die Bedürfnisse ihrer Patienten fokussiert, daß sie vergessen, sich zu fragen, was sie selbst brauchen, um einen bestimmten Patienten behandeln zu können, und daran anschließend, welche Grenzen und Einschränkungen erforderlich sind, um sich selbst und den Patienten zu schützen. Beziehungen beruhen darauf, daß beide Beteiligte etwas dazu beitragen; das gilt auch für therapeutische Beziehungen. Therapeuten wollen sich sicher fühlen und sich von ihren Patienten nicht instrumentalisieren lassen. Sie haben sowohl das Bedürfnis als auch die Verantwortung dafür, daß sie in ihrer Praxis den Bereich ihrer Kompetenz nicht überschreiten. Sie müssen die Therapie im Rahmen der Einschränkungen durchführen, die das Setting, in dem sie arbeiten, vorgibt. Dies gilt insbesondere für die Arbeit in einer Privatpraxis, wo es schwierig sein kann, mit extremen Krisen adäquat umzugehen. Um sich darüber klar zu werden, in welchem Maße sie außerhalb der Therapiesitzungen für ihre Patienten zur Verfügung stehen wollen, müssen Therapeuten die Grenzen ihrer eigenen Möglichkeiten kennen. Sie brauchen also einen stabilen und in sich schlüssigen Rahmen für ihre therapeutische Arbeit, der sie selbst und ihre Patienten schützt.

ZENTRALES KONZEPT

Therapeutische Beziehungen müssen den Bedürfnissen beider Beteiligter gerecht werden. Auch Therapeuten haben in solch einer Beziehung bestimmte Bedürfnisse: Sie müssen für ihre Arbeit ein Honorar erhalten; sie müssen sich sicher fühlen können; sie haben ein Anrecht darauf, daß die Grenzen, die sie definieren, respektiert werden; und sie sind darauf angewiesen, daß ihre Patienten mit ihnen darauf hinarbeiten, zuvor gemeinsam festgelegte Ziele zu erreichen.

Therapeuten, die psychodynamisch orientierte Therapien durchführen wollen, brauchen Patienten, die ausreichend motiviert und verantwortungsbewußt genug sind, um sich an der Arbeit engagiert zu beteiligen. Sie müssen sich frei fühlen, Patienten eventuell an Kollegen abzugeben oder die Arbeit mit ihnen zu beenden, wenn die Betreffenden eine intensivere Betreuung benötigen, die sie unter den gegebenen Umständen nicht erhalten können, oder wenn sie eine andere Art von Therapie brauchen, als der Therapeut ihnen bieten kann, oder einen anderen Therapeuten mit anderen Fähigkeiten. Natürlich gibt es bestimmte institutionelle Zusammenhänge, in denen Therapeuten mit Patienten aller Art arbeiten können müssen, unabhängig von ihrer eigenen Motivation oder ihrem Sicherheitsbedürfnis, weshalb sie eine besondere Form äußerer Unterstützung benötigen. Therapeuten brauchen die Möglichkeit, Konsultationen, Supervision, eine persönliche Therapie und andere Formen der Unterstützung in Anspruch zu nehmen, um die Aufgaben, die sie bei der Behandlung von Patienten erfüllen müssen, meistern zu können. Sie dürfen bei der Behandlung ihrer Patienten nicht das Gefühl bekommen, in einer Falle zu sitzen oder emotionaler Erpressung ausgeliefert zu sein – beispielsweise wenn sie mit Äußerungen konfrontiert werden wie: *Ich werde mich umbringen, wenn Sie mir nicht vier Termine pro Woche geben, denn wenn ich die nicht bekomme, werde ich mit meinem Leben einfach nicht fertig.* Natürlich brauchen Therapeuten ein Privatleben und Beziehungen, die mit ihrer Therapeutenrolle nichts zu tun haben. Es ist für sie wichtig, nicht regelmäßig von Emotionen überwältigt zu werden – weder von ihren eigenen noch von denjenigen ihrer Patienten –, damit sie psychischen Raum und Energie für ein Privatleben haben.

Ist es für mich ratsam, Patienten mit komplexen Traumata zu behandeln?

Einige Therapeuten, die dieses Buch lesen, sind wahrscheinlich Generalisten oder auf die Behandlung anderer Probleme als komplexer Traumata spezialisiert. Andere sind durchaus erfahren in der Behandlung akuter Traumata, wissen aber nicht, daß die Behandlung komplexer Kindheitstraumata andere Verfahrensweisen erfordert. Therapeuten müssen nicht besonders spezialisiert sein, um komplexe Traumata und dissoziative Störungen behandeln zu können. Nach unserer Auffassung sollte jeder Therapeut in der Lage sein, komplexe Traumata zu diagnostizieren und zu behandeln, weil Kindheitstraumata und andere Arten von Traumata unter psychisch Kranken extrem verbreitet sind. Die meisten ambulant behandelten Patienten mit psychischen Problemen haben eine Traumavorgeschichte, wobei die Prozentanteile zwischen den verschiedenen Populationen und Settings leicht variieren (87% Cusack, Grubaugh, Knapp & Frueh 2006; 81% Davidson & Smith 1990; 98% Dominguez, Cohen & Brom 2004; 70% Lipschitz et al. 1996; 65% Muenzenmaier, Struening, Ferber & Meyer 1993;

84% Rose, Peabody & Stratigeas 1991; 48% der männlichen Patienten nach Swett, Surrey & Cohen 1990). Natürlich definiert jede der genannten Studien den Begriff Trauma anders, und viele unterscheiden nicht zwischen interpersonalen und anderen traumatischen Ereignissen, ebensowenig wie sie sich darum kümmern, ob es sich um einen einmaligen Vorfall oder eine sich wiederholende Situation handelt. Trotzdem zeigen diese und andere Studien, daß jeder Therapeut zwangsläufig gelegentlich auf Patienten trifft, die unter komplexen traumabezogenen Symptomen und Störungen leiden, unabhängig davon, auf welche Problembereiche sich ihre Arbeit konzentriert.

Therapeuten, die zu der Überzeugung gelangen, die Behandlung chronischer Traumata sei nicht ihre Sache, empfehlen wir, sich zumindest über die Grundlagen der therapeutischen Behandlung komplexer Traumata zu informieren, damit sie solche Erscheinungen bei Patienten richtig einschätzen, sie gegebenenfalls an sachkundige Kollegen verweisen und sie bis zum Zeitpunkt der Übernahme sachgerecht betreuen können (siehe z. B. Chu 2011). Ein Vorteil des Erlernens entsprechender diagnostischer Fertigkeiten besteht darin, daß diejenigen, die darüber verfügen, die eventuell auftretenden Probleme. die sie selbst lieber nicht behandeln wollen, im voraus erkennen können. Ratsam ist es auch, sich präventiv im Kollegenkreis zu erkundigen, wer solche Fälle behandeln könnte, um die betreffenden Patienten gegebenenfalls an geeignete Therapeuten verweisen zu können. Wir raten aber grundsätzlich davon ab, Patienten weiter zu behandeln, nachdem man sie zur Behandlung komplexer Traumata oder dissoziativer Störungen an einen Kollegen verwiesen hat. Denn nicht nur das Trauma wird behandelt, sondern die ganze Person, und das Trauma hat Einfluß auf den größten Teil des Lebens eines Patienten, wenn nicht sogar auf sein ganzes Leben.

Der Einfluß der Lebensgeschichte des Therapeuten auf die Arbeit im Therapieraum

Viele Therapeuten haben selbst eine Traumavorgeschichte (Pope & Feldman-Summers 1992), und wir alle haben eine alles andere als perfekte Bindungsgeschichte. Ob ein Therapeut selbst traumatisiert ist, hat keine spezielle Bedeutung für seine Kompetenz als Therapeut. Wichtig ist, daß es ihm ungeachtet seiner persönlichen Geschichte gelungen ist, erlebte Traumata zu realisieren und zu integrieren, so daß sie ihm als persönlicher Erfahrungsschatz von Nutzen sein können, statt seine Arbeit ernstlich zu behindern. Er ist dann in der Lage, den Problemen und dem Leiden seiner Patienten gegenüber in den meisten Fällen präsent zu sein, seine Gegenübertragung zu reflektieren, sinnvolle Grenzen und Einschränkungen festzulegen, empathisch zu sein und bereit, sich nötigenfalls selbst an einen Berater oder Supervisor zu wenden.

Allerdings wirken sich bei Therapeuten, die nicht ausreichend an ihrer persönlichen Situation gearbeitet haben, die eigenen Probleme manchmal negativ auf die therapeutische Arbeit aus – oder auf eine bestimmte Therapie, die bei ihnen unaufgelöste Probleme besonders stark anrührt. Natürlich können wir unsere Patienten in einem Bereich, der uns selbst verschlossen ist, nicht betreuen. Und wir alle haben in dieser Hinsicht unsere speziellen wunden Punkte. Leidet ein Therapeut jedoch selbst unter einer aktiven komplexen Traumastörung, sollte er sich um intensive Supervision und eine persönliche Therapie bemühen, wobei der Umgang mit Grenzen und mit Gegenübertragung sowie die Entwicklung einer guten Selbstfürsorge besonders wichtige Aspekte sind. Manche Therapeuten sollten von der Behandlung Traumatisierter zumindest so lange absehen, bis sie diesbezügliche eigene Probleme einer Lösung näher gebracht haben. Andernfalls könnten sie ihre Patienten unbewußt benutzen, »um eine stellvertretende Meisterung ihrer eigenen unaufgelösten Probleme zu erreichen«, was mit ziemlicher Sicherheit zu einer Überforderung führt (Kluft 1994a, S. 127). Solche Entscheidungen sollte man nach einer Konsultation mit dem eigenen Therapeuten, einem Supervisor oder einem Berater treffen.

Was die Traumaarbeit dem Therapeuten abverlangt

Es gibt zahlreiche Publikationen über die belastende Wirkung der Arbeit mit Traumatisierten auf Therapeuten (siehe z. B. Allen 2001; Figley 2013; Pearlman & Saakvitne 1995; Rothschild 2006; Wilson & Lindy 1994). Stunde um Stunde und Tag um Tag mit traumatisierten Patienten zusammen zu sein belastet natürlich emotional und physisch. Wir erleben dann die Wirkung einer jener tödlichen Fallen, in die Therapeuten geraten können: Wenn ich nach einem Tag, der mit intensiven Interaktionen ausgefüllt war, nach Hause komme, will ich nur Frieden und Ruhe und habe nicht das Bedürfnis, mit irgend jemandem zu reden. Dies kann zu Isolation und einer starken Beeinträchtigung der Lebensqualität führen. Für Therapeuten ist es deshalb sehr wichtig, Regenerationsmöglichkeiten zu finden und darauf zu achten, daß ihre Arbeit sie nicht regelmäßig erschöpft.

Zentrales Konzept

Therapeuten sind anfällig für Burnout und vikarisierende (stellvertretende) Traumatisierung. Regelmäßige Selbstfürsorge ist deshalb wichtig, um sich zu regenerieren und einen offenen und energiereichen persönlichen und beruflichen Raum zu erhalten.

Jeder Therapeut sollte die frühen Anzeichen für Burnout und vikarisierende Traumatisierung kennen. Diese sind unter anderem Hoffnungslosigkeit, ein deutlicher Rückgang von Erlebnissen, die Freude machen, Reizbarkeit, ständiges Erleben von Streß und Angst, Hypervigilanz, das Gefühl, nicht sicher zu sein, Schlaflosigkeit oder Albträume sowie eine allgegenwärtige negative Einstellung. Dies alles kann sich sowohl im beruflichen als auch im privaten Bereich nachteilig auf den Therapeuten auswirken. Eine Verschlechterung der Arbeit mit Patienten, die Unfähigkeit, sich zu konzentrieren, und die Entstehung von Gefühlen der Inkompetenz und des Selbstzweifels können die Folgen sein.

Therapeuten, die übertrieben gewissenhaft, perfektionistisch und gebefreudig sind, ohne angemessene Grenzen zu setzen, fallen in der Regel leichter dem Burnout und vikariierender Traumatisierung zum Opfer. Diejenigen, die außerdem Probleme in ihren persönlichen Beziehungen haben oder die im Privatleben mit erheblichem Streß fertig werden müssen, entwickeln die genannten Probleme häufiger. Wie Therapeuten mit ihren Emotionen und mit eigenem Streß umgehen, ist für ihr Wohlbefinden entscheidend. Mitfühlendes Akzeptieren innerer Erlebnisse ist für sie ebenso wichtig wie für ihre Patienten. Wenn Therapeuten ihre Emotionen vermeiden oder diese nicht auf einem erträglichen Niveau zu halten vermögen, leiden sie eher und tragen mit höherer Wahrscheinlichkeit zum Scheitern einer Therapie bei. Praktische Empfehlungen für die Emotionsregulation werden in Kapitel 3 erörtert.

Das Unerträgliche ertragen: Über den Umgang mit existentiellen Krisen

Die Konfrontation mit entsetzlichen Traumata wirft existentielle Fragen auf, die sich zwar nicht beantworten lassen, die aber trotzdem sehr wichtig sind – Fragen über Existenz und Sinn, Alleinsein und Isolation, Leiden und Schmerz, Freiheit und Verantwortlichkeit, Tod und Sterblichkeit (Yalom 1980/1989). Therapeuten müssen bereit sein, sich mit diesen Themen auseinanderzusetzen, und sie dürfen sich nicht damit zufrieden geben, ihre Patienten mit zu stark vereinfachenden Fragen abzuspeisen. Manchmal dauert es lange, bis sich eine akzeptable Antwort herausbildet, und sie kann sich im Laufe der Zeit auch verändern und weiterentwickeln. Manchmal lautet die Antwort, daß es keine Antwort gibt, was die Frage aufwirft: »Wie sollen wir ohne Antwort leben?« Die Fähigkeit, das Zusammensein mit Patienten auszuhalten, die sich in einer tiefen existentiellen Krise befinden, ohne ihnen schnell eine einfache Antwort präsentieren zu können, ist eine Voraussetzung dafür, daß man ein hinreichend guter Therapeut sein kann (Steele 1989, 2009; Yalom 1980/1989).

TABELLE 2.2
Existentielle Themen für Patienten und Therapeuten

Sinn
- Was bedeutet meine Lebensgeschichte?
- Ist mein Leben irgend etwas wert?
- Was ist meine Aufgabe im Leben?
- Warum geschehen so viele entsetzliche Dinge?
- Warum erlebe ich so viele entsetzliche Dinge?

Leiden
- Warum muß ich so viel leiden?
- Was ist der Sinn von Leiden und Schmerz?
- Kann ich aus meinem eigenen Leiden und dem Leiden anderer etwas Gutes ziehen?

Isolation
- Ich bin allein in meiner Haut.
- Niemand außer mir kann wissen, wie es ist, ich zu sein.
- In Augenblicken des Leidens war ich völlig allein, und das war unerträglich.
- Andere Menschen sehen und hören mich nicht.

Freiheit und Verantwortlichkeit
- Ich bin letztlich für mich selbst verantwortlich, und das entsetzt mich.
- Ich bin mir nicht sicher, ob ich überhaupt über die Freiheit verfüge, Entscheidungen zu treffen.
- Ich sollte tun können, was ich tun will, weil ich so lange unfrei war.
- Verantwortlich zu sein überfordert mich völlig.
- Es gibt einfach zu viele Möglichkeiten, für die man sich entscheiden kann.
- Ich glaube nicht, daß ich irgendwelche Wahlmöglichkeiten habe.
- Ich kann kein eigenes Leben führen, wenn andere mich mit ihren Bedürfnissen oder Forderungen bedrängen.

Tod und Sterblichkeit
- Die Endlichkeit des Lebens macht mir angst.
- Ich habe Angst davor zu sterben.
- Was für einen Sinn hat es, sich anzustrengen, wenn wir doch alle irgendwann sterben?
- Ich bin zu alt; es ist sinnlos, jetzt noch zu versuchen, meinen Zustand zu verbessern.
- Ich fühle mich schon wie tot.

Selbstfürsorge für Therapeuten

Therapeuten verbringen viel Zeit in Sitzungen, in denen sie ihre Patienten darin unterstützen, besser für sich selbst zu sorgen. Aber tun sie das gleiche auch für sich selbst? Oft ist das nicht der Fall. Doch physische, relationale und emotionale Selbstfürsorge und die Fähigkeit, eine relativ gesunde Work-Life-Balance aufrechtzuerhalten, sind unverzichtbar, wenn man ein hinreichend guter Therapeut sein und bleiben will. Und sofern einem Therapeuten die spirituelle Dimension wichtig ist, kann für ihn auch spirituelle Selbstfürsorge eine Rolle spielen. Ganz sicher ist es notwendig, nach Möglichkeiten der Auseinandersetzung mit existentiellen Themen wie Tod, Leiden, Sinn und Einsamkeit zu forschen, ob dies nun mit oder ohne eine stützende spirituelle oder religiöse Struktur geschieht. Diejenigen, denen es nicht gelingt, in diesem Sinne eine angemessene Balance zu finden oder sich ausreichend um die Selbstfürsorge zu kümmern, sind eher in Gefahr, mit Grenzverletzungen konfrontiert zu werden, Gegenübertragungsfallen zu übersehen, dem Burnout zum Opfer zu fallen oder vikariierende Traumatisierung zu erleiden.

Unzureichende Selbstfürsorge macht uns besonders anfällig, weil unsere Arbeit als Therapeuten mit sehr viel Streß verbunden ist. Tatsächlich gilt der Therapeutenberuf den meisten Instrumenten zur Messung von Streßtoleranz, Fehlerkonsequenzen, Zeitdruck und Honorar als einer der belastendsten Berufe überhaupt (Giang 2013). Therapeuten hören sich ständig sehr belastende und manchmal sogar entsetzliche Geschichten über menschliche Grausamkeit sowie über Ungerechtigkeit und unerträgliches Leiden an. Sie arbeiten mit Menschen, die große Probleme haben, und auf ihnen lastet große Verantwortung für Sicherheit und Wohlbefinden ihrer Patienten, ohne daß sie Einfluß darauf hätten, was die Patienten selbst letztlich zu tun beschließen. Obwohl Therapeuten sich an Supervisoren und Kollegen wenden können, arbeiten sie in jeder Therapiesitzung völlig isoliert. Sie sehen sich ständig mit äußerst komplexen und unangenehmen ethischen und juristischen Problemen konfrontiert und stehen unter starkem Druck, Informationen vertraulich zu behandeln und sich über Behandlungsprobleme nicht offen zu äußern. Außerdem müssen sie einen gewaltigen Fundus an Fachliteratur und an neuesten Behandlungsempfehlungen im Blick behalten. Therapeuten sehen sich auch permanent mit dem inneren Zwang konfrontiert, höchsten Ansprüchen an sich selbst gerecht zu werden, denn ihre Persönlichkeit ist ihr wichtigstes und wirksamstes therapeutisches Werkzeug. Und schließlich sind sie den Launen physiologisch ausgedrückter Empathie ausgeliefert, insofern in ihrem Körper die unangenehmen somatischen und affektiven Erlebnisse ihrer Patienten zum Ausdruck gelangen (Wilson & Thomas 2004).

Die Selbstfürsorge von Therapeuten ist die Grundlage für die Entwicklung stabiler Grenzen und einer ausgezeichneten therapeutischen Praxis. Aus ihr erwächst die Fähigkeit, immer wieder zur Präsenz in Anwesenheit des Patienten zurückzufinden, ohne jeden Groll und ohne Furcht, Schuldgefühle oder Angst. So unvollkommen die Selbstfürsorge des Therapeuten auch sein mag, sie kann für den Patienten zu einem wichtigen Vorbild werden.

Weitere Erkundungen

2.1 Können Sie realisieren, daß Sie über viele Eigenschaften eines hinreichend guten Therapeuten verfügen? Notieren Sie diese Eigenschaften in einer Liste. Wenn Sie nicht sicher sind, können Sie Kollegen um Feedback bitten.

2.2 Stellen Sie eine Liste der Qualitäten zusammen, die Sie bei sich selbst gern verbessern oder die Sie überhaupt erst einmal entwickeln möchten. Formulieren Sie in diesem Zusammenhang sehr konkrete Ziele und einen Zeithorizont.

Ein Beispiel: Ich würde gern merken, wenn ein Patient mich immer wieder außerhalb der Sitzungen anruft, und ihm Grenzen setzen. In der kommenden Woche werde ich darüber nachdenken und mit meinem Supervisor darüber reden, welche Grenzen zu verteidigen für mich wichtig ist, obwohl mir dies schwerfällt. Ich werde mit einem Kollegen zusammen üben, was ich in solchen Fällen zu meinen Patienten sagen kann, und ich werde üben, ruhig und mitfühlend, aber gleichzeitig auch konsequent zu bleiben. In meiner eigenen Therapie werde ich untersuchen, was es mir erschwert, diese Grenzen zu setzen.

2.3 Notieren Sie fünf Arten regelmäßiger Selbstfürsorge, die Sie betreiben. Und überlegen Sie sich anschließend fünf Möglichkeiten, Ihre Selbstfürsorge zu verbessern. Wie wollen Sie damit beginnen, diese Verbesserungen in die Tat umzusetzen?

2.4 Lesen Sie noch einmal die Liste der Grenzen in Tabelle 2.1, *Erforschen therapeutisch wichtiger Grenzen und Einschränkungen*. Nehmen Sie sich ein wenig Zeit, um über Ihre eigenen Grenzen und Einschränkungen nachzudenken. Vielleicht können Sie jede Woche über einige dieser Themen nachdenken. Organisieren Sie ein Treffen mit Kollegen, und diskutieren Sie mit ihnen, wobei Tabelle 2.1 Ihnen als Orientierungshilfe dienen kann.

3 Die therapeutische Beziehung

Quelle von Sicherheit, Gefahr und Konflikt

> *Selbst wenn es einem Therapeuten gelingt, die interpersonalen Abwehrstrukturen eines Patienten zu überwinden, und der Patient ihn als gütig oder hilfsbereit anzusehen vermag, gerät letzterer dadurch in einen inneren Konflikt, weil er versuchen muß, damit fertig zu werden, daß der Therapeut ihm zwar einerseits als wohlwollend erscheint, er selbst aber andererseits innerlich davon überzeugt ist, daß der Therapeut ihn ausnutzen oder verlassen wird.*
>
> — James Chu (2011, S. 161)

Die meisten Patienten mit dissoziativen Störungen befinden sich hinsichtlich ihrer Verbindung zum Therapeuten vom Augenblick des ersten Kontakts an in einem inneren Konflikt. Sie wirken dann manchmal schon in den ersten Sitzungen übertrieben gefügig, ambivalent, sehr ängstlich oder besorgt, unaufmerksam, aggressiv oder als befänden sie sich im Zustand der Depersonalisierung. Ihre den Therapeuten betreffenden inneren Konflikte können rasch eskalieren, weil sie eine Beziehung wie die zu ihm gleichzeitig dringend herbeisehnen und fürchten. Beziehungen fungieren für sie als primäre Trigger, die Erinnerungen an erlebte interpersonale Traumata wiederaufleben lassen, was dazu führt, daß sie leicht von Emotionen überflutet werden, sobald sie auch nur den Therapieraum betreten. Im Patienten werden einige dissoziierte Anteile aktiviert, die wie rasend nach Hilfe suchen, wohingegen andere, gleichzeitig aktive sich vor jeder Art von Verbindung fürchten oder sich gegenüber jenen Anteilen, die beim Therapeuten Hilfe suchen, strafend verhalten. Somit kann die Art, wie sich ein Therapeut dem Patienten von der ersten Sitzung an nähert, die Regulation entweder unterstützen oder den inneren Kampf verstärken.

Zentrales Konzept

Beziehungen, und so auch die therapeutische Beziehung, sind starke Auslöserreize (Trigger), die traumabasierte Erinnerungen reaktivieren können. Schließlich sind die traumatischen Erlebnisse von Patienten oft im Kontext für sie wichtiger Beziehungen angesiedelt, und zu ihren schwersten traumatischen Verletzungen zählen Mißbrauch, Mißhandlungen, Vernachlässigung und Verrat in eben diesen Beziehungen.

Bindung und Abwehr in der therapeutischen Beziehung

Bindung und Abwehr beeinflussen als primäre und gleichzeitig konträre Motivation die Dynamik in der therapeutischen Beziehung. Zu Beginn einer solchen Behandlung genutzte therapeutische Ansätze sollten darauf abzielen, diese Konflikte zu verringern, damit weder die Phobie hinsichtlich der Bindung noch die Phobie hinsichtlich des Bindungsverlustes für den Patienten zu stark oder zu bedrohlich wird. Relationale Muster und Übertragungsreaktionen bei chronisch traumatisierten Patienten basieren oft auf den grundlegenden animalischen Defensivreaktionen Flucht, Kampf, Erstarren, Erschlaffen und Ohnmacht sowie auf dem Bedürfnis nach einer sicheren Bindung, wie schon in Kapitel 1 beschrieben. Therapeuten können die Regulation bei ihren Patienten als Gesamtpersönlichkeiten und speziell bei den dissoziierten Anteilen unterstützen, indem sie direkt an diesen Motivations- oder Handlungssystemen arbeiten.

Zentrales Konzept

Patienten befinden sich in einem unauflösbaren Konflikt bezüglich der Bindung, wobei ein starker Wunsch nach einer therapeutischen Beziehung dem Impuls entgegensteht, sich gegen eben solche Beziehungen zur Wehr zu setzen. Therapeuten sollten auf keinen Fall absichtlich das Bindungssystem des Patienten aktivieren, solange Stabilisierung und Emotionsregulation unzureichend sind.

Die Patienten hoffen, von ihren Therapeuten völlig verstanden zu werden und daß diese außerdem ihre Bedürfnisse erfüllen, ohne daß sie deswegen mit Schmerz, Fehleinstimmungen oder der Gefahr erneuter Verletzungen behelligt werden. Sie fürchten aber, daß der Therapeut sie niemals völlig verstehen wird und daß sie ihm nie rückhaltlos werden vertrauen können, weshalb sie glauben, sie müßten die Beziehung um jeden Preis vermeiden, um nicht erneut zu leiden, eine Fehleinstimmung zu erleben, Fehlern zum Opfer zu fallen oder noch stärker beschämt zu werden. Eine bestimmte Strategie unsicherer Bindung, desorganisierte/desorientierte Bindung oder D-Bindung genannt, entsteht, wenn Kinder in einer instabilen Beziehung zu ihren primären Bezugspersonen ernstlich verunsichert oder massiv gefährdet werden.

D-Bindungen und der zentrale Konflikt zwischen Sicherheit und Gefahr

Wie schon in Kapitel 1 erwähnt wurde, besteht im Falle einer desorganisierten/desorientierten Bindung ein unauflösbarer Konflikt zwischen dem Bedürfnis, sich zur Wehr zu setzen, und dem Bedürfnis nach einer Bindung an die gleiche, andererseits bekämpfte Person. Deshalb werden die meisten dissoziierten Anteile weitgehend durch Handlungssysteme und Strategien unterschiedlicher Art organisiert, die die Patienten dazu bringen, entweder eine Bindung zu suchen oder sich aktiv gegen eine (vermeintliche) Gefahr zur Wehr zu setzen. Außerdem können die Patienten Fürsorge- und Einstufungsstrategien benutzen (Dominanz/Unterwerfung), um eine Bindung zu erhalten.

Kontrollierend-strafende und kontrollierend-fürsorgliche Strategien

Aus einer desorganisierten Bindung resultieren zwei wichtige Bindungsstrategien: die *kontrollierend-strafende* und die *kontrollierend-fürsorgliche* (Liotti 2011; Main & Cassidy 1988). Im Falle der kontrollierend-strafenden Strategie lernt das Kind oder zumindest ein dissoziierter Anteil von ihm, die primäre Bezugsperson in einen Machtkampf um Dominanz zu verwickeln. Solche Patienten oder dissoziierten Anteile können wütend, eigensinnig und sowohl gegenüber dem Therapeuten als auch gegenüber anderen Menschen aus ihrem Umfeld äußerst fordernd auftreten. Im Falle der kontrollierend-fürsorglichen Strategie macht sich das Kind oder machen sich einige seiner dissoziierten Anteile eine scheinbar unterwürfige Rolle zu eigen, wobei ihnen die primäre Bezugsperson tatsächlich sehr wichtig ist. Beide Strategien haben zum Ziel, dem Kind zu verschaffen, was es braucht.

Tatsächlich können mehrere dissoziierte Anteile parallel jeweils eine der beiden Strategien einsetzen. Im Allgemeinen verhält es sich damit wie mit den beiden Seiten einer Münze: Jeweils eine steht im Vordergrund, während die Bedeutung der anderen eher impliziter Art ist. Wird ein Anteil aktiviert, kommt es innerlich zwangsläufig zu einem Konflikt. Bemüht sich beispielsweise ein kontrollierend-fürsorglicher Anteil besonders intensiv um das Wohlwollen der primären Bezugsperson, kochen unter der Oberfläche häufig Wut und Groll, was dazu führen kann, daß diese Gefühle schließlich äußerlich oder innerlich explodieren. Und wenn ein wütender, zum Bestrafen neigender Anteil der primären Bezugsperson gegenüber ausagiert, kann ein kontrollierend-fürsorglicher Anteil von der Furcht überfallen werden, die primäre Bezugsperson könnte in die Flucht geschlagen werden, sich an dem Kind rächen oder es verlassen. Therapeuten sollten sich über die Existenz der beiden genannten Strategien im klaren sein und wissen, wie sie zwischen verschiedenen dissoziierten Anteilen verteilt zum Ausdruck gelangen können. Andernfalls würde es sie verwirren, wenn ein allem Anschein nach fürsorglicher Patient plötzlich wütend wird, oder umgekehrt. Der Therapeut sollte die Dynamik zwischen den beiden Positionen untersuchen, statt den Patienten zu beschwichtigen oder sich auf nur eine der beiden Strategien zu konzentrieren.

In einer Defensivhaltung gefangene Anteile

Die Patienten wurden im Laufe der Zeit dazu konditioniert, auf andere Menschen so zu reagieren, als wären diese gefährlich. Das passiert oft, weil bestimmte dissoziierte Anteile und ihre jeweiligen traumatischen Erinnerungen reaktiviert werden und weil deren Fähigkeit, Gefahren richtig einzuschätzen, beeinträchtigt ist. Viele (aber nicht alle) dissoziierten Anteile sind auf bestimmte Defensivstrukturen fixiert oder darin gefangen, wobei jeder Anteil mit einer bestimmten begrenzten Zahl von Emotionen, Verhaltensweisen, Voraussagen, Wahrnehmungen, Überzeugungen und Entscheidungsmustern verbunden ist. Einige Anteile deuten das Bestehen einer Gefahr oder einer lebensgefährlichen Bedrohung implizit falsch und können Signale für Sicherheit möglicherweise nicht richtig deuten (was auf eine Störung der Neurozeption zurückzuführen ist). Sie können nicht zwischen der traumatischen Vergangenheit und der sicheren Gegenwart unterscheiden. Für sie ist der gegenwärtige Augenblick aufgrund von impliziten (oder expliziten) traumatischen Erinnerungen an Ereignisse, in deren Verlauf sie sich auf die Verteidigung konzentrieren mußten, umwölkt oder unkenntlich. Deshalb leben sie ständig in der Traumazeit, der Zeit des traumatischen Geschehens. Jeder dissoziierte Anteil eines Menschen hat eine charakteristische Art, auf Bedrohungen und auf bestimmte relationale Konflikte zu reagieren. Mit Bedrohungsszenarien verbundene dissoziierte Anteile werden meist in sozialen oder relationalen Situationen aktiviert, so positiv solche Situationen auch tatsächlich sein mögen, weil, wie bereits erwähnt wurde, von den Beziehungen selbst eine traumatisierende Wirkung ausgeht.

Andere Anteile von Patienten sind feindselig und neigen zu verbalen (gelegentlich auch physischen) Angriffen auf den Therapeuten oder auf den Patienten selbst (kontrollierend-strafende Strategien). Feindselige Anteile sind sich sicher, daß sich der Therapeut als bestenfalls zudringlich, nicht vertrauenswürdig und nicht hilfreich und schlimmstenfalls als ausfällig und ausbeuterisch erweisen wird. Verletzlichere oder bedürftigere Anteile verachten sie, weil diese die Hilflosigkeit repräsentieren, die zu spüren feindselige Anteile nicht ertragen können. Manche erwachsene Anteile tun die Bindung als völlig irrelevant ab, ziehen sich in intellektuelle Defensivstrukturen und -verhaltensweisen (z. B. in ihre Arbeit) zurück und beharren darauf, daß eine Therapie für sie nicht von Interesse sei.

Auf den Bindungsschrei und auf bindungssuchende Verhaltensweisen fixierte Anteile

Dissoziierte Kind-Anteile sind oft (nicht immer) auf der Suche nach einer Bindung, um sich zu schützen, oder sie sind entsetzt und befinden sich im Zustand der Erstarrung, sind auf der Flucht oder kollabiert. Verzweifelt suchen sie Hilfe oder Aufmerksamkeit, können angebotene Hilfe aber oft nicht annehmen. Manchmal versuchen sie, dem Therapeuten zu gefallen oder ihn zu beschwichtigen (kontrollierend-fürsorgliche Strategie), und oft reagieren sie sehr stark auf das Gefühl, zurückgewiesen oder verlassen zu werden.

Der Konflikt zwischen Bindungssuche und Defensivhaltung verstärkt das phobische Vermeiden zwischen Anteilen noch. Beispielsweise verachten auf Kampf fixierte Anteile gewöhnlich auf den Bindungsschrei und die Bindungssuche fixierte. Sie empfinden Kindanteile als ekelhaft und schwächlich. Kindanteile ihrerseits finden, daß es vielen anderen Anteilen des Patienten an Mitgefühl mangelt, und sie fühlen sich von diesen vernachlässigt.

Einige dissoziierte Anteile sind ganz generell nicht fähig, eine Bedrohung wahrzunehmen, und wenn sie dies können, verschließen sie sich im nächsten Moment völlig. Manche Patienten, die eine Bindung suchen, sind in Gefahr, ausgenutzt und erneut Opfer zu werden. Dies wiederum verstärkt die Überzeugung anderer Anteile, man könne niemandem trauen. Und was noch wichtiger ist: Die Patienten fangen an zu glauben, daß sie nicht einmal sich selbst über den Weg trauen können.

Dissoziation und die therapeutische Beziehung

Dissoziation ist nicht nur ein intrapsychisches, sondern auch ein interpersonales Phänomen, nämlich in starkem Maße eine Reaktion auf das, was in der Gegenwart in Beziehungen geschieht (Allen 2001; Liotti 2009; Nijenhuis 2015/2016; Steele & van der Hart 2013; Steele et al. 2001). Die Dissoziative Identitätsstörung wurde recht plausibel auch als entwicklungsbezogene Bindungsstörung (Barach 1991) beschrieben. Allen hat festgestellt, im Falle von Dissoziation komme es zu »Wechseln im Hinblick auf Muster der Bezogenheit« (2001, S. 192). Die Aktivierung dissoziierter Anteile hängt auch mit dem, was Patienten oder Anteile von Patienten wahrnehmen, zusammen, auch wenn sie nicht über akkurate Repräsentationen für das tatsächliche Geschehen verfügen. Ist beispielsweise ein dissoziierter Anteil auf Kampf fixiert, so ist der Patient wütend und übererregt, er erwartet, daß der Therapeut ihn (verbal oder körperlich) angreifen wird, und er weigert sich, zu anderen Menschen in Verbindung zu treten. Bei Fixierung eines Anteils im Zustand der Erstarrung ist der betroffene Patient unfähig, sich zu bewegen oder zu sprechen, und er ist entsetzt und erwartet in unmittelbarer Zukunft eine Gefahr. Natürlich nutzen dissoziierende Patienten diese Defensivstrukturen in Beziehungen, und zwar sowohl sehr direkt, indem sie physisch wütend werden und während einer Sitzung aus dem Raum stürmen oder indem sie schläfrig werden oder sich benebelt fühlen, als auch subtiler, indem sie beispielsweise virtuos bestimmte Themen vermeiden, bei deren Erwähnung sie sich unwohl fühlen. Auch Therapeuten nutzen solche Defensivreaktionen gelegentlich, wenn sie sich überwältigt, inkompetent, von Patienten bedroht oder ihnen gegenüber machtlos fühlen.

Zentrales Konzept

Dissoziation ist nicht nur eine Art inneren Erlebens, sondern auch eine Reaktion auf das Geschehen im gegenwärtigen Augenblick in einer Beziehung. Deshalb sollten Therapeuten stets bedenken, was in Reaktion auf die therapeutische Beziehung geschehen kann, wenn es zum Switching kommt oder wenn ein Konflikt zwischen Anteilen verstärkt wird und die angeborenen Defensivmechanismen aktiviert werden.

Dissoziierende Patienten verfallen manchmal in Panik, wenn sie sich einsam oder verlassen fühlen. Bindungsschrei-Verhalten wird häufig gegen Ende einer Therapiesitzung aktiviert, wenn der Patient den Behandlungsraum verläßt oder wenn ihn das Gefühl überfällt, in seiner Beziehung zum Therapeuten sei es zu einem Bruch gekommen. Manche Patienten versuchen dann immer wieder, durch Telefonate oder eMails Kontakt zu ihrem Therapeuten aufzunehmen und ihn davon zu überzeugen, daß sie sich in einer schweren Krise befinden und zusätzliche Therapiesitzungen brauchen. Der Bindungsschrei kann auch aktiviert werden, wenn der Therapeut ein paar Tage lang nicht in seiner Praxis arbeitet, wenn ein Patient allein ist – insbesondere nachts und an Wochenenden, wenn andere Kontaktpersonen schlechter erreichbar sind, oder wenn Patienten mit einem überwältigenden inneren Aufruhr allein fertig werden müssen (Steele & van der Hart 2013; Steele et al. 2001).

Unglücklicherweise werden solche Verhaltensweisen häufig als manipulativ bezeichnet. Tatsächlich handelt es sich dabei um Bemühungen, mit Hilfe der fürsorglichen Zuwendung des Therapeuten und der Bindungsbeziehung zu ihm ein Gefühl der Sicherheit zu erreichen, was durchaus legitim und eine angeborene Tendenz ist. Auf den Bindungsschrei fixierte dissoziierte Anteile sind nicht mit den inneren Ressourcen des erwachsenen Patienten verbunden, die sie beruhigen und ihnen helfen könnten, und die betroffenen Patienten sind oft nicht besonders erfahren in der Kunst, sich selbst zu beruhigen. Wir werden uns in den Kapitel 13 und 14 ausführlicher damit beschäftigen, wie man in einer Therapie mit dem Bindungsschrei umgehen sollte, denn dies ist die Wurzel aller Abhängigkeitsprobleme in einer Therapie und spielt bei vielen Patienten mit einer dissoziativen Störung eine sehr große Rolle.

Wie sich Konflikte zwischen Bindung und Defensivhaltungen in der therapeutischen Beziehung auf die Behandlung auswirken können

Wesen und Sinn von Defensivstrategien gegen Gefahr, Lebensgefahr und den Verlust von Bindungsbeziehungen zu verstehen ist sehr wichtig für die adäquate Gestaltung einer Behandlung. Fühlen Patienten oder bestimmte dissoziierte Anteile von ihnen sich nicht sicher, suchen sie keine Bindung um ihrer selbst willen, sondern Sicherheit. Deshalb sollten Therapeuten vor jeder Bindung Sicherheit bieten und Neugier und Zusammenarbeit statt Abhängigkeit in den Vordergrund stellen. Natürlich ist das Bindungssystem eines Patienten schon allein durch den Entschluß, einen Therapeuten aufzusuchen, aktiviert; doch das gleiche gilt für Defensivreaktionen gegen eine Bindung. Entscheidend ist, daß der Therapeut jede weitergehende absichtliche Aktivierung des einen wie des anderen vermeidet (Steele 2004). Patienten mit einer desorientierten/desorganisierten Bindung brauchen ein gut kalkuliertes Maß an zuverlässiger und voraussehbarer Präsenz ihres Therapeuten. Dieser sollte sich um eine Balance bemühen zwischen:

- zuviel Wärme/Nähe und zuviel klinischer Kälte/Distanziertheit;
- zu großer Neugier bzw. zu bohrenden Fragen und einem so starken Desinteresse, daß er nicht verstehen kann, was der Patient erlebt und wie seine innere dissoziative Organisation beschaffen ist;
- einer zu direktiven und starren Strukturierung und zu starkem Bemühen in der Sitzung, den mäandernden Bewegungen des Vermeidens des Patienten zu folgen; und
- zu starker emotionale Expressivität und zu flachem und zu wenig responsivem Ausdruck.

Zentrales Konzept

Therapeuten sollten Defensivhandlungen zur Abwehr von Bedrohungen und von Lebensgefahr verstehen, weil sie viele Implikationen für die Behandlung haben und weil sie für die Organisation dissoziierter Anteile oft eine wichtige Rolle spielen. Zwischen dissoziierten Anteilen entstehen häufig Konflikte, weil sie sich nicht einigen können, ob eine Bindungsbeziehung zwischen Therapeut und Patient sicher ist oder nicht.

Therapeuten sollten verstehen, warum sich dissoziierte Anteile in habituelle physische Defensivstrategien verstricken und wie diese zum Ausdruck gelangen (siehe hierzu Tabelle 1.1 in Kapitel 1), damit sie dem Patienten helfen können, andere Verhaltensmöglichkeiten zu erlernen. Therapeuten müssen wissen, wann es ratsam ist, ihren Patienten zu helfen, ihr Arousalniveau zu erhöhen oder zu senken, und mit Hilfe welcher Interventionen sie dieses Ziel verfolgen können. Dominiert beispielsweise ein Kampfanteil eines Patienten, sollten Therapeuten zunächst am Sicherheitsgefühl statt an der Beziehung zu ihm arbeiten, indem sie ihn dazu anleiten, sich ein wenig zurückzuhalten und nicht aggressiv aufzutreten. Man sollte diesem Anteil helfen, von einem stark aktivierten in einen ausgewogeneren Zustand zu wechseln. Ebenso profitiert ein Patient (oder ein dissoziierter Anteil) im Zustand dorsal-vagaler Ohnmacht nicht von kognitiven Interventionen oder Entspannungstechniken, weil sein Denken unterdrückt ist und Entspannung nur das Hypoarousal verstärkt (Schauer & Elbert 2010). Solch ein Patient braucht eine allmähliche Bewegung und eine sensorische Orientierung auf die sichere Gegenwart hin. Ein Patient (oder ein dissoziierter Anteil) im Kampf-/Flucht-Modus kann von Bindungsstrategien und von Äußerungen des Therapeuten über sein fürsorgliches Engagement zugunsten des Patienten nicht profitieren, weil sein System für soziales Engagement deaktiviert ist und weil er den Therapeuten als Gefahr wahrnimmt. Deshalb ist es besser, dem Patienten zunächst eine respektvolle Distanz zu ermöglichen, um das Gefühl der Sicherheit bei ihm zu stärken und seine Aktivierung zu verringern; später kann man sich gemeinsam mit dem Patienten Gedanken darüber machen, was bei ihm in der Gegenwart so starke Defensivreaktionen mobilisiert, sobald der Patient zu beobachten in der Lage ist, statt weiter in einem Zustand der Einbettung in Emotionen zu verharren. Falls der Therapeut dann das Gefühl hat, die Beziehung wiederherstellen zu müssen, kann er dies tun, sobald sich der Patient in einem besser regulierten Zustand befindet und er die Bemühungen des Therapeuten wirklich annehmen kann.

Ein Warnhinweis scheint uns an dieser Stelle angebracht: Switching, Flashbacks, innere Konflikte zwischen verschiedenen Anteilen und täglich auftretende Krisen können viele Ursachen haben. Doch manchmal fungiert der Inhalt solcher Erlebnisse für den Patienten als Vehikel zur Herstellung einer Bindungsbeziehung zum Therapeuten (über eMail, Telefon oder während einer Sitzung). Deshalb muß der Therapeut manchmal auf untergründige Abhängigkeitsbedürfnisse eingehen, abgesehen von der Unterstützung der Bemühungen des Patienten, mit dem Inhalt solcher Erlebnisse umzugehen.

Beziehungen sind für dissoziierende Patienten ganz generell so stark mit Konflikten und vermeintlichen Gefahren belastet, daß ihre Therapeuten das gewöhnlich in einer Therapie genutzte Paradigma der Bindung – ein Eltern-Kind-Modell –, überprüfen müssen. Sie sollten darüber nachdenken, daß es nützlicher sein könnte, eine auf Zusammenarbeit basierende Beziehung zum Patienten aufzubauen, bevor sie sich explizit auf die Arbeit an Bindungsproblemen konzentrieren (Cortina & Liotti 2010, 2014; Steele 2014; siehe auch Kapitel 4). Dies ist eine Möglichkeit, sogar an sehr schmerzhaften Bindungsproblemen zu arbeiten, ohne beim Patienten zu schnell überwältigende Emotionen zu aktivieren. Schon allein der Kontakt zum Therapeuten kann für dissoziierende Patienten zu Beginn einer Therapie unerträglich sein, weil die bevorstehende Zusammenarbeit mit einem anderen Menschen bei ihnen sowohl das Bindungs- als auch das Defensivsystem aktivieren kann. Das nächste Kapitel beschäftigt sich mit der Frage, warum ein auf Zusammenarbeit zielender relationaler Ansatz nützlich sein kann.

Relationale Reenactments

Mit dem Wesen von Reenactments haben wir uns schon im vorigen Kapitel beschäftigt. Wir können uns dissoziierte Anteile als Figuren oder Rollen in Trauma-Reinszenierungen vorstellen. So spielt z. B. ein hilfsbedürftiger Kind-Anteil die Rolle des Opfers, das beim Therapeuten Rettung, Hilfe und Schutz sucht. Ein feindseliger, strafender Anteil hingegen spielt die Rolle des Täters und versucht, den Therapeuten wegen eigener früherer Erlebnisse emotional zu verletzen. Dem Verhalten dieses Anteils liegt die Einstellung zugrunde, daß es besser ist, andere zu verletzen, als daß man von ihnen verletzt wird. Beim Umgang mit Anteilen dieser Art könnte der Therapeut implizit die Rolle eines verletzten Kindes oder die des Täters übernehmen und sich zur Wehr setzen.

Spielt ein an der therapeutischen Dyade Beteiligter eine bestimmte Rolle, wird der andere Beteiligte implizit dazu gebracht, eine komplementäre Rolle zu übernehmen (Bromberg 2006, 2011; Chefetz 2015; Davies & Frawley 1994; Frank 2002; Frawley-O'Dea 1999; Howell 2005, 2011; Schore 2012). Therapeuten können ihre eigene Geschichte oder noch nicht gut integrierte Aspekte derselben reinszenieren (Bromberg 1998, 2006; Wallin, 2007/2016). Sie müssen die eigenen Erlebnisse verstehen, die ihre Wahrnehmungen von Patienten prägen, zudem erkennen, was die Art, wie ihre Patienten sie sehen, beeinflußt, und schließlich auch begreifen, wie die Vergangenheit beider Beteiligter miteinander verflochten ist, auch wenn sich Patient und Therapeut bemühen, im Therapieraum völlig präsent zu bleiben. Abbildung 3.1 dokumentiert eine Anzahl dyadischer Reenactments, auf deren eventuelles Auftauchen der Therapeut vorbereitet sein sollte.

nachlässig	⟷	vernachlässigt bedürftig oder vermeidend
sadistischer Mißhandler	⟷	masochistisches Opfer
verängstigt beschwichtigend	⟷	kontrollierend-strafend, Anspruchshaltung
bedürftig, egozentrisch	⟷	kontrollierend-fürsorglich
überwältigt ängstlich	⟷	überwältigt ängstlich
vermeidend zurückgezogen	⟷	vermeidend zurückgezogen
zudringlich, verfolgend	⟷	vermeidend zurückgezogen
idealisierter Retter	⟷	hilfloses und bedürftiges oder Ansprüche stellendes Opfer
beschämend, kritisierend	⟷	beschämt, inkompetent, unzulänglich
überwältigt, hektisch	⟷	untröstlich
Verführer (nicht nur in sexueller Hinsicht)	⟷	Verführter
wahrer Gläubiger	⟷	wahrer Skeptiker

ABBILDUNG 3.1 *Häufig vorkommende relationale Reenactments zwischen Therapeut und Patient.* Aus *Treating the Adult Survivor of Sexual Abuse: A Psychoanalytic Perspective*, von J. M. Davies und M. G. Frawley 1994, New York, NY: Basic Books. Copyright 1994 by Basic Books; angepaßt mit freundlicher Genehmigung.

Relationale Reenactments auflösen

Es gibt viele Möglichkeiten, an Reenactments gemeinsam mit einem Patienten zu arbeiten. Der erste Schritt und für den Therapeuten oft der schwerste besteht darin, zu realisieren, daß ein Reenactment stattfindet. Sich regelmäßig Rechenschaft über die Rollen und Beziehungsmuster zu geben, die der Therapeut im Umgang mit seinem Patienten übernimmt, ist die beste Möglichkeit, Reenactments zu erkennen. Es ist jedoch eine Tatsache der therapeutischen Praxis, daß Reenactments so lange nicht erkannt werden, bis der Therapeut eine bestimmte Rolle eine Weile gespielt hat. Manchmal haben Therapeuten das Gefühl, daß ein Reenactment stattfindet, doch die Vorgeschichte, auf der es basiert, ist ihnen nicht bekannt. Regelmäßige Konsultationen und Supervision helfen Therapeuten, implizite Reenactments zu erkennen und daran zu arbeiten, was ein sehr subtiler Vorgang sein kann. Tabelle 3.1 enthält eine Liste einiger Möglichkeiten, Reenactments zu erkennen und aufzulösen.

Beispiel für ein gemeinsames Reenactment: Myra und Jody

Myra, eine Therapeutin, wurde als Kind von ihrer Mutter vernachlässigt. Schon früh lernte sie, sich selbst um ihre Angelegenheiten zu kümmern, und sie bat nie um Hilfe. Schließlich entwickelte sie Stolz darauf, daß es ihr gelungen war, in ihrem Leben allein zurechtzukommen. Obwohl Myra sehr lebenstüchtig war, hatte sie sich ihre Bedürfnisse noch nicht völlig zu eigen gemacht, ebensowenig wie ihre Wut darüber, daß ihr in ihrer Kindheit wichtige Bedürfnisse nicht erfüllt worden waren. Deshalb hatte sie eine Strategie kontrollierender Fürsorge entwickelt.

Myras Patientin, Jody, war in ihrer Kindheit extrem vernachlässigt worden. Ein Anteil von Jody hatte aufgrund der erlebten Vernachlässigung eine extreme Anspruchshaltung und eine Tendenz zur Regression entwickelt, wobei sie häufig wütend darauf beharrte, daß Myra viele inadäquate Forderungen erfüllen solle, und sie sehr wütend wurde, wenn sie nicht bekam, was sie wollte (eine kontrollierend-strafende Strategie). Ein anderer Anteil von Jody glaubte, keine Hilfe zu verdienen. Ohne sich darüber im klaren zu sein, orientierte sich Myra an dem Anteil von Jody, der sich bemühte, nie um Hilfe zu bitten, und sie empfand tiefen Ekel gegenüber dem Anteil von Jody, der fordernd und bedürftig auftrat, was für Myra eine kontrollierend-strafende Strategie war.

Myra befand sich in einem doppelten Reenactment: Sie spielte die Rolle ihrer eigenen Mutter, die sie vernachlässigt und ihre Bedürfnisse nicht erkannt hatte, und außerdem die Rolle der Mutter ihrer Patientin. Sie verbündete sich mit dem Anteil ihrer Patientin, der Bedürfnisse generell abstritt, weil sie es gewöhnt war, und es schätzte, ihre Bedürfnisse vor sich selbst zu leugnen. Diese Allianz mit einem Anteil ihrer Patientin half Myra ebenso wie der Patientin, es weiterhin zu vermeiden, ihre eigenen Bedürfnisse zu akzeptieren, und zu betrauern, daß diese wichtigen emotionalen Bedürfnisse in ihrer Kindheit nie erfüllt worden waren. In der Supervision wurde Myra klar, was tatsächlich vor sich ging: *Ich weise den wütenden und hilfsbedürftigen Anteil der Patientin zurück*

TABELLE 3.1 Auflösung relationaler Reenactments

- Verfolgen Sie, wie Sie selbst Patienten in Sitzungen erleben und wie Sie darauf reagieren; achten Sie dabei auch auf Ihre Phantasien und Tagträume.
- Wenn Sie merken, daß Ihnen das, was Sie erleben, als ungewöhnlich vorkommt, dann konzentrieren Sie sich besonders intensiv darauf. Beachten Sie beispielsweise, ob Sie einen ungewöhnlichen Tagtraum erleben, ob Sie auf Ihren Patienten wütend sind, ob Sie sich plötzlich während oder nach einer Sitzung ohne jeden für Sie erkennbaren Grund traurig fühlen, ob Ihnen vor auf sie zukommenden Sitzungen graut oder ob Sie sich in Anbetracht dessen hoffnungslos fühlen. Solche Empfindungen können auf ein Reenactment hinweisen.
- Achten Sie auch darauf, was der Patient erlebt. Was geschieht in seinem Körper (verändert sich sein Muskeltonus, ist seine Körperhaltung oder sind seine Bewegungen ungewöhnlich, oder führt er stereotype Bewegungen aus, beispielsweise indem er mit einer Faust immer wieder leicht auf ein Sofa schlägt)?
- Versuchen Sie herauszufinden, was der Patient denkt, wahrnimmt oder über seine Beziehung zu Ihnen voraussagt. Was empfindet er momentan hinsichtlich seiner Beziehung zu Ihnen?
- Stellen Sie fest, ob ein Konflikt zwischen verschiedenen dissoziativen Anteilen besteht. Achtet der Patient beispielsweise auf die inneren Stimmen von Anteilen? Wirkt er innerlich blokkiert, wenn er in einer Sitzung zu reden versucht? Ist es schon einmal plötzlich zu einem Switch oder einer partiellen Intrusion gekommen? Interaktionen zwischen dissoziativen Anteilen sind häufig der erste Hinweis auf das, was reinszeniert wird, auch wenn der Patient sich an das, was passiert ist, absolut nicht erinnert oder wenn er es nicht angemessen in Worte fassen kann.
- Helfen Sie dissoziativen Anteilen, einander zu erkennen und mitfühlend zu akzeptieren oder zumindest nicht zu vermeiden oder anzugreifen. Und helfen Sie ihnen, die Sichtweise anderer Anteile allmählich zu verstehen.
- Helfen Sie dem Patienten, Sorgen, Empfindungen und Wünsche, die sich auf Sie, den Therapeuten, beziehen, adäquat auszudrücken. Akzeptieren Sie diese Äußerungen mitfühlend und ohne sie zu beurteilen, und helfen Sie dem Patienten und sich selbst, sich dadurch nicht zu einer Aktivität verleiten zu lassen.
- Fragen Sie den Patienten, ob einem seiner Anteile das gegenwärtige Erleben in irgendeiner Hinsicht bekannt vorkommt. Wenn ja, fragen Sie den Patienten oder den betreffenden Anteil, ob er über das, was ihm so vertraut ist, sprechen möchte und ob dies auch für alle anderen Anteile akzeptabel wäre. Wird es nicht von allen akzeptiert, kann der Therapeut den Konflikt zwischen den Anteilen erforschen und sie auffordern, ihre Vorbehalte zu erläutern.
- Bleiben Sie dessen, was Sie selbst erleben, gewahr: Ihrer Gedanken, Phantasien, Emotionen, Empfindungen und Ihrer Haltung.
- Wenn Sie sich defensiv fühlen, dann registrieren Sie dies, aber versuchen Sie nicht, dementsprechend aktiv zu werden. Es handelt sich um ein Signal, das Ihnen mehr Informationen über das Reenactment gibt.

und schlage mich auf die Seite des Anteils, der darauf beharrt, daß meine Patientin keine Unterstützung braucht. Und ich lebe die Rolle der vernachlässigenden Mutter aus – meiner eigenen Mutter und derjenigen der Patientin – und halte die Patientin davon ab, ihre eigenen Bedürfnisse, ihre Wut und ihre Trauer zu akzeptieren. Mir ist klar, daß ich meine eigene Scham, Wut und Bedürftigkeit vermeiden könnte, indem ich mich von den Forderungen meiner Patientin angeekelt fühle. Wenn sie fortfährt, ihre Bedürfnisse und ihre Wut nicht anzuerkennen, kann auch ich meine Bedürfnisse weiterhin vermeiden.

Glücklicherweise war Myra eine ausgezeichnete Therapeutin, und aufgrund ihrer starken Reflexionsfähigkeit wurde ihr schnell klar, daß es sich um ein Reenactment handelte; dadurch wurde es ihr möglich, wieder am Akzeptieren ihrer eigenen Bedürfnisse, ihrer Wut und ihrer Trauer zu arbeiten, und gleichzeitig Jody zu helfen, Bedürfnisse adaptiver auszudrücken. Sie leitete Jody dazu an, sowohl an der Anspruchshaltung eines Anteils als auch an dem Gefühl eines anderen, keine Hilfe zu verdienen, zu arbeiten, wodurch sowohl ihre Anspruchshaltung als auch ihr Ekel vor ihren Bedürfnissen schwächer wurden. Jody wurde klar, daß sich in ihr ein innerer Zirkel befand, in dem sie ihre eigene Geschichte reinszenierte.

Leider ist es nicht uns allen so wie Myra möglich, so tiefreichend und schnell zu erkennen, was vor sich geht; deshalb müssen Therapeuten Selbstmitgefühl entwickeln und dem Feedback von Kollegen, Beratern, Supervisoren und ihren persönlichen Therapeuten gegenüber offen sein.

Die Wirkung relationaler Dysregulation auf den Therapeuten

Die Bindungstheorie weist darauf hin, daß Therapeuten eine wichtige Rolle spielen, indem sie ihren Patienten helfen, sich mittels eines Modells gemeinsamen Verweilens im gegenwärtigen Augenblicks selbst zu regulieren. Doch Patienten beeinflussen auch die Selbstregulation ihrer Therapeuten, und zwar oft ungünstig. Relationale Regulation – die auch dyadische, interaktive oder Co-Regulation genannt wird – ist bidirektional, wirkt also nicht nur in eine Richtung (Fogel & Garvey 2007). Relationale Regulation funktioniert gut, wenn Therapeuten in Bestform sind. Eine Reaktion, die weder aus einer Bedrohung resultiert noch selbst bedrohlich wirkt, kann einen wütenden oder angstbesessenen Patienten beruhigen und einen verschlossenen Patienten aktivieren. Es gibt aber auch Situationen, in denen Co-Regulation kontraproduktiv ist. Therapeuten sind ganz normale Menschen, die manchmal müde, frustriert, defensiv, wütend, überfordert, verängstigt, hoffnungslos oder beschämt sind, die Situationen gelegentlich nicht richtig verstehen oder deren Mitgefühl versagt. In solchen Augenblicken kann es sein, daß sie mit ihrer eigenen Selbstregulation Schwierigkeiten haben und daß es ihnen schwerfällt, mit der Aktivierung eines Patienten richtig umzugehen, was zur Folge hat, daß ihre eigene Situation weiter eskaliert. Eine solche Dysregulation beim Patienten und beim Therapeuten kann zu einer »wechselseitig eskalierenden Übererregung« führen, wie wenn eine Mutter und ihr ohnehin schon erregtes Kind einander immer weiter in einen Zustand der Übererregtheit hineintreiben (Beebe 2000, S. 436).

Zentrales Konzept

Der Therapeut erfüllt eine wichtige Funktion, insofern er seinen Patienten hilft, sich selbst zu regulieren. Die Patienten beeinflussen ihrerseits während der Therapiesitzungen die Regulation des Therapeuten. Ob der Therapeut in der Lage ist, angesichts der Dysregulation des Patienten seine eigene Regulation aufrechtzuerhalten, ist entscheidend.

Sogar während Therapeuten versuchen, mit ihren Gegenübertragungsgefühlen fertig zu werden, unterliegt ihre Emotionsregulation auf somatischer Ebene weiter dem Einfluß der Physiologie des Patienten. Wilson und Thomas (2004) nennen dies *physiologische Empathie*. Wie in Kapitel 2 erläutert simuliert der Therapeut implizit den mentalen und physischen Zustand des Patienten. Somit spiegelt sein Körper Depression, Traurigkeit, Hoffnungslosigkeit, Wut und Frustration des Patienten. Leidet der Patient, reagiert der Körper des Therapeuten, als würde der Therapeut selbst leiden. Einerseits ermöglicht dies Mitgefühl, eine unverzichtbare Voraussetzung für die Aufrechterhaltung der Beziehung, unabhängig vom mentalen Zustand des Patienten (Wilson & Thomas 2004). Und andererseits setzt es Therapeuten hochwirksamen physiologischen Reaktionen aus, die einen starken Einfluß auf sie haben können. Dies ist ein normaler physiologischer Prozeß, der bei sozialem Engagement und Bindung eine Rolle spielt und nicht völlig kontrollierbar ist. Wie also können Therapeuten damit umgehen?

Erstens müssen sie lernen, die Wirkung der Gegenwart des Patienten auf ihren Körper und ihren mentalen Zustand wahrzunehmen. Erkennen sie beispielsweise, daß sie den Atem anhalten, auf ihrem Sitz zusammensinken, seufzen, sich hoffnungslos fühlen oder jeden Gesichtsausdruck zu unterdrücken versuchen, können sie bewußt etwas unternehmen, um sich zu regulieren und zu erden. Demnach sollten Therapeuten genau auf ihr eigenes somatisches Erleben achten, sogar wenn sie sich mit dem Erleben ihres Patienten beschäftigen. Sie müssen also sich selbst und ihren Patienten gegenüber aufmerksam und präsent sein (Cozolino 2004, 2010; Siegel 2010a/2012, 2010b/2012).

Zweitens sollten Therapeuten sich in einer Therapie darauf konzentrieren, die positiven Erlebnisse ihrer Patienten zu aktivieren. Es geht nicht darum, daß sie versuchen sollen, ihre Patienten zum Lachen zu bringen oder sie mit etwas Positivem von ihrem Leiden abzulenken. Es bedeutet nicht einmal, daß sie sich auf die positiven Lektionen, die ihnen durch ihr Erleben erteilt wurden, konzentrieren sollen. Letzteres kann adäquat sein, nachdem sich der Therapeut mit dem Patienten zusammen dessen Leiden vergegenwärtigt und der Patient sich dadurch einen Sinn erschlossen hat. Vielmehr sollten Therapeuten sich darauf konzentrieren, ihren Patienten zu dem positiven Erlebnis, verstanden zu werden und mit ihrem Leiden nicht allein zu sein, zu verhelfen, was schon an und für sich das Leiden verändert.

Drittens können Therapeuten sich selbst und ihren Patienten helfen, immer wieder zum regulierend wirkenden Schutz sozialen Engagements zurückzukehren. Dort können beide ein Gefühl physischen und emotionalen Wohlbefindens erleben, das durch eine gute Beziehung zwischen Patient und Therapeut ermöglicht wird. Therapeuten können das Leiden ihrer Patienten nicht ungeschehen machen und sie nicht davon erretten. Sie können ihren Patienten aber ermöglichen, ihr Leiden anders zu erleben, nämlich das Leiden zu ertragen und damit in Gegenwart eines anderen mitfühlenden menschlichen Wesens zu sein – was ihnen hilft, allmählich in den gegenwärtigen Augenblick positiver Verbundenheit und Sicherheit zurückzukehren.

Um positives Engagement unterstützen zu können, müssen Therapeuten die Selbstregulation beherrschen. In Tabelle 3.2 sind einige Methoden aufgelistet, die Therapeuten geholfen haben, sich vor, während und nach Therapiesitzungen zu regulieren.

TABELLE 3.2 Tipps für die Selbstregulation von Therapeuten in den Sitzungen

Top-down-Interventionen (die Reaktionsweise mit Hilfe des Geistes verändern)

- Verändern Sie Ihren kognitiven Rahmen mit Hilfe von Mitgefühl: »Mein Patient fühlt sich mißverstanden oder abgelehnt« statt »Mein Patient ist auf mich wütend«.
- Treten Sie im Geist einen Schritt zurück, und beobachten Sie sich mitfühlend: »Ich habe momentan Angst oder fühle mich wütend. Ich muß mir Zeit nehmen, um mich zu beruhigen.«
- Vergegenwärtigen Sie sich, daß der Patient bis zum gegenwärtigen Augenblick überlebt hat und daß das Auftauchen starker Gefühle keine Notfallsituation ist.
- Machen Sie sich bewußt, daß Ihre Aufgabe darin besteht, nicht-defensiv zu bleiben, nicht darin, jede Forderung des Patienten zu erfüllen.
- Führen Sie sich vor Augen, daß das Leiden des Patienten nichts mit Ihnen zu tun hat.
- Fokussieren Sie auf eine Eigenschaft des Patienten, die Ihnen besonders gut gefällt.
- Hören Sie, was Ihnen der Patient abgesehen von der Intensität seiner Äußerung zu sagen hat: »Ich bin verletzt, ich habe Angst, ich schäme mich, ich werde mißverstanden, ich habe Bedürfnisse.« Reagieren Sie auf diese impliziten Äußerungen, nicht auf den Wortlaut.
- Gestehen Sie sich ein, daß es letztlich nicht in Ihrer Macht steht, die Sicherheit des Patienten zu garantieren; vielmehr ist es Aufgabe des Patienten selbst.
- Sichern Sie sich in einem Notfall Unterstützung. Ziehen Sie den Psychiater des Patienten oder andere an seiner Behandlung Beteiligte hinzu. Bestehen Sie darauf, die Notfall-Kontaktperson des Patienten anzurufen. Seien Sie sich über die Grenzen Ihrer Möglichkeiten in Ihrer Rolle als Therapeut im klaren. Scheuen Sie sich nicht, den Patienten nötigenfalls in

eine psychiatrische Institution einweisen zu lassen, selbst wenn Ihnen klar ist, daß man ihn dort nicht lange festhalten wird. Es wird den Patienten davon überzeugen, daß Sie es mit seiner Sicherheit ernst meinen.

Nutzen Sie Vorstellungsbilder zu Ihrer eigenen Unterstützung

- Stellen Sie sich vor, Sie würden einer direkt auf Sie gerichteten starken Energie seitlich ausweichen. Lassen Sie diese Kraft an sich vorüberfliegen, statt sie in sich hineinzulassen. Und stellen Sie sich vor, daß Sie das Geschehen von diesem sicheren Ort aus beobachten.
- Stellen Sie sich vor, Sie befinden sich in einer unsichtbaren durchlässigen Blase oder hinter einem anderen Schutzschild. Für Ihre relationale Verbindung zum Patienten ist dies kein Hindernis, aber die Intensität des Patienten gleitet leicht an Ihnen vorbei und erreicht Sie nicht.
- Stellen Sie sich vor, daß Sie von anderen Menschen unterstützt werden: von Ihrem Therapeuten, Ihrem Supervisor, Ihrem Berater, Ihren Kollegen oder anderen Teammitgliedern. Stellen Sie sich vor, diese Helfer flüstern Ihnen ins Ohr, wie Sie mit der aktuellen Situation umgehen sollen, und bringen zum Ausdruck, daß sie an Ihre Kompetenz glauben.
- Stellen Sie sich vor, Sie öffnen sich dem Mitgefühl und der Klarheit, lassen beide durch sich hindurchfließen und baden in Behagen.
- Stellen Sie sich vor, während Sie sich selbst regulieren, projizieren Sie diese Fähigkeit auf Ihren Patienten. Laden Sie ihn ein, mit Ihnen zusammen zu atmen.
- Teilt der Patient Ihnen für ihn selbst problematische Erinnerungen mit, dann fokussieren Sie nicht auf die Bilder des Patienten als einem realen Kind, das in der Vergangenheit mißbraucht/mißhandelt wird. Vorstellungen dieser Art lenken Sie von der Gegenwart ab und können überwältigend wirken. Fokussieren Sie statt dessen auf den Erwachsenen, der das Trauma überlebt hat und nun in Ihrem Behandlungsraum sitzt, und konzentrieren Sie sich auf den gegenwärtigen Augenblick.

Bottom-up-Interventionen (Den Körper nutzen, um Ihre Reaktionen zu verändern)

- Entspannen Sie Ihre Muskeln.
- Setzen Sie sich möglichst aufrecht.
- Halten Sie das Kinn nach oben gerichtet.
- Ziehen Sie die Schultern zurück.
- Bewegen Sie sich auf Ihrem Stuhl ein wenig hin und her.
- Spüren Sie Ihre Füße auf dem Boden, und reiben Sie die Zehen gegeneinander.
- Schauen Sie sich im Raum um, und vergegenwärtigen Sie sich, daß Sie in Sicherheit sind.
- Stellen Sie Blickkontakt zu Ihrem Patienten her, sofern das angemessen ist (nicht aggressiv!).
- Atmen Sie tief ein, und zählen Sie dabei bis drei; halten Sie den Atem dann im Körper, während Sie bis drei zählen, und atmen Sie schließlich über eine ebenso lange Zeitspanne aus; wiederholen Sie diese Sequenz mehrmals.
- Lassen Sie die Anspannung im Bauch los.

Weitere Erkundungen

3.1 Schauen Sie sich die angeborenen Defensivmechanismen in Tabelle 1.1 (Kapitel 1) noch einmal an. Stellen Sie fest, wie Sie auf die verschiedenen Arten von Defensivverhalten reagieren. Mit welchen werden Sie leichter und mit welchen schwerer fertig? Welche Art von Patienten oder welche Probleme oder Emotionen aktivieren bei Ihnen selbst häufig Defensivverhalten?

3.2 Enthält Tabelle 1.1 eine Defensivreaktion, die Sie als Therapeut besonders häufig erleben?

3.3 Welche Art von Bindungsstil – falls Sie dies wissen – liegt bei Ihnen vor? Wie hilft oder behindert Sie diese Art von Bindung als Therapeut?

3.4 Notieren Sie die Probleme oder Emotionen, die in Therapiesitzungen besonders dysregulierend auf Sie wirken. Wie können Sie sich am besten selbst regulieren, wenn Sie das nächste Mal in einer Sitzung in einen Zustand der Dysregulation verfallen?
TIPP: Üben Sie diese Fertigkeiten eine Zeitlang außerhalb der Sitzungen. Sie werden Ihnen dann zur zweiten Natur, und Sie können sie in Sitzungen effektiver nutzen.

3.5 Fragen Sie Kollegen, wie sie sich während ihrer Therapiesitzungen erden und sich regulieren. Stellen Sie aufgrund dieser Tipps eine Liste zusammen, in die Sie auch Fertigkeiten aufnehmen, die Sie ohnehin schon nutzen.

3.6 Schauen Sie sich die relationalen Reenactments in Abbildung 3.1 noch einmal an. Notieren Sie, mit welchen Arten von Reenactments Sie gut zurechtkommen und welche Ihnen die größten Schwierigkeiten bereiten. Welche davon sind Ihnen aus Ihrer eigenen Lebensgeschichte bekannt? Sprechen Sie mit einem Kollegen, Supervisor, Berater oder Ihrem eigenen Therapeuten über Reenactments, die Ihnen zu schaffen machen.

3.7 Registrieren Sie Ihr subjektives Erleben in Ihren Sitzungen mit Patienten genau. Achten Sie auf Ihre Haltung, Ihre Empfindungen und Bewegungen, Ihre Atmung, Ihre Muskelanspannung, Ihre Gedanken und Phantasien sowie Ihre Emotionen und Wahrnehmungen. Denken Sie darüber nach, was diese Erlebnisse Ihnen über Ihren Patienten, über Ihre Beziehung zu ihm und über Ihre eigenen Erfahrungen mit ihm sagen.

4 Über die Bindung hinaus

Eine kollaborative therapeutische Beziehung

> *… Zu Beginn der Behandlung … sollte man bei Vorliegen komplexer Traumata am besten versuchen, einen Dialog aufrechtzuerhalten, der darauf zielt, die Aktivierung des Bindungssystems einzuschränken, indem er die natürliche Tendenz, auf einer Ebene der Gleichwertigkeit zu kooperieren, nutzt. Im Optimalfall geht es darum, in einer Therapie eine sichere Basis und einen sicheren Hafen zu schaffen, um das relationale Dilemma und die schwerwiegenden Konflikte zu erforschen, die beide durch komplexe Traumata und desorganisierte Bindungen entstehen. Doch bei Vorliegen eines schweren Traumas muß man dieses Ziel auf einem erheblichen Umweg ansteuern, indem man die vorzeitige Aktivierung der Bindung zum Therapeuten einzuschränken versucht.*
>
> — Mauricio Cortina & Giovanni Liotti (2014, S. 892)

Wie schon im vorigen Kapitel erwähnt wurde, müssen Therapeuten das ursprünglich für Säuglinge und kleine Kinder konzipierte Paradigma einer sicheren Bindung zu einem therapeutischen Modell für Erwachsene modifizieren können, das Patienten mit komplexen Traumata gerecht wird und den Bedürfnissen ihrer Therapeuten Rechnung trägt. Ein auf Zusammenarbeit abzielendes Modell ist wahrscheinlich zur Förderung von Veränderung und Entwicklung bei Erwachsenen am besten geeignet.

Schwierigkeiten bei der Nutzung eines für die Eltern-Kind-Beziehung konzipierten Bindungsmodells in der Traumatherapie

Das Eltern-Kind-Modell hat viele Nachteile, wenn man es auf Erwachsene in einer Therapie anwendet, insbesondere wenn es um schwer traumatisierte Patienten geht. *Erstens* sind Patienten, deren Bindungssystem stark aktiviert ist, ausschließlich auf die Erreichbarkeit des Therapeuten fokussiert und nicht in der Lage, ihr eigenes inneres Erleben zu erforschen. Die Bindungssuche deaktiviert das Explorationssystem.

Zweitens führt der ultimative Erfolg der therapeutischen Beziehung anders als eine persönliche Beziehung natürlicherweise zu deren Ende. Deshalb ist die Eltern-Kind-Bindung in diesem Zusammenhang kein geeignetes Modell. Einige Anteile solcher Patienten sind entsetzt, weil die Therapie enden und der Therapeut sie verlassen wird. Manchmal verschweigen Patienten wichtige Details dessen, was sie erleben, um den

Therapeuten nicht aufzubringen, und sie fürchten adaptive Veränderungen, weil diese zum Ende der Therapie führen. Diese tiefreichenden Konflikte sollten im Laufe der Behandlung erkannt und aufgelöst werden.

Drittens können Therapeuten unmöglich ständig für ihre Patienten verfügbar sein, so wie Eltern es für ihre sehr kleinen Kinder sein müssen. Ein solches Modell der Präsenz ist für Therapeuten nicht realistisch, kann sie schnell erschöpfen und in einen zunehmend gereizten und gestreßten Zustand versetzen. Stark traumatisierte Patienten streben – verständlicherweise – wie keine andere klinische Population implizit oder auch explizit eine Verstärkung ihres Kontakts zum Therapeuten an. Für diese Therapeuten – und besonders für diejenigen mit einem hyperaktivierten Fürsorgesystem – ist es oft schwer, die Bitten und Forderungen von stark leidenden Patienten zurückzuweisen. Zumindest fördert das Eltern-Kind-Modell die Aktivierung des Fürsorgesystems.

Viertens sind Abhängigkeitsbedürfnisse bei Traumatisierten besonders intensiv (Hill, Gold & Bornstein 2000; Steele et al. 2001; siehe auch Kapitel 13), weshalb man ihnen nur durch ein nuanciertes und sorgsames Vorgehen helfen kann, innerhalb ihres Toleranzfensters zu bleiben. Obwohl eine große Zahl von Traumapatienten Beziehungen generell vermeiden und ihre Abhängigkeitsbedürfnisse nicht ohne weiteres erkennen lassen, läßt ihr Beharren auf einer Art von Hyper-Unabhängigkeit auf eine überwältigende Sehnsucht nach Abhängigkeit schließen, die sie zu vermeiden trachten.

Fünftens können sich bei dissoziierenden Patienten einige Anteile abhängig fühlen und eine Bindung suchen, wohingegen andere sich ihrer Abhängigkeits- und Bindungsbedürfnisse schämen und sie meiden. Deshalb benötigen Therapeuten ein Modell, das den Widersprüchen, Konflikten und Verwirrungen zwischen den verschiedenen dissoziierten Anteilen einer Person Rechnung trägt, die jeweils auf ihre spezielle Weise mit der Annäherung an Beziehungen und deren Vermeidung von sowie mit Abhängigkeitsproblemen umgehen. Wir müssen gleichzeitig und gleichermaßen Raum für die jungen und bedürftigen dissoziierten Anteile der Patienten sowie für diejenigen schaffen, die stark vermeidend, verächtlich oder ängstlich auf Nähe reagieren. Letztgenannte Anteile reagieren mit noch stärkerer Distanzierung, wenn der Therapeut sie zu stärkerer Bindung ermutigt (Muller 2010; Steele & van der Hart 2013; Steele et al. 2001).

Sechstens sind Patienten keine Kinder, sondern Erwachsene, die ihrem Entwicklungsstand als Erwachsene entsprechende Bedürfnisse und Verantwortlichkeiten sowie unerfüllte – und nicht integrierte – Kindheitsbedürfnisse haben. Wir brauchen ein Modell, das uns hilft, die Fähigkeiten, Freiheiten und Verantwortlichkeiten unserer Patienten als Erwachsene, als interdependente und ganze menschliche Wesen zu unterstützen, während wir gleichzeitig an den schmerzhaften Zwistigkeiten früher Bindungstraumata, an Entwicklungsdefiziten und an der Dissoziation arbeiten.

Beispielsweise ist ein wichtiges Ziel einer Therapie mit dissoziierenden Patienten, diesen zu helfen, zunächst ihre Kindanteile zu akzeptieren, ihnen gegenüber Verständnis und Mitgefühl zu entwickeln und schließlich zu realisieren, daß diese Anteile Aspekte ihrer Person sind. Sie können lernen, für Kindanteile zu sorgen, ihnen zu helfen, »erwachsen zu werden« und mit ihren Abhängigkeitsbedürfnissen wie Erwachsene umzugehen. Insbesondere jedoch müssen unsere Patienten auch betrauern, was ihnen in ihrer Kindheit versagt geblieben ist – was nicht ungeschehen gemacht werden oder durch Liebe aufgelöst werden kann, ganz gleich, wieviel jemand für sie tut, sich um sie sorgt oder in der Gegenwart für sie erreichbar ist.

Und schließlich brauchen wir ein relationales Modell, innerhalb dessen Patienten wie Therapeuten aktive Teilnehmer sind, ein Modell, das stärker kollaborativ als hierarchisch geprägt ist und den Patienten somit dazu einlädt, aktiver und kooperativer Teilnehmer statt passiver Empfänger zu sein. Je stärker unsere Patienten das Gefühl haben, daß sie selbst die für sie entscheidenden Veränderungen herbeiführen, ohne auf irgendeine magische Weisheit oder entsprechende Interventionen unsererseits zu hoffen, um so besser können sie in der Welt mit einem Gefühl eigener Kompetenz und Handlungsfähigkeit agieren. Ganz gleich, welche mitfühlenden Interventionen Therapeuten nutzen, sie basieren in jedem Fall auf dem Wissen darum, daß unsere Patienten in ihrer Therapie wie in ihrem Leben selbst die Handelnden sein müssen.

Die Grundlage kollaborativer Beziehungen

Das Bedürfnis, verstanden zu werden, sich anderen Menschen mitzuteilen und mit ihnen zusammenzuarbeiten, ist ein grundlegendes Motivations- oder Handlungssystem, das teilweise unser soziales Verhalten steuert (Cortina & Liotti 2007, 2010, 2014; Lichtenberg 1989; Stern 2004/2005; Trevarthen 1980; Trevarthen & Aitken 1994). Es unterscheidet sich von den Bindungs- und Fürsorgesystemen, ist aber gleichzeitig eng mit ihnen verbunden.

ZENTRALES KONZEPT

> Uns allen ist ein Bedürfnis angeboren, anderen Menschen gegenüber Mitgefühl auszudrücken, sie zu verstehen und von ihnen verstanden zu werden. Als fühlende Wesen haben wir außerdem das Bedürfnis, uns selbst zu verstehen. Diese essentielle Art der Kommunikation ist die Grundlage für eine Zusammenarbeit mit anderen, die uns ermöglicht, uns unserer Ähnlichkeiten und Unterschiede zu erfreuen und sie zu respektieren.

Wie Cortina und Liotti (2007, 2010) festgestellt haben, zielt Bindung auf Sicherheit und fürsorgliche Betreuung auf Bindungssuche; Zusammenarbeit hingegen zielt auf Verstehen und Mitteilen. Als unserer selbst bewußte Wesen ist uns allen das Bedürfnis eigen, von anderen Menschen verstanden zu werden und sie zu verstehen – nicht nur ihre Worte, sondern auch ihre impliziten Motivationen und Intentionen. Ebenso wollen wir uns selbst und unseren eigenen Geist verstehen – nicht nur, *was* wir denken und fühlen, sondern auch wieso wir auf diese spezielle Art denken und fühlen. Dies ist die solide relationale Grundlage des *Mentalisierens* (Allen 2001, 2012; Fonagy et al. 2005/2004) oder dessen, was Daniel Siegel *Mindsight* genannt hat (2010a/2012, 2010b/2012, 2015). Sie verhindert, daß wir für alle Zeit in einem Turm zu Babel leben, wo sowohl die implizite als auch die explizite Kommunikation ein unauflösbares Rätsel bleibt. Diese Fähigkeit zu mentalisieren – d. h. relativ zutreffend die Bedeutung der verbalen und impliziten Kommunikation eines anderen Menschen wahrzunehmen und unserer eigenen Kommunikation bewußt zu sein – macht uns in einer relationalen Welt bewegungsfähig, in der wir uns der Verwirklichung gemeinsamer Ziele widmen.

Zentrales Konzept

Ein auf Zusammenarbeit basierendes Beziehungsmodell erfordert unsere Präsenz angesichts dessen, was momentan geschieht, sowohl in unserem Inneren als auch in der Beziehung zwischen Therapeut und Patient. Dies ist das ultimative Erlebnis des Mitteilens und Verstandenwerdens und gleichzeitig das, was unsere dissoziierenden Patienten am dringendsten von uns brauchen.

Zusammenarbeit im Gegensatz zu fürsorglicher Zuwendung in einer Therapie

Therapeuten und Patienten verwechseln oft Bindung und fürsorgliche Zuwendung. Letztere ist ein Motivationssystem oder Handlungssystem, das angeborene fürsorgliche Verhalten eines Menschen, welches das Überleben eines anderen mittels direkter fürsorglicher Handlungen ermöglichen soll (Britner, Marvin & Pianta 2005; George & Solomon 1999; Solomon & George 1996). Außerdem wird fürsorgliche Zuwendung in Fällen desorganisierter Bindung zu einer speziellen Strategie kontrollbedachter (oder als solche wahrgenommener) Betreuer, wie es im vorigen Kapitel beschrieben wurde. Natürlich ist die Bindung auch ein angeborenes System, das ein Gefühl von Sicherheit garantieren und dem Kind ermöglichen soll, sich selbst, andere und die Welt zu erforschen und mit ihnen zu interagieren. Fürsorgliche Zuwendung ist nicht gleichbedeutend mit Bindung, obwohl sie häufig mit einer Bindung einhergeht. Das Kind sucht fürsorgliche Zuwendung, und die Betreuungsperson gibt sie ihm; dies ist ein wichtiger Teil des Modells der Eltern-Kind-Bindung.

Der Patient kann den Therapeuten als seinen fürsorglichen Betreuer sehen, unabhängig davon, ob der Therapeut ihm tatsächlich fürsorgliche Zuwendung zukommen läßt oder nicht. Manchmal versucht ein Patient, seinen Therapeuten fürsorglich zu behandeln, beispielsweise indem er ihn zu besänftigen versucht oder ihn umsorgt, indem er seine eigenen Bedürfnisse verleugnet oder dem Therapeuten schmerzliche Themen vorenthält, um ihn zu schützen, sowie indem er kontrollierend-fürsorgliche Strategien zu nutzen versucht.

Die Rolle des Therapeuten ist nicht die eines fürsorglichen Betreuers, sondern ähnelt eher der eines mitfühlenden und interessierten Mentors oder Wegweisers, der dafür sorgt, daß sich der Patient so sicher fühlt, daß er mit dem Therapeuten gemeinsam lernen und erforschen und somit auf Therapieziele hinarbeiten kann. Tatsächlich kann es zu zahlreichen schweren Komplikationen führen, wenn man gegenüber stark traumatisierten Patienten die Rolle des fürsorglichen Betreuers spielt. Waren primäre Bezugspersonen die Ursache von Schmerz und Gefahr und hatten die Macht und Kontrolle inne, ist ein Eltern-Kind-Paradigma von Beginn der Therapie an ein potentielles Reenactment.

Oft wenden sich Therapeuten implizit einem auf fürsorgliche Zuwendung abzielenden relationalen Modell zu, weil sie hoffen, so eine sichere Bindung initiieren zu können. Manchmal bemühen sie sich dann auf geradezu übermenschliche Weise, für den Patienten ständig verfügbar zu sein und keine Fehler zu machen, damit letztere keine Beziehungsbrüche zu erleben brauchen. Solche Aktivitäten basieren auf der irrigen Überzeugung, eine sichere Bindung basiere in erster Linie auf Einstimmung und ständiger Verfügbarkeit, statt auf dem Bemühen um Wiederherstellung, dem Akzeptieren von Verlust, der Fähigkeit, als Erwachsene positive Emotionen und Erlebnisse mit anderen haben zu können, und auf der Deaktivierung des Suchens nach einer Bindung, damit in der Therapie das Explorationssystem des Patienten aktiviert werden kann.

Wie unvorbereitet unsere Patienten auf die reale Welt wären, wenn sie erwarten würden, daß andere ihnen jederzeit zur Verfügung stehen oder daß Therapeuten selbst immer sorgsam darauf achten werden, daß sie nichts sagen oder tun, was auf einen Patienten belastend wirken könnte! Ein auf fürsorgliche Zuwendung fokussierender Therapeut konfrontiert seine Patienten so gut wie nie mit strikten Forderungen, weil er sie so lange als zu fragil und als unfähig ansieht, bis er, der Therapeut, ihnen genügend fürsorgliche und nährende Zuwendung zukommen lassen und sie so aktiviert hat. Dieses Paradigma verurteilt den Patienten von vornherein zur Hilflosigkeit und läßt gewöhnlich nicht lange auf sich warten, bis sich diese Einstellung in einer Therapie mit Erwachsenen als höchst problematisch erweist (Steele et al. 2001). Selbst wenn Therapeuten sich die Rolle des fürsorglichen Betreuers nicht zu eigen machen, sehen ihre Patienten sie häufig als in dieser Rolle Gescheiterte, und sie reagieren darauf mit kontrollierend-strafenden oder kontrollierend-fürsorglichen Strategien, die in der Therapie ebenfalls thematisiert werden müssen.

Zentrales Konzept

Zusammenarbeit und ein Gefühl der Sicherheit sind erforderlich, damit man in einer Therapie mit schwer traumatisierten Patienten relationale Probleme ansprechen kann. Aber Zusammenarbeit sollte vor der Entstehung einer Bindung ermöglicht werden, und der Therapeut sollte sich darüber im klaren sein, was fürsorgliche Zuwendung ist, weil diese die Suche nach einer sicheren Bindung beim Patienten verstärkt.

Ein auf Zusammenarbeit zielendes Modell unterstützt unsere Patienten in der Entwicklung gesunder Interdependenz. Sie werden ermutigt, sich selbst und andere einschließlich ihres Therapeuten zu verstehen. Viele ihrer relationalen Probleme resultieren aus Mangel an Verständnis und Mitgefühl nicht nur sich selbst gegenüber, sondern auch bezogen auf andere Menschen, sowie aus unrealistischen Erwartungen. Therapeuten helfen ihren Patienten, nicht nur ihre eigenen Bedürfnisse und Wünsche im Blick zu behalten, sondern auch diejenigen anderer, um sie wenn möglich gleichermaßen zu berücksichtigen und reflektierte Entscheidungen zu treffen, falls eine Berücksichtigung der Interessen beider Seiten unmöglich ist oder nicht sinnvoll wäre. Sie können ihren Patienten auch helfen, kontrollierend-strafende und kontrollierend-fürsorgliche Strategien bei verschiedenen eigenen dissoziierten Anteilen zu erkennen und mitfühlend zu verändern. Dies schließt die Fähigkeit ein, die Bedürfnisse und Wünsche aller Anteile des Patienten zu verstehen, zwischen denen oft große Konflikte bestehen. Zwar kann es sein, daß sich der Therapeut unter Druck fühlt, diese Bedürfnisse und Wünsche zu erfüllen, doch die eigentliche Arbeit besteht darin, dem Patienten mitfühlend und zuverlässig zu helfen, mit seinen inneren Konflikten und seinen unerfüllten Bedürfnissen aus der Kindheit zurechtzukommen, statt sich darauf zu fixieren, was der Therapeut ihm an fürsorglicher Zuwendung bieten kann und was nicht.

Oft fordern Patienten ihre Therapeuten heraus, ihre Fürsorglichkeit zu »beweisen«. Im Grunde besteht das Problem darin, daß die Patienten die Empfindung, umsorgt zu werden, nicht ertragen können oder daß bestimmte Anteile von ihnen dies ablehnen oder sich davor fürchten. Man könnte auch sagen, das Problem bestehe in den inneren Konflikten der Patienten bezüglich fürsorglicher Zuwendung, die sie zu lösen versuchen, indem sie das Verhalten des Therapeuten durch kontrollierend-strafende oder kontrollierend-fürsorgliche Strategien zu verändern versuchen.

Ein auf Zusammenarbeit zielendes Modell hilft uns, die Fähigkeiten, Freiheiten und Verantwortlichkeiten unserer Patienten als erwachsene, unabhängige und ganze menschliche Wesen zu unterstützen. Gleichzeitig können wir gemeinsam an den schmerzhaften Kämpfen arbeiten, die durch frühe Bindungstraumata, Entwicklungsdefizite und Dissoziation hervorgerufen werden, ohne daß wir zu übermäßig engagierten fürsorglichen Betreuern oder zu wenig engagierten, distanzierten »Interventionisten« werden. Wir – Patient und Therapeut – arbeiten als Team daran, dem Patienten zu helfen, innere Konflikte und schmerzhafte Realitäten zu realisieren, was die Tatsache einschließt, daß fürsorgliche Betreuung nicht Aufgabe des Therapeuten ist. Oft fungiert der Therapeut als »Teamleiter«, doch wenn Patienten allmählich ihre Reflexions- und Integrationsfähigkeiten entwickeln, übernehmen sie auch diese Rolle häufiger selbst.

Tabelle 4.1 vergleicht drei unterschiedliche Beziehungsmodelle: die abhängige/dependente (fürsorgliche), die kollaborative und die unabhängige (abweisende) Beziehung. Diese drei Modelle werden zwar gewöhnlich als verschiedenartig dargestellt, doch pendeln Therapeuten häufig auf subtile Weise zwischen ihnen.

TABELLE 4.1 Relationale Modelle in der Psychotherapie

kollaboratives Modell	Abhängigkeitsmodell	Unabhängigkeitsmodell
Klare, konsistente Grenzen und entsprechender Behandlungsrahmen, unabhängig davon, was der Patient oder der Therapeut fühlt.	Unklare, auf reaktivem Verhalten basierende Grenzen und entsprechender Behandlungsrahmen.	Starre, unflexible und manchmal inkonsistente und mit Strafen assoziierte Grenzen.
Grenzen werden durch das Verständnis von Konflikten über Abhängigkeit und Autonomie unterstützt.	Grenzen sind davon abhängig, was der Klient vom Therapeuten will.	Extreme Grenzen erschweren jede relationale Regulation von Seiten des Therapeuten.
Bietet voraussehbare, aber beschränkte Verfügbarkeit des Therapeuten außerhalb der Therapiesitzungen.	Extensiver Kontakt außerhalb der Sitzungen, den Forderungen des Patienten entsprechend; unterschätzt die Kompetenz des Patienten.	Regt zu völliger Unabhängigkeit an; unterschätzt den Mangel an Fertigkeiten des Patienten und sein Bedürfnis nach Verbundenheit.
Ermutigt zur Zusammenarbeit zum Verstehen des Geistes des jeweils anderen.	Fördert Abhängigkeit – ständige Nutzung des Therapeuten als den »stärkeren und weiseren« Anderen, was implizit die Kompetenz des erwachsenen Patienten entwertet.	Ermöglicht nur wenig oder gar keine Diskussion über das Abhängigkeitsgefühl des Patienten oder seine Furcht vor Abhängigkeit.
Erkennt Abhängigkeitsbedürfnisse, Emotionen und Konflikte explizit und implizit an, akzeptiert sie und arbeitet daran.	Bietet nur wenig oder keine Diskussion über das Erleben von Abhängigkeit oder die Furcht des Patienten vor Abhängigkeit.	Schenkt dem Bedürfnis des Patienten, die Selbstregulation zu erlernen, nur wenig Aufmerksamkeit.
Der Patient wird als »Agent der Veränderung« gesehen, der vom Therapeuten unterstützt wird.	Der Therapeut wird als »Agent der Veränderung« gesehen.	Der Patient wird als »Agent der Veränderung« gesehen, der vom Therapeuten keine Unterstützung erfährt.
Lehrt ein angemessenes Gleichgewicht zwischen Selbstregulation und Regulation in der Beziehung.	Lehrt, sich übertrieben auf die Regulation durch andere zu verlassen; infolge dessen Mangel an Selbstregulation.	Lehrt übertriebenes Sich-Verlassen auf die Selbstregulation.
Therapeut und Patient fühlen sich kompetent und kollaborativ.	Therapeut ist in Gefahr des Burnout, der unangemessenen Fürsorge und der Verletzung von Grenzen; Patient ist anfällig für Dekompensation und dysfunktionale Abhängigkeit.	Therapeut ist anfällig für distanzierende Gegenübertragung; Patient ist in Gefahr der Dekompensation oder eines vorzeitigen Therapieabbruchs.

Dependente oder abweisende relationale Modelle in einer Therapie werden in der Regel durch bestimmte Ansätze, die der Therapeut verfolgt, oder durch von ihm praktizierte Verhaltensweisen aufrechterhalten. Wir haben uns schon kurz mit der Tendenz, gegenüber Patienten als fürsorgliche Betreuer aufzutreten, beschäftigt, die zur Entstehung eines auf Abhängigkeit basierenden relationalen Modells führen kann. Therapeuten, die übertrieben fürsorglich zu sein versuchen, engagieren sich in der Regel übermäßig stark für »die Sache« ihrer Patienten, was aber auch bedeutet, daß sie sich das Leiden der Patienten (zu sehr) zu Herzen nehmen. Therapeuten, die an der Situation ihrer Patienten kaum interessiert sind, mangelt es an Engagement für ihre Patienten; sie meiden deren Leid und verhalten sich den Patienten gegenüber sogar manchmal herablassend. Natürlich sind dies die Extrempositionen des Spektrums des Engagements Patienten gegenüber.

Tatsächlich haben alle Therapeuten mehr oder minder stark die eine oder andere beschriebene Tendenz, je nach Patient und konkreter Situation. Einige Therapeuten werden fürsorglicher, wenn sie sich müde oder überfordert fühlen. Andere ziehen sich in solchen Fällen zurück, werden gereizt und vermeiden. Manche Patienten verleiten ihre Therapeuten zu übertriebenem persönlichem Engagement, während andere durch ihr Verhalten genau das Gegenteil bewirken. Schauen wir uns als Beispiel Sharon an, eine sehr erfahrene Therapeutin. Sharon bemerkte bei sich die Tendenz, sich stärker als normalerweise fürsorglich um eine junge traumatisierte Frau zu kümmern, die ungefähr im gleichen Alter wie ihre Tochter war. Andererseits bemerkte Sharon, daß sie sich einem männlichen Patienten gegenüber sehr kalt und distanziert fühlte, der stark narzißtisch war und sie ständig auf ihre Mängel als Therapeutin hinwies. Man beachte, daß Sharon viele Gegenübertragungsgefühle und -impulse hatte, diese aber nicht ausagierte, zumindest nicht explizit.

Unsere Patienten müssen erleben können, daß sie uns brauchen, und sie müssen wütend auf uns sein und uns abqualifizieren können, ohne daß wir ihnen deshalb zu nahe kommen oder uns zu stark von ihnen distanzieren (Dalenberg 2000). Chronisch traumatisierte Patienten ringen damit, Nähe und Distanz auf eine für sie akzeptable Weise zu regulieren, wobei sie oft stark zwischen den Extrempositionen schwanken, je nachdem, welche Defensivstrukturen und Bedürfnisse die im betreffenden Augenblick dominierenden Anteile haben. Lassen Therapeuten die Abhängigkeit der Patienten von ihnen so stark werden, daß diese ihre Abwesenheit nicht mehr ertragen können und sie ihn deshalb ständig anrufen – oder entziehen sie sich im entgegengesetzten Fall und vermeiden jeden Kontakt, weil sie frustriert, müde oder wütend sind –, befördern sie ihre Patienten dadurch aus dem Bereich gemäßigten Erlebens, der ihnen das Potential sozialen Engagements erschließt. Dies gilt insbesondere für Patienten mit einer komplexen dissoziativen Störung, weil verschiedene dissoziierte Anteile (emotionale oder physische) Bewegungen auf sie zu oder von ihnen weg als einerseits notwendig und andererseits bedrohlich erleben, was unerträgliche innere Konflikte

TABELLE 4.2 Der übertrieben und der unzureichend engagierte Therapeut

Der übertrieben engagierte Therapeut	Der unzureichend engagierte Therapeut
Fühlt sich hilflos, hoffnungslos und in einer Zwangslage.	Fühlt sich hilflos, hoffnungslos, aber nicht im Zugzwang.
Kann das Leiden des Patienten nicht ertragen – muß etwas tun: neigt zum Beschwichtigen.	Empfindet Abscheu, Ekel, Furcht oder Wut auf die Bedürfnisse des Patienten.
Versucht, die eigenen Angst-, Schuld- und Schamgefühle und den eigenen Schmerz unter Kontrolle zu halten, indem er das Bedürfnis des Patienten zu neutralisieren versucht.	Versucht, die eigenen Emotionen durch Vermeiden, Abtun und Leugnen der Bedürfnisse des Patienten unter Kontrolle zu bringen.
Hat Schwierigkeiten, den Patienten als Erwachsenen zu sehen.	Intellektualisiert die Therapie; ist übertrieben stark auf die Kognition fixiert; vermeidet Emotionen.
Reagiert sofort auf Bedürfnisse und Forderungen des Patienten, statt ihm zu helfen, über sie zu reflektieren.	Beschämt oder beschuldigt den Patienten, weil dieser seine Bedürfnisse zum Ausdruck bringt, oder ist unfähig, darauf einzugehen.
Ist nicht in der Lage, zum Leiden des Patienten gesunde Distanz zu wahren.	Tut die Bedürfnisse oder Forderungen des Patienten im gegenwärtigen Augenblick ab, statt ihm zu helfen, darüber zu reflektieren.
Begeht ständig Grenzverletzungen oder Grenzüberschreitungen.	Setzt übertrieben starre Grenzen, die er durch Strafen zu verteidigen versucht.
Hat selbst inkonsistente Grenzen.	Vermag der Intensität der Forderungen des Patienten nicht standzuhalten und zieht sich deshalb zurück oder verhängt Strafen.
Vermag dem Patienten nicht zu helfen, Abhängigkeitskonflikte zu verstehen, zu akzeptieren und durchzuarbeiten.	Versäumt, auf wichtige Bindungsprobleme einzugehen.
Kann dem Patienten nicht helfen, zu verstehen, zu akzeptieren und zu tolerieren, daß er als Therapeut ebensowenig wie andere Menschen alle Bedürfnisse des Patienten erfüllen kann.	Hilft dem Patienten nicht adäquat bei der Bewältigung seines Alltags.
Unterschätzt Fähigkeiten und Resilienz des Patienten.	Überschätzt Fähigkeiten und Resilienz des Patienten.
Gefahr der sexuellen Ausbeutung von Patienten.	Gefahr der sexuellen Ausbeutung von Patienten.
Mischt sich sehr konkret (z. B. durch Geldverleih) in das Leben von Patienten ein.	
Hat Schwierigkeiten, Behandlungsziele zu definieren und dafür zu sorgen, daß der Patient in den Sitzungen auf die anstehenden Aufgaben fokussiert bleibt.	Aufgrund der Abweisung bestimmter Probleme Unfähigkeit, therapeutische Ziele zu setzen.
Fördert exzessiv Abhängigkeit.	Glaubt, der Patient gebe sich nicht genug Mühe oder sei manipulativ.
Glaubt, ständige Erreichbarkeit und fürsorgliche Zuwendung würden dazu führen, daß sich die Situation des Patienten bessert.	Kontrolliert das Geschehen in der Therapie und die darin behandelten Themen lückenlos.
Fühlt sich ausgebrannt.	Fühlt sich ausgebrannt.

hervorruft. Diese werden dann externalisiert und kommen in der therapeutischen Beziehung zur Geltung.

Es ist Aufgabe des Therapeuten, relativ reglos zu bleiben, ganz gleich, welcher Anteil des Patienten dominiert, ohne sich ihm allzusehr zu nähern oder sich zu distanzieren, ohne sich zu sehr zu verstricken oder abzuschotten, und gleichzeitig im stärkstmöglichen Maße engagiert und präsent zu sein. Dieser schwierige Balanceakt wird in Ausbildungen fast nie auch nur erwähnt, und Therapeuten sind auf solche relationalen Achterbahnfahrten häufig ganz und gar nicht vorbereitet. Tabelle 4.2 beschreibt die extremeren Pole des übertrieben und des unzureichend engagierten Therapeuten.

Der Weg zur Zusammenarbeit in der Therapie

Wie fördern Therapeuten das Bedürfnis, zusammenzuarbeiten und zu verstehen, im Kontext der Entwicklung von sozialem Engagement und Kompetenz beim Patienten? Der Charakter ihres Zusammenseins mit den Patienten ist der Ausgangspunkt dieser Bemühungen. Therapeuten versuchen, so intensiv wie unter den gegebenen Umständen möglich bei ihren Patienten zu sein und deren Erleben im gegenwärtigen Augenblick zu verstehen, statt sich nur auf den Inhalt der Äußerungen der Patienten zu konzentrieren oder zu versuchen, das aktuelle Problem sofort zu lösen. Therapeuten müssen auch bezogen auf sich selbst präsent sein und dürfen sich nicht im Drama, im Leiden und in der Komplexität ihrer Patienten verlieren. Sie versuchen, sich in die Situation des Patienten hinein zu versetzen – was bedeutet, daß sie ihn mental imitieren, um ihm gegenüber Mitgefühl und Verständnis zu entwickeln und ihn adäquat zu mentalisieren. Sie fokussieren auf den Prozeß, auf das relationale Erleben im gegenwärtigen Augenblick, darauf, wie der Patient sich selbst und seinen Therapeuten erlebt, sowie darauf, wie sie selbst sich im gegenwärtigen Augenblick erleben. Sie sind nicht ungeduldig, wenn sich Fortschritte nur zögerlich einstellen, aber sie lassen andererseits nicht zu, daß Widerstand und mangelnde Bereitschaft, in der Therapie mitzuarbeiten, nicht angesprochen werden, und sie beharren darauf, daß nur gemeinsam formulierte Ziele erreichbar sind. Sie zügeln ihre eigenen Wünsche, ihre Patienten zu retten, sie zu »reparieren«, zu schelten, zu kontrollieren, zu verlassen oder nachzubeeltern, und tun ihr Bestmögliches, um diese Wünsche selbst durchzuarbeiten. Und schließlich halten sie die dialektische Spannung aus, die zwischen dem Akzeptieren der Patienten, so wie sie sind, und der Unterstützung von Veränderungen zwangsläufig entsteht.

Sie akzeptieren auch sich selbst im Augenblick, so wie sie sind. Gute Therapeuten wissen, daß sie nicht mehr als ihr Bestmögliches tun können, auch wenn sie nicht alles wissen. Machen sie Fehler, registrieren sie das, entschuldigen sich beim Patienten und versuchen, den Fehler zu beheben. So lernen die Patienten, daß selbst die besten Beziehungen einem Rhythmus unterliegen, daß Einstimmung, Fehleinstimmung, Wiedereinstimmung und Wiederherstellung der Beziehung einander folgen und daß niemand vollkommen sein kann oder auch nur zu sein braucht. Sie werden darin unterstützt, zu akzeptieren und darüber zu trauern, daß niemand sie vor sich selbst oder ihrer Lebensgeschichte retten kann, und anschließend kann man ihnen beibringen, ihr Leben selbst zu steuern, soweit dies überhaupt möglich ist. Sie können lernen, den Unterschied zwischen alltäglichen Fehleinstimmungen oder Mißverständnissen im Gegensatz zu echtem Verrat und Gefahr zu erkennen. Natürlich ist dies alles andere als eine leichte, hindernisfreie Reise, aber es ist möglich, sie zum Abschluß zu bringen.

Therapeuten können ihren Patienten zu erkennen helfen, wie sie selbst Brüche in ihren Beziehungen zu anderen erzeugen und wie sie mit ihren eigenen relationalen Fehlern verfahren können, die oft auf unpassenden Reaktionen verschiedener dissoziierter Anteile beruhen. Die Patienten lernen, ihre inneren Erlebnisse (einschließlich des Erlebens dissoziierter Anteile) zu akzeptieren, ohne sie zu verurteilen und ohne Furcht und Scham – eine Aufgabe, die der Therapeut ihnen beispielhaft vorlebt.

Zusammenarbeit und implizite Kommunikation: Das innere Empfinden von Du und Ich

Zusammenarbeit beginnt oft schon lange vor der Entwicklung der Sprechfähigkeit und führt schließlich dazu, daß sie das, was wir tatsächlich sagen, implizit entweder bestätigt oder ihm widerspricht. Somit geht es bei der Zusammenarbeit nicht nur um die verbale Verständigung, sondern auch um die Körpersprache und, auf der fundamentalsten Ebene, um die Neurozeption von Sicherheit und Gefahr (Porges 2001, 2003, 2004, 2011/2010). Sprachliche und implizite Kommunikation müssen relativ kongruent sein, damit wir uns verständlich mitteilen und adäquat mentalisieren können. Therapeuten und Patienten kommunizieren auch dann implizit mit ihrem Körper, wenn sie Worte benutzen, und sie antworten oder reagieren auf die impliziten Botschaften ihrer Kommunikationspartner.

Damit Zusammenarbeit möglich wird, muß das soziale Engagement aktiviert werden. Bei Bestehen einer positiven Feedbackschleife unterstützt und stärkt die Zusammenarbeit auch das soziale Engagement, was die Entstehung einer sicheren Bindung ermöglicht. Dies hat wichtige Implikationen für die therapeutische Arbeit mit dissoziierenden Patienten. Es ermöglicht eine bestimmte Sequenz beziehungsfördernder Aktivitäten, die Sicherheit und Neugier statt Abhängigkeit und chronischen bindungssuchenden Verhaltensweisen zugute kommen.

Bei der Zusammenarbeit spielt auch »*inneres Empfinden*« eine Rolle, »eine besondere Art inneren körperlichen Bewußtseins, ein körperbasiertes Sinnempfinden« (Gendlin 1978/1981, S. 21). Wenn wir innerlich die aktuelle Situation und die andere daran beteiligte Person empfinden können, ermöglicht uns das zu wissen, was wir wissen, ohne uns dessen bewußt zu sein. Das ganzheitliche innere Empfinden beginnt mit der Neurozeption, dem Erkennen von Sicherheit und Gefahr, geht aber weit darüber hinaus. Therapeuten und Patienten kommunizieren stets implizit, auch wenn sie Worte benutzen, und sie antworten oder reagieren auf die impliziten Botschaften, die ihnen übermittelt werden und die sie anderen übermitteln (Bromberg 1998, 2006; Ogden & Fisher 2015; Ogden et al. 2006/2010; Lyons-Ruth 2007; Trevarthen 1980). Bei dissoziierenden Patienten gibt es einander überschneidende und einander widersprechende Unterströmungen, die ein Therapeut möglicherweise spürt. Dissoziierte Anteile kommunizieren häufig implizit, wenn sie sich »hinter der Szene« befinden – das heißt, wenn sie nicht im Besitz der Exekutivkontrolle sind.

Therapeuten spüren diese unausgesprochenen Unterströmungen oft, dieses beharrliche Strömen von Gefühlen und innerem Drang. Beispielsweise verspüren sie Verwirrung oder Unklarheit, einen starken Impuls, sich zu distanzieren oder sich fürsorglich um den Patienten zu kümmern, Abgeschlagenheit oder Hoffnungslosigkeit, sexuelle Anspannung, Wut, Furcht, Traurigkeit, oder sie haben das Gefühl, den Patienten auch nach Monaten noch nicht zu kennen. Alle diese Empfindungen sagen einem Therapeuten etwas über den Patienten und darüber, was der Patient noch nicht weiß und worüber zu sprechen er sich noch scheut.

Zentrales Konzept

Patienten müssen lernen, wann es sinnvoll ist, die Selbstregulation zu nutzen, und wann die relationale Regulation ihnen bessere Dienste leistet. Am wichtigsten jedoch ist, wie sie die Unterstützung anderer nutzen, die sie entweder in eine kontraproduktive Abhängigkeit befördern oder sie auf dem eingeschlagenen Weg der Selbstentdeckung und Veränderung weiterbringen.

Relationale Regulation und Selbstregulation in einem auf Zusammenarbeit abzielenden Modell

Soziales Engagement und auf Zusammenarbeit abzielende Handlungssysteme unterstützen uns beim Erlernen sowohl der relationalen Regulation als auch der Selbstregulation. Empathie und Mitgefühl resultieren aus den genannten Systemen und schaffen einen fruchtbaren und einladenden relationalen Raum, der Wachsen und Gedeihen fördert und das gefahrlose Zusammensein mit anderen möglich macht. Bestenfalls ist dies der heilige Raum, den ein hinreichend guter Therapeut Patienten anbieten kann.

Doch Beziehungen sind nie perfekt. Sogar in normalen, gesunden Beziehungen kommt es von Zeit zu Zeit zu Verletzungen, Mißverständnissen, Fehleinstimmungen und Zurückweisungen, wodurch Zustände der Dysregulation entstehen. Ist soziales Engagement mit der Fähigkeit, die Absichten und Motivationen eines anderen Menschen zu verstehen, verbunden, können wir unsere Beziehungen regelmäßig revitalisieren, was uns bei der Regulation unseres Zustandes hilft. So können wir unser Vertrauen darauf stärken, daß eine hinreichend gute Beziehung die normalen Fehler und Mängel eines hinreichend guten Menschen überdauert. Außerdem hilft uns dies zu akzeptieren, daß nicht alle unsere Beziehungen unser ganzes Leben lang bestehen bleiben und daß wir die guten Seiten einer Beziehung nicht zu negieren brauchen, wenn diese Beziehung endet oder sich verändert. Wir müssen uns vergegenwärtigen, daß Verlust ein fester Bestandteil des Lebens und der Liebe ist und daß wir trotzdem das Risiko eingehen können, uns verletzlich und offen zu zeigen und Verluste, mit denen wir konfrontiert werden, zu ertragen.

Wir alle brauchen gelegentlich die emotionale Hilfe und die Unterstützung anderer. Außerdem müssen wir unsere Emotionen selbst regulieren können, wenn die Unterstützung anderer nicht unbedingt erforderlich ist, nicht möglich ist oder nicht ausreicht. Wir müssen herausfinden, in welchen Situationen es besser ist, sich um Unterstützung zu bemühen, und wann nicht oder wann eine Kombination von beidem die beste Möglichkeit ist. Außerdem müssen wir lernen, daß wir selbst dann, wenn wir die Unterstützung anderer brauchen, interdependent bleiben können, uns dessen bewußt, was die andere Person benötigen könnte, und in der Lage, darauf einzugehen. Wir alle neigen dazu, entweder die relationale Regulation oder die Selbstregulation zu bevorzugen. Einige Menschen suchen zunächst bei anderen Hilfe, wenn sie verzweifelt sind – indem sie einen Freund anrufen oder mit ihrem Partner reden. Für andere ist es selbstverständlich, es zunächst mit Selbstregulation zu versuchen – indem sie einen Spaziergang unternehmen, über die aktuelle Situation nachdenken und sich über ihre Gefühle klar werden, bevor sie mit einem anderen Menschen besprechen, was sie bewegt. Beide Möglichkeiten sind gleich gut, vorausgesetzt, wir sind bereit und in der Lage, nötigenfalls auch die Art von Regulation zu nutzen, die wir nicht bevorzugen.

Wie Patienten die relationale Regulation nutzen

Wie wirksam relationale Unterstützung ist, hängt nicht von der Zeitspanne ihrer Verfügbarkeit ab, sondern von ihrer Nutzung in dieser Zeit. Viele Patienten nutzen relationale Unterstützung als Trittstein, der ihnen hilft, in ihrer Therapie und in ihrem Leben die nächsten Schritte zu vollziehen, wohingegen andere durch sie immer abhängiger und hilfloser werden. Sie warten auf das Wohlgefühl des Augenblicks der Unterstützung und kollabieren und werden wütend, wenn dieser Augenblick endet.

Zentrales Konzept

Relationale Unterstützung hängt nicht nur vom Blickkontakt ab, sondern auch davon, ob die eine beteiligte Person das Gefühl hat, von der anderen unterstützt zu werden, und ob dieses Gefühl auch in Abwesenheit der anderen Person aufrechterhalten bleibt.

Nimm mich mit Statt sich auf die ständige Erreichbarkeit des Therapeuten zu verlassen, müssen unsere Patienten lernen, das Erlebnis der Eingestimmtheit und Geerdetheit und der Präsenz des Therapeuten (sowie anderer, die sie unterstützen) ständig bei sich zu tragen. Beispielsweise kann der Therapeut alle Anteile eines Patienten dazu anregen, zu *spüren, wie es ist, von mir (oder von Ihrem Freund oder Partner) jetzt unterstützt zu werden. Nehmen Sie diese Unterstützung und Weisheit überallhin mit. Sie steht Ihnen zur Verfügung, wann immer Sie sie nutzen wollen.*

Das Fokussieren auf das Erleben der positiven Momente des Zusammenseins mit dem Therapeuten (und mit anderen) schlägt sich in einer Verbesserung der Fähigkeit des Patienten nieder, sich positive mentale Bilder oder Erinnerungen an das Zusammensein mit anderen zu vergegenwärtigen. Solche Strukturen entwickeln sich allmählich zu dauerhafteren und positiveren mentalen Repräsentationen unserer selbst und anderer, die die Fähigkeit der Patienten, mit uns zusammenzuarbeiten und sich uns mitzuteilen, beeinflussen. Sie sind dann besser in der Lage, ein Gefühl von Sicherheit aufrechtzuerhalten, selbst wenn sie allein sind und niemand sofort für sie erreichbar ist.

ZENTRALES KONZEPT

Die Qualität unserer Interaktionen mit Patienten im Augenblick ist weitaus wichtiger als die Dauer unseres Zusammenseins mit ihnen.

Manchmal sind Patienten nicht in der Lage, sich ein Bild des Therapeuten zu vergegenwärtigen oder außerhalb der Therapiesitzungen das Gefühl aufrechtzuerhalten, daß sie unterstützt werden, oder ihr Bild vom Therapeuten ist sehr kritisch und negativ. Die Fähigkeit, ein positives Bild anderer Menschen aufrechtzuerhalten, muß man nicht nur im Laufe der Entwicklung erlernen, sondern verkomplizierend kann dabei die aktive Opposition bestimmter dissoziierter Anteile wirken, die ein Interesse daran haben, entsprechende positive Erlebnisse zu verhindern. Beispielsweise können feindselige Anteile einen Patienten bestrafen wollen, indem sie ihm die Unterstützung des Therapeuten verwehren. Manche Anteile können der Auffassung sein, der Patient habe keine Unterstützung verdient. Traurige oder entsetzte Anteile können so intensiv in der Zeit der Traumatisierung leben, daß sie die Realität der Präsenz des Therapeuten nicht ertragen. Wieder andere Anteile, die zum Vermeiden neigen und sich vor Abhängigkeit fürchten, können das innere Empfinden, unterstützt zu werden, blockieren, weil sie annehmen, es bedeute, daß der Patient bedürftig und schwach sei. Deshalb sollten Therapeuten es sich zur Gewohnheit machen, ihre Patienten dazu anzuhalten, zunächst kurz zu allen ihren Anteilen in Kontakt zu treten und dann an den oft vielschichtigen Blockierungen verinnerlichter positiver Unterstützungserlebnisse zu arbeiten.

Beispiel dafür, wie ein Therapeut einer Patientin half, seine Unterstützung zu erleben: Natalie

Natalie litt an einer Dissoziativen Identitätsstörung (DIS) und einer Borderline-Persönlichkeitsstörung. Sie konnte in den Therapiesitzungen nicht über für sie schmerzhafte Themen sprechen, weil sie davon überzeugt war, daß der Therapeut ihr nicht helfen würde, wenn sie zwischen den Therapiesitzungen mit schwierigen Emotionen zu kämpfen hätte. Generell verfolgte sie eine kontrollierend-strafende Strategie, verbunden mit vielen Forderungen, Beschwerden und permanentem Beharren darauf, daß der Therapeut ihr nicht ausreichend helfe. Sie erklärte: *Sie sind nie da, wenn ich Sie wirklich brauche!* Doch wenn der Therapeut in den Therapiesitzungen für sie erreichbar war, konnte sie sich nur damit beschäftigen, daß sie ihn schon bald wieder würde verlassen müssen und er dann wieder unerreichbar wäre. Deshalb gelang es ihr nicht, das positive Erlebnis des Zusammenseins mit dem Therapeuten zu nutzen, um ihre eigene innere Welt zu erforschen. Der Therapeut half Natalie, das Geschehen während der Sitzung zu untersuchen.

Therapeut: Natalie, könnten Sie einmal darauf achten, was in Ihnen vor sich geht, während wir hier zusammen sind?

Natalie: Was in mir vor sich geht? Mir geht es schlecht, das geht vor sich! Die Babys [Kind-Anteile von Natalie] weinen. Und alle anderen brüllen sie an, sie sollten endlich still sein.

Therapeut: Ihre Baby-Anteile werden also aufgefordert, ihren Schmerz jetzt nicht zu zeigen. Was meinen Sie, warum das wichtig sein könnte?

Natalie: Weil! Sie fangen gerade an, sich zu äußern, dann müssen wir schon wieder weggehen und erwachsen sein. Das können wir einfach nicht!

Therapeut: Hmm, das scheint ein ziemliches Dilemma zu sein. Ich frage mich, ob wir wohl eine Möglichkeit finden, daran zu arbeiten.

Natalie: Ich weiß nicht, wie das gehen soll, wenn wir nur eine Stunde pro Woche Zeit haben.

Therapeut: Nun, ich könnte mir vorstellen, daß wir eine Möglichkeit finden werden, auch wenn es schwierig sein könnte. Sollen wir es einmal versuchen?

Natalie: Ich denke schon, aber ich weiß nicht wie, es sei denn, Sie sind bereit, jeden Tag mit mir zu telefonieren, wenn sie es wirklich brauchen.

Therapeut: Versuchen wir doch, einen Schritt nach dem anderen zu tun, ja? Wir fangen hier und jetzt an und bemühen uns, nicht zu rasch vorzugehen. Ich habe das Gefühl, wir vergessen momentan etwas sehr Wichtiges, bevor wir weitergehen.

Natalie: Ich weiß nicht, was das sein soll. Ich bin doch hier, oder? Ich versäume keine einzige Sitzung!

Therapeut: Das stimmt, und Sie legen sehr großen Wert darauf, immer pünktlich zu erscheinen. Das ist wunderbar und eine wichtige Grundlage. Könnten wir uns einen Augenblick lang mit anderen Anteilen von Ihnen beschäftigen und damit, was sie momentan erleben?

Natalie: Das habe ich Ihnen doch schon gesagt! Die Babys weinen, und alle anderen brüllen sie an und fordern sie auf, still zu sein.

Therapeut: Das klingt, als würden die Babys auftauchen, aber andere Anteile von Ihnen sie nicht sehen wollen.

Natalie: Natürlich, weil sie sich am Ende jeder Sitzung verletzt fühlen, wenn wir ohne Sie nach Hause gehen müssen.

Therapeut: Wir werden zunächst mit den Anteilen arbeiten, die sich in den Sitzungen so stark zurückhalten. Könnten wir Ihre Baby-Anteile eine Weile an einen sicheren Ort bringen, wo sie sich wohlfühlen, nur für die kurze Zeit, die wir brauchen, um mit diesen anderen Anteilen zu arbeiten? Natürlich sind die Baby-Anteile genauso wichtig wie alle anderen Anteile von Ihnen, und wir werden uns natürlich auch noch mit ihnen befassen.

Natalie: Sie möchten, daß David und Sam hier sind? [»David« und »Sam« sind die Anteile, die Natalie vor Enttäuschungen und Verletzungen schützen, indem sie darauf beharren, Nähe und Vertrautheit zu vermeiden.]

Therapeut: Ja – diese Anteile und auch alle anderen Anteile von Ihnen könnten dies als nützlich empfinden. Können David und Sam und andere Anteile von Ihnen sich einen Moment mit Ihnen zusammen darauf konzentrieren? Schauen Sie sich einmal genau um, und stellen Sie fest, wo Sie sich befinden, welche Geräusche es dort gibt, wie sich Ihr Sitz anfühlt und was Ihr Körper in diesem Raum empfindet. [Der Therapeut nimmt sich Zeit, um den Anteilen von Natalie zu helfen, möglichst viele Einzelheiten ihrer Anwesenheit in diesem Raum zu registrieren.]

Natalie: Okay, okay, wir kennen diesen Raum. Na und?

Therapeut: Mein Eindruck ist, daß diese Anteile von Ihnen Erlebnisse, die Ihnen helfen könnten, sich sicherer zu fühlen, zu rasch übergehen. Wenn Sie die Aktivität dieser Anteile so verlangsamen, daß Sie den gegenwärtigen Augenblick wirklich registrieren und empfinden, werden sie hoffentlich eine andere Möglichkeit entdecken, mit dem Dilemma fertig zu werden, daß Sie nach dem Verlassen der Therapiesitzungen keine Unterstützung mehr spüren. Können Sie mit Ihrer Neugier bei mir bleiben, damit wir nicht zu schnell weitergehen? Im Augenblick sollten wir besser nur kleine Schritte tun.

Natalie: (seufzt tief) Also gut. Ich kann mir aber nicht vorstellen, wie mir das helfen soll.

Therapeut: Nachdem nun alle diese Anteile von Ihnen den Raum, in dem sie sich befinden, der sicheren Gegenwart des Hier und Jetzt, wahrgenommen haben, könnten sie ihre Aufmerksamkeit darauf richten, wie es sich anfühlt, momentan mit mir zusammen zu sein?

Natalie: Ich habe Ihnen doch schon gesagt, daß es schrecklich ist!

Therapeut: Das haben Sie mir vor einiger Zeit gesagt, und das ist jetzt eine wirklich sehr schnelle Antwort. Wären Sie bereit, es zusammen mit mir mit dem Gefühl, daß es entsetzlich ist, langsamer angehen zu lassen? Noch einmal: Ich frage mich, ob wir etwas Wichtiges vergessen haben.

Natalie: Was meinen Sie mit »es verlangsamen«?

Therapeut: Nehmen wir uns nur die nächsten 15 Sekunden vor. Geben Sie einigen Anteilen von Ihnen die Möglichkeit zu beobachten, wie es ist, hier zu sein, ohne sich darum zu kümmern, was nach diesen 15 Sekunden geschehen könnte. Meinen Sie, Sie könnten das versuchen?

Natalie: Okay. Nur 15 Sekunden, und das war's?

Therapeut: Genau. Es geht nur darum, wie es für Sie ist, während dieser 15 Sekunden hier mit mir zusammen zu sein.

Natalie: Das ist zu kurz. Es versetzt mich in Panik.

Therapeut: Gut, berichten Sie mir mehr darüber, was passiert.

Natalie: David hat zu brüllen angefangen, weil er findet, daß 15 Sekunden nicht genug Zeit sind.

Therapeut: Genug Zeit wofür?

Natalie: Um sich besser zu fühlen. Es ist nicht genug Zeit, um sich besser zu fühlen.

Therapeut: Oh, ich verstehe. David erwartet, daß er sich nach diesen 15 Sekunden besser fühlt. Kein Wunder, daß das für ihn schwer ist. Vielleicht habe ich nicht gut genug erklärt, worum es mir wirklich geht. Ich werde es noch einmal versuchen, und ich hoffe, daß David zuhört. Es geht einzig und allein darum, darauf zu achten, wie es sich anfühlt, in diesem Augenblick hier mit mir zusammen zu sein. Sich besser zu fühlen ist auch ein wichtiges Ziel, aber darum geht es in diesen paar Sekunden nicht. Könnte der David-Anteil von Ihnen einfach darauf achten, wie es ist, hier mit mir zusammen zu sein, sich einen Augenblick lang darauf konzentrieren? Lassen Sie einfach David, Sam und all die anderen Anteile mich anschauen und das Zusammensein mit mir erleben. Nur wir beide, ausschließlich darauf fokussiert zu erforschen, was in diesem Augenblick geschieht. Nichts weiter, und nicht länger als ein paar Sekunden.

Natalie: Das ist schwer! Ich denke immer wieder daran, wie es sein wird, wenn ich von hier weggehe.

Therapeut: Ja, es ist schwer! Und wie viele Dinge, die schwer sind, erfordert auch das hier viel Übung. Erinnern Sie sich noch daran, wie es war, als Sie versuchten, sich nicht mehr selbst zu verletzen, wie schwer es Ihnen fiel, damit aufzuhören, und daß Sie es lernten, obwohl es so schwer war? Jetzt fügen Sie sich keine Verletzungen mehr selbst zu. Erinnern Sie sich noch daran, wie es sich anfühlte, für sich selbst Verantwortung zu übernehmen und sich nicht mehr zu verletzen? Spüren Sie dies jetzt einen Moment lang. (Der Therapeut geleitet den Patienten zu einem Augenblick der Kompetenz, was schon an und für sich ein positives Erlebnis ist.) Wie fühlt sich das in Ihrem Körper an?

Natalie: Stark, warm. Ich fühle mich jetzt ein bißchen stolz.

Therapeut: Stark, warm und ein wenig stolz. Spüren David, Sam und andere Anteile von Ihnen das jetzt auch?

Natalie: Ich denke schon.

Therapeut: Gut. Bringen Sie alle Anteile dazu, dies wirklich zu registrieren. Stark, warm und stolz. (An diesem Punkt kann der Therapeut die bilaterale Stimulation oder eine andere Technik nutzen, um die positiven Empfindungen und Kognitionen noch stärker einzubetten.) Wir werden nun gemeinsam ins Hier und Jetzt zurückkehren. Können David und alle anderen Anteile von Ihnen zur Kenntnis nehmen, daß sie mit mir zusammen hier im gegenwärtigen Augenblick sind, während wir beide völlig auf Sie und Ihr momentanes Erleben fokussiert sind? Versuchen Sie, einfach im Augenblick zu bleiben.

Natalie: Ja, David ist jetzt etwas entspannter. Sam bleibt im Schatten, aber er ist ziemlich ruhig. Wann werden Sie den Babys helfen?

Therapeut: Wir helfen Ihren Baby-Anteilen in diesem Moment. Vielleicht nicht so direkt, wie Sie es erwarten. Aber indem wir Ihren erwachseneren Anteilen helfen, helfen wir auch Ihren jüngeren Anteilen. Können Sie mir noch ein paar Minuten Aufmerksamkeit schenken und mit dem, was wir gerade tun, fortfahren? Gut, dann fokussieren Sie Ihre Aufmerksamkeit völlig darauf, in diesem Augenblick hier mit mir zusammen zu sein. Niemand von uns muß im Moment irgendwohin gehen oder etwas anderes tun, außer zusammen hier zu sein. Was geschieht in Ihnen, wenn Sie sich das vor Augen führen?

Natalie: Es fühlt sich gut und sicher an. Irgendwie entspannt.

Therapeut: Lassen Sie alle Ihre Anteile diesen Augenblick spüren. Gut, sicher und irgendwie entspannt. (Der Therapeut kann dieses Erlebnis mittels bilateraler Stimulation, somatischer Arbeit oder mit Hilfe von anderen Ansätzen verstärken.) Ja, verinnerlichen Sie das – das gilt besonders für den David- und den Sam-Anteil. Nehmen Sie sich so viel Zeit, wie Sie brauchen.

Natalie: Okay. Ist das genug? Und was jetzt?

Therapeut: Ich bin neugierig, warum Sie es so eilig haben.

Natalie: Ich möchte mich besser fühlen! Das hier bewirkt bei mir nichts.

Therapeut: Tatsächlich? Ich dachte, Sie fühlten sich momentan gut, sicher und entspannt.

Natalie: Ja, das stimmt, aber es wird nicht so bleiben.

Therapeut: Vielleicht. Und es trifft auch zu, daß Sie sich von diesem Erlebnis entfernen, damit Sie es nicht zu nahe an sich heranzulassen brauchen.

Natalie: Oh, das ist wohl so.

Therapeut: Lassen Sie uns einfach noch ein wenig in diesem Augenblick bleiben. Ist das für Sie in Ordnung?

Natalie: Ich denke ja. Es fühlt sich irgendwie gut an. Ich fürchte nur, daß es nicht so bleiben wird.

Therapeut: Ja, das verstehe ich, und wir werden an dieser Furcht arbeiten. Aber bleiben Sie jetzt erst einmal bei dem, was tatsächlich geschieht.

Tabelle 4.3 enthält explorierende Fragen darüber, wie ein Patient das innere Empfinden des Therapeuten in den Therapiesitzungen wie auch in der Zeit zwischen den Sitzungen erlebt.

TABELLE 4.3

Innere Empfindungen eines Patienten bezüglich des Therapeuten

Das innere Empfinden während der Sitzungen

- Wie erleben Sie mich in diesem Augenblick?
- Spüren mich alle Ihre Anteile in diesem Moment hier zusammen mit Ihnen?
- Falls einige Anteile mich nicht spüren: Was hält sie nach Ihrer Meinung davon ab, den gegenwärtigen Augenblick des Zusammenseins mit mir zu spüren?
- Verbinden Sie irgendein Problem damit, daß Sie momentan meine Unterstützung Ihnen gegenüber spüren? Beispielsweise:
  - Sie (der Therapeut) werden später nicht hier sein, was soll das Ganze also?
  - Ich kann mich nicht ständig auf Sie verlassen.
  - Ich verdiene es nicht, unterstützt zu werden.
  - Wie könnten Sie jemals in Wirklichkeit hier mit mir zusammen sein? Ich bin so ekelhaft.
  - Sie mögen zwar die Kind-Anteile von mir, aber nicht meine wütenden Anteile.
  - Letztlich werde ich nur wieder enttäuscht werden.
  - Ein Teil von mir sagt mir, daß es mich verletzen wird, Ihre Unterstützung oder Fürsorge zu spüren.
  - Jedesmal wenn ich um Hilfe bitte, gerate ich in Schwierigkeiten.
  - Von Ihnen getröstet zu werden reicht nicht. Ich brauche den Trost meiner Mutter oder den von ________________________________.
  - Ich bezahle Sie dafür, daß Sie hier sind. Was hier abläuft, ist also nicht echt.
  - Ich kenne nur Leiden; das ist meine Art. Wer wäre ich, wenn ich nicht leiden würde?
- Der Therapeut könnte sagen: »*Sie sagen, daß einige Ihrer Anteile meine Unterstützung spüren, andere jedoch nicht. Könnten Sie uns beiden helfen, diese Anteile von Ihnen besser zu verstehen? Was haben die betreffenden Anteile einzuwenden oder worüber stolpern sie?*«
- Können die Anteile, die meine Unterstützung spüren, zu denjenigen in Kontakt treten, die sie nicht spüren? Lassen Sie sie spüren, wie es ist, und sei es auch nur für einen Augenblick, und verfolgen Sie dann, was geschieht.

Das innere Empfinden von Fürsorge und Unterstützung in der Zeit zwischen den Sitzungen

- Spüren Sie manchmal ein Gefühl der Fürsorge und Unterstützung von anderen oder mir, wenn Sie Ihren Alltagsaktivitäten nachgehen?
- Wenn ja, wie fühlt sich das dann in Ihrem Körper an?

→

- Gibt es Situationen, in denen dieses Gefühl der Fürsorge und Unterstützung Sie verläßt?
  - Können Sie genau feststellen, wann das gewöhnlich passiert? (Beispielsweise sobald der Patient die Sitzung verläßt oder wenn er allein zu Hause ist)
  - Können Sie feststellen, ob das Verschwinden des Gefühls der Fürsorge und Unterstützung mit bestimmten Gedanken und Gefühlen verbunden ist?
  - Vielleicht können wir untersuchen, ob es einigen Anteilen von Ihnen schwerfällt, Fürsorge und Unterstützung zuzulassen.
  - Was könnte Ihnen helfen, das Gefühl der Fürsorge und Unterstützung zurückzuerlangen?

Zusammenarbeit und Verfügbarkeit des Therapeuten

Ein auf Zusammenarbeit basierendes relationales Modell schließt zuverlässige Verfügbarkeit in einem bestimmten Rahmen ein, was immer es sonst noch beinhalten mag. Wir müssen unseren Patienten jede Woche einen regulären Termin anbieten, pünktlich mit der Arbeit beginnen (und enden) und sie rechtzeitig benachrichtigen, wenn wir einen Termin wegen Urlaub oder aus anderen Gründen ändern oder ausfallen lassen müssen. Wir erklären unseren Patienten, wann und aus welchen Gründen wir außerhalb der Therapiesitzungen für sie erreichbar sind, wie sie uns dann am besten erreichen, was sie tun können, wenn sie uns nicht erreichen, und wir geben ihnen klare Anweisungen für Notfälle. Was ein »Notfall« ist, definieren wir gemeinsam. Wenn ein Patient uns anruft, rufen wir ihn so schnell wie möglich zurück, allerdings nur im Rahmen der vorher festgelegten Regeln. Natürlich kann eine unerwartete Krankheit oder ein anderes Problem ein spätes Absagen einer Sitzung erforderlich machen, und es kann auch vorkommen, daß eine Absage einen Patienten nicht rechtzeitig erreicht. Besonders unangenehme Situationen entstehen, wenn wir selbst eine Sitzung vergessen, zwei Patienten zum gleichen Termin bestellen oder es versäumen, einen Patienten zurückzurufen. Wir können uns aber in solchen Fällen entschuldigen und uns dann so nachvollziehbar wie menschenmöglich verhalten.

Oft ist ein *gelegentlicher* Kontakt außerhalb der regulären Therapiesitzungen nützlich, allerdings nur, wenn er dazu dient, die Situation zu stabilisieren, nicht dazu, die Therapie fortzusetzen. Es geht nicht primär darum, *ob* zwischen den Sitzungen Kontakte stattfinden, sondern darum, *wie* solche Kontakte vom Patienten und vom Therapeuten genutzt werden, d. h.,

- ob wohldefinierte Parameter festgelegt wurden, die dem Therapeuten ein Privatleben ermöglichen und dem Patienten helfen, auf sein eigenes Leben zu fokussieren, statt sich darauf zu verlassen, daß er ständig Kontakt zum Therapeuten hat, und
- ob solche Kontakte den Patienten darin unterstützen, sich in Sitzungen stärker auf die therapeutische Arbeit zu konzentrieren.

Therapeuten müssen sich sowohl um die Einstimmung als auch um klare Abgrenzung bemühen, um Mitgefühl ebenso wie um Verläßlichkeit und angemessene Flexibilität, um Unterstützung der Patienten und um das Beharren auf regelmäßigem Training dieser Fertigkeiten. Sie müssen akzeptieren, was der Patient erlebt, und ihn respektvoll auf inakzeptable Verhaltensweisen aufmerksam machen. Therapeuten müssen ihre Patienten unterstützen, wenn diese betrauern, daß im Leben nicht immer alles genau in ihrem Sinne verläuft, ihnen aber auch bewußt machen, daß es ihnen auch genug geben kann.

Zentrales Konzept

Der Patient braucht außer dem Therapeuten mindestens noch einen anderen Unterstützer. Das kann ein Familienmitglied, ein Freund, ein anderes Mitglied eines Behandlungsteams oder ein professioneller Berater sein.

Natürlich zeigen sich manche Patienten von ihrem Therapeuten abhängiger, während andere sich in einer solch distanzierten und pseudo-unabhängigen Haltung präsentieren, daß sie den Therapeuten (oder andere Menschen) nicht als helfend oder auch nur als präsent erleben können. Patienten, die sozial extrem isoliert sind, erleben ihren Therapeuten manchmal als ihre einzige Quelle der Unterstützung, was sowohl für den Therapeuten als auch für die Patienten eine Falle ist. Als Patienten haben wir oft beträchtliche Bedürfnisse, weshalb es zu ihrer Erfüllung sozusagen eines »Dorfs« oder eines Teams bedarf. Deshalb sollten Therapeuten ihre Patienten unbedingt dazu anhalten, sich um mindestens eine weitere Unterstützungsperson zu bemühen. Schließlich ist ein wichtiges Ziel einer jeden Therapie, Patienten zu helfen, ein normales Leben zu führen und Beziehungen zu pflegen. Einige Patienten, die sich ausschließlich mit ihrem Therapeuten zusammen in einem sicheren Kokon bewegen, sind wahrscheinlich niemals bereit, die Unannehmlichkeiten eines Lebens in der realen Welt zu ertragen. Natürlich wissen wir, daß manche Patienten dies aufgrund ihrer Isoliertheit nie schaffen werden.

Fallbeispiel für das Erlernen der Selbstregulation: Roger

Roger litt unter einer dissoziativen Störung und einer schweren Angststörung. Sobald ihn die Angst überfiel, rief er von seinem Arbeitsplatz aus seine Frau an. Auch seinen Chef suchte er immer wieder auf, um sich bei ihm rückzuversichern, wie seine Anweisungen zu verstehen seien – was dem Chef gewaltig auf die Nerven ging. Roger hatte Angst, einen Fehler zu machen oder seinem Chef zu mißfallen. Einige seiner dissoziierten Anteile weinten und bestanden darauf, er solle nach Hause gehen, ein anderer brüllte Roger innerlich an, Roger solle sofort kündigen, da sein Chef zu hohe Anforderungen an ihn stelle, und ein weiterer brüllte ihn an und warf ihm vor, er sei einfach zu dämlich.

Mit Hilfe seines Therapeuten lernte Roger, seine Angst zu ertragen und mit ihr fertig zu werden. Das gelang ihm, indem er mit seinen dissoziierten Anteilen arbeitete und verschiedene Atem- und Achtsamkeitstechniken erlernte. Der Therapeut empfahl Roger auch, Techniken der Emotionsregulation zu erlernen. Ein dissoziierter Anteil beharrte darauf, daß Roger ein Versager sei. Der Therapeut arbeitete mit diesem Anteil, um seine Funktionen zu verstehen (um zu verhindern, daß Roger schmerzhafte Erlebnisse hatte und sich durch Angriffe auf sich selbst gegen seine Scham zur Wehr setzte). Der Therapeut leitete sowohl Roger als auch seinen angreifenden Anteil dazu an, mehr über seine Scham herauszufinden (siehe Kapitel 15) und mehr Selbstmitgefühl zu entwickeln.

Als Roger gelernt hatte, seine Emotionen zu regulieren, wenn er nicht unter Streß stand, konnte der Therapeut ihn auf seine Erfolge verweisen, auf die er dann allmählich einen gewissen Stolz entwickelte. Nachdem zwischen den dissoziierten Anteilen ein wenig mehr Mitgefühl entstanden war, zeigten sie auch mehr Bereitschaft zur Zusammenarbeit und zum Eingehen kleinerer Risiken. Roger lernte mit der Zeit die Kunst der Selbstregulation, so daß ihm nicht mehr ständig jemand helfen mußte.

Die Zusammenarbeit dissoziierter Anteile

In einem auf Kooperation zielenden Modell bestätigt der Therapeut das innere Erleben des Patienten, insbesondere die Konflikte, die Ambivalenz und die nicht integrierten Erlebnisse seiner dissoziierten Anteile. Mit dem Patienten gemeinsam lernt er allmählich zu verstehen, wie die verschiedenen dissoziierten Anteile entweder zusammenarbeiten oder dies nicht tun, sowohl implizit als auch explizit. Diese inneren Dynamiken stehen im Zentrum des Leidens dissoziierender Patienten und ihres Mangels an Kohärenz und Kongruenz.

Beispielsweise könnte ein Therapeut gegenüber einem jungen Anteil eines Patienten Mitgefühl entwickeln, der sich seinerseits ständigen Kontakt zu ihm wünscht – ein ebenso verständlicher wie unrealistischer Wunsch. Der Therapeut erkennt aber auch die Wut und Scham an, die dieser Wunsch bei anderen Anteilen hervorruft, die den Patienten vor Verletzungen schützen wollen sowie davor, daß der Wunsch nach Abhängigkeit beim erwachsenen Patienten auch das Gefühl eigener Kompetenz unterminiert. Therapeuten haben Mitgefühl gegenüber dem Schmerz und dem Leiden angesichts des Konflikts, dem Beharren auf einer idealisierten Phantasie betreffs fürsorglicher Zuwendung und der späteren Trauer über den Verlust dieser Phantasie und der Notwendigkeit, sich der Realität zu stellen. Sie verstehen und akzeptieren die zumindest partielle Legitimität der Interessen sämtlicher dissoziierter Anteile, wobei sie stets die Gesamtperson im Blick behalten, auch wenn dies dem Patienten selbst nicht möglich ist. In letzterem Fall helfen sie dem Patienten, mit den Konflikten adaptiver umzugehen, statt die eine oder andere Seite zu bevorzugen (Steele et al. 2001). Dieser Ansatz führt zu Kooperation und Kohäsion zwischen den dissoziierten Anteilen, deren Daseinszweck es ist, die innere Verbindung, das Akzeptieren und die Realisation, die zur Integration führt, zu vermeiden.

Nutzung der Gegenübertragung als kollaborative Intervention

Direkte oder indirekte Äußerungen über Gegenübertragungsreaktionen können die Zusammenarbeit in der therapeutischen Beziehung unglaublich wirksam unterstützen, wenn man sie auf die richtige Art und zum richtigen Zeitpunkt verlauten läßt. Einige theoretische Ansätze raten Therapeuten, sich zur Gegenübertragung gar nicht zu äußern, andere empfehlen, nur sehr eingeschränkt darüber zu sprechen, und wieder andere befürworten, sie in aller Ausführlichkeit zu thematisieren. Nach unserer Auffassung sollte ein Therapeut einen Patienten zunächst gut kennen und sich über seine eigene Motivation im klaren sein, bevor er entscheidet, ob, wann und worüber er sich dem Patienten anvertraut. Selbstoffenbarungen des Therapeuten sind sicherlich keine immer gleiche Routineangelegenheit, insbesondere nicht im Rahmen der Behandlung dissoziierender Patienten. Außerdem sollte man sich als Therapeut darüber im klaren sein, daß Anteile sehr unterschiedlich auf solche Offenbarungen reagieren können und daß manchmal nicht vorhersehbar ist, wie sie reagieren werden. Eine sehr umsichtig durchgeführte Offenbarung kann die Effektivität einer Psychotherapie jedoch stark verbessern (M. S. Barrett & Berman 2001).

Zentrales Konzept

Patienten mitzuteilen, wie und was wir selbst im betreffenden gegenwärtigen Augenblick erleben, kann, wenn man es sachgerecht tut, der Beziehung zwischen Patient und Therapeut zugute kommen, das Vertrauen stärken und dem Patienten helfen, seine Fähigkeit, sich mitzuteilen und in Beziehung zu treten, zu verbessern. Selbstoffenbarungen sind eine Art auszudrücken: *Du bist ein ganz normaler Mensch wie wir alle.*

Einige Arten der Selbstoffenbarung sind nützlicher als andere. Offenbart eine Therapeutin beispielsweise, daß sie unter einer schweren Depression leidet, ruft sie dadurch wahrscheinlich eine negative oder verängstigte Reaktion hervor, wohingegen sie, wenn sie erklärt, wie sie mit ihren eigenen »Durchhängern« umgeht, die jeder Mensch gelegentlich erlebt, wahrscheinlich eine positive Reaktion hervorruft.

Das bedeutet, daß Selbstoffenbarungen, die einem Patienten vermitteln, daß er ein Mensch wie jeder andere ist, nützlicher sind als das Offenbaren spezifischer Inhalte. Gibt ein Therapeut zuviel von sich preis, nehmen seine Patienten ihn möglicherweise als weniger kompetent und effektiv oder gar als schwach wahr und sorgen sich wegen ihrer Wirkung auf den mentalen Zustand des Therapeuten. Eine gemeinsame Offenbarung hingegen versetzt den Patienten wie den Therapeuten unmittelbar in den Bereich normalen menschlichen Erlebens und hilft dem Patienten, den Therapeuten als »Mit-Wesen« zu empfinden.

Zentrales Konzept

Persönliche Offenbarungen darüber, was der Therapeut mit dem Patienten im Augenblick erlebt, oder solche, die das Menschsein beider thematisieren, sind generell nützlicher als das Offenbaren von Fakten über das Leben des Therapeuten oder über seine Vorgeschichte.

Eine andere Möglichkeit, sich dieser Art von Offenbarung zu nähern, besteht darin, etwas zu sagen wie: *Ich weiß nicht genau, wie Sie Verzweiflung und Depression erleben, aber es gibt etwas, das mir ein wenig vertraut ist. Irgendwo auf diesem Spektrum finden wir Menschen uns gelegentlich wieder. Fangen Sie nun an, Ihre Erlebnisse mitzuteilen, denn dann brauchen Sie sich nicht mehr so allein damit zu fühlen.*

Sinn und Zweck des Mitteilens von Gefühlen oder Erlebnissen besteht darin, diese als Brücke zu benutzen, um den Patienten zu helfen, zu ihren eigenen nicht integrierten oder abgeleugneten Erlebnissen und relationalen Mustern in Kontakt zu treten. Der Therapeut muß eine gute Balance zwischen der Nutzung von Gegenübertragungsgefühlen, deren gezielter und angemessener Mitteilung und der grundsätzlichen Fokussierung auf das Erleben des Patienten im Augenblick finden. Manchmal ist es im Interesse der Therapie besser, das innere Erleben in Sitzungen nur zu registrieren und sich stillschweigend davon geleiten zu lassen, ohne den Patienten darüber in Kenntnis zu setzen.

Die Entscheidung darüber, ob der Therapeut dem Patienten Gegenübertragungsgefühle direkt mitteilen sollte oder nicht, hängt von vielen Faktoren ab. Die folgenden Fragen können helfen, solche Entscheidungen zu treffen.

- *Habe ich intensive Gefühle bezüglich dessen, was ich offenbaren will? Handelt es sich um etwas, das bei mir noch nicht aufgelöst ist?* Noch nicht aufgelöste Probleme verletzen oft zu sehr, als daß man sie mitteilen könnte, und das Urteil des Therapeuten über eine entsprechende Offenbarung ist in solchen Fällen manchmal nicht besonders klar. Versuchen Sie, im Rahmen einer Konsultation oder Supervision herauszufinden, ob eine Selbstoffenbarung im konkreten Fall nützlich sein könnte; und wenn ja, wie und wann sie erfolgen sollte.
- *Wird der Patient seine Wirkung auf mich als seinen Therapeuten wahrscheinlich schätzen, und ist er in der Lage, das, was ich ihm offenbare, für eigene Reflexionen zu nutzen?*
- *Besteht zwischen dem Patienten und mir eine positive Allianz?* Untersuchungen haben ergeben, daß Selbstoffenbarungen die negative Wahrnehmung eines Therapeuten noch verstärken können, wenn der Patient die therapeutische Beziehung ohnehin schon als negativ erlebt (Myers & Hayes 2006).
- *Wird der Patient das, was ich ihm offenbare, nutzen, um mich weiter zu beschimpfen oder zu demütigen – d. h., würde er sich mir gegenüber sadistisch verhalten? Wenn ja, wäre es dann von Nutzen, wenn ich ihn darüber informiere, daß ich neugierig darauf bin, was für ihn geschieht, wenn er mich verletzt oder demütigt?*
- *Wäre es für den Patienten nicht zu ertragen, wenn ich ihm offenbare, wie ich ihn erlebe? Würde dies bei ihm Scham, Schuldgefühle, Wut oder fürsorgliches Verhalten hervorrufen?*
- *Gibt es eine Möglichkeit, dem Patienten mitzuteilen, was ich erlebe, ohne daß ihn dies überwältigt?*
- *Würde der Patient meine Offenbarung wahrscheinlich nutzen, um von dem, was er selbst erlebt, abzulenken? Würde er darüber grübeln und mich auffordern, ihm noch mehr mitzuteilen?* Zwanghaftes Abwehrverhalten könnte Offenbarungen unmöglich machen, bis es vollständiger durchgearbeitet ist.
- *Wie werden die verschiedenen Anteile des Patienten wahrscheinlich auf meine Offenbarung reagieren? Wird sie die Kohäsion zwischen den Anteilen eher verbessern oder eher verringern?*

Wichtig ist auch, *wie* sich der Therapeut offenbart. Das Offenbarte sollte so gerahmt werden, daß das mitfühlende Verstehen dessen, was der Patient erlebt hat, im Mittelpunkt steht. Gegenübertragungsreaktionen sollten auf nicht-bedrohliche Weise und ruhig mitgeteilt werden. Beispiele dafür, wie man Offenbarungen so gestalten kann, daß es der Zusammenarbeit förderlich ist, werden in Tabelle 4.4 auf den folgenden Seiten beschrieben.

TABELLE 4.4
Die Zusammenarbeit unterstützende Offenbarungen des Therapeuten

- Ich spüre eine starke Hoffnungslosigkeit in diesem Raum, und ich spüre dieses Gefühl auch in mir, während Sie mir mitzuteilen versuchen, wie es sich anfühlt, so hoffnungslos zu sein. Alles wirkt so dunkel und leer. Erfaßt das ungefähr, wie es sich für Sie anfühlt?
  - Nicht: *Ich fühle mich momentan in Ihrer Gegenwart so hoffnungslos. Ich habe alles zu nutzen versucht, was ich kenne, aber nichts davon scheint Ihnen zu helfen.*
  - Nicht: *Sie fühlen sich so hoffnungslos. Es gibt aber viel Grund zur Hoffnung! Ich bin hier und werde Ihnen helfen, sich besser zu fühlen.*
- Ich spüre einen gewissen Aufruhr in mir, als ob Sie mir ein Gefühl der Ambivalenz oder Verwirrung vermitteln würden. Ich frage mich, ob es zwischen einigen Anteilen von Ihnen Unstimmigkeiten gibt. Ist das so? Wenn ja, wie reagieren dann andere Anteile von Ihnen auf das, was Sie sagen?
  - Nicht: *Ich habe nicht die geringste Ahnung, wovon Sie reden. Ich habe das Gefühl, Sie versuchen, mich zu verwirren.*
- Mir fällt auf, daß Sie den Atem anhalten und daß Ihre Muskeln angespannt sind, während Sie mir diese positive Geschichte über Ihre Schwester erzählen. Merken Sie das auch? Und wären Sie bereit, mit mir zusammen herauszufinden, was momentan bei Ihnen im Gange ist? Ich fühle mich nämlich ebenso angespannt wie Sie.
  - Nicht: *Sie sind so angespannt. Entspannen Sie sich doch einfach.*
- Ich merke, daß ich mich traurig fühle, während Sie mir diese Geschichte erzählen, und doch lachen und lächeln Sie. Ich frage mich, warum wir so unterschiedlich darauf reagieren. Könnten Sie mir sagen, wie es für *Sie* ist, mir diese Geschichte zu erzählen?
  - Nicht: *Sie sind inkongruent, wenn Sie über etwas lachen, das eigentlich sehr traurig ist. Sie müssen diese Traurigkeit spüren.*
- Mir ist gerade aufgefallen, daß ich meinen Atem angehalten habe, und ich merke, daß Sie das auch tun. Wir sollten jetzt zusammen ein paarmal tief durchatmen und uns dann fragen, was wir zu erreichen versuchen, indem wir nicht atmen.
  - Nicht: *Ich halte den Atem an und warte darauf, daß Sie etwas sagen.*
- Hier ist eine Menge Frustration im Raum. Ich spüre das. Und ich könnte mir vorstellen, daß es Ihnen nicht anders geht – stimmt's? Wir sollten versuchen, das zu verstehen.
  - Nicht: *Ich bin im Moment Ihretwegen sehr frustriert. Ich verstehe nicht, warum Sie so starken Widerstand gegen etwas haben, das ganz sicher bewirken wird, sich besser zu fühlen.*
- Wenn Sie mich anbrüllen, ängstigt mich das. Es fällt mir schwer zu verstehen, was Sie wirklich sagen wollen, aber ich will es herausfinden. Deshalb möchte ich Sie bitten, etwas

leiser zu sprechen. Und lassen Sie uns gemeinsam eine Möglichkeit finden, auf eine Wellenlänge zu kommen, damit ich begreife, was Sie mir sagen wollen.
- Nicht: *Hören Sie auf, so wütend zu sein, und beruhigen Sie sich!*

- Wenn ein Patient sich sadistisch verhält, statt seine Furcht und Verletzlichkeit zu zeigen, sollte der Therapeut sofort auf das Erleben des Patienten refokussieren: »*Ich würde unsere Arbeit gern für einen Augenblick unterbrechen, weil mir gerade klar geworden ist, daß das, was sich zwischen uns abspielt, ziemlich stark dem ähnelt, was Sie Ihren eigenen Beschreibungen zufolge auch in anderen Beziehungen erleben. Man könnte meinen, daß Ihnen das Unbehagen und die Furcht, die andere Menschen in Ihrer Nähe empfinden, irgendwie Freude machen, weil Ihnen das ein Gefühl der Macht vermittelt. Ich frage mich, ob das etwas ist, das auch im Moment geschieht.*«
  - Nicht: *Ich fühle mich sehr verletzt. Ich versuche doch nur, Ihnen zu helfen. Warum behandeln Sie mich so?*

- Mir scheint, daß eine sexuelle Energie hier im Raum ist. Wir sollten versuchen, so darüber zu reden, daß alle Anteile von Ihnen daran teilhaben und es akzeptieren können.
  - Nicht: *Sie haben mir gegenüber sexuelle Empfindungen.*
  - Nicht: *Ich habe sexuelle Empfindungen.*

- Ich merke, daß ich mich im Augenblick ein wenig inkompetent fühle. Und ich frage mich, ob uns das etwas darüber sagt, was in dieser Sitzung in uns beiden vor sich geht. Ich nehme an, für Sie ist das ein vertrautes Gefühl. Wir sollten diese Gelegenheit nutzen, um mehr über Ihr Erleben und unser gemeinsames Erleben herauszufinden.
  - Nicht: *Sie sind zu mir gekommen, weil ich ein Experte bin, und ich weiß genau, was ich tue. Ich möchte Ihnen helfen, aber Sie lehnen alles ab, was ich Ihnen vorschlage.*

- Merkwürdigerweise fühle ich mich etwas müde, obwohl ich eigentlich ausgeruht bin. Fällt es Ihnen heute auch so schwer, präsent zu bleiben? Ich frage mich, warum wir beide heute so große Schwierigkeiten damit haben, während unseres Zusammenseins präsent zu sein.
  - Nicht: *Sie langweilen mich so, daß es mir in den Sitzungen mit Ihnen schwerfällt, wach zu bleiben. Sie bringen in die Sitzungen nicht ein, woran Sie wirklich arbeiten müßten.*

- Ich merke, daß ich mich so fühle, als ob nichts jemals gut genug ist. Und mir ist die Idee gekommen, daß uns das, was sich zwischen uns abspielt, helfen könnte, zu verstehen, wie es für Sie als Kind war. Sehe ich es richtig, daß Sie immer das Gefühl hatten, nicht gut genug zu sein, so sehr Sie sich auch bemühten? Können Sie mir etwas genauer schildern, wie das für Sie war? Ich kann mir vorstellen, daß Sie als Kind das Gefühl hatten, Ihre Eltern hätten Sie nie so verstanden, daß es Ihnen wirklich gerecht geworden wäre. Trifft das zu?
  - Nicht: *Sie lehnen alles ab, was ich tue. Sie haben in Beziehungen das Muster entwickelt, anderen Menschen ein Gefühl der Minderwertigkeit zu vermitteln, damit Sie sich besser fühlen können. Vielleicht sollten wir uns ein wenig damit beschäftigen.*

→

- Ich weiß momentan nicht, was ich tun soll, und ich frage mich, ob Sie das mir gegenüber auch so empfinden. Der junge Anteil von Ihnen möchte, daß ich Sie beruhige, und der wütende Anteil von Ihnen will, daß ich mich um diese Sehnsüchte nicht kümmere; im Grunde will er gar nicht in dieser Therapie sein. Mir scheint, wenn ich mich für das eine oder das andere entscheide, geht etwas Wichtiges verloren, das in diesem Augenblick zum Ausdruck kommt. Ich halte beides für sehr wichtig. Und ich frage mich, ob wir den Konflikt zwischen diesen beiden Anteilen gemeinsam im Blick behalten und darüber nachdenken sollten.
    - Nicht: *Ich bin nicht dafür da, für Kind-Anteile zu sorgen. Das ist nicht mein Job. Und der wütende Anteil von Ihnen muß sich zurückhalten. Sie erwarten von mir etwas Unmögliches.*
    - Nicht: *Ja, wir sollten dem Kind-Anteil jetzt Raum geben. Er braucht soviel Zuwendung. Der wütende Anteil verletzt ihn so sehr. Diese Wut gehört nicht zu Ihnen. Das ist die Wut Ihres Vaters. Geben Sie sie ihm zurück.*

Zusammenfassung

Ein Eltern-Kind-Modell der Bindung kann sich auf die therapeutische Beziehung sehr positiv auswirken – allerdings können Schwierigkeiten entstehen, wenn man dieses Modell unmodifiziert benutzt. Unser angeborenes Bedürfnis, mit anderen Menschen zusammenzuarbeiten und uns ihnen mitzuteilen, kann auch der Struktur der therapeutischen Beziehung zugute kommen. Bei der Zusammenarbeit geht es ebensosehr um implizite Kommunikation wie um expliziten verbalen Ausdruck, und durch gute Zusammenarbeit entsteht ein Gefühl der Kompetenz und des Behagens. Gegenübertragungsgefühle zu offenbaren kann die Kooperation in einer Therapie sehr wirksam fördern.

Weitere Erkundungen

4.1 Beschreiben Sie anhand eines Beispiels, wie Sie Gegenübertragungsreaktionen einem Patienten so mitgeteilt haben, daß es Ihnen beiden half, besser zusammen an dem, was im betreffenden Augenblick vor sich ging, zu arbeiten.

4.2 Was nutzen Sie häufiger, wenn es um Sie selbst geht: Selbstberuhigung oder Beruhigung in einer Beziehung? Wie auch immer Ihre Antwort ausfällt, sie ist weder gut noch schlecht. Menschen sind nun einmal unterschiedlich und bevorzugen entweder das eine oder das andere. Können Sie erkennen, wann es besser ist, um Unterstützung zu bitten, und wann Sie etwas besser selbst angehen? Falls Sie bestimmte Überzeugungen haben, ob und wann das eine oder das andere besser ist, so schreiben Sie diese auf.

BEISPIELE: *Menschen sollten unabhängig sein und mit Problemen allein fertig werden können. Menschen sollten nie allein sein, wenn sie in Schwierigkeiten sind. Weil ich mich nicht darauf verlassen kann, daß andere Menschen mir helfen, muß ich alles selbst erledigen. Weil ich mich nicht selbst beruhigen kann, brauche ich jemanden, der mir hilft.*

4.3 Wie wirken sich Ihre Überzeugungen bezüglich der Regulation in Beziehungen und der Selbstregulation auf Ihre Tendenz aus, Ihre Patienten so zu beeinflussen, daß sie entweder die Regulation in einer Beziehung oder die Selbstregulation bevorzugen?

4.4 Üben Sie sich darin, auf den Prozeß zu fokussieren – darauf, was während der Sitzungen in dieser Woche zwischen Ihnen und Ihrem Patienten und was in Ihnen geschieht. Was erschwert es Ihnen, den Prozeß zu verfolgen? Was haben Sie durch stärkeres Fokussieren auf den Prozeß gelernt?

TIPP: Wenn Sie Hilfe brauchen, um den Prozeß zu erkennen und daran zu arbeiten, sollten Sie sich an Ihren Berater oder Supervisor wenden. Wir empfehlen Ihnen, Sitzungen auf Video aufzunehmen, denn das ist eine wunderbare Möglichkeit, zu lernen, am Prozeß zu arbeiten. Eine andere Möglichkeit sind Rollenspiele mit einem Kollegen, wobei Sie sich in den Rollen des Patienten und des Therapeuten abwechseln. Üben Sie im Rollenspiel, zehn bis fünfzehn Minuten ausschließlich auf den Prozeß zu fokussieren und ihn zu kommentieren.

4.5 Achten Sie genau auf Ihr subjektives Erleben in den Sitzungen. Achten Sie auf Ihre Haltung, Ihre Empfindungen und Bewegungen, Ihre Atmung, Ihre Muskelanspannung, Ihre Gedanken und Phantasien, Ihre Emotionen und Wahrnehmungen. Erleben Sie je nach Patient oder den dissoziierten Anteilen, mit denen Sie arbeiten, unterschiedlich?

TEIL II | Assessment, Fallkonzept und Behandlungsplanung

5 Assessment dissoziativer Störungen

Ein Screening auf dissoziative Pathologie sollte zu einem festen Bestandteil jedes diagnostischen Assessments werden.

— Suzette Boon & Nel Draijer (1993a, S. 270)

Eine genaue Diagnose dissoziativer Störungen ist unverzichtbar, denn erst dadurch wird es möglich, sachgerecht darüber zu entscheiden, welcher Behandlungsansatz einem Patienten mit komplexen dissoziativen Problemen wahrscheinlich helfen wird. Wird die Dissoziation im Rahmen einer phasenorientierten Behandlung unmittelbar angesprochen, verbessert das die Funktionsfähigkeit im Alltagsleben, die Neigung zu Selbstverletzungen nimmt ab, PTBS-Symptome und dissoziative Symptome werden verringert, stationäre Behandlungen werden seltener notwendig, und die Behandlungskosten werden reduziert (Brand, Classen, Lanius et al. 2009; Brand & Loewenstein 2014). Hingegen bestehen bei denjenigen, auf deren Dissoziation eine Behandlung nicht eingeht, weiterhin dissoziative Symptome und andere Probleme, weil sich an ihrer untergründigen dissoziativen Organisation nichts verändert (Brand, Classen, McNary & Zaveri 2009).

Zentrales Konzept

Komplexe dissoziative Störungen erfordern spezielle Behandlungsansätze. Deshalb ist ein darauf abgestimmtes Assessment besonders wichtig.

Es gibt viele gute Hilfsmittel für die Diagnose von Patienten mit dissoziativen Störungen (Anhang A enthält eine Liste von Assessment-Instrumenten). In diesem Kapitel beschreiben wir kurz die wichtigsten Symptome komplexer dissoziativer Störungen. Es ist wichtig, daß Therapeuten, auch wenn sie nicht auf die Behandlung dissoziativer Störungen spezialisiert sind, zumindest ein grundlegendes Screening auf dissoziative Störungen durchführen können. Nötigenfalls kann eine weiterführende Konsultation zur Präzisierung der Diagnose beitragen. Da eine Dissoziation verborgen bleiben kann, ist die Diagnose manchmal ziemlich lange unklar. Zuweilen vermutet zwar ein Therapeut eine dissoziative Störung, er muß aber warten, bis sich die Situation des Patienten so weit stabilisiert hat, daß er sein inneres Erleben umfassender ausdrücken kann.

Schwierigkeiten beim Assessment dissoziativer Störungen

Der Therapeut muß sowohl direkte als auch subtilere Fragen zur Dissoziation stellen, ohne den Patienten zu überfordern; er sollte das Thema aber auch nicht vermeiden. Das Assessment auf dissoziative Störungen konfrontiert mit verschiedenen größeren Schwierigkeiten, mit denen Therapeuten sich vorab vertraut machen sollten, damit sie darauf vorbereitet sind, die dissoziativen Symptome in ihren verschiedenartigen Ausprägungen zu verstehen (siehe hierzu Boon & Draijer 1993a, 1993b, 2007; Dell 2002, 2006a, 2006b, 2009a, 2009b; Draijer & Boon 1999; ISSTD 2011; C. A. Ross 1997; Steinberg 1994, 1995, 2004; van der Hart et al. 2006/2008).

Die verschiedenen Bedeutungen von Dissoziation

Der Begriff Dissoziation wird in der Fachliteratur sehr unterschiedlich definiert und beschrieben. Deshalb ist es für Therapeuten manchmal schwierig, sich klarzumachen, nach was genau sie bei einem Patienten Ausschau halten sollen (Boon & Draijer 2007). Eine wichtige Frage ist in diesem Sinne, ob es beim Phänomen Dissoziation ein Spektrum gibt, das von »normal« bis »pathologisch« reicht (siehe z. B. Bernstein & Putnam 1986; Carlson & Putnam 1993; Cardeña 1994). Einige Theoretiker verorten Symptome wie Benommenheit, die Neigung zum Abdriften in Phantasien und Versunkenheit auf dem »normalen« Zweig eines solchen Spektrums, wohingegen sie dissoziierte Persönlichkeitsanteile und psychogene Amnesien auf dem pathologischen Zweig lokalisieren (Butler 2006; Dalenberg & Paulson 2009; Waller, Putnam & Carlson 1996). Die Symptome, die dem als normal eingeschätzten Zweig des dissoziativen Spektrums zugeordnet werden, finden sich bei allen Populationen, verbunden mit einer Einengung oder Verringerung des Niveaus bewußten Gewahrseins. Wir ziehen es vor, diese Phänomene nicht als dissoziativ zu bezeichnen, weil es dabei nicht um eine Dissoziation der Persönlichkeit geht, auf die der ursprüngliche Sinn des Begriffs Dissoziation gerichtet ist (Boon & Draijer 1993a; Steele, Dorahy, van der Hart & Nijenhuis 2009; van der Hart 1991; van der Hart et al. 2006/2008). Sie treten auf, wenn wir müde oder krank sind und wenn wir mit etwas so stark beschäftigt, gestreßt oder auf etwas fokussiert sind (beispielsweise auf das Lesen eines Buches oder die Arbeit an einem Projekt), daß wir andere Menschen nicht bemerken. Aber selbst diese eigentlich normalen Erscheinungen des Alltagslebens können pathologisch werden, wenn sie länger bestehen bleiben und schwerwiegend sind, etwa wenn Patienten ständig so benebelt sind, daß sie sich im Alltag dysfunktional verhalten oder viele Stunden in Phantasien zubringen, statt ein normales Leben zu führen, ganz gleich, ob bei ihnen außerdem eine Dissoziation der Persönlichkeit besteht (Somer 2002).

Wie andere fragen auch wir uns, ob es tatsächlich ein solches Spektrum dissoziativer Erscheinungen gibt, denn die dissoziativen Symptome von Menschen mit Anderen

Näher Bezeichneten Dissoziativen Störungen (ANBDS) und DIS unterscheiden sich ja qualitativ von jener »Dissoziation«, die bei anderen Populationen beobachtet wurde (Boon & Draijer 1993a; Nijenhuis 2015/2016; Rodewald, Dell, Wilhelm-Gößling & Gast 2011; Steele et al. 2009; van der Hart & Dorahy 2009; van der Hart et al. 2006/2008; Waller et al. 1996; Waller, Ohanian, Meyer, Everill & Rouse 2001). Zweifellos sind Veränderungen und Einschränkungen des Bewußtseinsniveaus wohl fruchtbarer Boden für pathologische Dissoziation, reichen aber allein noch nicht aus, um eine Dissoziation der Persönlichkeit zu verursachen.

Zentrales Konzept

Veränderungen des Aufmerksamkeitsfokus, die einige Autoren »normale Dissoziation« nennen, sind sicher eine Komponente einer Dissoziation der Persönlichkeit, sie sind aber nicht ursächlich für jene Spaltung des Selbstempfindens, zu der es bei komplexen dissoziativen Störungen kommt und welche die Symptome solcher Störungen qualitativ von Phänomenen wie Benommenheit, Tagträumen und Shutdown unterscheidet.

Einige Theoretiker beschreiben Dissoziation als *Hypoarousal* (z. B. Lanius et al. 2014; Porges 2011/2010; Lanius, Brand, Vermetten, Frewen & Spiegel 2012; Schore 2009, 2012). Beispielsweise weist Alan Schore darauf hin, daß Säuglinge auf relationale Traumata entweder mit Hyperarousal oder mit Dissoziation reagieren können, wobei er letztere als *untererregten* »parasympathischen dominierenden Zustand der Erhaltung/des Rückzugs« (2009, S. 120) beschreibt. Dies ist eine völlig andere Sicht der Dissoziation als diejenige, die auf die Dissoziation der Persönlichkeit Bezug nimmt. Weder Hypoarousal allein noch die für dissoziative Zustände typischen Bewußtseinsveränderungen schließen die für komplexe dissoziative Störungen (DIS und ANBDS) – also für dissoziierte Persönlichkeitsanteile – charakteristischen zentralen Symptome ein (Nijenhuis 2015/2016; Steele et al. 2009). Dissoziierte Persönlichkeitsanteile beinhalten ebenso häufig extremes Hyperarousal wie Hypoarousal. Tatsächlich sind viele dissoziierte Anteile chronisch übererregt, und die Patienten wechseln zwischen Hypoarousal und Hyperarousal, je nachdem, welcher ihrer dissoziierten Anteile gerade Oberhand hat.

Zwecks Assessment und Behandlung von DIS und ANBDS können wir Dissoziation als eine grundlegende Organisation oder Struktur der Persönlichkeit und des Selbst von Patienten verstehen, für die ein ungewöhnlicher Grad der Getrenntheit charakteristisch ist, einschließlich separater Instanzen des Selbstempfindens mit jeweils eigenen Ich-Perspektiven (Nijenhuis 2015/2016; Nijenhuis & van der Hart 2011; Steele et al. 2009; van der Hart et al. 2006/2008).

Zentrales Konzept

Bezogen auf ANBDS und DIS sollte man Dissoziation am besten als eine spezielle Art von Organisation der Persönlichkeit von Patienten verstehen, die übermäßig stark unterteilt und starr ist und mehrere separate Arten des Ich-Empfindens umfaßt. Die dabei auftretenden Symptome sind Manifestationen der Aktivität dissoziierter Anteile.

Das wirklich Einzigartige bei ANBDS und DIS ist nicht das Vorliegen von Versunkenheit oder eines dorsal-vagalen Shutdowns, sondern die Existenz dissoziierter Persönlichkeitsanteile (selbst wenn diese nur rudimentär bestehen). Wahrscheinlich sind anhaltende und allgegenwärtige Veränderungen des Bewußtseins – die einige als »normale« Dissoziation bezeichnen – ein notwendiges Element für die Entstehung einer dissoziativen Persönlichkeitsorganisation; sie reichen aber nicht aus, um eine Dissoziation zu verursachen oder aufrechtzuerhalten. Diese Symptome sind weder spezifisch noch entscheidend für die Diagnose von DIS und ANBDS, und sie kommen bei vielen Arten von Störungen vor – beispielsweise bei Panikstörungen (Aderibigbe, Bloch & Walker 2001). Einzigartig für dissoziative Störungen ist weder das Arousal noch sind es die Aufmerksamkeitsmuster, sondern ist die Tatsache, daß der Patient über mehrere Arten des Ich-Empfindens und mehrere Ich-Perspektiven verfügt, mit denen jeweils bestimmte Arousal- und Aufmerksamkeitsmuster verbunden sind.

Unterschiede zwischen den Klassifikationssystemen

Therapeuten können auch durch Unterschiede zwischen den beiden etablierten psychiatrischen Klassifikationssystemen verwirrt werden, dem *Diagnostischen und Statistischen Manual Psychischer Störungen* (DSM-5) und dem ICD-10 *(International Classificaton of Diseases)*, die hinsichtlich der diagnostischen Kategorien für dissoziative Störungen nicht übereinstimmen. So sind die meisten somatoformen dissoziativen Störungen, als *Dissoziative Störungen der Bewegung und Empfindung* bezeichnet, im ICD-10, nicht aber im DSM-5 enthalten. Viele Patienten mit einer komplexen dissoziativen Störung weisen starke somatoforme dissoziative Symptome auf; sie berichten bei Ärzten über Lähmungserscheinungen, unerklärliche Schmerzen, andere Mißempfindungen und Pseudo-Seizures (nicht-epileptische Anfälle). Im DSM-5 jedoch werden diese Erscheinungen als Konversionssymptome oder -störungen bezeichnet und nicht als dissoziativ angesehen – was von vielen kritisiert wird (siehe z. B. Bowman 2006; McDougall 1926; Kihlstrom 1992; Nemiah 1991; Nijenhuis 2004/2006, 2015/2016; van der Hart et al. 2006/2008). Therapeuten, die sich auf das DSM-5 berufen, übersehen in Fällen, in denen somatische Symptome vorherrschen, leicht eine dissoziative Störung.

Unzureichende Ausbildung

Die dritte Schwierigkeit beim Assessment dissoziativer Störungen ist, daß die meisten Therapeuten im Rahmen ihrer Ausbildung nicht ausreichend im Erkennen dissoziativer Störungen geschult werden (Boon & Draijer 2007). Dies führt bei denjenigen, die nie die Möglichkeit des Vorliegens einer dissoziativen Störung in Betracht ziehen, zu Unterdiagnosen und bei denjenigen, die nicht wissen, wie man diese Störungen von Phänomenen wie normalen Ichzuständen, inneren Konflikten oder dramatischen Fluktuationen von Emotionen oder Gedanken unterscheidet, zu Überdiagnosen.

ZENTRALES KONZEPT

Die meisten Therapeuten sind unzureichend oder gar nicht im Assessment von Dissoziation ausgebildet. Dies kann Unter- oder Überdiagnose solcher Phänomene zur Folge haben, was beides dazu führt, daß die betroffenen Patienten unzureichend behandelt werden. Therapeuten, die Patienten mit komplexen Traumata behandeln, sind ethisch dazu verpflichtet, diese in angemessener Weise auf dissoziative Störungen zu untersuchen.

Zwar schenkt die klinische Literatur dem Problem der Überdiagnose einige Aufmerksamkeit, doch ist das Problem der Unterdiagnose vermutlich wesentlich größer, weil viele Therapeuten eine Diagnose auf dissoziative Störungen nie auch nur in Erwägung ziehen. Patienten mit einer dissoziativen Störung werden oft jahrelang psychotherapeutisch behandelt, bevor ihr Problem auch nur zutreffend diagnostiziert wird (Şar 2011).

Ebenso müssen Kliniker eine dissoziative Amnesie von Störungen der Gedächtnisenkodierung, die auf Streß, Versunkenheit, Erschöpfung oder Krankheit zurückzuführen sind, unterscheiden können. Viele Traumatisierte verbringen einen großen Teil ihrer Kindheit versunken in Phantasien, Lesen, Fernsehen, Videospiele und dergleichen, um ihren schmerzhaften Erlebnissen zu entfliehen. Abgesehen vom Vorliegen einer dissoziativen Amnesie bezüglich ihrer traumatischen Erlebnisse erinnern sie sich manchmal auch einfach deshalb nicht an viele Details aus ihrer Kindheit, weil sie so oft geistesabwesend waren. Diese Unterscheidung ist sehr wichtig, weil Patient und Therapeut sich andernfalls weiter erfolglos darum bemühen können, die Lücken in der erinnerten Lebensgeschichte des Patienten zu füllen.

Die verborgene Natur der Dissoziation

Die vierte Schwierigkeit beim Bemühen um eine adäquate Diagnose ist, daß die Dissoziation der Persönlichkeit eine oft nicht leicht erkennbare private innere Organisation ist (Kluft 1987a). Weil komplexe dissoziative Störungen in der frühen Kindheit entstehen, können die Patienten nicht beurteilen, ob ihr inneres Erleben »normal« ist – sie berichten, sie seien »immer so gewesen«. Viele haben über ihr inneres Erleben der Dissoziation nie nachgedacht und es nie in Worte zu fassen versucht, und wenn der Therapeut sie nicht konkret darauf anspricht, kommt ihnen auch nicht in den Sinn, dies zu tun. Andere Patienten schämen sich ihrer Symptome und fürchten, sie seien »verrückt«, was sie stark dazu motiviert, diese verborgen zu halten.

Sehr verbreitet ist die unzutreffende Auffassung, eine wichtige Manifestation von Dissoziation sei heftiges Switching zwischen Anteilen, die sich stark voneinander unterscheiden – wie es immer wieder in krasser Form in den Medien beschrieben wird. Tatsächlich ist dieses klinische Erscheinungsbild von Dissoziation eher ungewöhnlich (und tritt bei etwa 5–6 Prozent der DIS-Fälle auf; Kluft 1985a; Boon & Draijer 1993a, 1993b). Und bei diesen wenigen Patienten könnte eine komorbide histrionische Persönlichkeitsstörung vorliegen, die zu einer dramatischen oder auffälligen Präsentation echter DIS führen kann. Oder es handelt sich um Menschen, die unter starkem Streß stehen und deren Symptome deshalb zeitweilig ungewöhnlich stark auflodern.

Zentrales Konzept

Dissoziative Symptome bleiben Therapeuten häufig verborgen, weil Patienten ihres dissoziativen Erlebens nicht gewahr sind, sich dessen schämen oder weil sie nicht wissen, wie sie es beschreiben sollen. Therapeuten sollten deshalb sehr spezifisch nach dissoziativen Phänomenen fragen und ihre Patienten um zahlreiche Beispiele für das, was sie erleben, bitten, und zwar nicht nur um aktuelle Beispiele, sondern auch um solche aus der Vergangenheit.

Grundsätzlich meiden Patienten mit DIS und ANBDS ihre dissoziierten Anteile extrem und präsentieren sie somit eher nicht in der Öffentlichkeit, es sei denn unter starkem Zwang (siehe hierzu den Fall von Bob weiter unten). Die meisten Patienten fürchten und schämen sich vor dem Switching, weil sie es als beängstigenden Kontrollverlust erleben. Dissoziierende Patienten sind gewöhnlich Meister der Tarnung, weil ihnen dies ermöglicht, in Sicherheit und unerkannt zu bleiben; sie tendieren dazu, ihre Symptome zu verbergen oder »wegzuerklären« (Kluft 1987a). Schließlich lernen ja auch mißbrauchte oder mißhandelte Kinder, daß es für sie am besten ist, unsichtbar zu bleiben oder nicht erkannt zu werden. Sind die Symptome besonders stark, so ist das ein Anzeichen dafür, daß sich der betreffende Patient unter einem Zwang befindet und daß in ihm ein starker Konflikt tobt. Therapeuten werden häufig zuerst mit einem DIS-Fall dieser Art konfrontiert, weil solche Fälle leichter als solche zu erkennen sind. Doch unglücklicherweise sind Patienten mit so starken Symptomen besonders schwer zu behandeln, weil sie sehr daran interessiert sind, ihre verschiedenen Anteile getrennt zu halten, oder weil zwischen diesen starke Konflikte bestehen.

Dissoziative Symptome sind Manifestationen einer dynamischen inneren Organisation der Persönlichkeit, einer privaten und oft furchterregenden inneren Welt. Manche Patienten werden von ihren dissoziativen Symptomen so stark drangsaliert, daß sie zu glauben anfangen, sie seien psychotisch, weil einige ihrer Symptome – insbesondere das Hören von Stimmen – denjenigen einer Psychose oder einer Schizophrenie entsprechen (siehe z. B. Kluft 1987b; Moskowitz, Schäfer & Dorahy 2008; C. A. Ross et al. 1990). Und manchmal leiden sie auch tatsächlich unter einer Psychose, insbesondere unter einer dissoziativen Psychose (van der Hart & Witztum 2008). Sie erleben heftige Intrusionen dissoziierter Anteile, verwirrende Aussetzer des Gewahrseins und ein tiefes Gefühl der eigenen Fragmentierung oder Zerrissenheit. Manchmal schämen sie sich auch, ihre dissoziativen Erlebnisse mitzuteilen, weil sie diese als Beweis dafür ansehen, daß sie »nicht stark genug« oder in irgendeiner Hinsicht unzulänglich sind. Und die Existenz einer Dissoziation anzuerkennen ist natürlich nicht weit vom Anerkennen der dissoziierten schmerzhaften Erlebnisse entfernt. Nicht-Realisation kann sich somit auf das Vermeiden des Gewahrseins dessen, daß man unter einer dissoziativen Störung leidet, ausdehnen.

Zentrales Konzept

Therapeuten sollten bedenken, daß die Aktivitäten dissoziierter Anteile andere Symptome und Störungen imitieren oder verstärken können, beispielsweise die einer Depression, der Neigung zur Selbstschädigung, von Suizidalität, von Eßstörungen, Suchtkrankheiten und Panikgefühlen.

Vermutet der Therapeut eine dissoziative Störung, sollte er sich darüber im klaren sein, daß dissoziierte Anteile auch bei anderen klinischen Problemen eine Rolle spielen können. Manchmal sind die ersten sichtbar werdenden Symptome verwirrende Variationen, die in Zusammenhang mit anderen Problemen beobachtet werden. Beispielsweise spielen bestimmte Anteile manchmal eine Rolle bei Verhaltensweisen, die auf eine Eßstörung hindeuten, während dies für andere nicht gilt, was zum abrupten Auftreten und Verschwinden von Eßproblemen führen kann. Es kommt auch vor, daß einige Anteile depressiv sind, während andere es nicht sind, was ein verwirrendes *Rapid Cycling* (schnelle Stimmungswechsel) zur Folge haben kann, das sich über Minuten oder Stunden hinzieht. Manche Anteile leiden unter Schmerzen, während andere völlig empfindungslos sind, was sowohl bei einem Therapeuten als auch bei einem Arzt den Eindruck erwecken kann, der Patient verbreite widersprüchliche Informationen.

Manche Patienten reagieren mit Angst oder Wut, wenn man ihnen Fragen über

Dissoziation stellt, was unkundige Therapeuten überraschen kann. Solche negativen Scham- und Furchtreaktionen sollten den Verdacht auf das Vorliegen einer Dissoziation verstärken. Patienten, die nicht dissoziieren, sagen in der Regel nur, daß sie die Symptome nicht gutheißen, und auf entsprechende Fragen reagieren sie nicht besonders stark. Ein verfrühtes intensives Assessment kann in solchen Fällen eine Krise hervorrufen und bewirken, daß die Betroffenen sich der weiteren Behandlung durch Flucht entziehen. Ein weniger forsches Vorgehen beim Assessment, das der Belastbarkeit des Patienten Rechnung trägt, könnte insofern nützlich sein.

Die Unterscheidung von Ichzuständen (Ego States) und Schema-Modi von dissoziierten Anteilen

Eine fünfte Schwierigkeit besteht darin, normale Ichzustände oder Selbstzustände oder Schema-Modi von dissoziierten Anteilen zu unterscheiden. Arbeit mit der Ego-State-Therapie (EST; Watkins & Watkins 1997/2003) sowie der Schematherapie (Young, Klosko & Weishaar 2003/2005) und neueste neurobiologische Untersuchungen legen nahe, daß Bewußtsein und Selbst nie völlig eins sind. Jeder Mensch hat zahlreiche Selbst- oder Ichzustände. Aber nur relativ wenige leiden unter dissoziativen Störungen – und nur bei diesen Menschen bestehen dissoziierte Anteile. Young et al. (2003/2005) spricht von verschiedenen Modi bei Borderline-Patienten; diese sind mit Ichzuständen vergleichbar. Wir können uns dissoziierte Anteile als Unterkategorie einer umfassenderen Kategorie natürlicher Ichzustände vorstellen. Metaphorisch ausgedrückt, könnte man sagen: Alle Tiger (dissoziierten Anteile) sind Säugetiere (Ichzustände), aber nicht alle Säugetiere (Ichzustände) sind Tiger (dissoziierte Anteile) (siehe hierzu Kluft 1988a, 2006).

Zentrales Konzept

Ichzustände sind normale Phänomene, die wir alle erleben und die nicht zwangsläufig auf das Vorliegen der dissoziativen Störung hinweisen. Sie unterscheiden sich von dissoziierten Anteilen aufgrund ihres Mangels an Autonomie und Differenziertheit, persönlichen Erlebnissen und eines eigenen Gedächtnisses sowie einer einzigartigen Selbstrepräsentation und einer Ich-Perspektive. Ein Patient erkennt bereitwillig an, daß Ichzustände Teile von ihm sind, was er bei dissoziierten Anteilen nicht tut.

Watkins und Watkins (1993, 1997/2003) beabsichtigten ursprünglich, in das Konzept der Ichzustände auch dissoziative Identitäten oder Anteile einzubeziehen. Kluft (1988a) jedoch vertrat die Auffassung, dissoziierte Anteile hätten im Gegensatz zu Ichzuständen ein eigenes Identitätsempfinden, eigene Selbstrepräsentationen, ein autobiographisches Gedächtnis und persönliche Erlebnisse. Dissoziierte Anteile verfügen über eine ausgeprägte Ich-Perspektive – ein Ich-, Mich- und Mein-Empfinden –, das alle Aspekte des Erlebens (wie Gedanken, Gefühle, Erinnerungen, Phantasien, Wahrnehmungen, Voraussagen, Stimmungen, Empfindungen, Entscheidungsfindungsprozesse und Verhaltensweisen) umfassen kann (Nijenhuis & van der Hart 2011; van der Hart et al. 2006/2008). Ichzuständen hingegen scheint gemeinsam zu sein, daß sie sich der betreffenden Person als Gesamtheit zugehörig fühlen. Gewöhnlich sind sie weniger individuell ausgeprägt, weniger stark von Amnesien betroffen und auf Autonomie erpicht, und Eigenständigkeit ist ihnen weniger wichtig. Sie manifestieren sich eindeutig am häufigsten unter (formeller oder informeller) Hypnose, statt Tag für Tag aufzutreten, und sie können dann Einfluß ausüben, aber nicht die vollständige Kontrolle erlangen.

Leider ist es bei manchen Patienten in der therapeutischen Praxis schwierig, wenn nicht sogar völlig unmöglich, Ichzustände und dissoziierte Anteile zu unterscheiden. Ganz sicher gibt es in dieser Hinsicht eine ziemlich große Grauzone. Trotzdem bleibt die wichtigste Frage noch zu beantworten: *Besteht bei dem Patienten eine dissoziative Störung?* Wenn normale Ichzustände oder die Modi von Borderline-Patienten mit dissoziierten Anteilen verwechselt werden, kann das zu einer Überdiagnose dissoziativer Störungen führen, wohingegen die Verwechslung dissoziierter Anteile mit normalen Ichzuständen oder mit Borderline-Modi zu einer Unterdiagnose führen kann. Deshalb müssen Unterscheidungen zwischen beiden nicht nur auf den Charakteristika dissoziierter Anteile basieren, sondern – und das ist vielleicht sogar noch wichtiger – auch auf anderen Symptomen, die mit dem Vorhandensein dissoziierter Anteile in Einklang stehen und die nur bei dissoziativen Störungen vorkommen. Dazu zählen beispielsweise Amnesien bezüglich der Gegenwart, Phänomene passiver Beeinflussung, Switching und schrille partielle Intrusionen (Tabelle 5.1 enthält eine Liste von Symptomen dissoziativer Störungen).

Symptome einer Dissoziation der Persönlichkeit

Symptome einer Dissoziation der Persönlichkeit kann man grob in negative und positive dissoziative Symptome unterteilen, die sowohl psychoformer (kognitiv-emotionaler) als auch somatoformer (sensumotorischer) Art sein können (Nijenhuis 2015/2016; Nijenhuis & van der Hart 2011; van der Hart et al. 2006/2008; siehe Tabelle 5.1). Negative dissoziative Symptome betreffen das Fehlen oder den Verlust von Funktionen, die theoretisch vorhanden sein sollten. Positive dissoziative Symptome sind vorübergehender und intrusiver Art. Tabelle 5.1 enthält die am häufigsten vorkommenden dissoziativen Symptome, darunter auch diejenigen, die im DSM-5 als Somatisierungssymptome bezeichnet werden. Therapeuten sollten Patienten stets um mehrere

Beispiele für bestätigte Symptome bitten und herauszufinden versuchen, wie oft ein bestimmtes Symptom auftritt, wann es erstmals aufgetreten ist, was es lindert und was es verschlimmert. Viele Patienten werden seit langem von dissoziativen Symptomen geplagt, seit ihrer Kindheit oder Jugend. Weil komplexe dissoziative Störungen fast immer schon in der Kindheit entstehen, ist vielen Patienten nicht klar, daß ihre inneren Erlebnisse alles andere als normal sind, weshalb sie ihren Therapeuten manchmal nicht darüber berichten, daß sie beispielsweise Stimmen hören, sich an bestimmte Zeitabschnitte nicht erinnern können oder das Gefühl haben, ihren Körper zu verlassen. Viele Patienten haben so starke Angst vor inneren Erlebnissen, daß sie es immer vermieden haben, die Existenz bestimmter Symptome anzuerkennen, oder daß sie diese heruntergespielt oder ausgeblendet haben.

Zentrales Konzept

Dissoziative Symptome können positiv oder negativ sein. Positive Symptome sind zeitweilige Intrusionen wie Stimmen, Schmerz, Gedanken und Emotionen. Negative Symptome sind Funktionsverluste, die auf andere Weise, etwa als Emotionstaubheit, Analgesie oder Anästhesie, Lähmung und plötzlicher Verlust von Fertigkeiten wie der, ein Auto zu fahren oder zu kochen, nicht erklärt werden können.

Therapeuten sollten sich darüber im klaren sein, daß Patienten mit einer komplexen dissoziativen Störung über einen ganzen Cluster häufig vorkommender dissoziativer Symptome und außerdem über viele andere traumabezogene Symptome berichten (Boon & Draijer 1993a; Brand & Loewenstein 2010; Carlson & Armstrong 1994; Dell 2009a, 2009b; Frankel 2009; C. A. Ross 1995; Steinberg 1994, 1995, 2004; Steinberg, Cicchetti, Buchanan & Hall 1993). Auch hier gilt, daß etwas, das bei oberflächlicher Betrachtung wie eine komorbide Störung wirken mag, auf den Aktivitäten verschiedener dissoziierter Anteile beruhen oder durch diese zumindest verstärkt werden kann. Oft wird eine dissoziative Persönlichkeitsorganisation erkennbar, wenn man nach traumabezogenen Symptomen Ausschau hält. Auf den Zeitpunkt der Traumatisierung fixierte dissoziierte Anteile eines Patienten bestätigen viele dieser Symptome, wohingegen Anteile, die Aufgaben im Alltagsleben übernehmen, eine Amnesie bezüglich der Symptome entwickeln können, die von anderen Anteilen bestätigt werden oder sich als reine Beobachter sehen, die Symptome und Verhaltensweisen nicht beeinflussen können.

Tabelle 5.1 enthält eine Liste verbreiteter Symptome komplexer dissoziativer Störungen.

TABELLE 5.1 Häufige Symptome von Dissoziation

Amnesie

Amnesie ist charakteristisch für eine DIS und kann sowohl in der Vergangenheit liegende als auch gegenwärtige Erlebnisse betreffen. Sie ist von Versunkenheit und Benommenheit (Enkodierungsfehlern) zu unterscheiden. Eine Amnesie muß nicht durch Substanzmißbrauch (Blackouts) zustande kommen. Eine signifikante psychogene oder dissoziative Amnesie existiert nur selten für sich allein, sondern ist in vielen Fällen ein Symptom für das Vorliegen einer komplexeren dissoziativen Störung (Loewenstein 1991b).

- Große Lücken in der Erinnerung an frühere Erlebnisse.
- Lücken in der Erinnerung an gerade erst Geschehenes einschließlich »Mikro-Amnesien« – womit kurze Aussetzer des Gewahrseins während einer Therapiesitzung infolge von verdecktem Switching gemeint sind. Dies kann vorliegen, wenn ein Patient in Gesprächen oft den Faden zu verlieren scheint. Dieses Phänomen ist von Versunkenheit und Benommenheit zu unterscheiden.
- Unfähigkeit, sich an wichtige Ereignisse zu erinnern, die über normale Vergeßlichkeit hinausgeht (z. B. wenn Patienten sich nicht an ihre eigene Hochzeit, an die Geburt eines Kindes, an ihren Studienabschluß oder an den Tod eines geliebten Menschen erinnern können).
- Hinweise auf aktuelle Verhaltensweisen, an die Patienten sich nicht erinnern können.
- Patienten stellen plötzlich fest, daß sie sich an einem merkwürdigen Ort befinden, und können sich nicht erinnern, wie sie dort hingekommen sind.
- Patienten sind bestimmter dissoziierter Anteile und ihres Verhaltens, ihrer Emotionen, Gedanken usw. nicht bewußt.
- Patienten berichten, andere hätten sie auf Verhaltensweisen hingewiesen, an die sie selbst sich nicht erinnern.

Depersonalisations- und Derealisationssymptome, die auf eine Spaltung der Persönlichkeit hindeuten

- Patienten erleben sich außerhalb ihres Körpers, als würden sie jemand anderen beobachten.
- Patienten haben das Gefühl, über das, was sie sagen, keine Kontrolle zu haben. Sie wissen zwar möglicherweise, was sie sagen, haben aber keinen Einfluß darauf, daß sie es tun.
- Patienten erleben ihren Körper in verzerrter Form (z. B. als kleiner oder größer) oder als nicht zu ihnen gehörend.
- Patienten erkennen Mitglieder ihrer Familie oder gute Freunde oder ihre normale Umgebung nicht (z. B. ihr eigenes Haus oder die Praxis ihres Therapeuten).

→

Passive Beeinflussung

- Ein dissoziierter Anteil oder mehrere beeinflussen Verhalten, Gedanken, Empfindungen, Voraussagen und Wahrnehmungen des Patienten innerlich (ohne offensichtliches Switching). Dies kann zum Auftreten Schneiderscher Symptome (siehe weiter unten) führen.
- Zwei oder mehr dissoziierte Anteile sind gleichzeitig präsent. Dies kann Schneidersche Symptome hervorrufen.
- Ein Anteil switcht vollständig zu einem anderen Anteil und wird vom Therapeuten oder von anderen dem Patienten nahestehenden Personen beobachtet.

Somatoform-dissoziative Symptome

Bei Patienten mit komplexen dissoziativen Störungen können viele verschiedene somatische Symptome auftreten (Nijenhuis 2000, 2004/2006, 2010, 2015/2016; Loewenstein & Goodwin 1999; Ross, Heber, Norton & Anderson 1989; van der Hart et al. 2006/2008). Das DSM-5 zählt somatoforme Symptome nicht zu den diagnostischen Kriterien für DIS, führt sie aber unter der Konversionsstörung, den medizinisch nicht erklärbaren Symptomen und der Somatischen Belastungsstörung auf. Im ICD-10 werden spezifische somatoforme dissoziative Störungen beschrieben:

- Patienten berichten über unerklärliche Schmerzen oder Empfindungen (die oft auf ein Trauma zurückzuführen sind).
- Unfähigkeit, Schmerz zu empfinden (Analgesie)
- Physische Taubheitsempfindungen (Anästhesie)
- Lähmung oder Teillähmung ohne medizinische Ursache
- Verlust physischer Funktionen ohne medizinische Ursache (kann Bewegungsfähigkeit, Sehen, Hören, Riechen, Schmecken, Empfindungsvermögen, Hungergefühl und Temperaturempfinden betreffen).
- Verzerrte somatische Wahrnehmungen
- Anfälle oder Epilepsie ohne medizinische Ursache (Pseudoanfälle).

Schneidersche Symptome

Schneidersche Schizophreniesymptome (auch positive Symptome oder Schneidersche Symptome ersten Ranges genannt) treten bei dissoziativen Störungen sehr häufig auf und sind das Resultat der Aktivitäten und des Einflusses dissoziierter Anteile (Brand & Loewenstein 2010; Kluft 1987b; Dorahy et al. 2009; C. A. Ross et al. 1990; Steinberg & Spiegel 2008). Bei chronisch traumatisierten Patienten sollte das Vorliegen eines dieser Symptome die Frage aufwerfen, ob eine dissoziative Störung vorliegt, und es sollten weitere in diese Richtung zielende Untersuchungen durchgeführt werden.

- Auditorische Halluzinationen, oft in Form von Stimmen, die sich über den Patienten äußern; es kann sich aber auch um innere Dialoge handeln, in denen es nicht um den Patienten geht, und es kann Weinen, Brüllen oder Schimpfen sein. Dissoziative Stimmen lassen sich von psychotischen Stimmen anhand folgender Kriterien unterscheiden (Dorahy et al. 2009; Moskowitz et al. 2008):

- Dissoziative Stimmen setzen anders als psychotische Stimmen gewöhnlich in der frühen Kindheit statt in der späten Adoleszenz oder im frühen Erwachsenenalter ein.
- Oft handelt es sich um Stimmen von Kindern und Erwachsenen.
- Oft sind es Stimmen von Menschen, mit denen der Patient Kontakt hatte.
- Dissoziative Stimmen werden oft regelmäßig oder ständig statt intermittierend gehört.
- Sie kommentieren häufig die Aktivitäten des Patienten oder führen Gespräche über ihn, die er »mithört«.
- Sie können sich an einem Dialog zwischen Therapeut und Patient beteiligen.
- Sie haben ein eigenes Ichempfinden, so begrenzt es auch sein mag.

- Gedankeneingebung – das Erleben merkwürdiger oder fremdartiger Gedanken, die plötzlich im Geist des Patienten auftauchen und gewöhnlich als ich-dyston oder verwirrend empfunden werden.
- Gedankenentzug (der Patient hat plötzlich das Gefühl, keine Gedanken mehr zu haben, und manchmal sogar das Gefühl, alle Worte würden ihm »weggenommen«).
- Gefühle, Impulse und Handlungen, die so wirken, als seien sie von jemand oder etwas anderem geschaffen worden oder würden von außen gesteuert (partielle Intrusionen dissoziierter Anteile).
- Das Gefühl, der eigene Körper werde von einer anderen Kraft kontrolliert oder beeinflußt (was ebenfalls auf die Intrusion eines dissoziierten Anteils zurückzuführen sein kann).
- Halluzinationen, die oft mit einem erlebten Trauma zusammenhängen. Dissoziierenden Patienten ist oft klar (Ausnahmen sind diejenigen mit einer dissoziativen Psychose), daß ihre Halluzinationen nicht der Realität entsprechen, und sie erleben zuweilen eine Art dualer Realität: »Ich weiß, daß das nicht real ist, aber es fühlt sich so an, als wäre es real.«
- Wahnvorstellungen (die im Falle dissoziativer Störungen häufig mit einem erlebten Trauma zusammenhängen).
- Gedankenausbreitung – das Gefühl, daß andere Menschen die eigenen Gedanken mithören können. Dies ist übrigens das einzige Schneidersche Symptom, das bei dissoziativen Störungen in der Regel *nicht* auftritt. Allerdings fürchten viele Traumapatienten, daß andere Menschen wissen, was in ihrem Geist vor sich geht – ein Ausdruck der Furcht und Scham darüber, gekannt zu werden; kein echtes psychotisches Symptom.

Andere Symptome, die bei verschiedenen diagnostischen Kategorien vorkommen

Folgende Symptome können auf das Vorliegen einer dissoziativen Störung hinweisen; sie kommen aber auch bei Patienten mit anderen psychischen Störungen vor, insbesondere bei denjenigen mit Persönlichkeitsstörungen. Deshalb ist eine sorgfältig differenzierende Diagnose sehr wichtig.

→

- Verhalten
  - Patienten berichten über rätselhafte Fluktuationen hinsichtlich ihrer Fähigkeiten und Fertigkeiten (z. B. bezüglich des Autofahrens, des Kochens oder des Lösens mathematischer Aufgaben).
  - Patienten wird von anderen berichtet, daß sie in verschiedenen Situationen sehr unterschiedlich handeln und dabei fast wie verschiedene Personen wirken.
- Affekt
  - Patienten berichten über unerklärliche und schnelle Stimmungs- und Emotionsschwankungen.
  - Patienten fühlen sich, als hätten sie keinen Einfluß auf ihre Emotionen und als würden diese sie »aus heiterem Himmel« überfallen.
- Verbaler Ausdruck
  - Die Äußerungen der Patienten lassen auf eine desorganisierte/desorientierte Bindung schließen, und ihre Erzählung weist auf Aufmerksamkeitsstörungen und Verwechseln von Vergangenheit und Gegenwart hin.
- Depersonalisierungs- und Derealisierungssymptome bei verschiedenen psychischen Störungsbildern
  - Patienten berichten, daß sie sich fühlen, als befänden sie sich in einem Traum oder stünden als Schauspieler auf einer Bühne.
  - Patienten fühlen sich irreal und wie Roboter.
  - Patienten fühlen sich entfremdet oder nicht mit ihrer Umgebung oder ihrem Körper verbunden.
  - Patienten fühlen sich, als befänden sie sich unter Wasser, wären in Watte gehüllt oder wären zweidimensional.
  - Patienten erleben einen Tunnelblick.
  - Patienten berichten über Hörprobleme, als befänden sie sich in einem langen Tunnel.

Warnungen bezüglich der Diagnose komplexer dissoziativer Störungen

Beim Assessment müssen Therapeuten einige wichtige Punkte berücksichtigen. Zunächst sollten sie bei Patienten mit einer umfangreichen Traumavorgeschichte grundsätzlich ein Screening auf Dissoziation durchführen. Allerdings sollten sie nicht grundsätzlich davon ausgehen, daß ein hoher Wert bei einer Selbsteinschätzung auf Dissoziation zwangsläufig das Vorliegen einer dissoziativen Störung anzeigt. Instrumente wie die *Dissociative Experiences Scale* (DES – Bernstein & Putnam 1986; Carlson & Putnam 1993) enthalten viele Items, die sich auf Versunkenheit, Einbildungen und leichte Depersonalisierung beziehen. Diese nicht-dissoziativen Symptome sind keine

Anhaltspunkte für eine ANBDS oder DIS. Ein Patient kann bei der Anwendung dieser Instrumente einen hohen Wert erreichen, ohne daß bei ihm Symptome existieren, die auf dissoziierte Anteile hinweisen.

Man sollte als Therapeut nie das Vorliegen einer dissoziativen Störung unterstellen, weil bei einem Patienten ein oder zwei relevante Symptome vorliegen (z. B. weil er Stimmen hört und über Depersonalisationserlebnisse berichtet). Die Diagnose sollte vielmehr auf einer Symptomkonstellation basieren, die über längere Zeit festgestellt werden kann. Und schon gar nicht sollten Therapeuten mit ihren Patienten über dissoziierte Anteile sprechen, wenn es keine eindeutigen Beweise für einen Cluster dissoziativer Symptome gibt, die eine Teilung der Persönlichkeit vermuten lassen.

Die Existenz von ziemlich getrennt wirkenden Ichzuständen, wenn der Patient sich in einem veränderten Zustand befindet – beispielsweise in Hypnose oder während einer EMDR-Sitzung –, zeigt nicht grundsätzlich das Vorliegen einer dissoziativen Störung an. Symptome sollten nicht nur während der Therapiesitzungen, sondern auch außerhalb von diesen bestehen und vom Patienten oder von anderen über einen längeren Zeitraum beobachtet und berichtet werden.

Komorbidität bei dissoziativen Störungen

Patienten mit DIS und ANBDS berichten meist über viele verschiedene Symptome und über mehrere komorbide Diagnosen, unter anderem auch über Persönlichkeitsstörungen (Boon & Draijer 1993a, 1993b; Mueller-Pfeiffer et al. 2012; Rodewald, Wilhelm-Goßling et al. 2011). Die Behandlung wird bei gleichzeitigem Vorliegen anderer Störungen deutlich komplizierter, und der Therapeut sollte über die aktuellen Behandlungsverfahren für alle beim Patienten vorliegenden Störungen informiert sein.

Mehrfachdiagnosen können allerdings auch trügerisch sein, wenn es sich um Patienten mit einer Vorgeschichte langfristiger Traumatisierung handelt, insbesondere wenn es um eine dissoziative Störung geht. Traumata können viele Veränderungen der Stimmungslage, der kognitiven Aktivität, der Exekutivfunktionen, der Wahrnehmungsfähigkeit und des Schlafs verursachen. Jedes dieser Symptome einer anderen Störung zuzuordnen würde dem Patienten kaum helfen und könnte seine Behandlung erschweren. Therapeuten sollten wissen, daß die dissoziative Störung die Grundlage ist und daß die dissoziierten Anteile verschiedene Symptome hervorbringen können, die mit den traumatisierenden Ereignissen zusammenhängen, beispielsweise Depressionen, Schlafstörungen, Eßstörungen und Probleme der Emotionsregulation (Hypo- und Hyperarousal). Außerdem konsumieren viele Patienten Drogen und Alkohol und bevorzugen Verhaltensweisen oder nutzen Substanzen, die ebenfalls als suchtverursachend gelten, aber auch die Aktivität bestimmter Anteile zum Ausdruck bringen können, die in einer Behandlung zusätzlich zu den üblichen Verfahren der Suchtbehandlung berücksichtigt werden müssen. Häufig vorkommende komorbide Störungen sind:

- Affektive Störungen – Depression, Bipolare Störung (z. B. Allen, Coyne & Huntoon 1998; Brady, Killeen, Brewerton & Lucerini 2000; J. G. Johnson, Cohen, Kasen & Brook 2006; Şar, Tutkun, Alyanak, Bakim & Baral 2000).
- Angststörungen – Panikstörung, Zwangsstörung, Agoraphobie (Brady 1997).
- Substanzmißbrauch (Brady 1997; J. G. Johnson et al. 2006; McClellan, Adams, Douglas, McCurry & Storck 1995; McDowell, Levin & Nunes 1999).
- Eßstörungen – Anorexie, Bulimie, Binge Eating, Bulimarexie (Vanderlinden 1993; Vanderlinden, Spinhoven, Vandereycken & van Dyck 1995).
- Psychosen, kurz oder anhaltend (Allen & Coyne 1995; Allen, Coyne & Console 1996; Moskowitz et al. 2008; van der Hart & Witztum 2008).
- Schlafstörungen (van der Kloet et al. 2013).
- Persönlichkeitsstörungen – die Persönlichkeitsprofile von DIS-Patienten ähneln denjenigen von Patienten mit PTBS (vermeidend 76%, selbstschädigend 68%, Borderline 53% und passiv-aggressiv 45%; Dell 1998; J. G. Johnson et al. 2006).

Falsch-positive DIS-Diagnosen

Es gibt zwar kaum Untersuchungen über die Häufigkeit falsch-positiver Diagnosen oder falscher, simulierter oder imitierter DIS-Fälle, aber die meisten Experten für dissoziative Störungen haben unter ihren Patienten Beispiele hierfür beobachtet (Boon & Draijer 1995; Coons & Milstein 1994; Draijer & Boon 1999; ISSTD 2011). Ein nicht entsprechend ausgebildeter Therapeut kann Ichzustände oder die Modi von Borderline-Patienten leicht mit dissoziativen Störungen verwechseln. Manchmal sind die Patienten allerdings auch selbst wegen ihrer Symptome verwirrt oder täuschen die Störung vor. Das Vortäuschen psychischer Störungen wurde auch bezogen auf andere Störungen beschrieben, unter anderem bezogen auf PTBS, die Borderline-Persönlichkeitsstörung und Schizophrenie; es kommt also nicht nur bei dissoziativen Störungen vor. Vortäuschungen oder Simulationen von DIS sind oft sehr schwer zu erkennen (Brand, McNary, Loewenstein, Kolos & Barr 2006; Draijer & Boon 1999); allerdings können dabei zusätzliche Meßinstrumente helfen (Brand, Armstrong & Loewenstein 2006), beispielsweise das *Minnesota Multiphasic Personality Inventory*-2 (MMPI-2 – Brand & Chasson 2015), der *Rorschach-Test* (Brand, Armstrong, Loewenstein & McNary 2009), oder das *Millon Clinical Multiaxial Inventory II* (Ellason, Ross & Fuchs 1995).

Patienten mit Anzeichen für eine vorgetäuschte DIS wurden in der Fachliteratur beschrieben (Boon & Draijer 1995; Brand et al. 2006; Brand & Chasson 2015; Draijer & Boon 1999; Thomas 2001), und es kann sich dabei um folgende handeln:

- die während des Assessments »Kochbuchantworten« geben – d. h., die nur aus der Presse allgemein bekannte Symptome beschreiben, etwa dramatische Wechsel zwischen Anteilen;
- die wütend und defensiv reagieren, wenn man sie nach weiteren konkreten Beispielen fragt, und die dann erklären, der Therapeut glaube ihnen nicht;
- die in der Lage sind, eine lückenlose chronologische Lebensgeschichte zu beschreiben, und die den zeitlichen Verlauf der Ereignisse erstaunlich korrekt wiedergeben können;
- die ein großes Spektrum von Emotionen und Erlebnissen oder traumabezogenen Symptomen aus der Ich-Perspektive beschreiben können;
- die nur dann Sachverhalte in der zweiten oder dritten Person (du oder sie) beschreiben, wenn man sie nach dissoziativen Symptomen fragt;
- die schon in der ersten Therapiesitzung und während des Assessments dramatisch von einem Anteil in einen anderen »switchen«;
- die darauf bestehen, daß der Therapeut ihnen das Vorliegen einer DIS abnimmt;
- die »Beweise« für eine DIS mit in die Sitzung bringen, beispielsweise umfangreiche gezeichnete Darstellungen ihrer Anteile;
- die über angeblichen Mißbrauch und über ihre Diagnose mit vielen Menschen sprechen, ohne dabei Furcht oder Scham zu empfinden;
- die über angeblichen Mißbrauch berichten, obwohl dies mit ihrer medizinischen oder psychiatrischen Vorgeschichte nicht in Einklang steht;
- die sich in Chatrooms für DIS-Patienten im Internet stark engagieren;
- die aus einer DIS-Diagnose offensichtlich einen Sekundärgewinn ziehen.

Patienten können etwas über Dissoziation gelesen oder sich in Internet-Foren oder Selbsthilfegruppen engagiert haben und deshalb überzeugt sein, daß diese Krankheit bei ihnen besteht. Sie können aber auch tatsächlich eine Traumavorgeschichte haben und einige dissoziative Symptome wie Depersonalisierung und PTBS-Symptome aufweisen, aber trotzdem nicht an einer DIS erkrankt sein. Und sie können Symptome einer Persönlichkeitsstörung haben und tatsächlich nicht genau wissen, wer sie tatsächlich sind. Die Idee, daß sie unter einer DIS leiden, kann ihnen in solchen Fällen als akzeptable Erklärung für das ständige Fluktuieren ihres Identitätsgefühls dienen.

Manche Patienten hätten lieber eine dissoziative Störung als eine Persönlichkeitsstörung oder andere psychische Probleme. Diese übertreiben ihre Symptome oft und klagen über die klassischen Symptome, insbesondere über Amnesie und sehr unterschiedliche »Persönlichkeiten«. Deren Auftreten ist in der Regel besonders dramatisch; beispielsweise berichten sie während eines Gesprächs über häufiges und offenkundiges »Switchen«, um Beweise für die Existenz dissoziierter Anteile zu liefern. Bei ihnen fehlt die charakteristische Phobie hinsichtlich dissoziierter Anteile, die bei echten DIS-Patienten so häufig anzutreffen ist. Über ihre Anteile zu sprechen fällt ihnen sogar eher leicht, und sie tun es mit einem gewissen Eifer. Und manchmal berichten sie ihrem Therapeuten über eine große Zahl von Anteilen, die jeweils eine eigene komplizierte Geschichte und ausgeprägte Vorlieben (für bestimmte Arten von Kleidung, Nahrung, Hobbys usw.) haben.

Therapeuten brauchen umfassende Kenntnisse und viel Erfahrung, um eine echte DIS von einer nachgeahmten unterscheiden zu können, insbesondere wenn es sich um Patienten mit einer Histrionischen Störung handelt. Zusätzliche psychologische Tests und Befragungen im Hinblick auf traumabezogene Symptome sind manchmal sehr nützlich, weil die betreffenden Patienten im Grunde nicht wissen oder sich nicht darüber im klaren sind, wie eine echte DIS in Form subtilerer und ungewöhnlicherer Symptome zum Ausdruck kommt. Ist ein Therapeut sich wegen der Diagnose unsicher, sollte er den Patienten an einen in diesem Bereich besonders erfahrenen Diagnostiker verweisen. Forensische Fälle werden dadurch verkompliziert, daß die Patienten manchmal an einer DIS-Diagnose interessiert sind, weil sie hoffen, sich dadurch der Verantwortung für ein Verbrechen entledigen zu können (Coons 1991; Frankel & Dalenberg 2006; Orne, Dinges & Orne 1984; Serban 1992; Spitzer et al. 2003).

Man sollte sich vergegenwärtigen, daß Patienten, die eine DIS (oder eine andere psychische Störung) imitieren, zutiefst verletzt sind und ebenso Mitgefühl und eine gute Behandlung brauchen wie diejenigen, bei denen die Diagnosen tatsächlich zutreffen. Ihr zentrales Problem ist in der Regel eine Identitätskonfusion, die allerdings anders zum Ausdruck kommt als bei DIS-Patienten. Die meisten von ihnen haben in ihrer Kindheit unter starker emotionaler Vernachlässigung gelitten, und sie fühlen sich chronisch ignoriert, nicht gesehen und mißverstanden. Oft haben sie ein starkes Bedürfnis nach Aufmerksamkeit sowie nach Abhängigkeit und fürsorglicher Zuwendung, weshalb sie sich oft mit bedürftigen »Kindanteilen« präsentieren.

Einschätzen des Grades dissoziativer Organisation der Persönlichkeit

Wie in Kapitel 1 erwähnt, liegt bei einem Menschen, der unter einer komplexen dissoziativen Störung leidet, eine dissoziative Persönlichkeitsorganisation vor, die zwei oder (fast immer) mehr dissoziierte Anteile umfaßt, jeweils mit eigener Ich-Perspektive sowie eigenen Reaktionsweisen, Gedanken, Wahrnehmungen, physischen Empfindungen und Verhaltensweisen (Nijenhuis & van der Hart 2011; van der Hart et al. 2006/2008). Für die klinische Praxis ist es von Nutzen, zwischen zwei etwas unterschiedlichen Arten der dissoziativen Persönlichkeitsorganisation zu unterscheiden, weil die Behandlung in diesen beiden Fällen nicht ganz identisch ist (siehe Boon et al. 2011/2013; van der Hart et al. 2006/2008). Bei der ersten Art von Organisation (die in unserem Fallbeispiel mit Bob weiter unten beschrieben wird) verfügt der Patient über einen einzigen im Alltagsleben aktiven Persönlichkeitsanteil, während alle anderen Anteile zeitlich in der traumatischen Situation, der sogenannten »Traumazeit«, fixiert sind. Zwar können diese Anteile einen Patienten bedrängen, doch übernehmen sie so gut wie nie vollständig die Kontrolle. Wenn sie dies tun, dann meist in Form eines Flashbacks, also nicht indem sie Funktionen im Alltagsleben übernehmen.

Bei der zweiten Art von Organisation ist mehr als ein Anteil im Alltagsleben aktiv, und alle übrigen Anteile sind in der Traumazeit fixiert. Obwohl das DSM-5 diese Unterscheidung nicht berücksichtigt, sollte man sie beim Assessment treffen, auch wenn sich die dissoziativen Symptome in beiden Fällen nicht unbedingt voneinander unterscheiden. Allerdings besteht bei Patienten mit mehr als einem im Alltagsleben aktiven Anteil mit höherer Wahrscheinlichkeit in der Gegenwart eine Amnesie, und zumindest diese Anteile sind bei den Betreffenden wesentlich ausgeprägter und autonomer.

Zentrales Konzept

Es ist wichtig, zwischen Patienten mit nur einem dissoziierten Anteil, der Aufgaben im Alltagsleben übernimmt, und Patienten mit mehr als einem Anteil dieser Art zu unterscheiden. Dies ist nicht nur für die präzise Diagnose einer dissoziativen Störung von Bedeutung, sondern hat auch wichtige Implikationen für die Behandlung.

Wenn nur ein dissoziierter Anteil Funktionen im Alltagsleben übernimmt

Bei ANBDS werden die Anteile primär durch die defensiven Handlungssysteme vermittelt, sie sind auf traumatische Erinnerungen fixiert und nehmen nicht nennenswert am Alltagsleben teil. Patienten mit dieser Persönlichkeitsorganisation berichten gewöhnlich nicht oder nur über eine minimale und vorübergehende Amnesie. Auch die Zahl der Schneiderschen Symptome (siehe Tabelle 5.1), über die sie berichten, ist bei ihnen geringer als bei Patienten mit einer DIS, doch manchmal hören sie die Stimmen ihrer verschiedenen Anteile. Dissoziierende Patienten mit nur einem alltagstauglichen Anteil sind von Patienten mit PTBS oder komplexer PTBS nur schwer zu unterscheiden. In solchen Fällen vermag ein sorgfältiges Assessment manchmal ein höheres Maß an Dissoziation zutage zu fördern, da Patienten mit einer ANBDS oft auch noch andere Probleme haben, bei denen passive Beeinflussung und die Präsenz dissoziierter Anteile eine Rolle spielen können (z. B. in Form von Eßstörungen, Suizidalität, Selbstverletzungen, Schlafstörungen und Symptomen einer komplexen PTBS).

Wenn mehr als ein dissoziierter Anteil Funktionen im Alltagsleben übernimmt

Die Existenz von zwei oder mehr alltagstauglichen Anteilen verkompliziert eine Behandlung, weil in Zusammenhang damit meist vermehrt Amnesien bezüglich des gegenwärtigen Erlebens und mehr innere Konflikte im Alltagsleben entstehen, also nicht nur bezüglich traumatischer Erlebnisse. Bei Patienten mit dieser Organisation kann man von einer »klassischen« DIS ausgehen, und gewöhnlich berichten sie über offensichtlichere dissoziative Symptome (wie sie in Tabelle 5.1 beschrieben werden). Ist das phobische Vermeiden der Symptome nicht zu stark, berichten sie manchmal über Amnesien, die Alltagsaktivitäten betreffen, über Symptome passiver Beeinflussung, über verschiedene Formen von Depersonalisierung und Derealisation, und manchmal ist bei ihnen auch eine Identitätskonfusion zu beobachten. Abgesehen von den genannten Symptomen bestätigen sie meist auch ein ganzes Spektrum anderer traumabezogener Symptome. In solchen Fällen muß in einer Therapie zunächst an der Verbesserung der Kommunikation und Kooperation zwischen den verschiedenen Anteilen, die Funktionen im Alltagsleben übernehmen, gearbeitet werden.

Es folgt eine Darstellung des Assessments anhand von zwei Beispielen. Im ersten Fall handelt es sich um eine ANBDS mit einem alltagstauglichen Anteil, im zweiten um einen Fall von DIS.

Beispiel für das Assessment von ANBDS: Bob

Bob war 40 Jahre alt und suchte wegen sexueller Probleme Hilfe. Zum ersten Mal in seinem Leben hatte er eine stabile Beziehung zu einem anderen Mann, John, erlebte in dieser Beziehung aber insbesondere beim Sex viel Angst. Er fürchtete, John werde ihn verlassen, weil er glaubte, er werde John enttäuschen und sei sexuell ein Versager. Er wußte schon seit langem, daß er homosexuell war, und er hatte schon mehrmals Beziehungen zu Männern gehabt, aber keine davon hatte länger als ein paar Wochen gedauert, und meist hatte Bob diese Beziehungen beendet.

Er berichtete der Therapeutin, er sei im Alter zwischen sieben und zwölf Jahren von einem Nachbarn mißbraucht worden. Ihm war klar, daß seine sexuellen Probleme irgendwie mit dem erlebten Mißbrauch zusammenhingen. Er berichtete, er habe wegen seiner Traumatisierung eine Therapie und eine EMDR-Behandlung mitgemacht, habe die EMDR-Sitzungen aber vorzeitig beendet, weil er das Gefühl gehabt hatte, sie würden sein Problem noch verschlimmern. Tatsächlich hatte diese Arbeit ihn völlig überfordert und ihn in starke Angst versetzt. Deshalb hatte er in den vergangenen zehn Jahren sowohl jede Therapie als auch jede sexuelle Beziehung gemieden.

Bob war ein recht erfolgreicher Ingenieur, hatte viele lockere soziale Kontakte und war auch mit ein paar Frauen befreundet. Eine von ihnen hatte ihn dazu gebracht, erneut Hilfe zu suchen. Bob berichtete der Therapeutin, solange er sich vom Sex ferngehalten und Beziehungen zu Männern gemieden habe, sei in seinem Leben alles gut gelaufen. Nach somatischen Problemen befragt, erklärte er, er spüre seinen Körper generell nicht besonders stark. Ein intensives Training im Fitness-Center gefalle ihm, aber er spüre nie Muskelkater oder Schmerzen, nicht einmal wenn er sich verletzt habe.

Bob hatte seinem Partner John von seiner Traumavorgeschichte erzählt. Dieser hatte darauf offenbar sehr empathisch reagiert, aber das hatte Bobs Furcht und Scham nicht verringert. John war aufgefallen, daß Bob nachts sehr ruhelos wirkte, als hätte er ständig Albträume. Er hatte John nachts mehrmals nicht erkannt und sich beim Sex einige Male merkwürdig verhalten, fast wie ein viel jüngerer Mensch; das hatte John so irritiert, daß er die sexuelle Aktivität beendet hatte. Die Therapeutin fragte John, ob er bereit sei, an einer Sitzung mit Bob teilzunehmen; sie wollte von ihm hören, was nach seiner Meinung in Bob vor sich gehe. Nach anfänglichem Zögern willigte Bob in dieses Treffen ein.

In dieser Sitzung berichtete John, er habe manchmal das Gefühl, daß Bob sich plötzlich vor ihm fürchte, und in anderen Situationen werde er ohne jeden nachvollziehbaren Grund wütend. Außerdem berichtete er, an den Abenden sei Bob manchmal »sehr weit weg«; er starre dann gegen eine Wand, so daß John keinen Kontakt zu ihm aufnehmen könne. John erklärte, er habe vor kurzem jede sexuelle Aktivität mit Bob eingestellt, weil dieser beim Sex so aufgebracht werde.

John fragte sich, ob Bob unter PTBS leide, was nach seiner Meinung den größten Teil von Bobs Verhalten erklärt hätte. Bob schämte sich zuerst, war aber gleichzeitig froh, mit John nun offen über seine Probleme reden zu können, zumal John ihm gegenüber sehr liebevoll und mitfühlend war. Der Therapeut beschloß, im Laufe der nächsten Sitzungen ein Assessment auf komplexe PTBS und dissoziative Symptome durchzuführen.

In der nächsten Sitzung berichtete Bob dem Therapeuten, seit Beginn seiner Beziehung zu John erlebe er mehr Flashbacks, die mit seinem Mißbrauchstrauma zusammenhingen. Diese suchten ihn sowohl tagsüber als auch nachts heim. Er sehe, wie er es beschrieb, »Filme« von dem erlebten Mißbrauch in seinem Kopf, als passiere das, was er erlebt hatte, einem anderen Jungen. Während dieser Flashbacks hörte er eine innere Stimme, die der des Nachbarn ähnelte, der ihn in seiner Kindheit mißbraucht und ihn durch Drohungen zu hindern versucht hatte, über den Mißbrauch zu reden. Bob verneinte, daß er Amnesien bezüglich seiner Alltagsaktivitäten erlebe. Er könne sich allerdings nicht immer daran erinnern, daß er Sex mit John gehabt habe, und manchmal sei seine Erinnerung an solche Situationen sehr verschwommen. Auch berichtete er, seit er einige Monate zuvor zu John gezogen sei, sei er morgens mehrmals aufgewacht und habe nicht gewußt, wo er war; er habe in solchen Fällen einige Minuten lang weder John noch die Umgebung erkannt. Das hatte ihn sehr geängstigt. Erst wenn John dann mit ihm zu reden begonnen habe, sei ihm allmählich klar geworden, wo er war. Er erklärte, sein Körper fühle sich manchmal merkwürdig an, viel kleiner als normalerweise. Und als er vor Jahren mit anderen Männern sexuell aktiv gewesen sei, habe er solche Erlebnisse häufig gehabt.

Von der Therapeutin nach seiner vorherigen Therapie befragt, sagte er, er habe damals Angst gehabt, verrückt zu werden, weil er während der EMDR-Sitzungen mehrere Stimmen gehört habe – nicht nur die des Täters, sondern auch die Stimmen eines wütenden Jugendlichen, eines verängstigten Jungen und eine beruhigende Stimme.

Letztere habe derjenigen seiner geliebten Großmutter geähnelt, die er aus seiner Kindheit als sehr liebevoll in Erinnerung behalten habe. Die Stimmen hatten ihn so geängstigt, daß er sich nicht getraut hatte, seinem damaligen Therapeuten darüber zu berichten. Er hatte die Therapie ziemlich abrupt abgebrochen, weil er gefürchtet hatte, er leide unter einer Psychose. Seit er mit John zusammenlebte, hatten sich die Stimmen wieder bei ihm gemeldet. Die Therapeutin sagte, sie sei froh, daß Bob diese Art von innerer Unterstützung habe und daß es ihr keineswegs als merkwürdig erscheine, wenn er in der Stimme seiner Großmutter Trost finde. Sie halte es im Gegenteil für ein wunderbares Zeichen von Stärke, daß er solch eine Stimme höre. Dies erleichterte Bob sehr.

Als die Therapeutin Bob in der nächsten Sitzung fragte, ob es bei ihm vielleicht dissoziierte Anteile gebe, nannte er mehrere: einen wütenden Jugendlichen, einen verängstigten »kleinen Bobby« und einen Anteil, den er »Omi« nannte. Allerdings glaubte er nicht, daß auch die bedrohliche Stimme ein solcher Anteil sei; er beschrieb sie vielmehr als Erinnerung an die Stimme seines Nachbarn und wollte sich mit ihr nicht eingehender beschäftigen, weil sie ihn ängstigte. Doch der Therapeutin fiel auf, daß auch diese Stimme ebenfalls mit Bob und mit anderen Anteilen kommunizierte und sich über die Therapie äußerte. Dies deutete darauf hin, daß die Stimme einem Anteil zuzuordnen, also nicht nur eine Erinnerung war. Erst später im Laufe der Therapie fühlte Bob sich so wohl und sicher, daß er die Existenz dieses Anteils bestätigen und an ihm arbeiten konnte.

In Bobs Fall wies nichts auf die Existenz anderer dissoziierter Anteile, die Funktionen im Alltagsleben erfüllten, hin. Zwar drangen manchmal andere Anteile in seine Alltagsrealität ein, aber das geschah nur in Zusammenhang mit Sex und seiner Beziehung zu John, nicht mit dem Ziel, auf Bobs Alltagsleben einzuwirken. Abgesehen von den kurzen intrusiven Flashbacks hatte Bob nicht über sein Alltagsleben betreffende Amnesien berichtet. Er leistete in seinem Beruf recht gute Arbeit und hatte zu einigen Bekannten gute Beziehungen. Er hörte mehrere innere Stimmen aus seiner Vergangenheit und berichtete auch über andere dissoziative Symptome wie zeitweise Depersonalisierung und gelegentliche Derealisationserlebnisse (bei denen er seine Umgebung und seinen Partner nicht erkannt hatte – etwas, das durch die Aktivierung eines auf das Erleben traumatisierender Situationen fixierten dissoziierten Anteils passieren kann). Bob berichtete auch über somatische Symptome wie eine verzerrte Wahrnehmung seines Körpers als wesentlich kleiner (ein Phänomen passiver Beeinflussung, bei dem ein jüngerer Anteil ko-präsent ist) sowie über Empfindungslosigkeit seines Körpers und das Nichtempfinden von Schmerz.

Dem DSM-5 gemäß erfüllte Bob die Kriterien für ANBDS. Im weiter unten beschriebenen Fall von Marianne liegen die Dinge ganz anders, da bei dieser Patientin mehrere Anteile Funktionen im Alltagsleben erfüllten, sie unter einer starken Amnesie litt und bei ihr auch andere dissoziative Symptome auf das Vorliegen einer DIS hindeuteten. In den nächsten beiden Kapiteln werden wir uns damit beschäftigen, wie die Unterschiede zwischen diesen beiden Fällen sich auf die Behandlungsplanung auswirken können.

Beispiel für das Assessment von DIS: Marianne

Marianne war dreißig und seit ihrem zwanzigsten Lebensjahr in therapeutischer Behandlung. In diesem Alter hatte sie ihr Elternhaus verlassen, war in eine andere Stadt gezogen und dort zur Schule gegangen. Sie hatte allein gelebt und nur auf Teilzeitbasis für eine Software-Firma arbeiten können. Soziale Kontakte hatte sie nur wenige gehabt. Wegen wiederholter depressiver Episoden, Ängste (einschließlich einer Sozialphobie und Panikattacken) und Bulimarexie war sie von mehreren Therapeuten behandelt worden. Außerdem hatte man bei ihr eine allgemeine Persönlichkeitsstörung mit vermischten Merkmalen diagnostiziert. Während ihrer letzten Therapie im Rahmen eines stationären Programms zur Behandlung von Eßstörungen hatte sie über Erinnerungen an Mißbrauch durch ihren Vater berichtet und auch angefangen, sich verstärkt an dissoziative Symptome zu erinnern. Daraufhin hatte ihr behandelnder Allgemeinarzt, der durch die Behandlung eines anderen Patienten auf das Phänomen Dissoziation aufmerksam geworden war, ein Assessment auf eine dissoziative Störung angeordnet.

Marianne wirkte jünger, als sie war, sie war nervös und lachte ständig. Außerdem zeigte sie einige tic-artige Verhaltensweisen, unter anderem in Form von ständigem Blinzeln. Sie trat so gut wie nie zur Therapeutin in Blickkontakt. Sie wurde nach dem *Trauma and Dissociation Symptoms Interview* (TADS-I – dieses und andere Screening- und Diagnose-Instrumente werden in Anhang A erläutert) befragt. Marianne berichtete über schwere chronische Schlafstörungen, die sich hauptsächlich darin äußerten, daß sie das Zubettgehen ständig aufschob und daß sie Angst hatte einzuschlafen. Wachte sie auf, erkannte sie manchmal ihr Schlafzimmer nicht wieder und wußte nicht, wo sie sich befand. Diese Episoden hielten bei Marianne wesentlich länger an und traten regelmäßiger auf als bei Bob. Außerdem berichtete sie über Albträume und hatte das Gefühl, daß sie schlafwandelte. Als die Therapeutin sie bat, anhand eines Beispiels zu schildern, was sie erlebte, sagte sie, wenn sie morgens aufwache, stelle sie manchmal fest, daß sie in ihrer Küche ein völliges Chaos hinterlassen und offensichtlich ihren Computer benutzt habe. In anderen Fällen war ihr vorher völlig unaufgeräumtes Haus plötzlich wieder ordentlich und sauber. Als ihre Therapeutin daraufhin einwandte, es sei eher unwahrscheinlich, daß sich so komplexe Verhaltensweisen mit Schlafwandeln erklären ließen, starrte Marianne einige Augenblicke lang eine Wand an und fragte dann: *Was haben Sie mich gerade gefragt?* Dies passierte während des Interviews mehrmals. Im Anschluß daran fragte die Therapeutin sie jedesmal: *Können Sie mir sagen, worüber wir nach Ihrer Erinnerung als Letztes gesprochen haben?* Durch Fragen dieser Art können Therapeuten herausfinden, inwieweit Patienten während einer Therapiesitzung einer Amnesie unterliegen. Bei Marianne erwiesen sich die Ausfälle als sehr kurz, was auf eine Mikro-Amnesie hindeutete; gewöhnlich erinnerte sie sich nur an die letzte Frage der Therapeutin nicht. Diese notierte sich daraufhin, welche Themen bei Marianne gewöhnlich diese Reaktion hervorriefen.

Marianne berichtete über Eßprobleme, und zwar hauptsächlich über Freßanfälle und anschließende zwanghafte Entleerungen, schien aber bezüglich einiger dieser Vorfälle eine Amnesie entwickelt zu haben. Sie erklärte, sie sei häufig depressiv und habe Suizidgedanken, obwohl sie nie versucht habe, sich umzubringen. Diese Gedanken könnten sogar an Tagen, an denen sie sich ziemlich normal fühle, auftauchen, und sie sei oft verblüfft über ihr plötzliches Erscheinen »aus heiterem Himmel«. Sie bezeichnete sich als einen »sehr merkwürdigen Menschen«, konnte aber nicht genauer erklären, warum sie sich dafür hielt. Nach ihren Beziehungen gefragt, berichtete sie, sie habe nicht viele Freunde und möge sozialen Kontakt nicht, singe aber in einem Chor und liebe Sport.

Marianne neigte dazu, ihre dissoziativen Symptome herunterzuspielen. Nach Gedächtnislücken gefragt, sagte sie zuerst: *Das ist bei mir nicht so schlimm; ich kann ständig über mein Wissen verfügen; deshalb glaube ich nicht, daß ich Erinnerungslücken habe.*

Therapeutin: Könnten Sie mir ein wenig genauer erklären, was Sie meinen, wenn Sie sagen, Sie könnten »über Ihr Wissen verfügen«?

Marianne: Ich weiß einfach, was ich getan habe.

Therapeutin: Hmm, und woher wissen Sie das?

Marianne: Meistens ist es, als würde ich über das, was ich getan habe, einen Bericht erhalten; folglich entgeht mir nichts.

Therapeutin: Und *wie* bekommen Sie diesen Bericht?

Marianne: Es ist, als würde jemand mit mir reden und mir berichten, was geschehen ist. So funktioniert halt mein Geist, mehr ist es nicht.

Therapeutin: Ja, der Geist jedes Menschen funktioniert wohl ein wenig anders. Ich freue mich, daß Sie diese Berichte erhalten. Wo hören Sie sie, wenn sie eintreffen? Außerhalb oder innerhalb Ihres Kopfes?

Marianne: Wahrscheinlich sind es meine eigenen Gedanken; sonst wäre ich ja verrückt.

Therapeutin: Ich glaube nicht, daß Sie verrückt sind. Viele Menschen hören Stimmen; deshalb sind sie nicht alle psychotisch. Viele Traumatisierte hören solche Stimmen. Könnten Sie noch etwas genauer beschreiben, wie Sie diese Berichte erhalten? Kann das jeden Tag passieren?

Marianne: Ja, es passiert ziemlich oft, aber ich habe keine Erinnerungslücken; ich weiß, was passiert ist.

Therapeutin: Wann passiert es denn?

Marianne: Es kann in jeder Situation passieren – bei der Arbeit, in der Chorprobe oder beim Einkaufen. Das ist etwas völlig Normales. Ich achte meist nicht besonders darauf, es sei denn, etwas geht schief.

Therapeutin: Marianne, es tut mir leid, daß ich so hartnäckig bin, aber ich möchte das wirklich gut verstehen, und mir ist einiges noch nicht völlig klar. Bitte entschuldigen Sie, daß ich manchmal eine so ausführliche Erklärung brauche. Sie wissen also nicht, was geschehen ist, bis Sie den Bericht darüber erhalten, und dann wird es Ihnen klar?

Marianne: Wenn Sie wissen wollen, ob ich vor dem Bericht immer ein Bild von der Situation habe, lautet meine Antwort nein. Aber wie ich schon sagte: Ich habe keine Erinnerungslücken. Ich weiß genau, was ich getan habe.

Die Therapeutin gelangte zu der Überzeugung, daß bei Marianne wahrscheinlich eine Amnesie vorlag, obwohl sie bestritt, daß ihre Erinnerung irgendwelche Lücken aufweise. Tatsächlich verlor Marianne im Laufe des Gesprächs einige Male den Kontakt zu ihrer

Therapeutin und konnte sich nicht mehr erinnern, was gerade eben geschehen war. Und die Beispiele für ihre Amnesie bezogen sich auf Alltagsaktivitäten wie ihre berufliche Arbeit, ihre Teilnahme an Chorproben und das Einkaufen. Demnach war möglicherweise mehr als ein dissoziierter Anteil in ihrem Alltag aktiv. Außerdem bemerkte die Therapeutin, daß Marianne ziemlich vage antwortete und einen Hang zum Vermeiden erkennen ließ.

Später im Laufe dieses Gesprächs bestätigte Marianne etwas zögernd, sie habe nicht nur die Stimme des Berichterstatters gehört, sondern auch andere Stimmen mit unterschiedlichen Namen. Aber dann dissoziierte sie wieder, starrte die Wand an und konnte die Therapeutin nicht mehr hören. Als sie später wieder auf die Gegenwart hin orientiert war, konnte sie nicht näher erklären, was inzwischen geschehen war. Sie bestätigte, daß sie chronisch Depersonalisierungsempfindungen habe, beispielsweise das Gefühl, sich außerhalb ihres Körpers zu befinden und sich aus der Ferne zu betrachten, was ihr oft bei der Arbeit passiere. Marianne berichtete ihrer Therapeutin, das Gefühl, sich außerhalb ihres Körpers zu befinden, habe sie schon ihr ganzes Lebens lang. Insbesondere wenn sie allein zu Hause war, hatte sie oft das Gefühl gehabt, ihre Hände oder Beine seien plötzlich kleiner. Außer über das Hören von Stimmen berichtete Marianne auch über verschiedene andere Schneidersche Symptome. Dazu zählten »gemachte« Gefühle und Impulse, Gedankeneingebung und Gedankenentzug sowie entsetzliche Pseudohalluzinationen von einem Mann, der über ihrem Bett stand.

Nach Gedankeneingebungen und Gedankenentzug gefragt, antwortete Marianne: *Wissen Sie, ich habe nie die Möglichkeit zu wählen. In meinem Geist sind so viele verschiedene und merkwürdige Gedanken. Manchmal ist es hoffnungslos! Es ist, als versuchte eine Gruppe von Menschen mit völlig unterschiedlichen Meinungen, mir ihre Vorstellungen alle gleichzeitig aufzuzwingen. In anderen Situationen ist mein Geist plötzlich völlig leer, als hätte jemand alle meine Gedanken gestohlen. Ich weiß dann nicht mehr, worüber ich gerade gesprochen habe. Ich hasse diesen Zustand, weil ich mich darin so dumm fühle. Ich frage mich, ob ich dabei bin, an Demenz zu erkranken.*

Marianne konnte keine Beispiele für ihre dissoziierten Anteile nennen. Im Laufe des Interviews wurde klar, daß sie sich fürchtete und schämte und sich große Mühe gab, ihre dissoziativen Symptome auf andere Weise zu erklären. So etwas ist bei Assessments auf dissoziative Störungen keineswegs ungewöhnlich (Boon & Draijer 1993a, 1993b). Es passiert nur selten, daß ein Patient während eines Erstgesprächs tatsächlich von einem dissoziierten Anteil in einen anderen wechselt. Doch Marianne hatte bereits über einen Cluster schwerwiegender dissoziativer Symptome berichtet: über eine Amnesie, die sich auf Alltagsaktivitäten bezog; über Dinge, die sie getan haben mußte, woran sie sich aber nicht erinnerte; über mehrere Stimmen mit verschiedenen Namen; über andere Schneidersche Symptome wie Phänomene passiver Beeinflussung, die von anderen Anteilen ausgingen; und darüber, daß sie während ihrer beruflichen Tätigkeit ihren eigenen Körper verlassen hatte.

Die Therapeutin kam zu dem Schluß, daß Marianne sehr wahrscheinlich unter einer DIS litt. Sie erklärte der Patientin vorsichtig, daß diese Anzeichen auf das Vorliegen einer dissoziativen Störung hindeuteten. Erstaunlicherweise war Marianne, die sich während des Interviews so vermeidend und ängstlich verhalten hatte, über dieses Resultat erleichtert, weil sie sich so sehr davor gefürchtet hatte, verrückt oder schizophren zu sein.

Wir werden in den nächsten Kapiteln noch einige Male über den weiteren Verlauf von Mariannes Behandlung berichten, und es wird sich zeigen, daß sich die DIS-Diagnose im Laufe der Therapie bestätigte.

Zusammenfassung

Das Assessment dissoziativer Störungen ist sehr kompliziert, weil die entsprechenden Symptome verborgen und mit einer intrapsychischen Organisation verbunden sein können, die von außen nicht immer zu erkennen ist; weil es den Beschreibungen dissoziativer Störungen im DSM-5 an Detailklarheit mangelt; und weil einige potentiell dissoziative Symptome bei verschiedenen Störungen eine Rolle spielen können. Deshalb ist eine Differentialdiagnose erforderlich. Therapeuten sollten wissen, daß in diesem Bereich sowohl Über- als auch Unterdiagnosen problematisch sein können. Die Unterscheidung zwischen Patienten, bei denen nur ein dissoziierter Anteil im Alltag aktiv ist, und solchen, bei denen mehr als ein Anteil diese Aufgaben übernimmt, hat wichtige Implikationen für die Behandlung. Ist man als Therapeut hinsichtlich der Diagnose im Zweifel, sollte man die betreffenden Patienten an einen Kollegen verweisen, der im Assessment dieser Störungen besonders erfahren ist.

Weitere Erkundungen

5.1 Haben Sie schon einmal einen Patienten auf dissoziative Störungen hin untersucht oder eine entsprechende Ausbildung erhalten?

5.2 Wenn Sie Ihre Patienten Revue passieren lassen, denken Sie dann, daß Sie schon einmal einen Patienten behandelt haben, bei dem eine dissoziative Störung vorlag, ohne daß Sie dies damals bemerkten? Würde Ihre Diagnose bei dem Betreffenden heute anders ausfallen?

5.3 Wenn Sie momentan mit einem Patienten arbeiten, bei dem wahrscheinlich eine dissoziative Störung vorliegt, von welcher Komorbidität können Sie dann ausgehen? Haben Sie festgestellt, daß ein bestimmter dissoziierter Anteil bei ihm für ein anderes Problem – etwa eine Sucht, eine Eßstörung oder eine Depression – von zentraler Bedeutung ist? (Ist somit ein dissoziierter Anteil an den betreffenden Verhaltensweisen oder Gefühlen beteiligt, während dies für andere Anteile nicht gilt?) Wenn ja, hat dies dann Einfluß auf Ihre Art, mit diesem Patienten an seinen Problemen zu arbeiten?

6 Nach der Diagnose

Weiterführendes Assessment, Prognose und Fallkonzept

Die Voraussage des Ergebnisses einer Therapie vor deren Beginn kann die Wirkung der Behandlung verstärken, weil man Patienten, bei denen ungünstige prognostische Anzeichen vorliegen, über die Grenzen therapeutischer Bemühungen in ihrem Fall in Kenntnis setzen kann.

— John Curtis (1985, S. 11)

Ein Fallkonzept ist dann am nützlichsten, wenn man es als dynamischen, sich wiederholenden Prozeß versteht, der eine häufige Revision von Hypothesen zuläßt, sobald neue Erkenntnisse über die reale Situation des Klienten gewonnen werden.

— Bethany Teachman & Elise Clerkin (2010, S. 7)

Als Grundlage für eine Behandlung ist es nicht einmal annähernd ausreichend, eine Diagnose zu stellen und die Traumavorgeschichte zu klären. In diesem Kapitel untersuchen wir, in welchen Bereichen das Assessment auch nach Klärung der Diagnose fortgesetzt werden muß, und wir beschäftigen uns damit, wie das Assessment zur Erstellung einer ersten Prognose genutzt und wie auf dieser Grundlage ein Fallkonzept entwickelt werden kann. Der Therapeut stellt mit Hilfe des Fallkonzepts fest, wie die Probleme des Patienten entstanden sind und was sie aufrechterhält, was wiederum Einfluß auf die Behandlung betreffende Entscheidungen hat (Eels 2010, 2015; Ingram 2011; McWilliams 1999; PDM Task Force 2006; Westen 1998). Dies schließt in der Regel die intrapsychischen und relationalen Prozesse des Patienten ein.

Bei den meisten dissoziierenden Patienten findet man viele komplexe Symptome, die sich nicht ohne weiteres einer bestimmten diagnostischen Kategorie zuordnen lassen. Gleichzeitig erfüllen sie meist die Kriterien für viele weitere diagnostische Kategorien (Boon & Draijer 1993a, 1993b; Rodewald, Wilhelm-Gößling, Emrich, Reddemann & Gast 2011). Deshalb sollten Therapeuten ihre Aufmerksamkeit sowohl auf die Diagnose als auch auf die generelle Wirkung kumulativer Traumata auf die Entwicklung richten. Sie sollten sich vergegenwärtigen, daß die Diagnose als solche für eine effektive Behandlung zwar notwendig ist, aber nicht ausreicht. Der Diagnose und der Traumavorgeschichte können Therapeuten zwar vieles entnehmen, aber eben nicht alles – insbesondere nichts über die Wirkung des Kontexts im Alltagsleben auf die Entwicklung von Patienten (Gold 2000). Diagnose und Traumavorgeschichte geben keinen Aufschluß über die innere Organisation eines Patienten und über sein Leben in der Welt – wichtige Informationen für die Entwicklung eines Fallkonzepts und die Planung einer wirksamen Therapie. Weil Patienten sehr unterschiedlich sind, ist es auch wichtig, sich genau anzuschauen, was einen bestimmten Patienten einzigartig macht.

Vieles von dem, womit sich das vorliegende Kapitel im folgenden beschäftigt, kann nicht gleich am Anfang eingeschätzt werden, sondern stellt sich erst im Laufe der Therapie heraus. Die Therapeuten verstehen die allgemeine Funktionsweise ihrer Patienten und ihre Reaktionen auf bestimmte Interventionen erst allmählich besser. Folglich ist das Assessment ein laufender Prozeß. Trotzdem ist es nützlich, zumindest einige Stärken und Defizite eines Patienten schon in der anfänglichen Planungsphase der Therapie zu kennen. Eine Beurteilungsskala für Prognose und Fortschritte in der Behandlung ist in Anhang B enthalten. Diese Checkliste wurde zwar noch nicht validiert, wir halten sie aber für nützlich im Rahmen der klinischen Arbeit. Man kann sie zu Beginn der Assessment-Phase benutzen und sie nach jeweils vier oder sechs Monaten erneut durcharbeiten lassen, um Fortschritte in der Therapie festzustellen und die weitere Planung dementsprechend anzupassen. In der Liste werden verschiedene Bereiche untersucht, darunter die Alltagsfunktionsfähigkeit des Patienten; Existenz und Wirkung von Unterstützungssystemen; die Fähigkeit, zum Therapeuten und zu anderen Menschen eine Beziehung aufzubauen; das Vorliegen traumabezogener Phobien; der Umgang mit dissoziierten Anteilen; die Fähigkeit, in der Therapie zu kooperieren, neue Fertigkeiten zu erlernen und von Interventionen zu profitieren. Außerdem wird die Anfälligkeit für Krisen und die Neigung zum Widerstand untersucht.

Ressourcen und Bedürfnisse des Patienten

Hinsichtlich der Entwicklung eines Fallkonzepts und einer Prognose profitieren Patienten sehr von einer gründlichen Untersuchung ihrer inneren und äußeren Ressourcen und Defizite. Eine Therapie kann nur insoweit von Erfolg gekrönt sein, als es gelingt, die Ressourcen der Patienten nutzbar zu machen. Beispielsweise ist eine einsichtsorientierte Therapie bei Menschen mit mäßigen bis schweren kognitiven Defiziten nicht besonders effektiv, und Patienten mit unzureichender emotionaler Kompetenz können die durch Traumata verursachten überwältigenden Emotionen nicht integrieren. Eine Bestandsaufnahme der vorhandenen Fertigkeiten und Ressourcen ermöglicht, mit der Behandlung da anzusetzen, wo der Patient am dringendsten eine Basis für die komplexe und anspruchsvolle Arbeit in der Therapie schaffen muß. Im folgenden befassen wir uns mit einigen wichtigen Ressourcen, insbesondere mit denjenigen, die einen Patienten in seiner Therapie unterstützen.

Finanzielle Ressourcen

Eine der ersten Fragen, die geklärt werden sollten – und zwar noch vor der Entwicklung eines sorgfältigen Fallkonzepts – ist, ob der Patient über die finanziellen Mittel verfügt, die er für eine bestimmte Art von Therapie in einem bestimmten Setting braucht und ob diese Ressourcen zuverlässig verfügbar sein werden. Mit einer komplexen Behandlung zu beginnen, obwohl der Patient die dafür erforderlichen finanziellen Mittel nicht dauerhaft aufzubringen vermag, kann sowohl den Patienten als auch den behandelnden Therapeuten in ernste Schwierigkeiten bringen. Im besten Fall kann man den Patienten dann an eine Institution verweisen, die kostengünstige Behandlungen anbietet und außerdem in der Lage ist, dissoziative Störungen zu behandeln; aber diese Möglichkeit ist leider oft nicht gegeben. Andernfalls kann der Therapeut sich bereiterklären, für kürzere Zeit nur an der Stabilisierung des Patienten zu arbeiten, um ihm zu helfen, seine Alltagsfunktionsfähigkeit zu verbessern und seine Symptome soweit möglich zu lindern. Welche finanziellen Ressourcen für die Durchführung einer Therapie erforderlich und verfügbar sind, ist von Land zu Land verschieden. In einigen Ländern übernehmen Krankenversicherungen auch längere Psychotherapien, in anderen ist dies nur selten oder nie der Fall.

Soziale Unterstützung und soziokulturelle und religiöse Ressourcen und Defizite

Der soziale Kontext, in dem der Patient lebt, kann ihm entweder erhebliche Unterstützung bieten oder ihn zusätzlich belasten. Eine wichtige Frage ist in diesem Zusammenhang, ob ein Patient Freunde, eine Familie oder andere Menschen hat, die ihn außerhalb seiner Therapie unterstützen können. Viele unserer problematischeren Patienten sind ziemlich isoliert und benötigen weitaus mehr als nur einen Therapeuten, um ihre Situation verbessern zu können. Abgesehen von emotionaler Unterstützung während der Therapie sollte sich ein Therapeut auch vergewissern, ob der Patient Freunde oder Verwandte hat, mit denen er sich austauschen kann.

Deshalb sollte man sich als Therapeut über folgende Aspekte informieren:

- Soziale Unterstützung und wie der Patient sie nutzt
  - Hat der Patient andere Menschen (Familienangehörige, Freunde, Nachbarn), an die er sich wenden kann, wenn er Hilfe braucht?
  - Ist der Patient bereit, um Unterstützung zu bitten?
  - Nutzt der Patient die Unterstützung adäquat?
  - Braucht der Patient einen Psychiater, einen Fallmanager, einen Hausarzt oder einen anderen professionellen Betreuer, der in der Lage ist, mit einem Behandlungsteam zusammenzuarbeiten?

  - Hat der Patient Freunde und Verwandte, mit denen er Kontakt pflegt, indem er z. B. mit ihnen ins Kino oder spazieren geht, zusammen ißt, Ferien verbringt.
- Kommunale Ressourcen
  - Hat der Patient Ressourcen – wie beispielsweise die Möglichkeit zur Teilnahme an kostenfreien Kursen, zur Übernahme ehrenamtlicher Arbeit, Unterstützungsgruppen oder anderen Arten sozialer oder kommunaler Unterstützung?
- Kulturelle Ressourcen
  - Fördern die kulturellen und ethnischen Bezüge des Patienten in irgendeiner Weise emotionale und soziale Unterstützung, erkennen sie das Vorliegen einer Traumatisierung bei ihm an oder unterstützen sie eine Therapie?
- Spirituelle oder religiöse Ressourcen
  - Ist der Patient interessiert, spirituelle oder religiöse Ressourcen zu erkunden und zu nutzen?
  - Wenn ja, unterstützen die spirituellen oder religiösen Überzeugungen des Patienten die Heilung? Oder verstricken sie ihn noch stärker in Schamgefühle und Selbstbeschuldigungen?
  - Hat der Patient keine spirituellen oder religiösen Überzeugungen, was hilft ihm dann, im Leben einen Sinn zu finden?

Multikulturelle Faktoren

Unsere Psychopathologie-Modelle basieren hauptsächlich auf den Vorstellungen der westlichen Kultur. Stammen Patienten aus einer anderen Kultur, sollte der Therapeut die folgenden Aspekte genau untersuchen und seine Arbeit dementsprechend anpassen. Die Kultur eines Patienten kann eine Quelle der Unterstützung sein oder der Behandlung schaden – beispielsweise wenn die Kultur die Überzeugung unterstützt, eine Therapie sei grundsätzlich inakzeptabel. Einige wichtige kulturelle Erwägungen sind,

- ob die Symptome des Patienten bestimmte kulturspezifische Aspekte zum Ausdruck bringen, die zu verstehen nützlich sein könnte;
- ob bestimmte kulturspezifische Praktiken der Kindererziehung für die Behandlung (und für den Bindungsstatus) relevant sein könnten;
- ob der Patient dem Einfluß bestimmter kulturspezifischer Praktiken der Trauer und des Umgangs mit Verlusten unterliegt, die sich von dem, was der Therapeut erwartet, unterscheiden;
- ob die Art, wie der Patient Emotionen ausdrückt (oder nicht ausdrückt), charakteristisch für seine Ursprungskultur und somit nicht als pathologisch einzuschätzen ist;
- und ob andere Bedürfnisse und Erwartungen bezüglich Abhängigkeit, Individuation und Autonomie Bestandteile der Kultur des Patienten sind.

Kognitive Ressourcen und Defizite

Die Fähigkeit des Patienten, kohärent und logisch zu denken, sein Gedächtnis zu nutzen, um zu lernen und sich weiterzuentwickeln, und wie er seine intellektuellen Fähigkeiten nutzt, um Einsichten zu gewinnen und sich zu verändern, ist für den Verlauf seiner Therapie aussschlaggebend.

> **ZENTRALES KONZEPT**
>
> Patienten, die seit ihrer Kindheit chronisch mißhandelt worden sind oder die körperlichen Angriffen ausgesetzt waren oder Unfälle erlebt haben, die zu Kopfverletzungen hätten führen können, sollten grundsätzlich auf das Vorliegen eines Schädel-Hirn-Traumas (SHT) hin untersucht werden. Ein nicht diagnostiziertes und nicht behandeltes SHT kann Fortschritte in der Therapie stark beeinträchtigen.

Schädel-Hirn-Traumata (SHT)

Eine wichtige Frage ist, ob bei einem Patienten ein nicht diagnostiziertes Schädel-Hirn-Trauma vorliegt, das nicht nur die kognitive, sondern auch die emotionale und soziale Funktionsfähigkeit beeinträchtigt. Viele Symptome eines SHT können den Symptomen psychischer Probleme sehr ähneln. Unter anderem geht es dabei um Störungen der Denkfähigkeit und der Fähigkeit, Probleme zu lösen, um Schwierigkeiten beim Erlernen neuer Sachverhalte und der Aufnahme neuer Informationen, um leichte Verwirrungszustände, somatische Beschwerden wie Erschöpfungszustände und Kopfschmerzen, Stimmungsschwankungen, Impulsivität, Probleme mit den Exekutivfunktionen wie die Unfähigkeit zu fokussieren und sich zu konzentrieren, sowie Beeinträchtigungen in Beziehungen (Stoler & Hill 2013; Vasterling, Bryant & Keane 2012). Patienten, von denen bekannt ist, daß sie einmal eine schwere Kopfverletzung erlitten haben, wiederholt auf den Kopf geschlagen wurden, zu früh geboren wurden oder ein Geburtstrauma erlitten haben, sollten einer neurokognitiven Untersuchung auf SHT unterzogen werden. Und nötigenfalls sollte ihre Therapie durch eine neurokognitive Behandlung der Gehirnverletzung ergänzt werden.

Ein Therapeut sollte die Fähigkeiten und Defizite eines Patienten in den folgenden kognitiven Bereichen kennen:

- Intelligenz
  - Wie steht es um das Intelligenzniveau des Patienten?
  - Kann der Patient seine Intelligenz in der Therapie als Ressource statt nur defensiv nutzen?

- Verbale Fertigkeiten
  - Wie gut kann der Patient in der Therapie artikulieren, was er selbst erlebt?
- Kohärenz des Denkens
  - Wie steht es um das Niveau kohärenten Denkens des Patienten, und wie ergeht es ihm damit unter mäßig starkem Streß?
  - Besteht bei bestimmten dissoziierten Anteilen des Patienten mehr oder weniger Kohärenz als bei anderen?
- Gewahrsein
  - Ist der Patient bereit oder in der Lage zu lernen, präsenter und aufmerksamer zu verfolgen, was in ihm und in seiner Umgebung vor sich geht?
  - Verstärkt oder verringert Achtsamkeit das Leiden des Patienten?
  - Praktiziert der Patient in irgendeiner Form Meditation? Hilft ihm dies oder verstärkt es sein Leiden oder sogar seine Neigung zur Dissoziation?
  - Wie ist es um die Exekutivfunktionen des Patienten bestellt (Planen, Organisieren, Setzen von Prioritäten, Zeitmanagement, Festlegen und Verfolgen von Zielen, Abschließen von Vorhaben, Wechsel zwischen verschiedenen Aktivitäten)?
    - Kann sich der Patient in der Therapie ausreichend konzentrieren oder bei der Sache bleiben?
    - Erscheint der Patient rechtzeitig zur Therapie (oder zu anderen Terminen)?
    - Kann der Patient seine Hausaufgaben oder andere mit der Therapie zusammenhängenden Aufgaben zum Abschluß bringen?

Mentalisierungsfähigkeit

Der positive Verlauf einer Behandlung hängt in einem gewissen Maße davon ab, ob ein Patient seinen eigenen Geist kennt, ob er zu reflektieren und die Motive und Absichten anderer korrekt einzuschätzen vermag. Obgleich die Wahrnehmung inneren Erlebens starken Widerstand hervorrufen kann, kommt die Bereitschaft und Fähigkeit dazu mit der Zeit und bei entsprechender Unterstützung der Therapie zugute. Selbst Patienten, die tiefe psychologische Bedeutungen nicht unbedingt verstehen, können Fortschritte erzielen, wenn sie bereit sind, ihr inneres Erleben zu akzeptieren.

- Kann der Patient relativ zutreffend Hypothesen über die Motive und Absichten anderer Menschen einschließlich des Therapeuten entwickeln?
- Kann der Patient einen Schritt vom aktuellen Geschehen zurücktreten und erkennen, warum er auf eine bestimmte Weise denkt, fühlt oder sich verhält?

Schemata

Schemata sind umfassende Themen oder zentrale Überzeugungen bezüglich der eigenen Person oder anderer Menschen. Sie können auf grundlegenden und sogar impliziten Annahmen eines Menschen über sich selbst, andere und die Welt basieren. Janoff-Bulman (1992) hat drei zentrale Annahmen beschrieben: daß (a) die Welt (relativ) gutwillig ist, (b) daß die Welt (relativ) sinnvoll ist und (c) daß ich als menschliches Wesen von Wert bin. Patienten, die in ihrer frühen Kindheit mißbraucht oder mißhandelt worden sind, haben diese zentralen Annahmen möglicherweise nie entwickelt, oder diese wurden durch stark traumatisierende Erlebnisse zerstört. Falls sich diese zentralen Annahmen entweder nie entwickelt haben oder wenn sie wieder verloren gegangen sind, trägt dies zur Entstehung chronischer traumatischer Reaktionen bei und führt zu Verlusten (Janoff-Bulman 1992; J. Kaufman 2014). Im Gefolge erschütterter Annahmen können dysfunktionale Schemata entstehen.

Young et al. (2003/2005) haben sich mit den zentralen Überzeugungen chronisch traumatisierter Menschen beschäftigt. Diese entsprechen weitgehend den sogenannten *zentralen konflikthaften Beziehungsthemen* (*core conflictual relational themes* – CCRT), die in der psychoanalytischen Literatur beschrieben werden (Book 1998; Drapeau & Perry 2004; Luborsky & Crits-Cristoph 1998). Der Therapeut untersucht mit Hilfe der CCRT-Methode die Wünsche von Patienten hinsichtlich einer Beziehung, wobei Schemata eine wichtige Rolle spielen, die Reaktionen des Patienten auf sich selbst und die Reaktionen anderer auf ihn. Diese Dynamik kann der Therapeut zusammen mit dem Patienten erforschen. Nach Young et al. (2003/2005) beinhalten Schemata Überzeugungen, die sich auf Trennung und Zurückweisung, Autonomie (Abhängigkeit) und Leistung (Kompetenz), Grenzverletzungen (Anspruchshaltung und unzureichende Selbstkontrolle), Außengeleitetheit (Beschwichtigung, Selbstaufopferung) sowie Hypervigilanz und Hemmung (Negativität und eine überkritische Haltung) beziehen. Therapeuten können einen schemafokussierten Fragebogen (Young & Brown 2001) benutzen, um herauszufinden, welche Schemata dominieren; sie können aber auch einfach wie folgt nach Schemata fragen:

- Welche Schemata sind bei diesem Patienten vorherrschend?
- Wie unterscheiden sich die Schemata bei den einzelnen dissoziierten Anteilen?
- Wie beeinflussen die Schemata des Patienten seine Funktionsfähigkeit, seine Beziehungen und seine Therapie?

Einsicht

Einsicht ist einer jener verschiedenen Arten von Psychotherapie gemeinsamen Faktoren, von denen bekannt ist, daß sie Patienten helfen, sich zu verändern. Es handelt sich dabei um einen kognitiven ersten Schritt auf dem Weg zur Realisation. Wie Einsicht zustande kommt und ob sie völlig zutreffend ist, ist nicht wichtig. Entscheidend ist, daß der Patient eine Erklärung findet, die ein adaptives Resultat unterstützt – eine Erklärung, die ihm hilft, sich zu verändern und mit Problemen besser fertig zu werden (Wampold, Imel, Bhati & Johnson-Jennings 2007). Einsicht ohne Veränderung ist nicht besonders nützlich, sondern nur eine intellektuelle Übung, die nicht mit einer vollständigen Realisation verbunden ist und somit auch nicht die effektive Anpassung an die Wirklichkeit, so wie sie ist, beinhaltet (van der Hart et al. 2006/2008). Somit muß der Therapeut herausfinden, ob ein Patient zur Einsicht fähig ist – ob seine Reflexionsfähigkeit funktioniert – und ob er in der Lage ist, Einsicht zu nutzen, um Veränderungen herbeizuführen. In der Regel sind Menschen, die über intellektuelle Einsicht verfügen, aber nicht in der Lage sind, sie zu nutzen, um sich zu verändern, in irgendeiner Art von Widerstand gefangen, der prinzipiell aufgelöst werden kann. Der Therapeut muß in solchen Fällen am Widerstand arbeiten, statt an der Optimierung der Einsicht.

Bei dissoziierenden Patienten ist eine Einsicht manchmal einem Anteil zugänglich, anderen hingegen nicht. Das zeigt, daß Einsicht nicht gleichermaßen bei allen Anteilen zu entstehen braucht. Dissoziierende Patienten können in einer Sitzung den Eindruck erwecken, sie verfügten über ein hohes Maß an Einsicht (und könnten sich daran erinnern), und in einer anderen Sitzung scheint es ihnen völlig an Einsicht zu fehlen. Somit ist Einsicht oft eher eine langsame Entwicklung von Realisation als eine Aufeinanderfolge starker »Aha!«-Erlebnisse.

Stark dissoziierende (und widerständige) Patienten können zunächst oberflächlich den Eindruck erwecken, sie seien unfähig zur Einsicht. Sobald der Therapeut ihnen jedoch durch Mitgefühl helfen kann, eine starke Allianz zu entwickeln und ihren Widerstand zu verstehen, kann ihre Einsichtsfähigkeit allmählich zunehmen (siehe hierzu die Kapitel 11 und 12, in denen es um die Arbeit an Widerstand geht).

Beispiel für verspätete Einsicht: Coretta

Erst im sechsten Jahr ihrer Psychotherapie gelang es Coretta, einer stark dissoziierenden Patientin mit einer DIS und einer zwanghaften Persönlichkeitsstörung, ein Verständnis ihrer Neigung zur Selbstbestrafung zu entwickeln, die sie dazu veranlaßte, sich angenehme Erlebnisse jeder Art zu versagen, und es gelang ihr, wichtige Veränderungen hinsichtlich des Akzeptierens positiver Erlebnisse zu erreichen. Sie hatte in den Jahren davor geglaubt, es sei nur pragmatisch, wenn sie sich Entbehrungen auferlege, sofern dies notwendig sei, und ihr Verhalten sei normal und verantwortungsbewußt. Was sie sagte, wirkte bei oberflächlicher Betrachtung vernünftig, obwohl ihre Art, diese Überzeugungen zu benutzen, ihr schadete: *Du mußt mit dem auskommen, was du hast. Du mußt Dinge tun, die du nicht tun willst.* Die Einsicht, die sie sich vorenthielt, um sich zu bestrafen, weil sie mißbraucht worden war, ließ lange auf sich warten. Doch sobald sie diese Einsicht wirklich realisierte, gelangen ihr im Laufe der folgenden beiden Jahre wichtige Veränderungen, unter anderem in Form einer besser bezahlten Arbeit und einer Verbesserung ihrer Wohnsituation. Außerdem kaufte sie sich das erste Mal seit vielen Jahren neue Kleider, machte das erste Mal in ihrem Leben als Erwachsene Urlaub und entwickelte mehrere sehr positive Beziehungen.

Wichtig ist auch zu wissen, daß manche Verhaltensänderungen ohne jede Einsicht zustande kommen.

Beispiel für eine Verhaltensänderung ohne Einsicht: Donald

Donald hatte sich viele Jahre lang immer wieder selbst Schnittverletzungen zugefügt. Er sah sich nicht in der Lage zu erklären, warum dies immer wieder passierte und was diese selbstschädigenden Handlungen bei ihm auslöste, weil er unter einer starken Phobie hinsichtlich seines inneren Erlebens litt und weil er sich der Existenz der an der Selbstschädigung beteiligten dissoziierten Anteile nicht bewußt war. Der Therapeut half Donald, Verhaltensweisen zu erlernen, die ihm ermöglichten, die Neigung zur Selbstschädigung zunächst zu verringern und schließlich völlig zu überwinden, indem er beispielsweise das Zufügen von Schnittverletzungen durch eine Ersatzhandlung ablöste, nämlich das Halten eines roten Markers oder das Halten von Eis in der Hand sowie das Ausführen anstrengender Übungen, wenn er den Drang verspürte, sich zu schneiden. Es gelang ihm, mit dem Schneiden aufzuhören, lange bevor er eine Verbindung zu den dissoziierten Anteilen, die dabei eine Rolle spielten, herstellen konnte.

Diese beiden Fälle zeigen, daß manche Patienten Verhaltensänderungen erreichen, ohne zuvor Einsicht zu entwickeln (Donald), wohingegen andere zunächst Einsicht entwickeln müssen (Coretta). Natürlich birgt ein Mangel an Einsicht die Gefahr, daß die betroffenen Patienten unter Streß die problematischen Verhaltensweisen erneut entwickeln.

Motivationen

Eine der wichtigsten Untersuchungen für die Entwicklung eines Fallkonzepts besteht darin, zu verstehen, was Patienten dazu motiviert, auf bestimmte Arten zu denken, zu fühlen, wahrzunehmen und Voraussagen zu machen. Primäre Motivationen basieren auf den Zielen, Wünschen, Werten, Schemata und zentralen Überzeugungen von Patienten sowie auf eventuellen Konflikten zwischen den genannten Faktoren.

Widerstand in einer Therapie entsteht gewöhnlich durch ungelöste Konflikte zwischen verschiedenen dissoziierten Anteilen eines Patienten und auf der Phobie hinsichtlich dieser Anteile sowie anderen inneren Erlebnissen. Meist sind verschiedene Motivationen mit widerstreitenden dissoziierten Anteilen verbunden. Beispielsweise kann der Anteil des Patienten, der seine Funktionsfähigkeit im Alltagsleben garantiert, das Ziel haben, sich besser zu fühlen und unabhängiger und kompetenter zu sein; ein Kindanteil könnte sich wünschen, umsorgt zu werden; und bei den meisten Anteilen bestehen Schemata, die beinhalten, daß sie nicht liebenswert sind; und ein den Täter imitierender Anteil brüllt möglicherweise, niemand habe es verdient, daß es ihm besser gehe. Je besser Therapeuten diese einander widersprechenden Gedanken, Wünsche, Ziele und Schemata zu identifizieren vermögen, um so besser können sie ihren Patienten helfen, Möglichkeiten zu finden, dieselben zu akzeptieren und zu verändern.

Emotionale Ressourcen

Die Fähigkeiten, Emotionen zu erkennen, zu ertragen und zu regulieren, müssen gleich zu Beginn der Behandlung entwickelt werden, weil dissoziative Störungen teilweise Störungen der Regulationsfähigkeit sind. Wenn Patienten diese Fähigkeiten nie erlernt haben, kann das zur Entstehung innengesteuerter Phobien führen (siehe hierzu den Abschnitt über traumabezogene Phobien weiter unten). Sowohl die Dialektisch-Behaviorale Therapie (DBT – Linehan 1993/1997, 2014/2016) als auch die Acceptance-and-Commitment-Therapie (ACT – Hayes, Strosahl & Wilson 2011/2014) bieten nützliche Ansätze, aber beide müssen so modifiziert werden, daß sie dissoziierte Anteile einschließen, die unterschiedliche Emotionen haben und diese auf unterschiedliche Arten meiden (siehe hierzu Boon et al. 2011/2013). Emotionale Fertigkeiten können bei den Patienten stark variieren, und ein Therapeut muß herausfinden, inwieweit ein frühes Fokussieren auf ein Skills-Training erforderlich ist.

Folgende Fragen über emotionale Fertigkeiten können beim Assessment nützlich sein:

- Inwieweit ist der Patient im Hinblick auf Emotionen phobisch, und für welche Emotionen gilt das insbesondere?
- Verfügt der Patient schon über funktionale Möglichkeiten der Emotionsregulierung?
- Benutzt der Patient Selbsthypnose oder Vorstellungsbilder, um sich zu regulieren?
- Ist der Patient in der Lage, positive Erlebnisse zu genießen, um sich dadurch ins Gleichgewicht zu bringen?

Somatische Ressourcen

Somatische Ressourcen leiten sich aus dem Körper – aus dem physischen Erleben von Empfindungen, Bewegungen, Haltung, Gestik usw. – her. Sie unterstützen Gefühle des Wohlbefindens, der Sicherheit und der Kompetenz. Es gibt Hunderte von Möglichkeiten, somatische Ressourcen zu aktivieren und zu unterstützen (siehe z. B. Levine & Frederick 1997/1998; Levine & Mate 2010; Ogden et al. 2006/2010; Ogden & Fisher 2015). Auch wenn Patienten hinsichtlich ihres Körpers phobisch sind, ist es wichtig, schon zu Beginn einer Therapie mit der Entwicklung somatischer Ressourcen zu beginnen.

Es kann nützlich sein, folgende Aspekte zu untersuchen:

- Ist der Patient in der Lage, seinen Körper auf angenehme Weise zu erleben (indem er sich beispielsweise an einem Gefühl der Entspannung, einem warmen Bad oder einer Massage oder einfach an einem guten Essen erfreut)?
- Nutzt der Patient physische Aktivität, um seine Emotionen zu regulieren und sich besser zu fühlen (z. B. in Form von Gartenarbeit, Spazierengehen oder Fahrradfahren)? Allerdings nutzen viele Patienten körperliche Aktivitäten auch, um ihre Emotionen nicht zu spüren.
- Kann der Patient die Atmung zur Beruhigung nutzen?

Zu den Ressourcen können somatische Erlebensweisen zählen, die mit Gefühlen der Sicherheit, Zuversicht, Neugier, Eingeschränktheit oder des Unterstütztwerdens verbunden sind. Die *Sensumotorische Psychotherapie* (Ogden et al. 2006/2010; Ogden & Fisher 2015), *Somatic Experiencing* (Levine & Frederick 1997/1998; Levine & Mate 2010), und EMDR (insbesondere die Entwicklung und Installationen von Ressourcen – siehe z. B. Gonzalez & Mosquera 2012; Knipe 2014; Korn & Leeds 2002) messen alle der Entwicklung somatischer Ressourcen große Bedeutung bei.

Imaginative Ressourcen

Patienten mit dissoziativen Störungen verfügen oft über eine ausgeprägte Imaginationsfähigkeit, was zumindest teilweise ihrer starken Hypnotisierbarkeit geschuldet ist. Imaginative Ressourcen wie ein sicherer Ort und eine Idealgestalt können sehr nützlich sein, da sie die Regulation, das Behagen und die Stärke fördern können.

Beispiel für eine imaginative Ressource: Cara

Cara war eine Patientin, die gerade erst hatte anfangen können, sich einigen ihrer schmerzhafteren Emotionen zu nähern. Ihr Therapeut beschloß, ihr zu helfen, Wohlgefühl und Sicherheit fördernde Ressourcen bewußter zu nutzen. Cara entschied sich für eine Ressourcengestalt mit positiven Eigenschaften. Sie entwickelte ein Bild von einer älteren Frau, die mitfühlend, gerecht, liebevoll, weise und stark war. Diese Gestalt hatte langes, fließendes Haar, war in eine wogende smaragdfarbene Robe gekleidet und hatte das gütigste Gesicht der Welt. Cara stellte sich vor, sie gehe mit dieser Gestalt Hand in Hand auf einem Pfad und fühle sich dabei frei von Angst und stark.

Nachdem Cara geübt hatte, diese innere Ressource zu nutzen, wenn sie ruhig war, gelang es ihr auch besser, diese in Streßsituationen zu aktivieren, was ihr sehr half. Sie konnte die Ressource nicht nur bei der Annäherung an ein beängstigendes Gefühl, sondern auch danach nutzen. Nach einer produktiven Therapiesitzung nutzte sie die Gestalt der weisen Frau, um weiter über die Arbeit zu reflektieren, sich von ihr gestärkt zu fühlen und Trost zu finden, wenn sie trauerte. Sie nutzte die Gestalt also nicht nur zur Überwindung ihres phobischen Vermeidens, sondern auch zur Sicherung ihrer Fortschritte.

Der Therapeut half Cara zunächst, beim Erleben der weisen Frau darauf zu achten, was sie dabei in ihrem eigenen Körper spürte, welche Emotionen sie dabei empfand und welche Gedanken damit verbunden waren. Nachdem Cara dieses positive Erlebnis hatte festigen können, lenkte der Therapeut ihre Aufmerksamkeit auf eine beängstigende, dunkle Empfindung, um ihr zu ermöglichen, zwischen dem positiven und dem negativen Erlebnis hin und her zu pendeln. Doch weil Cara sich davon überfordert fühlte, geleitete der Therapeut sie immer wieder zu dem positiven Bild zurück, bis ihre Regulation wiederhergestellt war. Er fragte Cara, wovon sie glaube, daß es ihr helfen könnte, und Cara erklärte, vielleicht werde sie sich sicherer fühlen, wenn die weise Frau den beängstigenden dunklen Ort mit ihr aufsuche. Dies probierte Cara aus und stellte fest, daß es die erhoffte Wirkung hatte, wenn sie die weise Frau vor sich her gehen ließ. Nachdem die weise Frau sich Caras dunklen Ort angeschaut hatte, wendete sie sich Cara mit Tränen in den Augen zu und sagte: *Die Person da drin fühlt sich so bedrängt. Sie ist erschöpft und kämpft mit aller Kraft, die sie hat, darum, in Sicherheit zu bleiben. Sie hat nie realisiert, daß sie in Sicherheit ist. Wir sollten versuchen, ihr zu helfen.*

Cara konnte die neue Perspektive nutzen, um ihre an dem dunklen Ort festgehaltene Wut zu verstehen und sie zu akzeptieren. Als dies erreicht war, half der Therapeut Cara, die Wut immer nur ein wenig zu spüren und zwischen der Wut und den ruhigen, starken Gefühlen, die ihr halfen, ihre Wut zu akzeptieren und zu integrieren, hin und her zu pendeln.

Traumabezogene Phobien

Die meisten traumabezogenen Phobien (Boon et al. 2011; Nijenhuis 2015/2016; Nijenhuis, van der Hart & Steele 2002; Steele et al. 2005; van der Hart et al. 2006/2008) sind innengelenkt. Bei dissoziierenden Patienten besteht zumindest ein phobisches Vermeiden inneren Erlebens, insbesondere traumatischer Erinnerungen (Janet 1904, 1928), und daraus entspringen andere Phobien. Je phobischer Patienten sind, um so mehr Widerstand entwickeln sie. Die Behandlung muß zunächst auf die Verringerung dieser Phobien zielen, weil die Patienten nur Fortschritte erzielen können, wenn sie zu ertragen lernen, was sie innerlich erleben. Ein Therapeut sollte darauf achten, wie seine Patienten ihre Phobien entwickelt haben, was diese aufrechterhält, wie chronisch und intensiv eine Phobie ist und welche Anteile mehr oder weniger stark zu phobischem Vermeiden neigen. Es gibt verschiedene Arten von Phobien:

- Phobie hinsichtlich inneren Erlebens (Gedanken, Emotionen, Empfindungen, Erinnerungen, Wahrnehmungen, Voraussagen, Phantasien, Wünsche);
- Phobie hinsichtlich traumatischer Erinnerungen;
- Phobie hinsichtlich dissoziierter Anteile;
- Phobie hinsichtlich Bindung (und Intimität) und Bindungsverlust; und
- Phobie hinsichtlich Veränderung.

Psychische Abwehrmechanismen

Psychische Abwehrmechanismen zu erkennen und daran zu arbeiten ist eine der Grundlagen der Arbeit im Sinne psychodynamischer Ansätze (Vaillant 1977). Therapeuten sollten aber grundsätzlich wissen, daß psychische Abwehrmechanismen oft eng mit den physiologischen animalischen Defensivmechanismen verbunden sind, womit bestimmte Arten, auf Gefahren und lebensgefährdende Bedrohungen zu reagieren, gemeint sind. Ein Therapeut sollte sich immer dafür interessieren, warum ein Patient einen Abwehrmechanismus benutzt und was er mit dessen Hilfe zu vermeiden sucht (siehe hierzu die Kapitel 11 und 12). Verschiedene dissoziierte Anteile können unterschiedliche psychische Abwehrmechanismen nutzen.

Vorgeschichte bisheriger Behandlungen

Die Kenntnis vorangegangener Behandlungen gibt dem Therapeuten Aufschluß über habituelle Probleme, die ein Patient in der Therapie haben könnte, sowie darüber, welche inneren und relationalen Konflikte bei ihm aufgetreten und noch nicht gelöst worden sind. Der aktuell behandelnde Therapeut sollte sich mit dem Patienten keinesfalls über seine Vorgänger streiten, da manche Patienten darauf beharren, daß alle ihre vorherigen Therapeuten ihnen entweder nicht helfen konnten oder ihnen sogar geschadet haben. Und leider trifft es zu, daß dissoziierende Patienten von Therapeuten, die besonders skeptisch und gleichzeitig fasziniert oder uninformiert sind, oft mißverstanden, falsch diagnostiziert und schlecht behandelt werden. Trotzdem muß der aktuell zuständige Therapeut den Prozeß verfolgen, wenn ein Patient über frühere Therapeuten spricht, statt sich auf den Inhalt dessen zu konzentrieren, was seine Vorgänger angeblich getan oder nicht getan haben.

Zentrales Konzept

Eine sorgfältige Untersuchung der bisherigen Therapien eines Patienten hilft zu erkennen, welche Übertragungs- und Gegenübertragungsprobleme in der aktuellen Therapie auftreten könnten, wie der Patient mit dem Beenden von Beziehungen umgeht, welche Erwartungen er mit der aktuellen Therapie verbindet und was in dieser nach seiner Auffassung ähnlich wie in vorherigen oder aber anders als in ihnen sein sollte.

Unabhängig davon, ob die Bemühungen eines früheren Therapeuten als nützlich wahrgenommen wurden, kommunizieren Patienten, wenn sie darüber sprechen, ihre habituellen Bindungsmuster und Wahrnehmungen sowie ihre Konflikte, Wünsche und Befürchtungen bezüglich der Therapie und des Therapeuten. Häufig sind ihre Gefühle bezüglich früherer Therapeuten oder Behandlungsteams widersprüchlich, und sie brauchen eine Person, die sie unterstützt, ihnen zuhört und ihnen hilft, solche Diskrepanzen zu integrieren. Im übrigen sollte ein Therapeut vor unrealistischen Erwartungen eines Patienten bezüglich der aktuellen Therapie auf der Hut und sich der Gefahr bewußt sein, daß ein Patient ihn entweder von Anfang an idealisieren oder desavouieren kann.

Es kann Therapeuten nützlich sein, sich über folgende Aspekte zu informieren:

- die Dauer der vorherigen Therapien – dies kann Anhaltspunkte darüber liefern, inwieweit der Patient bereit ist, sich in der Therapie zu engagieren, weiterhin darüber, in welchem Maße er den Therapieprozeß ertragen kann, und schließlich darüber, ob er die Verbindung zu einem Therapeuten aufrechtzuerhalten in der Lage ist;
- die Therapieresultate aus der Sicht des Patienten;
- Gründe für die Beendigung vorheriger Therapien aus Sicht des Patienten;
- frühere Diagnosen, sofern bekannt;
- Medikationen, deren Resultate und das Einverständnis des Patienten mit einer medikamentösen Behandlung;
- stationäre Behandlungen, deren Zeitpunkte, Gründe und Dauer – dies gibt Aufschluß darüber, wie instabil der Patient im Laufe der Jahre war und welche größeren Probleme bei ihm eine Destabilisierung hervorrufen können;
- was aus der Sicht des Patienten in früheren Therapien nützlich war und was nicht;
- die Qualität vorheriger therapeutischer Beziehungen aus Sicht des Patienten. Beispielsweise könnte ein Patient sagen: »*Er hat mich nicht verstanden oder hat sich keine Mühe gegeben, mich zu verstehen. Sie war mir gegenüber ziemlich kalt und gefühllos und hat ständig ›hmm‹ gesagt. Er wollte nicht, daß ich über Anteile oder meine Mißbrauchserlebnisse rede. Sie war nie pünktlich und hat sogar Termine mit mir vergessen. Er hat mir ständig vorzuschreiben versucht, was ich tun sollte. Sie hat mir nicht geholfen, selbst herauszufinden, was ich am besten tun würde. Sie wollte an meinen Anteilen arbeiten, aber ich glaube nicht an diesen Quatsch. Wir haben uns oft gestritten, und das hat mich frustriert. Er wollte nicht, daß ich ihn zwischen den Sitzungen kontaktierte, und das brauche ich nun einmal!*« Unabhängig davon, ob diese Sichtweisen zutreffen oder nicht, spiegeln sie das Gefühl des Patienten, daß seine Beziehung zu einem früheren Therapeuten nicht sicher war.
- berichteten Mißbrauch oder andere Arten der Ausbeutung durch einen früheren Therapeuten; wenn Patienten über Mißbrauch berichten, wirkt sich dies stark auf die aktuelle therapeutische Beziehung aus, und man muß bei ihnen mit starkem Mißtrauen rechnen (Pope 1994);
- eventuell zur Zeit noch involvierte andere Therapeuten oder andere Arten von Behandlern;

- ob der Patient bereit ist, dem Therapeuten zu erlauben, mit früheren Therapeuten oder anderen Behandlern zu sprechen oder deren Behandlungsnotizen einzusehen (es sei denn, der frühere Therapeut hat sich etwas zuschulden kommen lassen).

Bindungsmuster

Untersuchungen haben gezeigt, daß Kinder gegenüber einer primären Bezugsperson eine sichere Bindung und einer anderen gegenüber eine unsichere Bindung entwickeln können (Bretherton & Mullholland 1999). Somit können Patienten gegenüber verschiedenen Menschen unterschiedliche Bindungsmuster entwickeln; vielleicht gab es in ihrem Leben sogar jemanden, dem gegenüber sie eine sichere Bindung entwickelt hatten. Dies zu wissen ist nützlich, weil es eine wunderbare Ressource sein und einem Patienten als Modell dafür dienen kann, wie eine gesunde Beziehung beschaffen ist.

Doch wenn unsichere Bindungsmuster fester und umfassender sind, bereiten sie Patienten und den Menschen in ihrem Umfeld (einschließlich des Therapeuten) große Schwierigkeiten. Unsichere Bindungsmuster zu verstehen ist sehr nützlich (Crittenden 2006; Crittenden & Landini 2011; George, Kaplan & Main 1996; Main & Goldwyn 1984). Beispielsweise versuchen habituell vermeidende Patienten, sich Erlebnisse, die bei ihnen bindungsbezogene Emotionen hervorrufen können, möglichst zu ersparen, und sie vermeiden relationale Verbundenheit, weil sie dadurch dem Erleben von Dysregulation entgehen. Andererseits suchen sehr ängstliche Patienten exzessiv und erschöpfend Kontakt zu anderen und beschäftigen sich manchmal zwanghaft damit, was diese anderen denken und fühlen.

Jeder dissoziierte Anteil kann einen anderen Bindungsstil haben. Beispielsweise kann bei einem auf den Bindungsschrei fixierten Kind-Anteil ein ängstliches Bindungsmuster bestehen, wohingegen ein Arbeiter-Anteil, der Funktionen im Alltagsleben erfüllt, einen vermeidenden Bindungsstil haben kann. Insgesamt charakterisiert den betreffenden Patienten dann ein desorganisiertes Bindungsmuster, das zwischen Annäherung und Vermeiden, Bindungssuche und Defensivhaltung oszilliert (Liotti 1992, 1999, 2011; Steele et al. 2001). Der Therapeut sollte die Bindungsdynamiken der verschiedenen Anteile des Patienten auf einer Ebene registrieren und auf einer anderen untersuchen, wie diese Muster (und die ihnen entsprechenden Anteile) interagieren und in Beziehungen im Widerstreit liegen.

Assessment der Reaktionen des Patienten auf Dissoziation

Sobald eine dissoziative Störung diagnostiziert ist, sollte untersucht werden, wie der Patient auf die Tatsache reagiert, daß er dissoziiert, welche Funktionen die einzelnen dissoziierten Anteile bei ihm erfüllen und durch welche Konflikte die Dissoziation aufrechterhalten wird.

Zentrales Konzept

> Wie der Patient darauf reagiert, daß er dissoziiert, wie seine dissoziierten Anteile (und der Patient als Gesamtperson) mit dem Konflikt umgehen und welche intensiven Konflikte zwischen den einzelnen dissoziierten Anteilen bestehen – all dies sollte unbedingt untersucht werden.

Reaktionen des Patienten auf sein Dissoziieren

Zu den ersten Fragen, auf die der Therapeut eine Antwort finden muß, zählt, wie die verschiedenen Anteile des Patienten die Diagnose auf eine dissoziative Störung akzeptieren. Manche dissoziierte Anteile neigen stärker zum Akzeptieren, andere stärker zum Vermeiden. Häufig ist der für das Alltagsleben wichtigste Anteil nicht gewillt, die Dissoziation zur Kenntnis zu nehmen. Allerdings sind manche Patienten sehr erleichtert, wenn ihnen klar wird, was mit ihnen vor sich geht. Bob aus dem Fallbeispiel in Kapitel 5 war einer der Patienten, bei denen dies der Fall ist. Als der für die Alltagsbewältigung zuständige erwachsene Anteil fing er fast sofort an, mit seinen dissoziierten Anteilen zu kommunizieren, und er akzeptierte die jungen traumatisierten Anteile von sich und vermochte sie zu trösten. Andere wie Marianne, von der ebenfalls in Kapitel 5 die Rede war, sind verängstigt oder beschämt und leugnen oder vermeiden alle Bemühungen ihres Therapeuten, an der Dissoziation zu arbeiten. Einstellungen dieser Art wirken sich auf den Therapieprozeß aus und sollten den Umgang des Therapeuten mit dem Phänomen Dissoziation beeinflussen. Je stärker Patienten sich als Gesamtperson vor ihren dissoziierten Anteilen fürchten, sich ihretwegen schämen oder sie phobisch vermeiden, um so langwieriger wird ihre Therapie und um so mehr muß man mit ihnen an der Stabilisierung und an der Entwicklung emotionaler Fertigkeiten arbeiten.

Außerdem sollte man sich darüber im klaren sein, in welchen Bereichen explizite und implizite Kooperation zwischen Anteilen möglich ist und in welchen zwischen ihnen Konflikte bestehen, weil phobisches Vermeiden zwischen Anteilen starken Widerstand hervorruft, weshalb man sehr vorsichtig damit umgehen sollte. Der Therapeut muß nach Möglichkeiten suchen, die Phobien eines Patienten zu verringern und seine Neugier auf die Vorgänge in seinem Inneren zu verstärken. Daß Patienten eine Diagnose und eine bestimmte Terminologie akzeptieren, ist wesentlich unwichtiger, als Möglichkeiten zu finden, ihnen zu helfen, ihr inneres Erleben zu akzeptieren.

Einige Patienten akzeptieren ihre dissoziative Störung als einen Lebensstil und als ihre Identität. Auch das ist für die Behandlung wichtig. Die Betreffenden haben sonst kaum etwas, woraus sie ein Sinngefühl herleiten können, und ihr Leben ist um ihre Störung organisiert.

Assessment der Auslöser von Switching

Switching, der plötzliche Wechsel von einem dissoziierten Anteil zu einem anderen, ist für einen Therapeuten am Anfang nicht immer leicht zu erkennen, insbesondere wenn er noch nicht viel Erfahrung in der Behandlung dissoziierender Patienten hat. Doch wenn man ein Switching beobachtet, sollte man sich darüber im klaren sein, was einem Switch höchstwahrscheinlich vorausgeht oder was zu einer starken Intrusion bestimmter Anteile (siehe Kapitel 10) führt. Switching und passive Beeinflussung sind wichtige Symptome für eine bestimmte Art von Streß. Weil sie häufig im Rahmen einer Beziehung hervorgerufen werden, sollte der Therapeut sorgfältig untersuchen, was im Patienten vor sich geht, wenn es bei ihm im Beisein einer anderen Person zum Switching kommt. Auch traumatische Erinnerungen sind starke Trigger für Switching oder passive Beeinflussung. Der Therapeut kann seine Aufmerksamkeit auf innere Erlebnisse wie bestimmte Emotionen, Gedanken oder Wünsche richten, die ein Switching auslösen können. Beispielsweise kam es bei einer Patientin immer dann zum Switching in einen verängstigten und erstarrten Kind-Anteil, wenn sie eigentlich hätte wütend werden müssen. Ihre Furcht half ihr, ihre Wut zu vermeiden, weil sie letztere als wesentlich gefährlicher und unerträglicher empfand.

Der Therapeut kann auch untersuchen, ob der Patient einen vollständigen Switch willentlich beeinflussen kann. So wechselte eine Patientin in Gegenwart von Männern immer in einen komischen, flapsigen Anteil, um sich vor Nähe und Verletzlichkeit zu schützen. Sie hatte mit diesem Anteil die explizite Übereinkunft getroffen, daß er »sich um alle Begegnungen mit Männern kümmern« sollte.

Und schließlich kann es nützlich sein, darauf zu achten, ob beim Switching Anteile in einer bestimmten Reihenfolge in Erscheinung treten. Dies hilft dem Therapeuten, feste Muster zu erkennen. Beispielsweise wechselte eine Patientin zuerst in einen bedürftigen Anteil, der ungewöhnlich weitreichende Forderungen stellte. Wurden diese nicht vollständig erfüllt, trat ein sehr aggressiver Anteil in Erscheinung. Bekam sie daraufhin, was sie wollte, wechselte sie wieder in einen »vernünftigen« Erwachsenen-Anteil. Blieb der Erfolg jedoch abermals aus, wechselte sie in einen kollabierten und verletzten Anteil, der sich weigerte, den Behandlungsraum zu verlassen. Zwar könnte man das Auftauchen dieser Anteile als bloße Wechsel der Verhaltenstaktik verstehen, doch waren diese Anteile tatsächlich sehr getrennt und der Existenz der anderen Anteile nicht völlig gewahr, obwohl sie alle Bestandteile eines festen Musters waren, das die Patientin seit ihrer Kindheit begleitete. Als es dem Therapeuten gelang, die Patientin dazu anzuleiten, die Sequenz zu erkennen, verstand sie diese schließlich und erlangte einen größeren Einfluß auf sie.

Beziehungen und Konflikte zwischen dissoziierten Anteilen

Wie im gesamten vorliegenden Buch immer wieder erwähnt wird, wirken sich Beziehungen und Konflikte zwischen Anteilen auf den Behandlungsverlauf aus und sind ein zentraler Aspekt der intrapsychischen Funktionsweise eines Patienten. Je besser Therapeuten die Dynamik zwischen Anteilen verstehen, um so besser können sie Patienten helfen, diese Dynamik zu akzeptieren und zu verändern. Weil dies zu Beginn einer Behandlung nicht immer offensichtlich ist, ist ein fortlaufendes Assessment erforderlich. Der Therapeut kann jedoch einige plausible Hypothesen über Konflikte entwikkeln, wenn ein Patient dissoziativ ist. Beispielsweise bestehen häufig Konflikte zwischen Bindung und Defensivhaltung, Wissen und Nicht-Wissen, Aufrechterhaltung des Status quo und Veränderung sowie dem Gefühl der Sicherheit und Verletzlichkeit oder Authentizität. Folgende Fragen können sowohl Therapeuten als auch Patienten helfen, mehr über diese inneren Dynamiken herauszufinden:

- Inwieweit ist ein bestimmter Anteil anderer Anteile gewahr?
- Wie reagiert ein bestimmter Anteil typischerweise anderen gegenüber? Beispiele hierfür sind: Erstarrt der Patient, wenn er eine tadelnde Stimme hört? Empfindet er Ekel, wenn er einen Kind-Anteil von sich entdeckt? Hassen bestimmte Anteile einander? Fürchten sie einander? Schämen sie sich, weil bestimmte andere Anteile auch nur existieren?
- Welche Funktion hat jeder der dissoziierten Anteile? Ist ein bestimmter Anteil an der Alltagsbewältigung beteiligt? Beinhaltet ein Anteil eine bestimmte Emotion oder Erinnerung? Oder dient ein Anteil der Abwehr einer bestimmten Realisation?
- In welchen Bereichen kooperieren bestimmte Anteile (implizit oder explizit)? Bestehen etwa bewußte oder unbewußte Übereinkünfte darüber, sich nicht in elterliche Aufgaben oder die berufliche Arbeit einzumischen?
- Welche besonders wichtigen Nicht-Realisationen werden in bestimmten Anteilen bewahrt? Diese werden im Laufe der Therapie zu Behandlungszielen (Beispiele für Nicht-Realisation siehe Kapitel 1).
- Welche größeren Konflikte bestehen zwischen dissoziierten Anteilen? Dissoziierende Patienten bewahren ihre Konflikte in dissoziierten Anteilen und erkennen deshalb häufig nicht, daß sie sich in einem Konflikt befinden. Interagiert der Therapeut nur mit einem Anteil, wird möglicherweise nur eine Seite des Konflikts erkennbar. Manche Konflikte werden erst später in der Therapie deutlicher.

Assessment der Traumavorgeschichte

Bei der Behandlung traumabedingter Dissoziation ist es natürlich wichtig, die Patienten nach frühen traumatischen Erlebnissen zu fragen und danach, welche es waren. Dies ist ein wichtiger Teil des Assessments, denn bleibt dieser Aspekt unbeachtet, ignoriert der Therapeut möglicherweise existierende Traumanachwirkungen. Es gibt viele Instrumente zur Beurteilung des Vorliegens traumatischer Erlebnisse. Eine der simpelsten Untersuchungsmöglichkeiten ist der *Adverse Childhood Experiences Questionnaire* (ACE – Felitti et al. 1998). Er umfaßt zehn Fragen, die auf das Erleben verschiedener belastender Vorfälle in der Kindheit eingehen, und man findet ihn im Internet. Weitere Fragebögen sind die *Traumatic Experiences Checklist* (TEC – Nijenhuis, van der Hart & Kruger 2002) und der *Trauma History Screen* (THS – Carlson et al. 2011), die detailliertere Fragen stellen – z. B. danach, wie oft ein bestimmtes Ereignis stattgefunden hat, in welchem Alter der Befragte dies erlebt hat und welche emotionale Wirkung es hatte.

So nützlich diese Meßinstrumente sind, weil sie Therapeuten helfen, die Traumavorgeschichte des Patienten zu erforschen, so angebracht sind auch insbesondere zu Beginn einer Therapie gewisse Warnungen: Weil dissoziierende Patienten leicht »getriggert« werden können, wenn sie über traumatische Ereignisse sprechen, muß der Therapeut sorgfältig feststellen, ob ein bestimmter Patient auch nur eine sehr vorsichtige Exploration verkraften kann.

Wie ein Therapeut einen Patienten nach traumatischen Erlebnissen fragt, schafft die Grundlage für das Pacing. So kann er beispielsweise den Patienten, bevor er konkret auf Traumata bezogene Fragen stellt, bitten, bei der Beantwortung nicht ins Detail zu gehen, sondern nur einen Eindruck wie aus der »Vogelperspektive« zu vermitteln und sozusagen »nur die Schlagzeilen« zu benennen. Anschließend könnte der Therapeut fragen: »*Wie gingen in Ihrer Familie Disziplinierungen vonstatten? Wie wurde Ärger ausgedrückt? Haben Sie sich schon einmal von jemandem physisch verletzt gefühlt? Gab es in Ihrem Leben besonders schmerzhafte oder beängstigende Erlebnisse? Hat Ihnen schon einmal jemand in sexueller Hinsicht etwas gesagt oder angetan, das bei Ihnen Unbehagen hervorgerufen oder Sie geängstigt hat? Gab es in Ihrer Kindheit und Jugend jemanden, an den Sie sich wenden konnten, wenn Sie über etwas, das Sie beunruhigte, reden wollten?*«

Der Therapeut sollte genau darauf achten, wie der Patient auf seine Fragen reagiert, und insbesondere sollte er jeden Hinweis auf Erstarren, Hyperarousal, Benommenheit und Geistesabwesenheit registrieren, der auf Dissoziation und die Möglichkeit hindeuten könnte, daß sich der Patient nicht im Bereich seines Toleranzfensters befindet. Veränderungen der Haltung oder Bewegungen zu erkennen hilft, das Aktivierungsniveau richtig einzuschätzen.

Wirkt der Patient agitiert, sollte der Therapeut die Befragung beenden und dem Patienten helfen, seine Aufmerksamkeit wieder auf das Hier und Jetzt zu richten, indem er etwas sagt wie: »*Das klingt, als hätten Sie es als Kind sehr schwer gehabt, und manchmal ist es wichtig, das bei unserer Arbeit zu berücksichtigen. Mir fällt auf, daß Sie, wenn Sie darüber reden, sehr angespannt und geistesabwesend wirken. Deshalb möchte ich Sie nun bitten, Ihre Füße auf den Boden zu setzen und ein paarmal tief durchzuatmen. Wir werden uns diesem wichtigen Thema später noch einmal zuwenden, aber zunächst geht es darum, daß wir Ihnen ermöglichen, sich präsenter zu fühlen.*«

Wird ein Konflikt über die Realität von Ereignissen schon während des Assessments deutlich, kann der Therapeut sowohl alle Anteile des Patienten, die die Realität eines Traumas anerkennen, als auch diejenigen, die damit nicht einverstanden sind, akzeptieren, ohne sich in diesem Konflikt bezüglich »der Wahrheit« auf die eine oder andere Seite zu stellen. So wird eine mitfühlende Verbindung hergestellt, und der Patient kann sich gehört und verstanden fühlen. Details werden nicht angesprochen, und der Therapeut achtet darauf, daß der Patient geerdet und in der Gegenwart verwurzelt ist und soweit möglich an der Oberfläche des Bewußtseins bleibt.

Assessment für die Prognose

In vielerlei Hinsicht unterscheidet sich das Assessment für die Prognose bei Patienten mit dissoziativen Störungen nicht von der Vorgehensweise bei anderen Patienten. Doch die Reaktion dieser Patienten auf ihre Dissoziation und wie sie mit ihr umgehen, fügt der Prognose eine Dimension hinzu. Manche Patienten mit dissoziativen Störungen werden seit vielen Jahren psychiatrisch betreut, ohne daß ihnen jemals eine angemessene Diagnose gestellt worden wäre. Ähnlich wie es Patienten in früheren Jahren erging, wenn sie unter einer Borderline-Persönlichkeitsstörung litten, wurden auch sie als »unbehandelbar« abgestempelt, und sie kommen mit diesem Stigma in eine erneute Therapie. Doch viele dieser Patienten entwickeln sich bei sachgerechter Behandlung gut und erzielen im Laufe der Zeit deutliche Zustandsverbesserungen; daß sie schon lange in Behandlung sind, muß also nicht zwangsläufig eine schlechte Prognose nach sich ziehen (Brand et al. 2013; Brand & Loewenstein 2014).

Doch auch wenn sich der Zustand der meisten Patienten allmählich bessert, ist das bei einigen nicht der Fall, und bei relativ vielen verläuft die Besserung sehr unstet und kann sich über viele Jahre hinziehen (Horevitz & Loewenstein 1994; Kluft 1994c, 1994d). Der Fortschritt hängt sehr stark von der Prognose ab, und die Prognose beeinflußt die Behandlungsplanung. Ein laufendes Assessment, wie es in diesem Kapitel beschrieben wird, hilft Therapeuten, die Stärken und Schwächen eines Patienten und die Massivität seines Widerstands einzuschätzen.

Die im folgenden aufgelisteten Faktoren, unter denen einige schon weiter oben in Zusammenhang mit den Ressourcen und Bedürfnissen von Patienten erwähnt wurden, sind für die Entwicklung der Prognose sehr wichtig.

- Höchstes bereits erreichtes Funktionsniveau
- Grad der Komorbidität unter Einschluß von Persönlichkeitsstörungen
- Flexibilitätsgrad der psychischen Abwehrmechanismen
- Bereitschaft, sich über die persönlichen Gedanken und Gefühle zu äußern
- Stärke der traumabezogenen Phobien

- Schwere der Traumavorgeschichte einschließlich ihres frühen Beginns und ihrer Chronizität
- Mentalisierungsfähigkeit
- Stärke der Motivation und Niveau der Einsicht
- Stärke des Selbstmitgefühls
- Fähigkeit und Bereitschaft, die Regulation und Tolerierung inneren Erlebens zu erlernen
- Schwere der Bindungsprobleme, welche die therapeutische Beziehung unterminieren und verkomplizieren (schwerwiegende Abhängigkeit, Vermeiden, Anspruchshaltung usw.)
- Akzeptieren der Dissoziation und Bereitschaft, mit dissoziierten Anteilen zu arbeiten
- Stärke der Konflikte zwischen dissoziierten Anteilen
- Aktuell andauernde Viktimisierung oder aktueller Mißbrauch/Mißhandlung durch andere

Da sich die Prognose im Laufe der Zeit verändern kann, können Patienten mit einer zunächst schlechten Prognose Fortschritte erzielen, wenn man ihnen genug Zeit läßt und sie eine gute Behandlung erhalten, während es anderen nicht gelingt, die Therapie zu nutzen.

Die Prognose ist als Richtschnur für die Behandlung nützlich, weil sie dem Therapeuten hilft, eine realistische Perspektive zu entwickeln, die Geduld und die Entwicklung pragmatischer Therapieziele fördert. Beispielsweise ist ein Patient mit einer schlechten Prognose nicht bereit, sich für die Arbeit an traumatischen Erinnerungen zu engagieren. Ob er dazu jemals in der Lage sein wird, kann man nur im Laufe der Zeit und mit viel Geduld herausfinden. Doch der Therapeut muß in der Lage sein, einen Seiltanz zwischen dem Wecken von Hoffnung und dem Vermeiden der Entstehung unrealistischer Erwartungen durchzustehen, weil letztere den Patienten in Gefahr bringen, sich wie ein Versager zu fühlen.

Das höchste erreichte Funktionsniveau

Ein Assessment für die Prognose kann mit der Erforschung des höchsten Funktionsniveaus des Patienten beginnen. Ein hohes Funktionsniveau und die Fähigkeit, dieses über eine lange Zeitspanne aufrechtzuerhalten, sind Anzeichen für eine gute Prognose.

- Gab es Zeiten, in denen der Patient ein besseres Funktionsniveau erreicht hatte, und hat er danach dekompensiert, oder war sein Funktionsniveau immer niedrig? Hat er beispielsweise seit seiner Kindheit mit einer schweren Depression und mit starken Ängsten gekämpft und zudem viele Behandlungsmißerfolge erlebt, so ist sein

Zustand wahrscheinlich chronisch, und er wird auf die Behandlung kaum ansprechen. Deshalb muß die Behandlungsplanung berücksichtigen, daß dem Patienten geholfen wird, auf den Umgang mit seinem Problem zu fokussieren, statt nur darauf, das Problem völlig zu beheben.

- Wie lange konnte der Patient sein höchstes Funktionsniveau aufrechterhalten?
- Welche Unterstützung und welche Ressourcen haben dem Patienten geholfen, ein bestimmtes Funktionsniveau zu erreichen und aufrechtzuerhalten?
- Wann war der Patient das letzte Mal auf diesem Niveau funktionsfähig?
- Gibt es Hinweise darauf, daß dissoziierte Anteile zu einer adaptiveren Funktionsweise beitragen?
- Ist der Patient zu arbeiten in der Lage? Hat er eine Arbeit?
- Studiert der Patient oder verrichtet ehrenamtliche Arbeit?
- Kümmert sich der Patient um das Wohl seiner derzeitigen Familie? Ist er dazu in der Lage? Und sorgt er auch gut für sein eigenes Wohl?
- Kann der Patient den Tag strukturieren und einen geregelten Tagesablauf etablieren?
- Kann der Patient seine Freizeit konstruktiv nutzen?

Beispiel für das höchste Funktionsniveau: Marianne

Marianne (siehe den Fall aus Kapitel 5) war einige Jahre lang einer Teilzeitarbeit nachgegangen, und man hatte ihr bestätigt, daß sie ihre Arbeit gut machte, obwohl sie unter einer Amnesie litt und berichtete, sie habe während der Arbeit manchmal das Gefühl gehabt, ihren Körper zu verlassen. Der Therapeut schloß, daß ihre dissoziierten Anteile in einem Maße kooperieren konnten, so daß Marianne zu arbeiten in der Lage war, und daß sie über beträchtliche Ichstärke verfügte, was es ihr ermöglichte, ihre Arbeit kompetent zu verrichten, obwohl sie in ihrem Leben ansonsten große Schwierigkeiten hatte.

Schwerwiegende Komorbidität

Bei den meisten Patienten mit einer dissoziativen Störung bestehen auch starke Komorbiditäten, die in einer Behandlung berücksichtigt werden müssen und die auch die Prognose beeinflussen können. Zu Beginn der Behandlung kann der Therapeut einige Probleme dieser Art zur Sprache bringen, beispielsweise das Vorliegen von Depression, Angst und Panikattacken. Grundsätzlich gilt: Je schwerwiegender und anhaltender die Komorbidität, um so schlechter die Prognose. Andererseits kann diesen Symptomen oder Störungen eine dissoziative Organisation zugrunde liegen, und diese können sich in solchen Fällen bessern, wenn direkt an den dissoziierten Anteilen gearbeitet wird. Beispielsweise kann es extrem depressive, ängstliche oder auch suizidale Anteile geben, mit Substanzmißbrauch involvierte Anteile sowie zwanghafte und zum Grübeln neigende Anteile.

An spezifischen Komorbiditätsproblemen sollte man mit Behandlungsmethoden zu arbeiten versuchen, die sich in solchen Fällen als wirksam erwiesen haben – z. B. indem man eine Depression mit einer interpersonalen oder einer kognitiv-behavioralen Therapie und eventuell zusätzlich medikamentös behandelt. Die einzige Ausnahme dabei ist, daß man eine komorbide PTBS nicht mit einer Expositionstherapie oder mit EMDR behandeln sollte, es sei denn, der Patient ist dafür stabil genug (siehe hierzu die Kapitel 20 und 21). Läßt sich mit Standardbehandlungen kein Erfolg erzielen, sollte man untersuchen, ob eine dissoziationsbedingte Desorganisation zugrunde liegt, und dann mit den involvierten Anteilen arbeiten. Bestimmte anhaltende Komorbiditäten wie Alkohol- oder Drogenabhängigkeit, starke und wiederholte Selbstschädigungen und Suizidversuche können die Prognose generell negativ beeinflussen, obgleich man sie auch als Ersatzhandlungen – als dysfunktionale Coping-Strategien – verstehen kann.

Und schließlich wird die Prognose auch durch das Vorliegen von Persönlichkeitsstörungen beeinflußt. Je schwerer die Störung, um so schlechter ist im allgemeinen die Prognose, wobei allerdings viele dieser Patienten in einer langfristigen Therapie bei einem erfahrenen Therapeuten, der klare Grenzen setzt, gute Ergebnisse erzielen.

Niveau des Selbstmitgefühls

Selbstmitgefühl beeinflußt die Fortschritte traumatisierter Patienten in einer Therapie sehr stark. Je schneller sie lernen, sich selbst und ihren Anteilen (und natürlich auch anderen Menschen) gegenüber mitfühlend zu sein, um so größere Erfolge können sie in ihrer Behandlung erzielen. Patienten, denen es an Selbstmitgefühl mangelt, sind oft selbstdestruktiv und leiden stark unter Scham und Selbsthaß, was Fortschritte in einer Therapie behindert. Deshalb sollte die Behandlungsplanung möglichst viele Möglichkeiten einbeziehen, die das Selbstmitgefühl von Patienten zu stärken helfen.

Bereitschaft, persönliche Gedanken und Gefühle mitzuteilen

Dissoziierenden Patienten widerstrebt es oft, ihre intimsten Gedanken und Gefühle anderen Menschen zu offenbaren. Sie empfinden manchmal tiefe Furcht und Scham oder sind der Gedanken und Gefühle ihrer verschiedenen dissoziierten Anteile nicht gewahr. Bei sorgsamer und mitfühlender Ermutigung zur allmählichen Öffnung jedoch gelingt es den meisten von ihnen allmählich. Ist ihnen dies völlig unmöglich, erzielen sie in ihrer Therapie wahrscheinlich keine nennenswerten Erfolge. Manche Patienten werden von so starken inneren Konflikten bezüglich ihrer Therapie geplagt, daß ihre dissoziierten Anteile sie hindern, sich dem Therapeuten mitzuteilen; bei anderen ist die Fähigkeit, innere Erlebnisse zu verbalisieren, stark eingeschränkt; und bei einigen Wenigen besteht eine Art psychotischer Denkblockade, die noch über das Eingreifen dissoziierter Anteile hinausgeht.

Beispiel für die Unfähigkeit, Gedanken und Gefühle mitzuteilen: Moira

Moira war 42 Jahre alt und litt unter einer DIS. Sie saß stumm vor Entsetzen da, obwohl ihr Therapeut alles in seiner Macht Stehende tat, um eine Atmosphäre der Sicherheit zu kreieren und ihre Regulationsfähigkeit zu fördern. Die Patientin war extrem paranoid und fürchtete, der Therapeut würde Informationen, die er von ihr erhielt, gegen sie verwenden. Auch berichtete sie, mehrere vorherige Therapien hätten ihr überhaupt nicht geholfen. Fast ein Jahr lang verschwieg sie ihrem Partner, daß sie sich in Therapie befand, und sie berichtete ihm nichts darüber, was in ihr vor sich ging. Sie weigerte sich, Psychopharmaka einzunehmen, und gestattete ihrem Therapeuten nicht, mit seinen Vorgängern über sie zu sprechen. Sie ließ ihn auch nicht mit ihren dissoziierten Anteilen arbeiten. Moira war weder in der Lage, zu Hause an der Verbesserung ihrer Fähigkeit, sich zu stabilisieren, zu arbeiten, noch brachte sie es fertig, ihre Gedanken aufzuschreiben oder andere kreative Methoden zu nutzen. Trotz einer 24 Monate langen guten Stabilisierungsbehandlung und einer neunmonatigen intensiven stationären Behandlung schwieg sie weiter und blieb erstarrt, sehr zurückhaltend und paranoid. Ein Versuch mit einem Antipsychotikum erwies sich als wirkungslos. Ihre Prognose ist weiterhin schlecht.

Verstrickung in die Ursprungsfamilie und anhaltende Viktimisierung

Patienten, die sich in der Gegenwart nicht sicher fühlen, können eine Therapie nicht zu ihrem Besten nutzen. Wenn sie trotz angebotener Unterstützung nicht in der Lage sind, eine für sie schädliche Situation zu verlassen, wird es ihnen nicht gelingen, ihre Situation nennenswert zu verbessern. Wie man mit Patienten umgehen sollte, die auch in der Gegenwart weiter viktimisiert werden, wird in Kapitel 19 beschrieben.

Beispiele für die Entwicklung einer Prognose: Bob und Marianne

Aufgrund der vorliegenden Informationen und des anfänglichen Assessments war klar, daß Bob (sein Fall wurde in Kapitel 5 beschrieben) über viele Ressourcen und gute soziale Unterstützung verfügte. Bei ihm bestand keine schwerwiegende Komorbidität, er hatte keine starken Bindungsprobleme, seine Exekutivfunktion war ausgezeichnet, und nach der Überwindung seiner anfänglichen Scham bestand bei ihm auch kaum noch eine Phobie hinsichtlich seiner dissoziierten Anteile. Seine Beziehung zu seinem Therapeuten entwickelte sich schnell sehr gut, und er bemühte sich gewissenhaft um die Verbesserung seiner Emotionsregulationsfertigkeiten. Trotz seiner Scham wegen des sexuellen Mißbrauchs, den er erlebt hatte, war sein Selbstwertgefühl in anderen Bereichen relativ stark, und es gelang ihm, Selbstmitgefühl zu entwickeln. Sein Funktionsniveau war sehr hoch, obwohl die PTBS und die dissoziativen Symptome mit Beginn seiner Beziehung zu seinem Partner stärker geworden waren. Bobs Prognose war ausgezeichnet, vorausgesetzt, es gelänge dem Therapeuten, das Tempo der therapeutischen Arbeit so vorzugeben, daß Bob im Alltagsleben bliebe (Kluft 1986a).

Mariannes Situation war wesentlich komplizierter, und ihre Prognose war weniger klar, obwohl sie nie wegen einer dissoziativen Störung behandelt worden war und ihre Phobien und ihre soziale Isolation für DIS-Patienten keineswegs ungewöhnlich waren. Bei ihr bestand eine stärkere Komorbidität, etwa in Form einer Eßstörung und der Neigung zur Selbstschädigung, und ihr Selbstmitgefühl war weniger ausgeprägt. Sie hatte mit dem Mentalisieren in den verschiedensten Situationen größere Schwierigkeiten als Bob, dessen Reflexionsprobleme sich im wesentlichen auf seine sexuellen Beziehungen beschränkten. Die größten Hindernisse in Mariannes Behandlung waren ihre starke Phobie hinsichtlich ihrer dissoziierten Anteile und ihr Mangel an Selbstmitgefühl. Deshalb war die anfängliche Prognose bei ihr ziemlich schlecht.

Verfolgen der Behandlungsfortschritte

Momentan existieren drei Möglichkeiten zur Untersuchung des Behandlungsfortschritts bei dissoziierenden Patienten, deren Resultate sich auf die Prognose auswirken können. Die erste von diesen ist das *Dimensions of Therapeutic Movement Instrument* (DTMI – Kluft 1994c, 1994d), die zweite die *Checklist for Evaluation of DID Treatment* (Boon 1997; eine revidierte Version ist in Anhang B wiedergegeben), und die dritte ist der *Progress in Treatment Questionnaire* (PITQ – Brand, Classen et al. 2009). Zum Zeitpunkt der Entstehung dieses Buches ist von diesen nur der PITQ validiert. Der Therapeut kann diese Checklisten zur informellen Entwicklung einer ersten Prognose und eines ersten vorläufigen Behandlungsplans benutzen. Im Laufe der Behandlung kann man diese Untersuchungen wiederholen, um festzustellen, ob die Behandlungsziele verändert werden oder die Bemühungen in der Therapie verstärkt werden sollten. Die Skala in Anhang B erfaßt sowohl die üblichen prognostischen Faktoren als auch die für die Spezifikation dissoziativer Störungen vorgesehenen.

Fallkonzept: Nutzung der Fortschritte des Patienten zur Feinabstimmung der Behandlung

Die Diagnose bezieht sich auf die äußeren Manifestationen der Probleme des Patienten – also auf Symptome. Ein psychosoziales Assessment ist umfassender und hilft dem Therapeuten zu verstehen, wie ein Patient in seine momentane Situation gekommen ist; dies geschieht durch Untersuchung seiner Vorgeschichte und der aktuellen Situation. Doch ist es wichtig, sich auch mit den Kämpfen des Patienten zu beschäftigen, indem man sich anschaut, wie diese intrapsychisch und interpersonal organisiert sind und funktionieren – und das bedeutet, daß man ein Fallkonzept entwickeln muß. Bei dissoziierenden Patienten schließt dies die Untersuchung der Organisation der dissoziierten Anteile ein (van der Hart et al. 2006/2008).

Das Fallkonzept ermöglicht dem Therapeuten zu verstehen, wodurch die Probleme des Patienten hervorgerufen und perpetuiert werden. Wenn der Patient beispielsweise zu Selbstschädigungen neigt, kann der Therapeut feststellen, daß sein Bindungsstil desorganisiert ist und somit eine bestimmte negative mentale Repräsentation des Selbst und anderer beinhaltet sowie Überzeugungen und Schemata, denen zufolge anderen Menschen nicht zu trauen ist. Dies kann starke Gefühle des Alleinseins, der Sehnsucht und der Scham hervorrufen, aber auch Furcht und Wut: Ein dissoziierter Anteil bestraft und beschimpft einen anderen innerlich, wenn der Patient versucht, zu anderen Menschen in Kontakt zu treten, was bei ihm starken Selbsthaß und Scham hervorruft. Der wütende Anteil verteidigt sich gegen Sehnsucht und Scham und versucht, eine Kontaktaufnahme zu verhindern, weil er diese für gefährlich hält. Der Patient als ganze Person verfügt nur über eingeschränkte Regulations- und Reflexionsfähigkeiten und nutzt Selbstschädigungen zur Bewältigung dieser relationalen Dilemmata, der Emotionen und innerer Konflikte. Somit hat der Therapeut eine bestimmte Vorstellung vom inneren Prozeß des Patienten, der Selbstschädigungen hervorruft, und er kann einen Behandlungsplan entwickeln, der diese Probleme berücksichtigt.

Deshalb müßte ein entsprechender Behandlungsplan die Absicht umfassen, die Emotionsregulierung zu verbessern, weiterhin defensive Scham aufzulösen, dysfunktionale Schemata zu verändern, dem Patienten zu helfen, flexiblere und realistischere mentale Repräsentationen seiner selbst und anderer Menschen zu entwickeln, an einer Verbesserung des Verständnisses der Funktionen der dissoziierten Anteile zu arbeiten; die Kommunikation zwischen den Anteilen und die Auflösung ihrer Konflikte – insbesondere des Konflikts zwischen Bindung und Abwehr, der desorganisierte Bindungsmuster perpetuiert – zu fördern und das, was in der therapeutischen Beziehung geschieht, als eine spezielle Art, viele der genannten Themen anzusprechen, zu sehen.

Zentrales Konzept

Die Diagnose fokussiert auf Symptome und Störungen. Das Fallkonzept nutzt das Assessment, um Fortschritte des Patienten zu verstehen, wie er organisiert ist und wie er zu sich selbst, anderen Menschen und der Welt in Beziehung tritt. Außerdem ist das Fallkonzept ausschlaggebend für die Behandlung.

Das Fallkonzept ist primär auf den emotionalen, relationalen und somatischen Prozeß des Patienten ausgerichtet. Wie etwa erleben Patienten sich selbst und andere? Und wie treten sie in der Regel zu anderen Menschen in Beziehung? Wie erleben sie Emotionen somatisch, und wie deuten sie sie? Welche Emotionen vermeiden sie gewöhnlich, und welche erleben sie typischerweise? Welche Wünsche, Ziele und Werte motivieren einen Patienten? Welche inneren Konflikte sind bei ihm besonders stark, und wie manifestieren sich diese in verschiedenen dissoziierten Anteilen? Welche psychischen (und physischen) Abwehrmechanismen nutzt ein Patient regelmäßig in Reaktion auf traumabezogene Phobien, und wie wirken sich diese Defensivstrukturen auf die Funktionsfähigkeit aus? Wie interagieren dissoziierte Anteile oder wie tun sie es nicht? Und welche Konflikte zwischen ihnen erhalten die Dissoziation aufrecht? Welche wichtigen Nicht-Realisationen liegen beim Patienten und bei seinen verschiedenen dissoziierten Anteilen vor und erhalten die Dissoziation aufrecht?

Beispiel für den weiteren Verlauf des Assessments und für das Fallkonzept: Marianne

Bei Mariannes Assessment stellt die Therapeutin fest, daß die Patientin eine stabile Lebens- und Wohnsituation hat, daß sie sich die Behandlung finanziell leisten kann und daß sie zur Zeit nicht in irgendwelchen für sie gefährlichen Beziehungen lebt. Zwar schien bei ihr eine Amnesie bezüglich der Gegenwart zu bestehen, und sie dissoziierte in den Therapiesitzungen, aber Mariannes Anteile schienen genügend kooperationsbereit zu sein, um ihre Alltagsfunktionsfähigkeit zu sichern. Ihre Exekutivfunktionen waren ausgezeichnet. Sie genoß den Umgang mit ihrem Hund, spielte gern Klavier und sang in einem Chor, in dem sie einige oberflächliche Bekanntschaften hatte. Sie gab zu, daß sie zur Isolation neige, keine engen Freunde habe und anderen nie von ihren Problemen erzähle. Sie erklärte auch, sie brauche keine engen Freunde und sei mit ihrem Alleinsein zufrieden. Dem widersprach ein junger Anteil von ihr, der sich sehr einsam fühlte. Sie hatte einen jüngeren Bruder, den sie allerdings nicht oft traf, weil sie den Kontakt zu ihrer Ursprungsfamilie sehr stark eingeschränkt hatte. In ihrer Kindheit hatten zwei Lehrer sie sehr unterstützt, und die Therapeutin glaubte, diese als Ressourcen nutzen zu können.

Marianne war intelligent, es schien ihr aber sehr schwer zu fallen, über ihre Probleme zu reden, und sie dissoziierte am Anfang ihrer Behandlung häufig. Sie ließ Motivation und ein gewisses Maß an Einsicht erkennen, fürchtete sich aber vor ihren inneren Erlebnissen und hatte eine starke Phobie hinsichtlich ihrer Diagnose und ihrer dissoziierten Anteile. In ihr tobt offensichtlich ein starker Konflikt zwischen verschiedenen dissoziierten Anteilen; aber Marianne konnte über das, was sie erlebte, kaum reden und verhielt sich ihren Anteilen gegenüber verächtlich. Mit dem Rahmen der Therapie kam sie sehr gut zurecht, versäumte nie eine Sitzung, traf immer pünktlich ein, rief die Therapeutin zwischen den Sitzungen nicht an und belästigte sie nicht ständig mit eMails.

Aufgrund dieser und anderer in der Assessment-Phase gesammelter Informationen entwickelte die Therapeutin ein Fallkonzept. Marianne verfügte über ein gewisses Maß an Ichstärke, Intelligenz und Einsicht und war motiviert, sich in der Behandlung zu engagieren. Doch folgende Faktoren hatten eine starke Wirkung auf den Verlauf ihrer Therapie: (a) ihre ständige Unfähigkeit zur Realisation, die zur Entstehung einer Phobie hinsichtlich inneren Erlebens und hinsichtlich dissoziierter Anteile führte, was es ihr sogar unmöglich machte, ihre Diagnose zu akzeptieren; (b) starke innere Konflikte zwischen verschiedenen Anteilen, die häufiges Switching während der Sitzungen zur Folge hatten, sowie die Unfähigkeit, sich an Dinge, über die geredet worden war, zu erinnern; (c) schwerwiegende Konflikte und Probleme hinsichtlich der Bindung, was auf starre Schemata hindeutete und zu sozialer Isolation und chronischem Verharren in einer Defensivhaltung führte, wenn sie den Therapeuten als fürsorglich und ihr nahe erlebte; (d) die Nutzung von Projektion als Abwehrstrategie, so daß der Therapeut sich in ihrer Anwesenheit oft beschämt und inkompetent fühlte, was die Patientin vor diesen Gefühlen schützte; (e) Übertragung, in Verbindung mit einer komplexen Kombination von Annäherung und Bedürftigkeit von auf den Bindungsschrei fixierten Anteilen, rasch gefolgt von mißbilligender Rage von Anteilen, die sich gegen eine Bindung zur Wehr setzen mußten, oder mit abschätzigem und vermeidendem Verhalten von Anteilen, die Funktionen im Alltagsleben übernahmen; und schließlich (f) widerstreitende und wetteifernde Motivationen, einerseits eine Verbindung herzustellen und dies andererseits nicht zu tun, einen Status quo aufrechtzuerhalten und sich zu verändern, sich selbst zu bestrafen und sich besser zu fühlen, Empfindungen und Emotionen zu spüren und zu vermeiden, und sich an traumatische Ereignisse zu erinnern und dies gleichzeitig zu verhindern.

Zusammenfassung

Assessment, Prognose und Fallkonzept sind für die Planung einer Behandlung und für deren Fortschritte unverzichtbar. Therapeuten sollten das Assessment laufend fortsetzen und gegebenenfalls den Behandlungsplan dementsprechend ändern. Außerdem sollten sie regelmäßig – vierteljährlich, halbjährlich oder jährlich – mit ihren Patienten über die in der Behandlung erzielten Fortschritte sprechen und sich ein Bild davon machen, ob die Therapie wirksam ist und was daran verbessert werden könnte.

Weitere Erkundungen

6.1 Überprüfen Sie regelmäßig die Fortschritte Ihrer Patienten und sprechen mit ihnen darüber? Wenn nicht, wie könnten Sie dies in Ihre Arbeit einbeziehen?

6.2 Haben Sie Patienten behandelt, deren Prognose besser oder schlechter ausfiel, als Sie vorausgesehen hatten? Ist Ihnen nachträglich etwas aufgefallen, das Ihnen hätte helfen können, eine zutreffendere Prognose zu entwickeln?

6.3 Wie definieren Sie einen Behandlungsrahmen? Inwiefern ähnelt oder unterscheidet sich der von Ihnen definierte Rahmen von der Art, wie Ihre Kollegen verfahren? Und warum ist das so?

6.4 Schreiben Sie ein kurzes Fallkonzept für einen Ihrer Patienten, und konzentrieren Sie sich dabei auf den Prozeß und die Fähigkeiten des Betreffenden. Diskutieren Sie darüber mit Kollegen.

7 Behandlungsplanung

Der für Patienten mit dissoziativen Störungen entwickelte Behandlungsplan ist sehr wichtig, weil diese Patientengruppe sich einer besonders großen finanziellen Belastung stellen muß, denn unter allen Gruppen mit psychischen Störungen beanspruchen sie die größte Zahl von Psychotherapiesitzungen.

— Julie Gentile, Kristy Dillon & Paulette Gillig (2013, S. 26)

Sobald das einleitende Assessment und die Entwicklung des Fallkonzepts abgeschlossen sind, muß ein plausibler Behandlungsplan entwickelt werden. Der Kontext für die Planung einer solchen Behandlung ist ein phasenorientierter Ansatz, in dessen erster Phase Sicherheit, Stabilisierung, Skill-Building und die Entwicklung einer kollaborativen therapeutischen Beziehung die wichtigsten Prioritäten sind. Der Behandlungsplan organisiert die Therapie und hilft dem Therapeuten, die für die Behandlung eines Patienten geeigneten Methoden auszuwählen (Groth-Marnat, Gottheil, Liu, Clinton & Beutler 2008; Horowitz 1997; Woody, Detweiler-Bedell, Teachman & O'Hearn 2003).

Zentrales Konzept

Behandlungspläne basieren auf der Diagnose, dem Fallkonzept und der Prognose. Die meisten dissoziierenden Patienten benötigen zumindest eine kurze Stabilisierungsperiode, und einige brauchen zur Stabilisierung eine längere Unterstützung.

Zwar ist ein Behandlungsplan für jeden Patienten wichtig, doch bei der Behandlung dissoziierender Patienten ist er von besonderem Wert, weil er deren Therapeuten hilft, in einer komplexen und oft verwirrenden Therapie nicht den Faden zu verlieren. Zwar ist die Gestaltung des Behandlungsplans von der Prognose eines Patienten abhängig, doch die meisten Behandlungspläne beginnen mit einer Stabilisierungsphase, und alle setzen Klarheit über den Behandlungsrahmen und die Definition von Grenzen voraus. Aus diesen und anderen Gründen sollte man nach dem Assessment mit dem Patienten gemeinsam einen Behandlungsplan entwickeln. Dieser muß folgende Elemente umfassen: (a) eine Vereinbarung über den Inhalt der Behandlung, einschließlich der Häufigkeit der Sitzungen und verbindlicher Grenzen; (b) kurz- und langfristige Ziele; und (c) eine Regelung für den Umgang mit Krisensituationen oder mit einem Notfall.

Rahmen und Grenzen der Behandlung als Grundlage für die Entwicklung eines Behandlungsplans

Zu Beginn der Behandlung eines Patienten mit einer dissoziativen Störung ist es wichtig, sich klar über den Rahmen der Behandlung und die in dieser gültigen Grenzen und Beschränkungen zu äußern. Was kann der Patient vom Therapeuten und was der Therapeut vom Patienten erwarten? Folgende Themen sollten angesprochen werden:

- Dauer und Häufigkeit der Therapiesitzungen
- Regeln bezüglich des Kontakts außerhalb von Sitzungen, etwa in Form von Telefonanrufen, SMS oder eMail
- Regelungen für Krisensituationen und Notfälle
- Aussagen über die zu erwartende Verfügbarkeit des Therapeuten
- Klärung der Frage, ob ein Vertreter für den Therapeuten bestimmt werden soll
- Regelungen für Zuspätkommen zu Sitzungen und Versäumen von Terminen
- Gründe für die sofortige Beendigung der Therapie (z. B. Gewalttätigkeit in einer Sitzung)
- Information über die beabsichtigte Behandlung und Einverständniserklärung des Patienten
- Regelung der Kontakte zu anderen Behandlern
- Einigung über die Zulässigkeit oder Nichtzulässigkeit physischen Kontakts im Rahmen des Behandlungsplans
- Vereinbaren einer Regelung für den plötzlichen Ausfall und schlimmstenfalls den Tod des Therapeuten

In Kapitel 2 wurde Therapeuten empfohlen, ihre eigenen Grenzen zu erforschen und darüber nachzudenken, was generell zweckdienlich ist und was nicht. Grenzregelungen sollen sowohl dem Patienten als auch dem Therapeuten helfen. Sie sollen in den Sitzungen einen Raum für fokussierte therapeutische Arbeit schaffen; unzuträgliche Abhängigkeit erst gar nicht entstehen lassen; Kompetenz und Verantwortlichkeit des Patienten maximieren; und verhindern, daß der Therapeut sich durch zu großzügige Erreichbarkeit überlastet, oder umgekehrt verhindern, daß er zu wenig erreichbar ist.

ZENTRALES KONZEPT

Funktionale Grenzen unterstützen den für die Behandlung gesteckten Rahmen und den Behandlungsplan. Sie dienen dazu, die Wirkung der Therapie zu maximieren, den Therapeuten vor einem Burnout zu schützen und den Patienten zu helfen, funktionsfähig zu bleiben und ein immer stärkeres Gefühl eigener Kompetenz und Meisterung zu entwickeln.

Patienten müssen wissen, was sie selbst in einer Therapie erwarten können, was darin von ihnen erwartet wird und was geschehen wird, wenn sie zuvor festgelegte Grenzen verletzen. Außerdem sollte man sie darüber aufklären, was sie tun können, wenn ein Therapeut oder ein anderer Helfer ihnen gegenüber Grenzen verletzt. Deshalb empfehlen wir, Patienten schriftliche Leitlinien zu geben und sie mit ihnen in der ersten Sitzung zu besprechen. Institutionen, die eine solche Therapie anbieten, haben in der Regel Standardverfahren für den Umgang mit derartigen Themen entwickelt, wohingegen Therapeuten, die in ihrer eigenen Praxis arbeiten, entsprechende Regelungen selbst festlegen müssen.

Zwei Aspekte, die den Behandlungsrahmen betreffen, sind für viele Therapeuten problematisch: die Entscheidung über die Frequenz der Therapiesitzungen und die Frage, ob oder in welcher Form sie eMail-Kontakte zu ihren Patienten regeln bzw. zulassen sollen.

Entscheidung über Häufigkeit und Dauer der Therapiesitzungen

Die Behandlungsrichtlinien für dissoziative Störungen empfehlen eine oder zwei Sitzungen pro Woche, deren Dauer von 45 Minuten bis zu zwei Stunden reichen kann (ISSTD 2011). Doch wie kann der Therapeut feststellen, welche diesbezügliche Regelung bei einem bestimmten Patienten am wirksamsten und nützlichsten ist? Ein Mehr an Therapiesitzungen ist nicht immer auch nützlicher und führt nicht in jedem Fall zu einer schnelleren Wirkung der Therapie, kann einen Patienten vielmehr sogar überfordern, weil er (noch) nicht über die integrativen Fähigkeiten verfügt, um mit einer derart intensivierten Behandlung umgehen zu können. Eine höhere Sitzungsfrequenz zieht außerdem eine Vertiefung der Übertragung nach sich, was bei extrem zur Abhängigkeit oder zum Vermeiden neigenden Patienten nicht unbedingt wünschenswert ist.

Zentrales Konzept

> Häufigere Sitzungen verbessern nicht immer den Wirkungsgrad einer Therapie. Therapeuten sollten deshalb sorgfältig über das Für und Wider solch einer Frequenzerhöhung nachdenken und sich genau überlegen, weshalb sie häufigere Sitzungen oder eine Verlängerung der Sitzungsdauer für sinnvoll halten. Die Behandlung sollte in jedem Fall mit einer wöchentlichen Sitzung beginnen, und dieses Intervall sollte zumindest so lange beibehalten werden, bis geklärt ist, ob häufigere oder längere Sitzungen sich auf die Behandlung dieses Patienten positiv auswirken würden und weshalb dies angenommen wird.

Die ersten beiden in dieser Hinsicht zu klärenden Aspekte sind, ob der Therapeut überhaupt die Zeit hat, mit einem Patienten regelmäßig längere und häufigere Sitzungen durchzuführen, und ob der Patient sich diese Intensivierung der Behandlung finanziell leisten kann. Ist beides der Fall, sollte man mit einer wöchentlichen Sitzung von normaler Länge beginnen und diese nutzen, um sich darüber klar zu werden, ob längere oder häufigere Sitzungen dem Patienten wirklich weiterhelfen würden. Mit einer größeren Zahl von Sitzungen oder mit längeren Sitzungen gleich zu beginnen kann den Patienten überfordern oder eine Abhängigkeit kreieren, mit der umzugehen weder für den Therapeuten noch für den Patienten leicht ist. Der Therapeut muß Klarheit darüber gewinnen, ob der Patient auch nur in der Lage ist, den normalen Behandlungsrahmen mitzutragen, dabei motiviert zu bleiben, Verantwortung für seine Behandlung zu übernehmen und die Sitzungen zu seinem Besten zu nutzen. Auch wenn Patienten selbst um häufigere oder längere Therapiesitzungen bitten, muß der Therapeut nach sorgsamer Überlegung darüber entscheiden, ob dies wirklich im Interesse des Patienten wäre, statt deren Wunsch einfach zu entsprechen.

Es ist sehr wichtig, wie Patienten die Sitzungen für sich nutzen können. Sind sie auf Aspekte der Arbeit fokussiert, die mit dem Behandlungsplan im Einklang stehen? Sind sie bereit, sich mit ihren traumatischen Erinnerungen erst zu einem späteren Zeitpunkt auseinanderzusetzen? Sind sie in der Lage, ihre dissoziierten Anteile nach und nach in die Behandlung einzubeziehen? Haben sie eine gute und der gemeinsamen Arbeit förderliche Beziehung zu ihrem Therapeuten? Sind sie in der Lage, die Sitzungen in geerdetem Zustand und pünktlich zu verlassen? Wenn all dies zutrifft, arbeitet der Patient in der Therapie gut mit.

Die nächste Frage lautet, ob zwei wöchentliche Sitzungen die Stabilisierung beschleunigen würden. Wenn der Patient in der Therapie gut mitarbeitet, aber Schwierigkeiten hat, die Stabilisierung in der Zeit zwischen den Sitzungen aufrechtzuerhalten, sollte man über zwei wöchentliche Sitzungstermine nachdenken. Dabei geht es nicht darum, an mehr inhaltlichen Aspekten zu arbeiten, sondern es geht um die Verbesserung der Fähigkeiten des Patienten, mit Emotionen umzugehen und über sie zu reflektieren; dysfunktionale Überzeugungen zu hinterfragen; mitfühlender und beharrlicher an dissoziierten Anteilen zu arbeiten; und die Zahl stärker belastender Symptome zu verringern. Der Therapeut sollte genau registrieren, ob die Zahl der Krisenanrufe oder das allgemeine Belastungsniveau des Patienten infolge häufigerer Sitzungen steigt, weil dies ein Hinweis darauf sein könnte, daß die Arbeit für den Patienten zu belastend wird. Auch eine dependente Übertragung muß sorgfältig überwacht und gegebenenfalls eingegrenzt werden (siehe hierzu Kapitel 13).

Wird in Phase 2 an traumatischen Erinnerungen gearbeitet, kann eine zusätzliche Sitzung pro Woche der Realisation sehr förderlich sein, und man kann in der einen wöchentlichen Sitzung auf Alltagsprobleme und in der anderen auf traumatische Erinnerungen fokussieren.

Zentrales Konzept

Die Therapiesitzungen sollten grundsätzlich pünktlich beginnen und enden. Sitzungsverlängerungen sollten in jedem Fall vorher geplant, nicht spontan beschlossen werden. Es ist Aufgabe des Therapeuten, dafür zu sorgen, daß vor Sitzungsende immer genug Zeit bleibt, damit der Patient sich erden und einen gefaßten Zustand erreichen kann, so daß er die Sitzung ohne stärkere Belastung verläßt.

Sitzungen pünktlich beenden

Jede Sitzung sollte im Einklang mit dem Therapierahmen pünktlich beginnen und enden. Dafür zu sorgen ist Aufgabe des Therapeuten. Allerdings ist das nicht immer leicht. Gegen Ende einer Sitzung fühlen sich insbesondere vermeidende Patienten zunehmend gedrängt – oft von Seiten anderer Anteile –, über Dinge zu sprechen, die der Patient bisher noch nicht thematisieren konnte. Dieser Ausdruck von Verzweiflung kann einen Schneeballeffekt auslösen, was zu Switching, Flashbacks und wichtigen Offenbarungen in den letzten Minuten der Sitzungszeit führen kann. Die bevorstehende Trennung vom Therapeuten kann einen Bindungsschrei auslösen, begleitet von Panik, Tränen, Flehen und anderen Strategien, die letztlich nur zum Ziel haben, die Sitzung zu verlängern. Oft geschieht das in Form von Kind-Anteilen, die switchen und sich weigern, den Behandlungsraum zu verlassen, oder die überwältigt wirken. Der Therapeut sollte den Patienten in solchen Fällen über die Notwendigkeit, Sitzungen pünktlich zu beenden, aufklären und sich bemühen, die Sitzung so zu strukturieren, daß der Patient genügend Zeit hat, sich zu erden und sich innerlich die Hilfe aller dissoziierten Anteile zu sichern.

Längere Sitzungen

Ein weiterer wichtiger Aspekt ist die Frage, ob Sitzungen verlängert werden sollten. Zunächst einmal sollten Sitzungsverlängerungen grundsätzlich geplant werden. Bei manchen Patienten dauert es ziemlich lange, bis sie mit der Arbeit in einer Therapie beginnen können, und sie brauchen auch am Ende einer Sitzung mehr Zeit, um sich zu erden und sich für den Aufbruch in das Alltagsleben bereit zu machen. Wenn in ihrem Inneren erhebliches Chaos und starke Konflikte herrschen, kann es einige Zeit kosten, sie so weit zu beruhigen, daß sie in der Sitzung zu therapeutischer Arbeit in der Lage sind. Längere Sitzungen ermöglichen einigen Patienten, sich besser auf die Situation einzustellen und mitzuarbeiten. Der Therapeut muß allerdings verhindern, daß die zusätzliche Zeit zu mehr Zeitvergeudung führt oder zu einer Überlastung mit Inhalten, die den Patienten überfordert, oder daß dadurch das Bedürfnis nach der Gegenwart des Therapeuten und die Abhängigkeit von ihm gefördert werden. Alles, was über die Zeitspanne einer Doppelsitzung hinausgeht, sollte nur in Ausnahmefällen und nur nach sorgfältiger Abwägung zugestanden werden, weil solche Zeitspannen häufig die Integrationsfähigkeit sowohl des Patienten als auch des Therapeuten überfordern.

eMail und SMS

Die Kommunikation per eMail und SMS mit Patienten ist mittlerweile zu einem wichtigen Thema geworden, und entsprechende allgemeine Empfehlungen befinden sich noch in der Entwicklung. Therapeuten sollten mit der Nutzung dieser Kommunikationsmöglichkeiten sehr vorsichtig umgehen, weil sie nicht vertraulich sind und außerhalb der Therapiesitzungen stattfinden. Doch kann man SMS und eMail sicher auch sehr nützlich in die Arbeit integrieren. Beispielsweise leiten einige DBT-Therapeuten ihre Patienten dazu an, ihre Fertigkeiten mittels SMS oder eMail zu nutzen. Allerdings müssen sich Therapeuten bei der Nutzung von SMS- und eMail-Botschaften an geltende Gesetze und an die Ethikregeln ihres Berufsstandes halten und ihre Patienten darüber informieren, daß die Kommunikation per SMS und eMail nicht zuverlässig privat bleibt und Vertraulichkeit dabei nicht garantiert ist. Viele Therapeuten nutzen deshalb mittlerweile schon besser gesicherte und verschlüsselte Datendienste, aber nicht einmal das garantiert den Schutz der Privatsphäre der Patienten.

Wollen Therapeuten trotz dieser Bedenken die Übermittlung von Nachrichten per SMS und eMail im Rahmen ihrer Arbeit mit Klienten nutzen, bleibt die Frage zu klären, wie sie die Nutzung von eMails und SMS in der Therapie ihren Patienten so nahebringen können, daß diese sich damit einverstanden erklären. Diesbezüglich entwickelte Leitlinien sollten darauf zielen, effektiv Grenzen aufrechtzuerhalten und sicherzustellen, daß die Patienten in den Sitzungen weiterhin wichtige Themen ansprechen.

Die vier größten Probleme, mit denen Therapeuten kämpfen, sind: (a) Wie lassen sich Abhängigkeits- und Grenzverletzungsprobleme vermeiden? (b) Sollten die verschiedenen dissoziierten Anteile eines Patienten SMS-Nachrichten oder eMails benutzen, um mit dem Therapeuten zu kommunizieren, und sollten sie dies mit oder ohne Wissen anderer Anteile tun können? (c) Sollten Patienten sich in SMS-Nachrichten oder eMails über Probleme äußern und in welchem Maße? (d) Wie sollte der Therapeut auf die SMS-Nachrichten und eMails des Patienten reagieren? Zusätzliche Kontakte außerhalb der Therapiesitzungen können zu einer Abhängigkeit führen, die sich nur schwer eingrenzen läßt. Der Therapeut muß gegenüber dem exzessiven Gebrauch von SMS-Nachrichten und eMails sehr wachsam sein und eventuell auftauchende Anzeichen für Abhängigkeit sofort, rigoros und gleichzeitig mitfühlend thematisieren.

Andererseits kann die Nutzung von eMails und SMS-Nachrichten manchen Patienten sehr helfen, den Kontakt zwischen den Sitzungen aufrechtzuerhalten, und ihnen ein Gefühl der Sicherheit vermitteln, wenn zusätzliche Unterstützung erforderlich zu sein scheint. Allerdings sollten solche Kommunikationen relativ kurz gefaßt sein.

Der Therapeut sollte von Anfang an klarstellen, welche Art von eMails und SMS-Nachrichten in Ordnung sind, wann der Patient diese Mittel nutzen sollte und wie er selbst wahrscheinlich darauf reagieren wird. Natürlich sollte auch er sich im Einklang mit diesen Richtlinien verhalten, indem er beispielsweise nur den Erhalt einer solchen Nachricht bestätigt und dem eine kurze unterstützende Äußerung folgen läßt. Beispielsweise könnte ein Therapeut schreiben: *Ich habe heute Ihre eMail erhalten. Es tut mir leid, daß Sie momentan so große Schwierigkeiten haben, und ich hoffe, daß Ihre Kontaktaufnahme Ihnen wieder bewußt macht, daß Sie unterstützt werden. Bitte üben Sie sich weiter darin, die Fertigkeiten zu nutzen, an denen wir gemeinsam gearbeitet haben – vorige Woche haben Sie das sehr gut gemacht. Wenn wir uns am Freitag treffen, werde ich mich gern mit Ihnen darüber unterhalten.*

Bei der Behandlung dissoziierender Patienten besonders wichtig ist, daß sich bestimmte Anteile mittels eMails oder SMS-Nachrichten zu Wort melden können. Der Therapeut muß sich darüber im klaren sein, daß er auf diese Weise in innere Konflikte verwickelt werden kann. Denn bestimmte Anteile können ihm per eMail oder SMS Geheimnisse mitteilen, über die andere Anteile nicht informiert werden sollen. Ebenso kann es sein, daß sie sich nur per Telekommunikation statt in der Therapie darüber äußern wollen. Dadurch entsteht ein Dilemma, weil der Therapeut auf diese Weise selbst zu einem Bestandteil des dissoziativen Systems wird. Er sollte dann darauf hinweisen, daß die Anteile ihm keine Geheimnisse mitzuteilen brauchen und daß er von ihnen erwartet, daß sie sich in den Therapiesitzungen engagieren. In der folgenden Therapiesitzung sollte dann untersucht werden, warum bestimmte Anteile vor anderen Geheimnisse hüten wollen, und was die Bereitschaft aller Anteile fördern könnte, sich an der Arbeit in den Therapiesitzungen zu beteiligen.

Positiv kann sich andererseits auswirken, daß ein zurückhaltender Anteil des Patienten oder einer, der sich schämt, per eMail beginnen kann, sich in der Behandlung zu engagieren, weil diese Art des Kontakts weniger intensiv ist als der Kontakt von Angesicht zu Angesicht in einer Therapiesitzung. Führt diese Art der Kontaktaufnahme letztlich dazu, daß sich die betreffenden Anteile auch in den Sitzungen engagieren, kann ein solches Vorgehen nützlich sein. Manchmal wählen auch wütende Anteile diese Form der indirekteren Kontaktaufnahme zum Therapeuten, um ihre Wut auszudrücken, was allerdings nicht in Beleidigungen ausarten sollte. Der Therapeut sollte in solchen Fällen auf den Prozeß, der dem Vorgang zugrunde liegt, statt auf den expliziten Inhalt der eMail reagieren und sich in seiner Antwort möglichst an die Person als Ganzes wenden.

Entwickelt der Patient hinsichtlich der Versendung der SMS oder der eMail eine Amnesie, sollte der Therapeut eine Kopie der Nachricht in die nächste Sitzung mitbringen und dem Patienten zu untersuchen helfen, weshalb es ihm schwerfällt, dessen gewahr zu bleiben, daß ein Anteil von ihm auf diese Weise mit dem Therapeuten kommuniziert hat. Ungeachtet dessen, ob der Patient als ganze Person oder ein dissoziierter

Anteil von ihm so kommuniziert, sollte der Therapeut in jedem Fall darauf bestehen, daß der Patient als ganze Person – also einschließlich aller seiner Anteile – sich an die gleichen Grenzregelungen gebunden fühlt.

Beispiel für eine Reaktion auf die eMail eines flehenden Anteils einer Patientin: Joan

eMail der Patientin: Sie kennen mich nicht. Ich heiße Joanie und bin sechs Jahre alt. Ich sehe Sie manchmal, aber Sie können *mich* nicht sehen. Die große Joan will nicht, daß ich mit Ihnen rede. Sie hält mich eingesperrt. Mein Hintern tut ständig weh. Mein Bruder hat meinem Hintern weh getan, und die große Joan glaubt mir das nicht. Sie sagt, ich sei eine Lügnerin. Aber er hat mir wirklich weh getan! Bitte helfen Sie mir!

eMail-Antwort des Therapeuten: Danke, daß du mich über diesen schmerzhaften inneren Konflikt informiert hast. Wir werden uns in der nächsten Sitzung gemeinsam damit befassen. Ich kann verstehen, daß das für euch alle sehr schwer ist. Und ich bin mir sicher, daß es uns gelingen wird, dafür zu sorgen, daß Sie sich als ganze Person gehört fühlen und Ihnen geholfen wird.

Beispiel für eine eMail-Antwort, die an einen wütenden Anteil einer Patientin gerichtet ist: Sharon

eMail der Patientin: Sie sind so ein Idiot! Warum versuchen Sie, Sharon zu helfen? Sie ist ein hoffnungsloser Fall und verdient keine Hilfe. Sie ist eine Verliererin. Was ist nur mit Ihnen los? Wahrscheinlich sind Sie nur hinter ihrem Geld her. Kommen Sie mir nur nicht mit diesem Unsinn. Ich will nichts mit Ihnen zu tun haben, und ich werde auch nicht mit Ihnen reden!

eMail-Antwort des Therapeuten: Ich freue mich über Ihre Ehrlichkeit und darüber, daß Sie mir mitgeteilt haben, daß Sie wütend auf mich sind und mir gegenüber sehr starke negative Gefühle haben. Obwohl ich gehört habe, daß Sie nicht mit mir reden wollen, hoffe ich, daß wir uns in den Therapiesitzungen besser darüber verständigen können, denn ich würde gern herausfinden, was Sie denken.

In der folgenden Sitzung merkte der Therapeut, daß Sharon sich zunächst nicht darüber im klaren war, daß sie diese eMail verschickt hatte; nachdem sie jedoch die Antwort des Therapeuten gelesen hatte, war sie über den Vorgang erschrocken. Der Therapeut half Sharon, über ihre Furcht vor ihrem wütenden Anteil zu sprechen und darüber, was es für sie bedeute, dem Therapeuten gegenüber offen ihre Wut zum Ausdruck zu bringen. Es widerstrebte Sharon, sich mit ihrem wütenden Anteil auseinanderzusetzen, doch der Therapeut schaffte es, ihr klarzumachen, daß dieser Anteil sie schützen und außerdem verhindern wollte, daß der Therapeut sie übervorteilte, und daß er schließlich auch nicht wollte, daß Sharon enttäuscht wäre, wenn ihr die Therapie nicht helfen würde. Der Therapeut versicherte allen Anteilen der Patientin, daß Wut normal und gesund und nichts dagegen einzuwenden sei, sie in einer Sitzung direkt zum Ausdruck zu bringen.

In der folgenden Sitzung war es dem wütenden Anteil möglich, präsent zu sein, und er war bereit, einige Minuten lang mit dem Therapeuten zu reden.

SMS- und eMail-Nachrichten sollten niemals benutzt werden, um in einem Notfall Kontakt zum Therapeuten aufzunehmen. Der Patient sollte immer zuerst versuchen, den Therapeuten per Telefon zu erreichen. Reagiert dieser darauf nicht in einer akzeptablen Zeitspanne, sollte der Patient sich wie im vereinbarten Sicherheitsplan vorgesehen an eine Notfall-Ambulanz wenden.

Beispiel für das Setzen neuer Grenzen: Louisa

Louisa, eine 35-jährige DIS-Patientin, war an ein spezielles Behandlungszentrum für komplexe traumabezogene Störungen überwiesen worden, weil ihre bisherige Therapeutin in eine andere Stadt umgezogen war. Obwohl Louisa in der Vergangenheit einige Jahre als Sozialarbeiterin tätig gewesen war, hatte sie immer wieder psychische Probleme gehabt, war viele Jahre arbeitslos gewesen und hatte von der Sozialhilfe gelebt. Außerdem hatte sie Probleme mit Substanzmißbrauch und Selbstschädigungen und erfüllte die Kriterien für eine Borderline-Persönlichkeitsstörung (BPS). Sie war anfällig für Krisen und einige Jahre lang wegen DIS und BPS behandelt worden. Mit ihren Therapeuten hatte sie mehrmals Konflikte gehabt, hatte ihre letzte Therapeutin aber sehr geschätzt. In ihrem Überweisungsbrief berichtete diese Therapeutin jedoch, sie habe das Gefühl gehabt, bei ihrer Arbeit mit dieser Patientin nicht weiterzukommen, da sie ohne jeden Erfolg immer mehr Zeit in Form von Zusatzsitzungen darauf verwendet habe, mit der Dysregulation der Kind-Anteile der Frau fertig zu werden. Sie hatte sich sehr isoliert gefühlt, weil es ihr nicht gelungen war, an ihrem bisherigen Wohnort eine kompetente Konsultation von einem Kollegen zu erhalten. Louisa hatte sich an mindestens zwei Sitzungen pro Woche und viele zusätzliche Kriseninterventionen gewöhnt. Die Therapeutin hatte den Kind-Anteilen außerdem zugestanden, in den Sitzungen lange Zeitspannen für sich zu beanspruchen, weil Louisa überzeugt gewesen war, daß dies die beste Art sei, sich zu regulieren und zu beruhigen.

Als Louisa zum Assessment kam, wurde ihre DIS-Diagnose anhand von Tests bestätigt. Weitere Untersuchungen und das Fallkonzept zeigten, daß ihre vorherige Behandlung viele Probleme verursacht und ihre Abhängigkeit gefördert hatte. Louisa idealisierte ihre bisherige Therapeutin, fühlte sich aber gleichzeitig von ihr verlassen. Sie war davon überzeugt, daß die Behandlung, die sie bisher erhalten hatte, fortgesetzt werden müsse. Somit bestand die erste große Herausforderung und das erste eigenständige Ziel darin, mit Louisa zusammen einen Behandlungsplan zu entwickeln, in dem die Grenzen der Therapie anders definiert wurden, als es in ihrer Behandlung bei der vorherigen Therapeutin der Fall gewesen war. Sie mußte akzeptieren, daß sie nur eine Sitzung pro Woche erhalten würde, und dies ohne die zusätzliche »Spielzeit« für ihre Kind-Anteile. Sie mußte lernen, Verantwortung für sich zu übernehmen und auf andere Weise als bisher mit Krisen fertig zu werden. Im ersten halben Jahr entwickelte sich jede Sitzung zu einem Kampf um den Therapierahmen und die neu gesteckten Grenzen. Die Therapeutin blieb bei alldem mitfühlend und erklärte Louisa immer wieder, sie verstehe, daß es für sie hart sei, so schwerwiegende Veränderungen zu vollziehen. Louisa paßte sich allmählich an die neue Situation an und lernte im Laufe von einigen Jahren, sich wesentlich besser zu regulieren, und allmählich wurde es ihr auch möglich, die wöchentlichen Sitzungen bei minimalen Kriseninterventionen durchzustehen. Sie lernte, ihre Kind-Anteile zu akzeptieren und konstruktiv mit ihnen zu arbeiten.

Zentrales Konzept

Der Therapeut sollte mit Patienten regelmäßig über die kurz- und langfristigen Behandlungsziele und die bereits erzielten Fortschritte sprechen und nötigenfalls nach solchen Gesprächen erforderliche Anpassungen vornehmen.

In Louisas Fall wurden im anfänglichen Behandlungsplan die folgenden kurzfristigen Ziele festgelegt, die anschließend alle drei Monate neu evaluiert wurden:

1. Etablieren einer therapeutischen Beziehung mit förderlichen Grenzen.
2. Entwickeln eines besseren Verständnisses der Nützlichkeit eines neuen Therapierahmens.
3. Lernen, Verantwortung für sich selbst und die Kind-Anteile zu übernehmen.
4. Erlernen der Selbstregulation im Krisenfall.

Wessen Ziel ist es?

Man kann leicht aus dem Blick verlieren, ob ein Patient mit einem Ziel tatsächlich einverstanden ist oder ob man als Therapeut im Grunde allein entschieden hat, daß die Therapie auf ein bestimmtes Ziel ausgerichtet werden soll. Eine Therapie führt am sichersten zum Erfolg, wenn ihre Ziele, so begrenzt sie auch sein mögen, vom Patienten und vom Therapeuten gemeinsam festgelegt werden.

Therapeuten müssen die Ziele ihrer Patienten respektieren, solange sie therapeutisch sinnvoll sind. Natürlich werden Ziele immer wieder neu definiert, und zwar sowohl auf der Makro- als auch auf der Mikroebene. Beispielsweise sind wir vielleicht auf einer Mikroebene mit dem Patienten darüber einig, daß es besser ist, zeitweise in Sitzungen nicht unmittelbar mit einem bestimmten Anteil zu arbeiten, vor dem der Patient starke Angst hat oder dessen er sich schämt, so wie im weiter unten beschriebenen Fall Annas. Wir richten den Fokus dann auf die starken Widerstände gegen diesen Anteil und helfen dem Patienten, die Funktionen des Anteils zu verstehen und so das phobische Vermeiden zu verringern. Auf einer Makroebene haben viele dissoziierende Patienten zu Beginn einer Behandlung nicht das Ziel, ihre Anteile zu integrieren. Trotzdem arbeiten wir stets auf eine stärkere Integration im Inneren des Patienten hin, wodurch wir indirekt die allmähliche Integration der Anteile unterstützen.

Beispiel für gemeinsames Definieren von Zielen: Anna

Anna, eine Patientin mit DIS, verhielt sich ihren dissoziierten Anteilen gegenüber extrem vermeidend. Sie erklärte: *Ich möchte gern besser schlafen und diese Albträume loswerden, will mich aber nicht mit den Anteilen auseinandersetzen.* Ihre Therapeutin erklärte sich bereit, mit ihr zunächst an Schlafstörungen und Albträumen zu arbeiten. Nach einigen Wochen hatten Annas Schlafstörungen nicht nur nicht nachgelassen, sondern waren sogar stärker geworden. Daraufhin erklärte ihr die Therapeutin, damit sie wieder besser schlafen könne, müsse sie ihre Anteile ein wenig besser verstehen und sich damit befassen, wie sie zur Entstehung der Schlafprobleme beitrügen. Die Therapeutin vermutete, daß die dissoziierten Anteile dabei eine wichtige Rolle spielten, denn Anna berichtete häufig über eine Amnesie bezüglich vieler verschiedener nächtlicher Verhaltensweisen. Daraufhin verbrachte die Therapeutin einige Zeit damit, Anna zu versichern, daß ihre Ängste verständlich seien und daß sie sich die Zeit, die sie brauche, um kleine Schritte weiterzukommen, nehmen könne. Die Patientin beschloß dann zusammen mit ihrer Therapeutin, ihre Ängste vor ihren dissoziierten Anteilen zu erforschen. Sobald diese Furcht nachgelassen hatte, legten beide gemeinsam ein weiteres Ziel fest, nämlich im Interesse ungestörter Nachtruhe Kommunikation und Kooperation zwischen den Anteilen zu verbessern.

Sobald ein Therapieziel festgelegt ist, besteht für Therapeuten und Patienten die nächste Herausforderung darin herauszufinden, was der Patient braucht, um das Ziel erreichen zu können, und welche Schritte er ausführen kann, um dies zu erreichen. Durch dieses sorgsame schrittweise Vorgehen wird der Verlauf der Therapie auf das für den Patienten Machbare abgestimmt, und ihm werden kleine Erlebnisse der Meisterung ermöglicht, auf denen aufbauend er allmählich Kompetenz und Selbstvertrauen entwickeln kann. Ist ein Patient dauerhaft nicht in der Lage, ein Ziel zu erreichen, muß der Therapeut darüber nachdenken, ob das Ziel vielleicht nicht ausreichend in realisierbare Schritte unterteilt wurde oder ob der Patient wirklich über die für den nächsten Schritt erforderlichen Fertigkeiten und die dazu notwendige Motivation verfügt.

Anna (siehe oben) einigte sich mit ihrer Therapeutin, zunächst an Annas Ängsten zu arbeiten, ohne daß sie Kontakt zu irgendwelchen Anteilen aufzunehmen brauchte. Anna wünschte sich von ihrer Therapeutin auch, daß diese ihr eingehender erklärte, welche Anteile ihren Schlaf beeinflussen könnten (siehe z. B. Boon et al. 2011/2013, wo es unter anderem um die Schlafstörungen dissoziierender Patienten geht).

Der Patient, nicht der Therapeut, ist dafür verantwortlich, daß gesteckte Ziele erreicht werden

Ein Gegenübertragungssog, dem Therapeuten unterliegen können, ist das Gefühl, man müsse einen Patienten »retten« und etwas für ihn tun. Es ist unerläßlich, Patienten permanent dazu anzuhalten, Verantwortung für ihre Behandlung zu übernehmen und dies in jeder Sitzung und auch außerhalb der Sitzungen zu tun, unterstützt und angeleitet durch den Therapeuten. Dies schließt die Aufrechterhaltung eines Gefühls der Sicherheit, das Üben von Fertigkeiten, innere Kommunikation und Funktionsfähigkeit im Alltagsleben ein. Man sollte Patienten unbedingt vermitteln, daß alle ihre Anteile gleichermaßen für einander und sie als ganze Person für ihr Verhalten verantwortlich sind.

Priorisieren von Behandlungszielen

Eines der ersten konkreten Ziele in Annas Behandlungsplan war die Linderung ihrer Schlafstörung. Solche Ziele müssen jedoch mit den übergeordneten allgemeinen Zielen, mit denen wir uns weiter unten beschäftigen werden, in Zusammenhang stehen.

Die ersten Ziele einer solchen Behandlung sind: (a) das Begründen einer therapeutischen Allianz und die Kontaktaufnahme zum Patienten in einer Form, die ihm hilft, sich zumindest auf eine kurze Behandlung einzulassen, und (b) das Schaffen einer Atmosphäre der Sicherheit, soweit dies in der aktuellen Situation möglich ist. Der Therapeut sollte sich offen, flexibel und interessiert zeigen, aber weder zu bohrend und enthusiastisch Fragen stellen, noch zu unengagiert und still sein. Ein gewisses Maß an Mitgefühl und aktiver Beteiligung des Therapeuten kann das Verfallen in Abhängigkeit oder die Flucht aus der Verbundenheit verhindern und von Anfang an die Zusammenarbeit ermöglichen.

Etablieren einer Atmosphäre der Sicherheit

Sicherheit ist für viele dissoziierende Patienten ein massiver Stolperstein. Weil sie noch nie zuvor das Gefühl der Sicherheit gehabt haben, verstehen sie oft nicht einmal, was der Begriff Sicherheit bedeutet. Wie bereits in früheren Kapiteln anklang, sollte man als Therapeut nicht erwarten, daß stark traumatisierte Patienten einem vertrauen. Eines der ersten Ziele bei der Behandlung solcher Patienten könnte folglich darin bestehen, ihnen zu ermöglichen, sich von Sitzung zu Sitzung allmählich immer sicherer (oder zumindest weniger unsicher!) zu fühlen. Das ist oft schwierig, weil viele dissoziierende Patienten sich mit Fragen wie jenen plagen, ob die Therapie, auf die sie sich gerade einlassen, oder der Therapeut, mit dem sie zusammenzuarbeiten beginnen, ihnen

Sicherheit bringen wird. Es kommt nicht selten vor, daß infolge der inneren Konflikte, die durch den Beginn einer solchen Therapie entstehen, die Zahl »unsicherer Verhaltensweisen« steigt. Daß sich solche Patienten in den Therapiesitzungen sicher fühlen, kann folglich lange dauern, weshalb es zunächst darum geht, die Patienten dazu zu bewegen, ihrem Therapeuten zumindest einen gewissen Vertrauensvorschuß zuzugestehen und erst später darüber zu entscheiden, ob dieser gerechtfertigt war.

Sicherheitsbedürfnisse betreffen sowohl die inneren als auch die äußeren Vorgänge. Tatsächlich können sich betroffene Patienten äußerlich gar nicht sicher fühlen, weil sie sich innerlich unsicher fühlen. Ein häufiger Grund für ihr Gefühl der Unsicherheit ist eine Phobie hinsichtlich inneren Erlebens und innerer Reenactments des erlebten Mißbrauchs durch die dissoziierten Anteile. Die meisten dieser Patienten fühlen sich durch ihre inneren Erlebnisse überwältigt, verängstigt, beschämt oder angeekelt. Sie entwikkeln eine Phobie hinsichtlich ihres inneren Erlebens – was Emotionen, physische Empfindungen und Bewegungen, Impulse, Verhaltensweisen, Gedanken, Wünsche, Phantasien und Bedürfnisse einschließt. Viele sicherheitsgefährdende Verhaltensweisen wie Substanzabhängigkeiten, Selbstschädigungen und dysfunktionale Beziehungen entstehen, weil die Patienten ihre unerträglichen inneren Erlebnisse zu vermeiden versuchen und weil sie nicht glauben, es verdient zu haben, sich sicher zu fühlen. Die Phobie hinsichtlich inneren Erlebens zwingt die Patienten, Unbehagen, Unsicherheit oder Konflikte zu vermeiden und sich unsicher zu fühlen.

Eine Unterkategorie der Phobie hinsichtlich innerer Erlebnisse schließt die Phobie hinsichtlich dissoziierter Anteile ein (siehe hierzu das Beispiel Anna weiter oben), weil die Anteile nicht nur diese vermiedenen inneren Erlebnisse beinhalten, sondern außerdem Intrusionssymptome hervorrufen, die schon an und für sich sehr beängstigend wirken können (van der Hart et al. 2006/2008). Beispielsweise sind viele Patienten entsetzt und beschämt, wenn sie die Stimmen dissoziierter Anteile hören; insbesondere gilt dies für wütende oder bedrohliche Stimmen und das Weinen oder Schreien der Stimmen von Kind-Anteilen. Zu erleben, daß man von einer anderen Kraft kontrolliert wird, oder das Gewahrwerden bzw. die Erkenntnis dessen, daß man etwas getan hat, woran man sich nicht erinnert, ist erschreckend. Die Patienten fürchten oft, sie seien verrückt geworden, und sie haben das Gefühl, die Kontrolle über ihr Leben zu verlieren. Überwältigende Emotionen tauchen scheinbar wie aus dem Nichts auf. Weil diese Menschen sich selbst nicht mehr vertrauen können und anderen ohnehin nicht vertrauen, fühlen sie sich manchmal jeder Sicherheit beraubt. Die Therapie konzentriert sich in solchen Fällen zunächst darauf, durch sorgfältiges Pacing und Psychoedukation ein Gefühl der Sicherheit aufzubauen und den Patienten zur Entwicklung von Neugier auf die Vorgänge in ihrem Inneren zu animieren. Deshalb ist es insbesondere zu Beginn einer solchen Therapie wichtig, sich mit dem Widerwillen und dem Widerstand des Patienten gegen die Erforschung des inneren Erlebens zu beschäftigen (mehr zum Aspekt des Widerstandes in den Kapiteln 11 und 12).

Zentrales Konzept

Der Therapeut sollte sich immer wieder und in regelmäßigen Abständen mit dem Fallkonzept, der Prognose und dem Behandlungsplan befassen, um herauszufinden, ob die Arbeit in der Therapie seinen aktuellen Erkenntnissen über die Situation des Patienten noch entspricht und ob sein Sicherheitsgefühl und seine emotionalen Fertigkeiten sich weiterentwickeln.

Es mag lobenswert sein, gleich zu Beginn einer Therapie am Sicherheitsgefühl eines Patienten zu arbeiten, aber leider ist dies nicht immer möglich. Manche Patienten oder zumindest bestimmte dissoziierte Anteile von ihnen leben noch in einer dysfunktionalen Beziehung; in anderen Fällen sind bestimmte Anteile chronisch suizidgefährdet, oder sie praktizieren über lange Zeitspannen hochriskante Verhaltensweisen. Oft brauchen Patienten viel Zeit, um die Intensität der Konflikte und Reenactments ihrer dissoziierten Anteile zu verringern, weshalb das Gefühl der Sicherheit bei ihnen nur schwach entwickelt ist. Der Therapeut sollte sich Gedanken darüber machen, was für die Behandlung eines bestimmten Patienten »sicher genug« ist. Viele Therapeuten halten es deshalb für nützlich, von Zeit zu Zeit zum Fallkonzept, zur Prognose und zum Pacing der Therapie zurückzukehren, um festzustellen, ob sich der Patient allmählich sicherer fühlt und was man noch zusätzlich tun könnte, um die Entwicklung des Sicherheitsempfindens zu fördern.

Die Funktionsfähigkeit im Alltagsleben mit der Therapie in Einklang bringen

Das nächste Ziel in der Anfangsphase der Therapie besteht darin, die Lebensqualität des Patienten zu stabilisieren und zu verbessern, indem man ihn dazu anleitet, Fertigkeiten der Emotionsregulierung zu erlernen und mit der PTBS und den dissoziativen Symptomen besser fertig zu werden. Die Arbeit mit dissoziierenden Patienten konfrontiert Therapeuten mit einem scheinbar unlösbaren Dilemma. Sie sind kaum in der Lage, sich mit ihren überwältigenden traumatischen Erlebnissen auseinanderzusetzen, doch diese unaufgelösten Erlebnisse bereiten ihnen ständig Schwierigkeiten im Alltagsleben. Sie möchten sich besser fühlen, müssen dazu aber viele negative und schmerzhafte Gefühle realisieren. Der Therapeut bewegt sich auf einem schmalen Pfad zwischen dem Bemühen, dem Patienten zu helfen, einerseits in der Welt besser zurechtzukommen und sich andererseits auf die Arbeit in der Therapie einzulassen, die bei ihm Streß, Depression, Angst und das Gefühl der Überwältigung verstärken kann. Viele Untersuchungen und zahlreiche klinische Beobachtungen deuten darauf hin, daß man als Therapeut Patienten zunächst helfen sollte, sich zu stabilisieren und den Alltag zu bewältigen, bevor man an Traumaerinnerungen arbeitet (siehe z. B. Courtois 2008; Courtois & Ford 2009/2011, 2012; ISSTD 2011; van der Hart et al. 2006/2008). Das Bemühen um Stabilisierung schließt ein, daß man dem Patienten hilft, seine dissoziierten Anteile zu verstehen und zu akzeptieren, daß man ihnen gegenüber Mitgefühl entwickelt und daß man lernt, effektiv mit Anteilen zu arbeiten, um die allgemeine Funktionsfähigkeit zu verbessern, jedoch nicht, daß man in dieser Phase schon an Traumaerinnerungen arbeitet (Boon et al. 2011/2013; van der Hart et al. 2006/2008). Allerdings wird in Kapitel 21 erläutert, daß sich die Integration einer Traumaerinnerung in begrenzter Form bei sorgfältig ausgewählten Patienten manchmal günstig auf die Stabilisierung auswirkt (Kluft 2013/2014; Boon & van der Hart 2003).

Größere und kleinere Ziele setzen

Im Kontext des Aufbaus einer therapeutischen Beziehung und des Bemühens um die innere und äußere Sicherheit des Patienten – beides sehr anspruchsvolle und hoch gesteckte Ziele – ist es oft nützlich, leichter erreichbare Ziele zu formulieren und sich Gedanken darüber zu machen, wie man sie mit einem Patienten erreichen kann. Marianne, die Patientin, mit der wir uns schon in den Kapiteln über das Assessment beschäftigt haben, gestand ein, daß die Diagnose einer DIS und die Existenz dissoziierter Anteile sie sehr erschreckt habe. Sie war damit einverstanden, an der Überwindung dieser Furcht zu arbeiten, und dies wurde zu Beginn ihrer Therapie zu einem wichtigen Ziel. Doch als die Existenz dissoziierter Anteile bei ihr zur Sprache kam, verschloß sie sich und kooperierte nicht mehr. Über ihr Alltagsleben zu sprechen fiel ihr deutlich leichter. Obwohl Marianne sich bereiterklärt hatte, an der Überwindung ihrer Angst, dem übergeordneten Behandlungsziel, zu arbeiten, empfahl ihre Therapeutin ihr, auch an einem Ziel zu arbeiten, das ihr Alltagsleben angenehmer machen sollte. Dies geschah im Sinne einer Strategie, die einerseits das Alltagsleben der Patientin verbessern und ihr andererseits helfen sollte, Fertigkeiten zu erlernen, die ihr die Überwindung ihrer Furcht ermöglichen sollten. Es erleichterte die Patientin, als sie merkte, daß ihr im Alltag mehr gelang, und sie sich nicht mehr ständig wie eine Versagerin fühlte. Sie nahm sich vor, sich häufiger in Gesellschaft zu begeben und einige ihrer Ängste vor dem Zusammensein mit anderen Menschen zu überwinden. Sie entwickelte mit ihrer Therapeutin zusammen einen stark abgestuften Plan, der sich über mehrere Monate erstreckte und den sie für realisierbar hielt. Der Plan bestand darin, (a) ihre Ängste vor sozialen Kontakten zu erforschen, (b) ihre Erfolge und Mißerfolge hinsichtlich sozialer Kontakte zu untersuchen, (c) zu analysieren, welche Trigger sie in der Vergangenheit dazu gebracht hatten, sogar oberflächliche Kontakte zu meiden, und (d) an der kognitiven Korrektur ihrer Ängste und Katastrophenvoraussagen zu arbeiten. Nachdem Marianne mehrere Monate lang auf diese Ziele hingearbeitet hatte, lud ein anderes Mitglied ihres Chors sie zum Essen vor der gemeinsamen Chorprobe ein. Sie nahm die

Einladung an und berichtete ihrer Therapeutin anschließend, das Treffen sei sehr gut verlaufen. Auf diese Weise lernte Marianne, in einer Situation, mit der sie besser fertig wurde, als wenn es um ihre dissoziierten Anteile gegangen wäre, ihre Furcht zu überwinden. Nachdem sie erlebt hatte, daß sie mit ihren sozialen Ängsten fertig werden konnte, war sie auch besser in der Lage, mit ihren dissoziierten Anteilen zu arbeiten.

Auf Kurs bleiben

Bei der psychotherapeutischen Behandlung einer dissoziativen Störung auf Kurs zu bleiben kann sehr schwer sein. Einerseits neigen solche Patienten manchmal sehr stark zum Vermeiden und erweisen sich als wahre Meister darin, ihre Therapeuten vom Thema abzulenken. Andererseits geraten sie häufig in Krisen, mit der Folge, daß ihr Therapeut von einer Krise zur nächsten hechelt oder von einem dissoziierten Anteil zum nächsten, ohne daß ihm Zeit bleibt, sich intensiver mit den Ursachen der chronischen Dringlichkeit und des ständigen Switchings zu befassen. Und wenn ein Therapeut bisher noch nie (oder nur selten) Patienten mit dissoziativen Störungen behandelt hat, fühlt auch er sich von der Situation, mit der er konfrontiert ist, möglicherweise überwältigt und probiert eine Technik nach der anderen aus, um in der Therapie eine gewisse Stabilisierung zu erreichen.

Es ist sehr wichtig, hinsichtlich der Behandlungsziele »auf Kurs« zu bleiben und alle Anteile des Patienten auf diese Ziele zu fokussieren. Der Therapeut muß in dieser Hinsicht Stehvermögen zeigen und seine Patienten respektvoll und vielleicht auch mit ein wenig Humor zum verfolgten Ziel zurückgeleiten. Man bedenke, daß phobisches Vermeiden einer der wichtigsten Abwehrmechanismen dissoziierender Patienten ist und daß dissoziierte Anteile naturgemäß versuchen, sich alles zu ersparen, was Schmerzen verursacht. Therapeuten müssen ihre Patienten in solchen Fällen manchmal stärker führen als gewöhnlich, was ihnen vermutlich schwerfällt, wenn sie in ihrer Ausbildung gelernt haben, dem Patienten stets zu folgen, statt ihn zu führen. Doch selbst wenn sie dies tun, müssen sie sich fragen, was ihre Patienten ertragen können und ob das Führen zur Folge haben könnte, daß ihre Patienten davon überwältigt werden oder daß sich Probleme nicht erschließen lassen, die zur Sprache gekommen wären, wenn der betreffende Patient sich in einem ruhigeren Zustand befunden hätte. Es ist ein Drahtseilakt, die Therapie auf Kurs zu halten, das Tempo des Patienten zu respektieren und die Aufmerksamkeit auf das zu richten, was er vermeidet. Auch in dieser Hinsicht kann ein kollaborativer Charakter der Beziehung zwischen Therapeut und Patient und die Ausrichtung der Arbeit auf bestimmte gemeinsam festgelegte Ziele von Nutzen sein.

Bei stark dissoziierenden Patienten und bei jenen, die in Therapiesitzungen zu ziellosem Mäandern neigen, kann es nützlich sein, wenn sich Therapeuten während der

Sitzungen Notizen machen, auf die sie zurückgreifen können, wenn sie den Faden verloren haben.

Zur Aufrechterhaltung des Fokus ist es nützlich, konkrete kurzfristige Therapieziele festzulegen und sie sowohl für den Therapeuten als auch für den Patienten aufzuschreiben. Der Therapeut kann dann in jeder Sitzung auf sie zurückgreifen und mit ihrer Hilfe seine Arbeit reorientieren. Die dissoziative Atmosphäre im Therapieraum kann einen Therapeuten schläfrig machen und es ihm erschweren, klar zu denken (Loewenstein 1991a). Es kommt nicht selten vor, daß weder der Therapeut noch der Patient genau wissen, worüber sie gerade eben noch gesprochen haben.

ZENTRALES KONZEPT

Kurzfristige Ziele, die kleine Schritte in Richtung langfristiger Ziele umfassen, können dazu beitragen, eine Therapie auf Kurs zu halten, damit übergeordnete Ziele, die zu erreichen mehr Zeit erfordert, nicht in Vergessenheit geraten.

BEISPIEL DAFÜR, WIE MAN IN EINER THERAPIE »AUF KURS BLEIBT«: JANE

Jane hatte viele Anteile, die einander in den Therapiesitzungen häufig ablösten, und bei jedem dieser Switches wechselte sie das Thema. Der Therapeut fühlte sich gegenüber den labyrinthhaften Themenwechseln, die alle gleichzeitig überallhin und nirgendwohin zu führen schienen, völlig machtlos. Schließlich forderte er Jane auf, ein Ziel auszuwählen, und sie entschied sich dafür, einem jungen Anteil zu helfen, sich präsenter und sicherer zu fühlen – ein Ziel, auf das sich alle ihre Anteile hatten einigen können. Jedesmal wenn Jane das Thema wechselte, erinnerte der Therapeut ihre Anteile an das Ziel, auf das sie sich verständigt hatten, und bat sie, alles, worüber sie sonst noch sprechen wollten, eine Weile zurückzustellen. Er versprach ihnen, daß alle Anteile beizeiten zu Wort kommen würden. Außerdem fragte er die Anteile nach ihren Sorgen wegen der Arbeit mit dem Kind-Anteil. Es stellte sich heraus, daß einige Anteile fürchteten, der Kind-Anteil werde »Geschichten über üble Dinge, die geschehen sind«, erzählen. Daraufhin versicherte der Therapeut der Patientin, das Ziel sei momentan, dem Kind-Anteil zu helfen, sich sicherer und präsenter zu fühlen, nicht, »etwas zu erzählen«. Über traumatische Ereignisse könne erst geredet werden, wenn alle Anteile sich darüber einig seien, daß es an der Zeit sei, dies zu tun. Der Therapeut mußte sich zwar sehr anstrengen, um Jane beim Thema zu halten, doch es gelang ihm, dem Kind-Anteil zu helfen und andere Anteile dazu zu bringen, sich innerlich um den Kind-Anteil zu kümmern. Janes Switching nahm deutlich ab, als ihre übrigen Anteile das Gefühl entwickelten, daß der Therapeut Janes generelles Bedürfnis, ihrem eigenen Tempo zu folgen, respektierte.

Beispiel dafür, wie man in einer Therapie »auf Kurs bleibt«: Marianne

Marianne wurde manchmal reaktionsunfähig und konnte sich dann nicht einmal mehr daran erinnern, was gerade eben noch besprochen worden war. Während solcher Episoden fiel es sogar ihrer Therapeutin schwer, sich an das soeben Besprochene zu erinnern. Marianne dissoziierte während der Therapiesitzungen häufig, insbesondere wenn es darin um ihre Diagnose und um ihre dissoziierten Anteile ging. Sie konnte sich auf diese Themen kaum länger als ein paar Minuten konzentrieren. Deshalb mußte sich die Therapeutin mit den ihren Problemen zugrundeliegenden Konflikten beschäftigen und nahm zu diesem Zweck zu allen inneren Anteilen der Patientin Kontakt auf, indem sie praktizierte, was »Hindurchsprechen« (*talking through* – Kluft 1982) genannt wird; dabei vermied sie den Ausdruck »Anteil«, weil sie vermutete, daß er die Konflikte noch verschärfen würde: »*Marianne, ich sehe, daß es Ihnen besonders dann schwer fällt, präsent zu bleiben, wenn wir über Ihre dissoziativen Symptome reden. Ich frage mich, ob es in Ihrem Geist viele Gedanken und Ideen gibt und vielleicht auch gewisse Sorgen, die das Reden über Dissoziation betreffen.*« Daraufhin nickte Marianne bestätigend, konnte aber nicht antworten; sie wirkte wie erstarrt.

Die Therapeutin fuhr fort: »*Auch jetzt sehe ich, daß Ihnen dies sehr schwer fällt, und das tut mir leid. Ich möchte Ihnen nur sagen, daß ich an Ihren vielen Gedanken und Sorgen über Ihr Hiersein interessiert bin und daß sie alle unsere Aufmerksamkeit brauchen, sobald Sie das zulassen können. Vielleicht könnten Sie einige dieser Gedanken aufschreiben; dann könnten wir, sobald Sie sich dazu bereit fühlen, nacheinander über sie reden.*« Marianne nickte zustimmend, und die Therapeutin fuhr fort: »*Sehr gut. Ich hoffe, Ihre Gedanken und Gefühle sind bereit, ein wenig ruhiger zu werden. Vielleicht könnten sie ja einen Moment zurücktreten oder für eine Weile einen ruhigen Ort in Ihrem Geist aufsuchen, damit Sie sich nacheinander auf sie konzentrieren können. Vielleicht ist das ja sogar jetzt möglich, denn wir versuchen ja gerade herauszufinden, wie Sie diese Dinge schriftlich ausdrücken können. Ich möchte noch einmal wiederholen, daß alle Ihre Gedanken und Gefühle gleich wichtig sind und daß wir sie alle hören und verstehen müssen; das werden wir tun, wenn nach Ihrer Meinung der richtige Augenblick dafür gekommen ist, und es wird so geschehen, wie Sie es für richtig halten – ich bin mir sicher, daß wir das gemeinsam herausfinden werden. Wenn Sie sich zu Hause weniger unter Druck fühlen, können Sie Ihre Gedanken und Gefühle auch zu Hause aufschreiben. Falls Sie kein gutes Gefühl dabei haben, können Sie jederzeit damit aufhören; dann beschäftigen wir uns später gemeinsam damit. Ich möchte Ihnen nun danken, Marianne, allen Winkeln Ihres Geistes, dafür, daß sie zugehört und teilgenommen haben, denn das ist wichtig, damit wir gemeinsam einen Weg finden. Würden Sie nun mit mir zusammen aufstehen und ein wenig im Raum umhergehen, damit Sie sich geerdeter fühlen?*«

Marianne und ihre Therapeutin standen daraufhin zusammen auf, gingen im Raum umher und lachten sogar ein wenig. Danach war Marianne wesentlich präsenter, und sie sagte, es gebe in ihr tatsächlich eine Stimme, die sie ständig bedränge, nicht zur Therapie zu gehen und nicht über die anderen Stimmen zu reden. Die Therapeutin dankte

Marianne und allen Bereichen ihres Geistes für die Erlaubnis, über sie zu reden, und sie versprach, in der nächsten Sitzung nach einer für Marianne und ihren gesamten Geist akzeptablen Möglichkeit zu suchen.

In der nächsten Sitzung handelte die Therapeutin mit den Anteilen aus, daß in jeder folgenden Sitzung zehn Minuten lang diese »Gedanken« erforscht werden könnten und daß in der verbleibenden Zeit über das Alltagsleben betreffende Dinge gesprochen werden sollte, beispielsweise über Mariannes Bemühungen, ihre sozialen Kontakte mehr zu pflegen. Der Anteil, der am hartnäckigsten darauf gedrungen hatte, daß Marianne sich nicht mit ihrer Dissoziation beschäftigen sollte, kam als erster zu Wort, und die Therapeutin gab sich große Mühe, eine gute Beziehung zu ihm aufzubauen (siehe hierzu Kapitel 17). In den folgenden Monaten entwickelte sich Mariannes Präsenz immer stärker, und die Stimme des besonders hartnäckigen Anteils wurde ruhiger, während Marianne verschiedene Gedanken und Gefühle, die das Akzeptieren ihrer Dissoziation betrafen, mitteilte. Gleichzeitig nahm die Therapeutin nach und nach Kontakt zu einigen besonders kritischen Stimmen auf, die sich vehement gegen Mariannes Teilnahme an der Therapie zur Wehr setzten.

Die Arbeit mit den dissoziierten Anteilen eines Patienten

Die Planung der Behandlung dissoziierender Patienten entspricht weitgehend der Vorgehensweise bei Patienten mit anderen psychischen Störungen; allerdings gibt es einen wichtigen Unterschied: Alle dissoziierten Anteile des betreffenden Patienten müssen zum Zuge kommen. Kapitel 10 beschäftigt sich mit den Besonderheiten der Arbeit mit dissoziierten Anteilen. Kurz gesagt erfordert diese Arbeit, daß der Patient zumindest bereit ist, sich die Existenz dissoziierter Anteile einzugestehen; eine gewisse Realisation bezüglich der Diagnose ist also unverzichtbar. Deshalb muß sich die Behandlung zu Beginn häufig darauf konzentrieren, dem Patienten zu helfen, seine dissoziierten Anteile allmählich zu akzeptieren (d. h., die Phobie hinsichtlich dissoziierter Anteile zu überwinden), weil erst danach direkt an ihnen gearbeitet werden kann. Der Therapeut kann diesen Prozeß nicht forcieren, sondern muß sich auf das einlassen, was vom Patienten selbst kommt. Am wichtigsten ist in Phase 1, eine tragfähige Allianz zu jenen Anteilen aufzubauen, die gegen die Therapie sind oder die nicht bereit zu sein scheinen, sich an der Arbeit in der Therapie zu beteiligen (siehe hierzu die umfassende Beschreibung der Arbeit mit Anteilen in Kapitel 10).

Es gibt Fälle, in denen es nicht angebracht ist, mit dissoziierten Anteilen zu arbeiten, und auch dies muß bei der Planung der Behandlung berücksichtigt werden. Nach Kluft (1996a) sollte ein Therapeut nicht mit dissoziierten Anteilen arbeiten, wenn (a) alle Anteile in der »Traumazeit« leben und sich vom Geschehen überwältigt fühlen – d. h., wenn das gesamte System des Patienten gestört ist; (b) wenn ein Patient seine gesamte Energie braucht, um eine besonders belastende Phase im Alltagsleben zu bewältigen; (c) wenn ein Patient durch andere (alltägliche, körperliche oder psychische)

Probleme stark überlastet ist und sich deshalb nicht in der Lage fühlt, außerdem auch noch die Arbeit an dissoziierten Anteilen zu ertragen; (d) wenn es sich um eine nur kurze Therapie handelt und wenn diese nur unterstützend wirken soll, statt zu enthüllen; und (e) wenn der Therapeut auf die Arbeit mit dissoziierten Anteilen nicht vorbereitet ist (und keine dafür erforderliche sachgerechte Beratung oder Supervision erhält).

Beispiel für die Entwicklung eines Behandlungsplans: Bob

In den vorigen beiden Kapiteln wurden die durch das Assessment gewonnenen Informationen über Bob beschrieben. Er hatte eindeutig eine gute Prognose. Er akzeptierte seine Diagnose und nachdem er seine anfängliche Scham überwunden hatte, war er bereit, zu seinen dissoziierten Anteilen in Kontakt zu treten. Außerdem wurde Bob von seinem Partner und von einigen guten Freunden unterstützt. In seinem Fall konnten schon früh in der Behandlung sowohl kurzfristige als auch langfristige Ziele festgelegt werden. Bob verfügte offensichtlich über genug Ichstärke und Unterstützung, um mit Phase 2 beginnen zu können. Deshalb bezogen sich alle seine kurzfristigen Ziele auf die Verbesserung der Zusammenarbeit zwischen seinen Anteilen, auf das Erlernen weiterer Techniken für die Emotionsregulation und auf die Vorbereitung für die Arbeit der Phase 2.

Bob und der Therapeut einigten sich auf folgende kurzfristige Ziele: (a) mehr über Erdungstechniken zu erlernen, um in der Gegenwart zu bleiben; (b) für noch auf die Traumazeit fixierte Anteile innere sichere Orte zu schaffen; und (c) alle seine dissoziierten Anteile zu verstehen und eine Kooperation mit ihnen aufzubauen, auch mit der wütenden Stimme, die er hörte. Für Bob war es am schwierigsten zu verstehen, daß die wütende Stimme des Täters wirklich ein dissoziierter Anteil von ihm selbst war und daß er zunächst ein gewisses Mitgefühl ihm gegenüber entwickeln und später mit ihm zu kooperieren lernen mußte. Er fürchtete sich davor, direkt mit diesem Anteil zu kommunizieren, und er fürchtete seine Wut. Mit Bobs Einverständnis trat schließlich der Therapeut zu diesem Anteil in Kontakt und baute eine Allianz mit ihm auf. Nachdem der Anteil sich vom Therapeuten anerkannt fühlte, konnte auch Bob ihn allmählich akzeptieren, und es fiel ihm leichter, mit ihm zu arbeiten. Danach konnte Bob schon bald mit der Arbeit der Phase 2 beginnen.

Zusammenfassung

Der Therapeut kann die Behandlung auf vernünftige, gut sequenzierte und auf das Tempo des Patienten abgestimmte Weise planen und diesen Plan später nötigenfalls revidieren. Eine auf die gemeinsam entwickelten Ziele ausgerichtete Zusammenarbeit ist unverzichtbar. Der Therapeut kann so planen, daß die vereinbarten Ziele im Einklang mit den Stärken und Defiziten des Patienten erreicht werden.

Sobald der Patient die Diagnose einigermaßen zu akzeptieren in der Lage ist (auch wenn er diesbezüglich noch hin und wieder unschlüssig ist), muß als nächstes der Beginn und die Methode der Arbeit an den dissoziierten Anteilen geplant werden. Die Behandlungsplanung schließt die Wahl der Verfahrensweisen und des Zeitpunkts ihrer Nutzung ein. Grundsätzlich hängt die Wahl des Zeitpunkts der Arbeit an den dissoziierten Anteilen hauptsächlich von der Aufnahmefähigkeit des Patienten und von der Komplexität der Dissoziation der Persönlichkeit ab, ein Thema, mit dem sich Kapitel 10 beschäftigt.

Weitere Erkundungen

7.1 Entwickeln Sie mit Ihren Patienten zusammen einen schriftlich fixierten Behandlungsplan?

7.2 Welche Probleme könnten auftreten, wenn Sie mit einem bestimmten Patienten einen Behandlungsplan entwickeln?

7.3 In welcher Form genehmigen Sie die Nutzung von SMS- und eMail-Nachrichten in Ihrer Kommunikation mit Patienten? Was spricht für und was gegen Ihre Art, damit umzugehen? Nehmen Sie sich die Zeit, mit Kollegen über Ihre entsprechenden Vorstellungen zu reden.

8 Behandlungsprinzipien

Ich erkläre mich heute zu einem Praktiker »schlichter altmodischer Therapie«.

— Jon G. Allen (2013, S. XXI)

Die Behandlung dissoziativer Störungen mag den Eindruck erwecken, sie unterscheide sich stark von anderen Psychotherapien, weil die Arbeit sich auf eine geteilte Persönlichkeit und ein entsprechend geteiltes Selbstempfinden bezieht. Aber der beste Ansatz ist auch in diesem Fall ganz einfach eine gute, solide Psychotherapie, ergänzt durch ein fundiertes Verständnis des Umgangs mit Traumata und Dissoziation und die Fähigkeit, an solchen Problemen zu arbeiten. Spezialtechniken sind zwar nützlich, doch für den Erfolg einer Behandlung von Patienten mit einer dissoziativen Störung wirklich wichtig ist die Fähigkeit, die Grundprinzipien psychotherapeutischer Arbeit anzuwenden und eine therapeutische Beziehung zur ganzen Person des Patienten aufzubauen und zu erhalten.

Mit Behandlungsprinzipien für die Arbeit mit Patienten, die ein komplexes Trauma haben, beschäftigen sich viele Autoren (z. B. Briere & Scott 2012; D. Brown et al. 1998; Chu 2011; Courtois & Ford 2009/2011, 2012; Herman 1997/2003). Andere beschreiben spezielle Prinzipien für die Arbeit bei dissoziativen Störungen (ISSTD 2011; Kluft & Fine 1993; Putnam 1997; Steele et al. 2005; van der Hart et al. 2006/2008). Im folgenden befassen wir uns mit Behandlungsprinzipien, die eine sinnvoll sequenzierte Behandlung komplexer dissoziativer Störungen unterstützen.

Gute Psychotherapie ist die Grundlage einer effektiven Behandlung dissoziativer Störungen

Eine wirksame Therapie für Patienten mit komplexen dissoziativen Störungen beginnt und endet mit den allgemeinen grundlegenden Prinzipien und Methoden guter Psychotherapie, verbunden mit der Förderung des Mentalisierens, der Regulationsfähigkeiten und des Selbstmitgefühls (siehe z. B. Allen 2001, 2012). Ohne diese Grundlage ist die Behandlung dissoziativer Störungen bestenfalls unzureichend und schlimmstenfalls verheerend.

Fokussieren auf den Prozeß, nicht auf den Inhalt

Wir weisen in diesem Buch immer wieder darauf hin, wie wichtig es ist, auf den Prozeß des Patienten und auf die therapeutische Beziehung zu fokussieren und daran zu arbeiten. Wir empfehlen Therapeuten grundsätzlich, zunächst eine prozeßorientierte psychotherapeutische Ausbildung zu absolvieren, die einen Rahmen für das Verständnis innerer Konflikte und der Abwehrmechanismen beschreibt, sowohl für die Vorgänge in seinem Inneren als auch für das Geschehen in Beziehungen. Eine Therapie kann sich leicht im Inhaltlichen verlieren: darin, was in der vorigen Woche zu Hause passiert ist, was in der traumatischen Vergangenheit geschah, welche Krisen im Alltag vorgekommen sind, was wahrscheinlich in Zukunft geschehen wird und welche Unterschiede und Charakteristika die dissoziierten Anteile aufweisen – all das kann sowohl Patienten als auch Therapeuten faszinieren. Je besser Therapeuten ihren Patienten helfen können, im gegenwärtigen Augenblick bei dem zu bleiben, was in ihrem Inneren und in der Beziehung im Hier und Jetzt geschieht, um so effektiver ist die Therapie.

Zentrales Konzept

Therapeuten sollten solide Kenntnisse über die Probleme dissoziierender Patienten und über die prozeßorientierte Arbeit mit ihnen haben. Bestimmte Techniken und Fertigkeiten zu erlernen reicht für diese Arbeit nicht aus.

Man muß sich in den Sitzungen auf das subjektive Erleben des Patienten konzentrieren und die Veränderungen in der therapeutischen Beziehung von Augenblick zu Augenblick verfolgen, um Veränderungen fördern und die Integration vorantreiben zu können. Als Therapeut muß man immer wieder darüber reflektieren, was Patienten über ihr Erleben und über die therapeutische Beziehung mitzuteilen versuchen.

Was in der traumatischen Vergangenheit geschehen ist, ist wichtig für den Kontext, aber *wie* das Geschehene auf den Patienten gewirkt hat, ist der eigentliche Fokus der Behandlung, und das gleiche gilt für den Ausdruck dieser Wirkung in der therapeutischen Beziehung. Natürlich ist die Integration traumatischer Erlebnisse wichtig, und man sollte sie keinesfalls ignorieren, aber ebenso wichtig ist es, sich im Kontext der gegenwärtigen intrapsychischen und relationalen Erlebnisse des Patienten damit auseinanderzusetzen.

Beispielsweise erzählte Mara, eine Patientin mit DIS, oft lange Geschichten über die vielen Situationen, in denen sie sich im Laufe ihrer Interaktionen mit ihrer Familie verletzt gefühlt hatte, und in diesen Schilderungen ging es häufig um ihre Probleme mit einer anderen Person. Die Therapeutin kommentierte diese Erzählungen gelegentlich und sagte dann etwas wie, es müsse für Mara sehr schmerzlich gewesen sein, nicht gehört oder respektiert zu werden. Allmählich gelang es ihr auf diese Weise, Mara darauf aufmerksam zu machen, daß sie fürchtete, von der Therapeutin nicht gehört oder respektiert zu werden. Daraufhin konnte sich die Arbeit in der Therapie Maras Erleben im gegenwärtigen Augenblick zuwenden, statt sich weiter mit ihren Geschichten zu beschäftigen, die sich inhaltlich ständig wiederholten, und in denen sie es vermied, sich mit ihrer eigenen Dynamik in Beziehungen auseinanderzusetzen.

Zentrales Konzept

Man sollte den Inhalt traumatischer Erinnerungen in einer Therapie nicht ignorieren, aber Therapeuten sollten die Dynamiken des inneren Systems ihrer Patienten und ihrer Beziehungen verstehen und daran arbeiten, wenn traumatische Erinnerungen auftauchen oder offensichtlich vermieden werden. Was im Patienten vorgeht und was in der therapeutischen Beziehung geschieht, wenn traumatische Erinnerungen evoziert werden, ist ein wichtiger Fokus der Behandlung.

Wenn es um Inhalt geht, ist der Fokus auf das gerichtet,

- was der Patient sagt und tut,
- was traumatische Erinnerungen und Krisen beinhalten, und
- was die offensichtlichen Manifestationen dissoziierter Anteile sind.

Wenn es um den Prozeß geht, ist der Fokus gerichtet auf

- den Sinn, der Ereignissen zugrundeliegt, und auf dementsprechende zentrale Überzeugungen;
- Abwehrmechanismen und Widerstände;
- die Funktion dissoziierter Anteile und die Beziehungen zwischen ihnen, nicht auf die Anteile selbst;
- die Gründe für die Aufrechterhaltung der Dissoziation der Persönlichkeit;
- die Emotionen und wie sie erlebt werden;
- das im Augenblick Empfundene;
- implizite Kommunikationen zwischen Patient und Therapeut;
- Übertragung und Gegenübertragung;
- die Äußerungen des Patienten über ein Thema;
- das Beziehungserleben des Patienten; und darauf,
- was im Patienten vor sich geht, wenn er über ein Thema spricht – beispielsweise Veränderungen der Stimmcharakteristik, Muskelanspannung und Haltung.

Im folgenden werden einige Möglichkeiten beschrieben, einem Patienten zu helfen, auf den Prozeß zu fokussieren:

- Was geschieht mit Ihnen und mit Ihren Anteilen, während Sie hier reden?
- Mir fällt auf, daß Sie immer stärker wegschauen und Ihr Körper in sich zusammensinkt. Merken Sie das auch? Und macht es Sie neugierig darauf, was da im Gange ist?
- Ich spüre eine Anspannung im Raum, vielleicht eine Art Wut oder Irritation. Spüren Sie die auch?
- Wie ist es für Sie, dieses sehr private und Ihnen nahe gehende Erlebnis zusammen mit einem anderen Menschen – mir – zu haben?
- Wegen des Erinnerns scheint es eine Menge Konfliktstoff zu geben. Was halten Sie davon, wenn wir versuchen, allen Ihren Anteilen zu helfen, diesen Konflikt besser zu verstehen?
- Wenn Sie diesen Konflikt erleben, was fällt Ihnen dann in Ihrem Körper auf?
- Wir sollten einmal untersuchen, was Sie in den Augenblicken unmittelbar vor Sitzungsende, in denen es Ihnen so schlecht geht, erleben. Vielleicht finden wir ja eine Möglichkeit, Ihnen in diesem Punkt zu helfen.
- Wenn Sie diese kritisierende Stimme hören, was erleben Sie dann?
- Vielleicht können wir einmal untersuchen, welche Anteile von Ihnen vorige Woche beteiligt waren, als Sie sagten, Sie hätten das Gefühl, ich würde Sie nicht ernst genug nehmen, auch wenn Sie das, wie Sie erklärten, völlig verstehen könnten. Ich weiß es nicht sicher, aber vielleicht gibt es da noch mehr, was wichtig sein könnte.

Die Behandlung sollte im Toleranzfenster sowohl des Patienten als auch des Therapeuten bleiben

Die Behandlung sollte sich am Toleranzfenster des Patienten und des Therapeuten orientieren. Dieses Prinzip steht in enger Beziehung zum Prinzip »Safety first«. Wenn sich eine Therapie aus dem Toleranzfenster entfernt, werden die therapeutische Beziehung und die Therapie nicht mehr als sicher empfunden, und beim Patienten und beim Therapeuten kann eine Abwehrreaktion hervorgerufen werden. Lernen kann nur in einem Bereich mäßiger emotionaler Erregung erfolgreich sein. Deshalb müssen sich Therapeuten laufend Rechenschaft darüber geben, wann die Therapie ein schnelleres Tempo vorlegen könnte oder – was oft vorkommt – wann das Tempo verringert werden oder die Arbeit eine andere Richtung einschlagen sollte.

ZENTRALES KONZEPT

Pacing setzt voraus, daß Therapeuten feststellen, wieviel Zeit und welche Art von Unterstützung ein Patient zum Containment und zur Erdung braucht, damit er die Therapiesitzungen pünktlich und in einem sicheren und regulierten Zustand verlassen kann.

Effektives Pacing ist nur möglich, wenn man die Sitzungen so organisiert, daß der Patient am Ende genug Zeit hat, sich soweit zu fassen, daß er sich gefahrlos aus der Situation zurückziehen kann. Kluft (1991) hat eine *rule of thirds* (»Drittelregel«) empfohlen, der zufolge man die Sitzungen grob in drei Abschnitte unterteilen sollte. Im ersten »Drittel« – das relativ kurz sein kann – geht es um das »Check-in« und die Vorbereitung auf die Arbeit in der Sitzung. Den Check-in übernimmt meist der Anteil, der das Alltagsleben organisiert. Im zweiten »Drittel« findet die eigentliche Arbeit statt, wobei es oft um das emotionale Erleben geht, etwa in Form von Gesprächen mit Anteilen oder der Arbeit an bestimmten Symptomen. Das letzte »Drittel« kann länger oder kürzer sein, je nach Situation des Patienten, und es geht in diesem Abschnitt darum, dem Patienten (oder dem im Alltagsleben aktiven Anteil) zu helfen, sich wieder ganz auf die Gegenwart hin zu orientieren, die Gefühle, an denen der Patient während der Sitzung gearbeitet hat, einzuhegen, und ihn auf die vor ihm liegende Woche vorzubereiten.

Patienten, die kleine Schritte benötigen

Therapeuten erwarten bei Patienten mit einer langen Vorgeschichte von Entwicklungsstörungen und Traumata häufig zu starke Veränderungen in zu kurzer Zeit. Man stelle sich einmal vor, man wollte alle Eß-, Schlaf- und Körpertrainingsgewohnheiten, die inneren Dynamiken und die relationalen Muster sowie die Bewältigungsstrategien innerhalb weniger Wochen verändern und außerdem nach sehr kurzer Übungszeit erstmals die eigenen Emotionen regulieren. Da heutzutage Kurztherapien in Mode sind, können sich Therapeuten (und Patienten) unter ungeheuer starkem Druck fühlen, in vielen Bereichen rasch Änderungen zu erzielen, obwohl solch eine Erwartung völlig unrealistisch ist. Viele Patienten erzielen tatsächlich Besserungen, aber nur über lange Zeiträume. Und häufig sind dazu kleine Schritte erforderlich. Mit jedem kleinen Schritt, den Patienten ihrem Ziel näher kommen, sollte ihr Therapeut ihnen ans Herz legen, sich zu belohnen, um sie zur Fortsetzung der Arbeit zu motivieren: *Ich habe es zumindest versucht, auch wenn ich mit dem Ergebnis noch nicht ganz zufrieden bin. Zumindest ist mir dadurch klar geworden, was ich noch zusätzlich hätte tun können; beim nächsten Mal werde ich versuchen, mir dies vorher zu vergegenwärtigen. Dieses Mal wußte ich zwar, was zu tun war, habe es jedoch nicht lange genug durchgehalten. Aber zumindest habe ich innegehalten, um darüber nachzudenken, wie es weitergehen könnte. Ich schaffe es nicht immer, aber zumindest hin und wieder!*

Eine frühe grundsätzliche Ausrichtung des Behandlungsplans und eine Prognose über die Chancen des Patienten, sich zu verändern (schlecht, mittelmäßig, gut), hilft ihm und dem Therapeuten, ein den Gegebenheiten entsprechendes Tempo der Fortschritte zu akzeptieren. Manche Patienten sind sehr stark, unabhängig vom Niveau ihrer Funktionsfähigkeit motiviert und erstaunlich ausdauernd. Andere sind ständig extrem phobisch hinsichtlich dissoziierter Anteile, oder es ist ihnen sehr wichtig, separat zu bleiben; es fehlt ihnen völlig an Selbstmitgefühl, und sie fühlen sich hilflos und hoffnungslos. Bei letzteren muß die Arbeit langsamer fortschreiten, die Patienten brauchen mehr Unterstützung, und die Funktionsfähigkeit im Alltagsleben muß bei ihnen stärker im Vordergrund stehen. Je schlechter die Prognose eines Patienten, um so langsamer muß wahrscheinlich die therapeutische Arbeit vonstatten gehen.

Die alte Spruchweisheit »langsamer ist schneller« ist für die Behandlung dissoziativer Störungen ein guter Leitsatz. Sowohl Patienten als auch Therapeuten verspüren oft ein drängendes Bedürfnis, das Befinden des Patienten zu verbessern, an traumatischen Erinnerungen zu arbeiten und die dissoziierten Anteile zu integrieren. Ein Therapeut sollte sich die therapeutische Arbeit mit dieser Klientel am besten als Marathon, nicht als Sprint vorstellen. Auch in einzelnen Sitzungen kann der Druck entstehen, Riesenschritte bewältigen zu müssen – beispielsweise weil man den Patienten dazu bringen will, einen besonders schwierigen Anteil von sich selbst zu akzeptieren und ihm gegenüber Mitgefühl zu entwickeln. Doch oft ist es wesentlich wirksamer, ein so umfassendes Integrationsvorhaben in kleine, besser umsetzbare Schritte zu unterteilen, und außerdem wird auf diese Weise die Entwicklung zusätzlichen Widerstandes vermieden.

Deshalb sollten Therapeuten auch dann, wenn der Patient nur wenig Vertrauen hat, zunächst eine Kooperation aufbauen, um einen kleinen Schritt nach dem anderen gehen zu können: »*Meinen Sie, Sie könnten mir und Ihnen selbst ein wenig Vertrauensvorschuß geben, während wir diesen nächsten Schritt gehen* [der dem Patienten ausführlich beschrieben wird]? *Falls Sie irgendwann das Gefühl haben sollten, daß etwas nicht in Ordnung ist, signalisieren Sie mir das bitte, dann hören wir sofort damit auf. Ihre sämtlichen Anteile sollen sich dabei so wohl fühlen, daß Sie damit experimentieren können, diesen Schritt zu gehen, und sie sollen dabei wissen, daß Sie damit aufhören können, wenn sich etwas nicht richtig anfühlt. Wenn es Ihnen oder einem Ihrer Anteile schwerfällt, sich zu äußern, können Sie sich auch durch nonverbale Signale verständigen, indem Sie beispielsweise eine Hand heben. Was für eine Art von Signal wäre Ihnen recht? Wir werden jetzt üben, daß Sie mich dazu bringen aufzuhören. ...*«

Anschließend könnte der Therapeut zum nächsten Schritt übergehen (indem er beispielsweise zwei Anteile dazu bringt, miteinander zu kommunizieren, oder indem er an einer traumatischen Erinnerung arbeitet) und eventuelle Sorgen, Bedenken oder Ängste untersuchen, die ein Anteil des Patienten hat. Sie alle sollten genügend Aufmerksamkeit erhalten, bevor sich die Arbeit neuen Zielen zuwendet. Der Therapeut muß auch bereit sein, die Arbeit zu unterbrechen, wenn der Patient ihn darum bittet, weil nur so Vertrauen entstehen und der Patient zu einem echten Partner werden kann. Zu bedenken ist auch, daß das Innehalten und die Auseinandersetzung mit einem Anliegen keineswegs bedeuten, daß die vorangegangene Intervention oder das zuvor behandelte Thema damit vom Tisch ist. Oft ist nichts weiter als der Respekt signalisierende Akt des Pausierens und Zuhörens erforderlich, damit Patienten das Gefühl haben, gehört zu werden, und damit sie sich davon überzeugen können, daß sie die Arbeit tatsächlich unterbrechen können. Dies fördert die Entwicklung von Vertrauen, und es fällt den Patienten danach leichter, den Weg fortzusetzen.

Pacing beinhaltet auch, daß man sich die Zeit nimmt, bei einem positiven Erlebnis zu bleiben, damit gewährleistet ist, daß der Patient das Erlebte wirklich in sich aufnehmen kann. Nur zu oft wenden sich Therapeuten wie Patienten zu schnell der nächsten Sache zu. Es ist aber wichtig, den Augenblick auszukosten, damit er zu einem festen Bestandteil eines vertrauten Erlebnisses werden kann (Ogden et al. 2006/2010). In den folgenden Sitzungen kann man dann als Therapeut überprüfen, wie der Patient eine Veränderung erlebt hat und ob bei ihm dadurch Angst aufgekommen ist oder nicht. Häufig müssen kleine Veränderungen zum Positiven mehrfach wiederholt werden, damit sie zu einem vertrauteren Bestandteil des Erlebens eines Patienten werden.

Veränderung des Fokus der Therapie als Pacing-Strategie

Oft ist nicht das Tempo der therapeutischen Arbeit das Problem, sondern der *Fokus* der Arbeit muß verändert werden. Beispielsweise ist es in vielen Fällen problematisch, daß Therapeuten bei dissoziierenden Patienten mit der Arbeit an traumatischen Erinnerungen beginnen, bevor diese über die erforderlichen Regulationsfähigkeiten verfügen und ihre Anteile zur Kooperation in der Lage sind. Das Tempo der Therapie mag sich nicht verändern, aber ihr Fokus ist auf die Entwicklung bestimmter Fertigkeiten, auf das Containment traumatischer Erinnerungen und auf gegenseitiges Sich-Akzeptieren der dissoziierten Anteile und deren Kooperation gerichtet, was als Vorbereitung auf die Arbeit an traumatischen Erinnerungen zu verstehen ist. Der Patient wird schon allein durch diese Veränderung stabiler. Sobald die Regulationsfertigkeiten entwickelt und einsatzbereit sind, kann sich die Arbeit den traumatischen Erinnerungen zuwenden.

Ein weiteres Beispiel für eine wirksame Fokusverlagerung betrifft verfrühte Trauerarbeit. Wenn ein Therapeut einen Patienten darin zu unterstützen versucht, zu trauern und einen Verlust zu erleben, wird die Verzweiflung und werden eventuelle selbstschädigende Verhaltensweisen noch stärker. Der Grund ist gewöhnlich, daß der Patient noch nicht in der Lage ist, positive Emotionen, ein Gefühl der Kompetenz und positive Ereignisse im Alltag zu erleben, die als Grundlage für das Containment von Trauer fungieren. Wenn der Patient nicht in der Lage ist, den gegenwärtigen Augenblick zu erleben, verliert er sich manchmal in der Vergangenheit. Zunächst muß er lernen, in der Gegenwart präsent zu sein und positive Emotionen und Ereignisse zu erleben; erst dann kann er sinnvoll auf Trauer und Verlust fokussieren.

Abhängigkeit und Pacing

Therapeuten müssen starke Abhängigkeit und Bedürftigkeit eines Patienten ertragen können, ohne den Betreffenden retten zu wollen und ohne sich von ihm zurückzuziehen; dies werden wir in Kapitel 13 noch ausführlicher erläutern. Der Behandlungsrahmen trägt zur Eingrenzung des Abhängigkeitsverhaltens von Patienten bei. So wie ein zu schnelles Arbeitstempo in einer Therapie manchmal einen chronischen Krisenmodus fördert, vermag eine Verlangsamung der Arbeit zuweilen Krisen beizulegen. Arbeitet ein Therapeut beispielsweise bis zum Ende einer Sitzung an einem emotional intensiven oder aus anderen Gründen schwierigen Thema weiter, und dem Therapeuten bleibt keine Zeit mehr, sich zu erden und zu stabilisieren, so erlebt letzterer nach der Sitzung wahrscheinlich eine Krise. Diese kann aber auch induziert werden, weil der Therapeut darauf besteht, daß sich der Patient mit dissoziierten Anteilen konfrontiert, ohne sich vorher mit seiner Phobie hinsichtlich dissoziierter Anteile auseinandergesetzt zu haben.

Das Tempo des Therapeuten

Eine Therapie kann nur so weit gehen, wie der betreffende Therapeut sie zu bringen in der Lage ist. Wird er von den Emotionen oder von der Geschichte des Patienten überwältigt, ist der Bereich seines Toleranzfensters überschritten, und er muß sich umgehend um eine Konsultation oder eine persönliche Therapie bemühen. Er kann sich nach der Konsultation auch dafür entscheiden, den Patienten an einen anderen Therapeuten zu verweisen. Es sollte nicht notwendig sein, das Tempo der therapeutischen Arbeit wegen des Therapeuten zu verlangsamen, zumindest nicht auf Dauer. Fühlt sich ein Therapeut unwohl, und eine sehr intensive Sitzung ist geplant, kann er dem Patienten natürlich mitteilen, daß er nicht in bester Verfassung ist, und den Patienten vor die Wahl stellen, die Arbeit trotzdem fortzusetzen oder sie zu verschieben und in der laufenden Sitzung an etwas weniger Intensivem zu arbeiten. Aber das ist dann ein temporärer relationaler Prozeß, keine Gegenübertragung per se.

Manchmal können Therapeuten ihr Gefühl, überfordert zu sein, als Barometer nutzen, wenn sie herausfinden wollen, ob die Therapie den Patienten überfordert. Einige Patienten sind ständig so agitiert oder produzieren so riesige Mengen an Informationen – in Form von Geschichten, die sie erzählen, Journalen und eMails, die sie schreiben, künstlerischen Produkten usw. –, daß der Therapeut dies alles gar nicht integrieren kann. Diese Tendenz kann ein Anzeichen dafür sein, daß es auch dem Patienten nicht gelingt, all dies zu integrieren. Mehr ist in solchen Fällen nicht besser. Manchmal ist es nützlich, mit solchen Patienten in einem Gespräch zu untersuchen, wie es für sie selbst ist, alle diese Informationen mitzuteilen, und was sie damit zu erreichen hoffen.

Erkennen und Nutzung des somatischen Erlebens der Patienten

Wie schon in Kapitel 1 erklärt wurde, kann die Fähigkeit, das somatische Erleben und die physischen Handlungen von Patienten zu registrieren und sie für die Therapie zu nutzen, bei der Behandlung dissoziativer Störungen eine zusätzliche Strategie sein. Dabei ist zunächst einmal wichtig zu wissen, daß somatische Arbeit nicht mit Berührung verbunden sein muß. Der Therapeut kann sich dabei über Gestik, Körperhaltung und Muskelanspannung des Patienten äußern, seine körperlichen Empfindungen und Erlebnisse untersuchen und ihn ermutigen, neue Verhaltensmuster auszuprobieren oder Bewegungs- und Gewahrseinsexperimente auszuführen, ohne ihn bei alldem jemals zu berühren.

Einige Behandlungsansätze befassen sich ohnehin stärker mit somatischem Gewahrsein und Erleben sowie mit entsprechenden Handlungen, z. B. EMDR und einige achtsamkeitsbasierte kognitiv-behaviorale Ansätze. Pat Ogden hat einen besonders umfassenden und den theoretisch am besten integrierten sensumotorischen Ansatz entwickelt, den sowohl an traditionellen Methoden orientierte Therapeuten als auch Körpertherapeuten nutzen können, wenn sie Patienten mit komplexen Traumata und dissoziativen Störungen behandeln (Ogden et al. 2006/2010; Ogden & Fisher 2015).

Therapeuten müssen zunächst lernen, sich bei der Wahrnehmung ihres eigenen somatischen Erlebens wohler zu fühlen. Dadurch können sie eine Art innerer Landkarte entwickeln, die ihnen die somatischen Erlebnisse des Patienten zu verstehen und zu erforschen hilft. Tatsächlich ist ja der Körper des Therapeuten der Ort der Gegenübertragung und der projektiven Identifikation. Daß Reenactments stattfinden, erkennen wir, weil wir in unserem Körper eine Veränderung bemerken. Die nächste Aufgabe für den Therapeuten besteht darin, sich wohlzufühlen, wenn er wahrnimmt, was der Patient erlebt; und schließlich muß er lernen, diese Wahrnehmungen dem Patienten mitzuteilen und so seine Neugier zu wecken.

Somatisches Erleben zu registrieren ist relativ einfach. Die eigentliche Herausforderung besteht darin, sich darüber klar zu werden, was man damit tun sollte. Die folgende Liste entsprechender Möglichkeiten ist alles andere als vollständig:

- Erforschen, was nach der Identifizierung einer Empfindung oder Bewegung als nächstes geschieht.
  - *»Und was passiert, während Sie dies merken?«*
  - *»Sie wollen also laufen. Können Sie mit Ihren Beinen langsame Bewegungen ausführen, als ob Sie in Zeitlupe laufen würden, und dann schauen, was passiert?«*
  - *»Können Sie, während Sie diese Empfindung spüren, auch Ihren Kind-Anteil von weiter wahrnehmen? Was geschieht jetzt mit der Empfindung?«*
- Nutzung des somatischen Erlebens als positive Ressource.
  - *»Achten Sie darauf, was Sie in Ihrem Körper spüren, wenn Sie sich verbunden fühlen.«*
  - *»Nehmen Sie wahr, wie es sich anfühlt, aufrecht zu sitzen und die Schultern zurückzuziehen. Können Sie ein inneres Bild von dieser Haltung entwickeln, das Sie sich vergegenwärtigen können, wann immer Sie es brauchen?«*

- ▹ *»Können Sie dieses Bild auch anderen Anteilen von Ihnen vermitteln, so daß auch sie die Möglichkeit haben, diese Ressource zu nutzen?«*

- Erforschen relationaler und physischer Grenzen.
  - ▹ (Nach sorgfältiger Vorbereitung eines entsprechenden Experiments) »*Achten Sie nun einfach darauf, was in Ihrem Körper vor sich geht, während ich dieses Kissen auf Sie zu bewege. Spüren Sie, wie jeder Ihrer Anteile darauf reagiert. Würde ein Anteil das Kissen gern wegstoßen? Wie fühlt sich das an? Wären Sie bereit, ein wenig zu experimentieren, indem Sie das Kissen wegstoßen?«*
- Nutzung des somatischen Gewahrseins zur Regulation.
  - ▹ *»Das Kältegefühl im Bauch, das Sie beschrieben haben, scheint zu signalisieren, daß Sie sich sehr einsam fühlen; Sie spüren es meist, bevor Sie sich selbst verletzen. Lassen Sie uns einmal gemeinsam darüber nachdenken, was Sie tun können, statt sich selbst zu verletzen, wenn Sie das Kältegefühl zum ersten Mal spüren.«*
- Verringern der Phobie hinsichtlich dissoziierter Anteile.
  - ▹ (Nach einer umfassenden Psychoedukation) »*Was passiert, wenn Sie an den wütenden Anteil denken oder wenn Sie sein Bild vor Augen haben? Sie fühlen sich angespannt und fürchten sich. Könnten Sie sich vorstellen, daß dieser Anteil versucht, Sie zu schützen? Und daß er dies seit Ihrer Kindheit tut? Wenn Sie daran denken, was spüren Sie dann in Ihrem Körper? Er ist also entspannter. Gut, dann bleiben Sie dabei, und machen Sie sich bewußt, daß Sie die Entspannung noch ein wenig verstärken können, wenn Sie realisieren, daß dieser Anteil Ihnen zu helfen versucht.«*

Somatische Arbeit läßt sich problemlos mit Imaginationsarbeit koppeln – beispielsweise kann man einem Patienten helfen, eine innere Empfindung eines sicheren Ortes zu entwickeln, also nicht nur eine visuelle Repräsentation eines solchen Ortes. Wir haben uns bereits in mehreren Kapiteln damit befaßt, daß es von Nutzen ist, Patienten dazu anzuhalten, auf ihr inneres Empfinden zu fokussieren. Somatische Arbeit ist zwar nicht bei jedem Patienten erforderlich, aber sie ist eine echte Bereicherung für jede Behandlung und vergrößert den Werkzeugkasten des Therapeuten.

Das Funktionsniveau im Alltagsleben als wichtige Markierung auf dem Weg zum Erfolg

Im Idealfall geht es Patienten in einer Therapie schon früh besser. Doch weil dissoziierende Patienten es so lange vermieden haben, ihre vielen schmerzhaften Erlebnisse zu realisieren, erleben sie wahrscheinlich mehr negative Gefühle, wenn sie anfangen, mehr von dem, was in ihrem Leben geschehen ist, zu realisieren. Natürlich muß der Therapeut die Realisation so steuern, daß der Patient nicht dekompensiert. Aber selbst wenn er authentischere und deshalb schmerzhaftere Emotionen empfindet, leidet er möglicherweise weniger, weil er lernt innere Erlebnisse zu akzeptieren und zu tolerieren, statt sie zu vermeiden. Obwohl solche Patienten noch mit negativen Emotionen ringen, benötigen sie gleichzeitig oft Hilfe, um im Alltag besser zurechtzukommen. Eines der wichtigsten Anzeichen für einen Fortschritt ist, daß das Niveau der Funktionsfähigkeit des Patienten im Alltagsleben zumindest erhalten bleibt und eventuell sogar verbessert wird. Läßt die Funktionsfähigkeit nach, sollte man darüber nachdenken, ob Tempo und Thematik der Arbeit in der Therapie eventuell zu dieser ungünstigen Entwicklung beitragen.

Zentrales Konzept

Das allgemeine Funktionsniveau des Patienten sollte aufgrund der Behandlung zumindest erhalten bleiben oder verbessert werden, und jede Regression sollte nur von kurzer Dauer sein. Bekommt der Patient im Alltagsleben zunehmend größere Probleme, sollte man überprüfen, ob Intensität und Tempo der therapeutischen Arbeit diese negative Entwicklung verursachen.

In einer Therapie geht es nicht um Quantität, sondern um Qualität. Wenn ein Patient ganze Stapel von Tagebucheintragungen in die Sitzung mitbringt, unglaublich viel zu besprechen und sehr starke Emotionen hat, wenn er in der Sitzung von einem Anteil zum anderen wechselt oder täglich viele Stunden damit verbringt, seine zahlreichen Anteile zu kartieren und seitenlange Beschreibungen über die Präferenzen aller Anteile zu verfassen, so bedeutet das alles noch nicht, daß der Betreffende in seiner Therapie in jedem Fall auf einem guten Weg ist. Entscheidend ist, ob die Arbeit an diesem Material ihm hilft, allmählich seine Funktionsfähigkeit zu verbessern, und ob die Arbeit ihn der inneren Integration näher bringt. Eine innere Fokussierung auf schmerzhafte Emotionen und Erlebnisse mit einem normalen Alltagsleben verbinden zu können ist für die langfristige Funktionsfähigkeit sehr wichtig.

Wenn ein Patient Woche für Woche Hunderte von Tagebuchseiten vollschreibt, welchen Preis zahlt er dann für die Produktion dieser vielen Seiten Text, und was vernachlässigt er deshalb im Alltagsleben? Wie ergeht es dabei seinen Kindern, seiner Partnerin, seinen Freunden, der beruflichen Situation, dem Studium, den häuslichen Pflichten, kann er weiterhin seine Rechnungen bezahlen? Welchen Sinn und Zweck hat das viele Schreiben? Geht es dem Patienten vielleicht darum, auf diese Weise der Auseinandersetzung mit seinen Alltagspflichten zu entkommen, weil er sich davon überfordert fühlt oder weil er sie als langweilig empfindet? Fühlt der Patient sich nicht gehört oder nicht gesehen, wenn er keine so riesige Mengen an Informationen liefern kann? Hat er das Gefühl, der Therapeut könne ihn unmöglich verstehen, wenn er nicht jedes Detail und jede Nuance seines Lebens kenne? Hat das Schreiben in Wahrheit die Funktion, das, was geschehen ist, nicht völlig akzeptieren zu müssen? Leidet der Patient unter einer Zwangsstörung und das Schreiben ist bei ihm ein Symptom dafür? Entscheidend ist die Funktion, die das Schreiben hat, nicht dessen Inhalt.

Zu den besten Anzeichen für Fortschritte zählen oft kleine Veränderungen zum Positiven im Alltagsleben. Beispiele hierfür sind, daß ein Patient nach monatelangem Rückzug in die Isolation einen Freund anruft, daß er anfängt, seine Rechnungen pünktlich zu bezahlen, daß er sich in Gegenwart seiner Partnerin ein paar Augenblicke lang sicher fühlt, daß er das Zusammensein mit einem anderen Menschen genießt, daß er in seinem Beruf besser zurechtkommt, weil seine inneren Anteile besser kooperieren, oder daß er nach jahrelangem Hinauszögern das erste Mal wieder einen Arzt aufsucht.

Klare Kommunikation und Klarstellung dessen, was der Patient tatsächlich meint

Sprache ist ein wichtiges Medium. Wenn die sprachlichen Äußerungen unserer Patienten subjektiv sind und vage bleiben, müssen wir ihnen helfen, deren Sinn zu klären, und dafür sorgen, daß wir selbst das Gemeinte richtig verstehen. Wir sollten uns grundsätzlich vergewissern, daß wir beide über das Gleiche sprechen und daß wir uns auf der gleichen Verständnisebene bewegen. Sagt ein Patient beispielsweise: »Ich bin aufgebracht«, muß der Therapeut sich vergewissern, ob der Patient damit meint, daß er wütend ist, oder ob er eher verängstigt oder traurig ist. Was erlebt der Patient tatsächlich, wenn er seinem Therapeuten mitteilt, daß er »dissoziiert« oder »gestreßt ist«? Was meint er, wenn er sagt, ein Besuch bei seiner Familie »war okay«? Und was meint er, wenn er etwas sagt wie: »Ich hatte einen schlechten Tag«? Was geschieht dann in seinem Inneren? Wie steht es dann um seine Gedanken, Gefühle und somatischen Empfindungen?

Festlegung und Wahrung guter Grenzen und eines klaren Behandlungsrahmens

Wie schon in früheren Kapiteln berichtet und wie in jeder Publikation über die Behandlung komplexer PTBS und dissoziativer Störungen erläutert, ist es sehr wichtig, konsequent klare Grenzen zu setzen, wenn die Grenzen eines Patienten zuvor schwerwiegend verletzt wurden und der Betreffende kein Gefühl für die Bedürfnisse und Grenzen anderer Menschen entwickelt hat (siehe z. B. Chu 2011; Courtois & Ford 2009/2011, 2012; ISSTD 2011; Kluft & Fine 1993; van der Hart et al. 2006/2008).

Funktionale Grenzen und ein entsprechender Behandlungsrahmen verringern außerdem die Gefahr, daß Therapeuten ihre Rettungsphantasien ausleben oder sich von ihren Patienten auf andere Weise instrumentalisieren lassen. Und schließlich schützen Grenzen Therapeuten, indem sie verhindern, daß ihre Arbeit ihr Privatleben zu sehr belastet. Mit Grenzen setzen sich die Kapitel 2 und 6 eingehender auseinander.

Zentrales Konzept

Grenzen sind sehr wichtig. Sie sollten zwar nicht völlig starr durchgesetzt werden, aber sie sollten auch nicht einfach deshalb verändert werden, weil ein Patient etwas will oder fordert oder weil der Therapeut starke Gefühle hat.

Grundsätzlich sollte man sich an festgelegte Grenzen halten, auch wenn der Patient in einem bestimmten Moment andere Wünsche hat oder Forderungen stellt oder sich in einer Krise befindet, aber auch, wenn der Therapeut starke Gefühle hat oder er den Patienten retten bzw. meiden will. Grenzen sollten für alle Patienten eines Therapeuten gleichermaßen Gültigkeit haben, wobei geringfügige individuelle Anpassungen möglich sein sollten. Verfährt ein Therapeut bei einem bestimmten Patienten mit Grenzen deutlich anders als bei allen übrigen (indem er beispielsweise immer wieder in Sitzungen das Zeitlimit überschreitet, die Sitzungszeit von vornherein verlängert, häufige Telefonanrufe oder eMail-Kontakte akzeptiert oder irgendeine berufliche oder persönliche Beziehung zu einem Patienten unterhält), so kann dies als Warnzeichen für Gegenübertragungsprobleme angesehen werden, mit denen man sich beschäftigen und aufgrund derer man den Umgang mit Grenzen revidieren muß. Dabei sollte man bedenken, daß es für Patienten wesentlich schmerzhafter und irritierender ist, wenn ihr Therapeut striktere Grenzen festlegen muß, nachdem er mit Abgrenzungsfragen zunächst recht »unbefangen« umgegangen ist, denn gewöhnlich wird dies als Rückzug, Tadel und Zurückweisung empfunden. Besser ist es, gleich von Anfang an strikter Grenzen zu setzen, von denen man später nötigenfalls gelegentlich abweichen kann.

Die Rolle von Hypnose, Trance und Trance-Logik bei dissoziierten Anteilen

Therapeuten sollten sich über das hypnotische Fundament dissoziativer Störungen im klaren sein. Die meisten Patienten mit ANBDS oder DIS sind stark hypnotisierbar und verfallen spontan in Selbsthypnose (ISSTD 2011; Dale, Berg, Elden, Ødegård & Holte 2009; Janet 1898/1911; Kluft 1982, 1983, 1985b, 1988a, 1989, 1994b, 1994c, 1994d, 2012, 2013/2014; Spiegel 1990). Schon seit Ende des 19. Jahrhunderts haben Kliniker die zentrale Rolle von Hypnose und hypnotischen Techniken bei der Behandlung dissoziativer Störungen gewürdigt und tun dies bis in die Gegenwart. Viele heutige Behandlungstechniken entstammen der Hypnose (Kluft 2013/2014) und der Ego-State-Therapie (D. Brown & Fromm 1986; Phillips & Frederick 1995/2003; J. G. Watkins & Watkins 1991, 1997/2003), einem speziellen hypnotherapeutischen Behandlungsansatz. So sind Techniken wie der »sichere Raum«, der »Dissoziationstisch« oder Konferenzraumtechnik und die Containment-Bildsprache aus Traditionen der klinischen Hypnose entstanden.

Patienten mit dissoziativen Störungen verfallen oft regelmäßig in hypnotische Trance, und für alle dissoziierten Anteile ist eine gewisse *Trance-Logik* charakteristisch. Dieser von Orne (1959) eingeführte Begriff bezeichnet eine spezielle und häufig mit starken imaginativen Komponenten verbundene Art von konkretem Denken, bei der es zu einer Verringerung des kritischen Urteilsvermögens und einer Verstärkung der Bereitschaft, logische Inkongruenz zu tolerieren, kommt. Gehemmt wird dabei die Fähigkeit, zu reflektieren und Abstand zu nehmen, das Denken bewegt sich auf einer sehr konkreten Ebene, und es herrscht Konfusion zwischen innerer und äußerer Realität. In Trance können dissoziierende Patienten leichter in Bildern statt in Worten denken. Beispielsweise fällt es einer Patientin dann leichter, ohne jedes Gefühl der Inkongruenz zu sagen, ihre Mutter lebe in ihrem Kopf oder einer ihrer Anteile sitze neben ihr auf dem Sofa oder in ihr gebe es einen Flur mit vielen daran angrenzenden Türen, von denen einige versiegelt seien. Ein »toter« Anteil kann dann mit dem Therapeuten reden, und ein Anteil, der ein »Baum« ist, kann mit dem Therapeuten ebenfalls ein angeregtes Gespräch führen oder einen jungen Kind-Anteil trösten. Der Täter kann als im Patienten lebend empfunden werden, obwohl er als Person tatsächlich tot oder sehr alt und krank ist. Ein tauber Anteil kann auf irgendeine Weise wissen, was in der Sitzung gesagt wird. Patienten können ihre Hände als die eines kleinen Kindes sehen, und ein Kind-Anteil kann sehen, daß Erwachsenenhände nicht zu ihm gehören. Ein Anteil versucht, den Körper zu töten, damit er fortan leben kann, ohne daß andere Anteile ihn irritieren. Patienten können von sich behaupten, sie hätten keine Erinnerungslücken, und trotzdem ohne jede Erklärung an vielen Beispielen erkennen lassen, daß es bei ihnen offensichtlich immer wieder zu »Zeitverlust« kommt.

Alle diese Beispiele deuten auf das Vorliegen von hypnotischer Trance und Trance-Logik hin, wobei Informationen, die eigentlich auffallen müßten, unbemerkt bleiben und die Logik außer Kraft gesetzt wird – denn Gehirne haben in der Realität keine Flure, Hände können nicht ihre Größe verändern, und es gibt nur einen Körper, und Patienten spüren nicht, daß ihre Wahrnehmungen irgendwie unvollständig sind.

Weil dissoziierende Patienten sich häufiger in Trance befinden als nicht, kann ein in Hypnose ausgebildeter Therapeut die Trance für die Integrationsarbeit nutzen (siehe z. B. D. Brown & Fromm 1986; Fine 1993, 1999; ISSTD 2011; Janet 1898/1911; Kluft 1982, 1983, 1985b, 1988a, 1989, 1990a, 1990b, 1992a, 1992b, 1994b, 1996a, 2001, 2013/2014; Phillips & Frederick 1995/2003; Spiegel 1990; van der Hart 1991). Er muß seinen Patienten aber auch helfen, *aus der Trance herauszukommen* und so weitgehend wie möglich in der Gegenwart zu leben (Kluft 2013/2014). Wenn Therapeuten sich in klassischer Hypnose ausbilden lassen, verstehen sie das Phänomen Hypnose bei ihren dissoziierenden Patienten wesentlich besser und können viele sehr wirksame Werkzeuge nutzen. Viele Fallbeispiele in diesem Buch vermitteln einen Eindruck von der hypnotischen Qualität der Sprache des Therapeuten.

Bezüglich der Nutzung von Hypnose bei der Arbeit mit Traumatisierten und insbesondere bei Bemühungen, Erinnerungen an ein erlebtes Trauma wieder zugänglich zu machen, sind allerdings auch Warnungen angebracht (siehe z. B. Allen 2001; D. Brown et al. 1998; ISSTD 2011; Kluft 1996b). Trance kann die Intensität von Emotionen verstärken und die Grenzen zwischen Phantasie und Wirklichkeit verschwimmen lassen. Deshalb wurde die Korrektheit von Erinnerungen, die unter Hypnose wiedergewonnen wurden, in Zweifel gezogen. Allerdings gibt es sowohl Beispiele für das Zutreffen als auch für die Unkorrektheit von Erinnerungen, die mit Hilfe hypnotischer Techniken abgerufen wurden. Dabei ist zu bedenken, daß jede Erinnerung eine Repräsentation ist, keine exakte Rekonstruktion von Ereignissen, ob sie nun unter Hypnose abgerufen wurde oder nicht. Und Allen erklärt: »Die Erinnerungen eines Menschen mit einer komplexen Vorgeschichte von Mißhandlungen in der Kindheit umfassen sämtliche Grade der Zutreffendheit« (2001, S. 134). Nicht die Hypnose als solche ist problematisch, wenn es um die Behandlung dissoziativer Störungen geht, sondern ihre Anwendung durch Praktiker mit unzureichenden Kenntnissen über das Wesen von Gedächtnis und Erinnerung, Trance-Phänomenen und Suggestibilität (ISSTD 2011). In den Händen eines sorgfältigen und gut ausgebildeten Therapeuten ist Hypnose ein wunderbares und hochwirksames Hilfsmittel für die Behandlung dissoziativer Störungen und wird oft unterschätzt.

Behandeln Sie alle dissoziierten Anteile gleich und als Aspekte der einen Person

Die gesamte Fachliteratur beharrt darauf, daß Therapeuten dissoziierte Anteile als Aspekte eines Individuums, nicht als eigenständige Wesenheiten, sehen sollten. Auch wenn der Patient nicht dieser Ansicht ist, steht das, was der Therapeut in der Behandlung erlebt, im Raum: *Obwohl ich weiß, daß Sie sich sehr getrennt fühlen, sehe ich Sie als eine Person.* Andernfalls können Therapeuten einen Konflikt mit dem Beharren ihrer Patienten darauf hervorrufen, wichtige Aspekte ihres Erlebens abzuleugnen und ihren Fokus auf bestimmte Anteile zu fixieren, statt auf die eigentliche therapeutische Arbeit.

Therapeuten sollten auch alle Anteile gleichermaßen akzeptieren und allen gleich offen begegnen, statt bestimmte Anteile zu favorisieren (Chu 2011; Kluft 1993a; Kluft & Foote 1999; van der Hart et al. 2006/2008). In der Regel ist es leicht, bestimmte Aspekte einer Person zu mögen und andere nicht. Beispielsweise genießen wir den Humor eines Kollegen, wohingegen uns andererseits sein kontrollbesessenes und zänkisches Verhalten mißfällt, wenn er unter Streß steht. Bei komplexen dissoziativen Störungen wird diese Tendenz teilweise von den Patienten selbst verstärkt, die Aspekte ihrer selbst, die ihnen als nicht akzeptabel erscheinen, zu leugnen versuchen und die alles in ihrer Macht stehende tun, um diese Anteile aus der Therapie herauszuhalten, so daß der Therapeut nicht einmal zu ihnen in Kontakt treten kann. Auf diese Weise wird dem Therapeuten implizit nahegelegt, ebenso wie der Patient selbst, bestimmte Anteile des Patienten nicht zu beachten, sich vor diesen Anteilen extrem zu fürchten oder sich von ihnen angeekelt zu fühlen. Empfindet der Therapeut bestimmte Anteile als bezaubernd oder abstoßend, nimmt die Gefahr zu, daß er sie anders als die übrigen behandelt. Statt dessen sollte er diese Reaktionen einfach zur Kenntnis nehmen und sie als wichtige Informationen über die innerpsychische Organisation des Patienten und über sein Verhalten in Beziehungen verstehen und sie dementsprechend untersuchen.

Zentrales Konzept

Ein langfristiges Behandlungsziel besteht darin, Patienten zu befähigen, mitfühlend alle eigenen Anteile zu akzeptieren und zwischen der Mißbilligung bestimmter Verhaltensweisen und bestimmter Anteile als solcher zu unterscheiden.

Versuchen Sie niemals, dissoziierte Anteile »loszuwerden«

Dissoziierte Anteile sind keine Wesen, die getötet oder aus der Existenz ausgeschlossen werden können. Man kann sie transformieren und integrieren, aber nicht einfach ignorieren oder ihnen bedeuten, sich zu entfernen, weil sie ein Problem verursachen. Natürlich wünschen sich Patienten dies und versuchen manchmal, ihre Therapeuten dazu zu bringen, ihren Wunsch zu erfüllen, wenn sie nicht wissen, daß es unmöglich ist. Aber verleugnete Anteile müssen akzeptiert und verändert werden. Das langfristige Ziel ist also, allen Anteilen des Patienten zu helfen, sämtliche anderen Anteile zu verstehen und zu akzeptieren, auch wenn bestimmte Verhaltensweisen von ihnen inakzeptabel sind. Auf diese Weise haben allmählich alle Anteile mehr mit allen anderen gemeinsam, verfügen über immer mehr ähnliche Fertigkeiten, Emotionen und Überzeugungen, und schließlich besteht für die einzelnen Anteile keine Notwendigkeit mehr, separat zu sein. Schließlich beinhaltet eine gesunde Entwicklung, so kreativ, anpassungsfähig und flexibel zu sein, daß wir mit allem, womit wir konfrontiert werden, zurechtkommen können.

Überwachen Sie ständig Übertragung und Gegenübertragung, und wirken Sie darauf ein

Wie schon in früheren Kapiteln erwähnt wurde und im weiteren Verlauf dieses Buches immer wieder hervorgehoben wird, ist es sehr wichtig, daß sich Therapeuten über ihre Reaktionen auf Patienten im klaren sind. Wenn sie diese Vorgänge nicht aufmerksam verfolgen, entgeht ihnen ein Austausch, der viele Interventionsmöglichkeiten erschließt und so Veränderungen begünstigt. Bewußtes Verfolgen der Gegenübertragungsreaktionen und ehrliche Gespräche mit Kollegen, Supervisoren oder Beratern darüber sowie regelmäßige Selbstreflexion sind unverzichtbare Bestandteile jeder Behandlung.

Wenn der Therapeut defensiv reagiert oder Fehler macht, sollte er daran arbeiten, eine gute Beziehung zum Patienten wiederherzustellen

Jeder Therapeut produziert Gegenübertragungsreaktionen, er reagiert defensiv oder verhält sich jedem seiner Patienten gegenüber in irgendeiner Hinsicht unangemessen. Doch kann man Patienten frühzeitig aufmerksam machen, indem man etwas sagt wie: *Wenn ich einen Fehler mache oder Sie mißverstehe, wie können wir dann am besten gemeinsam damit umgehen?* Dadurch demonstriert der Therapeut gleich zu Beginn selbst, was es bedeutet, menschlich und demütig und bereit zu sein, Fehler, die man in der Therapie macht, zu revidieren.

Zentrales Konzept

Therapeuten müssen lernen, Beziehungsbrüche mit Demut zu heilen, auch wenn sie selbst gar nichts falsch gemacht haben.

Wie in Kapitel 4 erläutert wurde, ist dieses Bemühen um Heilung ganz generell wichtig für die gesunde Entwicklung einer Beziehung und ganz besonders für die Entwicklung der therapeutischen Beziehung. Therapeuten müssen sich selbst erden, sich über ihre eigene Situation klar werden und sich dann dem Patienten zuwenden, um Mißverständnisse, Fehleinstimmungen und Verletzungen aus der Welt zu schaffen.

Widerstand als Schutz verstehen

Eine der nützlichsten Verfahrensweisen bei der Behandlung von Patienten mit komplexen Traumata besteht darin, mit dem, was in der Literatur Widerstand genannt wird, mitfühlend und pragmatisch umzugehen. Es handelt sich dabei um eine augenscheinlich mangelnde Bereitschaft, beispielsweise zu fühlen, sich zu erinnern, sich in einer Fertigkeit zu üben, mit einem dissoziierten Anteil zu kommunizieren, selbstschädigende Verhaltensweisen zu unterlassen oder mit dem Behandlungsteam zusammenzuarbeiten. Wir sollten Widerstand als Schutz vor etwas verstehen, das zu erleben der Patient noch nicht in der Lage oder bereit ist (Messer 2002). Solche Handlungen sind Versuche, ein Problem zu lösen. Selbst wenn sie die erhoffte Wirkung erzeugen, (indem sie beispielsweise einem Patienten helfen, etwas zu vermeiden, das für ihn unerträglich ist), fordern sie einen hohen Preis. Wenn Therapeuten sich dem Widerstand indirekt nähern, indem sie neugierig seine schützende Funktion erforschen, helfen sie dem Patienten schon damit, ein anderes Gespräch über Veränderung zu führen. Auf diese Weise kann sich der Therapeut einem potentiellen Machtkampf entziehen, den er ohnehin immer verlieren würde. Er kann dem Patienten so erneut die Möglichkeit erschließen, sich mit kleineren Schritten einem Ziel zu nähern, statt weiter Widerstand zu entwickeln. Viele Möglichkeiten, Widerstand zu erkennen und daran zu arbeiten, werden in den Kapiteln 11 und 12 beschrieben.

Weitere Erkundungen

8.1 An welchen Prinzipien orientieren Sie sich zur Zeit bei der Behandlung von Patienten? Hat eines der in diesem Kapitel vorgestellten Prinzipien Sie überrascht? Sind Sie mit einem dieser Prinzipien nicht einverstanden? Oder könnten Sie weitere Prinzipien vorschlagen, die nach Ihrer Meinung in die Liste aufgenommen werden sollten?

8.2 Rekapitulieren Sie einen der Fälle, an denen Sie momentan arbeiten, und stellen Sie fest, ob Sie bei dieser Arbeit einige der in diesem Kapitel beschriebenen Behandlungsprinzipien anwenden.

8.3 Üben Sie, größere Ziele für einen bestimmten Patienten in kleinere Schritte zu unterteilen. Versuchen Sie beispielsweise, das Erlernen der Emotionsregulation oder der Kommunikation mit einem dissoziierten Anteil in kleine Schritte zu unterteilen, und schreiben Sie diese dann auf. Mit welchen Schritten würden Sie beginnen? Sollten Sie mit dieser Aufgabe Schwierigkeiten haben, können Sie Kollegen um Hilfe bitten.

9 Die phasenorientierte Behandlung

Ein Überblick

Eine phasenorientierte Behandlung kann recht einfach sein, wenn es sich um relativ simple Traumatisierungen handelt. Sie kann sich aber auch als wesentlich komplizierter erweisen und stärkere Abweichungen von der Standardphasenfolge erforderlich machen, und es kann notwendig sein, sich mit zahlreichen chronischen Problemen auseinanderzusetzen.

— O. van der Hart, E. Nijenhuis & K. Steele (2006/2008, S. 33)

Der aktuelle Standard für die Behandlung dissoziativer Störungen ist eine dreiteilige phasenorientierte Behandlung (siehe z. B. D. Brown et al. 1998; Chu 2011; Courtois & Ford 2009/2011; Herman 1997/2003; Howell 2011; ISSTD 2011; Loewenstein & Welzant 2010; van der Hart et al. 2006/2008). Diese Vorgehensweise verringert nachweislich dissoziative und andere Symptome (Brand & Loewenstein 2014). Die Therapie beginnt mit der Stabilisierung, es folgt die Behandlung traumatischer Erinnerungen, und schließlich geht es um die Integration der dissoziierten Anteile und um die Auseinandersetzung mit allgemeineren Problemen, wie sie in jeder Therapie zur Sprache kommen. Fast alle Patienten müssen zunächst an der Verbesserung ihrer emotionalen Fertigkeiten arbeiten, und bei einigen kann Phase 1 deshalb längere Zeit in Anspruch nehmen. Eine phasenorientierte Behandlung beinhaltet nicht unbedingt, daß die drei Phasen linear abgearbeitet werden; vielmehr kann die Arbeit im Einklang mit den Bedürfnissen des individuellen Patienten zu vorherigen Phasen zurückkehren, nachdem die Arbeit daran bereits abgeschlossen war. Arbeitet ein Patient beispielsweise in Phase 2 an der Integration traumatischer Erinnerungen, kann es für ihn nützlich sein, von Zeit zu Zeit zur Stabilisierungsarbeit zurückzukehren. Es ist auch nicht ungewöhnlich, wenn Patienten, die schon in Phase 3 angelangt sind, noch einmal zu Phase 2 zurückkehren, weil weitere traumatische Erinnerungen aufgetaucht sind, die noch integriert werden müssen. Therapeuten sollten in jedem Fall auf die individuellen Bedürfnisse des Patienten eingehen, sofern dabei die Grundprinzipien und Ziele der Behandlung im Fokus bleiben, wobei es besonders wichtig ist, dem Patienten zu helfen, sich bei allem, was er tut, im Bereich seines Toleranzfensters zu bewegen.

ZENTRALES KONZEPT

Die Behandlung von Patienten mit einer dissoziativen Störung erfolgt in Phasen, was den Betroffenen helfen soll, zu Beginn ihrer Behandlung zunächst die kognitiven, emotionalen, somatischen und beziehungsrelevanten Fertigkeiten zu entwickeln, die sie brauchen.

Die Behandlung von Patienten mit einer komplexen dissoziativen Störung ist meist nicht gerade unproblematisch, selbst wenn sie einem recht klar vorgezeichneten Weg folgt. Normalerweise treffen Therapeuten bei dieser Arbeit auf Widerstand, starke Wut und Scham, Suizidalität und andere selbstschädigende Verhaltensweisen sowie auf Gefühle der Machtlosigkeit und Verletzlichkeit. Deshalb ist ein »normales« Therapieszenario ein guter Ausgangspunkt, wenn man ein Konzept für kompliziertere Behandlungsprobleme entwickeln will, und es kann Therapeuten helfen, den Kurs zu korrigieren, wenn sie bei der Arbeit mit einem Patienten nicht mehr weiter wissen oder verwirrt sind.

Phase 1: Sicherheit, Stabilisierung, Symptomreduzierung und Skills-Building

Die Behandlung von Patienten mit komplexer PTBS oder einer dissoziativen Störung beginnt mit der Schaffung einer Atmosphäre der Sicherheit, Skills Building, Arbeit am Aufbau einer Beziehung zwischen Therapeut und Patient und zu anderen vertrauenswürdigen Menschen sowie der Reduzierung von Symptomen (siehe z. B. Boon et al. 2011/2013; D. Brown et al. 1998; Courtois 2008; Courtois & Ford 2012; Herman 1997/2003; Howell 2011; Kluft & Fine 1993; van der Hart et al. 2006/2008). Dies unterscheidet sich stark vom üblichen Vorgehen bei PTBS, das im allgemeinen in der Konfrontation mit traumatischen Erinnerungen in Verbindung mit Rückfallprävention besteht (Foa, Keane, Friedman & Cohen 2009). In Phase 1 geht es vor allem um ein möglichst effektives Containment traumatischer Erinnerungen, damit die Arbeit an ihnen auf einen Zeitpunkt verschoben werden kann, zu dem der Patient sich innerhalb seines emotionalen Toleranzfensters bewegen kann. Natürlich können die Patienten über das, was sie erlebt haben, auch vorher schon sprechen, aber der Therapeut fordert sie im allgemeinen nicht auf, Einzelheiten zu beschreiben, um nicht unnötig Trigger zu aktivieren. Man kann den Patienten in diesem Zusammenhang die Metapher der Vorbereitung auf einen sportlichen Wettkampf nahebringen: Erfolg dabei setzt voraus, daß man eine gute Kondition hat, und deshalb muß man trainieren und sich so auf den Wettkampf vorbereiten. Die Patienten müssen lernen, ihren Erregungszustand

TABELLE 9.1
Behandlungsziele in Phase 1

- Durchführung von Assessments zu Beginn und im weiteren Verlauf der Arbeit
- Entwickeln eines Fallkonzepts und eines Behandlungsplans
- Setzen eines klaren Rahmens und von Grenzen für die Behandlung
- Entwickeln eines Plans für den Umgang mit Krisen
- Ansprechen anfänglicher Ängste bezüglich der Therapie
- Entwickeln eines vertrauensvollen Kontakts zwischen Therapeut und Patient
- Entwickeln einer auf Zusammenarbeit zielenden Beziehung zum Therapeuten
- Anbieten von Überweisungen an einen Psychiater für eine medikamentöse Behandlung sowie für eine physische ärztliche Untersuchung und Betreuung
- Mitteilen der Diagnose, sofern dies dem Patienten nützlich zu sein scheint
- Durchführen der Therapie innerhalb eines Fensters emotionaler Zuträglichkeit
- Psychoedukation über Trauma, Dissoziation, für die Behandlung geltende Grenzen, die Notwendigkeit, Fertigkeiten der Emotionsregulation zu entwickeln, und die therapeutische Beziehung
- Hilfe bei der Entwicklung eines Empfindens innerer und äußerer Sicherheit
- Entwickeln der Fähigkeit, die somatischen Vorläufer von Dysregulation zu spüren
- Unterweisung in der Nutzung somatischer Ressourcen für die Regulation
- Symptomreduzierung (Depression, Angst, Dissoziation, PTBS-Symptome, Substanzmißbrauch, Eßstörungen, Psychose usw.)
- Unterstützung des Patienten hinsichtlich der Aufrechterhaltung und Verbesserung seiner Alltagsfunktionsfähigkeit
- Unterstützung des Patienten bei der Entwicklung von Fertigkeiten der Stabilisierung zwecks Förderung der Regulationsfähigkeit und der Alltagsfunktionsfähigkeit (siehe Tabelle 9.2)
- Koordinierung mit anderen Behandlern sowie mit den Familienangehörigen, sofern dies als zweckdienlich und nötig erscheint
- Containment traumatischer Erinnerungen soweit möglich
- Unterstützung der Patienten bei ihren Bemühungen, die Funktionen ihrer dissoziierten Anteile zu verstehen und sie zu akzeptieren
- Unterstützung von Bemühungen um die Verstärkung von Kommunikation, Mitgefühl und Zusammenarbeit zwischen den dissoziierten Anteilen, soweit sie dies zulassen
- Empfehlungen für therapeutische Arbeit mit den Partnern und Kindern des Patienten oder für ergänzende andere Behandlungen, sofern dies als notwendig erachtet wird

zu regulieren, bevor sie sich direkt ihren Erinnerungen zuwenden, denn nur so können sie ihre Erfolgschancen maximieren. In dieser ersten Phase trägt ein relationaler Ansatz dem Umstand Rechnung, daß chronisch traumatisierte Patienten hinsichtlich ihres Bedürfnisses nach Bindungsbeziehungen verletzt worden sind, weshalb bei ihnen die Schaffung einer Atmosphäre der Sicherheit jedem Versuch, eine Bindungsbeziehung aufzubauen, vorangehen sollte. Aus dem gleichen Grund sind beständige Bemühungen um die Erhaltung der Beziehung zwischen Therapeut und Patient ein unverzichtbarer Bestandteil der Behandlung (D. Brown et al. 1998; Chu 2011; Courtois 2008; Courtois & Ford 2012; Ford, Courtois, Steele, van der Hart & Nijenhuis 2005; Howell 2011; Loewenstein & Welzant 2010; Schore 2012; Siegel 2010b/2012).

Zentrales Konzept

In der ersten Behandlungsphase geht es darum, innere und äußere Sicherheit zu schaffen, die Symptome zu reduzieren, die Alltagsfunktionsfähigkeit zu stabilisieren, um die ersten Schritte auf dem Weg zur Schaffung einer therapeutischen Allianz zu gehen, um die allerersten Anfänge der Arbeit mit dissoziierten Anteilen und um das Containment überwältigender traumatischer Erinnerungen.

Tabelle 9.1 gibt einen Überblick über die in Behandlungsphase 1 verfolgten Ziele.

Zu den stabilisierenden Fertigkeiten zählen unter anderem die Schaffung und Aufrechterhaltung innerer und äußerer Sicherheit, die effektive Nutzung des Selbst, der relationalen Fertigkeiten und der relationalen Regulation, die Fähigkeit, über Erlebtes zu reflektieren, besser mit der eigenen Energie hauszuhalten, die eigenen dissoziierten Anteile zu akzeptieren und mit ihnen zu arbeiten. Alle diese Dinge wurden andernorts ausführlich beschrieben (Boon et al. 2011/2013; Cloitre, Cohen & Koenen 2006; Cloitre, Koenen, Cohen & Han 2002; Courtois 2008; Courtois & Ford 2012; Ford et al. 2005; Howell 2011; Kluft 1993a; Steele et al. 2005; van der Hart et al. 2006/2008). Stabilisierungsfertigkeiten werden in Tabelle 9.2. aufgeführt.

Umgang mit traumatischen Erinnerungen und Arbeit daran in Phase 1

Vielen Problemen dissoziierender Patienten liegen traumatische Erlebnisse zugrunde. Therapeuten halten es oft für logisch, zunächst wie bei der Behandlung einer PTBS an der Auflösung von traumatischen Erinnerungen zu arbeiten, weil sie glauben, alles andere ergebe sich dann von selbst. Doch Expositionsbehandlungen, wie sie zur Behandlung von PTBS genutzt werden, haben sich bei den langfristigen und weitreichenden Auswirkungen komplexer entwicklungsbezogener Traumafolgestörungen

TABELLE 9.2
Stabilisierungsmöglichkeiten für Patienten

- Überwindung des Stigmas, Hilfe und eine Therapie zu benötigen
- Herstellung und Aufrechterhaltung eines Zustandes innerer und äußerer Sicherheit
- Verringerung von Krisenzuständen und chaotischen Verhältnissen
- Verbesserung der Fähigkeit zur Selbstregulation und zur relationalen Regulation
- Genießen positiver Erlebnisse und Emotionen in der Gegenwart
- Erlernen eines höheren Maßes an Aufmerksamkeit und Präsenz
- Identifizieren, Tolerieren und Regulieren von Emotionen
- Entwickeln der Fähigkeit, normale Belastungen im Alltagsleben zu ertragen
- Akzeptieren der eigenen dissoziierten Anteile und Erlernen effektiver Arbeit mit ihnen
- Allmähliche Konfrontation mit der Phobie hinsichtlich innerer Erlebnisse und Überwindung dieser Phobie
- Entwicklung und verstärkte Nutzung von Reflexion und Mentalisieren
- Verbesserung für das Alltagsleben wichtiger Fertigkeiten
    - Erlernen gesundheitsfördernder Eß- und Schlafgewohnheiten
    - Herstellung eines ausgewogenen Verhältnisses zwischen Erholung, Ruhe und Arbeit
    - Förderlicher Umgang mit finanziellen Angelegenheiten, elterlichen Aufgaben, Haushaltsführung usw.
- Verbesserung relationaler Fertigkeiten einschließlich Assertivität und Grenzsetzung in Beziehungen
- Verbesserung der Exekutivfunktionen
    - Aufrechterhaltung des Fokus und der Aufmerksamkeit, der Fähigkeiten zu planen, zu organisieren, Prioritäten zu setzen, des Zeitmanagements
    - Verbesserung der Fähigkeiten, Probleme zu lösen und Entscheidungen zu fällen
    - Aufrechterhaltung der Konzentration und Veränderung des Aufmerksamkeitsfokus in Situationen, in denen beides notwendig ist
- Übernehmen von Verantwortung für das eigene Verhalten und für die Behandlung
- Verbesserung der körperlichen Selbstfürsorge
- Verbesserung des somatischen Gewahrseins und Erlernen der Nutzung somatischer Ressourcen und Signale
- Verstärkung des Mitgefühls sich selbst und anderen gegenüber
- Containment traumatischer Erinnerungen
- Verringerung des Switchings zwischen dissoziierten Anteilen
- Erlernen der Fähigkeit, sich in der therapeutischen Beziehung verletzlich zu zeigen, ohne sich zu gefährden
- Erkennen des Unterschieds zwischen der inneren »Wirklichkeit« (Träumen, Emotionen, Aktivitäten dissoziierter Anteile usw.) und der äußeren Wirklichkeit (psychische Äquivalenz)
- Erlernen der Ableitung eines adaptiven Sinns aus Erlebnissen

nicht bewährt. Weil eine wichtige Auswirkung chronischer Traumata mangelnde Integrationsfähigkeit ist, verfügen die Patienten zu Beginn einer solchen Therapie oft noch nicht über die Voraussetzungen, die sie für die Konfrontation mit Traumaerinnerungen brauchen (Boon et al. 2011/2013; Gold 2000; Kluft 2013/2014; Steele et al. 2005; van der Hart et al. 2006/2008). Außerdem sind viele Probleme von Patienten mit dissoziativen Störungen entwicklungsbezogen – d. h., daß ihnen Fähigkeiten fehlen, die sich im Laufe einer normalen menschlichen Entwicklung herausbilden. Keine noch so gründliche Arbeit an der Bewältigung traumatischer Erinnerungen vermag diese Fähigkeiten zu vermitteln.

Zentrales Konzept

Ein Grundprinzip der Arbeit in Phase 1 ist zu verhindern, daß traumatische Erinnerungen reaktiviert werden, während man als Therapeut dem Patienten mitfühlend zuhört und sich bemüht, die Behandlung für den Patienten im Bereich des Erträglichen zu halten.

Viele Patienten kommen entweder mit einer starken Aversion hinsichtlich traumatischer Erinnerungen in die Therapie oder beharren aggressiv darauf, über solche Erinnerungen reden zu wollen, wobei sie sich über die Ängste und Sorgen einiger ihrer dissoziierten Anteile hinwegsetzen. Der Therapeut muß dieses inneren Konflikts in Phase 1 gewahr sein und sich bemühen, ihm wirklich Rechnung zu tragen, damit die Therapie weder zu sehr stagniert noch zu schnell voranschreitet (van der Hart & Steele 1999).

Die große Bedeutung der Arbeit an entwicklungsbezogenen Fertigkeiten und Fähigkeiten in der ersten Behandlungsphase hat nicht zur Konsequenz, daß in dieser Phase nie über traumatische Erinnerungen gesprochen wird. Eine traumabewußte und traumagemäße Betreuung beinhaltet auch die regelmäßige Vergegenwärtigung der Auswirkungen eines Traumas. Allerdings muß der Patient sich nicht so intensiv in die Details dieser Erlebnisse vertiefen, daß die damit verbundenen Emotionen ihn schon gleich zu Beginn der Behandlung überwältigen. In Phase 1 wird dem Patienten hauptsächlich geholfen, Regulationsfertigkeiten zu erlernen, und das schließt die Regulation des Wiedererlebens traumatischer Erinnerungen ein. Die Patienten können für das, was sie erlebt haben, eine Metapher kreieren, beispielsweise »die mit einem hübschen Band verschlossene Black-Box« oder »das Ereignis« oder »das blaue Schlafzimmer«. Solche Repräsentationen schaffen einerseits Distanz und beinhalten andererseits ein Anerkennen, was die Möglichkeit schafft, die vollständige Verarbeitung der Erinnerungen auf einen Zeitpunkt zu verschieben, den Patient und Therapeut für geeignet halten. Der Patient kann schon in Phase 1 versuchen, das Containment fördernde Bilder für traumatische Erinnerungen zu entwickeln, wozu weiter unten einige Beispiele angeführt werden. Die Anerkennung der Existenz traumatischer Erinnerungen in Phase 1 und die Erforschung ihrer gegenwärtigen Wirkung auf den Patienten sind bereits die ersten Schritte auf dem Weg zur Integration.

Einige Patienten sind zu sorgsam dosierter Arbeit an traumatischen Erinnerungen in der Lage; dabei muß diese Arbeit sehr langsam ausgeweitet werden, und zwar nur, wenn die Integrationsfähigkeit der betreffenden Patienten gut genug entwickelt ist (siehe hierzu Kapitel 5). Doch praktisch alle dissoziierenden Patienten müssen Containment-Strategien und Fertigkeiten der Emotionsregulation erlernen (siehe z. B. Boon et al. 2011/2013; D. Brown & Fromm 1986; Chu 2011; Howell 2011; ISSTD 2011; Kluft 1982, 2013/2014; van der Hart et al. 2006/2008).

Zentrales Konzept

Patienten, die zur Therapie erscheinen, können traumatisierende Erlebnisse völlig abstreiten, zu extremem phobischem Vermeiden neigen oder sich sofort über jedes Detail dessen, was sie erlebt haben, äußern wollen. Als Therapeut sollte man sich darüber im klaren sein, daß bei Patienten in der Regel starke innere Konflikte zwischen dissoziierten Anteilen bestehen, welche die Konfrontation mit traumatischen Erinnerungen betreffen, und daß die Patienten den Therapeuten häufig nur eine Seite ihres Konflikts zwischen Wissen und Nicht-Wissen präsentieren. Dieser Konflikt muß im Laufe der Behandlung schrittweise thematisiert werden.

Patienten, die den Drang erkennen lassen, ohne jede Regulation weiterzukämpfen, kann ein Therapeut sanft empfehlen, noch nicht über Details zu sprechen, sondern sich allgemeiner zu äußern. Allerdings muß er zu verhindern versuchen, daß der Patient den Eindruck gewinnt, er wolle über die Details nichts hören, und er muß in den Vordergrund stellen, daß der Patient selbst den richtigen Zeitpunkt und das richtige Tempo finden sollte. Der Therapeut kann den Patienten fragen: *Woran würden Sie erkennen, daß das, was Sie mir gerade mitgeteilt haben, Sie im Moment überfordert?* Viele Patienten können diese Frage nicht beantworten, was wiederum zeigt, daß sie noch nicht besonders gut in der Lage sind, ihre eigenen somatischen Signale für Leid zu erkennen. Tatsächlich sind manche Patienten so gefühlstaub und depersonalisiert, daß sie über ein traumatisches Erlebnis ohne die geringste Emotion berichten können. Therapeuten sollten sich in solchen Fällen darüber im klaren sein, daß dies kein Anzeichen für Integration und Regulation ist, sondern auf Dissoziation und Hypoarousal hindeutet.

Containment von Flashbacks

Bevor die Chance besteht, traumatische Erinnerungen erfolgreich zu verarbeiten, muß der Patient Flashbacks zumindest ansatzweise entschärfen können. Diese Art von Containment zeigt, daß der Patient über gewisse Regulationsfertigkeiten verfügt, die für die Integration traumatischer Erinnerungen erforderlich sind. Praktisch alle dissoziierenden Patienten erleben Flashbacks. Dabei handelt es sich um reaktive somatosensorische Reenactments, die einige oder alle Komponenten einer traumatischen Erinnerung umfassen.

ZENTRALES KONZEPT

Flashbacks sollten entschärft und der Patient sollte in der Gegenwart geerdet werden. Während überwältigender Erlebnisse dieser Art befindet sich der Patient außerhalb seines Toleranzfensters. Deshalb ist dies kein guter Ansatzpunkt für den Beginn der Arbeit an einer traumatischen Erinnerung.

Flashbacks sind furchteinflößende, bruchstückhafte und überwältigende Erlebnisse. Oft sind Patienten in solch einer Situation nicht besonders präsent oder nicht gut in der Lage wahrzunehmen, was vor sich geht. Die Integrationsfähigkeit während eines Flashbacks ist sehr gering, und die Patienten befinden sich in dieser Situation in einem Bereich außerhalb ihres Toleranzfensters. Deshalb ist dies nicht der richtige Zeitpunkt, um an traumatischen Erinnerungen zu arbeiten, auch wenn eine Erinnerung dieser Art zutage getreten ist. Der Therapeut sollte dem Patienten in solchen Fällen helfen, die Erinnerung zurückzustellen und sich wieder auf die Gegenwart hin zu orientieren. Ist der Patient nicht stabil genug, muß länger am Containment gearbeitet werden. Fühlt er sich bereit, ist geerdet und auf die Gegenwart hin orientiert, und in der betreffenden Sitzung bleibt noch genug Zeit, kann man den Patienten auf einen spezifischen Aspekt der Arbeit vorbereiten.

Sind dissoziierte Anteile vorhanden, wird der Umgang mit Flashbacks noch schwieriger. Manchmal berichtet der für den Kontakt zur Außenwelt zuständige Anteil des Patienten, andere Anteile seien sehr bekümmert und erlebten Flashbacks, von denen der erwachsene Anteil selbst nichts mitbekommt. Dieser kann aber auch ein vages belastendes Gefühl oder Unbehagen verspüren. Deshalb muß der Therapeut mit den an dem Flashback beteiligten Anteilen arbeiten. Manchmal erleben Patienten, daß ein den Täter imitierender Anteil absichtlich Flashbacks hervorruft, um sie zu bestrafen, um an eine Schweigevereinbarung zu erinnern oder um andere Anteile einzuschuchtern. Der Therapeut muß dann direkt mit dem Täter-Imitator arbeiten, die Gründe für die Flashbacks erforschen und nach Möglichkeiten suchen, sie zu stoppen (siehe Kapitel 17).

TABELLE 9.3
Containment von Flashbacks

- Handeln Sie als Therapeut stets ruhig, auch wenn Sie sich nicht ruhig fühlen. Flashbacks und dissoziative Episoden erleben Traumatisierte regelmäßig. Diese sind zwar intensiv, aber gewöhnlich sehr begrenzt.
- Berühren Sie den Patienten nicht ohne seine ausdrückliche Erlaubnis (fragen Sie stets vorher, ob er damit einverstanden ist). Patienten können unerwartete Berührungen während eines Flashbacks als gefährlich erleben, selbst wenn der Therapeut sie mit Hilfe der Berührung zu trösten oder zu erden versucht.
- Sprechen Sie langsam und ruhig, mit wenigen einfachen Worten, und wiederholen Sie diese, z. B.: »*Sie befinden sich an einem sicheren Ort. Sie erleben einen Flashback. Auch wenn Sie sich momentan sehr angespannt fühlen, ist alles hier und jetzt genau so, wie es sein sollte. Sie befinden sich in meiner Praxis, und Sie sind in Sicherheit.*«
- Während Flashbacks schließen Patienten häufig die Augen. Bitten Sie den Patienten deshalb, die Augen zu öffnen, sich im Raum umzuschauen und drei oder vier Dinge zu nennen, die ihn daran erinnern, daß er sich in der Gegenwart befinden (z. B. ein Sofa, eine Uhr, ein Bild an der Wand, einen Stuhl).
- »*Fordern Sie alle Anteile auf, durch die Augen des erwachsenen Anteils zu schauen und mit dessen Ohren zu hören, damit alle Ihre Anteile sehen, wo Sie sich befinden, den Klang meiner Stimme hören und erkennen, daß Sie hier sind und in Sicherheit sind.*«
- Helfen Sie dem Patienten, sich durch Wahrnehmungen zu erden: »*Benennen Sie drei Dinge, die Sie selbst im Raum sehen, die Sie hören oder die Sie spüren (berühren), und nennen Sie einen oder zwei Gerüche, die Sie wahrnehmen.*« (Sie können als Therapeut angenehme, aber stark duftende Dinge im Behandlungsraum aufbewahren, beispielsweise Pfefferminze, Zitrusfrüchte oder Zimt.)
- Fordern Sie den Patienten auf, sich zu bewegen: sich zu dehnen, aufzustehen und umherzugehen oder seine Position zu verändern.
- Leiten Sie den Patienten dazu an, entspannende Atemtechniken oder die progressive Muskelentspannung zu benutzen.
- Bitten Sie innere Anteile des Patienten mitzuhelfen, das Auftreten von Flashbacks zu verhindern und die irritierten Anteile zu beruhigen.
- Nutzen Sie den Klang Ihrer Stimme: »*Lassen Sie alle Ihre Anteile dem Klang meiner Stimme lauschen. Meine Stimme erinnert Sie daran, daß Sie hier und jetzt sind, nicht dort. Sie sind hier bei mir, und Sie können meine Stimme hören. Hier. Jetzt. Wie Brotkrumen, die einen Weg markieren, können Sie meinen Worten zurück ins Hier und Jetzt folgen.*«
- Fragen Sie den Patienten nicht, woran er sich erinnert, denn das kann zu einer Verstärkung der Flashbacks führen, weil es zum Fokussieren auf den Inhalt anspornt.
- Erinnern Sie den Patienten mitfühlend daran, daß es für ihn sehr wichtig ist, an einem sicheren Ort zu sein, die erforderliche Hilfe zu erhalten und sich auf das Erinnern vorzubereiten.

- Helfen Sie dem Patienten beim Containment seiner traumatischen Erinnerungen, und nutzen Sie dabei eventuell Imaginationen. Das Containment fördernde Imaginationen können sein: Banktresore, Truhen, Aufbewahrungsbehälter, Kisten, Gefäße, Schränke, aber auch Computermetaphern wie das Speichern von Erinnerungen in einer Cloud, auf einer Festplatte oder in einem verschlüsselten Ordner können nützlich sein. Die entsprechenden Bilder sollte der Patient möglichst selbst entwickeln.
- Sorgen Sie dafür, daß der Patient vor Verlassen des Behandlungsraums auf die Gegenwart hin orientiert und geerdet ist. Manchmal brauchen Patienten einige Minuten, bis sie wieder vollständig auf die Gegenwart hin orientiert sind, und weil es auch die Tendenz gibt, anschließend erneut zu dissoziieren, sollte der Therapeut weiter mit dem Patienten interagieren, bis dieser wieder völlig im Hier und Jetzt ist. Kluft (2013/2014) hat darauf hingewiesen, daß Patienten sich sogar noch in Trance befinden können, wenn sie relativ geerdet und präsent wirken.

Tabelle 9.3 enthält eine kleine Auswahl von Möglichkeiten, Patienten zu helfen, sich zu erden, sich zu orientieren und Flashbacks unschädlich zu machen.

Wechselt ein Patient in einen Zustand der Dysregulation, während er zu Beginn der Behandlung etwas über traumatische Erinnerungen mitteilt, so gibt das die Möglichkeit, dem betreffenden Patienten zu helfen, sich besser auf somatische Symptome des Leidens und des Zustandes der Regulation einzustellen. Der Therapeut kann auch herauszufinden versuchen, ob es beim Patienten noch andere Anteile gibt, die nicht bereit sind zu reden. Auf diese Weise hilft er dem Patienten vorsichtig, immer mehr über den inneren Konflikt zwischen Wissen und Nichtwissen herauszufinden. Bei der Arbeit an diesem Konflikt können die somatischen Korrelate von Wissen und Nichtwissen nützlich sein. Beispielsweise könnte der Therapeut fragen: *Was geschieht in Ihnen, wenn Sie über »Wissen, was passiert ist« oder »Es ist wahr« nachdenken? Und was passiert, wenn Sie über »Nichtwissen« oder »nicht wahr« nachdenken? Was geschieht in Ihrem Körper, wenn Sie diesen Konflikt spüren? Können Sie sich vorstellen, daß es einen Ort dazwischen gibt, einen Ort, an dem sowohl das Wissen als auch das Nichtwissen akzeptiert wird, das Wahr ebenso wie das Nicht-Wahr, einen Ort, an dem Sie momentan nicht zu entscheiden brauchen? Wie empfinden Sie das in Ihrem Körper? Wir wollen versuchen, diesen Ort zu finden und ihn für Sie als Ressource zu nutzen. Sie haben alle Zeit der Welt, um diese Dilemmas aufzulösen.*

Zentrales Konzept

Patienten haben häufig starke innere Konflikte dissoziierter Anteile, bei denen es um Wissen oder Nichtwissen und Sagen oder Nichtsagen geht. Diese anzuerkennen und aufzulösen ist sehr wichtig.

Beispiel für die Arbeit an traumatischen Erinnerungen in Phase 1: Megan

Megan, eine 52-jährige Patientin, litt unter einer Major-Depression und einer ANBDS. Sie war mit einem sehr gewalttätigen Bruder aufgewachsen, der unter einer schweren psychischen Erkrankung litt. Obgleich sie schon zwölf Jahre von einem Psychiater behandelt wurde, hatte sie ihm über ihre Vergangenheit nur gesagt, ihr Leben sei »schwierig« gewesen. Ihrer neuen Therapeutin sagte sie, ihre Eltern hätten nie versucht, ihren Bruder behandeln zu lassen, sondern es sei ihnen immer nur darum gegangen, zu Hause irgendwie mit ihm klarzukommen. Hatte der Bruder Megan verletzt, machten ihre Eltern ihr Vorwürfe und fragten: »Wodurch hast du ihn so aufgeregt?« Ansonsten teilte Megan zu diesem Zeitpunkt ihrer Behandlung kaum etwas über ihr Leben mit, weil sie dabei jedesmal völlig außer sich geriet. Sie deutete zwar an, daß sie von ihrem Bruder sexuell mißbraucht worden sei, erklärte aber, sie »wolle nicht wissen«, ob das wahr sei. Die Therapeutin beschloß, Megan nicht zu einer Konfrontation mit ihren traumatischen Erinnerungen zu drängen, sondern zunächst die Gründe für das Vermeidungsverhalten genauer zu untersuchen und einige Zeit an der Regulationsfähigkeit der Patientin zu arbeiten. Sie klärte Megan aber über das Wesen familiärer Gewalt auf und darüber, daß deren Opfer häufig glaubten, sie selbst trügen die Schuld an dem, was sie erlebt hätten, weil sie dann das Gefühl hätten, die Kontrolle über die erlebte Situation gehabt zu haben – dies hatte Megan nicht gewußt. Schon während der ersten drei Therapiesitzungen wurde Megan allmählich klar, daß sie keine Schuld hatte, und das erleichterte sie sehr.

Allmählich ein besseres Leben aufbauen

Wenn Patienten nicht aktiv am Aufbau einer besseren oder an der Erhaltung einer guten Lebenssituation in der Gegenwart arbeiten, so langsam sie damit auch vorankommen mögen, besteht die Gefahr, daß ihre Therapie fehlschlägt. Man kann nicht die normale Alltagsfunktionsfähigkeit vernachlässigen und die Energie statt dessen in die Arbeit an der eigenen inneren Situation investieren. Natürlich sind temporäre und kurzzeitige Regressionen möglich, aber sie sollten möglichst minimiert und sorgfältig vorbereitet werden. Beispielsweise plante ein Patient, sich vier Wochen von seiner Arbeit freistellen zu lassen, um an einigen für ihn besonders problematischen traumatischen Erinnerungen zu arbeiten. Der Therapeut half ihm in dieser schwierigen Zeit, und er konnte danach seine Arbeit wieder aufnehmen und seine Aufgaben besser als vorher erfüllen.

Viele Patienten kommen mit der Vorstellung zur Therapie, wenn sie über ihre Kindheit »hinwegkämen« und »das Trauma austrieben«, komme das ihrem Leben automatisch zugute. Deshalb ziehen sich manche von ihnen aus ihrem Alltag zurück und tauchen völlig in ihre innere Welt ein. Andere hingegen sind so depressiv oder aufgewühlt, daß ihnen die Vorstellung, mit dem Leben »zurechtzukommen«, als wenig attraktiv oder sogar als erschöpfend erscheint. Tatsächlich jedoch brauchen unsere Patienten ein besseres Leben, das es ihnen als der Mühe Wert erscheinen läßt, in der Gegenwart zu verweilen und die Härten der Therapie auf sich zu nehmen. Letztlich sollte das Ziel einer Therapie immer ein Leben sein, das der Patient voll auskosten kann. Andernfalls erleben Patienten nichts als Verzweiflung und Leere, wenn es ihnen schließlich gelingt, präsent zu sein. Damit sie ein Gefühl eigener Kompetenz und Selbstvertrauen entwickeln können, müssen sie in die Welt hinaus und zu anderen Menschen in Beziehung treten, statt sich unter den Fittichen eines sie ständig unterstützenden und immer warmherzigen Therapeuten zu verbergen, und sie müssen alles, was sie aus eigener Kraft in Angriff nehmen können, auch wirklich in die eigenen Hände nehmen.

Ein Patient sagte einmal: »Ich muß mein Leben in Besitz nehmen, denn ich habe genug davon, meine Zeit zu verbringen, als wäre ich noch in der Vergangenheit.« Verbesserungen im eigenen Leben zu erreichen erfordert beständiges innerliches und äußerliches Bemühen. Deshalb muß eine Therapie Patienten helfen, nicht nur ihre innere Welt zu erforschen und ihre Vergangenheit zu überwinden, sondern auch ihr Leben in der Gegenwart zu verbessern. Dies erfordert einen schwierigen Balanceakt, nämlich die Fähigkeit, mit einem gleichzeitig nach innen und nach außen gerichteten Fokus präsent zu sein, oder zumindest die Fähigkeit, frei zwischen beiden zu wechseln.

Natürlich haben viele Patienten in der Gegenwart weiterhin große Schwierigkeiten, entweder infolge der erbarmungslosen allmählichen Erosion ihrer Funktionsfähigkeit oder aufgrund entsetzlicher Lebensumstände, die sie nicht beeinflussen können. Therapeuten können ihren Patienten ehrlicherweise nicht immer sagen, ihr Leben in der Gegenwart sei gut oder sogar noch besser, weil das manchmal einfach nicht zutrifft. Aufgrund des Einwirkens chronischer Traumata auf ihren Körper stellen z. B. manche älteren Patienten fest, daß ihr schlechter körperlicher Zustand ihre Lebensqualität stark beeinträchtigt (siehe z. B. Fischer & Gunnar 2010). Andere, die als Ältere keinen Kontakt zu einem Partner und/oder zu ihren Kindern haben, müssen zu einem Zeitpunkt damit fertig werden, zu dem sie die Verbundenheit mit anderen Menschen am dringendsten brauchen. Einige haben so unvorstellbare Härten und so schwere Verluste erlebt, daß sie kaum über die Resilienz verfügen, die es ihnen ermöglichen würde, mit den vielen kleinen Demütigungen des Lebens, denen wir alle ständig ausgesetzt sind, fertig zu werden, ganz zu schweigen von den Schicksalsschlägen, die uns alle ebenfalls irgendwann treffen. Trotzdem gilt, daß Therapeuten ihren Patienten nur helfen können, die Karten, die jedem Menschen zugeteilt werden, so gut wie möglich auszuspielen, so proaktiv wie möglich zu sein und das eigene Leben zum Besseren zu verändern, sobald sich Gelegenheiten dazu ergeben, und seien diese auch noch so unscheinbar.

Die zentrale Rolle traumabezogener Phobien in der phasenorientierten Behandlung

Eine Möglichkeit, die Therapie dissoziierender Patienten – zumindest teilweise – zu organisieren, besteht darin, sich in den verschiedenen Behandlungsphasen mit traumabezogenen Phobien zu befassen (Steele et al. 2005; van der Hart et al. 2006/2008). Vermeiden und Mangel an Realisation müssen immer wieder überprüft und im Toleranzfenster des Patienten muß daran gearbeitet werden. Auf die traumabezogenen Phobien werden wir im gesamten Text dieses Buches immer wieder zurückkommen.

Traumabezogene Phobien in Phase 1

Die erste Phobie, mit der man sich in Phase 1 beschäftigen muß, ist besonders umfassend: die Phobie hinsichtlich inneren Erlebens. Wenn Patienten auf äußere Reize – beispielsweise auf Situationen oder Menschen – phobisch reagieren, ist das, was sie tatsächlich zu vermeiden versuchen, natürlich ihr inneres Erleben. In diesem Sinne werden alle Phobien von innen verursacht. Für dissoziierende Patienten besteht ein zentrales Problem darin, daß sie ständig verschiedene Aspekte ihres inneren Erlebens vermeiden, darunter Erinnerungen, Gedanken, Emotionen, Empfindungen, Reaktionen auf Beziehungen und dissoziierte Anteile. Eine Phobie, die den Körper betrifft, ist bei der Behandlung von Patienten mit dissoziativen Störungen eine große Herausforderung. Viele von ihnen reagieren extrem vermeidend und ängstlich auf ihre Empfindungen (und schämen sich ihrer manchmal auch). Viele, wenn nicht die meisten Regulationsfertigkeiten umfassen sensorische Komponenten, und Präsenz erfordert körperliches Gewahrsein; deshalb ist es besonders wichtig, diese Phobie zu überwinden.

Je phobischer ein Patient ist, um so mehr Widerstand gegen Fortschritte entwickelt er. Auch die Phobie hinsichtlich Bindung und Bindungsverlust wird in dieser Phase thematisiert, insbesondere im Hinblick auf die Beziehung zum Therapeuten. Die Phobie hinsichtlich dissoziierter Anteile spielt zu Beginn der Arbeit eine zentrale Rolle, nachdem der Therapeut eine dissoziative Störung diagnostiziert hat, der Patient diese Diagnose aber nicht akzeptieren kann. Die Konflikte zwischen Wissen und Nichtwissen sowie zwischen Wahr und Nichtwahr spiegeln in Phase 1 die Phobie hinsichtlich traumatischer Erinnerungen. Die Phobie hinsichtlich Veränderungen kann in der gesamten Therapie zutage treten, sich aber in Phase 1 besonders stark manifestieren, weil der Patient dann noch nicht über ein ausreichendes Maß an Einsicht, Selbstmitgefühl und Gefühl der eigenen Kompetenz und Handlungsfähigkeit verfügt.

Traumabezogene Phobien in Phase 2

Die Arbeit an traumatischen Erinnerungen konfrontiert den Patienten unmittelbar mit Ängsten vor Erinnerungen oder Reenactments. Deshalb ist die Phobie hinsichtlich traumatischer Erinnerungen in dieser Phase ein wichtiges Ziel der Behandlung. Die Phobie hinsichtlich körperlicher Empfindungen, die sich auf das erlebte Trauma und auf evolutionsgeschichtlich ältere (animalische) Verteidigungsmuster beziehen, kann in dieser Phase besonders stark sein und erfordert deshalb viel Aufmerksamkeit. Außerdem wird in Phase 2 an der Phobie hinsichtlich Bindung und Bindungsverlust gearbeitet, in diesem Fall im Hinblick auf die Beziehung des Patienten zu Tätern.

Traumabezogene Phobien in Phase 3

In Phase 3 geht es um erfolgreiches Trauern und um die Fortführung von Veränderung und Entwicklung. Die Phobie hinsichtlich inneren Erlebens kann in dieser Zeit erneut auftreten, diesmal als Abwehr gegen Traurigkeit und Verlustgefühle. Die Phobie hinsichtlich Veränderung kann die Ängste des Patienten vor einer Besserung seiner Situation spiegeln, weil der erfolgreiche Abschluß der Therapie zum Verlust des Therapeuten führt. In dieser Phase werden Patienten damit konfrontiert, bestimmte Risiken einzugehen, die einzugehen sie vorher nie bereit waren. Wenn sie mehr und bessere Beziehungen haben wollen, müssen sie riskieren, sich verletzlich zu machen, was bei ihnen die Phobie hinsichtlich Bindung und Bindungsverlust hervorrufen kann. Auch die Phobie hinsichtlich des Körpers taucht in Phase 3 erneut auf, und dabei geht es nun um sexuelle Themen sowie darum, mit dem eigenen Körper ins Reine zu kommen. Der Therapeut sollte darauf hinarbeiten, daß die Patienten diese innengeleiteten Phobien so weit wie möglich überwinden.

Allgemeine Ansätze zur Auflösung traumabezogener Phobien

In der Regel ist es von Nutzen, sich mit Hilfe der folgenden Ansätze in eine bestimmte Phobie hineinzuarbeiten:

- Verbale Aufklärung über traumabezogene Phobien unter Heranziehung von Vergleichen wie Flugangst, Angst vor Käfern, Höhenangst usw.
- Versichern Sie dem Patienten, daß Sie sich mit ihm gemeinsam der Phobie nähern und dabei berücksichtigen werden, was für den Patienten erträglich ist.
- Untersuchung des Nutzens von Vermeiden. Beispielsweise könnte ein Patient sagen: »Ich kann den Anteilen nicht zuhören, weil es sonst in meinem Geist zu chaotisch zugehen würde. Sie wollen alle gleichzeitig reden.« Oder: »Wenn ich keine Gefühle spüre, kann ich meine Arbeit erledigen. Andernfalls würde ich einen Zusammenbruch erleiden.«
- Besorgnisse erforschen: »*Vor was ängstigen Sie sich am meisten, wenn Sie sich diesem Gefühl, dieser Erinnerung, diesem Anteil von Ihnen, diesem Gefühl, verlassen worden zu sein, nähern?*«
- Das »Darüber Nachdenken« erforschen: »*Was erleben Sie, wenn Sie darüber nachdenken, sich dem zu nähern, was Sie am meisten fürchten?*«
- Dem Patienten helfen, im Bereich seines Toleranzfensters zu bleiben und einen Schritt nach dem anderen zu gehen.
- Das innere Empfinden der Phobie erforschen. Den Patienten auffordern, auf Empfindungen und Bewegungen zu achten, die das Erleben verstärken oder abschwächen, wobei die Regulation unterstützt wird.
- Dem Patienten helfen, Regulationsfertigkeiten zu erlernen: Aufmerksamkeit, Toleranz und das Akzeptieren innerer Erlebnisse als normal und wichtig, Streßtoleranz,

die Nutzung von Selbstberuhigung und relationaler Beruhigung und Unterstützung, Ablenkung, Titrierung (Dosierung bzw. das Ansprechen einer kleinen Komponente oder eines kleinen Prozentanteils eines Traumas oder einer Emotion), z. B.: »*Stellen Sie sich vor, Sie können zehn Sekunden lang auf diese Gefühle achten.*«

Der Patient muß zunächst Fertigkeiten entwickeln, die ihm helfen, mit Unbehagen, Schmerz, Unsicherheit, Ambivalenz und Konflikten umzugehen und sie zu akzeptieren. Diese Fertigkeiten sind die Grundlage für die Überwindung der übergeordneten Phobie hinsichtlich inneren Erlebens und der wichtigste Fokus für die Arbeit in Phase 1. Anschließend werden während der gesamten Therapie alle bestehenden Phobien behandelt, so wie es der Situation eines bestimmten Patienten am besten entspricht.

Die Arbeit mit dissoziierten Anteilen in der phasenorientierten Behandlung

Die Behandlung in Phase 1 soll dem Patienten helfen, seine dissoziierten Anteile anzuerkennen und zu akzeptieren. Einigen Patienten ist das schneller und leichter möglich als anderen. Wie gut Patienten lernen, effektiv mit ihren Anteilen zu arbeiten, ist entscheidend für die Dauer von Phase 1. In dieser Behandlungsphase geht es um die Herstellung und Verbesserung der Kommunikation und Kooperation zwischen den dissoziierten Anteilen und um die Verstärkung des Mitgefühls zwischen ihnen, und die Patienten als ganze Personen sollen außerdem lernen, Verantwortung für die Aktivitäten ihrer sämtlichen Anteile zu übernehmen. Grundsätzlich sollte der im Alltagsleben aktive Anteil (oder deren mehrere) auch in der Therapie von Anfang an eine aktive Rolle spielen. Der Therapeut muß sich hüten, zu lange zu warten, bis er bestimmte Anteile in die Behandlung einbezieht, weil das zu mehr Instabilität und zu Konflikten führen kann; er sollte aber auch nicht zu früh mit dissoziierten Anteilen arbeiten, um den Patienten nicht zu überfordern.

Bei manchen Patienten melden sich relativ schnell Kind-Anteile, die sich um eine Bindungsbeziehung und Unterstützung bemühen, die »gerettet« werden und eine Geschichte über traumatische Erlebnisse erzählen wollen. Am effektivsten ist es in solchen Fällen, erwachsenen Anteilen oder denjenigen mit besserer allgemeiner Funktionsfähigkeit zu helfen, die Betreuung der Kind-Anteile zu übernehmen, statt es dem Therapeuten zu überlassen, sich darum zu kümmern. Je ausgiebiger ein Therapeut intensiv mit Kind-Anteilen arbeitet, um so mehr feindselige Anteile können aktiviert werden, und dadurch entsteht ein systemisches Ungleichgewicht, das den Patienten destabilisieren kann. Es ist kontraproduktiv, mit Kind-Anteilen zu spielen oder sie wie Kinder zu behandeln (siehe hierzu Kapitel 14).

Viele Patienten schämen oder fürchten sich vor wütenden und selbstzerstörerischen Anteilen, auch solchen, die einen Täter imitieren (siehe hierzu die Kapitel 16 und 17), und manchmal erfaßt diese Furcht auch Therapeuten. Deshalb muß sowohl der Patient als auch der Therapeut diese Anteile und ihre Funktionen zu verstehen und mit ihnen zu kommunizieren und zusammenzuarbeiten lernen. Wenn diese Anteile nicht einbezogen werden, kann sich eine Therapie leicht festfahren, denn sie erzeugen ständig inneren Aufruhr. Umfassendere Informationen über die Arbeit mit dissoziierten Anteilen vermittelt Kapitel 10.

Phase 2: Integrieren traumatischer Erinnerungen

In Phase 1 werden viele mit einem Trauma zusammenhängende Aspekte und Mängel der Selbstregulation angesprochen, bevor sich die Arbeit auf die spezifischen traumatischen Erinnerungen konzentriert. Wenn Interventionen in Phase 2 auf die Konfrontation mit traumatischen Erinnerungen und deren Integration (was auch Prozessierung genannt wird) zielen, ist es wichtig, verschiedene Warnungen zu beherzigen. *Erstens* muß der Therapeut sich darüber im klaren sein, daß nicht alle dissoziierten Anteile zu einer bestimmten traumatischen Erinnerung Zugang haben und daß er zusätzliche Schritte in die Wege leiten muß, um sicherzustellen, daß eine bestimmte Erinnerung schließlich für alle Anteile aufgelöst ist. *Zweitens* führt die Konfrontation mit einer bestimmten traumatischen Erinnerung nicht in jedem Fall zur Integration dissoziierter Anteile, denn diese können auch nach der Auflösung einer Erinnerung weiterhin bestehen bleiben. *Drittens* variiert die Integrationsfähigkeit eines Patienten zwischen seinen verschiedenen dissoziierten Anteilen, weshalb die Konfrontation mit solchen Erinnerungen für einen bestimmten dissoziierten Anteil erträglich sein kann, für einen anderen hingegen nicht. Dies bedeutet, daß bei dissoziierenden Patienten leichter als bei anderen Menschen ein Zustand der Dysregulation entstehen kann. Mit der Behandlung traumatischer Erinnerungen befassen sich die Kapitel 20 und 21 ausführlicher.

Tabelle 9.4 enthält eine Liste der in Phase 2 der Behandlung verfolgten Ziele.

Zu den wichtigen Kontraindikationen für die Arbeit in Phase 2 zählen Mangel an Motivation und an erforderlichen Ressourcen. Diese Probleme können dauerhaft bestehen und sind dann mit einer schlechten Prognose verbunden (siehe z. B. Boon 1997; Kluft 1997b); sie können aber auch temporär auftreten, wenn sie durch vorübergehende Krisen hervorgerufen oder durch die Notwendigkeit verursacht werden, die Aufmerksamkeit vollständig auf andere Themen zu konzentrieren. Die wichtigste in Phase 2 thematisierte Phobie ist die Phobie hinsichtlich traumatischer Erinnerungen. Doch auch eine eventuell vorliegende desorganisierte Bindung zu mißbrauchenden/mißhandelnden und vernachlässigenden Familienmitgliedern muß angesprochen werden, weil solche unaufgelösten relationalen Erlebnisse, die oft auf verschiedene Anteile aufgeteilt sind, ohne daß dem Patienten dies bewußt ist, die Integration traumatischer Erinnerungen beeinträchtigen.

TABELLE 9.4
Behandlungsziele in Phase 2

Integrieren traumatischer Erinnerungen
- Es muß sichergestellt sein, daß die Integrationsfähigkeit und die Stabilisierung des Patienten ausreichen.
- Phobien hinsichtlich der Annäherung an traumatische Erinnerungen müssen durchgearbeitet und Widerstände dagegen aufgelöst werden.
- Vorbereitung des Patienten auf die Arbeit an traumatischen Erinnerungen
- Verarbeitung traumatischer Erinnerungen
- Bemühen um Realisation und Vervollständigung der Integration
- Abschluß von mit dem Trauma zusammenhängenden Handlungen, beispielsweise von animalischen Defensivreaktionen

Auflösung traumabasierter Täterbindungen
- Mentalisieren des geistigen Zustandes des Täters und Reflexion darüber
- Akzeptieren aller positiven und negativen Aspekte der Verbindung zum Täter – Auflösen von Loyalitätskonflikten und Ängsten, Liebe und Haß usw.
- Verstärkung der Fähigkeit, ambivalente Gefühle wie Haß und Liebe auszuhalten

Auflösung traumatischer Übertragung
- Dissoziierten Anteilen bei der Orientierung auf die Gegenwart hin helfen
- Allen Anteilen eines Patienten nicht nur helfen, auf das zu achten, was an Vergangenheit und Gegenwart ähnlich ist, sondern auch darauf, was unterschiedlich ist
- Zusammenarbeit bezüglich relationaler Erlebnisse zwischen Patient und Therapeut im gegenwärtigen Augenblick und gemeinsames Erleben derselben

Behandlung einer unsicheren Bindung an einen Täter

Der innere Konflikt zwischen einer Bindung an einen Täter und einer gegen ihn gerichteten Defensivhaltung wird noch verstärkt, wenn traumatische Erinnerungen reaktiviert werden, was zu einer Behinderung der Integration führt. Manche Patienten sind aufgrund ihrer gegenwärtigen Verstrickung in familiäre Bezüge nicht in der Lage, adäquate Grenzen zu setzen. Gleichzeitig können andere dissoziierte Anteile der Betreffenden starke Gefühle des Hasses, der Wut, der Scham, der Bedürftigkeit oder des Schreckens gegenüber den zur Familie gehörenden Tätern und anderen Menschen hegen (Steele et al. 2001). Der Therapeut muß empathisch alle widersprüchlichen Gefühle und Überzeugungen, die sich auf Täter beziehen, erforschen, statt diesen nur summarisch alle Schuld zuzuschreiben, wobei zu bedenken ist, daß ein bestimmter Anteil des Patienten eine bestimmte Sicht des Täters repräsentieren kann (z. B.: »Ich hasse meine Mutter! Jedesmal wenn ich in ihrer Nähe bin, will ich mich umbringen!

Ich hasse meine Tante, weil sie mich mißbraucht hat!«), während ein anderer Anteil eine völlig andere Sicht ausdrückt (»Ich liebe meine Mutter! Wenn ich sie besuche, backt sie immer meine Lieblingsplätzchen! Meine Tante ist wunderbar. Sie hat immer so schöne Ausflüge mit mir gemacht!«). Je stärker der Therapeut eine bestimmte Sichtweise hervorhebt – insbesondere indem er den Patienten auffordert, den Kontakt zu bestimmten Personen zu verringern oder völlig abzubrechen –, um so stärker fühlt sich der Patient möglicherweise gezwungen, den Täter zu schützen und die traumatische Bindung an ihn sogar noch zu verstärken (Kramer 1983). Deshalb sollte ein Therapeut neutral bleiben und seinen Patienten helfen, ihre inneren Konflikte hinsichtlich ihrer Loyalität gegenüber Tätern zu erforschen. Ein großes Problem bei der Arbeit mit dissoziierenden Patienten ist, daß man ihnen helfen muß zu realisieren, daß einen Täter imitierende innere Anteile sich von realen Tätern unterscheiden. Weil dies häufig übersehen wird, entsteht viel Angst, denn die Patienten (oder zumindest einige ihrer Anteile) erleben den Täter als ständig präsent.

Behandlung der Phobie hinsichtlich traumatischer Erinnerungen

Diese Phobie ist eine derjenigen, die zu überwinden am schwierigsten ist, und um es zu schaffen, braucht man eine hoch entwickelte und ausdauernde Integrationsfähigkeit. Trotz zunehmenden Erkennens und Gewahrseins sind bestimmte dissoziierte Anteile besonders wenig bereit, diese Erinnerungen zu realisieren. Beispielsweise kann ein Anteil weiter eine »goldene Phantasie« nähren, er habe sehr liebevolle Eltern, obwohl andere Anteile dieses Patienten früherer Mißbrauchs-/Mißhandlungserlebnisse gewahr sind und sie als real anerkennen. Somit besteht bei der Person insgesamt weiterhin ein signifikanter Mangel an Realisation. Um die Entwicklung der Realisation zu fördern, muß man Traurigkeit wegen früherer und aktueller Verluste zulassen und Trauer darüber unterstützen. Aber Trauer muß auch immer durch die Fähigkeit, infolge positiver Erlebnisse in der Gegenwart Zufriedenheit, Behagen und Freude zu erleben, ausgeglichen werden.

Die Teilhabe möglichst aller dissoziierten Anteile an traumatischen Erinnerungen oder das, was *geführte Synthese* (van der Hart et al. 1993, 2006/2008 S. 374) genannt wurde, führt in mehreren Schritten zur vollständigen Realisation traumatischer Erinnerungen. Expositionsverfahren helfen Patienten, sich mit traumatischen Erinnerungen zu konfrontieren, statt ihnen mit Hilfe von Vermeidungsstrategien aus dem Weg zu gehen. Neigt ein Patient zur Dissoziation, sind seine Erinnerungen häufig sehr bruchstückhaft und somit nicht als Ganzes verfügbar. Eine Synthese erfordert, Erinnerungsbruchstücke zu einem kohärenten Ganzen zu vereinigen, das dann allen dissoziierten Anteilen zugänglich gemacht wird – ein komplexerer Prozeß.

Therapeut und Patient entwickeln zunächst gemeinsam einen Plan, in dem sie festlegen, mit welcher konkreten Erinnerung oder welcher Gruppe von Erinnerungen sie sich beschäftigen wollen und ob sich alle oder nur einige Anteile an diesen Bemühungen beteiligen wollen. Manche Patienten mit dissoziativen Störungen verfügen über eine Integrationsfähigkeit, die ausreicht, um ein traumatisches Erlebnis gleich der ganzen Person bekannt zu machen. Bei anderen Patienten muß zunächst an bestimmten Aspekten des Traumas gearbeitet werden, eine Technik, die *Titration* und *Fraktionierung* (siehe hierzu z. B. Kluft 1990c, 2013/2014; van der Hart et al. 2006/2008) genannt wird.

Natürlich braucht nicht jedes Detail oder jede Erinnerung an ein Trauma synthetisiert zu werden; entscheidend ist, daß Patienten ihre Reaktionen im Umfeld des Ereignisses, die bedrohlichsten Aspekte der Erinnerung und die dysfunktionalen zentralen Überzeugungen und Verhaltensweisen, die sich aus der Erinnerung entwickelt haben, realisieren. Die Synthese ist der unverzichtbare Anfang eines schwierigen und langwierigen Bemühens um Realisation, das es erforderlich macht, das, was war und was ist, anzuerkennen und sich daran anzupassen. Die Arbeit an der Realisation nimmt die gesamte Phase 2 in Anspruch und ragt weit in Phase 3 hinein.

Phase 3: Integration der Persönlichkeit und Rehabilitation

Diese letzte Phase der Behandlung ähnelt am ehesten einer herkömmlichen Psychotherapie. Und sie erfordert die schwierigste Integrationsarbeit: schmerzhaftes Trauern, das einer Vertiefung der Realisation ebenso den Weg bereitet wie der Konfrontation mit existentiellen Krisen, der Loslösung von dysfunktionalen Überzeugungen und Verhaltensweisen, dem Erlernen des Lebens mit einer vereinte(re)n Persönlichkeit und ständigem Ringen mit den Anforderungen eines Engagements in der Welt auf neue und ungewohnte Weisen. Die Kapitel 22 und 23 beschäftigen sich mit der Arbeit in Phase 3.

Tabelle 9.5 benennt die wichtigsten Ziele für die Arbeit in Phase 3.

Großenteils geht es in Phase 3 um das Betrauern, weil der Patient nun zunehmend die Verluste realisiert, die er durch seine Traumatisierung erlitten hat, sowie darum, daß das Leben manchmal lange schwierig und schmerzhaft bleibt (van der Hart et al. 1993, 2006/2008). Doch die integrative Trauerarbeit verhilft dem Patienten schließlich zu Veränderungen, die sein Leben in der Gegenwart sinnvoller machen und ihn Gleichgewichtszustände und Freude erleben lassen. Der Therapeut muß für die Verbindung der Trauer in der Gegenwart mit Erfolgserlebnissen sorgen.

Patienten entwickeln oft die Phantasie, daß alles gut werden wird, wenn sie sich mit ihrer Geschichte versöhnt haben. Nun kann Phase 3 zwar tatsächlich Freude, Erleichterung und ein neues enthusiastisches Verhältnis zum Leben mit sich bringen, doch muß zweifellos auch weiter an der Heilung schwerer Verlustempfindungen in Vergangenheit, Gegenwart und Zukunft gearbeitet werden. Therapeuten müssen ihre Patienten über diese schmerzliche Dichotomie aufklären und sie in ihrer gesunden Trauer unterstützen.

TABELLE 9.5
Behandlungsziele in Phase 3

- Akzeptieren und Betrauern von vergangenen, gegenwärtigen und zukünftigen Verlusten
- Überwindung der Phobie hinsichtlich körperlicher und sexueller Intimität
- Entwickeln eines normalen Alltagslebens in der Gegenwart
- Eingehen kalkulierter Risiken zwecks Verbesserung des Lebens und von Beziehungen
- Akzeptieren von Veränderungen als unvermeidbar und bestmögliche Anpassung an sie
- Entwickeln dauerhafter gesunder Beziehungen
- Integration der Persönlichkeit und soweit möglich Entwicklung eines vereinigten Ich
- Stärkung der Fähigkeit, das Alltagsleben zu genießen
- Arbeit an der Entwicklung eines Lebenssinns und Lebenszwecks
- Fortsetzung der Arbeit an der Verbesserung der Situation im Alltagsleben

Phase 3 erfordert auch erneute Arbeit an der Phobie hinsichtlich Bindung und Bindungsverlust in Form der Entwicklung neuer zuträglicher Beziehungen und des Sich-Einlassens auf das Wagnis, Nähe zu erleben. Patienten, die Phase 3 nicht erfolgreich abschließen, haben oft weiter Schwierigkeiten im Alltagsleben, auch wenn sie deutlich seltener von traumatischen Intrusionen geplagt werden (Kluft 1993b). In Reaktion auf die zunehmende Integrationsfähigkeit treten in Phase 3 häufig aber auch weitere traumatische Erinnerungen und dissoziierte Anteile in Erscheinung, weshalb es erforderlich ist, sich erneut mit Aspekten der Phasen 1 und 2 zu befassen.

In Phase 3 kommt es bei den Patienten zur allmählichen Verbesserung ihrer Fähigkeit, sich selbst als ganze und relativ stark vereinigte Individuen zu erleben. Durch die allmähliche Ausweitung der persönlichen Wiederaneignung zuvor abgespaltener Anteile werden die dissoziierten Anteile nach und nach verschmolzen bzw. in eine kohärentere und kohäsivere Persönlichkeit integriert. Dieser Prozeß erstreckt sich in der Regel über einige Zeit, weil die Gründe für das Fortbestehen der Dissoziation entfallen. Dabei kann die Integration von Anteilen manchmal spontan und in anderen Fällen durch die Anwendung bestimmter therapeutischer Techniken erfolgen (Kluft 1993b; siehe auch Kapitel 20).

Abschluß der Behandlung

Der Behandlungsabschluß sollte sorgfältig vorbereitet werden, weil er häufig eine längere Zeitspanne in Anspruch nimmt und weil in diesem Zusammenhang eine Einladung zur möglichen Rückkehr in die Therapie, falls erforderlich (siehe hierzu Kapitel 23), ausgesprochen werden sollte. Der Abschluß einer Therapie kann sehr starke

Emotionen hervorrufen, weil er infolge der anstehenden Trennung vom Therapeuten, der für den Patienten zu einer zentralen Bindungsfigur geworden ist, mit Veränderung und Verlust verbunden ist. Eine Follow-up-Sitzung ist unverzichtbar für die Beobachtung des weiteren Verlaufs des Integrationsprozesses (der Wiedervereinigung der Persönlichkeit des Patienten).

Fall-Management und Psychotherapie

In einer Therapie geht es um intrapsychische und interpersonale Aspekte. Doch viele schwerwiegende Probleme chronisch traumatisierter Patienten liegen außerhalb des normalen Wirkungsbereichs der Therapie, so etwa das Bedürfnis nach einer Wohnung, die Möglichkeit, sich fortzubewegen, sowie finanzielle, juristische, berufliche, medizinische und soziale Bedürfnisse. Therapeuten sollten ihr Bestes tun, Patienten in ihrer ganzen Existenz zu sehen und in der therapeutischen Beziehung Reenactments von Vernachlässigung zu vermeiden; deshalb sind diese Aspekte legitime Gründe zur Sorge. Sie können den Fokus der Therapie entgleiten lassen. Deshalb müssen Therapeuten eine Entscheidung darüber treffen, wann und wie sie Patienten durch umfassende lebenspraktische Hilfe unterstützen wollen. Viele Patienten mit schlechterer Prognose benötigen ein gewisses Maß an Hilfe durch die Koordination von Betreuung und Begleitung – also Case-Management, das definiert wird als

> *ein kollaborativer Prozeß des Assessments, der Planung, der Förderung, der Koordination von Betreuung, Evaluation und Erläuterung von Angeboten und Dienstleistungen, die den gesundheitlichen Bedürfnissen von Einzelnen und Familien in ihrer Gesamtkeit Rechnung tragen, und zwar durch Kommunikation und Nutzung verfügbarer Ressourcen zur Förderung von kostenbewußten und gleichzeitig qualitativ hochwertigen Resultaten* (Case Management Society of America 2008).

Therapeuten müssen die drängenden grundlegenden Überlebensprobleme ihrer Patienten im Blick haben, insbesondere wenn es sich um sehr chaotische Patienten handelt, deren gesamte Energie schon dadurch gebunden wird, daß sie den Tag durchstehen, sich um ein Dach über dem Kopf kümmern und sich etwas zu essen beschaffen müssen.

Bei Traumatherapeuten taucht immer wieder die Phantasie auf, ein Behandlungsteam zur Verfügung zu haben, das Patienten mit vielen Bedürfnissen und nur geringen Möglichkeiten, diese zu erfüllen, in allen Lebensbereichen unterstützt. Leider gelingt es kaum jemals, diese Phantasie in die Tat umzusetzen. Statt dessen müssen Therapeuten entweder mit einem sehr beschränkten Unterstützungssystem und entsprechend geringen Ressourcen zurechtkommen oder ein solches System fehlt völlig. Deshalb suchen sie manchmal nach Möglichkeiten, Patienten in ihrem Alltag zu unterstützen, ohne den Fehler zu machen, sie retten oder »für sie« aktiv werden zu wollen.

Im Internet sind viele Ressourcen zu finden, auf die Therapeuten ihre Patienten hinweisen können und die ihnen sehr effektiv Rat und Hilfe bieten: Anleitungen für den Umgang mit Geld, Hilfen bei der Arbeitssuche und bei der beruflichen Qualifikation und vieles mehr. Therapeuten können auch ein wenig recherchieren und dann ganz bestimmte Websites empfehlen oder ihren Patienten erklären, wie sie selbst nach für sie geeigneten Hilfsquellen suchen können. Manche Patienten müssen bestimmte soziale Dienstleistungen in Anspruch nehmen, bevor man bei ihnen mit einer Therapie beginnen kann. Bei allen Patienten sollte im Rahmen des Erstgesprächs geklärt werden, ob ihre Grundbedürfnisse abgedeckt sind.

Viele andere Probleme werden im Rahmen der Behandlung zwar relevant, sind aber trotzdem nicht als echte Bestandteile der therapeutischen Arbeit anzusehen, sondern werden eher dem Case-Management und der Unterstützung zugerechnet. Obwohl nicht alle Therapeuten der Auffassung sind, daß eine Therapie sich mit für die Bewältigung des Alltagslebens wichtigen grundlegenden Fertigkeiten beschäftigen sollte, haben viele Patienten, die durch chronische Mißbrauchs-/Mißhandlungs- und Vernachlässigungserlebnisse geschädigt wurden, diese Dinge nie gelernt. Deshalb ist es unverzichtbar, sich in der ersten Phase der Therapie damit zu befassen und so die Grundlagen für ein Leben im angestrebten Zustand der Integration zu schaffen. Tatsächlich trägt der Mangel an solchen Fertigkeiten oft dazu bei, eine Depression aufrechtzuerhalten, Versagensgefühle und Hoffnungslosigkeit zu perpetuieren und manchmal sogar dazu, einen schlechten physischen Zustand hervorzurufen, der eine negative Stimmungslage fördert und andere Probleme verstärkt. Einsicht und Verstehen sind unzureichend, wenn Menschen nicht in der Lage sind, Veränderungen zu erreichen und Verbesserungen zu erzielen.

Weitere Erkundungen

9.1 Anhand welcher Kriterien entscheiden Sie, wann Sie in Ihrer Arbeit mit einem Patienten von einer Phase in eine andere wechseln?

9.2 Würden Sie in den einzelnen Phasen zusätzliche Ziele verfolgen, die nach Ihrer Auffassung für einen bestimmten Patienten wichtig sind?

9.3 Momentan diskutiert man darüber, ob Patienten, die in ihrer Kindheit Mißbrauch/Mißhandlungen und Vernachlässigung erlebt haben, eine phasenorientierte Behandlung benötigen – ob bei ihnen vor Bemühungen um die Integration traumatischer Erinnerungen an der Stabilisierung gearbeitet werden sollte (siehe z. B. van Minnen, Arntz & Keijsers 2006; van Minnen, Harned, Zoellner & Mills 2012). Was denken Sie darüber? Welche Erlebnisse mit Patienten lassen Sie mehr zur einen oder zur anderen Auffassung tendieren?

TEIL III | Phase 1 der Behandlung

10 Arbeit mit dissoziierten Anteilen

Eine integrative systemische Perspektive

> *Meine Erfahrung hat mich immer wieder gelehrt, daß sowohl die Annäherung an eine DIS, als seien die Anteile völlig separate Wesenheiten, als auch die Sicht des Patienten als einer Person, deren subjektives Erleben separater Identitäten man ignorieren könnte, kontraproduktiv sind. Beide Ansätze leugnen ebenso das Wesen der DIS-Phänomene wie die subjektive Welt des DIS-Patienten und tun sie als unwichtig ab.*
>
> — Richard P. Kluft (2006, S. 293)

Die spezielle Herausforderung bei der Behandlung dissoziativer Störungen besteht darin, erfolgreich so mit dissoziierten Anteilen zu arbeiten, daß die Patienten darin unterstützt werden, sich zu stabilisieren, zu mentalisieren und die Integration voranzutreiben, und gleichzeitig der Tatsache gerecht zu werden, daß es sich um Individuen mit einem bruchstückhaften Selbstempfinden handelt. Einige wichtige Publikationen befassen sich mit der Behandlung komplexer dissoziativer Störungen bei Erwachsenen und verfolgen dabei verschiedene Ansätze (siehe z. B. Boon et al. 2011/2013; Chefetz 2015; Chu 2011; Fraser 1991, 2003; Frewen & Lanius 2015; Howell 2011; Kluft & Fine 1993; Kluft 2006, 2013/2014; Krakauer 2001; Paulsen & Lanius 2014; Putnam 1989/2013, 1997; C. A. Ross, 1997; van der Hart et al. 2006/2008). In diesem Kapitel geben wir einen Überblick über verschiedene Möglichkeiten, direkt und indirekt mit dissoziierten Anteilen eines Patienten zu arbeiten und sich dem Patienten dabei als einer ganzen Person zu nähern.

Zwar scheinen viele bekannte klinische Ansätze bei der Behandlung von Patienten mit dissoziativen Störungen nützlich zu sein (z. B. die Psychodynamik, der Objektbeziehungsansatz, die Selbstpsychologie, die kognitiv-behaviorale Therapie, EMDR, die Ego-State-Therapie, die systemische Therapie der inneren Familie, die Acceptance-and-Commitment-Therapie, die Dialektisch-Behaviorale Therapie), doch muß der Therapeut auch Ansätze nutzen, die speziell für die Arbeit mit dissoziierten Anteilen entwickelt wurden und die es ermöglichen, diese Arbeit in einem speziell auf den jeweiligen Patienten abgestimmten Tempo und zudem systematisch und mit dem Ziel der Integration durchzuführen. Diejenigen unter unseren Kollegen, die dem Ego-State-Ansatz folgen, müssen die speziellen Probleme erkennen, die im Laufe einer solchen

Behandlung aufgrund der Unterschiede zwischen Ichzuständen und dissoziierten Anteilen auftreten (Kluft 1988a, 2006; Phillips & Frederick 1995/2003). Aus neueren Ergebnisuntersuchungen geht hervor, daß direktes Fokussieren auf die Dissoziation eines Patienten in Verbindung mit einer sorgfältigen Stabilisierung zu einer Verbesserung der allgemeinen Funktionsfähigkeit und einem Rückgang der Symptome führt (Brand, Classen, Lanius et al. 2009; Brand, Classen, McNary et al. 2009).

Jede Psychotherapie zielt darauf, die Funktionsfähigkeit des Patienten zu erhalten und zu verbessern und dysfunktionale Aspekte seiner Existenz zu verändern. Dieses Grundprinzip gilt auch für die Behandlung chronisch traumatisierter Patienten. Deshalb besteht eine effektive Behandlung von Patienten mit einer komplexen dissoziativen Störung zu allererst in »guter altmodischer« Psychotherapie (Allen 2012), ergänzt durch Interventionen und Ansätze, die sich gezielt mit der dissoziativen Organisation der Persönlichkeit dieser Menschen befassen.

Therapeuten, die mit der Behandlung dissoziativer Störungen noch nicht vertraut sind, sorgen sich oft wegen der vielen dissoziierten Anteile mancher Patienten. Kann ein Mensch Hunderte oder gar Tausende von »Persönlichkeiten« haben? Im Grunde ist diese Frage nicht besonders sinnvoll, weil uns die Antwort auf sie wenig über einen Patienten oder über dessen Bedürfnisse in der Therapie sagt. Jeder Mensch hat nur eine Persönlichkeit, so stark sie auch unterteilt sein mag. Und für die Zahl der Unterteilungen, die bei einem dissoziierenden Patienten entstehen können, gibt es keine logische oder natürliche Grenze. Nützlicher ist es zu fragen: *Wie steht es um die Integrationsfähigkeit des Patienten?* Je geringer seine Fähigkeit ist, mit den Herausforderungen fertig zu werden, mit denen er als Kind konfrontiert war und mit denen er auch weiterhin konfrontiert wird, um so stärker dissoziiert er, um mit dem Problem fertig zu werden. Haben Patienten viele Anteile, gibt uns das nur Aufschluß darüber, daß ihre Fähigkeit, präsent zu bleiben, Emotionen zu tolerieren und zu regulieren und ein großes Spektrum von Erlebnissen als ihre eigenen zu akzeptieren und zu realisieren, gering ist. Allerdings gibt es Patienten mit nur wenigen, aber sehr stark voneinander getrennten Anteilen. Eine Möglichkeit der Behandlung eines Patienten mit zahlreichen Anteilen besteht darin, diese Anteile in verschiedenen Konfigurationen zu »gruppieren« (Kluft 1996b, 2013/2014).

Patienten, die nicht dissoziieren, enthüllen im Laufe der Therapie normalerweise vorher verborgene Erinnerungen, Gefühle, Wünsche usw. Weder der Patient noch der Therapeut weiß zu Beginn der gemeinsamen Arbeit alles, was im Laufe der Sitzungen zutage treten wird. Weder kennt der Therapeut den Patienten am Anfang einer Therapie in seiner Gesamtheit, noch kennt der Patient sich selbst in allen Einzelheiten. Bei dissoziierenden Patienten verhält es sich grundsätzlich genauso, allerdings liegen die Dinge bei ihnen komplizierter. Manche ihrer Anteile schlafen bis zu einem späteren Zeitpunkt in der Therapie oder bleiben verborgen.

Das Wesen dissoziierter Anteile verstehen

Vielen psychologischen und soziologischen Theorien und neuesten Studien aus dem Bereich der Neurobiologie zufolge sind Bewußtsein und Selbst nie völlig homogene Konstrukte. Wir brauchen eine Möglichkeit, unsere vielen verschiedenen Tendenzen zu organisieren und zu verstehen: Emotionen, Verhaltensweisen, Bewegungen, Haltungen, Empfindungen und Gedanken. Eine solche Organisation kann im Sinne von Handlungssystemen erfolgen, mit denen wir uns schon in Kapitel 1 befaßt haben. Aus diesen anhaltenden Tendenzen und Mustern besteht unsere Persönlichkeit, die auch ein Selbstempfinden umfaßt. Die Begriffe Selbst und Persönlichkeit repräsentieren nur die innere Organisation unserer Einstellungen, Erwartungen, Gefühle und Bedeutungen (Sroufe 1990). Man kann sich die Persönlichkeit als dynamisches biopsychosoziales System dauerhafter Tendenzen vorstellen sowie unserer Arten, unter verschiedenen Umständen mit anderen zu interagieren (van der Hart et al. 2006/2008). Es handelt sich dabei um eine Art Regenschirm, unter dem unser Selbstempfinden verweilt.

Zentrales Konzept

Persönlichkeit, Identität und Selbst sind keine Dinge, sondern Begriffe, die einen umfassenden und verdichteten Eindruck davon vermitteln, wer wir für andere und uns selbst sind. Wir »haben« kein Selbst, so wie wir ein Gehirn oder Herz haben. Vielmehr kreiert unser Geist eine sich ständig weiterentwickelnde Erzählung darüber, wer wir sind; diese nennen wir unser »Selbst«. Patienten mit dissoziativen Störungen erleben sich und ihre Persönlichkeit als bruchstückhaft und oft als nicht ihrer Willenskontrolle und ihrem Gewahrsein unterliegend.

Wir alle kreieren ein »Selbst« aus zahlreichen »Selbsten« mit jeweils eigenen charakteristischen Haltungen, Gesten und Ausdrucksweisen. John und Helen Watkins, die Begründer der Ego-State-Therapie, fanden heraus, daß alle Menschen normale Ichzustände haben, verborgene segmentierte Persönlichkeitsstrukturen, die mehr oder weniger stark voneinander getrennt sind (1997/2003). Wir können dissoziierte Anteile im Sinne dieser ihnen zugrunde liegenden Struktur oder Organisation der Persönlichkeit verstehen (van der Hart et al. 2006/2008). Bei einem gesunden Menschen sind Ichzustände normal miteinander verbunden und kohäsiv (d. h., sie haben kein eigenes, separates Selbstempfinden), und auch die Bewegungen ihres Körpers sind kohäsiv und befinden sich im Einklang mit den Gedanken und Emotionen. Bei traumabasierter Dissoziation hingegen sind die verschiedenen dissoziierten Anteile deutlich schwächer verbunden, und jeder Anteil hat ein gewisses Eigenleben und eine mehr oder weniger ausgeprägte Erste-Person-Perspektive, ein *Ich-*, *Mir-* und *Mein-*Gefühl und bestimmte charakteristische physische Haltungen und Bewegungen. Noch einmal sei wiederholt, daß weder die Persönlichkeit noch das Selbst reale Dinge oder Wesenheiten sind.

Die Persönlichkeit eines Menschen und somit auch sein Selbstempfinden befinden sich lebenslang in einem Entwicklungsprozeß (Boon et al. 2011/2013; Damasio 1999/2000, 2012; Hood 2013; Janet 1929; Schore 2003). Das Selbst ist eine Illusion, eine Kurzbeschreibung, die der Geist entwickelt hat, um uns zu ermöglichen, uns selbst und andere zu verstehen (Hood 2013). Dabei handelt es sich nie um eine vollständige Repräsentation dessen, wer jemand ist, sondern es verhält sich damit wie mit der Persönlichkeit, die permanent organisiert, desorganisiert und wieder neu organisiert wird, in einem ständigen Aktualisierungsprozeß, der das gegenwärtige Erleben mit der Vergangenheit und der erwarteten Zukunft integriert (Damasio 1999/2000; Gallagher 2000; Janet 1929; Schore 2003; van der Hart et al. 2006/2008). Auch das Bewegungsvokabular eines Menschen entwickelt sich mit jeder Reorganisation seiner Persönlichkeit weiter: Alte Bewegungsmuster werden aufgegeben und neue entwickelt. Beispielsweise führt ein Erstarken des Selbstwertgefühls zu einer aufrechteren Haltung. Bei Menschen mit dissoziierten Anteilen erfolgt diese natürliche und notwendige Revision und Aktualisierung nicht in ausreichendem Maße – wie es normalerweise der Fall ist.

Zentrales Konzept

Unser Selbstempfinden wird ständig aktualisiert, während wir durch neue Erlebnisse lernen und über sie ebenso wie über alte reflektieren. Dissoziierende Patienten scheinen diese natürliche Revision nicht ausreichend zu vollziehen, weshalb ihr Selbstempfinden relativ starr und bruchstückhaft bleibt.

Viele dissoziierte Anteile erstarren auf diese Weise und werden immun gegen Veränderungen und das Lernen infolge neuen Inputs, zumindest hinsichtlich der Überwindung traumatischer Erlebnisse. Empfinden dissoziierende Patienten als überwältigend, was sie in einem bestimmten Anteil erleben, wechseln sie manchmal in einen anderen Anteil über, statt ersteren im Sinne ihrer neuen Erlebnisse zu aktualisieren und zu modifizieren.

Jeder Anteil hat ein eigenständiges Selbstempfinden und wird von diesem als »ich« erlebt, wohingegen er andere Anteile als »nicht ich« erlebt oder nicht einmal erkennt, daß sie existieren. Jeder Anteil spiegelt sich in bestimmten physischen Mustern, die ihn auch aufrechterhalten, und der Therapeut ist häufig in der Lage, diese zu beobachten. Somit ist für dissoziierende Patienten eine Persönlichkeitsorganisation mit mehr oder weniger zahlreichen unterschiedlichen Selbstempfindungen charakteristisch. Bei ihnen besteht also ein dynamisches System dissoziierter Anteile, keine scheinbar einheitliche, kohärente und ständig aktualisierte Organisation. Jeder dissoziierte Anteil erlebt sich und die Welt auf eine bestimmte Weise, basierend auf bestimmten durch physische Muster unterstützten Wahrnehmungen. Erlebt sich ein Anteil beispielsweise als Opfer, kann dies durch eine zusammengesunkene Körperhaltung, einen zum Boden gerichteten Blick und gerundete Schultern unterstrichen werden.

Bei Vorliegen einer traumabezogenen Dissoziation entwickelt der Patient im Laufe der Zeit zahlreiche (und oft einander widersprechende) Arten des Selbstempfindens. Jeder dissoziierte Anteil ist mit relativ unflexiblen und gewöhnlich stark eingeschränkten Arten zu denken, zu fühlen und sich zu verhalten verbunden, die zu verändern fast unmöglich ist. Wie schon in den Kapiteln 1 und 2 erläutert, sind viele dissoziierte Anteile in der Traumazeit und in den animalischen Defensivreaktionen des Erstarrens, der Flucht, des Kampfes, des Erschlaffens und der Ohnmacht gefangen, verbunden mit den Handlungstendenzen, die für eine bestimmte Defensivreaktion charakteristisch sind, während sich andere Anteile um die Erhaltung der Funktionsfähigkeit im Alltagsleben kümmern (Boon et al. 2011/2013; van der Hart et al. 2006/2008). Diese Fixierung führt unter anderem zur Entstehung verängstigter Anteile, die sich ständig in einem kollabierten Zustand befinden; zur Entstehung wütender Anteile, die chronisch angespannt, in Rage und jederzeit zum Kampf bereit sind; zur Entstehung junger Anteile, die sich wie Kinder verhalten und ständig beruhigt und bestätigt werden müssen, aber nie genug davon zu bekommen scheinen, usw. Deshalb sind dissoziierende Patienten oft nicht in der Lage, möglichst flexibel und adaptiv auf die gegenwärtige Situation zu reagieren.

Beispiele für das eigenständige Selbstempfinden dissoziierter Anteile: Helen und Derrick

Helen, die Patientin, mit der wir uns erstmals in Kapitel 1 beschäftigt haben, hatte einen Anteil, den sie »Ellen« nannte. Ellen erlebte sich als Kind in einer Haltung, die an ein verletzliches und verängstigtes Kind denken ließ, noch auf das Trauma fixiert, das Helen erlebt hatte. Ellen sah Helen als von ihr unabhängige Erwachsene, die sie vernachlässigte, und war sich ihrer Beziehung zu Helen unsicher. Tatsächlich dachte sie kaum an Helen, was die Einschränkung der Aufmerksamkeit und die Nicht-Realisation veranschaulicht, die für die meisten dissoziierten Anteile charakteristisch sind. Ellen hatte ein vages Gefühl, an Helens Arbeitsplatz präsent zu sein, wußte aber nicht, was Helen dort tat, und sah dies auch nicht als für ihr eigenes Erleben relevant an.

Derrick, ein Patient mit DIS, erklärte, er ängstige sich, weil er oft nicht wisse, was an seinem Arbeitsplatz geschehen oder ob er dort überhaupt gewesen sei. Er erinnerte sich, das Haus verlassen zu haben und in seinem Auto gefahren zu sein, aber bezüglich des weiteren Verlaufs der Ereignisse hatte er den Faden verloren. Er arbeitete als Techniker in einem Labor. David, der Anteil von Derrick, der in der Therapie in Erscheinung trat, erlebte sich nicht als denjenigen, der den größten Teil der beruflichen Arbeit erledigte, sondern zwei andere Anteile, »Stephen« und »Joel«, waren die Anteile von Derrick, die zur Arbeit gingen. Stephen und Joel hielten Derrick für zu schwach, um arbeiten zu können; und Derrick war tatsächlich sehr ängstlich und deprimiert und oft nicht in der Lage, die häuslichen Arbeiten zu verrichten; er wirkte physisch, als drücke ihn eine schwere Last, und er bewegte sich langsam und schwerfällig. Tauchten jedoch Stephen und Joel auf, traten subtile physische Veränderungen ein: Stephen wirkte dann aufgerichteter und streckte sein Kinn entschlossen vor, und Joel hatte schnellere Bewegungen und war mobilisiert und bereit zu handeln. Diese beiden Anteile von Derrick waren nicht daran interessiert, sich an der Therapie zu beteiligen oder mit Derrick zu kommunizieren, und sie behaupteten, sie litten nicht unter DIS, und die Therapie sei reine Zeitverschwendung. Später offenbarten diese Anteile dem Therapeuten, was sie tatsächlich befürchteten, nämlich daß sie von Gefühlen der Angst und Depression überflutet würden, wenn sie Derrick näher kämen. Sie sorgten sich, dann nicht mehr arbeiten zu können.

Die Autonomie dissoziierter Anteile

Dissoziierte Anteile existieren in vielen Varianten und Graden der Getrenntheit. Der Begriff Autonomie beinhaltet in diesem Zusammenhang, inwieweit ein bestimmter Anteil unabhängig vom Bewußtsein des Patienten aktiv wird. Mehr Autonomie besteht darin, daß sich ein Anteil als separater erlebt und daß er eigenständig agieren kann, so wie Derrick mehrere separate Anteile mit jeweils anderen charakteristischen Haltungen und Bewegungen sowie Gedanken und Gefühlen hatte, die mit der beruflichen Tätigkeit zusammenhängende Aufgaben erledigten. Natürlich sind dissoziierte Anteile die speziellen Arten eines Menschen zu sein, die sich mehr oder minder stark dem Gewahrsein oder dem Einfluß des Patienten als ganzer Person entziehen.

Manche Anteile interagieren nie direkt in der äußeren Welt, erleben sich aber innerlich trotzdem als separat und autonom. Beispielsweise glauben Anteile, die einen Täter imitieren, häufig fest daran, daß sie dieser Täter tatsächlich *sind*, obwohl der Patient nie offenkundig in einen dieser Anteile, die ihren Einfluß innerlich ausüben, wechselt (siehe hierzu Kapitel 17). Bei Vorliegen einer DIS glauben einige Anteile so fest an ihre separate Existenz, daß sie darauf beharren, nicht im Körper des Patienten zu wohnen oder keine Kinder zu haben, obwohl der Patient Kinder hat, oder nicht zu arbeiten oder keinen Partner zu haben, obwohl der betreffende Patient arbeitet bzw. einen Partner hat. Einige Anteile glauben sogar, sie könnten andere Anteile töten oder verletzen, ohne sich selbst zu töten oder zu verletzen. Dieses Phänomen kann bei stark dissoziierenden Patienten mit Selbstschädigung und Suizidalität verbunden sein. Möglichkeiten des Umgangs mit Selbstschädigung und Suizidalität bei Patienten mit dissoziativen Störungen werden in Kapitel 18 erläutert. In solchen Fällen liegt eine sehr tiefreichende

Nicht-Realisation vor, was wiederum auf eine geringe Integrationsfähigkeit des Patienten hinweist, sowie auf eine längere Behandlungsdauer.

In anderen Fällen werden Anteile als weniger separat wahrgenommen. Sie erklären dann beispielsweise: *Ich fühle mich wie ich, nicht wie ein Anteil von ihr. Aber ich weiß, daß ich ein Anteil von ihr bin.* Unter den Anteilen einer Person kann es auch ein ganzes Spektrum von Autonomievarianten geben, wobei einige Anteile sehr autonom und andere weniger autonom sind.

Die Elaboration dissoziierter Anteile

Der Begriff Elaboration bezieht sich auf das Selbstempfinden eines dissoziierten Anteils. Zwar ist der Elaborationsgrad kein diagnostisches Kriterium, aber Anteile mit klarerem Selbstempfinden kommen bei DIS häufiger vor als bei ANBDS, wobei es allerdings auch einige Ausnahmen gibt. Je autonomer ein Anteil ist, um so elaborierter wird er meist, wobei er besondere »persönliche« Charakteristika und Präferenzen entwickelt. Besonders elaborierte Anteile können stärker in der Außenwelt interagieren, verbunden mit offenem Switching, statt daß sie primär als innere Phänomene fungieren, obwohl das nicht immer zutrifft. Ein dissoziierter Anteil kann ein bestimmtes Alter haben oder zumindest einer bestimmten Altersstufe angehören, weiterhin ein bestimmtes Geschlecht, eine sexuelle Orientierung, Präferenzen bezüglich der Kleidung, musikalischer Vorlieben und Ernährung, bestimmte Fähigkeiten, Fertigkeiten und Mängel und ein bestimmtes Haltungs- und Bewegungsvokabular – und all dies kann sich von den entsprechenden Eigenarten anderer Anteile unterscheiden.

Manchmal sind die Präferenzen so extrem unterschiedlich, daß die kleinsten Probleme innere Konflikte auslösen können – beispielsweise darüber, was die Person anziehen oder welche Sorte Eiscreme sie kaufen soll. Häufig vermeidet der betroffene Patient wesentlich schwerere Konflikte, indem er sich auf besonders augenfällige Präferenzen verschiedener Anteile konzentriert. Allerdings bieten diese eher unwichtigen Probleme großartige Gelegenheiten, Anteilen zu helfen, miteinander zu kooperieren, sofern der Therapeut ein wenig Zeit darauf verwendet, mit ihnen zu kommunizieren, und dem Patienten hilft, über das Problem zwischen ihnen hinwegzukommen. Allerdings sollte man auch nicht endlos lange versuchen, dem Patienten zu helfen, wegen relativ unwichtiger Probleme Übereinkünfte zwischen verschiedenen Anteilen zu erzielen, etwa darüber, was im Gemüseladen eingekauft werden soll, sondern allen Anteilen des Patienten sollte geholfen werden, miteinander zu kommunizieren und Strategien für den effektiveren Umgang mit inneren Konflikten zu erlernen. Der Therapeut muß erkennen, daß unbedeutenden Konflikten Vermeiden inhärent ist, und dem Patienten helfen, größere Konflikte, welche der wahre Grund dafür sind, daß Anteile getrennt bleiben, zu akzeptieren und anzugehen.

Die Funktionen dissoziierter Anteile verstehen

Therapeuten müssen zu verstehen lernen, warum Patienten geteilt bleiben – warum ihre Nicht-Realisation bestehen bleibt. Warum brauchen sie ihre dissoziierten Anteile weiterhin, statt sich als ein Ganzes zu erleben? Die Phobie hinsichtlich des inneren Erlebens spielt bei der Aufrechterhaltung einer Dissoziation oft eine wichtige Rolle. Der Patient vermeidet nicht nur mit traumatischen Erinnerungen und dissoziierten Anteilen verbundene Gedanken, Gefühle und Empfindungen, sondern auch andere innere Erlebnisse, die weit über das erlebte Trauma hinausreichen können.

Zentrales Konzept

Der Therapeut muß sich darüber im klaren sein, warum der Patient weiterhin dissoziierte Anteile hat – weshalb bei ihm weiterhin eine tiefreichende Nicht-Realisation besteht. Diese Gründe sind die Behandlungsziele, und sie umfassen die Phobien hinsichtlich inneren Erlebens, hinsichtlich dissoziierter Anteile und hinsichtlich traumatischer Erinnerungen.

Die Phobie hinsichtlich unaufgelöster traumatischer Erinnerungen ist ein weiterer wichtiger Grund dafür, daß Anteile abgetrennt bleiben. Ein Anteil kann eine Erinnerung bewahren, die für einen anderen Anteil unerträglich ist, wobei dieser selbst an das Geschehene keine Erinnerung hat. Ein Anteil kann einen besonders unerträglichen Aspekt einer Erinnerung bewahren – eine Emotion wie Schuld oder Scham, eine körperliche Empfindung wie sexuelle Erregung oder unerträglichen Schmerz, eine Bewegung wie ein Senken des Kopfes und das Vermeiden von Blickkontakt, eine Drohung des Täters oder einen Augenblick, in dem der Patient glaubte, er werde sterben –, während andere Anteile den Rest der betreffenden Erinnerung bewahren. Es gibt aber auch andere, ebenso heftige die Dissoziation aufrechterhaltende Konflikte, die direkt oder indirekt mit einem Trauma zusammenhängen.

Ein dissoziierter Anteil muß immer im Kontext der ganzen Person verstanden werden – jenes dynamischen Systems, dem der Anteil als Subsystem angehört. Es ist also wichtig, die Funktionen eines bestimmten Anteils im Rahmen der ganzen Person zu verstehen. Wie Janet (1945) erklärte, repräsentieren dissoziierte Anteile bestimmte Nicht-Realisationen. Die Funktionen von Anteilen sind eng mit den durch sie aufrechterhaltenen Nicht-Realisationen verbunden. Beispielsweise erfüllt ein Kind-Anteil – mit großen Augen und einer Hilflosigkeit signalisierenden, zusammengesunkenen Körperhaltung – die Aufgabe, Abhängigkeitssehnsüchte zu bewahren, die der erwachsene Anteil des Patienten, dessen Haltung aufrechter ist, noch nicht realisieren kann, wohingegen die Kind-Anteile nicht realisierten, daß sie mittlerweile erwachsen sind. Ein wütender Anteil mit extremer Anspannung im Kiefer- und Schulterbereich soll vor Bedrohungen schützen, und er realisiert nicht, daß die vermutete Bedrohung vielleicht gar nicht existiert oder zumindest nicht so groß ist und daß man mit relationalen Konflikten auch anders umgehen kann. Der Patient, der Wut nicht realisieren kann, überträgt diese Aufgabe dem wütenden Anteil, den er dann aus Scham meidet.

Die Organisation des dynamischen Systems dissoziierter Anteile

Zwar scheinen alle Anteile oberflächlich betrachtet einige einzigartige Merkmale zu haben, doch haben sie auch gewisse typische Ähnlichkeiten hinsichtlich ihrer Grundfunktionen und der Art ihrer Organisation. Auf der untersten Ebene sind Anteile wahrscheinlich in Form von Handlungssystemen organisiert (van der Hart et al. 2006/2008). Dabei handelt es sich um eine duale Organisation, die auf Gefahrenabwehr und Funktionsfähigkeit im Alltag zielt, wie wir bereits erläutert haben.

Das komplexe Persönlichkeitssystem eines Patienten kann viele Ebenen umfassen, von denen die einfachste aus einem wichtigen Anteil, der Aufgaben im Alltagsleben übernimmt, und einem oder mehreren Anteilen, die auf die Traumazeit fixiert sind, besteht. Einige Anteile können im Laufe der Zeit mehr Autonomie und Elaboration entwickeln, aber nicht alle. Beispielsweise bestand das System von Helen, mit der wir uns in Kapitel 1 beschäftigt haben, aus einem Anteil (»Helen«), der Funktionen im Alltagsleben erfüllte, und mehreren Anteilen, die auf die Verteidigung gegen Gefahr oder Lebensgefahr fixiert waren. Diese dissoziierten Anteile, beispielsweise der Kind-Anteil mit Namen Ellen, bewahren Erinnerungen, Emotionen usw., die Helen noch nicht realisieren kann. Bei den meisten Patienten mit einer ANBDS liegt eine dissoziative Organisation dieses Grades vor.

In einem komplexeren Fall – der nach unserer Auffassung bei einer DIS vorliegt – verfügen Patienten über mehr als einen Anteil, der Funktionen im Alltagsleben übernimmt, und es gibt mehr als einen auf die Traumazeit fixierten Anteil. Derricks dynamisches System dissoziierter Anteile hatte diesen Komplexitätsgrad (sein Fall wurde früher in diesem Kapitel beschrieben). Mehrere Anteile erfüllten bei ihm Aufgaben und Funktionen im Alltagsleben, darunter zwei Anteile, die seine beruflichen Pflichten erfüllten, beide mit bestimmten physischen Eigenarten, die im Kontext der Arbeitssituation adaptiv waren. Außerdem hatte Derrick einen Anteil, der sportlich sehr aktiv war, sowie einen Anteil, der Dinge wie das Ausfüllen von Steuererklärungen, Einkäufe und das Bezahlen von Rechnungen übernahm. Derrick war sich traumatischer Erlebnisse bewußt, da er schon sehr früh von mehreren Männern sexuell mißbraucht worden war. Er sprach über »im Keller eingesperrte Kinder« in seinem Inneren und wollte mit diesen ausnahmslos auf die Traumazeit fixierten Anteilen nichts zu tun haben.

Anteile, die Alltagsfunktionen übernehmen, stellen sich oft der Therapie und vermeiden gewöhnlich, wenn auch nicht immer, andere Anteile. In der Traumazeit gefangene Anteile stehen häufig mit bestimmten traumatisierenden Erlebnissen in Zusammenhang, und bei manchen Patienten gibt es mehrere Subsysteme dieser Art. In Davids Fall gab es zwei Systeme von in der Traumazeit gefangenen Anteilen, die auf bestimmte Weisen miteinander verbunden, aber gleichzeitig voneinander getrennt waren. Ein Subsystem von Anteilen bewahrte die meisten der Erinnerungen an Mißbrauchserlebnisse zu Hause, ein anderes Subsystem Erinnerungen an Mißbrauchserlebnisse mit einer Gruppe von Pädophilen in der Nachbarschaft.

Praktische Ansätze für die Arbeit mit dissoziierten Anteilen

Weil dissoziierte Anteile Subsysteme einer einzigen Person mit einer einheitlichen Persönlichkeit sind, kann die Art, wie der Therapeut mit der Person als einem Ganzen arbeitet, das Behandlungsresultat stark beeinflussen. Wenn Therapeuten von den Unterschieden zwischen Anteilen fasziniert sind – von ihrer Zahl sowie ihren Stilen, Vorlieben und Charakteristika – und wenn sie mit ihnen so arbeiten, als wären sie tatsächlich Individuen, kann eine Therapie leicht auf Abwege kommen und dissoziative Tendenzen verstärken. Es kommt dann zur Kollusion des Therapeuten mit der Nicht-Realisation des Patienten, da er handelt, als sei der Patient keine einzige Person.

Zentrales Konzept

Der Therapeut muß mit den dissoziierten Anteilen als Subsystemen einer ganzen Person, nicht als Individuen, arbeiten.

Andererseits ignorieren manche Therapeuten die Bedeutung der Arbeit mit Anteilen und behandeln ihre Patienten wie gewohnt in der Hoffnung, die Anteile würden schon irgendwie verschwinden oder ihre Konflikte würden aufgelöst werden. Weil ihnen eine entsprechende Ausbildung und ein konzeptioneller Rahmen fehlt, der es ihnen ermöglichen würde, das Wesen dissoziierter Anteile zu verstehen, fühlen sich manche Therapeuten, wie sie berichten, von der Frage, wie sie mit den Anteilen umgehen sollen, verwirrt und überfordert. Die Betreffenden vermeiden die Arbeit mit Anteilen dann möglicherweise, weil sie einfach nicht wissen, wie sie dabei vorgehen sollen, oder weil sie sich davor fürchten.

Einige Therapeuten vermeiden die Arbeit mit Anteilen, weil sie sich sorgen, der Patient könne diese um irgendeines Sekundärgewinnes willen geschaffen haben, oder sie sorgen sich, indem sie den Anteilen Aufmerksamkeit schenkten, verstärkten sie das Gefühl der Gespaltenheit des Patienten noch weiter. Unglücklicherweise erreichen dissoziierende Patienten nicht aus eigener Kraft die Integration, weil sie extrem zu phobischem Vermeiden neigen und wegen ihres mit der starken dissoziativen Tendenz verbundenen Mangels an Realisation. Neuere Untersuchungen haben gezeigt, daß sich der Zustand stark dissoziierender Patienten nicht ohne eine Behandlung verbessert, die sich mit den dissoziierten Anteilen beschäftigt (Brand, Loewenstein & Spiegel 2014). Brand et al. (2014) haben auch darauf hingewiesen, daß die Dissoziation (ebenso wie andere starke Symptome) schwächer wird, wenn die behandelnden Therapeuten die dissoziierten Anteile anerkennen und mit ihnen arbeiteten.

ZENTRALES KONZEPT

Die entscheidende Frage lautet nicht: »Soll ich mit Anteilen arbeiten?«, sondern: »Wie kann ich mit Anteilen auf eine die Integration fördernde Weise arbeiten?«

Man muß sich fragen, *wie* man durch die Arbeit mit Anteilen die Dissoziation verringern und die Integration fördern kann. Zu den dissoziationsverringernden Interventionen zählen diejenigen, die

- einer systemtheoretischen Perspektive entsprechen (die dissoziierte Anteile als Subsysteme des dynamischen biopsychosozialen Systems der Gesamtpersönlichkeit sehen);
- einem relationalen Ansatz entsprechen;
- alle dissoziierten Anteile in die Therapie einbeziehen;
- alle dissoziierten Anteile respektvoll und als einer Person zugehörig behandeln;
- Patienten helfen, sich mit dem zu konfrontieren, was ihre dissoziierten Anteile separat hält, soweit die Patienten dies ertragen können;
- dafür sorgen, daß die Behandlung in einem Toleranzfenster für alle Anteile bleibt; und
- die systematisch arbeiten, ganz gleich, welche Anteile in einem bestimmten Augenblick präsent sind oder nicht.

Ein abgestufter und systemischer Ansatz

Die effektivste Art der Arbeit mit Anteilen besteht darin, sie als Subsysteme innerhalb eines dynamischen Systems, welches das Individuum als Ganzes umfaßt, zu verstehen. Dabei ist jeder Anteil für alle anderen Anteile relevant und muß lernen, die anderen zu verstehen, ihnen gegenüber mitfühlend zu sein und sich für sie verantwortlich zu fühlen. Ob der Therapeut mit einem oder zwei Anteilen, Gruppen von Anteilen oder allen Anteilen gleichzeitig arbeitet, hängt von der Integrationsfähigkeit und Motivation des Patienten ab. Im folgenden beschäftigen wir uns damit, wie man feststellen kann, ob und wann man mit einem, mehreren oder allen Anteilen gleichzeitig arbeiten sollte.

> *Zentrales Konzept*
>
> Der Therapeut muß (möglichst zusammen mit dem Patienten) in jeder Situation einschätzen, ob es effektiver ist, mit dem Patienten als ganzer Person mittels »Hindurchsprechen« zu arbeiten, wobei zwei oder mehr Anteile Gewahrsein und Kooperation fördern, oder ob die Arbeit mit einem einzelnen Anteil momentan sinnvoller ist. Einfach mit dem Anteil zu interagieren, der sich mehr oder weniger zufällig in der Therapie präsentiert, reicht nicht aus, wenn man die Integration fördern will. Die Interaktionen des Therapeuten mit Anteilen sollten dazu dienen, in der Therapie bestimmte Ziele zu erreichen.

Explizite Interaktionen zwischen Anteilen kann ein Patient manchmal hören, sehen oder spüren. Helen sah den jungen Anteil, den sie Ellen nannte, manchmal und spürte Ellen in ihrem Körper. Gelegentlich sah Helen im Geiste ein Bild von Ellen als hilflose Waise mit zerlumpten und verschmutzten Kleidern, und in anderen Fällen sah sie Ellen außerhalb von sich, in der Ecke ihres Schlafzimmers zusammenkrümmt. Dann weinte Ellen und bat Helen, sie zu halten, und sie erklärte, sie fürchte sich sehr vor »dem Beobachter«, einem Anteil, der sie tadelte. Der Beobachter zeigte sich oft als dunkle, schattenartige Gestalt, die Ellen entsetzlich beschimpfte und sie zu töten drohte.

Wir können uns diese Anteile von Helen als bruchstückhafte Repräsentationen ihrer Kindheit vorstellen – als das Opfer und seinen Verfolger –, wobei Helen oft die Rolle einer gleichgültigen Zuschauerin spielte, die ignorierte, was mit diesen Anteilen von ihr los war, oder nichts für sie tun konnte.

Ein familiensystemischer Ansatz der Arbeit mit inneren Anteilen ist eine Möglichkeit, mit dissoziierenden Patienten zu arbeiten (siehe z. B. Chu 2011; R. Schwartz 1994/1997; van der Hart et al. 2006/2008). In der systemischen Therapie mit der inneren Familie gibt es keinen Indexpatienten, sondern das gesamte Familiensystem ist Ziel der Behandlung. Es geht darum, dieses System zu verändern – wie seine Mitglieder interagieren und zueinander in Beziehung treten. Ebenso geht es bei der Behandlung dissoziativer Störungen darum, die Art, wie die dissoziierten Anteile zueinander und zur Welt in Beziehung treten oder dies nicht tun, zu verändern.

Ein sensumotorischer psychotherapeutischer Ansatz (Ogden et al. 2006/2010; Ogden & Fisher 2015) erschließt die Möglichkeit, Therapeuten und ihren Patienten zu helfen, sich der somatischen Organisation der dissoziierten Anteile bewußt zu werden und sich zu vergegenwärtigen, wie der Körper selbst zu einer Realisation und Integration unterstützenden Ressource werden kann. Dabei werden Bewegungen, Empfindungen und Haltungen des Patienten als die verschiedenen Anteile spiegelnd und aufrechterhaltend verstanden; und therapeutische Interventionen, die physische Handlungen verändern und integrieren – beispielsweise mit der Folge, daß mehr als ein Anteil bestimmte Haltungen und Handlungen als akzeptabel empfindet –, werden benutzt, um die Anteile dazu zu bringen, miteinander zu kommunizieren und zu kooperieren.

Auf die Bedeutung der therapeutischen Beziehung als interpersonalem und integrativem Container, der alle dissoziierten Anteile einlädt und bewahrt, kann nicht nachdrücklich genug hingewiesen werden. Wenn der Therapeut das subjektive Erleben jedes Anteils eines Patienten akzeptiert, zu ihm in Beziehung tritt und gleichzeitig die Realität des Patienten als ganzer Person anerkennt, »wird jeder Selbstanteil zunehmend befähigt, mit den restlichen Anteilen zu koexistieren, und ist in diesem Sinne mit den übrigen verbunden. Dies ist ein Erlebnis von Kohärenz, Kohäsivität und Kontinuität, das auf menschlicher Bezogenheit beruht« (Bromberg 2003, S. 704).

Je komplexer das dynamische System der dissoziierten Anteile eines Patienten ist, um so bedächtiger und sorgfältiger sollte der Therapeut in der Regel vorgehen – denn die Integrationsfähigkeit ist begrenzt, zumindest was den Umgang mit inneren Erlebnissen betrifft. Der Therapeut muß die fragile Funktionsfähigkeit von DIS-Patienten im Alltagsleben, die auf extremem Vermeiden basiert, von adaptiver Funktionsfähigkeit unterscheiden, die es einem Patienten ermöglicht, mit inneren Erlebnissen umzugehen, auch wenn dies nur in einem sehr langsamen Tempo geschehen kann. Geht die Arbeit zu schnell vonstatten, kann sie den Patienten überfordern.

Wo beginnen?

Oft ist es sinnvoll, bei der Arbeit mit Anteilen sequentiell vorzugehen. Man stellt zunächst fest, inwieweit der Patient die Vorstellung innerer Anteile akzeptiert und in welchem Maß er als der Hauptanteil, der Aufgaben im Alltagsleben übernimmt, schon über die Existenz weiterer Anteile informiert ist und mit ihnen kommunizieren kann.

Psychoedukation

Als nächstes bietet der Therapeut dem Patienten Psychoedukation an, um seinem alltagstauglichen Anteil, der sich in der Regel als erster zeigt, zu helfen, die Bedeutung der Arbeit mit anderen dissoziierten Anteilen zu akzeptieren. Weil sich viele Patienten vor ihren Anteilen fürchten oder sich ihrer schämen, sind sie oft kaum bereit, sich einzugestehen, daß sie dissoziieren. Der Therapeut muß ihnen zu verstehen helfen, wie ihr Körper auf Traumata reagiert, welche animalischen Defensivmechanismen dabei aktiviert werden und wie Haltung und Bewegungen des Körpers zur Aufrechterhaltung der dissoziierten Anteile sowie bestimmter Emotionen und Überzeugungen beitragen. Einstellung und Sprache des Therapeuten können helfen, das Stigma der Existenz separater Anteile bei einem Patienten zu verringern. Therapeuten sollten im Umgang mit DIS-Patienten nach einer Möglichkeit suchen, diesen als Individuen möglichst gut gerecht zu werden, und im Hinblick auf dieses Ziel müssen sie ihre eigene Sprache und ihr Verständnis der konkreten Situation nutzen.

Das Erleben von Anteilen als Normalität beschreiben Therapeuten können ihren DIS-Patienten erklären, daß ein Trauma instinktive animalische Defensivmechanismen aktiviert, verbunden mit bestimmten charakteristischen physischen Handlungen und Emotionen, und daß es den Traumatisierten unmöglich ist, das Erlebte vollständig zu integrieren. Ein Kind kann sein Selbstempfinden während des Mißbrauchs-/Mißhandlungserlebnisses – wenn animalische Defensivreaktionen ins Spiel kommen – nicht mit seiner Alltagsexistenz in Einklang bringen, in der die Defensivreaktion nicht erforderlich ist. Im erstgenannten »Selbst« ist das Kind erstarrt, immobilisiert und unfähig zu denken; im letzteren kann es sehr aktiv sein und ein großes Spektrum von Emotionen und Gedanken hervorbringen. Sein inneres Empfinden von Körper und Geist ist in diesen verschiedenen Erlebensmodi sehr unterschiedlich. Insofern ist es verständlich, daß nicht nur Emotionen, Empfindungen, Bewegungen usw. dissoziiert sind, sondern auch das Empfinden der eigenen Identität. Sobald die Diagnose feststeht, profitieren einige Patienten davon, wenn ihnen der Therapeut erklärt, daß es bei uns allen unterschiedliche Selbstaspekte gibt. Wir sind anders, je nachdem, ob wir uns in unserem beruflichen Umfeld befinden, zu Hause bei unserer Familie sind oder einen Urlaub genießen. Aber nicht jeder Mensch erlebt diese verschiedenen Seiten seiner Existenz als *nicht ich* – d. h., als mit einer Erste-Person-Perspektive und eigenem Ichempfinden ausgestattet; nicht bei jedem Menschen gibt es dissoziative Barrieren zwischen Anteilen, und nicht jeder vermag leicht von einem seiner Modi in einen anderen zu wechseln. Der Therapeut kann einem Patienten nötigenfalls erklären, daß diese Barrieren in einer für ihn sehr schwierigen Zeit in seiner Kindheit notwendig waren und ihm ermöglicht haben zu überleben. Und die intrusiven Symptome von Anteilen kann man einem Patienten so erklären, daß er nicht das Gefühl hat, verrückt zu sein.

Erklären und Rahmen der Verhaltensweisen dissoziierter Anteile Die meisten Patienten berichten, bei ihnen existierten dissoziierte Anteile, die sie quälen, bedrohen, terrorisieren oder beschämen. Einige dieser Anteile erscheinen als Täter, andere als sehr wütende und bedrohliche Stimmen. Die Patienten können in ihrem Inneren ein verletztes Kind hören, das ständig weint und unter schrecklichen Schmerzen leidet, oder junge Anteile, die Wutanfälle bekommen oder vor Furcht zittern. Manchmal beschreiben Patienten auch Anteile, auf die sie keinen Einfluß haben – die ihren Körper peinigen, sich sexuell promiskuitiv verhalten, sich prostituieren, alkoholsüchtig sind oder Drogen konsumieren. In einer Therapie ist es von Anfang an nützlich, die ursprüngliche Funktion der Verhaltensweisen solcher Anteile zu erklären und sie so umzudeuten, daß sie als Verhaltensweisen erscheinen, die der Lösung eines Problems dienen (siehe hierzu die Beispiele in den Kapiteln 16 und 17).

Benutzen einer sprachlichen Ausdrucksweise, die dem Patienten hilft

Therapeuten bevorzugen verschiedene terminologische Bezeichnungen für Anteile. Am wichtigsten ist es jedoch, sich sprachlich darauf einzustellen, wie der Patient seine Situation erlebt. Beispielsweise empfand eine Patientin den Begriff »Anteile« als beängstigend. Sie erklärte: *»Ich fühle mich dann, als wäre ich wirklich verrückt!«* Als der Therapeut sie daraufhin fragte, wie sie selbst nenne, was sie innerlich erlebe, antwortete sie: *»Meine kleinen Stückchen«*. Weil sie diese Ausdrucksweise als deutlich weniger stigmatisierend empfand, benutzte auch ihr Therapeut fortan diesen Ausdruck für ihre dissoziierten Anteile. Ein anderer Patient konnte sich nichts darunter vorstellen, daß bei ihm »Teile« existieren sollten, doch die Existenz animalischer Defensivreaktionen und physischer Muster, die seine »Instinkte« spiegelten, leuchtete ihm durchaus ein. Deshalb sprach er von seinem Instinkt, unter Anspannung zu geraten und sich aufzublasen (seinem wütenden Anteil) und von seinem Instinkt zu erstarren (seinem immobilisierten Anteil). Ein Therapeut muß herausfinden, wie ein Patient am liebsten selbst über seine Erlebnisse reden will. Vor allem jedoch muß der Therapeut sich flexibel zeigen und Bezeichnungen benutzen, die seine Patienten bevorzugen.

Allerdings weigern sich manche Patienten grundsätzlich anzuerkennen, daß bei ihnen eine Dissoziation vorliegt. Manchmal muß man deshalb einen Kompromiß suchen – indem man etwa von *verschiedenen Arten zu sein* oder *verschiedenen Stimmungen* spricht. Andere Patienten sind so davon überzeugt, daß Anteile separate Personen sind, daß ihr Therapeut sehr vorsichtig vorgehen muß. Marta beispielsweise, eine Patientin mit DIS, bezeichnete ihre Anteile als *meine inneren Leute*. Daraufhin nannte ihr Therapeut die Anteile manchmal *»Was Sie Ihre inneren Leute nennen und was ich Ihre Anteile nenne«*. Falls ein Patient hinsichtlich der Bezeichnungen keine besonderen Präferenzen hat, kann man im Gespräch mit ihm eine der im folgenden aufgelisteten Begrifflichkeiten benutzen:

- Anteile von mir oder dissoziierte Anteile von mir;
- Alter-Persönlichkeiten;
- Anteile meiner Persönlichkeit;
- unterschiedliche Arten zu sein;
- Modi;
- Stimmungen;
- Aspekte von mir;
- der wütende Anteil von mir;
- das kleine Ich / das erwachsene Ich.

Manche Patienten haben keine Namen für ihre Anteile, und das gilt insbesondere für Patienten mit einer ANBDS. In solchen Fällen sollten die Therapeuten den Anteilen ebenfalls *keine* Namen geben und auch die Patienten nicht dazu auffordern, wenn diese es vor Beginn der Therapie nicht getan haben, es sei denn, es geht darum, bestimmte Anteile sehr allgemein zuzuordnen, beispielsweise in Form von Ausdrücken wie *»der wütende Anteil von Ihnen«* oder *»der junge Anteil von Ihnen«*. Die Ausnahme hierzu ist vielleicht die Umbenennung eines Anteils, die dem Patienten helfen soll, diesen zu akzeptieren, oder die seine ursprüngliche schützende oder helfende Funktion hervorheben soll. So kann es beispielsweise nützlich sein, »das Miststück«, »den Beschützer« oder »das Monster« in »das kleine Kind« oder »Papa« in »Harry« umzubenennen. Dieses Reframing durch Umbenennung ist nur möglich, wenn der betreffende Anteil mit dem neuen Namen einverstanden ist, denn man sollte ihn nicht zu einer solchen Namensänderung zwingen. Gewöhnlich sind Anteile, die beschimpft werden, begierig darauf, akzeptiert zu werden, und oft suchen sie sich ihren neuen Namen sogar selbst aus.

Beispiel für die Umbenennung eines Anteils als therapeutische Strategie: Terri und Patricia

Terri hatte einen Anteil, den sie »Schlampe« nannte. Als sie in ihrer Therapie schließlich an ihrer Scham wegen ihrer sexuellen Promiskuität arbeitete, gab der Therapeut zu bedenken, daß diese Bezeichnung sehr herabsetzend sei. Später entwickelte Terri mehr Mitgefühl und benannte den Anteil in »Cassidy« um, was auf Gälisch »clever« bedeutet. In Cassidy sah sie den Anteil von sich, der gelernt hatte, Sex zu nutzen, um sich in schwierigen Situationen Aufmerksamkeit und Liebe zu sichern. Als Terri sich später besser in der Lage sah, zu ihrer Sexualität zu stehen, nahm Cassidys Aktivität ab, und nach einigen weiteren Jahren der Behandlung gelang es, sie zu integrieren.

Eine andere Patientin, Patricia, nannte zwei ihrer dissoziierten Anteile »Mama« und »Papa«, die sie in Angst und Schrecken versetzten und Akte sadistischer Mißhandlung reinszenierten, die beide Eltern an ihr begangen hatten. Im Rahmen seiner Bemühungen, Patricia zu helfen, effektiver zu mentalisieren, fokussierte der Therapeut auf die Unterschiede zwischen den »inneren« Eltern (Mama und Papa) und den »äußeren« Eltern. Patricia spürte, daß die inneren Anteile »jüngere Versionen« ihrer mittlerweile ziemlich alten realen Eltern waren. Der Therapeut machte Patricia auf verschiedene Möglichkeiten aufmerksam, zwischen ihren inneren Anteilen und ihren realen Eltern zu unterscheiden. Einer dieser Vorschläge beinhaltete, den Anteilen neue Namen zu geben. Patricia gefiel dies, und sie benannte die Eltern-Anteile in »Edith« und »Archie« um (die Namen stammten aus der damals beliebten Sitcom »All in the Family«). Diese Namensgebung brachte sie zum Kichern, und sie fühlte sich nicht mehr so bedroht wie vorher.

Patienten mit DIS haben häufig bestimmten Anteilen zu einem früheren Zeitpunkt in ihrem Leben einen Namen gegeben. Deshalb fragen ihre Therapeuten sie häufig, ob sie diese Anteile bei ihrem Namen nennen sollen oder nicht. Es gibt diesbezüglich nur eine verbindliche Regel: Unabhängig davon, wie der Therapeut Anteile bezeichnet, sollte stets klar sein, daß er die Anteile als Subsysteme der ganzen Person versteht.

Die meisten Therapeuten benutzen für jeden Anteil einen bestimmten Namen, sofern der Patient dem Anteil bereits einen Namen gegeben hat. Beispielsweise nannte Helen ihren jungen Anteil Ellen. Manchmal benannte ihre Therapeutin Ellen namentlich, aber oft benutzte sie Formulierungen wie *»der kleine Anteil von Ihnen«* oder *»Ellen, der junge Anteil von Ihnen«*. Diese Art erklärender Formulierungen mit einem Namen zu verbinden ist deshalb nützlich, weil es die Patienten daran erinnert, daß ihr Therapeut sowohl ihre subjektive Realität anerkennt als auch die Realität, daß ein Patient eine einzige Person ist.

Grundsätzlich sollte das Benutzen bestimmter Namen nicht zu einem Machtkampf ausarten. Der Therapeut kann das weiter oben bezogen auf Helen beschriebene Vorgehen anwenden, wenn der Anteil auf der Nutzung unterschiedlicher Namen beharrt. In jedem Fall geht es darum, eine der therapeutischen Arbeit zuträgliche Beziehung zu allen Anteilen des Patienten zu entwickeln. Therapeuten müssen riskieren, mit einem Fuß in die innere Welt des Patienten einzutreten, während sie mit dem anderen Fuß in der gemeinsamen gegenwärtigen Realität geerdet bleiben.

Die Arbeit mit den erwachsenen Anteilen eines Patienten beginnen

Die stabilisierendste Art, mit der Arbeit an dissoziierten Anteilen zu beginnen, besteht darin, daß man sich zunächst mit dem erwachsenen Anteil des Patienten befaßt, der sich in der Therapie vorstellt und bei dem gewöhnlich eine Phobie hinsichtlich der übrigen dissoziierten Anteile vorliegt. Bei Patienten mit DIS kann mehr als ein solcher Anteil existieren, weil bei ihnen mehrere Anteile Funktionen im Alltagsleben übernehmen und Phobien hinsichtlich in der Traumazeit verharrender Anteile entwickeln können. Ein Therapievertrag muß den (oder die) erwachsenen Anteil(e) des Patienten einbeziehen, so daß die Fähigkeit, das Alltagsleben zu bewältigen, erhalten bleibt oder sogar verbessert werden kann. Außerdem wird/werden der/die erwachsene/n Anteil/e des Patienten als für die Handlungen anderer dissoziierter Anteile verantwortlich angesehen.

Zentrales Konzept

> Der erwachsene Anteil des Patienten muß in der Behandlung zuerst angesprochen werden, und man muß ihm helfen, andere dissoziierte Anteile zu akzeptieren und mit ihnen zusammenzuarbeiten.

Manche Patienten begeben sich in Therapie, weil ihre traumatischen Erinnerungen wiederbelebt worden und dadurch die in der Traumazeit verharrenden dissoziierten

Anteile aktiver geworden sind. Bei diesen Patienten kann es während einer Therapiesitzung zum Switching kommen, und der Therapeut muß entscheiden, mit welchen dissoziierten Anteilen er zuerst arbeiten will. Allerdings verbergen manche Patienten das Switching und die Existenz dissoziierter Anteile bei ihnen, weshalb es für den Therapeuten extrem schwierig sein kann, bewußt mit irgendwelchen Anteilen zu arbeiten. Man kann in solchen Fällen leicht so tun, als existierten diese Anteile gar nicht, so wie der Patient selbst es als der erwachsene Anteil tut. Manche Patienten versuchen aus der Perspektive des erwachsenen Anteils, den Therapeuten dazu zu bringen, sich mit anderen dissoziierten Anteilen auseinanderzusetzen, um dies selbst nicht tun zu müssen. Andere haben einen starken Wunsch, sich etwas, das sie in ihrer Kindheit nicht bekommen haben, nachträglich zu verschaffen, und hoffen deshalb, daß sich der Therapeut um ihre jüngeren Anteile kümmern wird. Das Problem des Switchings wird später in diesem Kapitel erörtert.

Manche Therapeuten sorgen sich, daß sie mit dem Anteil werden arbeiten müssen, der manchmal »Gastgeber«, die »Geburtspersönlichkeit«, die »ursprüngliche Persönlichkeit« oder das »ursprüngliche Ich« genannt wird – mit dem Anteil, der die meiste Zeit über die Kontrolle ausübt. Der Gastgeber ist ganz einfach der Anteil des Patienten, der offensichtlich im Alltagsleben am häufigsten aktiv ist und dessen Erscheinung mit Haltungen, Bewegungen und Ausdrucksformen verbunden ist, die spiegeln, daß sich der Patient mit seinem Verhalten auf die gegenwärtige Wirklichkeit bezieht, statt in der Traumazeit zu verweilen. Dies kann sich im Laufe der Zeit verändern oder in einem Konglomerat von Anteilen seinen Ausdruck finden, die im Alltag relativ gut kooperieren, was zur Folge haben kann, daß es keinen einzelnen Anteil gibt, der die meiste Zeit über präsent ist. Aufgrund der psychobiologischen Natur der Entwicklung dissoziierter Anteile in der Kindheit kann es keine »ursprüngliche Persönlichkeit« und keine »Geburtspersönlichkeit« geben. Die Persönlichkeit ist ein Resultat des Entwicklungsprozesses: Wir werden nicht mit einer voll entwickelten Persönlichkeit geboren. Manche stark traumatisierten Kinder haben nie eine kohäsive Persönlichkeit entwikkelt. Der Therapeut hilft dem Patienten als einer Ganzheit, Verantwortung für die Aktivitäten aller seiner Anteile zu übernehmen, unabhängig davon, welcher Anteil sich jeweils »im Vordergrund« befindet. Demnach ist letztlich jeder Anteil jedem anderen Anteil gegenüber und für jeden anderen Anteil verantwortlich.

Explizite Klärung der gemeinsamen Ziele aller Anteile

Praktisch alle Anteile suchen Linderung oder wollen sich besser fühlen, auch diejenigen, die schwerwiegende Einwände gegen die Therapie erheben, und sogar diejenigen, die sterben wollen, um ihrem Schmerz ein Ende zu setzen, oder die glauben, sie hätten Bestrafung verdient. Therapeuten sollten ihren Patienten zu verstehen helfen, daß es ungeachtet allen Widerstandes und aller Konflikte zwischen ihren Anteilen Ziele gibt, die für sie alle und für die Person als Ganzes wichtig sind. Der Therapeut könnte dies wie folgt zu erklären versuchen: »*Es ist ja wohl so, daß Ihre Anteile nicht leiden wollen, nicht wahr? Und Ihre Anteile würden sich wohl auch gern besser fühlen, auch wenn Sie sich das nicht vorstellen können und Sie sich das nur insgeheim wünschen. Außerdem haben Ihre Anteile sich allesamt einverstanden erklärt, Ihnen zu erlauben, zur Therapie zu kommen. Das haben sie zwar nur widerwillig akzeptiert, aber ich denke, wenn sie es nicht akzeptiert hätten, säßen Sie nicht hier bei mir. Alle Anteile haben Ihnen also irgendwie bestätigt, daß Sie nicht mehr leiden wollen – obwohl einige denken, Sie sollten leiden, und obwohl einige das Gefühl haben, Sie könnten gar nicht aufhören zu leiden. Es scheint also, daß alle Anteile von Ihnen das Leiden beenden möchten. Sehen Sie das auch so? Es gibt demnach ein paar Dinge, die allen Anteilen gemeinsam sind, und dabei handelt es sich um wirklich wichtige und gute Dinge, und wir können unsere Arbeit mit diesen Zielen, auf die sich alle Anteile geeinigt haben, beginnen.*«

Kontaktieren dissoziierter Anteile

Vor direkten Versuchen der Kontaktaufnahme muß dem Therapeuten klar sein, was er mit ihnen besprechen sollte, um den größten Nutzen zu erzielen. Dissoziierte Anteile möchten über eine unerschöpfliche Zahl von Themen reden. Dabei verfolgt jeder Anteil seine eigenen Pläne und Interessen, und oft handelt es sich um Vermeidungsstrategien. Einige durchaus wichtige Themen werden zu einem ungünstigen Zeitpunkt vorgetragen, etwa traumatische Erinnerungen in Phase 1. Der Therapeut muß das Steuer übernehmen und den Kurs der Therapie immer wieder korrigieren, indem er eine kohärente Strategie verfolgt und sich nicht auf Abwege führen läßt (siehe Kapitel 8).

ZENTRALES KONZEPT

Versuche, die Kommunikation zwischen den Anteilen zu fördern, sollten sich zunächst auf die Stabilisierung konzentrieren und darauf, Patienten zu helfen, ihre Aufgaben im Alltagsleben zu erfüllen, sich also nicht schon an die Erörterung traumatischer Erinnerungen heranzuwagen.

Grundsätzlich sollten Therapeuten zu Beginn ihrer Arbeit die Kommunikation und Kooperation zwischen den Anteilen eines Patienten fördern und sie wenn möglich auch dazu bringen, stärkeres Mitgefühl gegenüber anderen Anteilen zu entwickeln. Die anfängliche innere Kommunikation sollte auf die Verbesserung der Funktionsfähigkeit im Alltagsleben und die Stabilisierung zielen, nicht auf die Verarbeitung traumatischer Erinnerungen. Wenn möglich, sollte die Arbeit so lange auf der kognitiven Ebene bleiben, bis die dissoziierten Anteile ihre Emotionen regulieren können. Beispielsweise kann ein Therapeut Anteile ermutigen, an der Lösung von Konflikten zu arbeiten, die die Erfüllung beruflicher Verpflichtungen oder die Versorgung der Kinder des Patienten betreffen oder Möglichkeiten, die Neigung zur Selbstschädigung oder zu anderen dysfunktionalen Verhaltensweisen zu verringern. Anteile, die traumatische Erinnerungen mitteilen möchten, können respektvoll gebeten werden, diese Erinnerungen in einem sicheren Behälter aufzubewahren, bis der geeignete Zeitpunkt für die Arbeit an ihnen gekommen ist. Im folgenden werden verschiedene Möglichkeiten der Kontaktaufnahme zu dissoziierten Anteilen beschrieben.

- ***Hindurchsprechen*** (*talking through* – Kluft 1982). In diesem Fall sagt der Therapeut zum Patienten etwas wie: »*Während wir miteinander reden, können Sie allen Ihren Anteilen (oder ›allen Ecken Ihres Geistes‹, ›allen Ihren Aspekten‹, ›Ihrem ganzen Sein/Selbst‹) gestatten, zuzuhören und teilzuhaben.*« Hindurchsprechen kommt in den meisten Therapiesitzungen mit dissoziierenden Patienten zur Anwendung und kann selbst dann genutzt werden, wenn der Therapeut zu einem bestimmten Zeitpunkt mit nur einem oder zwei Anteilen arbeitet. Hindurchsprechen ist insbesondere am Anfang der Arbeit oft von Nutzen, um Täter-Anteile und andere mit der Teilnahme des Patienten an einer Therapie oder mit der Arbeit an bestimmten Themen nicht einverstandene Anteile anzusprechen. Weiter oben wurde beschrieben, wie wichtig es ist, die Funktionen der verschiedenen Anteile zu erklären und gegebenenfalls umzudeuten. Dies kann zunächst mittels Hindurchsprechen geschehen. Manche Patienten empfinden es als beängstigend, wenn sich der Therapeut mittels Hindurchsprechen an andere Anteile wendet, insbesondere wenn es sich um Anteile handelt, die einen Täter imitieren, oder um andere stark unter Scham leidende Anteile, weil die Patienten dann anfangen, diese Anteile zu erleben, denen gegenüber sie phobisch sind. Zu Beginn der Therapie können solche Reaktionen sehr stark ausfallen und überwältigend wirken. Weil wie überall auch hier das Pacing extrem wichtig ist, muß für einige Patienten, die sehr stark reagieren, das Hindurchsprechen in sehr kleinen Dosen erfolgen.
- ***Der erwachsene Anteil des Patienten als Vermittler.*** Eine andere Möglichkeit, mit den Anteilen zu kommunizieren, ist die der Vermittlung durch den erwachsenen Anteil, der zur Therapie erschienen ist. Dieser kann innerlich zuhören und im Auftrag der übrigen Anteile mit dem Therapeuten kommunizieren. Die Anwendung dieser Methode ist sinnvoll, wenn die Phobie hinsichtlich dissoziierter Anteile nicht zu stark ist, was gewöhnlich zutrifft, wenn nur ein erwachsener Anteil Funktionen im Alltagsleben übernimmt.
- ***Andere Anteile (innere Beobachter-Anteile) fungieren als Vermittler.*** Bei manchen Patienten fungieren einer oder mehrere Anteile als »Kommunikatoren«. Diese brauchen nicht mit dem meist präsenten erwachsenen Anteil identisch zu sein. Die inneren Beobachter-Anteile können helfen, eine Kommunikation zwischen dem Therapeuten und anderen Anteilen zu initiieren (unter Einbeziehung des anfangs

präsenten erwachsenen Anteils oder ohne ihn), da sie der übrigen Anteile meist gewahr sind. Weil diese Anteile in der Regel relativ frei von Emotionen sind, können sie als objektive Beobachter von großem Nutzen sein. (Die Fähigkeit, Affekt zu vermeiden, ist kurzfristig nützlich, aber längerfristig müssen auch diese Anteile lernen, Emotionen zu empfinden.)

- ***Einen Anteil auffordern, in der Sitzung vorzutreten.*** Die direkteste Art der Kommunikation mit einem Anteil besteht darin, ihn aufzufordern, in einer Sitzung vorzutreten und mit dem Therapeuten zu reden. Natürlich ist dies dann am besten möglich, wenn der erwachsene Anteil, der in der Therapie aufgetreten ist, »lauscht« *(listening in)*. Sind die dissoziativen Barrieren noch sehr starr und die Phobie hinsichtlich anderer Anteile ist noch stark, sollte der Therapeut mit einem Anteil dann reden, wenn der erwachsene Anteil nicht präsent ist. Der Therapeut fungiert dann als Vermittler oder Mediator, weil ein Hauptziel der Therapie darin besteht, allen Anteilen zu helfen, einander zu verstehen, und eine konstruktive innere Kommunikation zwischen ihnen zu fördern. Grundsätzlich ist anzustreben, daß die Anteile sich so intensiv austauschen, wie sie zu ertragen vermögen; dabei sollten Patient und Therapeut gemeinsam entscheiden, wieviel Austausch zu einem bestimmten Zeitpunkt nützlich ist. Drängt der Therapeut zu sehr und teilt zuviel mit, fallen die Reaktionen nur noch ungünstiger aus. Direkte Arbeit mit bestimmten Anteilen, die Switching erfordern, sollten zu Beginn einer Sitzung stattfinden, so daß vor Sitzungsende noch genügend Zeit bleibt, um den erwachsenen Anteil des Patienten zu erden und wieder in den Vordergrund zu holen.
- ***Einen Anteil zur schriftlichen oder künstlerischen Kommunikation auffordern.*** Sind die Anteile noch zu phobisch, um in der Therapiesitzung direkt mit dem Therapeuten kommunizieren zu können, oder ist der sich präsentierende erwachsene Anteil zu verängstigt, kann der Therapeut den Patienten bitten, seinen Anteilen zu erlauben, sich in einem Tagebuch zu äußern. Manchmal sind auch eMails nützlich, aber ein Therapeut sollte sich beraten lassen, ob dies im konkreten Fall zu empfehlen ist und wie man es strukturieren sollte, weil die Gefahr der Entwicklung einer Abhängigkeit besteht sowie des Einsickerns von zuviel Material von außerhalb der Sitzung. Manche Anteile kommunizieren gut mit Hilfe künstlerischer Tätigkeiten. Es empfiehlt sich, mit allen Anteilen auszuhandeln, daß sie die Arbeit oder die Kommunikation eines anderen Anteils nicht zerstören – was häufig vorkommt, wenn zwischen Anteilen nur minimale Zusammenarbeit verbunden mit einem Maximum an Konflikten besteht. Bei den meisten Patienten dauert dies einige Zeit, und nicht selten »vergessen« sie immer wieder, ein Tagebuch in die Sitzung mitzubringen, oder sie finden es nicht oder plötzlich fehlen Seiten darin.
- ***Ideomotorische Fingersignale.*** Dies ist eine hypnotische Technik für Fortgeschrittene. Dabei werden automatische und oft sehr winzige Muskelreaktionen in Fingern ausgelöst (in Form des Anhebens eines Fingers), sobald der Therapeut dem

Patienten eine Frage gestellt hat (Cheek & LeCron 1968; Cheek & Rossi 1994; Ewin & Eimer 2006). Wenn man keine Ausbildung in Hypnose und speziell in der Nutzung ideomotorischer Fingersignale erhalten hat, sollte man diese Technik nicht anwenden. Solche Signale wurden mit großem Erfolg bei der Behandlung dissoziativer Störungen genutzt, insbesondere um Anteile zu kontaktieren, die nur widerwillig an der Therapie teilnehmen, oder um Informationen zu erschließen, die den schon bekannten Anteilen nicht zugänglich sind (siehe z. B. Fine 1993; Kluft 1982, 2001; Loewenstein 1991a). Der Therapeut legt zusammen mit dem Patienten verschiedene Signale fest, wobei die Finger des Patienten »Ja«, »Nein«, »Ich weiß nicht« und »Stopp!« anzeigen können. Das Stopp-Signal sollte ein großes Signal sein und mit der ganzen Hand gegeben werden, so daß der Therapeut es unmöglich übersehen kann. Dann versichert der Therapeut dem Patienten als Gesamtpersönlichkeit, er könne den Verlauf des Prozesses jederzeit beeinflussen und jederzeit das Stopp-Signal benutzen. Bei manchen Patienten bestehen andere Systeme von Anteilen, die für die Antworten andere Hände benutzen wollen – etwas, das insbesondere für Patienten mit komplexeren inneren Systemen gilt. Dann stellt der Therapeut Fragen, die auf eine klare Antwort zielen. Beispielsweise: *»Könnte der Anteil, der Sie schneidet, sich sorgen, daß wir ihn noch nicht verstehen?«* Oder: *»Könnte ein Anteil von Ihnen mehr darüber wissen, weshalb Sie so suizidal sind?«*

Eine sinnvolle Sequenz der Arbeit mit Anteilen

Obwohl jeder Patient eine andere dissoziative Organisation aufweist, läßt sich eine erprobte generelle Sequenz der Arbeit mit dissoziierten Anteilen wie folgt darstellen:

- Stärkung und Stabilisierung von Anteilen, die Funktionen im Alltag übernehmen, und Unterstützung dieser Anteile bei der Entwicklung innerer Zusammenarbeit.
- Gleichzeitiges Einhegen (Containment) von Anteilen, die in der Traumazeit gefangen sind (z. B. indem man ihnen hilft, sichere Orte zu kreieren, an die sie sich zurückziehen können, oder indem man Container für ihre traumatischen Erinnerungen bereitstellt), und Identifizieren der somatischen Charakteristika dieser Anteile.
- Arbeit mit allen Anteilen des Patienten mittels Hindurchsprechen oder anderer Methoden in jeder Sitzung und im jeweils möglichen Maß.
- Wenn nicht mit allen Anteilen gearbeitet werden kann, sollte mit zwei oder mehr Anteilen versucht werden, Kommunikation, Kooperation und Mitgefühl zu verbessern. Befinden sich z. B. zwei Anteile, die Funktionen im Alltag erfüllen, im Konflikt, sollte man mit ihnen an der Verbesserung der Kooperation zwischen ihnen arbeiten.
- Ist es nicht möglich, mit zwei oder mehr Anteilen gleichzeitig zu arbeiten, sollte man die Arbeit auf einen Anteil konzentrieren, dessen Arousal verringern, ihn auf

die Gegenwart hin orientieren und seine innere Kommunikation mit anderen Anteilen fördern.

- Es empfiehlt sich, schon früh in der Therapie Anteile einzubeziehen, die die therapeutische Arbeit ablehnen, starke Defensivreaktionen haben, zur Selbstschädigung neigen oder die therapeutische Beziehung zu unterminieren versuchen – beispielsweise einen Täter imitierende Anteile.
- Konfrontieren Sie die verschiedenen Anteile zunächst miteinander, ohne traumatische Erinnerungen ins Spiel zu bringen. Im Mittelpunkt sollten das Alltagsleben und damit zusammenhängende Probleme stehen, bis es möglich wird, die traumatischen Erinnerungen aufzulösen (siehe Kapitel 19 und 20).
- Helfen Sie den Anteilen, ein konstantes Gewahrsein (Co-Bewußtsein) zu entwikkeln, bei der Erfüllung ihrer Aufgaben im Alltagsleben miteinander zu kooperieren und die dafür erforderlichen Haltungen und Handlungen zu entwickeln.
- Helfen Sie allen Anteilen, Selbstmitgefühl zu entwickeln und es anderen Anteilen gegenüber zum Ausdruck zu bringen, und forschen Sie nach physischen Handlungen, in denen Mitgefühl zum Ausdruck kommt.
- Arbeiten Sie nötigenfalls mit intrusiven Anteilen, bei denen das Containment versagt hat.
  - Erden Sie diese Anteile, und orientieren Sie sie auf die Gegenwart hin.
  - Beziehen Sie andere Anteile in Ihre Bemühungen ein, indem Sie sie anleiten, einander zu trösten, zu orientieren usw.

Wenn Sie zuerst mit erwachsenen Anteilen arbeiten, die Funktionen im Alltagsleben übernehmen, und wenn Sie die mit diesen Anteilen verbundene physische Organisation identifizieren, besteht eine größere Chance, daß es Ihnen gelingt, die Coping-Fertigkeiten des Patienten zu verbessern. Der Therapeut fokussiert auf diejenigen Probleme, die den Patienten bzw. seinen im Therapieraum auftauchenden erwachsenen Anteil destabilisieren. Dabei können folgende Fragen nützlich sein:

- *»Welche Sorgen und Gefühle haben Sie bezüglich Ihrer verschiedenen Anteile?«*
- *»Was fürchten Sie, könnte passieren, wenn Sie mehr über diese Anteile wüßten?«*
- *»Sind Sie sich der verschiedenen Meinungen bewußt, die in Ihrem Inneren hinsichtlich der Teilnahme an dieser Therapie bestehen?«*
- *»Welche Haltung oder Bewegung können Sie verkörpern, um präsent zu bleiben und nicht in andere Anteile überzuwechseln?«*

Beispiel für die Arbeit mit dissoziierten Anteilen: Perry

Perry, ein Patient mit DIS, berichtete seiner Therapeutin nach den ersten Monaten seiner Therapie, er sei nach den Sitzungen oft sehr verwirrt und manchmal völlig gelähmt. Innere Stimmen würden sehr laut, und die inneren Kämpfe nähmen ein solches Ausmaß an, daß er sich schon gefragt hätte, ob er die Therapie besser beenden solle. Er fühle sich in viele verschiedene Richtungen gezogen: (a) Er wünsche sich, im Behandlungsraum der Therapeutin zu bleiben, weil er sich dort sicher fühle; (b) er wolle davonlaufen, weil er das Gefühl habe, daß etwas Schreckliches passieren werde; (c) er stelle sich vor, er würde die Therapeutin anbrüllen und ihr vorwerfen, sie sei dumm und wisse nicht, worauf sie sich einlasse; (d) ihn interessiere einerseits wirklich, worüber in der Therapie gesprochen werde, doch andererseits habe er das Gefühl, es sei für ihn überhaupt nicht relevant; und (e) er fühle sich wegen all dieser Reaktionen dumm und lächerlich.

Perrys Therapeutin erkannte seine Ängste an und lobte ihn wegen seines Muts, seine vielen verschiedenen Gedanken und Gefühle mitzuteilen. Allmählich wurde Perry klar, daß diese unterschiedlichen Reaktionen auf die Therapie von verschiedenen inneren Anteilen stammten und frühere Erlebnisse in Beziehungen spiegelten. Daraufhin wurde jeder Anteil eingeladen, sowohl Perry als auch seiner Therapeutin seine Sorgen hinsichtlich der Therapie mitzuteilen, die jenes innere Chaos verursacht hatten, das Perry erlebte. Jeder Anteil wurde als Erfüller einer wichtigen Funktion gewürdigt, und die Therapeutin brachte Perry bei, seine Anteile weniger zu fürchten und ihnen gegenüber häufiger mitfühlend seine Anerkennung zu bekunden. Perry und seine Therapeutin lernten allmählich, die Emotionen, Gedanken und physischen Charakteristika aller Anteile zu identifizieren und ihre Bewegungen und Haltungen mit ihren jeweiligen spezifischen Funktionen in Verbindung zu bringen, was ebenfalls zur Stärkung von Verständnis, Kooperation und Mitgefühl beitrug.

Umgang mit dem Switching von einem dissoziierten Anteil zu einem anderen

Der Therapeut sollte stets interessiert verfolgen, warum es bei einem Patienten in einem bestimmten Moment zum Switching kommt, weil dies nicht rein zufällig geschieht, sondern stets sowohl eine Funktion als auch eine Bedeutung hat. Der Therapeut sollte auch im Blick behalten, daß Switching mehr als nur eine Funktion erfüllen kann und daß eine dieser Funktionen eine Reaktion auf einen Vorgang in der therapeutischen Beziehung ist. Wie bereits früher erwähnt, kann es aus folgenden Gründen zum Switching kommen:

- um Nähe oder Distanz in einer Beziehung in der Gegenwart zu modulieren;
- in Reaktion auf innere Konflikte, die durch die Teilnahme an einer Therapie oder durch unterschiedliche Ansichten der verschiedenen Anteile über die Therapeutin oder die Bindung an sie entstehen;
- in Reaktion auf einen inneren Konflikt, der durch das Thema ausgelöst wird, um das es im betreffenden Moment in der Behandlung geht;
- damit der Patient von der Therapeutin etwas annehmen kann, das anzunehmen er andernfalls nicht zulassen könnte (z. B. wechselt er in einen Kind-Anteil, um sich die Annahme nährender Zuwendung zugestehen zu können);

- um etwas auszudrücken, das für den Patienten andernfalls inakzeptabel wäre (z. B. indem der Patient zu einem wütenden Anteil überwechselt, um seine Wut gegenüber dem Therapeuten auszudrücken);
- um zu vermeiden, vom Therapeuten wegen unpassenden Verhaltens zur Rede gestellt zu werden (z. B. indem der Patient in einen verängstigten Kind-Anteil überwechselt, um sich die Auseinandersetzung mit einer Episode zu ersparen, in der er sich Schnittverletzungen zugefügt oder in einem Kaufhaus geklaut hat);
- weil ein Anteil andere seiner Kontrolle unterworfen hat (gewöhnlich aus einem der anderen hier aufgelisteten Gründe);
- um sich der aktuellen Arbeit in der Therapie zu entziehen, auch durch Ablenkung des Therapeuten;
- in Reaktion auf bestimmte Empfindungen, Bewegungen und Haltungen, die den Patienten in einen bestimmten Anteil »hineinziehen«;
- in Reaktion auf reaktivierte traumatische Erinnerungen oder auf einen Trigger, zwischen dem und bestimmten traumatischen Erinnerungen ein Zusammenhang besteht; und
- in Reaktion auf die innere Aktivität bestimmter Anteile – beispielsweise in Reaktion auf Drohungen, die zu verhindern versuchen, daß über ein bestimmtes Thema gesprochen wird.

Es geht darum festzustellen, was dem Switching bei einem Patienten vorausgeht; alle Anteile darin zu unterstützen, präsenter und immer nur auf ein bestimmtes Thema fokussiert zu sein; und die Fähigkeit des Patienten als ganzer Person zu verbessern, Leiden mit Hilfe zuträglicherer Möglichkeiten als der des Switchings zu ertragen. Indem man einem Patienten hilft, der somatischen Vorläufer des Switchings gewahr zu werden – beispielsweise einer bestimmten Empfindung, Anspannung, Bewegung oder Haltung –, kann man ihn dazu bringen, einen gewissen Einfluß auf das Switching auszuüben, indem er unterschiedliche Handlungen ausführt oder absichtlich eine andere Empfindung hervorruft.

Zentrales Konzept

Offenes Switching zwischen Anteilen findet nicht rein zufällig statt, sondern hat immer eine Funktion – oft Vermeiden, die Erfüllung vermeintlich inakzeptabler Bedürfnisse oder die Bewältigung einer Gefahr – und tritt gewöhnlich auf, wenn sich der Patient unter einem Zwang befindet.

Die ersten Fragen, die bei einem plötzlichen Switch zu stellen sind, dienen dazu herauszufinden, was den Switch ausgelöst haben könnte:

- *Was ist gerade passiert?*
- *Welcher Vorgang in Ihrem Körper hat den Switch ausgelöst?*
- *Kann der Anteil von Ihnen, der gerade noch hier war, weiter zuhören?*
- *Ist Ihnen klar, worüber wir gerade gesprochen haben? Nein? Würden Sie dann bitte in Ihrem Inneren feststellen, ob einer Ihrer Anteile bereit ist, Ihnen zu helfen?*

Derrick fühlte sich unwohl, weil er sich nicht daran erinnerte, daß er an seinem Arbeitsplatz gewesen war, und daraufhin switchte er. Einer seiner Arbeits-Anteile (der dissoziierte Anteil, der eine Rolle im Umgang mit seinen Kollegen spielte) trat vor, als die Therapeutin die Arbeitssituation untersuchte. Dieser Anteil fing an, über Derrick zu reden, und sagte zur Therapeutin: »*Na ja, er kann nicht mehr arbeiten. Er ist sehr schwach und ängstlich, kann sich nicht konzentrieren und macht dämliche Fehler. Seinetwegen werden wir wohl gefeuert werden. Was wird er dann tun?*« Die Therapeutin antwortete, sie verstehe, daß dieser Anteil sich gemeldet habe, um Derrick zu helfen, weil er sich wegen der Erinnerungslücken unwohl fühle. Sie fragte aber auch, ob dieser Anteil bereit sei, mit Derrick – also mit dem Anteil, der Funktionen im Alltagsleben übernahm – in der nächsten Woche zu kommunizieren.

Manchmal wird ein Anteil von anderen dissoziierten Anteilen vorgeschickt, beispielsweise um die Aufmerksamkeit von inneren Konflikten oder Emotionen abzulenken, die zu überwältigend wirken. Dies ist häufig der Fall, wenn jüngere Anteile plötzlich und ohne ersichtlichen Grund vortreten. Wenn Switching eindeutig dem Schutz dient, sollte der Therapeut den »verschwundenen« Patienten stets bitten, zurückzukehren und mit dem Gespräch fortzufahren, oder zumindest untersuchen, aus welchen Gründen dies als nicht ratsam erscheint.

Der Therapeut sollte weiter zu allen Anteilen hindurchsprechen, dabei auf den Grund für das Switching und, soweit möglich, auf das ursprüngliche Gespräch fokussieren, sofern es nicht eindeutig außerhalb des Toleranzfensters des Patienten liegt. Die inneren Anteile werden aufgefordert, sich um einen möglicherweise überwältigten Anteil zu kümmern. Der Therapeut könnte erklären, daß es nicht fair ist, einen Kind-Anteil loszuschicken, sich mit Dingen zu befassen, mit denen sich die erwachsenen Anteile nicht auseinandersetzen wollen. So sind die Bemühungen des Therapeuten unablässig darauf gerichtet, die Anteile dazu zu bringen, für einander zu sorgen und adaptivere Arten des Umgangs mit der Gegenwart zu entwickeln.

TABELLE 10.1
Umgang mit Switching während einer Therapiesitzung

- Wenn Sie ein Switching bemerken, dann halten Sie sofort inne, und fragen Sie den Patienten, was soeben geschehen ist.

  BEISPIEL: *»Mary, was ist gerade eben passiert? Irgend etwas hat sich verändert, und ich bin mir nicht sicher warum. Wir werden Ihnen nun ein wenig helfen, etwas präsenter zu werden.«*

- Fragen, ob der Anteil in die Gegenwart »zurückkehren« kann.

  BEISPIEL: *»Ich würde Mary gern fragen, ob sie wieder präsent sein kann, denn wir hatten unser Gespräch noch nicht abgeschlossen. Es wäre mir eine Freude, Ihnen zu helfen, wenn Sie Hilfe brauchen.«*

  Sie können auch die somatische Veränderung identifizieren und eine andere Haltung empfehlen: *»Lassen Sie uns jetzt einmal versuchen, uns möglichst hoch in unserem Sitz aufzurichten.«* Oder, wenn ein Patient sehr ruhig geworden ist: *»Lassen Sie uns nun aufstehen und ein wenig umhergehen.«*

- Wenn nicht, können Sie den Anteil auffordern, einfach zuzuhören.

  BEISPIEL: *»Mary, es ist wichtig, daß Sie weiter zuhören und teilnehmen. Ich bin mir sicher, daß Sie das in einem für Sie persönlich richtigen Tempo tun werden.«*

- Eine Möglichkeit ist, beim ursprünglichen Thema zu bleiben, während sich ein anderer Anteil im Vordergrund befindet.

  BEISPIEL: *»Ist Ihnen klar, worüber wir gerade gesprochen haben? Ich würde gern wissen, was Sie über das, was wir besprochen haben, denken und fühlen.«*

- Falls der Anteil des Switchings nicht gewahr ist, sollten Sie untersuchen, warum er das nicht ist.

  BEISPIEL: *»Ich frage mich, weshalb es für Sie so schwer ist, gewahr zu sein. Weshalb sind Sie plötzlich hier? Wären die Anteile in Ihrem Inneren bereit aufzunehmen, worüber wir gesprochen haben?«*

- Oder fragen Sie, ob dieser Anteil des Anteils, der »weggegangen ist«, gewahr ist.

  BEISPIEL: *»Könnten Sie überprüfen, was mit Mary los ist? Wir sollten versuchen, ihr irgendwie zu helfen. Oder könnten Sie feststellen, wie es für Sie ist, Mary gewahr zu sein, und sei es aus der Ferne?«*

- Oder untersuchen Sie, warum es zum Switching des Anteils gekommen ist.

  BEISPIEL: *»Kannst du mir helfen zu verstehen, warum es für dich wichtig ist, jetzt statt des erwachsenen Anteils hier zu sein?«*

Weitere Erkundungen

10.1 Können Sie Ihren Patienten die Gründe für die Entstehung von Dissoziation richtig erklären? Wenn nicht, dann schauen Sie sich noch einmal an, was in diesem Buch bisher darüber gesagt wurde, und prägen Sie es sich ein, bis es Ihnen zur zweiten Natur geworden ist.

10.2 Stellen Sie eine Liste der Funktionen aller Anteile eines Patienten zusammen. Erkennen Sie, welche Handlungen und Nicht-Realisationen dabei eine Rolle spielen?

10.3 Üben Sie das »Hindurchsprechen« mit allen Anteilen eines dissoziierenden Patienten. Falls Sie sich dabei nicht wohl fühlen, können Sie einen Kollegen bitten, den Vorgang mit Ihnen im Rollenspiel zu üben.

10.4 Haben Sie ein Gefühl dafür, wann Sie mit allen Anteilen arbeiten sollten, wann mit nur einigen Anteilen und wann mit jeweils nur einem Anteil?

10.5 Wie fühlen Sie sich, wenn es bei einem Ihrer Patienten zum Switching kommt? Üben Sie im Rollenspiel mit einem Kollegen, wie Sie mit dem Switching von Patienten am besten umgehen, damit Sie in dieser Hinsicht Selbstvertrauen entwickeln.

10.6 Können Sie die subtilen oder weniger subtilen Veränderungen im Körper identifizieren, die ankündigen, daß bei Ihrem Patienten ein neuer Anteil auftaucht? Können Sie sich vorstellen, wie Sie den Körper benutzen können, um Anteilen Ihres Patienten zu helfen, miteinander zu kommunizieren, Mitgefühl füreinander zu entwickeln oder einander zu verstehen?

11 Widerstand als phobisches Vermeiden

Eine Einführung

»Widerstände« in der Therapie kann man als dysfunktionale Vermeidungs- und Fluchtstrategien eines traumatisierten Patienten verstehen.

— Onno van der Hart, Ellert Nijenhuis & Kathy Steele (2006/2008, S. 278)

Wenn die Therapie nicht fortschreitet, ist das meist sowohl dem Widerstand des Klienten als auch dem Gegenwiderstand des Therapeuten zuzuschreiben. Therapeutische Pattsituationen entstehen im Grunde durch konträres gemeinsames Agieren von Klient und Therapeut.

— Howard Strean (1993, S. 2)

Als besonders schwierig werden gewöhnlich Patienten bezeichnet, die sich der Arbeit in der Therapie entziehen oder die sich ihr widersetzen. In der Fachliteratur wurden solche Menschen lange als »widerständig« bezeichnet. Leider ist der Begriff »Widerstand« zu einem negativen Urteil über Verhaltensweisen von Patienten geworden oder zu einer Bezeichnung für Einstellungen, die Therapeuten als ihren Bemühungen abträglich erleben (Messer 2002). Dabei wird völlig ignoriert, daß auch beim Therapeuten Widerstand vorliegt (Schoenewolf 1983; Strean 1993). Insbesondere chronisch Traumatisierten wurde oft »Widerstand« angelastet, und zwar hauptsächlich, weil viele Therapeuten die Bedürfnisse und Probleme solcher Menschen in der Behandlung und wie man damit umgeht einfach nicht völlig verstehen. Tatsächlich ist Widerstand oft ein sehr verständliches phobisches Vermeiden von etwas, das der Patient als unerträglich empfindet. Letztlich ist Widerstand eine Phobie hinsichtlich der Realisation.

Probleme mit dem Begriff Widerstand

Der Begriff Widerstand ist aus verschiedenen Gründen problematisch, die es dem Therapeuten erschweren können, den Patienten zu verstehen und ihm zu helfen. *Erstens* wird dieser Begriff, wie schon weiter oben angemerkt, oft in einem abschätzigen Sinne verwendet. Ein »widerständiger« Patient gilt häufig zumindest implizit als »schlecht«, »unbehandelbar« oder als »renitent«, kurz gesagt, als jemand, der den Therapeuten und dessen Arbeit behindert. Diese Sicht hat zunehmende Frustration, Hoffnungslosigkeit und Geringschätzung von Seiten des Therapeuten zur Folge sowie einen Bruch in der therapeutischen Beziehung, wodurch unüberwindbare Hürden entstehen können. Damit soll keineswegs bestritten werden, daß manche Patienten sehr schwer zu behandeln sind und daß einige von einer Therapie letztlich nicht profitieren.

Zweitens impliziert der Begriff Widerstand, daß der Patient ein Hindernis kreiert, das einen ansonsten natürlicherweise vorgegebenen Behandlungsverlauf unterbricht. In Wahrheit kommen unsere Patienten zur Behandlung, *weil* sie bestimmte Veränderungen nicht vollziehen können, weil sie phobisch vermeiden, was sie schmerzt, und weil sie es aus eigener Kraft nicht überwinden können. Widerstand aufzulösen ist *der* wesentliche Aspekt psychotherapeutischer Arbeit (Messer 2002).

Drittens fokussieren Therapeuten auf Widerstand oft als ein Problem, statt ihn als Symptom für Leid, das ihm zugrunde liegt, zu verstehen, an dem direkt gearbeitet werden muß. Patienten wird beispielsweise Widerstand angelastet, weil sie nicht regelmäßig zu den vereinbarten Sitzungsterminen erscheinen oder weil sie die Sitzungszeit zu überziehen versuchen, weil sie nicht beim Thema bleiben, weil sie sich weigern, die Existenz dissoziierter Anteile zu akzeptieren, weil sie immer wieder selbstschädigende Handlungen ausführen oder Suizidneigung erkennen lassen, weil sie in der Therapie unerfüllbare Forderungen stellen oder weil sie sich ständig mit dem Therapeuten in Konflikt befinden. Aber *warum*? Welchen Sinn und Zweck haben diese Verhaltensweisen? Und, was ebenso wichtig ist: Wie kann der Therapeut zum Patienten so in Kontakt treten, daß es ihm gelingt, mit dem Patienten gemeinsam dessen Widerstand mitfühlend zu erforschen und allmählich aufzulösen? Diese Fragen zu beantworten ist sehr wichtig, weil sie zum Verständnis führen und die Fähigkeit fördern, dem Patienten zu helfen, das Vermeiden allmählich zu überwinden.

Und *viertens* schließlich, aber das ist sicherlich nicht am unwichtigsten, kann Widerstand nicht nur vom Patienten, sondern auch vom Therapeuten ausgehen. Wie wir im weiteren Verlauf dieses Kapitels erläutern werden, verlaufen sich Therapeuten in einer Behandlung häufig in Sackgassen (siehe z. B. Schoenewolf 1993; Strean 1993). Deshalb müssen sie sich, wenn sie Patienten als »widerständig« bezeichnen, auch damit befassen, was sie selbst zu dieser Situation beigetragen haben. Beispielsweise verstehen sie manchmal den Patienten oder seine Probleme nicht. Oder sie kümmern sich nicht ausreichend um die therapeutische Beziehung. Vielleicht haben sie auch keinen kohärenten Behandlungsplan formuliert oder diesen nicht revidiert, wenn dies notwendig gewesen wäre. Vielleicht kümmern sie sich auch nicht angemessen um die Wahrung von Grenzen oder sind übertrieben starr und unzugänglich. Vielleicht empfinden sie das Verhalten des Patienten auch persönlich als irritierend oder beängstigend und sind nicht in der Lage, ihre Irritation oder Furcht aufzulösen. Sie könnten weiterhin zu stark auf den Inhalt statt auf den Prozeß fokussieren; oder sie versäumen, die Behandlung adäquat zu dosieren, fühlen sich chronisch ängstlich, frustriert, wütend, beschämt oder vom Patienten überfordert. Es kommt auch vor, daß Therapeuten automatisch ihre animalischen Defensivmechanismen aktivieren – indem sie etwa in Gegenwart eines wütenden oder fordernden Patienten erstarren, indem sie sich verschließen, wenn ein Patient sich als bedürftig darstellt, oder indem sie aggressiv reagieren, wenn sich ein Patient in irgendeiner Weise provozierend verhält.

Widerstand als physiologisches Phänomen

Widerstand ist nicht nur ein psychisches Problem. Bestimmte Verhaltensweisen, beispielsweise Schweigen, Sich-Verschließen, extremes Vermeiden oder Wut, sind Bestandteile der chronischen Reaktionen des Körpers auf Gefahr und lebensbedrohliche Situationen. Wenn unsere Patienten auf die animalischen Defensivmuster Bindungsschrei, Kampf, Flucht, Erschlaffen, Erstarren oder Ohnmächtigwerden fixiert sind, reagieren sie auf die üblichen verbalen und psychologischen Nuancen psychotherapeutischer Arbeit dysfunktional.

Therapeuten können die psychischen und relationalen Symptome dieser physiologischen Zustände als Widerstand mißverstehen. Beispielsweise werden stille Patienten oft irrigerweise als »widerständig« bezeichnet. Zurückhaltung dem Therapeuten gegenüber *kann* ein Grund für Schweigen sein, aber es ist sicher nicht der einzige und möglicherweise nicht einmal derjenige, der am häufigsten vorkommt. Es ist sehr wichtig, sich darüber im klaren zu sein, daß Widerstand eine Art ist, ein Problem aufzulösen. In einer Erstarrungs- oder Shutdown-Reaktion gefangene Patienten werden von Emotionen überwältigt und können buchstäblich nicht sprechen – obwohl sie manchmal nichts lieber als das tun würden –, weil das Sprachzentrum ihres Gehirns nicht richtig funktioniert. Dies ist *kein* Widerstand, sondern ein physiologisches Problem.

Der Therapeut sollte in der Lage sein,

- physiologische Anzeichen für ein animalisches Defensivmuster zu erkennen;
- dem Patienten zunächst zu helfen, sich sicher zu fühlen, indem er ihn auf die Gegenwart hin orientiert, und indem er dann den Hyper- oder Hypoarousalzustand des Patienten verringert; und
- schließlich mit dem Patienten zusammen neugierig zu erforschen, weshalb die Defensivreaktion im betreffenden Moment aktiviert wurde.

Zentrales Konzept

Widerstand läßt sich vielleicht am besten verstehen als phobisches Vermeiden dessen, was zu realisieren der Patient scheut, weil es ihm als zu überwältigend erscheint. Phobisches Vermeiden kann sich bezogen auf bestimmte Gedanken, Emotionen, Empfindungen, Voraussagen über die Zukunft, Verhaltensweisen, dissoziierte Anteile, Erinnerungen, aktuelle oder frühere Situationen, Störungen der Beziehung und Veränderung im allgemeinen entwickeln (Janet 1904, 1925b; Steele et al. 2005; van der Hart et al. 2006/2008).

Widerstand als phobisches Vermeiden

Man kann Widerstand als phobisches Vermeiden dessen verstehen, was als überwältigend verstanden wird oder was in anderer Hinsicht die Realisationsfähigkeiten des Patienten übersteigt. Sieht man Widerstand als phobisches Vermeiden, wird der Fokus der Therapie unmittelbar auf das gerichtet, was der Patient vermeidet und warum er dies tut, statt auf Verhaltensweisen, die als Vermeidungsstrategie fungieren. Phobisches Vermeiden, das oft implizit und nicht immer in verschiedene dissoziierte Anteile des Patienten aufgeteilt ist, dient dem Schutz vor traumatischen und anders gearteten schmerzhaften Erlebnissen, die der Patient nur schwer oder gar nicht akzeptieren und integrieren kann (Steele et al. 2005; van der Hart et al. 2006/2008). Manche Patienten könnten mit dem, was sie vermeiden, umgehen, aber das Vermeiden ist für sie zu einer so festen Gewohnheit geworden, daß es ihnen sehr schwer fällt, damit aufzuhören. In jedem Fall verhindert das Vermeiden, daß unerträgliche Erlebnisse in den Vordergrund treten, so daß die betroffenen Patienten nicht zu spüren, denken, fühlen oder wissen brauchen, daß das, was sie fürchten, zur Dekompensation, Zurückweisung oder Beschämung durch andere führt: *Wenn ich daran denke, werde ich verrückt.* Oder: *Wenn du wirklich wüßtest, was ich gedacht habe, würdest du mich hassen.*

Während und unmittelbar nach traumatischen Erlebnissen beinhaltet Dissoziation eine *Unfähigkeit*, Erlebtes ausreichend zu integrieren. Doch auch später, wenn die Patienten bessere Fähigkeiten und Fertigkeiten entwickelt haben, können sie ein zunehmend vermeidendes Verhalten gegenüber bestimmten Erlebnissen entwickeln, was eine ganze Kaskade traumabezogener Phobien erzeugen kann (Steele et al. 2005; van der Hart et al. 2006/2008). Wie schon erwähnt, zählen dazu die Phobie hinsichtlich inneren Erlebens, die Phobie hinsichtlich der Bindung und des Bindungsverlustes, die Phobie hinsichtlich traumatischer Erinnerungen und die Phobie hinsichtlich adaptiver Veränderung.

Mit traumabezogenen Phobien haben wir uns schon in früheren Kapiteln befaßt, und ihre Auflösung ist für die erfolgreiche Behandlung von Dissoziation entscheidend.

Die genannten Phobien unterliegen gewöhnlich dem Widerstand des Patienten. Der Therapeut muß einschätzen, ob der Patient in der Lage ist, diese Phobien zu überwinden. Ist dies nicht der Fall, muß er dem Patienten in der Anfangsphase der Therapie zunächst helfen, die dazu erforderlichen Fähigkeiten zu entwickeln. Andernfalls entsteht unvermeidlich Widerstand. Verfügt der Patient über die notwendigen Fertigkeiten und ist trotzdem phobisch, kann der Therapeut den aus Vermeiden resultierenden Widerstand mit dem Patienten zusammen erforschen. Häufig bleiben Furcht, Scham und unrealistische Überzeugungen bezüglich des Vermiedenen bestehen. Insbesondere dissoziierte Anteile bleiben in der Traumazeit gefangen und können deshalb nicht realisieren, daß es in der Gegenwart genügend Sicherheit und Unterstützung gibt, um sich mit schmerzhaften Problemen auseinandersetzen zu können. Statt dem Patienten Vorwürfe zu machen und sich frustriert zu fühlen, kann der Therapeut auch mitfühlend und interessiert sein Erleben erforschen.

ZENTRALES KONZEPT

Die Einstellungen und Überzeugungen des Therapeuten zu Widerstand erweitern oder verringern seine Möglichkeiten, Patienten wirksam zu helfen, ihr phobisches Vermeiden durchzuarbeiten.

Bei dissoziierenden Patienten besteht gewöhnlich hinsichtlich jeder Art von phobischem Vermeiden ein inhärenter Konflikt zwischen den dissoziierten Anteilen: *Ich will mich ändern, weil das für mich besser ist. Ich will mich nicht verändern, weil die Situation dann für mich noch schlechter wird.* Diese Art von Konflikt muß der Therapeut stets im Auge behalten, und er muß im Hinblick darauf Empathie und Mitgefühl entwikkeln, so daß er den Patienten darin unterstützen kann, verschiedene Seiten des Konflikts zu akzeptieren, die in unterschiedliche Anteile ausgelagert worden sein können.

BEISPIEL FÜR WIDERSTAND ALS PHOBISCHES VERMEIDEN: TALLY

Bei Tally, einem 33 Jahre alten homosexuellen Patienten, waren DIS, eine Major-Depression und schwerwiegende Probleme in seiner Beziehung zu seinem Partner diagnostiziert worden. Der Partner wurde unter Alkoholeinfluß gelegentlich gewalttätig, und mehrere Anteile von Tally, die Funktionen im Alltagsleben übernahmen, wollten sich unbedingt von ihm trennen. Aber jedesmal wenn Tally anfing, über eine Trennung zu sprechen, überkamen ihn starke Übelkeitsgefühle und Lähmungserscheinungen, wobei sein Denken diffus wurde und er Suizidtendenzen verspürte. Mit Hilfe des Therapeuten gelang es einem erwachsenen Anteil von Tally allmählich zu erkennen, daß ein Kind-Anteil, entsetzt über die Aussicht, allein zu sein, erstarrt war, und daß er sich auf gar keinen Fall von Tallys Partner trennen wollte, um nicht für ihn unerträgliche Gefühle des Verlassenwerdens zu aktivieren. Die Phobie des Kind-Anteils hinsichtlich Bindungsverlust mobilisierte »Widerstand« gegen die endgültige Trennung von einem gewalttätigen Partner. Der Therapeut half den erwachsenen Anteilen von Tally, den Kind-Anteil zu akzeptieren und ihm gegenüber mehr Mitgefühl zu entwickeln. Daraufhin konnte Tally einen Sicherheitsplan entwickeln, der vorsah, daß er sich von seinem gewalttätigen Partner trennte.

Widerstand als Co-Kreation von Patient und Therapeut

Therapeuten haben ihren eigenen Gegenwiderstand, der oft implizit mit dem phobischen Vermeiden des Patienten verbunden ist und so die Behandlung in eine Sackgasse führt (Boesky 1990; Schoenewolf 1993; Strean 1993). Jedesmal wenn Therapeuten defensiv reagieren, verstärken sie die Möglichkeit, daß ihre Patienten Widerstand entwickeln. Und immer wenn wir etwas vermeiden, uns fürchten, uns beschämt fühlen, wenn wir aus Wut, Frustration, Hoffnungslosigkeit oder Furcht handeln oder wenn wir es versäumen, angemessene Grenzen zu setzen, verstärken wir den Widerstand unserer Patienten durch unseren Gegenwiderstand. So tragen Patient und Therapeut gleichermaßen dazu bei, daß in einer Therapie Fortschritte ausbleiben. Es gibt zweifellos keine Therapie, die mehr unaufgelöste Probleme enthüllt und mehr Gegenwiderstand bei Therapeuten hervorruft, als die Arbeit mit stark dissoziierenden Patienten. Diese kämpfen mit großen Problemen, welche die Bindung, Traumata, die Identität, die Regulationsfähigkeit und die existentielle Situation betreffen, und sie haben außerdem selbst starken Widerstand. Insofern ist es kaum verwunderlich, wenn auch Therapeuten, die damit konfrontiert sind, Widerstand entwickeln. Eine keineswegs vollständige Liste von Arten des Gegenwiderstandes folgt in Tabelle 11.1.

ZENTRALES KONZEPT

Widerstand beinhaltet Muster der Interaktion zwischen Patient und Therapeut, welche effektive therapeutische Arbeit im Augenblick unmöglich machen (van Denburg & Kiesler 2002).

BEISPIEL FÜR WIDERSTAND UND GEGENWIDERSTAND: MIA UND BEVERLY

Mia, eine sehr kompetente Therapeutin, bat wegen eines schwierigen Falls um eine Konsultation. Ihre Patientin Beverly führte mehrmals im Monat nach Therapiesitzungen selbstschädigende Handlungen aus. Mia brachte ihre Frustration zum Ausdruck, indem sie sagte, sie habe sich bemüht, Beverly jede Selbstregulationsmethode beizubringen, die ihr bekannt sei, aber alle diese Bemühungen hätten zu nichts geführt. Sie grenzte sich vorbildlich von ihrer Patientin ab und arbeitete im Sinne eines systemischen Ansatzes, der die Dissoziation nicht verstärkte. Sie verstand nicht, warum Beverly ihr selbstschädigendes Verhalten nicht aufgab. Der Berater fragte Mia, woran sie in den Sitzungen mit der Patientin momentan arbeite, was am Ende der Sitzungen geschehe und wie sie die therapeutische Beziehung empfinde. Mia erklärte, die Sitzungen konzentrierten sich auf die Vermittlung von Stabilisierungsfertigkeiten, was dieser frühen Phase der Therapie gemäß war. Außerdem wies sie darauf hin, daß Beverly vor Sitzungsende in eine Art ruhigen, aber sehr oberflächlichen Affekts zu wechseln scheine. Sie erklärte dem Berater: »Um ehrlich zu sein, muß ich gestehen, daß ich mich ein wenig erleichtert fühle, wenn sie die Sitzung in dieser Verfassung verläßt, weil es dann nicht so schwierig ist, die Arbeit zu beenden, wie es früher einmal war. Ich frage mich aber, ob sie ein wenig depersonalisiert ist. Ich habe das noch nicht thematisiert, weil ich vorher mit ihr so große Schwierigkeiten mit dem Containment hatte.«

Der Berater erklärte, daß die Patientin möglicherweise eine kontrollierend-fürsorgliche Strategie anwende (Hesse, Main, Abrams & Rifkin 2003; Liotti 2011), um sicherzustellen, daß sie keine Bedürfnisse erkennen lasse, die bei Mia am Ende der Sitzungen Besorgnis hervorrufen könnten, und daß Mia selbst diesem fürsorglichen Verhalten vielleicht in die Hände spiele, indem sie Erleichterung empfinde und so Beverly die implizite Botschaft übermittle, die Unterdrückung eines Teils ihrer Erlebnisse sei ihr als der Therapeutin willkommen. Mia erkannte dies sofort in sich wieder, und nachdem sie noch eine Weile darüber nachgedacht hatte, sprach sie mit Beverly über die Endphasen ihrer gemeinsamen Therapiesitzungen. Tatsächlich gab es Kind-Anteile, die innerlich bestraft wurden, weil sie versucht hatten, in der Sitzung in Erscheinung zu treten. Beverly hatte Mia mit ihrer Bedürftigkeit auf keinen Fall von sich treiben wollen, doch hatte sie diese Bedürftigkeit auch nicht eingrenzen können, wenn sie nach Hause zurückkam. Ein sehr wütender jugendlicher Anteil von ihr schnitt sie dann zur Strafe für die aus ihrer Sicht inakzeptablen Bedürfnisse des Kind-Anteils.

Sobald Mia in der Lage war, ihr eigenes Vermeiden zu akzeptieren und aufzulösen, indem sie es erkannt, mit ihrem Berater darüber gesprochen und sich mit ihrem Unbehagen auseinandergesetzt hatte, konnte sie Beverly helfen, bessere Möglichkeiten zu finden, ihre Bedürftigkeit in die Sitzung mitzubringen, ohne von ihr überwältigt zu werden, und sie am Ende der Sitzung durch mitfühlendes Containment zu befrieden, statt sie gewaltsam zu unterdrücken. Beverly fühlte sich Mia nun stärker verbunden und konnte die Sitzungen deshalb als wirksameren Container nutzen. Gemeinsam entwikkelten beide eine Strategie, mit deren Hilfe sie das Arbeitstempo in der Therapie regulieren, das Ende der Sitzungen erträglich machen und die Arbeit pünktlich beenden können. Mia arbeitete mit Beverlys jugendlichem Anteil daran, mit seiner Wut sowohl auf die Kind-Anteile als auch auf Mia (weil sie ihm nicht half) umzugehen. Und sie half Beverly, sich stärker mit ihrem jugendlichen Anteil zu verbinden. Im Laufe der folgenden Wochen ebbten die Selbstschädigungen völlig ab.

TABELLE 11.1
Anzeichen für Gegenwiderstand beim Therapeuten

- Während der Sitzungen zuviel oder nicht genug reden
- Zu häufige und zu umfassende Selbstoffenbarungen
- Patient und Therapeut vermeiden schwierige Probleme, genießen aber ihre Beziehung zueinander
- Freundschaftliche oder sogar sexuelle Beziehung zum Patienten
- Idealisierung des Patienten
- Entwerten oder Schlechtmachen des Patienten gegenüber Kollegen
- Bedauern des Patienten
- Bedürfnis, den Patienten zu »reparieren« oder zu heilen
- Sich vom Patienten bezaubern lassen
- Von chronischen negativen Gefühlen dem Patienten gegenüber (Frustration, Wut, Scham, Schuld, Ekel, Langeweile) geplagt werden ohne die geringste Aussicht, daß diese Gefühle irgendwann aufgelöst werden
- Das Gefühl, daß der Patient ein besonderer Mensch ist und deshalb eine besondere Behandlung benötigt
- Fasziniertsein von Dissoziation und dissoziierten Anteilen
- Behandeln dissoziierter Anteile als unterschiedliche Personen
- Furcht vor den Therapiesitzungen
- Einen bestimmten Patienten zu merkwürdigen Zeiten und andernorts als in der Praxis treffen; Durchführen von Sitzungen ohne vorher festgelegten Anfangs- und Endzeitpunkt
- Grenzverletzungen; inkonsistenter Umgang mit Grenzen und mit dem Therapierahmen
- Verstärkung des Kontakts zu einem chronisch suizidgefährdeten Patienten aus Furcht, er könnte sich etwas antun
- Chronisches Zuspätkommen zu den Sitzungen oder nicht rechtzeitiger Sitzungsabschluß
- Vergessen von Sitzungsterminen
- Wiederholtes Überbuchen und Doppelbelegen von Sitzungsterminen
- Versäumen der Festlegung eines regulären Sitzungstermins für einen Patienten
- Übertrieben beruhigendes, fürsorgliches, urteilendes oder kritisches Verhalten einem Patienten gegenüber
- Unfähigkeit oder mangelnde Bereitschaft, mit einem Patienten über wichtige Themen zu sprechen (z. B. über Sex, Honorar, Phantasien, Scham und Grenzen)

- Unfähigkeit oder mangelnde Bereitschaft, sich mit bestimmten Anteilen des Patienten auseinanderzusetzen (z. B. mit Anteilen, die einen Täter nachahmen, mit wütenden oder feindseligen Anteilen, mit sexualisierten Anteilen oder mit Kind-Anteilen)
- Begünstigen bestimmter Anteile gegenüber anderen
- Leugnen von Problemen bezüglich der Therapie
- Erleben der Unfähigkeit oder mangelnder Bereitschaft, aufgrund von Scham, Furcht oder Wut zu handeln – oder impulsiv oder in Reaktion auf den Patienten zu handeln
- Demonstrieren der Unfähigkeit oder mangelnder Bereitschaft, vernünftigen Empfehlungen, die im Rahmen einer Supervision oder Konsultation gegeben wurden, zu folgen
- Mangelnde Möglichkeit, sich in Supervision zu begeben oder an einer Konsultation teilzunehmen
- Fehlende Bereitschaft, eine zum Scheitern verurteilte Therapie auch nach umfassender Konsultation mit dem Resultat der Empfehlung, die Arbeit zu beenden, tatsächlich abzubrechen
- Den Patienten brauchen, um erfolgreich zu sein und so zu zeigen, daß man ein guter Therapeut ist
- Das Bedürfnis, den Patienten um jeden Preis zu »retten«
- Das Bedürfnis, gebraucht zu werden
- Vermeiden jeder Diskussion über Abhängigkeitsprobleme in der Behandlung und der Auseinandersetzung damit
- Versuch, in Szenarien emotionaler Erpressung zu arbeiten, ohne diese direkt zu erwähnen (z. B.: »Wenn Sie mich nicht jeden Tag anrufen, bringe ich mich um. Wenn Sie die Therapie beenden, bringe ich mich um – Sie sind der einzige Mensch, der mir helfen kann.«)
- Trennung von einem Behandlungsteam; mit dem Patienten schlecht über andere Teammitglieder reden oder Teammitgliedern gegenüber schlecht über den Patienten reden
- Zu starkes Fokussieren auf den Inhalt traumatischer Erinnerungen oder Zur-Schau-Stellen einer kontraphobischen Einstellung gegenüber Traumata
- Völliges Vermeiden traumatischer Inhalte
- Unkritisch an den Patienten glauben (oder nicht an ihn glauben); Unfähigkeit, darüber zu reflektieren, was der Patient braucht, statt über das, was »wahr« oder »nicht wahr« ist
- Sadistisches Ausagieren in Form von tadelnden Deutungen, Vorenthalten, Verachtung usw. dem Patienten gegenüber

Temporäres im Gegensatz zu dauerhaftem phobischem Vermeiden

Therapeuten gehen in der Regel davon aus, daß Patienten zur Therapie kommen, weil sie sich wünschen, ihr Leben zum Positiven zu verändern. Schon allein die Tatsache, daß sie Hilfe suchen, ist ein Schritt in die richtige Richtung. Doch wer unter uns zögert nicht gelegentlich oder fürchtet sich sogar in Anbetracht von Veränderungen, die wir initiieren müssen, oder vor Realisationen, die wir akzeptieren müssen? Wir alle erleben gelegentlich temporäre Widerstände. Diese wurden als Zustandswiderstände bezeichnet – womit ein temporärer Zustand gemeint ist, der durch vielfältige Faktoren entstehen kann, beispielsweise durch das Timing oder durch Mangel an bestimmten Fertigkeiten, an Gewahrsein oder an Unterstützung (Beutler, Rocco, Moleiro & Talebi 2001; van Denburg & Kiesler 2002). Wenn wir jedoch über genügend Unterstützung und Fertigkeiten verfügen, können wir uns im allgemeinen recht effektiv weiterbewegen. Kluft (1995, 2007) hat dies treffender als Widerwillen, statt als Widerstand, bezeichnet.

Es kann nützlich sein zu wissen, ob das phobische Vermeiden eines Patienten auf einem temporären Problem beruht – beispielsweise auf einem kürzlich erlebten Bruch in einer Beziehung, auf Furcht vor einer bestimmten Emotion oder Erinnerung oder auf dem Auftauchen eines neuen dissoziierten Anteils – oder ob der Widerstand des Patienten gegen Veränderung dauerhafter ist. Temporärer Widerstand oder Zustandswiderstand (Widerwille) wird im allgemeinen mit Hilfe von Vertrauen, Aufklärung, Bestätigung und Zusammenarbeit im Rahmen der therapeutischen Beziehung aufgelöst. Doch erfüllen solche direkten Interventionen kaum jemals ihren Zweck bei phobischem Vermeiden, das zu einem festen Bestandteil der Art des Patienten, ganz generell mit dem Leben umzugehen, geworden ist.

Zentrales Konzept

Widerstand kann eine temporäre Erscheinung sein – wenn sie auf Widerwillen infolge von mangelndem Wissen, Furcht oder Scham basiert –, er kann aber auch dauerhaft sein und ist dann ein Ausdruck der hartnäckigen und umfassenden Phobie hinsichtlich Realisation und Veränderung. Patienten, bei denen phobisches Vermeiden ein fester Bestandteil ihres Seins ist, sind am schwierigsten zu behandeln. Erfolge sind jedoch auch bei ihnen möglich, wenn es dem Therapeuten gelingt, verläßlich geduldig, beharrlich, neugierig, engagiert und nicht-defensiv zu bleiben und auf zuträgliche Weise auf der Wahrung bestimmter Grenzen zu beharren.

Wie weiter oben erwähnt wurde, haben einige Patienten eine Strategie entwickelt, Veränderung, Realisation und jede Art interpersonaler Beeinflussung durch den Therapeuten zu vermeiden – und sich dagegen manchmal auch aggressiv zur Wehr zu setzen (Beutler et al. 2001; van Denburg & Kiesler 2002). Ihr phobisches Vermeiden weitet sich auf das Alltagsleben aus und trägt zu chronischen Beziehungsproblemen im privaten und beruflichen Bereich bei. Solche Patienten haben meist erhebliche Bindungs- und Regulationsprobleme, verbunden mit starker Reaktivität, Starrheit und einer schwachen Mentalisierungsfähigkeit. Bei Patienten mit anhaltendem Widerstand existieren zahlreiche Schichten phobischen Vermeidens, die zwischen ihnen und dem, was sie fürchten, wie eine Reihe von Mauern stehen. Deshalb widersetzen sie sich möglicherweise nahezu allen Versuchen, sie mit dem, was sie vermeiden, in Kontakt zu bringen, so harmlos diese auch sein mögen.

Dieses Verhalten vermittelt dem Therapeuten das Gefühl, völlig inkompetent und unfähig zu sein, und macht ihn manchmal auch wütend und frustriert ihn – was wiederum Gegenwiderstand hervorruft. So entsteht ein Teufelskreis, der die scheinbar auswegslose Situation verfestigt und so verlängert.

Veränderung kommt bei solchen Patienten einem »Wunder, das durch harte Arbeit ermöglicht wird«, gleich, wie eine Therapeutin es einmal sehr treffend beschrieben hat (S. M. Johnson 1985). Die Therapie ist für sie oft sehr langwierig, unberechenbar und beschwerlich und kann sich über viele Jahre hinziehen. Um eine autarke Lebensweise entwickeln zu können, sich selbstbestimmt zu fühlen und eigene Therapieziele zu formulieren (Beutler, Harwood, Michelson, Song & Holman 2010), benötigen solche Patienten viel Raum.

Arbeit an anhaltendem Widerstand

Anhaltender Widerstand kann viele Formen annehmen, er manifestiert sich aber hauptsächlich in Form von Problemen in der therapeutischen Beziehung und verschiedenen Arten des Ausagierens. Innere Konflikte wegen des Widerstandes gibt es kaum, und der Patient empfindet die Situation als ichsynthon. Der Therapeut kann den Patienten, der sich in diesem Zustand befindet, als extrem fordernd, Ansprüche erhebend, aggressiv, vermeidend, ängstlich, kontrollierend, sadistisch, zurückgezogen, still, wütend oder stark leidend erleben. Der Patient seinerseits kann dem Therapeuten in dieser Verfassung vorwerfen, daß er nicht das Richtige tut oder sagt, daß er ihn nicht versteht, daß er von dem Wunsch getrieben ist, den Patienten leiden zu sehen, daß er gegenüber der Tatsache, daß der Patient leidet, kalt, gefühllos, völlig gleichgültig sowie zu reserviert oder kontrollbesessen ist und den Patienten ständig tadelt. Der Patient glaubt in solchen Fällen, wenn der Therapeut anders wäre, etwas anders mache, etwas anderes sage, etwas anderes empfinde, könne er seine Situation (die des

Patienten) verbessern (Stark 2002). Ganz gleich, was der Therapeut zum Ausdruck bringt, es wird als nicht nützlich, dumm, herablassend, unzureichend oder schlicht falsch empfunden, zumindest von den tonangebenden Anteilen des betreffenden Patienten. Es gibt stets mindestens einen Grund und oft mehrere, aus denen Patienten glauben, eine bestimmte Empfehlung werde die beabsichtigte Wirkung nicht haben oder eine Deutung sei unzutreffend.

Anleitung muß bei anhaltendem Widerstand implizit, nicht explizit erfolgen. Je kreativer und schlauer Therapeuten zu intervenieren und zu suggerieren versuchen und je intensiver sie sich bemühen zu helfen, um so stärkeren Widerstand rufen sie in den meisten Fällen hervor. Machtkämpfe sollte man um jeden Preis vermeiden; Therapeuten sollten sich allerdings auch davor hüten, sich die Veränderungsziele der Patienten zu eigen zu machen. Vielmehr sollten sie sich dem phobischen Vermeiden des Patienten gegenüber mitfühlend zeigen, nicht versuchen, eine Veränderung zu erzwingen, und die Arbeit in der Therapie auf die Auflösung von Gründen für Widerstand richten.

Dauerhafter Widerstand infolge von weiterhin erfolgender Viktimisierung

Bei manchen Patienten ist anhaltender Widerstand ein Zeichen für das weiterhin stattfindende Erleben von Mißbrauch oder Mißhandlungen. So schockierend dies für einen unkundigen Therapeuten auch sein mag, Mißbrauch und Mißhandlungen durch Täter, die damit schon in der Kindheit ihrer Opfer begonnen haben, können bis ins Erwachsenenalter fortgesetzt werden. Beispielsweise hat Middleton (2013, 2014) auf das wenig bekannte Problem weiterhin stattfindenden Inzests hingewiesen. Auch gibt es inzwischen viele neue Erkenntnisse über das enorme Problem anhaltender Viktimisierung beim Sexhandel.

Starke Verstrickung bestimmter dissoziierter Anteile mit Tätern und Loyalität ihnen gegenüber erschweren es betroffenen Patienten sehr, ihren Kontakt zu Tätern endgültig abzubrechen und anschließend in der Therapie Fortschritte zu erzielen. Patienten, die gegenwärtig immer noch mißbraucht/mißhandelt werden, zeigen manchmal extrem starken Widerstand. Selbst die grundlegendsten und nützlichsten regulationsfördernden Interventionen erweisen sich in solchen Fällen als wirkungslos. Bessert sich der Zustand eines Patienten trotz intensiver Bemühungen nicht, sollte der Therapeut zumindest in Erwägung ziehen, daß sich der Patient immer noch in einer Beziehung befindet, in der er mißbraucht/mißhandelt wird. Mit den komplexen Problemen weiterhin stattfindenden Mißbrauchs werden wir uns in Kapitel 19 noch ausführlicher beschäftigen.

Tabelle 11.2 enthält Vorschläge für die Arbeit an Widerstand.

TABELLE 11.2
Tipps für die Arbeit an anhaltendem Widerstand

- Der beste Ansatzpunkt für den Beginn der Arbeit mit Patienten mit anhaltendem phobischem Vermeiden ist das Assessment. Je früher in der Therapie diese tief verwurzelten Muster erkannt werden, um so geringer ist die Gefahr, daß der Therapeut sich in Machtkämpfe verstrickt und in einer Sackgasse landet.
- Versuchen Sie, alles, was mit dem phobischen Vermeiden zusammenhängt, zu verstehen: die Überzeugungen, die es verstärken, das somatische Erleben der Phobie, welchen unmittelbaren Nutzen es hat, welchen Preis man dafür zahlt, welche Emotionen damit verbunden sind (z. B. Furcht, Scham, Wut).
- Geben Sie Patienten mit starkem Widerstand viel Raum, Dinge selbst zu entscheiden, in der Therapie eigene Ziele zu entwickeln und das Gefühl zu erleben, daß sie selbst bestimmen, was geschieht (Beutler et al. 2010). Grundsätzlich ist es sehr nützlich, immer wieder auf die vom Patienten selbst formulierten Ziele zurückzukommen: »*Lassen Sie uns noch einmal für einen Moment zu den Zielen zurückkommen, die Sie in der Therapie verfolgen und auf die wir uns verständigt haben. Wie können wir einige davon am besten heute in der Therapie ansprechen?*«
- Obgleich die Patienten den Verlauf ihrer Therapie selbst steuern, muß der Therapeut am grundsätzlichen Therapierahmen und an den für die Therapie definierten Grenzen unbedingt festhalten, auch wenn der Patient noch so nachdrücklich etwas anderes fordert.
- Weisen Sie empathisch auf Doublebinds hin, indem Sie das Problem metakommunikativ darstellen: »*Mir fällt auf, daß ich Ihnen keine wirkliche Hilfe bin, wenn ich versuche, Ihnen zu helfen und Sie zu verstehen, so sehr ich dies möchte. Lehne ich mich andererseits zurück und sage oder tue nichts, ist das natürlich auch nicht besonders nützlich. Ich suche nach einer Möglichkeit, die uns beiden zusagt; deshalb frage ich mich, ob es zwischen einigen Ihrer Anteile Konflikte gibt und ob es uns weiterhelfen könnte, sie zu untersuchen. Aber vielleicht haben die verschiedenen Anteile von Ihnen noch andere Vorstellungen darüber, wie ich die Zeit mit Ihnen am besten nutzen könnte.*«
- Lassen Sie den Patienten mit einer neuen Fertigkeit oder einem neuartigen Erlebnis immer experimentieren, ohne irgendeine Erwartung hinsichtlich des Erfolgs oder Mißerfolgs solcher Bemühungen daran zu knüpfen: »*Wir sollten einfach gemeinsam verfolgen, was passiert*« (Ogden et al. 2006/2010).
- Helfen Sie allen Anteilen, Konflikte, die Veränderungen betreffen, zu erforschen, damit der Therapeut nicht ständig als der einzige erscheint, der Veränderung fördert. Sind bestimmte Anteile des Patienten offener und neugieriger als andere? Könnten diese Anteile denjenigen, die stärker zum Vermeiden neigen, ihre Interessen mitteilen?

Beispiel für anhaltenden Widerstand: Rory

Rory war 46 Jahre alt, litt unter DIS und einer Borderline-Persönlichkeitsstörung. Sie war bis zum Alter von 33 Jahren in ihrem Leben relativ gut zurechtgekommen, dem Zeitpunkt, zu dem ihr Vater gestorben war. In dieser Situation dekompensierte sie und wurde von traumatischen Erinnerungen heimgesucht. Sie wurde stark depressiv, von Ängsten geplagt, fügte sich regelmäßig Schnittverletzungen zu und war chronisch suizidal und unfähig zu arbeiten. Doch begab sie sich noch weitere zehn Jahre lang nicht in Therapie. Als Rory schließlich eine Therapeutin aufsuchte, befand sie sich in einem Zustand starker chronischer Dysregulation und Instabilität und in einer Dauerkrise. Außerdem war sie einsam und haßte sich selbst. Sie litt unter unerträglichen und fast ständig auftretenden Flashbacks, die mit Verlassenwerden, sexuellem Mißbrauch und körperlichen Mißhandlungen durch verschiedene Täter zusammenhingen. Auch ihr eigenes Verhalten ihren Kindern und ihrem Partner gegenüber grenzte manchmal an Mißhandlung und Vernachlässigung, und außerdem schnitt sie sich oft und unternahm mehrere Suizidversuche. Irgendwann hörte sie auf zu essen und nahm 30 Pfund ab. Und weil sie von der Idee begeistert war, zum Opfer zu werden, fuhr sie manchmal mitten in der Nacht in gefährliche Gegenden der Stadt, in der sie lebte, und ging dort umher. Schließlich erklärte sie ihrer Therapeutin: *»Es ist mein Schicksal, vergewaltigt zu werden.«* Und sie sagte immer wieder: *»Ich bin nichts. Ich bin nur Schmerz.«*

Rory war mehrmals stationär behandelt worden, entweder um einen Suizidversuch zu verhindern oder nachdem sie einen solchen begangen hatte. Es dauerte sehr lange, ihren Zustand zu stabilisieren, aber dann ließ ihre Suizidneigung allmählich nach, und auch ihr selbstschädigendes Verhalten hörte auf. Rorys Dysregulation blieb aber weiter stark, sie hatte häufig Konflikte mit ihrer Therapeutin und war nicht in der Lage, ihr Leben in irgendeiner Hinsicht zu genießen. Sie war so sehr in ihr Leiden verstrickt, daß ihr nichts Freude zu machen schien.

Die Therapeutin fragte sie, welche Erfahrungen sie mit Veränderungen in der Therapie gemacht habe, und sie antwortete: »Veränderung bedeutet, daß alles vorbei ist. Alles verändert sich dann, genauso, wie es in meiner Kindheit war. Irgendwer hat immer ›etwas verändert‹, und das hat mir immer weh getan. Meine Mutter hat mich verlassen, als ich einen Monat alt war, weil sie ›etwas verändern‹ wollte. Mein Vater hat mich verlassen, als ich sechs Jahre alt war, weil er ›etwas verändern‹ wollte.« Rory bat, das Wort »Veränderung« nicht mehr zu benutzen, weil es für sie mit so viel Entsetzen und Ungewißheit verbunden war, und es durch das Wort »Heilung« zu ersetzen. Daraufhin fragte die Therapeutin sie, ob sie sich vorstellen könne, daß sie »geheilt werden wolle«, und das konnte sie, obwohl sie glaubte, sie verdiene es nicht.

Von diesem kleinen Halt aus erforschte Rory zusammen mit ihrer Therapeutin, wie es für sie war, geheilt werden zu wollen. Dies gab ihr die Sicherheit, die sie brauchte, um die Veränderung zu erkunden, ohne sie gleich vollziehen zu müssen. Die Therapeutin fokussierte auf positive Erlebnisse, die es Rory ermöglichten, einen kleinen Moment positiver Emotion oder Empfindung zu erleben. Sie überließ der Patientin so weit wie möglich die Führung, gab ihr möglichst wenig Anleitung und bot ihr Unterstützung und Regulation in der therapeutischen Beziehung an. Daraufhin entwickelte Rory kleine Ziele in Richtung Heilung, die zu erreichen ihr allmählich gelang. Die therapeutische Beziehung verbesserte sich stark: Die Konflikte nahmen ab, und das Vertrauen nahm zu. Die Therapeutin unterließ es sorgsam, Rory auf ihre allmählichen Fortschritte hinzuweisen, weil ihr klar war, daß die Patientin große Angst vor einer Verbesserung ihres Zustandes hatte.

Die Therapeutin arbeitete sorgfältig daran, Kontakt zu einem sehr schwierigen sadistischen Täter imitierenden Anteil aufzunehmen. Im Laufe von drei weiteren Jahren, in denen die Therapeutin sich immer wieder in Machtkämpfe und Double-binds verstrickte, engagierte sich dieser Anteil allmählich in der Therapie und fing an, sich kooperativer zu verhalten. Rory gestattete ihren extremen Abhängigkeitsbedürfnissen, sich zu zeigen, was ihr selbst und der Therapeutin ungeheuer viel Vertrauen abforderte. Sie stellte sich ein kleines Kind vor, das keine Haut hatte und von ihr und der Therapeutin gemeinsam betreut wurde. Dieser Säugling entwickelte allmählich eine Haut, wuchs zu einem gesunden Kind heran und wurde schließlich erwachsen. Als Rory eines Tages in der Therapie an diesem Anteil arbeitete, blickte sie plötzlich empor und sagte: »Das bin ich! Das bin ja ich!« Langsam aber sicher gelang es ihr, über den Berg zu kommen, nach vielen Jahren mit unzähligen telefonischen Krisengesprächen und vielen schwierigen Therapiesitzungen. Rory konnte das Wort »Veränderung« nun endlich in einem positiven Sinne benutzen. Sie integrierte alle ihre Anteile und schloß die Therapie ab. Sechzehn Jahre nach dem Ende ihrer Therapie geht es Rory immer noch gut. Sie arbeitet wieder, hat aber aufgrund der langen Zeit, in der sie unter extremem Streß litt, große gesundheitliche Probleme. Sie und ihr Partner haben eine stabile, wenn auch nicht perfekte Beziehung; sie hat den Kontakt zu ihrem leiblichen Vater, der sie im Stich gelassen hatte, wieder aufgenommen; und es ist ihr gelungen, sich mit ihren Kindern zu versöhnen, die mittlerweile erwachsen sind.

Kognitiver Widerstand

Manche Patienten mit anhaltendem Widerstand haben keine Probleme mit dem Therapeuten, sondern einen tiefreichenden kognitiven Widerstand, auch wenn sie sich im Umgang angenehm verhalten. Manchmal zeigen sie durchaus Humor und signalisieren dem Therapeuten, daß sie ihn schätzen; sie sind jedoch nicht in der Lage, kohärent zu denken, weil verschiedene ihrer Anteile dies verhindern, oder sie ergehen sich in allen möglichen indirekten und verwickelten Erzählungen, halten sich mit Belanglosigkeiten auf und erzählen weitschweifige Geschichten. Da sie nicht bei einem Thema bleiben können, ist es schwer, ihnen in einem Gespräch zu folgen. Sie erinnern sich an bestimmte Therapiesitzungen oder darin gewonnene Einsichten nicht, weil ihre dissoziierten Anteile heftige Konflikte wegen angestrebter Veränderungen haben und es häufig zum Switching kommt. Verschiedene Anteile können in völlig unterschiedliche Richtungen streben; beispielsweise könnte es sein, daß ein Anteil recht gut denken kann, wohingegen das Denken eines anderen diffus und verwirrt ist. Auch sprunghaftes Denken kann eine Folge schnellen Switchings zwischen Anteilen, die jeweils andere Ziele verfolgen, sein.

Man kann diesen Verhaltensstil als die Art von inkohärenter Erzählung verstehen, die mit desorganisierten Bindungen so häufig verbunden ist und die dem Therapeuten gegenüber sehr leicht aktiviert wird. Man sollte sich darüber im klaren sein, daß solche Patienten starke Phobien hinsichtlich Bindung und Bindungsverlust sowie hinsichtlich ihres inneren Erlebens haben, die ihrer Vernebelungstendenz und ihrer kognitiven Desorganisiertheit zugrunde liegen.

Beispiel für extremen kognitiven Widerstand: Marie

Marie war 62 Jahre alt und hatte seit ihren frühen Dreißigern an mehreren längeren Therapien teilgenommen. Doch keine von diesen hatte besonders viel bewirkt. Sie litt unter DIS, starker exekutiver Dysfunktion, Depression und Panik. Abgesehen davon hatte sie einen sehr hohen IQ, leistete in ihrem Beruf als Lehrerin sehr gute Arbeit und hatte einen köstlichen Humor. Sie war von einem auf DIS spezialisierten Therapeuten, der sich zur Ruhe setzte, an eine Therapeutin verwiesen worden, von der ebenfalls bekannt war, daß sie dissoziative Störungen behandelte. Diese neue Therapeutin konnte sich in den ersten beiden Sitzungen keinen Reim darauf machen, worüber die Patientin redete. Sie glaubte zwar, daß es sich bei dem, was sie beobachtet hatte, um Switching handelte, vermochte diesen Verdacht aber in den ersten Therapiesitzungen nicht zu erhärten.

Trotz ihres hohen IQ sprang die Patientin von einer Geschichte zur nächsten, ohne eine Erzählung abzuschließen und ohne eine bestimmte Person oder sich selbst in einem Zusammenhang klar zu identifizieren. Sie benutzte ständig indirekte Pronomen und vermischte Vergangenheit, Gegenwart und Zukunft: »Wir hatten eine phantastische Zeit. Phantastische Zeiten jetzt. Die nächste Woche wird phantastisch werden. Wir haben soviel Spaß! Sie bringt mich ständig zum Lachen. Mein Vater hat mir beigebracht, Spaß zu haben. Er war so großartig in dieser Hinsicht, sogar als er versuchte, mich umzubringen. Er war wunderbar! Wir hatten Tea-Partys und wir haben Sich-schick-Machen gespielt. Ja, er war viel besser als meine Mutter. Man mußte nur etwas vorsichtig in seiner Gegenwart sein und ihn nicht zu nah an sich heranlassen. Nächste Woche machen wir uns schick und gehen in der Stadt aus, alle zusammen! Allerdings habe ich es das letzte Mal, die letzten Jahre, die letzten Male nicht geschafft hinzugehen. Es ist einfach phantastisch! Ich werde anfangen, jeden Tag zu walken! Ich fahre auch Fahrrad – ich fühle mich dann so frei! Ich muß es reparieren lassen. Ich habe es mir 1962 von meinem eigenen Geld gekauft. Es ist leuchtend grün. Einfach umwerfend! Wenn ich mal ein bißchen Zeit habe, kann ich das abkratzen – ist nur ein bißchen Rost. Und ein paar neue Reifen könnten auch drauf. Vielleicht auch ein neuer Sitz und neue Bremsen? Ich muß es aus dem Schuppen holen. Da muß es irgendwo sein. Vielleicht hat meine Mutter es verkauft. Das hat sie getan. Kann es gar nicht erwarten, wieder Fahrrad zu fahren!«

Marie konnte sich an keine ihrer Therapiesitzungen erinnern, so banal und emotionsfrei deren Inhalt auch gewesen sein mochte; deshalb bat sie, die Sitzungen auf Audioband aufzunehmen. Diese Aufnahmen hörte sie sich immer wieder an, konnte sich aber nicht einmal danach merken, was sie und was die Therapeutin gesagt hatte. In manchen Situationen hörte sie die Therapeutin gar nicht, wenn das, was sie sagte, emotional für sie zu belastend war.

Marie hatte starken Widerstand gegen alle Vorschläge und Ideen, mit denen sie konfrontiert wurde, allerdings auf eine sehr ungewöhnliche Art. Sie nahm sie bereitwillig auf und vergaß sie anschließend sofort. Sie konnte »großartige« Einsichten haben und sie innerhalb weniger Sekunden oder Minuten wieder vergessen. Mit der Zeit wurde der Therapeutin klar, daß die Patientin einfach nicht mehr tun konnte, als sie tat. Explizit gab sich Marie große Mühe, in der Therapie intensiv mitzuarbeiten, stoppte sich dann aber implizit, indem sie alles vergaß. Sie war sich über diesen inneren Konflikt kaum im klaren. Es war unmöglich, irgendwelche Anteile von Marie dazu zu bringen, die Arbeit an diesem hartnäckigen Problem zu unterstützen.

Zweimal im Laufe der Therapie wurde Marie gründlich neuropsychologisch untersucht, weil die Therapeutin sich sorgte, bei ihr könnte eine bisher unerkannte kognitive Beeinträchtigung vorliegen; doch ihre Testwerte lagen größtenteils im Normbereich. Allerdings gab sie bereitwillig und fast verschmitzt zu, sie sei zumindest ein wenig unehrlich gewesen, insbesondere bei den psychologischen Tests. Weil sie Tests dieser Art im Rahmen ihrer beruflichen Arbeit durchführte, gelang es ihr, einige der Schwierigkeiten, die sie dabei hatte, zu verschleiern, und sie war stolz, weil es ihr gelungen war, die Tester zu überlisten. Hinsichtlich der Möglichkeit, daß irgend jemand mehr über sie herausfinden könnte, war sie sehr paranoid, und sie konnte dies der Therapeutin gegenüber zugeben.

Marie entwickelte ein wenig mehr Kohärenz in ihren Erzählungen, als die Therapeutin sie aufforderte, die Zusammenhänge im Laufe der Zeit zu klären, wenn sie ein stärkeres Vertrauen zu ihr entwickelt hätte. Es gelang ihr nicht, ihre Anteile zu integrieren, und sie schaffte es auch nie, deren Existenz anzuerkennen, obwohl sie eindeutig ziemlich aktiv waren. All dies war für sie einfach zu erschreckend und überwältigend. Die Therapie konzentrierte sich bei ihr auf die Stabilisierung, auf die Förderung lebenspraktischer Fertigkeiten und auf Unterstützung, wohingegen einsichtsorientierte Arbeit vermieden wurde. In den letzten Jahren dieser unterstützenden Therapie entwickelte Marie eine Demenz. Als sie schließlich nicht mehr in der Lage war, ein Auto zu fahren, mußte sie die Behandlung abbrechen. Ihr wurde dann eine geriatrisch-psychiatrische Betreuung empfohlen, die sie jedoch ablehnte. Sie verweigerte weiterhin jede Hilfe im Alltagsleben und beharrte darauf, ihr gehe es gut, obwohl sie ganz offensichtlich Probleme hatte, im Alltag allein zurechtzukommen.

Widerstand kann bei Patienten fast jede Form annehmen. In Tabelle 11.3 führen wir eine Anzahl häufig vorkommender Formen von Widerstand auf, und diese Liste ist natürlich nicht vollständig.

TABELLE 11.3
Häufige Formen des phobischen Vermeidens (des Widerstandes) bei Patienten

- Ignorieren von Grenzen, die der Therapeut eindeutig benannt hat
- Zuspätkommen zu Therapiesitzungen
- Weigerung, die Sitzung zum festgesetzten Zeitpunkt zu verlassen oder Heraufbeschwören einer Krise zum Sitzungsende (vorausgesetzt, der Therapeut bringt die Sitzung adäquat zum Abschluß und nutzt die verfügbare Zeit vollständig)
- eMail-Kontakte oder Anrufe, die geltende Regeln ignorieren
- Stalking des Therapeuten oder ständige Beschäftigung mit seinem Privatleben
- Bemühen um extreme und reale Abhängigkeit vom Therapeuten
- Mangelnde Bereitschaft zum Aufbau einer therapeutischen Beziehung
- Androhen von Gewalt, Gewalttätigkeit oder sexuelles Verhalten in Sitzungen
- Gewalttätigkeit gegenüber anderen Menschen außerhalb der Sitzung
- Unfähigkeit zu denken, Gefühl der Benebelung und Verwirrung oder chronisches Antworten mit »Ich weiß nicht« in der Therapie
- Unfähigkeit, in den Therapiesitzungen oder zu Hause geerdet zu bleiben
- Anhaltend mangelnde Bereitschaft, die Existenz dissoziierter Anteile zu akzeptieren
- Unkontrollierbares Switching und chronische Flashbacks
- Mangelnde Bereitschaft, bestimmte Anteile an den Therapiesitzungen teilhaben zu lassen (z. B. sexualisierte Anteile; Täter imitierende Anteile; erwachsene Anteile, die Funktionen im Alltagsleben übernehmen)
- Ausschließliches Auftreten in der Therapie in Form von Kind-Anteilen
- Interesse an der Aufrechterhaltung einer DIS
- Erzwingen von Glauben oder Nichtglauben: »Sie müssen mir glauben. Sie dürfen nichts von dem, was ich sage, glauben.«
- Verweigern von Kooperation mit dem Therapeuten in seinem Bemühen, die Therapie einerseits erträglich zu gestalten, andererseits aber auch Fortschritte zu erzielen
- Fordern einer Sexualisierung der Beziehung zum Therapeuten; Masturbieren in der Therapiesitzung (extreme erotische Übertragung)
- Beharren auf der ständigen Wiederholung extrem plastischer Details über erlebten Mißbrauch und unablässiges Zeichnen solcher Szenen (exhibitionistisches und voyeuristisches Verhalten in der Therapiesitzung)
- Sadistisches Verhalten dem Therapeuten gegenüber und Freude daran – z. B. In Form des verbalen Formulierens von Grausamkeiten
- Beharren darauf, daß der Therapeut bisher unerfüllte Bedürfnisse erfüllt; Schüren der Phantasie, daß der Therapeut alles »reparieren« kann
- Zuviel reden; Produzieren gewaltiger Mengen von Inhalt in schriftlicher Form (oft bzgl. traumatischer Erinnerungen, dissoziierter Anteile oder den Therapeuten betreffender Gefühle)

- Zu häufiges Ausweichen auf Small-talk oder zum Lachen anregende Geschichten
- Meanderndes, inkohärentes, desorganisiertes, sprunghaftes Reden
- Ständiges Verfallen in Trance-Zustände oder Versunkenheit
- Schwelgen in einem blühenden Phantasieleben, statt bereit zu sein, die äußere Wirklichkeit zu akzeptieren und sich damit auseinanderzusetzen
- Mangelnde Bereitschaft, als ganze Person Verantwortung für verschiedene dissoziierte Anteile zu übernehmen
- Spaltung zwischen dem Therapeuten und anderen Menschen – Familienmitgliedern, Freunden, anderen psychologischen oder psychiatrischen Betreuern (z. B.: »Mein Mann sagt, daß Sie mich zu sehr antreiben und daß er den Kind-Anteil [von mir] beschützen muß.« »Mein Psychiater meint, Sie sollten häufiger Termine mit mir machen – er ist sehr besorgt über meine Instabilität und fragt sich, ob Sie wirklich wissen, was Sie tun.«)
- Verbleiben in einer durch Mißbrauch/Mißhandlung charakterisierten Beziehung (als Opfer oder als Täter)
- Ständiges Praktizieren von Annäherungs-Vermeidungs-Verhalten: »Ich hasse dich, verlasse mich nicht.«
- Vermeiden, Anklammern oder Aggressivität in Beziehungen
- Benutzen destruktiver Coping-Strategien (Drogen-/Alkoholkonsum, Selbstschädigung, Unruhen in Beziehungen usw.)
- Unregelmäßige Teilnahme an den Therapiesitzungen
- Ständiges Antworten mit »Ja, aber …« oder »Nein, das ist falsch«
- Externalisieren von Problemen und Zuweisung der Verantwortung für sie an andere; Unfähigkeit zur Selbstreflexion
- Zwanghaftes Hegen von Rachegedanken oder von Gefühlen, unfair behandelt worden zu sein
- Versuche, den Therapeuten für die Erfüllung der eigenen Bedürfnisse und Forderungen zu instrumentalisieren, Mißachten allen subjektiven Erlebens des Therapeuten oder seiner Bedürfnisse – traumatisierender Narzißmus (Shaw 2013)
- Therapeuten als Mißhandler oder Sadisten ansehen, wenn er die Forderungen des Patienten nicht erfüllt (T. Ogden 1992/2000)
- Extreme Eifersucht auf das »perfekte« Leben des Therapeuten oder auf das Leben anderer Menschen
- Extreme Verbitterung über das eigene Leben, manchmal »Posttraumatische Verbitterungsstörung« genannt (Linden, Rotter & Baumann 2007)
- Produzieren chronischer Phantasien oder dysfunktionaler Tagträume (Somer 2002) oder starke Bezugnahme auf »die dritte Wirklichkeit« – die innere Welt der dissoziierten Anteile (Kluft 1998)
- Ständige und unermüdliche Beschäftigung mit Suizid

Weitere Beispiele für Widerstand

Es folgen weitere Beispiele für Widerstand und Gegenwiderstand, die den Leser mit der Vielfalt von Strategien phobischen Vermeidens vertraut machen sollen. Je besser ein Therapeut diese Themen identifizieren und direkt an ihnen arbeiten kann, um so besser kann er seinen Patienten helfen, Fortschritte zu erzielen.

Beispiel für Abhängigkeit als Widerstand: Serena

Serena bat ihre Therapeutin: »*Ich brauche vier Termine wöchentlich bei Ihnen, und eine Stunde reicht auch einfach nicht aus! Ich bin kaum in Gang gekommen, wenn ich schon wieder gehen muß, und meine Anteile haben kaum Gelegenheit gehabt, mit Ihnen zu reden. Sie verstehen einfach nicht, wie sehr ich in jeder Minute leide. Ich kann das nicht mehr ertragen. Sie zu sehen hilft mir – es ist praktisch das einzige, was mir hilft! Wie könnten Sie sich weigern, mir zu helfen?! Ich nehme an, daß Sie mich nicht sehen wollen, weil ich es mir nicht leisten kann, Ihnen den vollen Preis zu bezahlen. Ich wußte, daß ich Ihnen nicht wirklich wichtig bin. Auch gut! Ich weiß sowieso nicht, ob ich noch zu weiteren Sitzungen zu Ihnen kommen werde.*« Serena verließ den Behandlungsraum weinend und schlug die Tür zu. Die Therapeutin fühlte sich inkompetent und überwältigt, fragte sich, was sie tun sollte, und fürchtete um die Sicherheit der Patientin.

Serena verhält sich ihren Bedürfnissen gegenüber phobisch vermeidend. Sie hofft, wenn sie ihre Therapeutin dazu bringe, für sie da zu sein und sie zu beruhigen, brauche sie kein Unbehagen und keinen Schmerz zu empfinden und sich nicht mit den Bedürfnissen zu beschäftigen, die in ihrem Leben unerfüllt bleiben. Außerdem leidet sie unter einer Phobie hinsichtlich Bindungsverlust, die sie verzweifelt die Nähe ihrer Therapeutin suchen läßt und sie dazu veranlaßt, sich gleichzeitig dieses Bedürfnisses zu schämen.

Beispiel für die Nutzung von Wut als Widerstand: Tim

Tim hatte einen wütenden Anteil, der anderen Menschen gegenüber leicht gewalttätig wurde. Als er in einer Sitzung plötzlich ein Kissen in Richtung seiner Therapeutin warf, sagte diese zu ihm, er solle damit aufhören, sich hinsetzen und reden, statt mit Dingen um sich zu werfen. Darauf reagierte Tim wütend und sagte: »*Sie wollen mir eine Gehirnwäsche verpassen, damit ich einer von diesen unterwürfigen und notorisch ruhigen Robotern werde, so wie alle anderen in unserer Gesellschaft. Sie wollen, daß ich mich von meiner Wut trenne. Was heißt es schon, wenn ich in Ihrem Behandlungsraum etwas werfe? Ich habe Sie nicht getroffen, und ich hatte auch nicht die Absicht, Sie zu treffen! Sie machen aus einer Mücke einen Elefanten. Ich dachte, Sie sollten meine Gefühle akzeptieren. Ich fühle mich von Ihnen völlig verraten.*«

Tim weigerte sich zu realisieren, daß die Art, wie er seine Wut ausdrückte, unangemessen war und andere ängstigte. Es fiel ihm leichter, seine Wut auszuagieren und die Therapeutin zu beschuldigen, weil er es phobisch vermied, wirklich über seine Wut zu reflektieren und offenzulegen, was sich darunter verbergen konnte: Schmerz, Scham und Hilflosigkeit. Im übrigen empfand er Scham, weil er aus einem Impuls heraus ein Kissen geworfen hatte, und der Angriff auf die Therapeutin ermöglichte ihm, seine Scham zu vermeiden.

Die Therapeutin war durch Tims Verhalten eingeschüchtert worden. Sie wirkte zwar äußerlich ruhig, hatte aber innerlich Angst davor, ihm zusätzliche Grenzen zu setzen, weil sie fürchtete, er werde dann gewalttätig. Tim erinnerte sie an ihren Vater, der auch zu Wutanfällen geneigt hatte. Sie fühlte sich nicht in der Lage, der Energie von Tims Wut zu begegnen, indem sie ihm klare, aber von Mitgefühl getragene Grenzen setzte. Statt dessen versuchte sie, ihm klarzumachen, daß sie seine Wut akzeptierte und daß sie vielleicht ein wenig überreagiert habe. Schließlich entschuldigte sie sich bei Tim. Ihr Gegenwiderstand war darin zum Ausdruck gekommen, daß sie dem Patienten keine angemessenen Grenzen gesetzt und ihm nicht den Unterschied zwischen dem Empfinden einer Emotion und dem Ausagieren derselben beigebracht hatte. Die Therapeutin und ihr Patient fühlten sich bei Sitzungsende überfordert und frustriert.

Beispiel für einen Machtkampf als Widerstand: Lunette

Lunette hatte extrem fordernde und unvernünftige Kind- und Erwachsenen-Anteile. In einer Sitzung hörte sie, daß die Therapeutin eine Weile nicht erreichbar sein werde. Normalerweise teilte sie Lunette mit, wohin sie reiste, weil das der Patientin half, eine gewisse Objektkonstanz aufrechtzuerhalten; außerdem verhielt sie sich den meisten ihrer Patienten gegenüber so. Aber diesmal wechselte Lunette in einen Kind-Anteil, der daraufhin anfing, der Therapeutin immer mehr konkrete Fragen darüber zu stellen, wohin sie reise und was sie am Ziel ihrer Reise tue. Dadurch fühlte sich die Therapeutin unter Druck gesetzt und bedrängt, weshalb sie zu der Überzeugung gelangte, es sei wohl besser, Lunette nicht über das Ziel ihrer Reise und ihre Pläne dort zu informieren. Daraufhin bekam der Kind-Anteil von Lunette einen Wutanfall, legte sich auf den Boden, trat um sich und brüllte. Je länger die Therapeutin sie bat, sich zu beruhigen, um so lauter brüllte und weinte die Patientin und um so hartnäckiger forderte sie, das Reiseziel der Therapeutin zu erfahren. Schließlich war diese völlig erschöpft und gab nach: »Wenn Sie aufhören zu brüllen, sich normal hinsetzen und sich beruhigen, sage ich Ihnen, wohin ich reise.« Prompt gehorchte Lunette, obwohl sie auf die Therapeutin immer noch wütend war.

Lunettes Widerstand richtete sich gegen grundlegende Grenzen und gegen das Containment ihrer Kind-Anteile. Sie hatte einen kontrollierend-strafenden Stil der Interaktion mit anderen Menschen und insbesondere mit der Therapeutin, und sie fühlte sich berechtigt, zu bekommen, was sie von ihrer Therapeutin brauchte und erwartete. Wenn sich die Therapeutin überwältigt fühlte, entwickelte sie Gegenwiderstand bezüglich des Setzens konsequenter Grenzen; außerdem agierte sie den Wunsch, die Patientin zu bestrafen, aus, indem sie Informationen zurückhielt, die sie ihr normalerweise mitgeteilt hätte. Im Laufe vieler Episoden wie dieser lernte sie allmählich, weniger abwehrend auf die Wutanfälle der Patientin zu reagieren und von ihr zu verlangen, ihr Verhalten zu ändern, wobei sie die Verbindung zur Patientin nie aufgab.

Beispiel für innere Konflikte zwischen Anteilen als Form von Widerstand: Mandy

Mandy und mehrere ihrer im Alltag aktiven Anteile schienen zu Veränderungen sehr motiviert zu sein. Andere Anteile der Patientin hatten eine starke Phobie hinsichtlich Veränderungen. Ein »Party-Girl« genannter Anteil wollte nur Spaß haben und war abends immer lange unterwegs, weshalb Mandy am nächsten Morgen nicht rechtzeitig zur Arbeit erschien. Mandy als Party-Girl war auf das Vermeiden von Verantwortlichkeit fixiert. Der Therapeut vermutete, daß es auf diesen Anteil von Mandy überwältigend und beängstigend wirkte, für etwas verantwortlich zu sein. Party-Girl fühlte sich berechtigt, das Leben zu genießen, weil sie eine so schmerzliche Kindheit gehabt hatte und glaubte, ein Anrecht darauf zu haben, von anderen umsorgt zu werden. Sie sah Alkoholkonsum und nächtliches Feiern als wirksame Möglichkeit, der schmerzlichen Realität ihres tristen und einsamen Lebens zu entfliehen, und sie war wütend auf alle negativen Folgen dieses Lebenswandels und bezeichnete sie als »unfair«. Party-Girl erlebte jede Begegnung mit einer Autoritätsfigur einschließlich ihrer Therapeutin als Bedrohung ihrer Freiheit und ihrer Kontrolle über ihr eigenes Leben.

Mandys verantwortungsbewußte Anteile empfanden Party-Girl als ekelhaft und unreif, konnten ihr gegenüber kein Mitgefühl aufbringen und akzeptierten ganz sicher nicht die größeren Konflikte, die dieser Anteil repräsentierte. Beispielsweise wünschte Party-Girl sich Freiheit ohne Verantwortung, wohingegen Mandys Arbeiterinnen-Anteile nur auf die Arbeit und auf ihre Pflichten fokussierten, was ihnen keine Zeit ließ, sich zu entspannen und sich ihres Lebens zu erfreuen. Party-Girl war vom Ausgehen und vom Alkoholkonsum begeistert, wohingegen andere Anteile von Mandy sich vor freudiger Erregung fürchteten, weil sie dem Gefühl der Angst zu sehr ähnelte. Party-Girl sah die Welt in ihrer Schuld, weil sie in der Vergangenheit so gelitten habe, wohingegen Mandy als Erwachsene glaubte, sie verdiene nichts Gutes, und deshalb alle Bedürfnisse und Wünsche leugnete.

Weder Party-Girl noch Mandys Arbeiterinnen-Anteile verfügten über ausreichende Fähigkeiten der Emotionsregulierung. Party-Girl war unterreguliert, Mandy überreguliert, so daß sie zusammen die beiden Seiten der Münze der Dysregulation repräsentierten (van Dijke et al. 2010a, b). Mandy als Party-Girl kämpfte darum, über Mandy als Arbeiterin die Kontrolle auszuüben und sie zu dominieren, und umgekehrt. Zwischen diesen beiden wichtigen Anteilen Mandys war keine Kooperation möglich. Die Arbeiterinnen-Anteile beklagten sich bitterlich über Party-Girls mangelnde Kooperationsbereitschaft, sie unternahmen aber nichts zur Verbesserung der Situation. Die Arbeiterinnen-Anteile konspirierten also implizit mit dem Widerstand, obwohl sie explizit laut und deutlich erklärten, Widerstand sei ein bedauerliches Problem.

Ein anderer Anteil von Mandy glaubte, wenn es ihr besser gehe, könne sie nie mehr um Hilfe bitten, weil sie dann völlig autark sein müsse. Ein weiterer Anteil war so verzweifelt, daß er jeden Versuch, sich um eine Veränderung zum Positiven zu bemühen, für völlig aussichtslos hielt.

BEISPIEL FÜR LEIDEN ALS WIDERSTAND: NANCY

Nancy, eine DIS-Patientin Mitte Sechzig, schien in vielen Sitzungen große Fortschritte zu machen, da sie allem Anschein nach zu wichtigen Realisationen darüber gelangte, wie sie es versäumt hatte, für sich selbst zu sorgen, und sie fühlte sich nach Abschluß dieser Sitzungen oft sehr zufrieden und optimistisch. Doch verfiel sie immer wieder in schwere Depression, Selbstdeprivation und Zustände starken Leidens, eine Art inneren Rückschlags. Die Sitzung, die einer »guten« folgte, war für Nancy jedesmal extrem schmerzhaft, und sowohl die Therapeutin als auch Nancy fühlten sich dann frustriert, und ihre Verbindung zueinander litt darunter. Sie hatten das Gefühl, die Entwicklung bewege sich immer wieder einen Schritt vor und anschließend zwei Schritte zurück.

Wiederholten Untersuchungen dieses Musters über viele Jahre war kein Erfolg beschieden, obwohl Nancy im Laufe der Zeit insgesamt trotzdem gewisse Fortschritte erzielte. Nach jahrelanger Arbeit war es ihr schließlich doch möglich, über eine bestimmte Erinnerung an eine Situation zu sprechen, in der sie von jemandem, der ihren Schmerz genossen hatte, entsetzlich mißhandelt worden war. Nach diesem Erlebnis hatte sie angefangen, ihre Wut auf ihren Mißhandler gegen sich selbst zu richten, weil sie es als für sie zu gefährlich empfand, auf ihn wütend zu sein. Außerdem griff sie sich aus einem tiefen Schamgefühl heraus selbst an. Sie hatte einen den Täter imitierenden Kind-Anteil, den sie »Es« nannte, entwickelt.

Dieser Anteil Nancys trat und schlug sie innerlich und erzeugte so starken Schmerz; auch brachte er sie dazu, sich am Ofen oder mit einem Bügeleisen »zufällig« selbst Brandwunden zuzufügen; er enthielt ihr weiterhin jede Art von Nahrung und Flüssigkeit vor oder ließ sie die Treppe hinunterfallen. Dieser sehr starke, anstrengende und wütende Kind-Anteil entwickelte ein Mantra, um sich vor dem Schmerz zu schützen, den der Täter ihm zufügte. In einer Anwandlung von Masochismus verursachte er sein Leiden selbst: »*Du möchtest, daß ich leide? Ich werde dir zeigen, wie sehr ich leiden kann. Du kannst mich verletzen, mir alles wegnehmen, was ich liebe; und ich kann mich selbst noch stärker verletzen, als du es könntest. Ich kann mir alles wegnehmen, bis nichts mehr übrig ist, und ich kann auch dann noch überleben. Ich werde nicht zulassen, daß ich jemals etwas Gutes habe. Ich bin stärker als du!*«

Dies war die einzige Möglichkeit, die Nancy hatte, ihr furchtbares Leiden, ihre Hilflosigkeit und ihre Scham wegen der sadistischen Mißhandlungen, die sie erlebt hatte, ihrer Kontrolle zu unterwerfen, während sie sich gleichzeitig selbst bestrafte, um diese entsetzlichen Erlebnisse phobisch zu vermeiden. Nancy hatte es aus tiefer Scham und Wut, die sie nicht als ihr eigen akzeptieren wollte, viele Jahre lang vermieden, sich mit diesem Anteil von sich auseinanderzusetzen. Nach vielen Jahren geduldiger und sehr bedächtiger Arbeit in der Therapie gelang es ihr schließlich zu realisieren, daß sie den Sadismus des Täters in Form ihres »Es«-Anteils verinnerlicht hatte. Außerdem wurde ihr klar, wie sehr sie sich dieses Anteils schämte. Sie wollte nicht, daß die Therapeutin ihn kennenlernte, weshalb es ihm gelungen war, sich in der Therapie viele Jahre lang vor aller Augen zu verbergen, trotz wiederholter Versuche, ihn anzuerkennen und mit ihm zu arbeiten.

Erst nach jahrelanger Arbeit an der Schaffung einer Vertrauensbasis, nach einer sich ständig wiederholenden Reihe von Fortschritten, denen ein Rückfall folgte, nach Bemühungen um die Entwicklung von Fertigkeiten, der erfolgreichen Arbeit an weniger starken Erinnerungen und vielen kleinen positiven Erlebnissen in ihrem gegenwärtigen Leben konnte Nancy schließlich sich selbst und ihrer Therapeutin die Ursache ihrer langjährigen Selbstsabotage eingestehen. Dies erwies sich als wichtiger Wendepunkt in ihrer Therapie, an dem sich »Es« der Gegenwart bewußt werden und seine Wut und Trauer durcharbeiten konnte. Sowohl Es als auch Nancys erwachsener Anteil entwickelten mehr Mitgefühl für einander.

Innerhalb weniger Monate verschmolzen sie die meiste Zeit über, und Es verlor an Eigenständigkeit. Obgleich Nancy auch danach weiter gelegentlich kleinere Regressionen erlebte, wurden ihre Fortschritte zuverlässiger und traten schneller ein, und ihre Neigung zu Selbstschädigungen verlor sich. Der Es-Anteil wurde eingeladen, aktiv an der Therapie teilzunehmen, und Nancy brachte ihm gegenüber viel Dankbarkeit und Mitgefühl zum Ausdruck und nannte ihn zeitweise »Valerie«, was »stark und mutig« bedeutet. Von diesem Zeitpunkt an konnte sich Nancy der Phase 2 widmen, der Arbeit an traumatischen Erinnerungen, was mit der Arbeit an der Integration von Anteilen und mit der ständigen Verbesserung ihrer Funktionsfähigkeit im Alltagsleben verbunden wurde.

Weitere Erkundungen

11.1 Was haben Sie in Ihrer Ausbildung über Widerstand und Gegenwiderstand gelernt? Wie fördert oder behindert dies Ihren Umgang mit sich selbst als Therapeut und mit Ihren Patienten?

11.2 Stellen Sie eine Liste der Widerstände oder innengeleiteten Phobien zusammen, mit denen Sie die größten Schwierigkeiten haben. Weshalb sind diese Dinge für Sie so schwierig?

11.3 Stellen Sie eine Liste Ihrer eigenen typischen Gegenwiderstände oder Phobien Patienten gegenüber zusammen. Wie gelingt es Ihnen, diese zu erkennen? Sprechen Sie darüber mit einem Kollegen oder Supervisor, dem Sie vertrauen, um Ihre Gegenwiderstände noch eingehender zu erforschen.

11.4 Untersuchen Sie anhand eines Ihrer Fälle die Widerstände, die darin eine Rolle gespielt haben oder noch spielen. Stellen Sie anschließend für jeden Widerstand fest, welchen Gegenwiderstand er bei Ihnen hervorruft, der sich aus Ihrer eigenen Lebensgeschichte oder aus Ihrer Reaktion auf den betreffenden Patienten herleitet.

12 Widerstand als phobisches Vermeiden

Praktische Ansätze

> *Wenn wir Widerstand als unvermeidlichen und sogar wünschenswerten Aspekt unserer Arbeit zu sehen lernen, sind wir besser in der Lage, unsere Klienten wirklich zu akzeptieren und therapeutisch mit ihnen zu interagieren. Deshalb sage ich »Vive la résistance«.*
>
> — Stanley Messer (2002, S. 163)

Obwohl es nie eine einzige richtige Art des Umgangs mit Widerstand gibt, kann man doch sagen, daß es um so besser gelingt, sorgfältig und effektiv an eine Behandlung heranzugehen, je respektvoller und verständiger der Therapeut mit den Ursachen des Vermeidens eines Patienten umgeht. Und je bewußter er sich seines eigenen Einflusses – im Guten wie im Schlechten – auf die Therapie ist, um so besser, schneller und wirksamer kann Gegenwiderstand angesprochen werden. Natürlich muß man vor allem innerhalb des Toleranzfensters aller Anteile des Patienten arbeiten und dabei oft so langsam wie der langsamste Anteil vorgehen und einen Schritt nach dem anderen tun.

Wie bereits im vorigen Kapitel angemerkt, ist die Phobie hinsichtlich inneren Erlebens der allem anderen übergeordnete Grund für Widerstand, gefolgt von den Phobien hinsichtlich dissoziierter Anteile, Bindung und Bindungsverlust, traumatischer Erinnerungen und Veränderung. Leider untersuchen Therapeuten nicht oft genug, ob Vermeiden inneren Erlebens vorliegt und warum es existiert. Es kommt einer Therapie sehr zugute, wenn Therapeuten sich über das Ausmaß des Widerstandes ihrer Patienten hinsichtlich ihres eigenen Erlebens im klaren sind.

Einer der ersten und wichtigsten Schritte in Richtung der Auflösung phobischen Vermeidens bei dissoziierenden Patienten besteht in der Erkenntnis des Therapeuten, daß Widerstand häufig von dissoziierten Anteilen bewahrt wird, die in den Sitzungen nicht in den Vordergrund treten, und gleichzeitig auch, daß Widerstand ein systemisches Problem ist, das nicht in einem einzelnen dissoziierten Anteil bewahrt wird.

Zentrales Konzept

Widerstandsverhalten tritt häufig in Anteilen zutage, die sich in der Therapie nicht ohne weiteres erschließen lassen und denen der Patient leicht die Schuld an einem Problem geben kann, obgleich der Widerstand in Wahrheit von ihm selbst als Gesamtsystem ausgeht. Bei der Erhaltung von Widerstand spielen alle Anteile eine Rolle, und sei es nur, indem sie widerständige Anteile vermeiden und beschuldigen.

Im folgenden beschreiben wir einige praktische Möglichkeiten, die bei der Auflösung von Widerstand häufig nützlich sind.

Praktische Ansätze für die Behandlung phobischen Vermeidens

Der *erste* Schritt erfolgreicher Arbeit an Widerstand besteht, wie schon im vorigen Kapitel erwähnt wurde, in einer sorgfältigen Einschätzung der Situation von Patienten sowie ihrer Stärken und Mängel im Rahmen der Therapie. Das schließt die Untersuchung des Ausmaßes anhaltenden Widerstandes ein sowie die Klärung der Frage, ob der Widerstand in bestimmten Anteilen lokalisiert oder ein das gesamte System umfassendes Problem ist. Je dauerhafter und fester verwurzelt der Widerstand ist, um so methodischer und schrittweiser muß man bei der Arbeit daran vorgehen und um so mehr Geduld braucht man als Therapeut. *Zweitens* muß man sich als Therapeut seines eigenen Gegenwiderstandes bewußt sein und offen mit ihm umgehen, weil er die therapeutische Arbeit beeinträchtigen kann. Weil sich der Gegenwiderstand in Abhängigkeit von den Problemen und Widerständen des Patienten verändert, muß der Therapeut dieser Problematik ständig gewahr sein. *Drittens* sollte sich ein Therapeut hinsichtlich des Widerstandes eines Patienten und hinsichtlich seines eigenen Gegenwiderstandes beraten lassen. Eine solche Beratung sollte als effektiv empfunden werden und unterstützend wirken.

Bleiben Sie mitfühlend neugierig, was die Funktion des Widerstandes angeht

Phobisches Vermeiden soll schützen. Deshalb muß man bei allen Bemühungen um die Auflösung von Widerstand zuerst mit dem Patienten zusammen erforschen, wie der Widerstand für ihn von Nutzen ist. Welche positiven Auswirkungen haben beispielsweise Selbstschädigungen bei einem Patienten? Fühlt er sich dadurch wirklicher, wird sein Leiden gelindert, wird ein weinender Anteil auf diese Weise so bestraft, daß er es vorzieht zu verstummen, oder hilft der Widerstand ihm, traumatische Erinnerungen zu vermeiden? Schon das bloße Stellen von Fragen dieser Art hilft dem Patienten, sich besser gehört und verstanden zu fühlen. Sobald die Funktion des Vermeidens verstanden ist, kann man mit der Erforschung anderer Möglichkeiten, Linderung zu erreichen, beginnen. Fühlt sich ein Patient beispielsweise »wirklicher«, wenn er während eines selbstschädigenden Aktes Blut sieht, kann der Therapeut ihm bei der Suche nach adaptiven Möglichkeiten der Erdung helfen, etwa in Form des Riechens eines angenehmen starken Durftes, des Berührens eines Übergangsobjekts wie eines Steins, oder durch beruhigendes Einwirken auf seine inneren Anteile.

Stärkung innerer Ressourcen für die Überwindung phobischen Vermeidens

Damit Patienten das Vertrauen entwickeln, das sie brauchen, um sich mit ihrem chronischem phobischem Vermeiden auseinanderzusetzen, benötigen sie irgendeine Art von psychologischen Ressourcen. Das kann alles sein, was positiv und adaptiv ist und dem Patienten hilft, im Bereich seines Toleranzfensters zu bleiben. Es gibt Tausende von Ressourcen und Dutzende von Möglichkeiten, sie zu erschließen, darunter Hypnose und Imaginationsarbeit (siehe beispielsweise Hammond & Cheek 1988), EMDR (z. B. Gonzalez & Mosquera 2012; Korn & Leeds 2002), und somatische Ansätze (z. B. Ogden et al. 2006/2010; Ogden & Fisher 2015). Im folgenden werden wir uns mit einigen dieser Möglichkeiten, die dissoziierenden Patienten häufig von Nutzen sind, beschäftigen.

ZENTRALES KONZEPT

Die Entwicklung von Fertigkeiten und die Erschließung von Ressourcen sind für den Patienten als Ganzheit sehr wichtig, weil sie ihm das Gefühl vermitteln, daß er sein phobisches Vermeiden überwinden kann.

Als Ressourcen können alle positiven, tröstlichen, unterstützenden, Sicherheit vermittelnden, ruhigen oder guten Erlebnisse fungieren, so unbedeutend sie auch erscheinen mögen. Sie können eine andere (reale oder imaginierte) Person, ein (reales oder imaginiertes) Tier, die Natur, eine somatische Empfindung, ein (inneres) Bild von einem sicheren oder heilenden Ort, einen spirituellen Begleiter, ein religiöses Symbol oder ein simples Erlebnis wie das einer dampfenden Tasse Tee oder das Spüren von Sonnenwärme auf dem Gesicht beinhalten. Die Patienten werden aufgefordert, sich an das Erlebte zu erinnern oder es sich vorzustellen und darauf zu achten, wie sie es in ihrem Körper empfinden. Manchmal ist es nützlich, Patienten nach bestimmten Empfindungen zu fragen, worauf diese beispielsweise antworten: »Es ist warm in meiner Brust. Meine Muskeln fühlen sich entspannt an. In meinem Kopf wird es sehr ruhig.« Therapeuten, die EMDR praktizieren, benutzen zur Ressourceninstallation häufig die Technik der bilateralen Stimulation (siehe z. B. Korn & Leeds 2002). Diejenigen, die mit Hypnose arbeiten, können hypnotische Imagination und Suggestion zur Ressourcenentwicklung benutzen (siehe z. B. Fine & Berkowitz 2001).

Sobald ein Patient in der Lage ist, zu einer Ressource in Kontakt zu treten, sollte sein Therapeut dafür sorgen, daß er bei dem positiven Erlebnis bleibt, um es wirklich auf sich wirken zu lassen und seine Bedeutung zu erschließen. Nur zu oft wenden sich sowohl Therapeuten als auch Patienten zu schnell etwas anderem zu, bevor sich das positive Erlebnis gefestigt hat. Es geht darum, den Augenblick auszukosten, so daß er zu einem vertrauteren Erlebnis werden kann (Ogden et al. 2006/2010).

Der Therapeut kann den Patienten auffordern, die Nutzung der Ressource täglich zu üben. In den folgenden Sitzungen sollte der Therapeut überprüfen, ob der Patient und einige seiner dissoziierten Anteile die Ressource nutzen konnten, um sich ruhiger und kompetenter zu fühlen. Ist dies nicht der Fall, sollte man untersuchen, was geschehen ist, und man sollte sich anderen Interventionen zuwenden. Oft müssen kleine Erlebnisse der Veränderung zum Positiven wiederholt werden, bevor sie zu einem festen Bestandteil des laufenden Erlebens des Patienten werden.

Nutzung des sokratischen Fragens

Man sollte das sogenannte sokratische Fragen nicht zu häufig benutzen, doch es gibt durchaus Situationen, in denen es sinnvoll ist, mit Hilfe dieser Methode die dysfunktionalen Überzeugungen dissoziierender Patienten und die Konflikte zwischen ihren Anteilen zu hinterfragen. Der Therapeut stellt dem Patienten dabei eine Reihe von Fragen und leitet ihn so dazu an, seine dysfunktionalen Überzeugungen und logischen Widersprüche selbst zu entdecken, also ohne daß der Therapeut ihn direkt darauf aufmerksam macht. Allerdings sollten solche rein intellektuellen Befragungen des Patienten nicht die Nutzung der heilende Wirkung der therapeutischen Beziehung, des Anhörens von sprachlichen Äußerungen und die Beschäftigung mit seinen Empfindungen ersetzen (natürlich ohne daß versucht wird, diese zuerst zu verändern). Die Fragen sollten auch nicht auf herablassende Weise oder mit einem sarkastischen Unterton gestellt werden. Und wenn irgendein Anteil des Patienten in einer stark emotionalisierten Abwehr wie Kampf, Flucht, Erstarren, Erschlaffen, Ohnmächtigwerden oder dem Bindungsschrei gefangen ist, sind Bemühungen um Emotionsregulierung und die Etablierung eines Gefühls der Sicherheit die vorrangigen Interventionen, nicht rein kognitives Fragen. Sokratisches Fragen soll einen Patienten im Idealfall dazu bringen, bislang gemiedene Emotionen, Erinnerungen und andere innere Erlebnisse zu untersuchen. Das Stellen von Fragen dient nicht nur dazu, ihn auf eine kognitive Ebene zu führen, sondern es sollte mit Aktivitäten auf der Ebene relationaler Verbundenheit, des Mitgefühls und des Interesses am Erleben des Patienten verwoben werden.

Fragen dieser Art werden als »offen« bezeichnet, und sie sollen dem Patienten helfen, über tief verwurzelte Überzeugungen und Verhaltensweisen nachzudenken, die bisher vielleicht noch nie untersucht wurden. Beispielsweise könnte der Therapeut dem Patienten respektvoll Fragen wie die folgenden stellen:

- *Sie leiden so viel. Da frage ich mich, wie Sie zu der Überzeugung gekommen sind, Ihr Lebenssinn bestehe darin zu leiden.*
  - *Ist das eine neue Überzeugung, oder haben Sie das immer geglaubt? Wie sind Sie zu diesem Schluß gekommen?*
  - *Hmm, Sie glauben das nun schon so lange. Es muß schrecklich sein zu glauben, es sei Ihnen bestimmt zu leiden. Können Sie mir das etwas genauer erläutern?*
  - *Glauben Sie, daß auch andere dies für Ihre Bestimmung halten?*
  - *Könnten Sie mir ein wenig auf die Sprünge helfen, damit ich verstehe, wie es Ihnen nützlich sein kann, selbst Ihren Körper zu verletzen?*
  - *Haben Sie auch andere Möglichkeiten als die, sich selbst zu verletzen, damit Sie Ihr Leiden weniger spüren?*
  - *Ich frage mich, ob die Selbstverletzungen allen Ihren Anteilen oder nur einigen helfen. Könnten Sie in Ihrem Inneren überprüfen, wie es sich damit verhält?*
  - *Gibt es hinsichtlich Ihrer Selbstverletzungen etwas, das Ihnen nicht hilft?*
  - *Wie gehen Sie mit dem Konflikt zwischen den Anteilen, die Selbstverletzungen als nützlich empfinden, und denjenigen, die darunter leiden, um? Es muß ziemlich schwierig sein, beides miteinander in Einklang zu bringen.*
  - *Könnten Sie mir helfen, das etwas besser zu verstehen? Wollen Sie sagen, daß Alkoholkonsum für Sie die einzige Möglichkeit ist, Ihre Schmerzen zu lindern?*
  - *Wie sind Sie mit diesem emotionalen Schmerz fertig geworden, bevor Sie es mit Alkoholkonsum versucht haben?*
- *Was könnte Ihrer Meinung nach geschehen, wenn Sie Ihre Traurigkeit oder Wut spüren würden?*
- *Was stellen Sie sich vor, wie es sein könnte, wenn wir uns der Sache gemeinsam näherten und uns immer nur ein kleines Stück davon vornähmen, nicht das ganze riesige Gefühl?*
- *Was könnte nach Ihrer Vorstellung schlimmstenfalls geschehen, wenn Sie der weinenden Stimme in Ihrem Inneren Gehör schenken würden?*
- *Haben Sie schon einmal jemanden eine andere Meinung über Dissoziation äußern hören als Ihre, der zufolge Dissoziation beinhaltet, daß Sie verrückt sind? Was denken Sie über diese anderen Meinungen?*

- *Wenn Sie über ein anderes Kind sprechen würden, würden Sie dann empfehlen, es so zu bestrafen, wie Sie selbst den Kind-Anteil in Ihrem Inneren bestrafen? Wenn nicht, was ist dann nach Ihrer Meinung an jenem Kind anders?*
- *Sie* [ein Täter imitierender Anteil] *sagen, Ihre einzige Aufgabe oder Funktion bestehe darin, die* [inneren] *Kinder zu verletzen. Wie sind Sie an diese Aufgabe gekommen? Haben Sie diese Funktion schon immer erfüllt?*
- *Hätten Sie sich für andere Ihnen offenstehende Jobs entscheiden können, die Sie jedoch abgelehnt haben?*
  - *Was tun Sie in der Zeit, in der Sie Ihren Job* [Anteile in Ihrem Inneren zu verängstigen oder zu verletzen] *nicht erfüllen, für sich selbst?*
  - *Nehmen Sie sich nie frei? Sie müssen ziemlich erschöpft sein! Wären Sie daran interessiert, eine Pause zu machen?*
  - *Ich frage mich, was Sie mit sich anfangen würden, wenn die Kind-Anteile nicht mehr da wären.*
- *Sie erleben sich als von jenem anderen Anteil von Ihnen getrennt. Aber ich sehe die gleiche Person, wenn ich Sie sehe und wenn ich jenen anderen Anteil von Ihnen sehe. Das ist ziemlich schwer zu begreifen. Können Sie mir helfen, es zu verstehen?*
- *Sie sagen mir, Sie seien drei Jahre alt. Könnten Sie einen Augenblick lang Ihre Hände anschauen und auf den Ehering achten? Woher haben Sie den? Und seit wann ist er dort? Wenn er nicht von Ihnen stammt, wie erklären Sie dann, daß er sich an Ihrer Hand befindet?*
- *Woher wissen Sie, daß Ihr wütender Anteil in der Sitzung gewalttätig würde? Ist Ihr wütender Anteil schon einmal gegenüber anderen gewalttätig geworden?*
- *Weshalb meinen Sie, daß ich von Ihnen angeekelt oder über Sie wütend bin? Was haben Sie bemerkt, das Sie als Hinweis darauf verstehen?*
- *Wie beeinflußt Ihre Überzeugung, Sie müßten perfekt sein, Ihr Alltagsleben? Ihre Therapie? Glauben Sie auch, daß andere Menschen perfekt sein müssen? Wenn nicht, warum ist es dann bei diesen Menschen anders als bei Ihnen selbst?*
- *Können Sie sich vorstellen, daß man auch anders über diese Anteile von Ihnen denken könnte, als daß sie gefährlich sind und deshalb vernichtet werden müssen?*
- *Was würde passieren oder was würde es bedeuten, wenn Sie akzeptieren würden, was Sie als Kind erlebt haben?*

Arbeit mit dem inneren Empfinden des Widerstandes

Ein Gespräch ist oft völlig unzureichend für den Umgang mit Widerstand. Manche Patienten können endlos und sehr verständig über Widerstand reden, ohne daß sie sich auch nur im Geringsten ändern. Arbeit am inneren Empfinden des Widerstandes kann sehr wirksam sein, wenn man einem Patienten helfen will, seinen Widerstand allmählich zu überwinden. Somatische Arbeit erfordert wie letztlich alle therapeutischen Ansätze Übung und Erfahrung. Wir empfehlen unseren Lesern, sich in dieser Hinsicht mit den Werken von Autoren wie Levine & Frederick (1997/1998), Ogden et al. (2006/2010) sowie Ogden & Fisher (2015) zu beschäftigen.

Zentrales Konzept

Die Arbeit am somatischen Empfinden von Widerstand oder von phobischem Vermeiden kann Patienten sehr effektiv helfen, sich die Möglichkeit zu erschließen, Veränderungen herbeizuführen.

Der Therapeut könnte fragen: »*Wie fühlt sich das Vermeiden innerlich an? Wo spüren Sie es am stärksten?*« Daraufhin könnte der Patient beispielsweise beschreiben, daß er eine Anspannung in der Brust spürt, die sich kalt oder heiß anfühlt, ein Zittern, dessen Zentrum sich im Bauchraum befindet, das Gefühl, am ganzen Körper gepanzert zu sein, das Gefühl, sich zu verschließen oder in einen Glaskasten eingesperrt zu sein, von Schwärze umgeben, die kein Licht durchdringen kann, daß er vom Therapeuten weit entfernt ist, oder das Gefühl hat, zwischen ihm und dem Therapeuten befinde sich ein Schutzschild oder eine Mauer.

Der Therapeut kann den Patienten dann anregen, der Empfindung mit Neugier, statt mit Furcht zu begegnen: »*Wie ist es für Sie, diese Empfindung zu spüren? Empfinden alle Ihre Anteile das gleiche?*« Was geschieht, wenn der Patient bei der Empfindung verweilt? »*Verändert sie sich auf irgendeine Weise? Ist mit der Empfindung eine körperliche Bewegung verbunden?*« Der Patient kann sich vorstellen, er führe die Bewegung aus, er kann sich aber auch tatsächlich sehr langsam (um Dysregulation zu vermeiden) bewegen.

Arbeit mit der Vorstellung von Widerstand

Weil dissoziierende Patienten gewöhnlich sehr gut hypnotisierbar sind, kann es nützlich sein, hypnotische Bildsprache und hypnotische Suggestionen zu verwenden (siehe hierzu Kluft 1992a, 1992b; van der Hart 2012). Patienten können bildliche Vorstellungen von Widerstand aber nur nutzen, wenn sie die Existenz von Widerstand anerkennen, was oft erst zu einem späteren Zeitpunkt der Therapie der Fall ist.

Der Therapeut nutzt die bildlichen Vorstellungen, die der Patient selbst anführt, um seine Fähigkeit, über Widerstand zu reflektieren und ihn zu verändern, allmählich zu modifizieren. Stellt sich der Patient (oder ein Anteil des Patienten) beispielsweise eine Mauer vor, könnte der Therapeut ihn oder den betreffenden Anteil zunächst auffordern, sich die Eigenschaften der Mauer zu vergegenwärtigen: wie hoch, dick und lang sie ist und aus welchem Material sie besteht. »*Sie haben zu Ihrem Schutz eine ausgezeichnete*

Mauer errichtet. Dies ist Ihre Mauer, sie ist extrem stark, und die Stärke ist Ihr Werk.« Nachdem der Therapeut die Mauer untersucht und bewundert hat, kann er den Patienten auffordern, sich vorzustellen, daß er die Mauer berührt und sich sogar gegen die Mauer lehnt, um ihre Unterstützung und Standfestigkeit zu spüren: »*Können Sie sich gegen die Mauer lehnen, um zu spüren, wie stark Sie waren, als Sie die Mauer errichtet haben? Die Stärke der Mauer können Sie in vielerlei Hinsicht für sich nutzen. Viele dieser Möglichkeiten, die Sie sich noch gar nicht vorstellen können, werden Ihnen helfen und Ihnen das Gefühl vermitteln, daß Sie besser mit Problemen fertig werden, und dadurch werden Sie sich kompetent und ruhig fühlen.*« Diese Art von Intervention nutzt die Stärke des Widerstandes als Ressource und unterstützt so die Therapie, statt sie zu behindern.

Andere imaginative Ansätze bestehen beispielsweise darin, kleine Schritte der Veränderung im Hinblick auf die Mauer zu erforschen. Kann man ein kleines Guckloch oder eine Gegensprechanlage in die Mauer einbauen? Gibt es eine Tür in der Mauer? Kann der Patient auf eine Leiter steigen und über die Mauer auf die andere Seite blikken, dabei ein Fernglas umgekehrt benutzen, so daß alles, was sich real in der Nähe befindet, sehr weit entfernt erscheint? Der Therapeut sucht mit dem Patienten gemeinsam nach einem effektiveren Ansatz. »*Über die Mauer zu schauen und ein kleines Loch in die Mauer zu bohren ist also offenbar im Moment nicht möglich. Das ist kein Problem. Lassen Sie uns neugierig sein, wie der nächste Schritt aussehen wird. Es gibt immer so viele Möglichkeiten, so endlos viele Möglichkeiten. Die Weisheit unserer kooperierenden geistigen Fähigkeiten wird uns den Weg zeigen, wenn es an der Zeit ist.*« Ist der Patient nicht in der Lage, einen Schritt auszuprobieren, oder widerstrebt ihm dies, nimmt der Therapeut das nur zur Kenntnis und erforscht dann mit dem Patienten gemeinsam die Schwierigkeit, um eine Möglichkeit zu finden, das Problem zu lösen.

Beispiel für die Arbeit mit Imaginationen von Widerstand

Therapeut: Sie haben da eine wunderbare Mauer. Sie ist stark und hart. Ich frage mich, wie es wohl ist, sich gegen diese Mauer zu lehnen und zu spüren, wie sich das anfühlt.

Patient: Ich fühle mich entspannt, als würde ich mich von dieser Last befreien und Unterstützung spüren. Ich fühle mich unterstützt. Ich kann mich ausruhen.

Therapeut: Gut, lösen Sie sich von der Last, und fühlen Sie sich unterstützt. Die Stärke der Mauer ist Ihre Stärke. Lassen Sie das auf sich wirken. *(Der Therapeut wartet; wenn er mit EMDR arbeitet, kann er an dieser Stelle die bilaterale Stimulation nutzen.)*

Patient: Ja, ich fühle mich gut.

Therapeut: Sie fühlen sich gut. Nehmen Sie das einfach zur Kenntnis, und akzeptieren Sie es. Stellen Sie fest, wie es sich in Ihrem Körper anfühlt. Und nun achten Sie wieder auf die Mauer, die Sie unterstützt und Ihre Last trägt.

Patient: Sie gefällt mir ganz gut. Ich empfinde sie nicht als besonders aufregend. Sie ist eher ein Ruheort, an dem ich unterstützt werde. Darüber bin ich sehr froh. Jetzt sehe ich sogar ihren oberen Rand.

THERAPEUT: Nicht besonders aufregend. Nun ja, eher ein Ruheort, wo Sie Unterstützung finden. *(Wartet)* Hätten Sie vielleicht Lust, einen Blick über die Mauer zu werfen?

PATIENT: Vielleicht ein wenig. *(Ihm kommen die Tränen)* Es ist so wunderschön dort drüben. So unglaublich schön. Das wußte ich nicht.

THERAPEUT: Hmm, Sie wußten nicht, wie schön es dort ist. Das ist doch schon ziemlich gut, nicht wahr? Nehmen Sie sich so viel Zeit, wie Sie brauchen, um die Schönheit dort kennenzulernen.

PATIENT: Ich *realisiere*, daß die Mauer nicht mehr meine Sicherheit garantiert. Die Mauer *ist* mein Schmerz: Sie besteht aus allem, was mich verletzt hat und wovon ich nichts wissen will. Sie hält meinen Schmerz für mich unter Verschluß, hält aber gleichzeitig auch jenes wunderschöne Leben von mir fern. Ich glaube, ich kann jetzt anfangen, es mir zu eigen zu machen *(wieder Tränen der Erleichterung, Trauer und Realisation).*

THERAPEUT: Ja, Sie könnten, genau, anfangen, sich dies zu eigen zu machen. … Könnten Sie einmal feststellen, was jetzt mit Ihnen und der Mauer geschieht?

PATIENT: Die Mauer fühlt sich ganz anders an. Sehr entspannt, fast so, als würden die Steine leichter und flexibler *(begeistertes Lachen),* wie Luftblasen, die schweben. Ja, kleine, sehr lebendige Blasen! Sie treiben über diese wunderbare Szene und bewundern den Anblick, der sich Ihnen bietet. Sie fühlen sich, als wären sie endlich nach Hause gekommen. *Ich* bin endlich nach Hause gekommen. *(Noch mehr Tränen)*

Überprüfen der gemeinsam entwickelten Therapieziele und des Fortschritts in der Therapie

Wenn phobisches Vermeiden den Patienten hindert, an mit dem Therapeuten gemeinsam festgelegten Zielen zu arbeiten, sollte der Therapeut auf die Behandlungsziele zurückkommen und den Patienten fragen, woran er arbeiten will und zu arbeiten sich in der Lage fühlt. Dies sollte auf der Grundlage von Neugier und Mitgefühl geschehen, statt im Geiste des impliziten Tadels mangelnder Mitarbeit des Patienten.

ZENTRALES KONZEPT

Bei starkem phobischem Vermeiden kann es nützlich sein, zusammen mit dem Patienten die Therapieziele einer Überprüfung zu unterziehen.

Die Überprüfung der Therapieziele ist nicht nur für den Patienten, sondern auch für den Therapeuten wichtig. Manchmal entwickelt der Therapeut ohne Kenntnis des Patienten eigene Ziele für die Behandlung, indem er z. B. an traumatischen Erinnerungen arbeitet oder dissoziierte Anteile kontaktiert, bevor der Patient diese Dinge selbst zu Zielen erklärt hat. *Motivational Interviewing (Motivierende Gesprächsführung)* kann nützlich sein, wenn ein Patient in einem Zustand der Stagnation verharrt und nicht mehr weiter kann (Miller & Rollnick 2012/2015). In diesen Prozeß sollten alle Anteile einbezogen werden (zur Festlegung adäquater Behandlungsziele siehe die Kapitel 7–9).

Spezielle Probleme bei der Arbeit am Widerstand dissoziierender Patienten

Die Arbeit am Widerstand dissoziierender Patienten ist manchmal sehr schwierig, weil ihre Anteile oft gemeinsam bemüht sind, den Widerstand aufrechtzuerhalten, und weil sie dies manchmal auf eine Weise tun, die der Therapeut nicht völlig durchschaut. Im folgenden beschäftigen wir uns mit mehreren verbreiteten Varianten dieses Problems.

Widerstand bei einem dissoziierten Anteil, der bei einem anderen Anteil nicht vorhanden ist

Widerstand kann bei einem Anteil vorliegen und bei einem anderen nicht. Manche Anteile erkennen zwar den Widerstand bei anderen Anteilen, identifizieren sich aber nicht damit. Natürlich ist auch dies nur eine Manifestation des Kerns der Nicht-Realisation bei Dissoziation: »*Das gehört nicht zu mir; das bin ich nicht.*« Deshalb können sich einige Anteile des dissoziierenden Patienten zur Veränderung bereit fühlen, während andere starken Widerstand zeigen. Das Gesamtsystem – das Individuum als Ganzes – hat den Widerstand in bestimmten Anteilen deponiert und kann sich deshalb davon distanzieren: »*Ich möchte ja, daß es mir besser geht, aber dieser andere Anteil will es nicht. Er ist das Problem.*« Der widerständige Anteil bringt jedoch etwas zum Ausdruck, wozu der Patient als ganze Person noch nicht steht, was aber trotzdem zu ihm gehört. Häufig können Patienten nicht realisieren, wie der Rest ihres Systems stillschweigend den anhaltenden Widerstand anderer Anteile unterstützt, indem er sich angesichts des Konflikts oder des Widerstandes distanziert oder hilflos verhält. Oft läßt sich Widerstand nur vollständig auflösen, wenn der Patient als ganze Person in der Lage ist, die Verantwortung für alle Aspekte des Konflikts mitfühlend auf sich zu nehmen.

> **ZENTRALES KONZEPT**
>
> Widerstand ist ein systemisches Problem. Das bedeutet: Auch wenn ein bestimmter Anteil oder mehrere Anteile als widerständig bezeichnet werden, während andere offenbar interessiert sind, Fortschritte zu erzielen, versuchen tatsächlich *alle* Anteile des Patienten, den Status quo der ganzen Person zu erhalten. Deshalb sollte der Therapeut die Rolle sämtlicher Anteile an der expliziten oder impliziten Erhaltung des phobischen Vermeidens mitfühlend herausarbeiten.

Widerstand in unzugänglichen dissoziierten Anteilen

Dissoziation ist eine Störung, die im Verbergen und Verheimlichen zum Ausdruck gelangt. Deshalb bleiben recht bestimmte feindselige, sadistische, extrem ängstliche oder beschämte Anteile »hinter der Szene« verborgen, manchmal ohne daß dem Patienten dies klar ist und oft auch ohne daß der Therapeut es erkennt (manchmal kann er es nur vermuten). Oft ist viel Geduld und mitfühlende Beharrlichkeit von Seiten des Therapeuten erforderlich, den Patienten dazu zu bringen, diesen Anteilen zu gestatten, sich in der Behandlung deutlicher zu zeigen. Unterdessen bleiben solche Anteile hinsichtlich jeder Veränderung und oft auch hinsichtlich der therapeutischen Beziehung stark phobisch. Der Patient versteht seinen Widerstand nicht, weil dieser (zumindest teilweise) in verschiedenen Anteilen deponiert und vom Gewahrsein ferngehalten wird.

Die Komplexität innerer Konflikte bei dissoziierenden Patienten

Konflikte sind häufig viel komplexer, als daß es die Metapher von den zwei Seiten ein und derselben Münze zu erfassen vermag, insbesondere wenn es sich um dissoziierende Patienten handelt. Beispielsweise könnte ein Anteil einer Patientin ihre Mutter lieben und idealisieren, die manchmal nährend und fürsorglich war, und sich ihr gegenüber sehr loyal fühlen; ein anderer Anteil jedoch könnte die Mutter hassen und nie mehr mit ihr reden wollen; und ein dritter Anteil könnte abstreiten, jemals eine Mutter gehabt zu haben. Eine so komplexe Situation kann für einen Therapeuten sehr verwirrend sein. Doch jede Facette des Konflikts erscheint im Kontext der chaotischen und schmerzhaften Welt des mißbrauchten/mißhandelten Kindes als sinnvoll. Wenn ein Kind von seiner Mutter schlecht behandelt worden ist, liebt und haßt es diese natürlich. Und solch ein Kind kann sich auch durchaus wünschen, nie eine Mutter gehabt zu haben. Und in einem Zustand tiefer Versunkenheit und der Trance kann es sicherlich sein, daß es glaubt, es habe tatsächlich keine Mutter. Und schließlich verinnerlicht dieses Kind auch das böse Ich seiner Mutter, das dann ein Eigenleben entwickelt. Die Mutter erscheint dem Kind als so abscheulich, verwirrend und furchterregend, daß es sie nicht als ganze Person integrieren kann. Ebensowenig kann es seine verschiedenen eigenen unlösbaren Konflikte, die sich auf seine Mutter beziehen, integrieren, und das gleiche gilt für seine verschiedenen Ichempfindungen in Beziehung zur Mutter. Jedem dissoziierten Anteil stehen somit nur begrenzte Realisationen bezüglich des Erlebens der Patientin und bezüglich ihrer Mutter zur Verfügung.

Oft ist mehr als nur eine Seite eines Konflikts dem Patienten verborgen, und somit auch dem Therapeuten, wie weiter oben erläutert wurde. Letzterer muß lernen, nach typischen Konflikten Ausschau zu halten und diese zu erkennen, und er muß untersuchen, welche Konflikte sich unter dem phobischen Vermeiden verbergen könnten. Der Therapeut sollte mitfühlend darauf bestehen, daß alle Anteile lernen, sich am

Bemühen um Verständnis und Auflösung dieser Konflikte zu beteiligen, statt sie auszuagieren. Natürlich kann es lange dauern und sehr anstrengend sein, bis dieses Ziel erreicht ist; doch sich zu vergegenwärtigen, daß viele verborgene Konflikte existieren, kann sehr nützlich sein.

Der Therapeut sollte sich hinsichtlich der dissoziierten Anteile grundsätzlich die Einstellung zu eigen machen, daß man automatisch ein Teil des Problems ist, wenn man nicht Teil der Lösung ist. Beispielsweise beklagen sich manche kritisierende Anteile ständig über andere Anteile des betreffenden Patienten, und zwar oft über diejenigen, die Aufgaben im Alltagsleben übernehmen: »Sie ist faul, dumm, ißt zuviel, ist eine Verliererin.« Der Therapeut kann solchen feindseligen, kritisierenden Anteilen helfen, besser zu reflektieren: *»Sie sorgen sich also, daß sie ihre Hausarbeit nicht erledigt bekommt. Für mich klingt das, als wären Sie sehr aufmerksam; daran erkenne ich, daß Sie ganz und gar nicht faul sind. Sie möchten, daß sie schafft, was sie tun muß. Schildern Sie mir, was Sie tun, um sie stärker zu motivieren; denn mir scheint, Ihnen liegt wirklich viel daran, daß sie sich verändert. Ich nehme an, sie will auch weder faul noch dumm noch eine Verliererin sein. Ich schlage vor, daß wir das gemeinsam untersuchen. Haben Sie Lust dazu?«* Sobald die Patientin bereit ist, kann der Therapeut die Konfrontation bezüglich des Vermeidens der Integration noch ein wenig ausweiten: *»Nun, schließlich ist es auch* Ihr *Haus. Deshalb verstehe ich sehr gut, daß es Ihnen wichtig ist, es sauber und in einem gepflegten Zustand zu erhalten. Allerdings gibt es da etwas, das mich verwirrt. Eben weil es auch Ihr Haus ist, frage ich mich, warum Sie sich nicht selbst an seiner Pflege beteiligen? Sind denn diese Alltagspflichten nicht auch Ihre Sache?«*

Je mehr Kommunikation und Zusammenarbeit zwischen Anteilen stattfindet, die scheinbar auf entgegengesetzten Seiten eines Konflikts stehen, um so mehr Integrationsfähigkeit entwickelt der Patient. Dieser Ansatz hilft auch zu verhindern, daß der Konflikt bezüglich des Widerstandes in einen äußeren Konflikt zwischen Patient und Therapeut verwandelt wird. Widerstand ist letztlich ein Konflikt im Inneren des Patienten, der auch innerlich gelöst werden muß.

Die Komplexität des Vermeidens bei dissoziierenden Patienten

Phobisches Vermeiden wird bei dissoziierenden Patienten in der Regel zu einer vielschichtigen Struktur, ein komplexeres Phänomen als bei Patienten ohne dissoziative Störung. Beispielsweise gibt es zunächst die Phobie hinsichtlich eines inneren Erlebnisses (z. B. Scham, Wut, Schmerz, Zurückweisung), weiterhin die Phobie hinsichtlich der dissoziierten Anteile, die das Erlebnis bewahren, außerdem die Phobie hinsichtlich Erinnerungen, die das Erlebnis beinhalten, die Phobie hinsichtlich potentiellen Bindungsverlustes, falls der Therapeut das Erlebnis »entdeckt« und den Patienten deswegen verurteilt, und schließlich die Phobie hinsichtlich jeder Veränderung, die erfordert, das Erlebnis zu realisieren. Phobisches Vermeiden kann deshalb sehr komplex und dauerhaft sein, und man sollte als Therapeut nicht annehmen, wenn eine Phobie überwunden sei, seien auch die übrigen aufgelöst.

Übermittlung von Widerstand zwischen dissoziierten Anteilen

Manchmal werden Therapeuten bei dissoziierenden Patienten mit einer Art »übermitteltem Widerstand« konfrontiert. Dabei hat ein Anteil hinsichtlich des Widerstands eine dominierende Rolle, die dann wie bei einem Staffellauf den Stab an einen anderen Anteil übergibt, der das phobische Vermeiden seinerseits aufrechterhält. Beispielsweise kann ein wütender Anteil den »Stab« an einen verängstigten Anteil weitergeben, der sich erdrückt fühlt, wenn der Therapeut Verhaltensweisen, die aus Wut resultieren, Grenzen setzt. Verändert der Therapeut sein Verhalten oder seinen emotionalen Zustand, reagiert der Patient darauf mit einer entsprechenden Veränderung. Der Therapeut kann beispielsweise mit der Wut des Patienten über das Festlegen von Grenzen fertig werden, gerät aber angesichts des Flehens eines Kind-Anteils in Schwierigkeiten. Oft folgt das Switching einer bestimmten Sequenz, die zu beobachten sehr aufschlußreich ist, weil sie über die Beziehungen zwischen bestimmten Anteilen und über emotionale Muster Aufschluß gibt, die zu thematisieren sich produktiv auf die Therapie auswirken kann. Im obigen Beispielfall lernte der Therapeut, den verängstigten Anteil zu bitten, dem wütenden Anteil die Präsenz wieder zu gestatten. Daraufhin konnte der Therapeut, der an seiner Fähigkeit, das Flehen und die Verletztheit des Patienten zu ertragen, gearbeitet hatte, sowohl mit Kind-Anteilen als auch mit wütenden Anteilen des Patienten effektiver arbeiten.

Es kann sein, daß sich bei einem Anteil Widerstand zeigt, bei einem anderen hingegen nicht, und daß irgendwann alle Anteile diesbezüglich ihre Rollen zu tauschen scheinen. In der folgenden Sitzung oder zu einem späteren Zeitpunkt in der gleichen Sitzung verbündet sich der widerständige Anteil mit dem Therapeuten, und der zuvor kooperative Anteil verschwindet oder lehnt den neuerdings kooperationsbereiten Anteil ab, wodurch der Widerstand aufrechterhalten bleibt. Diese Dynamik zwischen erwachsenen Anteilen und Kind-Anteilen ist oft zu beobachten. Der erwachsene Anteil des Patienten beharrt darauf, daß es ihm um das Wohl des Kind-Anteils gehe; in Wahrheit jedoch ist er von diesem Anteil angeekelt, lehnt dessen Bedürfnisse ab und nimmt sich im Laufe der Woche keine Zeit, um über seinen Kind-Anteil nachzudenken und ihn aufgrund dessen schließlich zu akzeptieren. Der Kind-Anteil, der sich vom erwachsenen Anteil des Patienten abgelehnt und im Stich gelassen fühlt, sucht beim Therapeuten Hilfe. An einem bestimmten Punkt wechselt der Patient vom Kind-Anteil wieder zum Erwachsenen-Anteil über, der dann behauptet, er wolle wirklich helfen, doch der Kind-Anteil quäle ihn nun und weigere sich, mit ihm zu reden: »*Wie kann ich ihm helfen, wenn er nicht zur Therapie kommen und mir keine Informationen zur Verfügung stellen will?*« Der Therapeut muß erkennen, daß beide Anteile einander vermeiden und daß diese »Team«-Arbeit, auch wenn sie nicht bewußt stattfindet, eine Strategie ist, die beiden erspart, sich verändern und schmerzhafte Probleme realisieren zu müssen.

Präferenzen zwischen dissoziierten Anteilen als Widerstand

Einige DIS-Patienten, denen ihre Eigenständigkeit sehr wichtig ist, bringen viele Konflikte zwischen ihren verschiedenen Anteilen mit in die Therapie. Der Therapeut muß dann herausfinden, ob diese Konflikte dazu dienen, die Therapie dauerhaft zu vermeiden, oder ob sie für die Behandlung zentral sind.

Beispielsweise stritten in einem Fall einige Anteile ständig darüber, welche Nahrungsmittel der Patient kaufen sollte. Er kam dann manchmal mit Junkfood oder mit verschiedenen Sorten Eiscreme nach Hause oder brachte gar nichts mit. Die verschiedenen Anteile des Patienten beklagten sich in der Therapie bitter darüber, daß sie ihre bevorzugten Nahrungsmittel nicht bekamen und daß es ihnen nicht gelang, einen Kompromiß auszuhandeln. Der Therapeut äußerte die Vermutung, daß diese Streitigkeiten dem Patienten als ganzer Person helfen könnten, etwas zu vermeiden, das zu ertragen für ihn wesentlich schmerzhafter und schwieriger sei. Der Patient bestritt dies jedoch vehement. Einige Wochen später wechselte er während einer Therapiesitzung in einen Kind-Anteil und sagte dann, er werde von traumatischen Erinnerungen an schwere Vernachlässigung und Nahrungsentzug geplagt, und das Streiten über die Auswahl der Nahrungsmittel sei einerseits ein Versuch, sich die Auseinandersetzung mit einem sehr schmerzhaften Thema zu ersparen, und andererseits für einige Anteile eine Reinszenierung der Situation, in der sie Nahrung, die sie gebraucht hätten, nicht bekommen hatten. Dem erwachsenen Anteil des Klienten waren diese Erinnerungen nicht zugänglich, und die Streitigkeiten sollten die Realisation dieser schmerzhaften Erlebnisse verhindern.

Scham, Dissoziation und Widerstand

Scham erhält die Dissoziation aufrecht (J. A. Talbot, Talbot & Tu 2005) und ist ein zentrales Problem, das bei der Behandlung dissoziierender Patienten mit starkem Widerstand aufgelöst werden muß (Chefetz 2015; Herman 2011; Kluft 2007). Eine Patientin sagte nach erfolgreichem Durcharbeiten ihrer Scham: »Ich bin zur Therapie gekommen, um mich besser zu fühlen und um mich mit allem auseinanderzusetzen außer dem Grund meiner größten Scham. Ich wollte über diese Dinge nie sprechen und sie mit ins Grab nehmen. Aber genau das verhinderte jede Verbesserung meines Zustandes.« Spezielle Techniken der Arbeit an Scham werden in Kapitel 15 beschrieben. Therapeuten klammern dieses Thema häufig aus, minimieren es oder meiden es völlig, weil sie sich nicht in der Lage fühlen, sich mit einer so schmerzhaften und tief verwurzelten Dynamik auseinanderzusetzen.

Schritte zur Festigung von Veränderungen bei dissoziierenden Patienten

Weil Veränderungen so beängstigend sein können und weil sie Patienten mit anhaltendem Widerstand als so dauerhaft erscheinen, kann es nützlich sein, den Betreffenden (und ihren verschiedenen Anteilen) zu helfen, auf die Unterschiede zwischen dem Erleben phobischen Vermeidens und dessen Auflösung zu achten. Was ist danach sowohl innerlich als auch im Alltagsleben anders? Welche dieser Unterschiede sind eher eine Verbesserung oder eher eine Verschlechterung? Ziel ist, im Geist des Patienten und in seinem Empfinden zu festigen, daß Realisation nicht nur adaptiver ist, sondern sich auch besser anfühlt als phobisches Vermeiden.

Zu diesem Zweck kann der Therapeut den Patienten dazu anleiten, zwischen einem positiven Erlebnis der Veränderung und einem negativen oder unangenehmen Erlebnis des Widerstandes hin- und herzuwechseln. Dies wird *Pendeln (pendulation)* genannt und ist eine somatische Technik, die Patienten hilft, sich unter Verwendung geeigneter Ressourcen zwischen Dysregulation und Regulation hin- und herzubewegen (Levine & Frederick 1997/1998; Miller-Karas 2015). Die sanfte Bewegung des Pendelns zwischen Gefühlen und Empfindungen der Regulation und kontrollierter Dysregulation, verbunden mit der Titration (vorsichtiger Dosierung) von Empfindungen und Emotionen, trägt zur Verringerung des Arousals bei. Zusätzlich hilft das Fokussieren auf das gegenwärtige Erleben dem Patienten, sich nicht in negativen Gedanken, Erinnerungen oder Emotionen zu verfangen.

Weitere Erkundungen

12.1 Welche Widerstände, die Sie bei Ihren dissoziierenden Patienten vorfinden, sind für Sie am schwierigsten zu behandeln?

12.2 Beklagen sich manche Ihrer Patienten über den Widerstand bestimmter Anteile? Können Sie solchen Anteilen helfen zu akzeptieren, daß dieses Bemühen um Schutz für sämtliche Anteile von Bedeutung ist?

12.3 Simulieren Sie mit einem Kollegen im Rollenspiel verschiedene Widerstände, um zu lernen, besser damit umzugehen. Tauschen Sie sich mit ihm darüber aus, was Ihnen beim Umgang mit Widerstand am meisten zu schaffen macht. Jeder Therapeut hat Schwierigkeiten im Umgang mit Widerstand.

12.4 Achten Sie bei Patienten mit starkem phobischem Vermeiden auf Ihre eigenen Reaktionen. Geben Sie sich meist größere Mühe als Ihre Patienten? Geben Sie leicht auf? Werden Sie wütend oder sind frustriert?

13 Abhängigkeit in der Therapie

Immer, manchmal, nie?

Empathisches Akzeptieren und Verstehen der manchmal intensiven, verzweifelten und schmerzhaften Natur der Abhängigkeit des Patienten oder, im gegenteiligen Fall, der Scham vor und der vehementen Leugnung von Abhängigkeit, ist unverzichtbar, weil dies die Grundlage für die Auflösung von unsicherer Gebundenheit und Abhängigkeit ist.

— Kathy Steele, Onno van der Hart & Ellert Nijenhuis (2001, S. 96)

Abhängigkeit im Sinne von Dependenz (eines Sich-Verlassens und Sich-Verlassen-Könnens) ist ein normaler Bestandteil jeder längerfristigen Psychotherapie. Gegen Abhängigkeit als solche ist nichts zu sagen; allerdings reicht ihr Wirkungsbereich von adaptiv und nützlich bis destruktiv. Wir untersuchen im folgenden einige Probleme, die Abhängigkeit bei dissoziierenden Patienten hervorrufen können.

Wie geht ein Therapeut am besten mit einem Patienten um, der das dritte Mal im Laufe einer Woche spät abends telefonisch Hilfe sucht oder der Dutzende von Nachrichten auf dem Anrufbeantworter hinterläßt, in denen er Selbstschädigungen oder sogar Suizid im Laufe des nächsten Tages androht, oder der seinem Therapeuten ständig eMails mit riesigen Mengen Material und zahllose Fragen schickt und deren umgehende Beantwortung erwartet? Was soll ein Therapeut tun, wenn ein Kind-Anteil in einer Therapiesitzung darum bittet, gehalten zu werden, oder wenn der Patient in einen nonverbalen Baby-Anteil wechselt oder darauf beharrt, nicht mit seiner Situation zurechtkommen zu können, wenn ihm nicht vier wöchentliche Therapiesitzungen zugestanden werden, und daß auch Kontakte am Wochenende zwingend möglich sein müssen? Wie soll ein Therapeut antworten, wenn ihn erwachsene Anteile des Patienten fragen, wie jemand von ihnen erwarten könne, für ihre (inneren) Kinder zu sorgen, obwohl sie selbst solche Fürsorge nie erhalten hätten? Die Lösung dieser und anderer massiver Dilemmata in einer Therapie ist darin zu suchen, wie Therapeuten Abhängigkeit verstehen und im Rahmen einer Behandlung damit umgehen.

Wir alle sind mehr oder minder stark voneinander abhängig, zumindest zu gewissen Zeiten und hinsichtlich bestimmter Bedürfnisse (und Wünsche). Und wir alle verstehen zweifellos, wie Vernachlässigung und Mißbrauch/Mißhandlungen bei Patienten einen tiefen und starken Wunsch, umsorgt zu werden, hervorrufen. Ein solcher

Wunsch und das Bedürfnis, das ihm zugrunde liegt, sind keine Probleme, aber die Art des Ausdrucks von Abhängigkeitsbedürfnissen bei einem bestimmten Patienten kann in Verbindung mit der Reaktion des Therapeuten darauf zu einem problematischen Resultat führen. Deshalb geht es nicht um die Frage, ob Abhängigkeit gut oder schlecht ist, sondern darum, ob sie dem Patienten ein stärkeres Gefühl eigener Sicherheit und Kompetenz vermittelt und ob sie als Ausgangspunkt für die Entwicklung stärkeren Interesses an der Erforschung der eigenen Person und der Welt fungiert. Diese Frage läßt sich bei Patienten mit einer sehr unsicheren Bindung oft besonders schwer beantworten, denn sie sind meist permanent auf der Suche nach besserer Gebundenheit (oder vermeiden genau diese völlig), statt sie zur Entwicklung einer sicheren Basis zu nutzen, von der aus sie ihr Leben entfalten können. Ein ständiges Bedürfnis nach direkter Verbundenheit mit dem Therapeuten ist eine dysfunktionale Form von Dependenz, die nicht zur Entwicklung einer sicheren Bindung führt (siehe Kapitel 4; Steele et al. 2001).

Um mit Abhängigkeitsproblemen sachgerecht umgehen zu können, sollten Therapeuten sich über folgende Dinge im klaren sein:

- in welcher Beziehung sichere Gebundenheit, Abhängigkeit/Dependenz und (dysfunktionale) fürsorgliche Zuwendung (caretaking) zueinander stehen bzw. was sie voneinander unterscheidet;
- wie man einschätzt, inwieweit Patienten in der Lage sind, Abhängigkeitsprobleme zu ertragen und durchzuarbeiten;
- daß es wichtig ist, die zentrale Bedeutung der eigenen Gegenübertragung zu verstehen und damit umgehen zu können, insbesondere was die Funktion des Gegenwiderstandes bezüglich Abhängigkeit (und Unabhängigkeit) betrifft, die mit den Problemen des Patienten verflochten sein kann;
- was adäquate Formen von Abhängigkeit in einer Therapie sind;
- welche klinischen Unterschiede zwischen adaptiver und dysfunktionaler Abhängigkeit in der Behandlung bestehen und wie man erstere unterstützen kann, ohne letztere zu fördern; und
- wie man an den inneren Konflikten dissoziierender Patienten zwischen deren verschiedenen Anteilen arbeiten kann, wenn sich die Betreffenden ihrer Abhängigkeit einerseits zutiefst schämen und sie vermeiden und andererseits den Therapeuten verzweifelt zu einem Ersatzelternteil oder tröstenden Objekt zu machen versuchen.

Diese zentralen Probleme werden im folgenden erörtert.

Sichere Bindung im Gegensatz zu Abhängigkeit

Sichere Gebundenheit ist eines der wichtigsten Ziele bei der therapeutischen Arbeit mit unseren Patienten. Deshalb sollten Therapeuten nach unserer Auffassung eine starke therapeutische Beziehung entwickeln. Manchmal beinhaltet eine sichere Bindung Elemente von Dependenz, aber es handelt sich um zwei recht unterschiedliche Konzepte.

Zentrales Konzept

Abhängigkeit im Sinne von Dependenz und sichere Gebundenheit sind zwei völlig unterschiedliche Konzepte. Dependenz beinhaltet, daß jemand sich auf die Hilfe, Fürsorge und Aufmerksamkeit eines kompetenten anderen verläßt. Sichere Gebundenheit hingegen ist ein inneres Empfinden von Sicherheit. Ziel ist letztlich, sich so sicher zu fühlen, daß man ein Gefühl der eigenen Kompetenz und Interdependenz erforschen, erlernen und entwickeln kann.

Abhängigkeit

Abhängigkeit beinhaltet, daß man sich auf die Hilfe, Aufmerksamkeit und Unterstützung eines anderen Menschen verläßt (Sroufe, Fox & Pancake 1983). Dabei geht es darum, in den Genuß der Fürsorge und Hilfe eines stärkeren und weiseren anderen Menschen zu gelangen, jedoch nicht unbedingt, eine sichere Bindung zu dieser Person zu entwickeln. Abhängigkeit zielt auf die Erfüllung der eigenen Bedürfnisse, nicht darauf, die Gegenwart des Therapeuten zu nutzen, um ein inneres Empfinden von Sicherheit zu entwickeln. Ein Patient im Zustand der Abhängigkeit fühlt sich extrem unwohl, wenn er seinen Therapeuten nicht erreichen kann, und seine Energie konzentriert sich dann entweder darauf, weiter zu versuchen, zum Therapeuten in Kontakt zu treten, oder auf Verhaltensweisen, die sein Gefühl des Unbehagens betäuben sollen – etwa Alkoholkonsum oder selbstschädigendes Verhalten. Er kann in solchen Situationen Panik, rasende Wut oder Verzweiflung empfinden. Dies tritt meist zwischen den regulären Therapiesitzungen ein, ist aber auch im Laufe einer Sitzung möglich, wenn der Patient nicht explizit Abhängigkeitsgefühle anspricht und der Therapeut diese nicht direkt als solche erkennt oder beachtet.

Beispiel für Abhängigkeit: Josie

Josie bat oft um zusätzliche Therapiesitzungen; es fiel ihr schwer, Sitzungen abzuschließen; und sie rief ihren Therapeuten häufig in Krisen an. Wenn er zurückrief, versuchte sie die Gespräche auszudehnen. Sie bestand darauf, daß sie ohne diese Anrufe nicht zurechtkomme. Rief der Therapeut sie nicht in einer ihrer Meinung nach zumutbaren Zeitspanne zurück, wurde sie wütend und hinterließ auf seinem Anrufbeantworter aggressive Nachrichten, und schließlich geriet sie in Panik, fügte sich Schnittverletzungen zu (was die Krise noch verschärfte) und setzte dann flehende Nachrichten an ihn ab. Der

Therapeut reagierte auf den Inhalt der Krisen, ihm war aber nicht klar, daß Josie sich von ihm abhängig machte. Deshalb ließen seine Antworten ihr Verhalten weiter eskalieren.

Ein inneres Empfinden von Sicherheit

Eine sichere Bindung basiert nicht auf dem Bedürfnis, sich abhängig zu fühlen, auf Stärke oder Intensität der Beziehung (Sroufe 1977) oder auf physischer Erreichbarkeit einer anderen Person (hier des Therapeuten), sondern auf einem inneren Empfinden von Sicherheit (Bowlby 1988/1995). Sichere Gebundenheit ist ein Seinszustand, setzt also nicht zwingend die Anwesenheit einer anderen Person voraus (Bowlby 1969/1975). Somit hängt die Entwicklung einer sicheren Bindung bei unseren Patienten von einer Reorganisation dessen ab, wie sie mit ihrem inneren Erleben von Gebundenheit und ihren Beziehungen umgehen, nicht von der Existenz eines ungewöhnlich oft erreichbaren Therapeuten.

Die Qualität der Beziehung

Wie bereits in den Kapiteln 2 und 4 erwähnt wurde, ist unsere quantitative Erreichbarkeit als Therapeuten weniger wichtig als die Qualität unserer Einstimmung in den gegenwärtigen Augenblick und nötigenfalls unserer Bemühungen um Wiedereinstimmung und Wiederherstellung der Beziehung (Lyons-Ruth 2007; Trevarthen & Aitken 1994; Tronick & Cohn 1989). Untersuchungen haben ergeben, daß die genannten Beziehungsqualitäten für die Entwicklung einer sicheren Bindung wichtiger sind als relativ konstante Nähe und Erreichbarkeit (Lyons-Ruth 2007; Trevarthen 1980; Tronick & Cohn 1989). Das Gefühl, verstanden zu werden, und die Fähigkeit, sich selbst und andere Menschen zu verstehen, sind vielleicht die Dinge, die unsere Patienten von uns am dringendsten brauchen. Deshalb hilft der Therapeut seinen Patienten, auf das eigene innere Erleben zu fokussieren (beispielsweise auf das Vorliegen eines Bedürfnisses, auf das Ringen mit einer Emotion, auf die Scham wegen eines dissoziierten Anteils), statt indem er ein Problem löst oder es für den Patienten behebt. Die therapeutische Auflösung besteht darin, Patienten zu helfen, sich darüber klar zu werden, wie sie mit dem Erleben von Abhängigkeit umgehen, diese Art des Umgangs zu verändern und insbesondere die starren Interaktionen zwischen dissoziierten Anteilen, die sich hilflos fühlen und deshalb die Abhängigkeit suchen, und solchen, die sich deswegen schämen, zu verändern.

ZENTRALES KONZEPT

Eine sichere Basis ermöglicht, die eigene Welt mit Selbstvertrauen zu erforschen.

Eine sichere Basis für die Erforschung der eigenen Welt

Ob ein Zustand der Sicherheit besteht, sollte vielleicht nicht aus der generellen Suche von Nähe abgeleitet werden, sondern aus der Fähigkeit des Säuglings, die Anwesenheit der primären Bezugsperson als Basis für die Erforschung der Umgebung zu nutzen. Tatsächlich ist die Unfähigkeit, den Kontakt zu einer Bindungsfigur zu genießen, ein wichtiges Anzeichen dafür, daß das Bindungsverhalten nicht die adaptive Funktion erfüllt, die es bei den meisten Säuglingen hat (Ainsworth, Blehar, Waters & Wall 1978). Unsicher oder dysfunktional gebundene Kinder brauchen manchmal selbst dann Kontakt, wenn der Umgebungsstreß, dem sie unterliegen, minimal ist. Manchmal können sie nicht in den Zustand der Sicherheit zurückkehren oder die Umgebung weiter erkunden, wenn sie wieder Kontakt zur primären Bezugsperson aufnehmen, oder sie vermeiden sogar nach der Rückkehr zur Bezugsperson aktiv den Kontakt oder die Interaktion mit ihr.

Bowlby (1988/1995) hat ausdrücklich darauf hingewiesen, daß die sichere Basis eines Menschen bei einer anderen Person unverzichtbar für eine gesunde Entwicklung ist und das Mittel, durch das sich Kinder unterstützt und kompetent fühlen, die (innere und äußere) Welt zu erforschen. Eines der wichtigsten Ziele einer Therapie ist die gemeinsame Erforschung und anschließende Förderung adaptiverer und erfüllenderer Funktionsweisen im Alltagsleben, nicht fürsorgliche Zuwendung von Seiten des Therapeuten. Natürlich hat auch fürsorgliche Zuwendung in einer Therapie einen gewissen Nutzen; sie sollte aber zum Ziel haben, die Kompetenz des Patienten zu vergrößern, nicht, seine Hilflosigkeit zu fördern. Beispielsweise kann es sehr nützlich sein, einen Patienten in einem Zustand starker Dysregulation zu beruhigen, wenn die Intervention damit nicht abgeschlossen ist. Es geht darum, Patienten so weit zu beruhigen, daß sie sich anschließend wieder in gut dosierter Form einem Problem zuwenden können, um es mit Unterstützung aufzulösen. Dieses beruhigende Einwirken auf einen Patienten versetzt diesen irgendwann in die Lage, sich selbst einschließlich seiner inneren dissoziierten Anteile zu beruhigen.

Zentrales Konzept

Das wichtigste Ziel unserer Arbeit als Therapeuten ist nicht, unsere Patienten mit fürsorglicher Zuwendung zu beglücken, sondern ihnen die Möglichkeit zu gemeinsamem Erforschen zu bieten und dadurch ihre Funktionsfähigkeit im Alltagsleben zu verbessern.

Bowlby (1988/1995) hat erklärt, unsere wichtigste Aufgabe als Therapeuten bestehe darin, *eine sichere Basis zu sein, von der aus unsere Patienten die verschiedenen unglücklichen und schmerzhaften Aspekte ihres Lebens in Vergangenheit und Gegenwart erforschen können, über die nachzudenken für sie schwierig oder sogar unmöglich ist, wenn sie dabei nicht von einer Person, der sie vertrauen, die sie unterstützt, ermutigt, ihnen Sympathie entgegenbringt und sie gelegentlich auch anleitet, begleitet werden.* (S. 138 des Originals)

Zentrales Konzept

Sinn und Zweck einer sicheren Bindung – eines inneren Empfindens von Sicherheit – besteht darin, die Fähigkeit zu entwickeln, die Welt von einer sicheren Basis aus zu erforschen. Somit unterstützt der Therapeut seine Patienten darin, ihr Erleben im gegenwärtigen Augenblick mitfühlend, neugierig und zuversichtlich zu erforschen. Sein Bestreben ist also nicht darauf gerichtet, jederzeit sofort erreichbar zu sein oder Patienten von ihrem Leiden zu erlösen.

Eine sichere Bindung hat eine *Verringerung* bindungssuchenden Verhaltens und eine *Steigerung* von Aktivitäten zur Erforschung der inneren und äußeren Welt zur Folge. Die Aktivierung der Bindungsbedürfnisse hingegen führt zu einer Deaktivierung des Explorationsverhaltens. In die klinische Praxis übersetzt bedeutet dies: Ist ein Patient auf die Abhängigkeit vom Therapeuten fixiert, fokussiert er darauf, daß die Präsenz des Therapeuten und seine Fürsorge gewährleistet sind, nicht darauf, seine eigenen inneren Muster zu akzeptieren und zu verändern. Umgekehrt sucht ein relativ sicher gebundener Patient nicht ständig fieberhaft beim Therapeuten Trost und Zuwendung, sondern er nutzt jedes erreichbare Empfinden von Sicherheit, um zu erforschen, was im Augenblick geschieht, um zu verstehen, mitfühlend zu akzeptieren, zu tolerieren und zu erleben, was im Leben positiv ist, und um Verluste zu betrauern. Untersuchen und Akzeptieren zählen zu den wichtigsten Zielen jeder Therapie. Der Weg zu einer solchen Realisation mit Hilfe eines inneren Empfindens von Sicherheit ist für manche Patienten zweifellos lang und schwierig, aber der Therapeut sollte nie aus dem Blick verlieren, was es zu erreichen gilt.

Zentrales Konzept

Die Aktivierung von Bindungsbedürfnissen hat die Deaktivierung der Exploration zur Folge und umgekehrt. Deshalb kann ein Patient, der fieberhaft die Nähe des Therapeuten sucht, sein inneres Erleben nicht erforschen und sich folglich auch nicht adäquat an der therapeutischen Arbeit beteiligen.

Die Fähigkeit des Patienten, die Unterstützung des Therapeuten in den Sitzungen zu nutzen, um die innere und äußere Welt zu erforschen, verstärkt allmählich seine Fähigkeit, auch außerhalb der Therapiesitzungen Risiken einzugehen, indem er adaptiver am inneren Erleben, einschließlich dissoziativer Anteile, arbeitet. Hingegen ist der abhängige Patient äußerlich auf die unmittelbare Erreichbarkeit des Therapeuten und innerlich auf sein Leiden fokussiert. Besonders typisch ist, daß zur Abhängigkeit neigende Patienten Schwierigkeiten haben, positive Erlebnisse der Beruhigung durch den Therapeuten für die eigene Entwicklung zu nutzen. Sie befinden sich in einer ständigen Feedbackschleife des Leidens und der Bindungssuche. Wie Therapeuten Patienten helfen können, die Unterstützung ersterer zu nutzen, um ein dauerhaftes Gefühl der Sicherheit zu entwickeln, wird in Kapitel 4 in Tabelle 4.3 beschrieben.

Zentrales Konzept

Bindungssuchendes Verhalten ist nicht nur eine Strategie zur Linderung von Erlebnissen des Bindungsverlustes, sondern dient manchmal auch der Verhinderung von Kontakt zu schmerzhaften inneren Erlebnissen wie Abhängigkeit, Wut, Scham oder Furcht.

Die Phobien hinsichtlich inneren Erlebens und Abhängigkeit

Einer der schwierigsten Aspekte der Behandlung schwer traumatisierter Menschen ist, daß sie Gefahr nicht nur äußerlich, sondern auch innerlich wahrnehmen: Ihre eigenen inneren Erlebnisse (Gedanken, Empfindungen, Emotionen, Bedürfnisse, dissoziierte Anteile usw.) empfinden sie als überwältigend oder gefährlich. Bindungsschrei-Verhalten wird ausgelöst, wenn bei einem Patienten die Phobie hinsichtlich Bindungsverlust reaktiviert wird. Doch bindungssuchendes Verhalten kann auch evoziert werden, weil unsere Patienten den Kontakt zu beängstigenden und beschämenden inneren Erlebnissen einschließlich der Sehnsucht nach Abhängigkeit zu vermeiden versuchen. Unsere Patienten wenden sich speziell dann besonders dringlich an uns, wenn bei ihnen Abhängigkeitsbedürfnisse auftauchen, denn diese sind schon an und für sich sehr schmerzhaft und wirken überwältigend. Ein vorübergehender Rückzug in den sicheren Hafen der therapeutischen Beziehung bietet vielen Patienten die Unterstützung, die sie brauchen, um sich mit schmerzhaften Erlebnissen auseinanderzusetzen. Allerdings versuchen einige Patienten, sich mit ihrem Therapeuten zusammen in einen Kokon des Behagens und der Unterstützung zurückzuziehen, der sie vor der Konfrontation mit schmerzhaften Realitäten sowohl aus der Vergangenheit als auch in der Gegenwart schützt. Ersteres ist adaptiv, letzteres perpetuiert ungesicherte Abhängigkeit und führt die Behandlung in eine Sackgasse.

Zentrales Konzept

Die Entwicklung einer sicheren Bindung in der Therapie verändert die innere Organisation des Patienten, die von einem mitfühlenden Therapeuten unterstützt wird, jedoch nicht von einem Therapeuten, der verstärkten Kontakt und fürsorgliche Betreuung in Aussicht stellt.

Natürlich erfordert eine sichere Bindung *ein gewisses Maß* an Erreichbarkeit des Therapeuten; aber weitaus wichtiger ist seine Bereitschaft, Stabilität zu fördern, sich voraussehbar zu verhalten, Beziehungsbrüche zu revidieren und verläßlich auf eine konsistente Erforschung des Erlebens innerhalb des Toleranzfensters des Patienten zu fokussieren. Und wie schon in Kapitel 4 erläutert wurde, erfordert dies auch eine sorgsame Einstimmung in das Empfinden des Patienten im gegenwärtigen Augenblick, ein *Mit-Sein*. Der Therapeut hilft dem Patienten, das Gefühl der eigenen Bedürftigkeit mitzuteilen, und er ist dem Patienten im gemeinsamen Bemühen verbunden, das Empfundene und Erlebte zu verstehen und daran zu arbeiten, statt nur eine Linderung seiner Wirkung anzustreben. Dieses Mit-Sein in schmerzhaften Augenblicken in den Therapiesitzungen – in denen der Therapeut völlig präsent und fokussiert ist und dafür sorgen kann, daß der Patient die Präsenz des Therapeuten positiv wahrnimmt – wirkt unendlich viel heilender und nützlicher als regelmäßiger Kontakt beider außerhalb der regulären Therapiesitzungen. Natürlich erfolgt die Entwicklung der Fähigkeit, den Therapeuten zur Erforschung des eigenen Empfindens und Erlebens zu nutzen, allmählich und häufig sehr langsam, und manche Erlebnisse sind deutlich schwerer zu erforschen und aufzulösen als andere.

Beispiel für die Arbeit an Abhängigkeit/Dependenz: Arthur

Arthur war 45 Jahre alt und war in seiner Kindheit sexuell mißbraucht, körperlich mißhandelt und von seiner schwer alkoholkranken Mutter emotional mißbraucht worden. Der Vater hatte die Familie verlassen, als Arthur drei Jahre alt gewesen war. Seine Mutter verschwand häufig für mehrere Tage in Folge oder war tagelang im Alkoholrausch und überließ Arthur dann seiner nur zwei Jahre älteren Schwester. Diese war in solchen Situationen sehr verängstigt, weinte stundenlang und rief nach ihrer Mutter. Im Alter von 26 Jahren konsumierte sie eine Überdosis Methamphetamin und starb daran. Arthur schaffte einen Master-Abschluß, aber es war ihm nie gelungen, eine berufliche Position länger als ein paar Monate zu behalten, weil er unter schweren Ängsten, Flashbacks und einer Depression litt. Er hatte schon sechs Therapien verschiedener Art hinter sich und an zwei DBT-Trainings teilgenommen. Seine dissoziative Störung war nie diagnostiziert worden, und seine Behandlung hatte sich auf eine Borderline-Persönlichkeitsstörung mit dependenten Merkmalen und Major-Depressions-Episoden konzentriert. Er lebte seit seinem 35. Lebensjahr von einer Arbeitsunfähigkeitsunterstützung.

Arthur kam immer schon Stunden vor seinen Sitzungsterminen in die Praxis, verbrachte die Zeit bis zu seinem Termin im Warteraum und blieb auch nach den Sitzungen noch lange in der Praxis oder in deren Nähe, entweder abermals im Warteraum oder auf dem Parkplatz, denn er hatte große Angst, sich von seinem Therapeuten zu entfernen. Er schickte ihm jede Woche viele eMails und rief ihn auch häufig an wegen großer und kleiner Krisen und mehr oder weniger starken Ängsten. Arthur selbst hatte noch keine Therapie abgebrochen, aber seine verschiedenen Therapeuten reagierten im Laufe der Zeit immer frustrierter auf seine unerschöpflichen Bedürfnisse und das Ausbleiben jeglicher Verbesserung seines Zustandes und empfahlen ihn deshalb an einen Kollegen weiter. Schließlich geriet er an einen Therapeuten, der bei ihm eine DIS diagnostizierte und, was vielleicht noch wichtiger war, die Dynamik seiner Abhängigkeit verstand. Arthur war stark fragmentiert und hatte viele Kind-Anteile, von denen die meisten auf den Bindungsschrei fixiert waren. Für seine Alltagsfunktionsfähigkeit als Erwachsener waren mehrere Anteile zuständig, die alle passiv und angstbesessen waren. Er beschrieb das, was er innerlich erlebte, als eine Schule voller weinender Kinder in seinem Kopf, die ohne Lehrer in Dutzende von Klassenzimmern eingesperrt waren, zwar durch kleine Fenster in den Türen nach draußen schauen, sich aber keine Hilfe verschaffen konnten. Diese Kind-Anteile waren der realen gegenwärtigen Situation so gut wie nicht bewußt und lebten in der Traumazeit, also wie zum Zeitpunkt der Traumatisierung. Aufgrund dieser Beschreibung wurde dem Therapeuten sofort klarer, warum Arthur kein inneres Empfinden eines ihn unterstützenden Anderen entwickeln konnte. Die Anteile, die er am dringendsten brauchte, hatten den schlechtesten Zugang zu Ressourcen und waren so stark auf Leiden fokussiert, daß sie die Präsenz des Therapeuten nicht wahrnehmen konnten. Ein wenig später beschrieb Arthur einen üblen Täter imitierenden Anteil, der seiner Mutter ähnelte, mit einem Baseball-Schläger durch die Flure der Schule schlich, gegen Türen schlug und die Kinder anherrschte, sie sollten still sein. Außerdem berichtete der Patient über einen freundlichen, aber nicht besonders nützlichen inneren Betreuer, der an eine sehr alte und gebrechliche Großmutter erinnerte und in ihrer Hilflosigkeit und Überforderung seiner Schwester ähnelte. Dieser Großmutter-Anteil rang ständig die Hände und erklärte immer wieder weinend: »Ich weiß nicht, was ich tun soll, ich weiß nicht, was ich tun soll.« Sie wollte den Kindern helfen und sie schützen, fühlte sich dazu aber nicht in der Lage, ähnlich wie es seiner Schwester früher ergangen war und wie es Arthur in der Gegenwart erging.

Das Verständnis dieser inneren Dynamik ermöglichte bestimmte Interventionen, die Arthur halfen, sich mit seiner Angst und seinen Abhängigkeitsbedürfnissen auseinanderzusetzen, indem er an seinen dissoziierten Anteilen und seiner inneren Landschaft arbeitete, so wie es weiter unten beschrieben wird. Da Arthurs Muster natürlich extrem tief verwurzelt waren, konnte seine Therapie weder leicht sein noch schnell vonstatten gehen, nicht einmal nachdem eine korrekte Diagnose gestellt worden war; insbesondere gilt dies für die Definition eines neuen Behandlungsrahmens und entsprechender

Grenzen. Im Laufe von sieben Jahren jedoch gelang es dem Therapeuten, Arthur darin zu unterstützen, seine innere Welt allmählich zum Positiven zu verändern.

Der Therapeut legte zunächst sehr strikte Grenzen bezüglich der Kontakte zu ihm außerhalb der Therapiesitzungen fest. Dadurch verstärkte er den Therapierahmen, der Arthur zwar sicher hielt, über den er aber nicht unbedingt glücklich war. Arthur sollte fortan nicht früher als 15 Minuten vor Sitzungsbeginn in die Praxis kommen und sie innerhalb von 15 Minuten nach Sitzungsende wieder verlassen. Dies fiel ihm anfangs sehr schwer, was häufig Tränen, flehentliche Bitten, Suiziddrohungen und Wutanfälle zur Folge hatte. Doch der Therapeut hielt an den festgelegten Grenzen fest, zeigte aber auch Mitgefühl und erduldete Arthurs Fluchen ebenso wie seine Angst. Der Therapeut half Arthur intensiv bei der Suche nach Aktivitäten, die er im Alltag genießen könnte, indem er ihn dazu anregte, zumindest an einigen Tagen in der Woche das Haus zu verlassen und fast jeden Tag einen kurzen Spaziergang zu unternehmen. Außerdem empfahl der Therapeut ihm, ein Tagebuch zu führen, nicht nur um seine übermächtigen Bedürfnisse und seine früheren schmerzlichen Erlebnisse zu dokumentieren, sondern auch, um täglich über seine Ziele und deren mehr oder minder gelungene Verwirklichung zu berichten. In den Therapiesitzungen gelang es dem Therapeuten allmählich, Arthurs verletzenden Mutter-Anteil zur Mitarbeit zu bewegen. Die »Mutter« trennte sich von ihrem Baseball-Schläger und übernahm die Rolle einer strengen, aber distanzierten Vorgesetzten, die in ihrem Büro saß – immer noch als vage Bedrohung im Hintergrund, aber als eine, die es zuließ weiterzuarbeiten. Der Therapeut half Arthur bei der Entwicklung neuer Modelle, die ihm innere Fürsorge ermöglichten. Die Türen zu den Klassenzimmern öffneten sich allmählich, und Abbilder guter Betreuer – von denen einige Gestalten aus Büchern oder aus dem Fernsehen und andere Tiere waren – betraten die Klassenräume und boten den Kindern Trost, Nahrung und Betreuung an.

Während Patient und Therapeut gemeinsam mit den Kind-Anteilen arbeiteten, wurde es für Arthur allmählich leichter, über seine Abhängigkeitsbedürfnisse zu sprechen, ohne überwältigt zu werden. Er hatte die Idee, dem Großmutter-Anteil ein besonderes Tonikum zu geben, um ihn zu vitalisieren. Unterstützt vom Therapeuten konnte er sich an Situationen erinnern, in denen er sich kompetent gefühlt hatte, und es gelang ihm, dieses Gefühl auf die innere Großmutter und auf die Betreuergestalten zu transferieren und es durch die Risse des Büros der Prinzipalin rinnen zu lassen, so daß auch der Mutter-Anteil sich kompetent fühlen konnte. Ganz allmählich nahmen Arthurs Gefühl der Bedürftigkeit und seine Wut darüber, daß sein Therapeut nicht mehr ständig für ihn erreichbar war, ab. Seine reflexartige Tendenz, den Therapeuten anzurufen, wurde schwächer, obwohl er sich weiter über die Starrheit der »Regeln« beklagte. Die Kind-Anteile wurden neugieriger auf die Schule und das Lernen, wodurch die Möglichkeit innerer Entwicklung erschlossen wurde. Arthur wollte zwar immer noch seine gesamte Zeit in der Nähe des Therapeuten verbringen, er war aber trotzdem bereit und in der Lage, an der Behandlung teilzunehmen.

Nach einigen Jahren fing Arthur an, sich um einen mißhandelten Hund zu kümmern, und er war sehr stolz darauf, daß es ihm gelang, diesen Hund aus der anfänglichen Reserve zu locken. Er merkte, daß der Hund Liebe brauchte, aber auch spielen wollte, daß er sich ausruhen mußte und Zeit für sich ohne jeden Kontakt benötigte und schließlich – und das war am wichtigsten – Zeit brauchte, um seine Umgebung zu erforschen und sich an sie und eine nichtbedrohliche Person zu gewöhnen. Der metaphorische Charakter seiner Beziehung zu diesem Hund entging Arthur nicht, obwohl es ihm schwerfiel, dieses Bewußtsein über längere Zeit zu bewahren. Doch daß er sich nun an einem neuen Paradigma sicherer Bindung orientieren konnte, das nicht nur etwas mit Behagen zu tun hatte, war ein echter Fortschritt. Arthur hatte immer noch wenig soziale Kontakte – und hatte aufgrund seiner sehr starken sozialen Angst nach wie vor starken Widerstand gegen die Herstellung solcher Kontakte. Allerdings war es ihm gelungen, die Qualität seiner inneren Welt zu verbessern, in der er sich inzwischen sicherer und wohler fühlte. Der Hund bot ihm eine für ihn sehr wichtige Kameradschaft, wie er sie noch nie erlebt hatte.

Obwohl Arthur weiterhin von Arbeitsunfähigkeitsunterstützung leben muß, nimmt er weiterhin aktiv an seiner Therapie teil, und sein Abhängigkeitsverhalten hat deutlich nachgelassen. Sein Therapeut hat einen Therapierahmen geschaffen, der sich langfristig für beide Beteiligte bewährt hat. Kürzlich hat Arthur an einigen traumatischen Erinnerungen arbeiten können.

Abhängigkeit und chronische Krise

Chronische Krisen – etwa in Form von ständigen Selbstschädigungen oder Störungen in Beziehungen, auch nachdem der Patient entsprechende Fertigkeiten erlernt hat – erfordern eine andere Vorgehensweise als die der Gewährleistung regelmäßiger Erreichbarkeit des Therapeuten außerhalb der Sitzungen. Wenn der Patient Bewältigungsfertigkeiten zu erlernen beginnt, kann es sinnvoll sein, daß er zwischen den Therapiesitzungen Kontakt zum Therapeuten aufnehmen kann, damit dieser ihn beim Erlernen der Fertigkeiten unterstützen kann, so wie es beispielsweise die Dialektisch-Behaviorale Therapie (DBT – Linehan 1993/1996, 2014/2016) empfiehlt. Während solcher Kontakte wird tatsächlich nicht therapeutisch gearbeitet, sondern es geht ausschließlich um das Üben bestimmter Fertigkeiten und um Erdung. Deshalb beschränken sich Telefonate auf wenige Minuten, in denen geklärt wird, was der Patient ausprobiert hat, warum es seinen Zweck nicht erfüllt hat und was er als nächstes versuchen kann. Jede Bezugnahme auf therapeutische Arbeit, zu der es im Rahmen solcher Kontakte kommt, kann eingegrenzt und in der nächsten Therapiesitzung abgeschlossen werden.

Beispiel für das Containment von Krisenanrufen mit dem Ziel, mit Abhängigkeit adäquat umzugehen: Gail

Gail rief ihre Therapeutin häufig nach Streitigkeiten mit ihrem Freund an. Sie weinte dann hysterisch und redete fast zusammenhanglos. In den Sitzungen versuchte die Therapeutin, Gail verschiedene Erdungs- und Beruhigungstechniken beizubringen, die sie zu Hause weiter übte. Wenn sie dann wegen einer aktuellen Krise anrief, leitete die Therapeutin sie am Telefon zur Anwendung der erlernten Techniken an: »*Gail, können Sie sich, während wir hier am Telefon miteinander reden, an die Atemtechnik, die Sie erlernt haben, erinnern? Lassen Sie uns zusammen mehrmals drei Zählzeiten lang atmen. Gut. Nun wiederholen wir dies noch einmal. Okay. Ich weiß, daß Sie über das, was geschehen ist, reden wollen, aber das sollten wir besser bei unserem nächsten Treffen tun. Momentan möchte ich Ihnen helfen, sich zu erden, und ich will dafür sorgen, daß Sie in Sicherheit sind. Was könnte sonst noch dazu beitragen, Sie in einen geerdeten und präsenten Zustand zu versetzen?*« Ist ein Patient nicht in der Lage, etwas vorzuschlagen, kann der Therapeut dies an seiner Stelle tun. »*Okay, wie wäre es, wenn Sie Ihre Füße jetzt fest auf den Boden setzen und den Stuhl, auf dem Sie sitzen, spüren. Sie sind in Sicherheit. Sie haben einige sehr starke Gefühle, und das ist okay. Damit werden wir uns beschäftigen, wenn Sie zur nächsten Therapiesitzung kommen. Momentan möchte ich Sie nur bitten, sich vorzustellen, daß sich diese Gefühle in einem Behälter befinden, in dem sie keinen Schaden anrichten, und es dabei zu belassen, bis Sie das nächste Mal in meine Praxis kommen. In der Zwischenzeit üben Sie bitte weiter Ihre Fertigkeiten – die Atemtechniken und die Selbstberuhigung. Sie haben das schon sehr gut hingekriegt; machen Sie so weiter! Wir sehen uns in der nächsten Sitzung wieder.*«

Beherrscht der Patient die Regulations- und Dosierungstechniken, hört aber mit ständigen Krisenanrufen trotzdem nicht auf, muß der Therapeut erneut darüber nachdenken, ob seine Kontakte zum Patienten außerhalb der Sitzungen wirklich von Nutzen sind (siehe hierzu das Fallbeispiel von Marjorie und Pam am Ende dieses Kapitels). Ständig wiederkehrende Krisen können eine erneute Beurteilung der für die Therapie gesetzten Grenzen erforderlich machen und die Frage aufwerfen, inwieweit der Patient zu psychotherapeutischer Arbeit überhaupt in der Lage ist, und eventuell auch eine Intensivierung der Betreuung als sinnvoll oder notwendig erscheinen lassen (etwa den Wechsel von einem ambulanten zu einem stationären Behandlungsprogramm oder zu einem Zentrum, in dem es ein Kriseninterventionensteam gibt). Manchmal ist es wichtig, intensiver zu untersuchen, ob ein Patient auch in der Gegenwart weiter mißbraucht/mißhandelt wird, weil dies unerklärliche Dekompensationen und Krisen verursachen kann, deren Ursprung dem Therapeuten unbekannt sind. Er sollte gründlich untersuchen, ob ein ungeeignetes Pacing der Therapie die Dysregulation des Patienten fördert (van Dijke 2008). Und er sollte Bedeutung und Funktion der Krise in der therapeutischen Beziehung untersuchen und ob er selbst als Therapeut, ohne es zu merken, die Krise fördert oder perpetuiert.

Leid als relationale Strategie

Einige Patienten scheinen zum Therapeuten nur durch ihr Leid in Verbindung treten zu können. Je mehr Mühe sich der Therapeut gibt, sie zu beruhigen, um so häufiger wenden sie sich mit neuem Leid an ihn. Es ist wie bei dem sprichwörtlichen Loch im

Boden des Eimers, den man mit Wasser zu füllen versucht. Die Betroffenen leiden unter einer starken Phobie sowohl hinsichtlich Kontakt als auch hinsichtlich Kontaktverlust. Je intensiver der Therapeut versucht, sie mit positiver Verbundenheit »aufzufüllen«, um so weniger können sie diese Zuwendung zu ihrem Vorteil nutzen. Statt beispielsweise das (mutmaßlich positive) Erleben der Unterstützung des Therapeuten in der Therapiesitzung zu genießen, sind sie schon auf das Ende der Sitzung fokussiert, den Zeitpunkt, zu dem sie sich von ihm verabschieden müssen, oder auf die nächste belastende Erinnerung, auf Furcht oder Scham bezüglich ihrer Bedürfnisse oder auf die Tatsache, daß das, was ihnen geboten wird, nicht ausreicht. Positive Erlebnisse erinnern sie nur schmerzlich an das, was sie als Kinder nicht bekommen haben oder was sie jetzt vermissen. Man muß ihnen helfen, auf den gegenwärtigen Augenblick, auf das positive Erleben fokussiert zu bleiben. Deshalb muß viel an Zeit darauf verwendet werden, das Gefühl, das durch das Zusammensein mit dem Therapeuten hervorgerufen wird, zu erforschen und was innerlich geschieht, wenn der Patient etwas Positives erlebt.

Patienten fürchten unbewußt, sie seien in Gefahr, die einzig sichere Möglichkeit, die Verbindung zum Therapeuten aufrechtzuerhalten – so wie sie es erlernt haben, nämlich mit Hilfe ihres Leids –, zu verlieren. Außerdem besteht bei manchen Patienten eine schwere Phobie hinsichtlich ihrer Abhängigkeitsgefühle, ganz gleich, wie stark diese verdünnt sein mögen, zumindest zu Beginn der Therapie. Diese unglaublich schmerzhaften und zudringlichen Gefühle führen zu hektischem Klammer- und Suchverhalten. Dieses ist durch Panik und Verlustangst motiviert, die der Therapeut erforschen und verstehen muß, statt auf das konkrete Verhalten des Patienten zu reagieren.

Abhängigkeit als Enactment

Abhängigkeitsgefühle und -verhaltensweisen sind häufig ein Enactment unaufgelöster Sehnsucht und Panik aus der Vergangenheit, und sie können als emotionale Flashbacks verstanden werden – eine Möglichkeit, die Therapeuten häufig übersehen. Verschiedene dissoziierte Anteile des Patienten – und insbesondere Kind-Anteile – sind in verzweifelter Einsamkeit, Bedürftigkeit und Sehnsucht nach Fürsorge gefangen. Wenn Therapeuten klar ist, daß starke Abhängigkeitsbedürfnisse Reenactments sind, die Furcht oder Scham oder sexuellen Gefühlen in der therapeutischen Beziehung ähneln, können sie versuchen, entweder die gesamte traumatische Erinnerung so einzuhegen, daß zu einem geeigneteren Zeitpunkt daran gearbeitet werden kann, oder sie können dem Patienten helfen, die Erinnerung zu integrieren. Natürlich beschränken sich Abhängigkeitsgefühle nie auf eine einzige Erinnerung, sondern sie sind ein fester Bestandteil der gesamten Kindheit eines Menschen. Trotzdem kann es nützlich sein, an einigen konkreten Erinnerungen zu arbeiten, in denen unerfüllte Abhängigkeitsbedürfnisse eine zentrale Rolle spielten.

ZENTRALES KONZEPT

Unerfüllte Abhängigkeitsbedürfnisse beinhalten überwältigende Panik und ebensolches Leid und können Bestandteil eines Flashback sein, da sie oft in frühen traumatischen Erlebnissen eine zentrale Rolle spielen.

Wenn Abhängigkeit zu noch stärkerer Abhängigkeit führt

Natürlich empfinden Patienten häufig Erleichterung, wenn ihr Therapeut bereit ist, ihnen zu helfen, sich zu beruhigen, wenn er sie ermutigt, ihnen verschiedene Optionen für die Nutzung von Fertigkeiten erläutert und ihnen etwas erklärt. Manche Patienten können diese positiven Erlebnisse nutzen, um ein stärkeres Gefühl eigener Kompetenz und der Zuversicht zu entwickeln. Andere werden dadurch noch abhängiger vom Therapeuten, wobei das Fehlen von Kontakt stets das Bedürfnis hervorruft, den Therapeuten noch häufiger zu involvieren. Für diese Patienten wird die Präsenz des Therapeuten zu einer Art Droge, die Schmerz lindert, die Realisation und das Trauern verhindert und das Bestreben des Patienten, in seinem Leben aus eigenem Antrieb effektiver zu werden, einschränkt. Im folgenden erörtern wir die Unterschiede hinsichtlich der Fähigkeiten dieser Patienten. Die Intuition mag dagegen sprechen, aber Therapeuten müssen realisieren, daß die bedürftigsten, verzweifeltsten Patienten zwischen den Sitzungen gewöhnlich am seltensten effektiven Gebrauch von der Präsenz des Therapeuten machen, zumindest zu Beginn der Arbeit.

Diese Patienten erwarten, daß sich ihr Therapeut um sie kümmert und für sie jederzeit erreichbar ist, wenn sie ihn brauchen. Sie benötigen einen guten Plan bezüglich der Entwicklung von Fähigkeiten und Fertigkeiten, müssen ein Gefühl eigener Kompetenz entwickeln, lernen, Abhängigkeitsbedürfnisse und Affekte durch Containment zu entschärfen, und brauchen Unterstützung in Form des Erlebens von positivem Affekt und von positiven Erfahrungen mit dem Therapeuten. Aber ganz gleich, wie wenig oder viel ein Patient ertragen kann, entscheidend für den Erfolg der Therapie ist die Fähigkeit des Therapeuten, einen stabilen Therapierahmen vorzugeben und entsprechende Grenzen aufrechtzuerhalten, wie es weiter oben veranschaulicht wurde, und mit Gegenübertragung und Gegenwiderstand im Hinblick auf Abhängigkeit umzugehen.

Wie man Patienten auf ihre Fähigkeit, in der Therapie Abhängigkeitsgefühle zu ertragen, einschätzt

Wie kann ein Therapeut Patienten, die das Aufkommen intensiver Abhängigkeitsgefühle ertragen, und jene, die durch solche Gefühle überfordert werden, unterscheiden? Patienten, die in der Lage sind, Kontakt außerhalb der Sitzungen positiv zu nutzen, und jene, die dies nicht können? Diese Frage zu beantworten ist sehr wichtig, weil dies zumindest die Vorgehensweisen am Anfang einer Behandlung stark beeinflußt. Sobald klar ist, was der Patient zu ertragen vermag, kann der Therapeut Abhängigkeitsbedürfnisse dosieren oder durch Containment neutralisieren.

Es folgen einige Fragen, mit deren Hilfe Therapeuten feststellen können, ob ein Patient das Auftauchen von Abhängigkeitssehnsüchten in der Therapie ertragen kann. Wenn Patienten viele dieser Fragen mit Ja beantworten, sollte sich der Therapeut sehr davor hüten, Abhängigkeitsgefühle hervorzurufen, bis die Integrationsfähigkeit des Patienten besser entwickelt ist – es sei denn, dies ist ohnehin schon geschehen.

- Hat der Patient starke und panikartige bindungssuchende Verhaltensweisen erkennen lassen, z. B. in Form häufiger Anrufe oder eMail-Kontakte zwischen den Therapiesitzungen, ständig wiederholten Forderungen nach mehr Therapiezeit oder Problemen damit, Sitzungen zu beenden oder die Praxis des Therapeuten zu verlassen?
  - Wenn ja, ist der Patient dann nicht in der Lage, diese Verhaltensweisen zu erkennen, zu akzeptieren und zu verändern?
  - Ist der Patient als ganze Person nicht bereit, die Verhaltensweisen seiner abhängigen dissoziierten Anteile mit einem gewissen Mitgefühl einzuschränken?
- Präsentiert sich der Patient in der Therapie oft mit Kind-Anteilen, und wirkt er unfähig oder nicht bereit, erwachsene Anteile an den Sitzungen teilnehmen zu lassen?
- Präsentiert sich der Patient am Ende der Sitzung mit Kind-Anteilen, die sich weigern, einen erwachsenen Anteil nach Hause zurückkehren zu lassen? Dies ist ein klassisches Reenactment, weil der Therapeut den Kind-Anteil abweisen muß und weil dann im Inneren des Patienten häufig erwachsene Anteile zu den dortigen Kind-Anteilen sagen: »Siehst du, sie schickt dich genauso fort, wie deine Mutter es getan hat« oder: »Siehst du, sie will dich nicht haben.«
- Hat der Patient oder haben Anteile des Patienten implizite oder explizite Erwartungen und Forderungen, denen zufolge der Therapeut und andere ihm/ihnen Liebe und Fürsorge geben werden – oder diese vielleicht sogar schulden –, die ihm/ihnen in der Kindheit vorenthalten wurden?
- Ist der Patient oder sind Anteile des Patienten auf Situationen fixiert, in denen der Therapeut nicht erreichbar ist?
- Ist der Patient nicht in der Lage, das Empfinden der Präsenz des Therapeuten nach den Sitzungen in sein Alltagsleben mitzunehmen?
- Sabotieren Anteile des Patienten die therapeutische Beziehung oder das innere Empfinden von Sicherheit, das der Patient durch das Zusammensein mit dem Therapeuten entwickelt?
- Mangelt es dem Patienten abgesehen von seiner Beziehung zum Therapeuten an gesunden Beziehungen?
- Ist der Patient außerhalb der Therapie stark von anderen Menschen abhängig?

- Ist der Patient nicht in der Lage, Abhängigkeit als ein Erlebnis unter vielen zu verstehen, ein Erlebnis, das er durcharbeiten muß, sondern erwartet er, daß der Therapeut dieses Erlebnis lindert oder »repariert«?
- Kann der Patient seine Abhängigkeitsbedürfnisse nicht ohne übermäßige Scham- und Schuldgefühle, ohne Wut, Anspruchshaltung oder schwere innere Konflikte anerkennen?
- Ist der Patient unfähig, die starken Emotionen und Verlustempfindungen zu ertragen und zu regulieren, die mit Abhängigkeitssehnsüchten zusammen aktiviert werden?

Die Probleme des Therapeuten mit den Abhängigkeitsbedürfnissen des Patienten: Gegenübertragung

Therapeuten müssen sich selbst genau beobachten, weil die Abhängigkeitssehnsüchte eines Patienten manchmal in der Therapie zwar prinzipiell verarbeitbar sind, der Therapeut aber keinen Rahmen zu liefern vermag, der diese Arbeit unterstützt. Deshalb empfehlen wir Therapeuten, über folgende Fragen nachzudenken:

- Welche Erfahrungen habe ich mit Abhängigkeit und Unabhängigkeit bei Erwachsenen und welche entsprechenden Überzeugungen habe ich entwickelt?
- Wie fühle ich mich, wenn ein Patient von mir abhängig ist?
- Genieße ich es, von einem Patienten gebraucht zu werden, verabscheue ich es, fürchte ich es oder akzeptiere ich es einfach?
- Fühle ich mich gezwungen, einem Patienten, der sich fordernd oder bedürftig an mich wendet, nachzugeben, oder verweigere ich mich ihm?
- Tut mein Patient mir leid oder bedauere ich ihn, und fühle ich mich dadurch genötigt, ihn zu trösten?
- Empfinde ich einen starken Drang, mich um meinen Patienten zu kümmern und etwas zu tun, um sein Leiden zu lindern?
- Kann ich das Leid meines Patienten ertragen, ohne es mit meinen eigenen Gefühlen zu verwechseln?
- Bin ich mir im klaren über den Unterschied zwischen Sich-Kümmern (Mit-Sein) und Für-Sorgen (etwas für den bzw. anstelle des Patienten tun)?
- Ängstigt oder überwältigt mich die Neigung meines Patienten zu Selbstschädigungen, chronischer Suizidalität oder starkem Leiden so sehr, daß ich über lange Zeitspannen ständig oder sehr regelmäßig Kontakt zu ihm habe?
- Verspüre ich das Bedürfnis, meinen Klienten vor problematischen Entscheidungen, schwierigen oder unfairen Lebenssituationen oder vor der Auffassung anderer

Mitglieder des Behandlungsteams zu bewahren, die mit meiner Herangehensweise nicht einverstanden sind?

- Behandle ich diesen speziellen Patienten anders als andere? Wenn ja, habe ich dann eine klinisch plausible Begründung für dieses Verhalten? Werde ich in meiner Sicht von meinem Supervisor, Berater oder Behandlungsteam unterstützt?
- Fühle ich mich vom Patienten außerhalb der Sitzungen oft in Beschlag genommen?
- Initiiere ich selbst den Kontakt zum Patienten, wenn ich mir seinetwegen Sorgen mache, oder warte ich und erlaube ihm, zu mir in Kontakt zu treten?

Alle Therapeuten haben ihre ganz individuelle Gegenübertragung und ihren eigenen Gegenwiderstand bezogen auf Patienten mit Abhängigkeitssehnsüchten.

Vermeidender Therapeut, vermeidender Patient

Ein vermeidender Therapeut in Kombination mit einem vorwiegend vermeidenden Patienten führt zu einer Kollusion, deren Ziel es ist, die Therapie an der Oberfläche zu halten, mit unzulänglichem oder völlig fehlendem Fokus auf Übertragung und Gegenübertragung. Der Patient wird implizit dafür belohnt, daß er in der Behandlung keine Abhängigkeitsprobleme erkennen läßt. Wahrscheinlich sucht der Therapeut diesbezüglich keine Konsultation und ist der zugrundeliegenden Probleme aufgrund einer zutiefst unsicheren Bindung oft nicht bewußt. Vermeidende Therapeuten beenden ihre Arbeit mit einem Patienten oft sehr schnell und verweisen den Betreffenden an einen Kollegen, und vielfach fällt es ihnen sehr schwer, ihre Überzeugungen bezüglich Abhängigkeit zu hinterfragen.

Vermeidende Therapeuten bemerken die Abhängigkeit eines Patienten oft nicht, wissen nicht damit umzugehen oder fühlen sich bei dem bloßen Gedanken, ein Patient könnte sie brauchen, angeekelt, aversiv oder überwältigt. Manchmal sind sie intolerant gegenüber emotionaler Intensität oder den Bedürfnissen eines anderen Menschen. Vermeidende Therapeuten gehen ihren eigenen unaufgelösten Bindungsbedürfnissen oft ebenso aus dem Weg wie denjenigen des Patienten. Das Vermeiden von Abhängigkeitsproblemen dient dazu, die Emotionen des Therapeuten und des Patienten in einem engen Bereich zu modulieren, in dem der Therapeut sie zumindest hinsichtlich der Abhängigkeitsprobleme ertragen kann. Der vermeidende Therapeut hält Abhängigkeit gewöhnlich irrigerweise für schlecht, und er schreibt Selbstgenügsamkeit einen höheren Wert zu als adaptiver Interdependenz.

Im Spektrum vermeidenden Verhaltens meiden Patienten – oder bestimmte Anteile von ihnen – selbst den geringsten Hinweis auf Abhängigkeit. Diese Anteile werden von Scham und Ekel angetrieben, oft in Verbindung mit wütendem Tadel abhängiger Anteile und manchmal auch des Therapeuten. Meist sind die wichtigsten erwachsenen Anteile des Patienten von den Kind-Anteilen angeekelt, oder sie verachten diese und möchten sie los werden.

Vermeidender Therapeut, ängstlicher Patient

Vermeidende Therapeuten reagieren oft in Verbindung mit Frustration, Wut oder Ekel, statt mit Geduld und Mitgefühl. Dies verstärkt Panik, Scham, Wut und Verzweiflung des Patienten, der darauf häufig reagiert, indem er seinen Drang zur Selbstschädigung oder zu Suizidversuchen stärker auslebt, indem er wütend wird oder jede Hoffnung verliert, und es kann sein, daß er die Therapie frühzeitig beendet, weil darin nur wenig oder gar keine Einstimmung stattfindet. Vermeidende Therapeuten suchen oft keinen Rat, es sei denn, um mit dem »Problem« der Abhängigkeit des Patienten fertig zu werden, und manchmal sehen sie den Patienten als »unmöglich«.

Der ängstliche Patient sucht verzweifelt nach Verbundenheit, er empfindet in Augenblicken der Trennung Panik, er fürchtet, verlassen und zurückgewiesen zu werden, und oft ist er ununterbrochen damit beschäftigt, wie er Kontakt zum Therapeuten herstellen kann. Viele Kind-Anteile verfügen über diese Eigenschaften, aber oft gilt das Gleiche für bestimmte erwachsene Anteile. Konspirieren erwachsene Anteile mit den Kind-Anteilen oder entziehen sich letzteren, entsteht eine sehr starke Abhängigkeit. Dies kann zu verstärktem Ausagieren des Patienten führen, der auf diese Weise versucht, sich die Aufmerksamkeit des vermeidenden Therapeuten zu sichern.

Ängstlicher Therapeut, vermeidender Patient

Ängstliche Therapeuten konzentrieren sich manchmal zu stark auf fürsorgliche Aktivitäten und machen sich wegen ihrer Patienten übertriebene Sorgen. Sie verwechseln eine sichere Bindung leicht mit Abhängigkeit, verfolgen den Patienten zuweilen auch und machen ihm klar, daß er sich auf seinen Therapeuten verlassen muß, um heilen zu können; oder sie selbst rufen den Patienten an, wenn sie sich Sorgen machen. Ängstliche Therapeuten sind auf das Bedürfnis nach Fürsorge, Rettung und Hilfe fixiert.

Der vorherrschend vermeidende Patient reagiert darauf mit Furcht oder Ekel und zieht sich noch weiter zurück. Ein vermeidend-suizidaler Patient ist für ängstliche Therapeuten besonders problematisch, weshalb sie sich große Mühe geben, den Patienten dazu zu bringen, über Suizidgedanken, -pläne oder -absichten zu reden und ihn als den Therapeuten auf diese Weise zu bestätigen, daß er sich in Sicherheit befindet. Dadurch wird der Widerwille des Patienten, sich mitzuteilen, noch stärker, weil er fürchtet, der Therapeut könnte Interventionen entwickeln, die ihn überfordern und die in eine Sackgasse führen. Oft brechen Patienten die Behandlung deshalb ab.

Beispiel für einen ängstlichen Therapeuten und einen vermeidenden Patienten: Ann und Stephen

Ann behandelte Colin, der regelmäßig Kokain konsumierte und sich betrank, was seine Arbeitsfähigkeit stark beeinträchtigte. Schließlich verlor Colin seine Arbeit und wurde chronisch suizidal. Er weigerte sich, zu den Anonymen Alkoholikern oder einer

Emotional-Skills-Gruppe (DBT) zu gehen, Medikamente gegen Depression und Angst einzunehmen oder den Drogen- und Alkoholkonsum einzustellen. Therapiesitzungen sagte er oft ab. Ann, die wegen seiner Suizidalität sehr besorgt war, versuchte, mit ihm Therapiesitzungen am Telefon durchzuführen. Stephen litt unter DIS, war aber nicht bereit, die Existenz separater Anteile bei sich anzuerkennen oder mit diesen zu arbeiten, und er erlaubte der Therapeutin nicht, zu diesen Anteilen in Kontakt zu treten. Während der Sitzungen wechselten Colins Anteile ständig, und sie schickten Ann auch eMails über die verschiedensten Themen, die in der Therapie jedoch nicht weiter diskutiert werden konnten. Die Therapiesitzungen vergingen oft darüber, daß Ann Colin anflehte, sich an therapeutischen Aktivitäten zu beteiligen, und Colin dies verweigerte. Nach einer Konsultation mit einem Kollegen wurde Ann klar, daß sie Unterstützung benötigte, um ihre Neigung zur Fürsorglichkeit zu mäßigen und auf das Erleben des Patienten sowie auf den Grund seiner Verweigerung gegenüber jeglicher Veränderung neugieriger zu sein. Sie mußte seine Veränderungsmotivation erforschen. Allmählich wurde ihr klarer, was erforderlich war, damit sie die Behandlung fortsetzen konnte. Ebenso wichtig war ihre Realisation, daß sie sich mit dem Patienten zumindest auf ein gemeinsames Behandlungsziel einigen mußte, an dem sie in der Therapie konsistent arbeiten könnten.

Angstbesessener Therapeut, angstbesessener Patient

In der angstbesessenen therapeutischen Dyade kommt es mit der höchsten Wahrscheinlichkeit zu ernsthaften Grenzverletzungen. Von Angst verfolgte Therapeuten empfinden die Bedürfnisse und das Leiden ihrer Patienten häufig als übermächtig, und dies ruft bei ihnen Schuldgefühle, ein übertriebenes Verantwortungsgefühl und eine starke Konzentration auf das Wohlergehen des Patienten hervor. Sie suchen nach Möglichkeiten, sich aktiv um den Patienten zu kümmern oder ihm zu helfen. Diese fürsorgliche Ader soll die Angst sowohl des Therapeuten als auch des Patienten zeitweise lindern, und sie geht schwieriger Arbeit am inneren Erleben beider Beteiligter aus dem Wege. Von Angst geprägte Therapeuten haben deutlich größere Schwierigkeiten, adäquate Grenzen zu setzen, weil sie das Unbehagen und den Schmerz, den sie selbst oder ihre Patienten empfinden, nicht ertragen können. Sie haben häufig gelernt, in Beziehungen kontrollierend-fürsorgliche Strategien zu nutzen.

Von Angst geplagte Patienten geraten in Reaktion auf die Angst ihrer Therapeuten in einen immer stärker von Dysregulation und Leid geprägten Zustand, wobei das Arousal beider Beteiligter durch wechselseitige Beeinflussung immer größeren Höhen zustrebt (Beebe 2000; siehe hierzu auch Kapitel 4). Ziel angstgeplagter Patienten und Therapeuten ist die Linderung ihres starken Leids, nicht aber zu erforschen, warum sie so auf einander reagieren und was sie daran ändern könnten. Angstvolle Therapeuten lassen sich oft beraten, wenn sie durch die Kontakte zu ihren Patienten und deren Krisen erschöpft sind, aber sie haben das Gefühl, ihre einzige Möglichkeit sei, noch mehr zu tun. Manchmal widerstrebt es ihnen sehr, einen Patienten an einen Kollegen abzugeben oder ihre eigenen Muster der Reaktion auf einen Patienten zu verändern.

In welcher Hinsicht müssen sich Patienten wirklich auf ihre Therapeuten verlassen?

In einem gewissen Maße sind Patienten von ihrem Therapeuten abhängig. Aber die entscheidende Frage lautet: Warum? Sie brauchen ihren Therapeuten als eine Art Führer, der ihnen hilft, chaotische und intensive Übertragungen und Reenactments durchzustehen, mit Herausforderungen im Alltagsleben fertig zu werden und phobisches Vermeiden zu bewältigen, während sie sich bemühen, schmerzhafte Erinnerungen, Emotionen und ihre dissoziierten Anteile anzuerkennen und zu akzeptieren. Sie sind von ihrem Therapeuten abhängig bzw. verlassen sich darauf, daß er sich im gegenwärtigen Augenblick menschlich verhält, als mitfühlender Zeuge und aktiver Teilnehmer in einer Beziehung, die ihnen beiden gemeinschaftliche Ehrlichkeit, Neugierde, Mitgefühl, Klarheit, Regulation, Wiederherstellung der Beziehung und ein Gefühl eigener Kompetenz ermöglicht. Sie brauchen es, daß ihr Therapeut ihre Kompetenz als Erwachsene würdigt und ihnen gleichzeitig hilft, ihre Defizite auszugleichen. Sie müssen lernen, all dies für sich selbst zu leisten, wenn sie allein sind, so wie jeder andere Mensch, um sich als ganze Person gesunden und bedeutsamen Beziehungen widmen zu können.

Patienten verlassen sich darauf, daß der Therapeut in den Therapiesitzungen anwesend ist, daß er die Sitzungen pünktlich beginnt und zum Abschluß bringt, daß er absehbare Ausfälle von Sitzungsterminen wegen anderweitiger Verpflichtungen und Urlaub rechtzeitig bekannt gibt. Sie sind davon abhängig, daß ihr Therapeut seine persönlichen Defensivreaktionen so weit wie möglich einschränkt und daß er sein Gegenübertragungsverhalten überwacht und unter Kontrolle behält. Sie verlassen sich auch darauf, daß er nötigenfalls Beziehungsbrüche behebt und daß er nicht nur genau auf ihr Erleben achtet, sondern auch auf sein eigenes subjektives Erleben, das sich auf das Erleben des Patienten auswirken kann.

Patienten realisieren allmählich, daß ihr Therapeut zwar nicht immer physisch anwesend ist, sich aber so konsistent und voraussehbar verhält, wie es einem Menschen möglich ist, und daß er in den Sitzungen im gegenwärtigen Augenblick präsent ist. Auch wenn sie ihren Therapeuten nicht um 3.00 Uhr morgens kontaktieren können, weil sie einen Flashback erleben, wissen sie doch, daß der Therapeut in der nächsten Sitzung für sie da sein und ihnen helfen wird, sofern er ihnen Erdungs- und Beruhigungsmethoden beigebracht hat (Boon et al. 2011/2013). Sie lernen zu warten, sich selbst zu beruhigen und das gute Selbst des Therapeuten ebenso wie andere positive Gestalten in ihrer Umgebung zu verinnerlichen als innerpsychisches Behagen und als Orientierung.

Patienten lernen in ihrem Leben eine wichtige Lektion: Manchmal müssen wir alle warten, um Hilfe zu bekommen, aber in der Regel ist Hilfe verfügbar. Wir alle müssen lernen, Leid zu ertragen, bis wir Hilfe bekommen. Sogar Kinder müssen sich bei zeitweiligem Fehlen äußerer Unterstützung selbst helfen können. Das reale Leben besteht nicht in ständiger Erreichbarkeit und Verfügbarkeit von Beruhigungsquellen; es ist vielmehr ein nie endender Tanz ständigen Wechsels von Nähe und Distanz, absehbar oder unerwartet. Deshalb müssen Patienten mentale Repräsentationen unterstützender anderer, auf die sie sich verlassen können, entwickeln. Es geht nicht nur um intellektuelles Wissen, sondern auch darum, diese Erlebnisse im eigenen Körper zu *spüren*.

Zentrales Konzept

Unsere Patienten verlassen sich darauf, daß wir ihnen helfen, gewisse Schwankungen von Verbundenheit, Trennung, Unterbrechungen, Wiederverbindungen und Wiederherstellungen der therapeutischen Beziehung zu ertragen.

Ein besonderes Problem bei der Arbeit mit dissoziierenden Patienten ist, daß zunächst nur einige Anteile solche positiven Erlebnisse zulassen können. Insofern müssen Therapeuten realisieren, daß die Erlebnisse eines Anteils nicht automatisch auf andere Anteile übergehen. Sie müssen diejenigen Anteile ermutigen, die ein stärkeres Gefühl von Sicherheit haben, dieses den übrigen Anteilen zu übermitteln. Wir müssen unseren Patienten helfen, Brücken des Gewahrseins und der Empathie zwischen ihren dissoziierten Anteilen zu erbauen, und zwar so, daß Entwicklung, Reife und Kompetenz gefördert werden.

Für Patienten ist es wichtig, daß ihre Therapeuten ihnen helfen, Trennung und Verlust als normale und unvermeidliche Begleiterscheinungen des Lebens zu akzeptieren und damit umzugehen. Wir helfen ihnen, die Verluste der Vergangenheit, Gegenwart und Zukunft als erträglich und angemessen zu realisieren, und zwar erst dann, wenn sie in der Lage sind, positive Erlebnisse und Emotionen als Grundlage für Unterstützung anzusehen. Wir erkennen also mitfühlend das Leiden von Patienten an der unvermeidbaren Tatsache an, daß wir nicht immer anwesend sein und nicht die Funktionen von Eltern, Partnern, Freunden oder anderen Bindungsfiguren aus dem »wirklichen Leben« erfüllen können und daß wir auch nicht über magische Kräfte verfügen, die Patienten zu verbessern vermögen.

Die Konflikte dissoziierender Patienten bezüglich Abhängigkeit/Dependenz

Bei dissoziierenden Patienten gibt es oft Anteile, die verschiedene Aspekte eines Abhängigkeitskonflikts zum Ausdruck bringen. Beispielsweise kann ein Kind-Anteil eines Patienten sich verzweifelt nach sehr konkreter fürsorglicher Zuwendung des Therapeuten sehnen; und er kann weiterhin einen gefühlstauben, distanzierten Erwachsenen-Anteil haben, der Beziehungen für unwichtig oder uninteressant hält und mit den inneren Kind-Anteilen nichts zu tun haben will; außerdem kann ein Täter imitierender Anteil existieren, der die Abhängigkeit des Kind-Anteils abscheulich findet und das Kind deshalb innerlich bestraft, usw.

Je größer ein solcher Konflikt zwischen den Anteilen eines Patienten ist, um so stärkerer Druck lastet auf dem Therapeuten, sich einer dieser Positionen anzuschließen, was die innere Gespaltenheit des Patienten noch verstärkt. Die Folge ist ein unablässiger innerer Krieg zwischen diesen Anteilen, der allein durch die Tatsache der Teilnahme des Patienten an der Therapie noch verstärkt wird. Anteile, die sich fürsorgliche Zuwendung wünschen – oder diese sogar fordern – werden durch die Einstimmung und das Mitgefühl des Therapeuten aktiviert. Und durch diese Aktivierung werden Anteile aktiviert, die Abhängigkeit als beängstigend, beschämend oder in anderer Hinsicht abstoßend empfinden. Nur zu oft werden Therapeuten gedrängt, sich in solchen Konflikten auf eine Seite zu stellen. Doch je mehr wir diesem Drängen nachgeben, um so stärker werden bei bestimmten Anteilen Abhängigkeitsbedürfnisse geweckt und um so größer ist die innere Gefahr für andere Anteile, womit ein Teufelskreis entsteht.

Der Teufelskreis von Gefühlen der Abhängigkeit und der Gefährdung

Patient und Therapeut können sich in folgendem Teufelskreis verfangen: Der Patient (in der Regel in Gestalt eines oder mehrerer dissoziierter Kind-Anteile) fühlt sich aufgrund eines äußeren oder inneren Triggers unsicher, oft aufgrund von beidem zugleich. Der Bindungsschrei wird aktiviert und führt zu verzweifeltem Bemühen um Kontakt zum Therapeuten und Sich-Klammern an diesen. Der Patient oder einige seiner Anteile empfinden Scham und Furcht wegen der Verletzlichkeit und Hilflosigkeit, die in diesem Bedürfnis zum Ausdruck kommen. Meist werden einige Anteile des Patienten wütend, um sich gegen die Scham zur Wehr zu setzen: »Du bist schlecht und ekelhaft, weil du so bedürftig bist.« Oder sie gehen auf den Therapeuten los: »Du bist nie da, wenn ich dich brauche! Ich bin dir völlig egal; dir geht es nur um mein Geld!« Diese wütenden Anteile des Patienten aktivieren Furcht vor dem Verlassenwerden und vor Zurückweisung im Kind-Anteil oder in anderen Anteilen, die sich abhängig fühlen, was wiederum Gefühle der Abhängigkeit, Inkompetenz und Hilflosigkeit verstärkt.

Weil das innere Erleben des Patienten nun chaotisch und desorganisiert ist, sucht er immer verzweifelter Linderung beim Therapeuten, und gleichzeitig wird seine innere Rage, Scham und Desorganisation weiter verstärkt. Je mehr sich der Therapeut in fürsorgliches Verhalten flüchtet oder sich zurückzieht, statt an der Entwicklung von Kompetenz zu arbeiten und dem Patienten zu helfen, zu verstehen und den Teufelskreis zu unterbrechen, um so mehr verschlimmert sich die Situation.

Beispiel für die Arbeit am Teufelskreis von Abhängigkeit und Gefährdung: Caroline

Caroline war extrem phobisch hinsichtlich eines Kind-Anteils, der ständig weinte und innerlich um Hilfe flehte, und sie fürchtete außerdem einen kritisierenden Anteil, der den Kind-Anteil immer wieder anherrschte, still zu sein. Dieser innere Konflikt war so stark, daß Caroline sich angewöhnte, ihre Therapeutin Susan häufig zwischen den Therapiesitzungen anzurufen, weil sie sich von ihr Hilfe im Umgang mit ihrer Angst erhoffte. Susan half Caroline zunächst, ihren Konflikt wegen ihrer Abhängigkeitsgefühle ihrer Therapeutin gegenüber besser zu verstehen und verbal auszudrücken, und sie beschäftigte sich mit den Sorgen der Patientin. Dann bat sie Caroline um Erlaubnis, mit deren feindseligem Anteil zu sprechen, und stellte fest, daß dieser Anteil die Aufgabe hatte, einen Zustand der Sicherheit aufrechtzuerhalten, indem er das »Heulbaby« ruhig hielt, so daß der Kind-Anteil nicht so viel weinen und dadurch in Schwierigkeiten kommen würde. Dieser feindselige Anteil lebte in der Traumazeit, nahm die Gegenwart nicht wahr und war aufgrund seiner Wut gegen Abhängigkeitsbedürfnisse gut gewappnet.

Susan half Caroline, den kritischen Anteil auf die Gegenwart hin zu orientieren, und bestätigte diesem Anteil, auch sie wolle nicht, daß sich der Kind-Anteil (oder irgendein anderer Anteil von Caroline) in einem so schmerzlichen Zustand befinde. Dann forderte die Therapeutin Caroline auf, sich um ein Verständnis der Funktionen des kritischen Anteils sowie der Abhängigkeitssehnsüchte des Kind-Anteils zu bemühen. Carolines Phobie verlor sich allmählich, sie wurde mitfühlender ihren zuvor genannten Anteilen gegenüber, und sie konnte deren Funktionen akzeptieren. Die Therapeutin unterstützte die Entstehung einer Allianz zwischen dem kritisierenden und dem erwachsenen Anteil von Caroline, was wiederum dem Kind-Anteil vermittelte, daß er anerkannt und daß ihm geholfen werden würde. Dies wirkte sehr beruhigend auf den inneren Konflikt.

Wir beenden dieses Kapitel mit einem Fallbeispiel, das sich mit der anspruchsvollen therapeutischen Aufgabe des Setzens adäquater Grenzen bei einem zu Abhängigkeitsbedürfnissen neigenden Patienten beschäftigt, wenn dem Therapeuten klar geworden ist, daß die Grenzen überdehnt worden sind.

Beispiel für die Wiederherstellung adäquater Grenzen: Marjorie und Pam

Marjorie nahm eine Patientin an, die von einer Tagesklinik an sie verwiesen worden war. Pam, eine 42-jährige alleinstehende Frau, die von Erwerbsunfähigkeitsrente lebte, war chronisch suizidal und litt stark, und man hatte bei ihr eine Major-Depression, eine DIS und eine Borderline-Persönlichkeitsstörung diagnostiziert. Sie hatte mehr als drei Jahre lang an einem DBT-Training teilgenommen, doch dadurch hatte sich ihr Zustand nicht gebessert. Marjorie begann ihre Arbeit mit Pam gemäß dem Standardprotokoll der DBT, dem zufolge sie außerhalb der Therapiesitzungen für das Skills-Coaching erreichbar war, und sie fing auch an, mit Pams dissoziierten Anteilen zu arbeiten, um die Patientin zu stabilisieren. Aber dies alles führte nur dazu, daß Pam sie wegen ihrer Suizidalität immer stärker mit Anrufen und eMails behelligte, bis Marjorie schließlich täglich mehrere Anrufe und zahlreiche eMails erhielt. Ganz gleich, wieviel Engagement sie beim Coaching zeigte und wie sehr sie sich damit abmühte, mit Pam zusammen herauszufinden, weshalb das Fertigkeitstraining bei ihr nichts Positives bewirkte, es erwies sich einfach alles als vergebens.

Marjorie fühlte sich überfordert, verärgert und erschöpft und bat deshalb um eine Konsultation. Ihr war klar, daß sie so nicht weitermachen konnte, sondern in der Therapie mit Pam etwas verändern mußte. Sie fing an, über die bei Pam zugrundeliegende Phobie hinsichtlich Bindung und Bindungsverlust nachzudenken und wie der Kontakt in Pams Fall bewirkte, daß deren unsichere Abhängigkeit noch zunahm, statt daß er die Bemühungen um die Entwicklung von Fertigkeiten unterstützte. Sie empfand eine gewisse Erleichterung und wußte, daß sie die Behandlung würde fortsetzen können, wenn sie die Möglichkeit hätte, die Grenzen neu festzulegen. In der nächsten Sitzung machte sie sich an die schwierige Aufgabe, die Therapiegrenzen wieder in Kraft zu setzen.

Marjorie: Was ich Ihnen jetzt sagen werde, wird Ihnen wahrscheinlich nicht besonders gefallen, und ich möchte vorab klarstellen, daß es mir nicht darum geht, Sie zu beschämen oder zu tadeln; es geht nämlich um etwas, wofür ich selbst verantwortlich bin, nicht Sie. Ich habe Ihnen mit unseren zahlreichen eMail- und Telefonkontakten zwischen den Therapiesitzungen im vorigen Jahr keinen Gefallen getan. Zwar hatten wir beide die Hoffnung, daß diese zusätzlichen Kontakte Ihnen helfen würden, mehr Fertigkeiten zu entwickeln und Ihre Suizidtendenzen zu verringern, aber tatsächlich ist genau das Gegenteil passiert. Wir müssen noch einmal neu darüber nachdenken, wie wir uns Ihrem Leid am besten nähern. Ich glaube, ich verstehe jetzt, was los ist, und ich würde gern ausführlicher mit Ihnen darüber sprechen, aber vorher möchte ich überprüfen, was im Moment vor sich geht.

Pam: Sie wollen also jeden Kontakt zwischen den Sitzungen unmöglich machen. Sie wissen, daß ich das nicht ertragen könnte!

Marjorie: Ich höre, daß das für Sie sehr hart ist, und ich bin zuversichtlich, daß es uns gelingen wird, gemeinsam damit fertig zu werden. Da wir gerade erst anfangen, darüber zu reden, ist es nicht verwunderlich, daß Sie bei dieser Aussicht in Panik geraten. Ich versichere Ihnen aber, daß ich Ihnen damit nicht zu verstehen geben will, daß wir die Therapie beenden sollten. Ganz im Gegenteil: Ich möchte, daß wir mit unserer Arbeit fortfahren, damit wir die Ziele erreichen, die Ihnen wichtig sind und an deren Realisierung Sie so hart arbeiten.

Pam: Ich kann es nicht ertragen, keinen Kontakt zu Ihnen zu haben. Ich schaffe das einfach nicht!

Marjorie: Sie empfinden im Moment ziemlich starke Panik. Vielleicht sollten wir es etwas langsamer angehen lassen und einen Schritt nach dem anderen tun. Das machen wir immer so: Erfüllt etwas seinen Zweck nicht, legen wir es eine Weile beiseite und kommen später darauf zurück. Mir ist klar, daß Sie schon mit anderen Therapeuten an diesen Dingen gearbeitet haben, daß Sie nun auch mit mir schon länger daran arbeiten und daß Ihnen dies alles nicht geholfen hat und auch jetzt nicht hilft, Ihre Ziele zu erreichen. Tatsächlich sind Ihre Suizidalität und Ihr Streß zwischen den Sitzungen eher stärker geworden. Ich respektiere und schätze unsere gemeinsame Arbeit und hoffe, daß Sie diese fortsetzen werden, denn ich bin nach wie vor zuversichtlich, daß wir eine Möglichkeit, Ihnen wirksamer zu helfen, finden werden. Wären Sie interessiert, mehr darüber zu hören?

Pam: Im Grunde habe ich doch gar keine Wahl, oder? Sie haben die totale Kontrolle, und ich habe nichts zu melden.

Marjorie: Es scheint sehr schmerzhaft für Sie zu sein, sich so zu fühlen, sich als hilflos und einem anderen Menschen völlig ausgeliefert zu erleben. Ich weiß, daß Sie das nur zu gut kennen, und ich kann gut verstehen, daß es für Sie sehr beängstigend ist und bei Ihnen auch Wut aufkommen läßt. Aber einige Ihrer Anteile kennen mich ziemlich gut. Könnten diese Anteile Ihnen vielleicht helfen, auch dann den Kontakt zu mir aufrecht zu erhalten, wenn Sie diese starken Emotionen haben, damit wir die Arbeit an diesen Dingen zu Ende bringen können? Sie und ich wissen, daß es mein Job ist, so schwer es für Sie und mich auch sein mag, die Therapie so zu steuern, daß sie wirksam und nützlich ist. Ich gebe mir im Moment größte Mühe, das zu schaffen.

Pam: Mir etwas Wichtiges wegzunehmen ist nicht nützlich!

Marjorie: Hmm, vielleicht, und ich verstehe sehr gut, daß sich das für Sie im Moment alles andere als nützlich anfühlt. Aber man kann diese Dinge auch völlig anders sehen. Beispielsweise haben Sie letztes Jahr beschlossen, keinen Alkohol mehr zu trinken. Sie haben den Alkohol aus Ihrem Blickfeld entfernt, obwohl bestimmte Anteile von Ihnen Alkohol als sehr nützlich empfanden und sich nach ihm gesehnt haben. Alkohol hatte für Sie zweifellos eine wichtige Funktion, nämlich Ihr Leiden zu betäuben. Erinnern Sie sich noch, wie schwer es Ihnen fiel, sich davon zu lösen? Vielleicht können wir mit diesem Vergleich etwas für unsere Arbeit anfangen.

Pam: Aber das Trinken hat mich geschädigt! Das ist doch etwas völlig anderes!

Marjorie: Es gibt natürlich Unterschiede, aber auch ein paar Ähnlichkeiten. Ich habe so eine Ahnung, weshalb Sie dies als verletzend empfinden könnten. Würden Sie gern mehr darüber hören?

Pam: Ich denke schon, aber ich glaube, Sie wollen das tun, weil Sie die Nase voll haben.

Marjorie: Ich tue es, weil mir klar geworden ist, daß die Art, wie wir mit diesen Dingen bisher umgegangen sind, Ihnen und mir nichts bringt. Sie sind in Ihrem Leiden erschöpft. Und ich bin auch ziemlich müde. Wir können dieses Intensitätsniveau und dieses leidvolle Empfinden beide nicht über längere Zeit aufrechterhalten und aushalten. Wir sind momentan beide ziemlich erschöpft. Das ist grundsätzlich okay und zeigt nur, daß wir uns anschauen müssen, was los ist, damit wir etwas Nützlicheres tun können. Statt davonzulaufen, möchte ich wirklich mit Ihnen hier sein und diese Arbeit für uns beide tun, damit wir unsere Fokussiertheit und Energie nutzen können, um Ihnen zu helfen, Ihren Weg fortzusetzen.

Pam: Sie haben genug von mir! Ich wußte es! Ich wußte, daß ich Ihnen zu lästig geworden bin. Ich habe versucht, Sie nicht anzurufen, und habe mich statt dessen selbst gezüchtigt, weil ich wußte, daß Sie irgendwann von mir genug haben würden.

Marjorie: Genau das habe ich vermutet! Wir befinden uns auf der gleichen Wellenlänge. Es erschöpft mich tatsächlich, wenn ich von Ihnen zwischen unseren Therapiesitzungen so viele Anrufe bekomme. Um in Bestform zu sein, muß ich mich ausgeruht fühlen. Es mag für Sie beängstigend sein zu wissen, daß ich ermüden kann, aber ich glaube, daß es für uns beide wirklich wichtig ist, das anzuerkennen. Sie haben berichtet, daß früher oder später jeder von Ihnen genug hat und Sie verläßt. Das will ich gar nicht! Es ist unsere Aufgabe, einen Blick darauf zu werfen, was in unserer Beziehung und in Ihren Beziehungen zu anderen geschieht, wenn diese sich erschöpft fühlen und sich von Ihnen zurückziehen und Sie infolge dessen verzweifelt und verängstigt sind. Ich nehme an, das ist das Letzte auf der Welt, was Sie sich von diesen Menschen wünschen! Gleichzeitig ist mir klar, daß Sie sich verzweifelt nach Hilfe sehnen. Das ist für Sie ein schreckliches Dilemma, sich verzweifelt zu fühlen und sich gleichzeitig zu sorgen, Sie könnten anderen Menschen auf den Keks gehen.

Pam: Ja, das passiert ständig. Ich bin einfach eine schreckliche Loserin. Wenn ich mich umbringen würde, brauchten Sie sich nicht mehr meinetwegen erschöpft zu fühlen. Ich bin für Sie nur eine Last.

Marjorie: Ich höre, was Sie sagen, und ich höre, daß Sie keine Last sein wollen und daß Sie Hilfe brauchen. Das muß Ihnen wie ein echter Double-bind vorkommen. Ich weiß, daß Sie an Selbstmord denken, wenn Sie verzweifelt sind, aber ich habe ein paar Ideen, wie ich Ihnen helfen könnte. Ich hoffe wirklich, daß Sie sich dafür entscheiden, mit mir daran zu arbeiten.

Pam: Etwas anderes scheint ja gar nicht möglich zu sein.

Marjorie: Nun, wir könnten zunächst versuchen, gemeinsam einen Ausweg zu finden.

Pam: Wie Sie meinen.

Marjorie: Okay. Danke dafür, daß Sie dazu bereit sind. Ein Anteil von Ihnen empfindet also Panik und Verzweiflung und ruft mich daraufhin an. Aber andere Anteile machen sich in dieser Situation große Sorgen darüber, wie sich das auf mich und unsere Beziehung auswirken wird. Und das gleiche gilt für Ihre Beziehungen zu anderen. Bisher haben wir uns in der Therapie nur auf die Anteile konzentriert, die das Bedürfnis verspüren, nicht auf die Anteile, die unsere Beziehung schützen wollen. Auch die sind wichtig, und vielleicht liefern sie den Schlüssel zur Lösung. Glauben Sie diese Anteile schämen sich Ihres Bedürfnisses?

Pam: Ja, weil es ekelhaft ist. Ich hasse mich, wenn ich Sie anrufen muß.

Marjorie: Ich verstehe. Das haben wir bisher nicht berücksichtigt. Sie verspüren das Bedürfnis und rufen mich an, und danach schämen Sie sich.

Pam: Eigentlich spüre ich überhaupt nichts.

Marjorie: Empfinden andere Anteile von Ihnen das Bedürfnis und die Scham?

Pam: Ich denke ja.

Marjorie: Was glauben Sie, wie Ihre Taubheitsempfindung Ihnen hilft?

Pam: Ich nehme an, ich will einfach nichts mit alldem zu tun haben.

Marjorie: Das kann ich verstehen. Es wäre wunderbar, wenn ich mich für Sie damit abgeben könnte, nicht wahr? Es würde sich einfach unglaublich angenehm anfühlen, als ob ich eine Supertherapeutin wäre, und Sie könnten sich dann gut fühlen, ohne selbst auch nur das Geringste tun zu müssen, also wie durch Magie! Das wäre für uns beide ein unglaublich gutes Geschäft! *(Lächelt)*

PAM: *(Lächelt ebenfalls)* Ja, genau!

MARJORIE: Ja, genau! Lassen Sie uns Frau Supertherapeutin und Frau Zauberpatientin eine Weile am Spielfeldrand platz nehmen – sie haben hart gearbeitet und jetzt eine Pause verdient. Das ist für uns beide ein wunderschönes Märchen, das wir genießen können, aber ich muß gestehen, daß diese beiden Gestalten uns nicht besonders helfen, die Sache zu klären. Einige Anteile von Ihnen verspüren also ein Bedürfnis und rufen mich daraufhin an, weil sie hoffen, so ihr Leiden lindern zu können. Andere Anteile empfinden Scham und Ekel und greifen die erstgenannten Anteile an. Was glauben Sie, wie sich die Anteile, die das Bedürfnis verspüren, fühlen, wenn die anderen Anteile sie angreifen? Könnten Sie das einmal herausfinden?

PAM: Wahrscheinlich fühlen sie sich schlecht – nachdem ich Sie angerufen habe, höre ich in mir viel Weinen und Brüllen.

MARJORIE: Diese Anteile – Sie – fühlen sich schlecht. Es gibt also ein Bedürfnis, dann einen Anruf bei mir, dann eine gewisse Linderung, gleich anschließend eine Gegenreaktion, und schließlich fühlen sich die betroffenen Anteile wieder genauso schlecht wie vorher, und Sie [als Gesamtperson] fühlen sich bei alldem wie betäubt. Dieser gesamte Vorgang ist nach meiner Meinung für Sie alles andere als nützlich. Wenn Sie einverstanden sind, würde ich nun gern ein wenig Zeit darauf verwenden, mir diesen Zyklus genauer anzuschauen. Wie geht es Ihnen im Moment, und was halten Sie von dieser Idee?

PAM: Ich fühle mich ruhiger, bin aber immer noch verängstigt. Ich weiß nicht, was auf mich zukommt – es kommt mir so vor, als würden Sie mir den Teppich unter den Füßen wegziehen.

MARJORIE: Ja, im Moment spüren Sie eine Menge Emotionen und Unsicherheit. Ich fühle mich auch ein wenig unsicher. Ich würde dies gern durcharbeiten, und ich bin mir etwas unsicher, ob Sie das durchhalten werden und ob es mir beim ersten Mal gleich gelingt, genau das Richtige zu sagen. Ich glaube, dieses Problem verbindet uns, nicht wahr? Es ist für uns beide hart und auch ein wenig riskant. Trotzdem bin ich zuversichtlich, daß wir schwierige Dinge gemeinsam schaffen können – schließlich haben wir das auch vorher schon getan.

PAM: Vielleicht.

MARJORIE: Deshalb stelle ich Ihnen jetzt ein paar neue Regeln vor, die uns helfen werden, an diesem inneren Teufelskreis zu arbeiten. Ich habe sie für uns beide aufgeschrieben, weil ich viel darüber nachgedacht habe und weil es mir so wichtig ist, in dieser Hinsicht alles richtig zu machen. Wir werden zwischen den Therapiesitzungen keinerlei Kontakt mehr zueinander haben, und ich werde Ihnen helfen, andere Unterstützungsangebote zu finden und in Ihrem Leben zu nutzen. In den Sitzungen arbeiten wir mit den Anteilen, die das Bedürfnis verspüren, und mit den Anteilen, die sich wegen dieses Bedürfnisses schämen, und wir werden ihnen allen helfen, besser zusammenzuarbeiten. Sie können Tagebuch führen und Ihre Gedanken mit in die Sitzungen bringen, und wir werden uns dann mit all diesen Dingen beschäftigen. Sie können mich anrufen, wenn Sie einen Termin ändern müssen, und Sie können einen neuen Termin vereinbaren, aber das sind die einzigen Gründe für Anrufe zwischen unseren regulären Sitzungen. Wenn Sie wirklich in Suizidgefahr sind, können Sie die Notfallnummern anrufen, die Sie mit einem Kriseninterventionsteam verbinden, und dessen Mitarbeiter rufen dann gegebenenfalls mich an. Wenn es Ihnen schlecht geht, können Sie einen Menschen aus Ihrem Lebensumfeld anrufen, der Sie unterstützt. Wer könnte das bei Ihnen sein?

PAM: *(weinend und wütend)* Ich würde niemanden anrufen. Ich will sie nicht belästigen.

MARJORIE: Hmm, das ist auch ein Teil unseres Dilemmas. Sie schämen sich, um Hilfe zu bitten, und das verstärkt Ihr Bedürfnis, zu mir in Kontakt zu treten, noch mehr. Sie wollen andere nicht »belästigen«, aber es ist für Sie okay, mich anzurufen? Vielleicht können Sie mir helfen, das zu verstehen.

PAM: Es ist Ihr Job, für mich da zu sein, wenn ich Hilfe brauche.

MARJORIE: Oh, jetzt wird mir allmählich klar, daß ich Ihnen meine Rolle nicht gut genug erklärt habe. Das tut mir sehr leid. Meine Aufgabe ist es, Ihnen zu helfen, darauf zu achten, was in Ihnen vor sich geht, und zu lernen, etwas daran zu ändern, ganz gleich, ob das bedeutet, daß Sie innerlich an sich selbst arbeiten oder daß Sie sich an andere Menschen in Ihrem Lebensumfeld wenden müssen, ohne daß Sie diese zu sehr anstrengen. Wir arbeiten gemeinsam daran herauszufinden, was gegenwärtig geschieht und was Ihnen helfen könnte. Okay, lassen Sie uns für Sie einen Sicherheitsplan für die Zeit zwischen den Therapiesitzungen entwickeln.

Pam hielt es eine Woche ohne jede Kontaktaufnahme zu ihrer Therapeutin aus. Sie war weiterhin wütend, verletzt und unsicher, ob sie die Therapie fortsetzen wollte, aber sie engagierte sich in den Sitzungen und erlebte im Laufe der Woche keine Krisen. In der zweiten Woche fragte sie Marjorie in einer eMail, ob sie ihre Tagebücher in die nächste Sitzung mitbringen sollte, weil sie in ihrem Tagebuch viel über ihre Fortschritte aufgeschrieben hatte. Marjorie war hocherfreut, daß Pam bereit war, Tagebuch zu führen, und sie war versucht, die legitime Frage der Patientin zu beantworten. Aber nach einer Konsultation beschloß sie, die Grenze des grundsätzlichen Kontaktverbotes nicht zu überschreiten, weil sie das Gefühl hatte, es handle sich um einen ersten Test der neu festgelegten Grenzen. In der folgenden Sitzung brachte Pam natürlich ihre Wut darüber zum Ausdruck, daß Marjorie ihre eMail nicht beantwortet hatte.

PAM: Sie hätten doch mit ja oder nein antworten können. Mehr wollte ich doch gar nicht! Ich wollte nur herausfinden, ob es sinnvoll wäre, mein Tagebuch in die nächste Sitzung mitzubringen. – Ich gebe mir wirklich große Mühe! Und Sie sind so starr.

MARJORIE: Es ist okay, wenn Sie auf mich wütend sind. Sie geben sich tatsächlich große Mühe. Es ist aber auch wichtig, daß Sie auf die Konsequenz meines Verhaltens vertrauen können. Der Regel zufolge sollten eMail-Kontakte zwischen uns ausgeschlossen sein. Ich wollte mich Ihrer harten Arbeit gegenüber nicht respektlos zeigen, indem ich in ein Verhalten zurückfiele, das offensichtlich nichts Gutes bewirkt hat. Außerdem vertraue ich auf Ihre Fähigkeit, gute Entscheidungen darüber zu treffen, was Sie in die Sitzungen mitbringen, und ich weiß auch, daß es selbst dann, wenn Sie etwas mitbringen, weiterhin allein Ihre Entscheidung bleibt, ob Sie es mir mitteilen.

Einige Monate später arbeiteten Marjorie und Pam gut zusammen, und Krisen zwischen den Sitzungen kamen fast nicht mehr vor. Pam hatte einen Kind-Anteil erkannt, den sie »Pammie« nannte und der Abhängigkeitsbedürfnisse hegte. Außerdem hatte sie einen jugendlichen Anteil entdeckt, den sie »wütendes Mädchen« nannte. Letzterer sehnte sich einerseits nach Abhängigkeit, und andererseits ekelte ihn diese Sehnsucht an. Dieser Anteil versuchte, für Pammie zu sorgen, aber er war von ihr und ihren Bedürfnissen auch frustriert und erschöpft. Der erwachsene Anteil von Pam war in seiner Beziehung zu Pammie und dem wütenden Mädchen weiterhin distanziert und emotionslos. Pam beschrieb auch einen Anteil, den sie »Königin« nannte; dieser imitierte ihre Mutter, die Pam emotional und körperlich mißhandelt und vernachlässigt hatte, und war kalt wie »eine Eiskönigin«. Pam und Marjorie gelang es, den Konfliktzyklus wie folgt zu beschreiben:

- Pammie wird durch innere Interaktionen mit der Königin aktiviert, wobei die Königin sie anschreit und ihr ins Gesicht schlägt. Die Königin könnte die Bedürfnisse und Sehnsüchte der Kind-Anteile ebensowenig wie das wütende Mädchen ertragen.
- Pammie ist entsetzt und sucht Trost, weshalb sie Pam drängt, Marjorie anzurufen.
- Das wütende Mädchen versucht, Pammie vor der Königin zu schützen, indem es den Kind-Anteil wegen seiner Bedürftigkeit ausschimpft und ihn anherrscht, Ruhe zu geben. Sie sperrt Pammie in einen Schrank (was Pammies Furcht und Isolation noch verstärkt), und das wütende Mädchen selbst wird zum Ziel der Wut der Königin.
- Das wütende Mädchen gerät daraufhin in Rage, ängstigt sich und fühlt sich hilflos, was dazu führt, daß es sich sehr suizidal fühlt. Pam, mittlerweile von einer Mischung aus Gefühlstaubheit und Verzweiflung geplagt, fühlt sich, wie sie meint, unerklärlicherweise suizidal und verspürt das dringende Bedürfnis, Marjorie anzurufen, weil in ihr so großes Chaos herrscht, daß sie weder versteht noch beeinflussen kann.
- Sobald Pam die Therapeutin anruft, wird die Königin noch stärker dazu animiert, das wütende Mädchen und Pammie zu bestrafen – wegen ihrer »ekelhaften Bedürftigkeit, die schlimmer ist als bei jedem Baby, das ich aufgezogen habe«. Scham verstärkt die Suizidalität noch mehr, was wiederum den Drang, die Therapeutin anzurufen, weiter verstärkt.

Marjorie machte sich daran, in den Sitzungen mit den verschiedenen Anteilen von Pam zu arbeiten, um die innere Dynamik zwischen den dissoziierten Anteilen zu erkennen und zu unterbrechen. Sie entschied sich, zuerst mit der Königin zu arbeiten, weil dieser Anteil das Bedürfnis am stärksten mied. Zu diesem Zeitpunkt mit den anderen Anteilen an den Abhängigkeitsbedürfnissen zu arbeiten hätte die Königin noch stärker aktiviert und auch die Neigung zu Selbstschädigungen verstärkt. Marjorie begann mit der Arbeit, indem sie durch die Königin hindurch sprach und erklärte, sie glaube, die Sorgen der Königin zumindest ansatzweise zu verstehen, und fragte sie, ob sie bereit sei, weiter über die anderen Anteile zu reden. (Weil die Arbeit mit Täter imitierenden Anteilen in Kapitel 17 beschrieben wird, werden wir uns jetzt nicht auf diese Arbeit mit der Königin konzentrieren.) Zuerst weigerte sich die Königin zu antworten, gestattete Marjorie aber trotzdem, weiter mit ihr zu reden. Allmählich antwortete die Königin dann als feindselige innere Stimme, deren Aktivitäten Pam Marjorie übermitteln konnte. Während mehrerer Monate regelmäßiger Arbeit wurde die Königin allmählich zugänglicher, weil ihr klar wurde, daß Marjorie nicht vor hatte, sie herabzuwürdigen, so wie andere Anteile Pams es taten, sondern sie sogar verstand. Allmählich entwickelte sie die Bereitschaft, aktiver an der Therapie teilzunehmen, obgleich sie sich von Pammie und dem wütenden Mädchen immer noch angeekelt fühlte, wenn auch weniger stark und weniger bösartig.

Weitere Erkundungen

13.1 Wie fühlen Sie sich gegenüber Patienten, die Abhängigkeitsverhalten erkennen lassen?

13.2 Welche Botschaften haben Sie im Laufe Ihres Lebens über Abhängigkeit verinnerlicht? Wie wirken sich diese auf Ihre Kommunikation mit Patienten, die mit Abhängigkeitsbedürfnissen ringen, aus?

13.3 Wie leicht fällt es Ihnen, Ihren Patienten gegenüber Grenzen zu setzen, wenn diese Schwierigkeiten haben, Grenzen zu akzeptieren? Üben Sie mit einem Kollegen bestimmte Arten, mit Patienten mitfühlend über Grenzen zu reden.

13.4 Neigen Sie dazu, Ihre Patienten fürsorglich betreuen oder gar retten zu wollen? Was würde Ihnen helfen, solch einen Wunsch zu ertragen, ohne ihn auszuagieren?

13.5 Können Sie aus Ihrer Sicht den Unterschied zwischen einer sicheren Bindung und Abhängigkeit beschreiben und wie sich dieser Unterschied bei Ihrem Patienten niederschlägt?

14 Arbeit mit den Kind-Anteilen des Patienten

Arbeit an Persönlichkeiten, die sich als kleine Kinder vorstellen, konfrontiert häufig mit einer anderen Art von Anfälligkeit für Fehler in der Psychotherapie. … Diese Kind-Identitäten sind Personifizierungen des Patienten als Kind – nicht reale Kinder.

— James Chu (2011, S. 222)

Ich mußte einen Weg finden, das Nachtkind zu integrieren. … Solange das Nachtkind nicht gehört worden war, nicht gewürdigt und integriert war, solange hatte ich, die Erwachsene, weiterhin nächtliche Panikanfälle, die meinen zusammengepreßten Körper umklammerten.

— Marilyn van Derbur (2003/2011, S. 504)

Dissoziierte Kind- (und Jugendlichen-)Anteile sind Repräsentationen vieler Verletzungen und Mängel, die der Patient aus seiner Entwicklungszeit davongetragen hat. Häufig sind sie in bestimmten Handlungssystemen der Verteidigung verhaftet, beispielsweise im Bindungsschrei, im Kampf, in der Flucht, im Erstarren, im Erschlaffen oder im Ohnmächtigwerden. Kind-Anteile sind oft bedürftig oder entsetzt, wohingegen jugendliche Anteile vielfach wütend, rebellisch und nicht daran interessiert sind, Verantwortung zu übernehmen. Natürlich variiert dies stark. In Kapitel 13 haben wir an Beispielen die Arbeit mit stark abhängigen Kind-Anteilen erläutert. Es gibt aber auch noch andere Erscheinungsformen, etwa verspielte Kind-Anteile, sexualisierte sowie in der Traumazeit gefangene Kind-Anteile, Kind-Anteile im Zustand der Erstarrung oder des Shutdowns und schließlich Kind-Anteile mit einer Anspruchshaltung oder im Zustand der Scham. Es gibt präverbale Säuglings- und Kleinkind-Anteile, physisch verletzte oder kranke und sogar »tote« Kind-Anteile, die wie während des Mißbrauchserlebnisses gestorben wahrgenommen werden. Manche dieser dissoziierten Anteile wirken, als seien sie taub oder stumm. Kind-Anteile werden von Patienten manchmal so dargestellt, als seien sie nackt oder schmutzig oder hätten keinen Mund, keine Augen oder keine Hände.

Natürlich repräsentieren diese Bilder das Entsetzen und die Hilflosigkeit des Patienten als Kind, seine Furcht davor, etwas Erlebtes zu offenbaren, die Scham davor, gesehen oder gekannt zu werden, die tiefe Vernachlässigung, die ein Merkmal seiner Existenz war. Oft werden diese Anteile in Originalszenen des Traumas erlebt; beispielsweise in einem Bett oder einem Keller, geschlagen oder mißbraucht. Sie sind häufig in der Traumazeit und in Defensivreaktionen gegen Gefahr oder Lebensbedrohung gefangen. Einige von ihnen werden in einem permanenten Reenactment weiterhin innerlich von den Täter imitierenden Anteilen mißbraucht oder mißhandelt (siehe Kapitel 17).

Zentrales Konzept

Dissoziierte Kind-Anteile repräsentieren in der Regel die verletzlichsten, schmerzhaftesten, hilflosesten und am stärksten verleugneten Erlebnisse des Patienten. Sie können aber auch verleugnete Wut, Anspruchshaltungen, sexuelle Gefühle und ein starkes Bedürfnis, andere Menschen zu kontrollieren, beinhalten.

Manche Kind-Anteile sind im Alltagsleben sehr aktiv, andere sind nur innerlich aktiv, und eine weitere Gruppe ist völlig von anderen Anteilen isoliert und diesen unbekannt – innerlich in schwarzen Löchern, hinter Mauern oder auf andere Weise tief verborgen. Der Therapeut muß bei alldem bedenken, daß die innere dissoziative Welt nicht linearem Denken und der damit verbundenen Logik entspricht. Beispielsweise sind die sogenannten »toten Anteile« tatsächlich nicht tot, sondern wirken nur zeitweise so; und taube Anteile können Äußerungen verstehen, ohne selbst etwas zu hören.

Wie auch in anderen Fällen müssen Therapeut und Patient die Bedeutung dieser Arten von Präsentation zu verstehen versuchen. Dies gilt insbesondere für die darin enthaltenen Nicht-Realisationen. Beispielsweise kann ein Anteil, der ein totes Kind repräsentiert, entstanden sein, wenn der Patient während eines Mißbrauchs- oder Mißhandlungserlebnisses fast das Bewußtsein verloren und geglaubt hat, er sei gestorben. Ein »totes Kind« kann das Gefühl repräsentieren, daß der Mißbrauch »meine Seele getötet hat«; es kann aber auch ein anderes Kind, also nicht den Patienten, repräsentieren. Manche Kind-Anteile erfüllen Funktionen im Alltagsleben oder beeinflussen den erwachsenen Anteil des Patienten sehr stark.

Beispiel für einen am Alltagsleben teilnehmenden Kind-Anteil: Daniel

Daniel, ein 40-jähriger Patient, hatte einen Kind-Anteil namens »Danny«, der intelligent und verspielt war und dessen Funktion es gewesen war, zur Schule zu gehen, als Daniel sich als Junge über die Mißhandlungen, die er zu Hause erlebte, nicht im klaren gewesen war. Dannys Entwicklung stagnierte im Alter von elf Jahren, weil es ihm unmöglich war zu realisieren, daß seine Großmutter, eine wichtige Bindungsfigur in seinem Leben, gestorben war und ihn nicht mehr vor seinen gewalttätigen Eltern schützen konnte. Danny war davon überzeugt, daß seine Großmutter noch lebte, und er sprach regelmäßig mit einem Anteil von sich, den er für seine Großmutter hielt. Dieser Anteil tauchte oft auf, wenn Daniel deprimiert war, und versuchte dann, seine Stimmung zu beeinflussen (ihn glücklicher zu machen).

Zentrales Konzept

Kind-Anteile sind keine Kinder, sondern Repräsentationen und sollten vom Therapeuten nicht wie Kinder, sondern wie Aspekte eines erwachsenen Patienten behandelt werden.

Die innere Reaktion auf Kind-Anteile

Kind-Anteile werden meist von anderen Anteilen des betreffenden Patienten und insbesondere von erwachsenen Anteilen verunglimpft, weil sie einen großen Teil dessen repräsentieren, was der Patient zu vermeiden wünscht: unerträgliche Gefühle der Furcht, des Ekels, des Schreckens und Entsetzens, der Scham, Bedürftigkeit und Hilflosigkeit, der Abhängigkeit sowie unerträgliche Empfindungen, Gedanken oder Überzeugungen. Marilyn van Derbur (2003/2011) hat als Traumatisierte über ihre Erlebnisse geschrieben:

> *Mein Nachtkind hielt sich an seinen Teil der Vereinbarung. Es hatte alles [den Mißbrauch] auf sich genommen, bis ich [die Erwachsene] stark genug sein würde und in Sicherheit, um zurückzukommen und es zu retten. Nun, anstatt mich erkenntlich zu zeigen für seine Aufopferung, haßte, verachtete und beschuldigte ich es.* (S. 172).

Manchmal werden diese Anteile als ständig brüllend, weinend oder stöhnend wahrgenommen, was den im Alltag aktiven Anteil des Patienten noch stärker verängstigt und ihm noch mehr zusetzt.

Manche Patienten haben den Kind-Anteilen gegenüber zumindest ein gewisses Maß an Mitgefühl, was für die Behandlung gewöhnlich Gutes verheißt. Es kann innere Anteile geben, die den Kind-Anteilen gegenüber betreuend wirken, etwa nährende ältere Kind-Anteile, Jugendliche, freundliche Großmutter-Gestalten und andere erwachsene Anteile des Patienten, die in der Therapie von Nutzen sein können. In anderen Fällen ist die Betreuung eher oberflächlich und mit einer mißmutigen oder verärgerten Haltung verbunden, worin sich der Charakter der Betreuung spiegeln kann, die der Patient als Kind erhalten hat, sowie die aktuelle Erschöpfung und Abneigung des erwachsenen Patienten. Manche Patienten empfinden Kind-Anteile als absolut ekelhaft oder beängstigend und sind ihnen gegenüber extrem phobisch.

Anteile, die den Täter imitieren, verhalten sich gegenüber Kind-Anteilen fast immer sehr negativ, insofern sie diese beschimpfen, demütigen, ihnen Speis und Trank vorenthalten, sie schlagen, sie zu Selbstschädigungen treiben und sie sogar foltern. Die Arbeit mit solchen Anteilen, die ursprünglich eine schützende Funktion hatten, wird in Kapitel 17 ausführlich beschrieben. Der erwachsene Anteil von Patienten ignoriert und vernachlässigt oft die Kind-Anteile, womit alte Muster reinszeniert werden. Er beklagt sich manchmal bitterlich über die Schwäche und Bedürftigkeit der Kind-Anteile und weigert sich gleichzeitig, sich um diese Bedürfnisse zu kümmern, um sie abzuschwächen. Der Therapeut muß den erwachsenen Anteilen helfen, ihre Rolle bei der Aufrechterhaltung der Kind-Anteile zu realisieren, die in ihrer Bedürftigkeit oder Furcht verhaftet bleiben.

Praktische Ansätze der Arbeit mit dissoziierten Kind-Anteilen

Das vielleicht Wichtigste bei der Arbeit mit Kind-Anteilen ist sicherzustellen, daß diese der Verantwortung des Patienten, nicht der des Therapeuten unterworfen bleiben. Deshalb ist es nützlich und notwendig, daß in den Sitzungen möglichst ständig ein erwachsener Anteil zugegen ist, während der Therapeut mit Kind-Anteilen arbeitet. Dies kann den Patienten davor bewahren, vom Therapeuten zu erwarten, daß dieser den Kind-Anteilen gegenüber nachträglich eine Elternrolle übernimmt, während der erwachsene Anteil des Patienten seine Abhängigkeitsbedürfnisse weiter leugnet. Allerdings gibt es ein paar Ausnahmen zu dieser generellen Regel, die im folgenden erläutert werden.

ZENTRALES KONZEPT

> Dissoziierte Kind-Anteile sollten grundsätzlich der Verantwortung des Patienten als Gesamtperson, nicht der des Therapeuten unterliegen. Zwar kann der Therapeut Anteilen helfen, im Alltagsleben Funktionen zu erfüllen, zu verstehen zu lernen und diesen Anteilen gegenüber Mitgefühl zu entwickeln, doch müssen die erwachsenen Anteile des Patienten für sie sorgen und sie als Teil des Erlebens letztlich integrieren.

Die Funktionen der Kind-Anteile verstehen

Es ist wichtig, sich über die Rolle dissoziierter Kind-Anteile bei der Aufrechterhaltung des Status quo des Gesamtsystems sowie über ihre individuelle Funktion bei der Aufrechterhaltung innerer Phobien im klaren zu sein. Kind-Anteile können in der Gesamtperson folgende Funktionen erfüllen:

- Defensivhandlungen wie den Bindungsschrei, Flucht, Kampf, Erstarren, Erschlaffen, Ohnmacht oder auch Spiel zu bewahren;
- traumatische Erinnerungen zu bewahren;
- als Erwachsene Verantwortlichkeit zu meiden;
- eine idealisierte Version mißhandelnder Eltern aufrechtzuerhalten;
- Bindungs- und Abhängigkeitsbedürfnisse zu erhalten;
- Wut, Rage, Scham, Furcht und andere starke Emotionen oder Empfindungen zu bewahren; oder
- ein Gefühl von Freude und Spiel zu bewahren.

Viele Kind-Anteile bergen unerträgliche traumatische Erinnerungen und Abhängigkeitsgefühle, was bewirkt, daß andere Anteile des Patienten diese Erlebnisse weiterhin vermeiden können. Somit schützen die Bemühungen des Patienten (beziehungsweise bestimmter Anteile von ihm), Kind-Anteile verborgen oder still zu halten, den Patienten vor der Notwendigkeit, schmerzhafte Realitäten zu akzeptieren. Diese Anteile werden oft durch die Anwendung schädlicher Taktiken aus der Kindheit des Patienten aufrechterhalten – innerer Enactments, welche das Geschehene zusammenhanglos darstellen.

Andererseits möchten einige Kind-Anteile die Geschichte unbedingt erzählen, und wenn sie nicht gehört werden, fühlen sie sich unterdrückt und ignoriert. Manchmal unterbrechen sie Sitzungen, in Flashbacks gefangen und zur Erdung nicht in der Lage. Zuweilen können sie im Alltagsleben und in der Therapie leicht aktiviert werden. Je stärker diese Anteile sich einmischen und je engagierter andere Anteile sie zu unterdrücken versuchen, um so stärker ist der innere Zusammenbruch, den der Patient erlebt. Sie können dem erwachsenen Anteil des Patienten verübeln, daß er sie verachtet und ignoriert, und sie können auf den Therapeuten wütend sein, weil dieser Gespräche über das Trauma verfrüht einzugrenzen versucht. Der Therapeut behält trotzdem stets beide Seiten des Konflikts im Blick, weil ihm klar ist, daß andere Anteile des Patienten eventuell noch nicht bereit sind und es als überwältigend empfänden, die ganze Geschichte zu kennen.

Der Therapeut kann deshalb den Kind-Anteil bitten, innen zu klären, ob alle Anteile damit einverstanden sind, daß die Geschichte erzählt wird. Manchmal ignoriert ein Kind-Anteil innere Warnungen oder ist nicht bereit, sie zur Kenntnis zu nehmen. Ist einem Therapeuten klar, daß die Zeit für die Auseinandersetzung mit traumatischen Erinnerungen noch nicht gekommen ist, muß er sanft, aber bestimmt darauf beharren, daß der Kind-Anteil damit innehält, wobei er sich auf die mitfühlende Unterstützung des Patienten als Gesamtperson berufen kann.

Die Dynamik der Kind-Anteile im dissoziativen System des Patienten verstehen

Der Therapeut kann mit Hilfe folgender Fragen mit Kind-Anteilen zusammenhängende innere Dynamiken erforschen:

- Was können andere Anteile des Patienten bezüglich der Kind-Anteile schwer akzeptieren?
- Was würde es für andere Anteile des Patienten bedeuten, die Kind-Anteile zu akzeptieren?
- Welche Emotionen, Überzeugungen, Empfindungen, Gedanken, Wünsche und Bedürfnisse bewahren Kind-Anteile, die andere dissoziierte Anteile des Patienten ableugnen?
- Inwieweit ist der Patient als Erwachsener der Kind-Anteile gewahr?
- Wie aktiv sind Kind-Anteile in der inneren Welt des Patienten und in der äußeren Welt? Sind sie im Alltagsleben nützlich oder eher hinderlich?
- Hat der erwachsene Anteil des Patienten (und vielleicht auch des Therapeuten) Schwierigkeiten damit, bestimmten Kind-Anteilen Grenzen zu setzen – beispielsweise denjenigen, die nachts spielen, bei der Arbeit ausagieren oder Therapiesitzungen dominieren wollen?
- Gibt es andere Anteile, die sich schon jetzt um die Kind-Anteile kümmern oder die bereit sind, dies zu tun?
- Gibt es andere Anteile, die Kind-Anteile verletzen, verängstigen oder sogar foltern?
- Leben die Kind-Anteile noch in der Traumazeit und sind der Gegenwart nicht gewahr? Wenn ja, sind sie dann für die Orientierung in der Zeit ansprechbar?
- Was könnte die Kind-Anteile daran hindern, sich weiterzuentwickeln und erwachsen zu werden?
- Welche dynamischen Muster, bei denen Kind-Anteile eine Rolle spielen, sind zu erkennen? (Beispielsweise könnte ein Patient regelmäßig in einen Kind-Anteil wechseln, um Abhängigkeitsbedürfnisse zu befriedigen oder in der Therapie schmerzhafte Themen zu meiden.)
- Welche primären Nicht-Realisationen bewahren Kind-Anteile? (Beispielsweise traumatisierende Ereignisse, Abhängigkeitsbedürfnisse, Rage, Empfindungen sexueller Erregung, Lustempfindungen während Mißbrauchserlebnissen oder die Möglichkeiten des Spiels und der Freude.)

Sind diese Dynamiken kartiert, wird es für den Therapeuten leichter, die nächsten Schritte zu planen. Bewahrt beispielsweise ein bestimmter zudringlicher Kind-Anteil hauptsächlich Abhängigkeitsbedürfnisse, kann der Therapeut andere Anteile darin unterstützen, diese Bedürfnisse als normal zu akzeptieren, und er kann ihnen helfen, Fertigkeiten zu entwickeln, die ihnen ermöglichen, effektiver mit Abhängigkeitsgefühlen und -wünschen umzugehen. Dies hilft dem Patienten als Gesamtperson, einem Kind-Anteil mehr Mitgefühl entgegenzubringen und ihm Hilfe anzubieten. Ist ein Kind-Anteil in der Traumazeit gefangen, und die üblichen Interventionen, die ihn auf die Gegenwart hin orientieren, zeigen keine Wirkung, sollte der Therapeut darüber nachdenken, ob es Gründe dafür gibt, daß sich der Kind-Anteil in dieser Verfassung befindet. Beispielsweise kann ein Kind-Anteil in einer traumatischen Erinnerung verhaftet bleiben, weil andere Anteile nicht realisieren wollen, was geschehen ist, weil ein den Täter imitierender Anteil den Kind-Anteil ständig bestraft, weil der erwachsene Anteil des Patienten die Existenz des Kind-Anteils nicht akzeptieren will oder weil es zwischen dem Kind-Anteil und anderen Anteilen des Patienten signifikante unaufgelöste Konflikte gibt. Anschließend kann der Therapeut dem Patienten als Gesamtperson helfen, sich damit auseinanderzusetzen, warum der Kind-Anteil Kind bleiben will, und er kann lernen, diesen Anteil besser zu unterstützen. Oder der Therapeut kann aktiv den Anteil, der den Täter imitiert, hervorrufen, um ihm zu helfen, seine Rage allmählich aufzulösen und dem Kind-Anteil gegenüber mitfühlender zu werden.

Arbeit mit feindseligen und Täter imitierenden Anteilen vor der Arbeit mit Kind-Anteilen

Oft ist es nützlich, mit feindseligen oder Täter imitierenden Anteilen zu arbeiten, bevor man sich Kind-Anteilen zuwendet. Dies entspricht der allgemeinen psychotherapeutischen Regel, Widerstand durchzuarbeiten, bevor man sich mit einem bestimmten Problem auseinandersetzt. Feindselige Anteile wie etwa wütende jugendliche Anteile, die nicht Täter nachahmen, beschützen häufig Kind-Anteile und fürchten, der Therapeut könnte sich einmischen und diese Anteile verletzen. Durch ihre Wut auf den Therapeuten versuchen sie, Kind-Anteile zu schützen. Zu diesen Anteilen sollte man zunächst eine therapeutische Allianz aufbauen, weil sie für die Kind-Anteile als Torhüter fungieren. Man kann sie auffordern, zu beobachten und zuzuhören, sich an der Therapie zu beteiligen, und ihnen beibringen, daß der Therapeut seine Aktivität sofort unterbrechen wird, wenn sie ihn darum bitten. Sie können lernen, daß der Therapeut ähnliche Ziele wie sie verfolgt, insofern auch er die verletzlichen Anteile des Patienten schützen will, wenn auch anders als durch Feindseligkeit und Bestrafung. Kapitel 16 beschreibt Möglichkeiten, mit feindseligen oder wütenden Anteilen eines Patienten zu arbeiten.

Während wütende Anteile gewöhnlich Kind-Anteile vor Verletzungen durch andere Anteile zu schützen versuchen, vermeiden Täter imitierende Anteile das Gewahrsein der Verletzlichkeit, das Kind-Anteilen eigen ist. Sie leugnen den Schmerz, den die Kind-Anteile bewahren, völlig. Durchlebt ein Kind-Anteil unablässig traumatische Ereignisse und erweisen sich Erdung und Gegenwartsorientierung als erfolglos, sollte der Therapeut prüfen, ob ein verborgener Täter imitierender Anteil den Kind-Anteil innerlich bestrafen könnte. Beispiele für die Arbeit mit Täter imitierenden Anteilen werden in Kapitel 17 beschrieben.

Probleme mit dissoziierten Kind-Anteilen im Alltagsleben auflösen

Häufig stören Kind-Anteile die Funktionsfähigkeit von Patienten im Alltagsleben. Beispielsweise spielen sie lieber, als zu arbeiten; sie geraten in Panik, wenn der Patient einen Arzt aufsuchen muß; oder ihre traumatischen Erinnerungen werden getriggert, und der Patient wird dadurch in einen völlig überwältigten Zustand versetzt. Sie können auch teilweise in die Alltagsrealität eindringen und beim Patienten beispielsweise verwirrendes Entsetzen oder einen unkontrollierbaren Drang, ungesunde Nahrung zu sich zu nehmen oder sich im Bett zu verstecken, hervorrufen. Die im folgenden beschriebenen Interventionen können helfen, die Kooperation zwischen den Anteilen im Alltagsleben zu verbessern.

- Vor allem sollte der Therapeut die im Alltagsleben aktiven erwachsenen Anteile des Patienten auffordern, die Kind-Anteile zu akzeptieren, für sie Verantwortung zu übernehmen und auf sie einzugehen. Kind-Anteile agieren häufig aus, weil der erwachsene Anteil ihre Bedürfnisse ignoriert. Je besser sie sich vom Patienten und vom Therapeuten verstanden und gesehen fühlen, um so kooperativer sind sie.
- Helfen Sie den erwachsenen Anteilen des Patienten, das Alltagsleben sinnvoll zu strukturieren: für regelmäßige Schlafenszeit, gute Ernährung, ein ausgewogenes Verhältnis zwischen Arbeits- und Erholungszeit zu sorgen und im Leben Raum für erfreuliche Dinge zu schaffen. Beispielsweise könnte der Patient als Gesamtperson in seinem Inneren die Botschaft verbreiten, daß alle seine Anteile zum gleichen Zeitpunkt schlafen müssen, daß Aufstehen und Spielen während der Nacht es erschwert, tagsüber anstehende Aufgaben zu erledigen, und daß der erwachsene Anteil Unterstützung braucht, um für alle Anteile sorgen zu können. Andererseits sollte der Patient den Kind-Anteilen Aufmerksamkeit schenken, weil ein Mangel an aufmerksamer Betreuung oft die Ursache nächtlicher Aktivitäten ist. Im Grunde geht es bei alldem um das simple Prinzip, allen Bedürfnissen und insbesondere allen emotionalen Bedürfnissen mitfühlend zu begegnen und sie zu akzeptieren.
- Bringen Sie dem erwachsenen Anteil des Patienten bei, die übrigen Anteile auf die Gegenwart hin zu orientieren. Beispiele für entsprechende Verfahrensweisen werden weiter unten im Abschnitt über die Arbeit mit Anteilen, die in der Traumazeit gefangen sind, aufgeführt.
- Sorgen Sie dafür, daß verletzliche Kind-Anteile sich an innere sichere oder ruhige Orte zurückziehen können, wenn der Patient sich einer Aktivität widmen muß, die

besonders leicht eine Triggerwirkung entfalten kann (z. B. sexuelle Aktivitäten, der Umgang mit einem schwierigen Chef, eine Untersuchung beim Gynäkologen oder Zahnarzt oder die Erfüllung elterlicher Aufgaben bei den eigenen Kindern). Während des Ereignisses können die Kind-Anteile schlafen, spielen oder etwas anderes tun, das dem Patienten als besonders sinnvoll erscheint.

- Sind eine gewisse Atmosphäre der Sicherheit und die zeitliche Orientierung auf die Gegenwart erreicht, kann man die Kind-Anteile allmählich auffordern, von ihren sicheren Orten aus das Alltagsleben und das Geschehen in der Therapie zu beobachten. Dabei sollten die erwachsenen Anteile ihnen immer wieder versichern, daß diese Situationen nicht gefährlich sind, so unangenehm oder schmerzhaft sie auch sein mögen. Irgendwann sollte sich der Patient diesen Lebensereignissen bei vollständiger Präsenz der Kind-Anteile nähern können, wobei sein erwachsener Anteil sich ihnen gegenüber im Zustand der Co-Bewußtheit befindet und die Führung innehat. Schließlich ist das Ziel nicht, die Anteile des Patienten für alle Zeiten vor den Realitäten und Unannehmlichkeiten des Alltagslebens zu schützen, sondern ihnen Schritt für Schritt beizubringen, zunächst gegenwärtige von früherer Gefahr zu unterscheiden, und dann ihre Toleranz als erwachsene Personen diesen notwendigen Aktivitäten gegenüber zu vergrößern.

Probleme mit dissoziierten Kind-Anteilen in Theapiesitzungen auflösen

Wenn Patienten während einer Therapiesitzung vollständig in einen Kind-Anteil wechseln, sollte sich der Therapeut an Empfehlungen für einen effektiven Umgang mit Switching halten (siehe Kapitel 10). Dabei sollte er die generellen Gründe für Switching und die Gründe für Switching in diesen speziellen Anteil untersuchen (d. h., warum jetzt und warum in diesen Anteil). Patienten wechseln gewöhnlich in Kind-Anteile über, (a) weil sie getriggert werden, (b) um geleugnete Abhängigkeitsbedürfnisse auszudrücken, (c) um ein für sie schmerzliches Thema zu meiden oder (d) in Reaktion auf innere Konflikte oder inneres Chaos. Natürlich gibt es auch andere Gründe, und der Therapeut muß dies in jedem Fall mit dem Patienten zusammen so lange untersuchen, bis ihnen beiden klar ist, was die Ursache für das Switching war.

Dissoziierte Kind-Anteile, die in der Traumazeit gefangen sind

Manche Kind-Anteile sind sehr gut auf die Gegenwart hin orientiert, obwohl sie weiterhin nicht realisieren können, daß sie inzwischen erwachsen geworden sind. Viele Kind-Anteile sind jedoch wie andere dissoziierte Anteile nicht oder nur teilweise auf die Gegenwart hin orientiert. Ist dies der Fall, muß der Therapeut zunächst an der Erdung und an der Orientierung auf die Gegenwart hin arbeiten, bevor er sich mit dem relationalen Aspekt beschäftigt, denn Sicherheitsbedürfnisse sind die Grundlage jeder Bindung. Der Therapeut kann die Erdung, die Orientierung und ein besseres Gewahrsein der Gegenwart mit Hilfe vieler Methoden fördern. Es folgen einige Beispiele.

- Unterstützen Sie andere dissoziierte Anteile, um die Gegenwartsorientierung des Kind-Anteils zu verbessern.
- Lassen Sie den Kind-Anteil »durch die Augen des Erwachsenen nach draußen schauen« und »mit den Ohren des Erwachsenen hören«, um die Gegenwart zu erleben.
- Nutzen Sie die Möglichkeit perzeptiver Erdung in Form von Geruch, Geschmack, Berührung, Klang und visuellem Sinneseindruck.
- Fordern Sie den desorientierten Kind-Anteil auf, sich zu vergegenwärtigen, was in der Gegenwart anders ist, im Gegensatz zu dem, was der Vergangenheit ähnelt (beispielsweise daß ein Sofa in der Gegenwart einem Sofa aus der Vergangenheit ähnelt, nur eine andere Farbe hat; oder daß die Augenfarbe des Therapeuten derjenigen des Täters entspricht, er aber anderes Haar hat, anders gekleidet ist und seine Stimme anders klingt).
- Lassen Sie den Kind-Anteil auf die Hand des Patienten achten und eventuell daran befestigte Ringe, Uhren oder Armbänder wahrnehmen. Der Therapeut könnte beispielsweise fragen: »*Wann haben Sie dies bekommen? Wie groß ist Ihre Hand? Wessen Hand ist das? Können Ihre inneren Anteile Ihnen helfen, etwas über diese Hand herauszufinden?*« (Entsprechend kann man mit der Kleidung, den Schuhen und anderen persönlichen Utensilien des Patienten verfahren.)
- Ist ein Kind-Anteil auf den Augenblick des Mißbrauchs fixiert, kann man ihm manchmal helfen, zu einem anderen Anteil in Kontakt zu treten, der weiß, daß der Mißbrauch beendet ist. Der Therapeut kann den Kind-Anteil aber auch ermutigen, *»auf den Klang meiner Stimme [zu] hören und ihr von der Mitte bis zum Ende [zu] folgen, [zu] registrieren, daß es vorüber ist, daß alles vorüber ist und Sie [du] jetzt in meiner Praxis in der Gegenwart in Sicherheit sind [bist].«*

Viele der hier aufgeführten Techniken können mit Ansätzen der somatischen Psychotherapie oder mit EMDR kombiniert werden (siehe z. B. Gonzales & Mosquera 2012).

Verspielte dissoziierte Kind-Anteile

Verspielte Kind-Anteile können unterschiedliche Funktionen erfüllen und Bedeutungen haben, und sie sind im Handlungssystem des Spiels fixiert. Im einfachsten Fall repräsentieren verspielte Kind-Anteile aus der Kindheit erinnerte Freude, die ungeachtet eines überwältigenden traumatischen Erlebnisses auf diese Weise erhalten bleiben sollen. Sie spüren nicht die Traurigkeit, Wut, Furcht und Scham, die andere Kind-Anteile empfinden. Manchmal bergen sie hoffnungsvolle Kindheitsträume, die für den Patienten als ganze Person von Nutzen sind.

Man sollte anderen Anteilen des Patienten helfen, zu den positiven Gefühlen der verspielten Anteile in Kontakt zu treten, bevor man diesen hilft, sich das gesamte Spektrum der Kindheitserlebnisse bewußter zu machen. Ein Kind-Anteil kann gebeten werden, seine positiven Erlebnisse allen übrigen Anteilen zu übermitteln, sofern er dazu in der Lage ist. Manchmal fürchtet ein Patient, stark traumatisierte Anteile könnten den verspielten Anteil »kontaminieren«; deshalb ist es zunächst nicht immer möglich, positive Erlebnisse direkt mitzuteilen. Manchmal kann man den übrigen Anteilen des Patienten allerdings durch bilaterale Stimulation oder somatische Techniken helfen, positive Erlebnisse in ihrem Körper zu spüren, ohne daß der verspielte Kind-Anteil dabei direkt kontaktiert wird.

Andere verspielte Anteile sind komplexer. Ihr Sinn und Zweck ist nicht, Freude und Spiel zu erhalten, sondern von schmerzhaften Erlebnissen abzulenken. Dem Spiel solcher Anteile ist oft etwas Getriebenes eigen, und in der Interaktion mit dem Therapeuten lassen sie keine besonders starke Reaktion erkennen.

Beispiel für einen verspielten Kind-Anteil: Denise

Bei Denise gab es einen dissoziierten Kind-Anteil, der sich als fünf Jahre alt erlebte und nur tanzte. Dieses Kind fühlte sich glücklich und frei, wenn es tanzte, und es träumte davon, eines Tages eine Ballerina zu werden. Natürlich war dieser Traum nicht mehr realisierbar, aber der Anteil war in der Lage, mit dem erwachsenen Anteil von Denise das Gefühl des Glücklichseins und der Freiheit zu teilen, das alle Anteile genießen konnten, wenn Denise Tanzunterricht nahm. Denise gelang es allmählich, ein Gefühl der Freude und Freiheit in immer größere Bereiche ihres Alltagslebens zu integrieren.

Beispiel für einen vermeidenden verspielten Kind-Anteil: Jared

Jared war 28 Jahre alt, und man hatte bei ihm eine DIS diagnostiziert. Ein junger jugendlicher Anteil von Jared unterbrach immer wieder die Therapie, wenn schmerzhaftes Material auftauchte. Der Anteil tat so, als würde er in wahnsinnigem Tempo trommeln, wobei er Geräusche produzierte, die denen von Trommeln ähnelten, und seinen Kopf wild zum Beat schüttelte, wobei er seine Umgebung nicht wahrzunehmen schien. Je intensiver der Therapeut versuchte, diesen Anteil in die Arbeit einzubeziehen, um so lauter und wilder wurde er. Es war für ihn sehr schwierig, den erwachsenen Anteil des Patienten wieder im Behandlungsraum zu erden. Allmählich gelang es ihm dann doch, andere dissoziierte Anteile von Jared mit dem »Trommler« bekannt zu machen und sie zu motivieren, an der Verbesserung seiner Gegenwartsorientierung mitzuwirken. Er half allen Anteilen, belastende Erlebnisse ein wenig besser zu ertragen, indem er ihnen bestimmte Fertigkeiten vermittelte, die sie im Laufe der Therapie übten. Nach einer Weile war es für Jared nicht mehr so wichtig, den Trommler zu nutzen, um die Therapie zu unterbrechen, weil er besser in der Lage war, dem Therapeuten mitzuteilen, wenn der Trommler aktiviert wurde, so daß sie gemeinsam etwas unternehmen konnten, um zu verhindern, daß der Trommler getriggert wurde. Der Patient lernte den Trommler als einen Teil von sich selbst zu verstehen, der sich wie ein älteres Kind oder ein jüngerer Jugendlicher in der Musik verlieren konnte, um nicht den Schmerz des Mißbrauchs, den er zu Hause erlitten hatte, wiederzuerleben.

Manche dissoziierten Anteile spielen zunächst und wechseln dann schnell zu traumatischen Erinnerungen. Spiel kann bei einem Kind dem Mißbrauch vorausgegangen sein, oder die physische Aktivierung, die gegenwärtig mit dem Spiel verbunden ist, kann Hyperarousal, das in Zusammenhang mit dem erlebten Trauma entstand, reaktivieren.

Beispiel für einen Kind-Anteil, der ein Trauma durch Spiel ausdrückt: Monique

Zu Hause gestattete Monique, eine Patientin mit DIS-Diagnose, ihrem achtjährigen Anteil zu zeichnen. Zuerst waren die kindlich anmutenden Bilder einfache, Glück ausdrükkende Darstellungen von Bäumen, Sonnenschein und dergleichen. Doch schon bald benutzte dieser Anteil dunkle Farben und kritzelte chaotisch, bis das ganze Blatt mit Farbe bedeckt war. Je mehr dieser Anteil Moniques mit den Farbstiften arbeitete, um so agitierter und verängstigter oder wütender wurde der Kind-Anteil. Immer wieder wurden solche Bilder zu drastischen Repräsentationen erlebten Mißbrauchs. Selbst wenn Monique dieses Verhalten tagsüber nicht zuließ, wachte sie oft morgens auf und ertappte sich dabei, daß sie mit einem Stift hektisch auf einem schon ziemlich zerfetzten Blatt Papier kritzelte.

Der Therapeut unterstützte alle Anteile der Patientin darin, dem jungen Anteil zu helfen, der Gegenwart bewußter zu werden. Im Laufe der Zeit wurde Monique klar, daß dieser Anteil Drohungen ihres Vaters, über den erlebten Mißbrauch niemals zu sprechen, repräsentierte. Als Kind hatte sie sich darüber geärgert, daß sie so tun sollte, als sei in ihrem Leben alles völlig normal und als sei sie glücklich, obwohl das Leben in ihrer Familie für sie in Wahrheit entsetzlich war. Die zunächst glücklich wirkenden Bilder wurden zerstört, um die wahre Geschichte zu erzählen. Schließlich konnte die erwachsene Monique diesem jungen Anteil helfen, sich verbal besser auszudrücken, und die destruktiven Verhaltensweisen verwandelten sich allmählich in eine zusammenhängendere Erzählung. Der junge dissoziierte Anteil lernte, Moniques Emotionen zu ertragen und sie ihrem erwachsenen Anteil mitzuteilen.

Dissoziierte Kind-Anteile mit einer starken Anspruchshaltung

Sowohl mit Abhängigkeitsbedürfnissen als auch mit Narzißmus ist oft eine Anspruchshaltung verbunden. Kind-Anteile (und andere Anteile) mit starken Abhängigkeitsbedürfnissen, die ein Anrecht darauf zu haben glauben, daß andere ihre Bedürfnisse erfüllen, haben oft einen fragilen, narzißtischen Kern. Der Patient als Ganzes fühlt sich wertlos und ungesichert und entwickelt deshalb eine starke narzißtische Abwehr gegen diese Verletzlichkeit. Eine solche Anspruchshaltung beinhaltet die Unfähigkeit zu trauern und zu akzeptieren, daß man nicht immer alles bekommen kann, was man will oder braucht. Sie beinhaltet weiterhin die Unfähigkeit, die grundsätzliche Ungerechtigkeit des Lebens hinzunehmen, in dem der in der Kindheit erlittene Mißbrauch nicht ungeschehen gemacht werden kann. Ein Überlebender zu sein bedeutet nicht, daß man zum Ausgleich dafür einen Freifahrschein bekommt. Ein Patient vertrat einmal nachdrücklich die Auffassung: »Ich habe genug gelitten, ich sollte nicht mehr arbeiten müssen. Ich habe ein Recht darauf, mich jetzt zu entspannen und zu tun, was ich will.«

Das Gefühl von Patienten, einen Anspruch auf etwas zu haben, kann Therapeuten sehr belasten, weil sie dann ständig den Druck empfinden, ihren Patienten immer mehr zu geben. Solche Forderungen können sehr nachdrücklich vorgetragen werden, und wenn die damit verbundenen Bedürfnisse nicht erfüllt werden, kann es sein, daß der Therapeut mit der Wut des Patienten oder eines Anteils des Patienten über die erlittene Demütigung konfrontiert wird. Andere dissoziierte Anteile erheben ihre Ansprüche subtiler, indem sie ihre Überzeugung, ein Anrecht auf etwas zu haben, nicht auf der Ebene des Bewußtseins, sondern implizit zum Ausdruck bringen.

Der Therapeut sollte zunächst untersuchen, ob das Anspruchsgefühl Bestandteil einer größeren, die ganze Person betreffenden narzißtischen Verletzung ist oder ob es in einem oder mehreren Anteilen des Patienten gebunden ist. Handelt es sich eher um einen generellen Wesenszug des Patienten, sollte sich der Therapeut besser an den bewährten Verfahrensweisen für die Behandlung von Narzißmus orientieren und die Arbeit mit dissoziierten Anteilen dabei einbeziehen. Zum Verständnis und zur Behandlung von Narzißmus äußern sich Gabbard (1989), Jallema (2000), S. M. Johnson (1987), Kohut (1971/1976), Stark (2000, 2002), und Wurmser (1987/1990).

Widerstand bei dissoziierten Kind-Anteilen

Natürlich sind Interventionen, die sich auf Kind-Anteile beziehen, nicht immer wirksam. Es ist wichtig, dabei nach Widerstand unter Einschluß von Phobien (siehe Kapitel 11 und 12) Ausschau zu halten. Warum stören Kind-Anteile immer wieder das Alltagsleben oder warum bleiben sie in der Traumazeit gefangen? Was hält Kind-Anteile davon ab, erwachsen zu werden? Das kann viele Gründe haben, wobei in den meisten Fällen mangelnde Realisation und mißlungene Trauer eine Rolle spielen.

Zentrales Konzept

Es ist nützlich zu untersuchen, weshalb es Kind-Anteilen nicht gelungen ist, erwachsen zu werden. Verschiedene Nicht-Realisationen können diese Stagnation verursacht haben. Sobald der Therapeut und der Patient die Nicht-Realisationen anerkannt hat, können sie mit der Arbeit an der Auflösung derselben beginnen.

Kind-Anteile haben eigene Interessen an der Nicht-Realisation, weil sie dadurch meiden können, was war und was nicht möglich ist. Beispielsweise kann ein Anteil nicht erwachsen werden wollen, weil er als Erwachsener anerkennen müßte, daß sein Trauma stattgefunden hat, oder weil dies beinhaltet, daß er als Erwachsener für seine Entscheidungen selbst verantwortlich ist. Einige Anteile wollen vielleicht Kinder bleiben, um von anderen (einschließlich des Therapeuten) umsorgt zu werden. Manchmal weiß der erwachsene Anteil des Patienten nicht, wie er kindliche Bedürfnisse oder Spiel in das Erwachsenenleben integrieren kann. Erwachsene Anteile wollen sich mit dem, was Kind-Anteile bewahren, nicht immer auseinandersetzen, was bewirken kann, daß diese Anteile auf ihre Entwicklungsstufe fixiert werden. Einige Kind-Anteile hegen die Phantasie, daß sich ihre Eltern immer noch verändern können, so lange sie jung bleiben, und daß sie von ihnen geliebt werden.

Dissoziierte Anteile im Säuglings- und Kleinkindalter

Es kommt nicht selten vor, daß Patienten berichten, bei ihnen gebe es dissoziierte Anteile im Säuglingsalter. Oft ist für Aktivitäten dieser Anteile Verhalten charakteristisch, das Menschen in einem sehr frühen Alter entwickeln, beispielsweise Daumenlutschen, Schaukel- und Wiegebewegungen und Bettnässen. Der Therapeut kann dem Patienten helfen, sich um diese Anteile zu kümmern und allmählich ihre Funktionen zu verstehen zu lernen. Da sie in der Regel nonverbal sind und das Trauma, das sie bewahren, präverbal ist, kann man ihre Probleme mit somatischer Arbeit oder EMDR auflösen und ihre Reintegration fördern.

Beispiel für einen dissoziierten Anteil im Säuglingsalter: Vicky

Vicky, eine Patientin mit einer DIS-Diagnose, berichtete über chronische Albträume und Episoden von Bettnässen, derentwegen sie sich sehr geschämt hatte. Auf Empfehlung ihres Therapeuten suchte Vicky einen Arzt auf, der aber keine medizinische Ursache für das Bettnässen feststellen konnte. Daraufhin konnte der Therapeut mit Vicky zusammen das Vorliegen anderer Gründe erforschen. Ein junger Kind-Anteil, den

Vicky »Reggie« nannte, erklärte, »im inneren Abfallbehälter« liege ein Baby. Dem Baby sei es kalt, es sei hungrig, naß und vernachlässigt worden. Durch Imaginationsarbeit half der Therapeut Reggie und Vicky, das Baby zu retten und für es zu sorgen, und er war angenehm überrascht, als der Säugling sich nach einigen Wochen weiterentwickelte. Vicky sagte: »Ich glaube, das ist der Anteil von mir, der als Baby so stark vernachlässigt worden ist. Man hat mich im Gitterbettchen allein gelassen. Ich bin so traurig über dieses Baby und über mich.« Nach dieser Realisation näßte Vicky nie mehr das Bett.

Zusammenfassung

Kind-Anteile werden gewöhnlich durch defensive Handlungssysteme organisiert, doch einige spielen bei Funktionen im Alltagsleben eine Rolle. Therapeuten sollten Kind-Anteile nicht wie reale Kinder behandeln, sondern wie einen der vielen Aspekte erwachsener Patienten. Der Patient als ganze Person muß dazu gebracht werden, diese Anteile zu akzeptieren und sich um sie zu kümmern, damit der Therapeut ihnen gegenüber nicht die Versorgerrolle übernimmt. Kind-Anteile können von vielen inneren Konflikten geplagt werden, und häufig leugnen diese Anteile ihre Sehnsucht nach fürsorglicher Betreuung und Liebe und bewahren traumatische Erinnerungen. Solche Konflikte sollten gründlich aufgelöst werden, damit die Kind-Anteile in der Persönlichkeit des Patienten immer weniger Bedürftigkeit zum Ausdruck zu bringen brauchen.

Weitere Erkundungen

14.1 Fällt es Ihnen besonders schwer, gegenüber Kind-Anteilen zuvor festgelegte Grenzen durchzusetzen? Warum oder warum nicht?

14.2 Tendieren Sie dazu, mit Kind-Anteilen mehr zu arbeiten als mit erwachsenen Anteilen? Oder begünstigen Sie Kind-Anteile generell?

14.3 Halten Sie eine eingeschränkte Form von Nachbeeltern bei der Arbeit mit Kind-Anteilen für nützlich, weil der Patient als ganze Person in seiner Kindheit so viel hat entbehren müssen? Diskutieren Sie über das Für und Wider dieser Auffassung mit Kollegen.

14.4 Können Sie innere Konflikte bezüglich der Kind-Anteile eines Patienten erkennen und mit Anteilen arbeiten, die Kind-Anteile hassen, bestrafen oder vermeiden?

14.5 Aktiviert die Arbeit mit Kind-Anteilen Ihr Fürsorgesystem? Wie könnten Sie mit dieser Neigung umgehen, ohne auszuagieren?

15 Integrative Ansätze des Umgangs mit Scham

Scham wird als innere Qual empfunden, als Krankheit der Seele.

— Sylvan Tomkins (1963, S. 118)

Vom Anfang bis zum Ende unserer therapeutischen Beziehung zu chronisch schamgeplagten Klienten müssen wir von emotionalem Selbst zu emotionalem Selbst für sie da sein.

— Patricia DeYoung (2015, S. 78)

Joanne ist anderen Menschen gegenüber freundlich und mitfühlend und verhält sich in Beziehungen sehr fürsorglich. Sie ist oft besorgt, ob ihre Therapeutin sich wohlfühlt oder müde ist. Einmal kam die Therapeutin sehr spät zu einer Sitzung, und Joanne erklärte ihr, dies sei für sie überhaupt kein Problem, weil sie sicher sei, daß die Therapeutin sich um einen anderen Patienten habe kümmern müssen, der sie noch wesentlich dringender gebraucht habe als sie selbst. Doch Joanne saß während des ganzen Gesprächs sehr zusammengesunken da, stellte keinen Blickkontakt her und lächelte ununterbrochen. Dean, ein anderer Patient, war alles andere als freundlich. Nach Berichten der Menschen aus seiner Umgebung war er egoistisch und reizbar und sagte oft Dinge wie: »Man muß sich nehmen, was einem zusteht, weil andere Menschen es einem nicht freiwillig geben.« Seine Haltung wirkte sehr angespannt, er lehnte sich oft vor und deutete aggressiv mit seinem Finger auf andere, um seinem Anliegen Nachdruck zu verleihen. Jody litt unter starker sozialer Angst. Immer wenn er aus dem Haus ging, war er überzeugt, daß die Menschen, denen er begegnete, über ihn redeten und ihn auslachten. Andere Anzeichen für Paranoia oder eine Psychose waren bei ihm nicht zu erkennen. Sein Blick war ständig finster, er wirkte angespannt und schaute unablässig um sich. Bevor eine Tante ihn im Alter zwischen acht und zwölf Jahren sexuell mißbraucht hatte, war er sehr kontaktfreudig gewesen. Nun mied er andere Menschen wann immer möglich und verbrachte seine Zeit zu Hause mit Videospielen und Schlafen. Nell saß in den Therapiesitzungen meist still, in sich zusammengesunken und offensichtlich beklommen da. Sie stellte nie Blickkontakt zu ihrer Therapeutin her und konnte oft nicht in Worte fassen, was sie aktuell erlebte. Oft fühlte sie sich benebelt und verwirrt.

So unterschiedlich sich diese Patienten präsentierten, ihnen allen gemeinsam ist eine tiefreichende chronische Scham. Joanne verdeckte ihre Scham durch eine kontrollierend-fürsorgliche Strategie, indem sie sich vorspiegelte, andere seien bedürftiger als sie selbst. Ihre eigenen Bedürfnisse konnten nicht wichtig sein, denn Joanne empfand sie als sehr beschämend. Dean schämte sich, weil er das Gefühl hatte, nicht gut genug zu sein, und wehrte seine Scham ab, indem er andere angriff und dafür sorgte, daß er immer hatte, was er brauchte. Wie Joanne schämte auch Dean sich insgeheim seiner Bedürfnisse; deshalb versuchte er dafür zu sorgen, daß er nie das Gefühl hatte, etwas zu brauchen, das er nicht bekommen würde. Jody mied Menschen und sein eigenes inneres Erleben, um seiner Scham zu entgehen. Nell wurde von Scham gelähmt, wobei eine bösartige innere Stimme sie angriff und anbrüllte: »Niemand interessiert sich für dich! Du Miststück von einer Verliererin.«

In diesem Kapitel beschäftigen wir uns mit der Scham, nehmen uns einige Untersuchungen darüber vor und versuchen herauszufinden, wie wir Scham erkennen, verstehen und wirksam an ihrer Auflösung arbeiten können. Jede wichtige Publikation über komplexe Traumata und Dissoziation verweist auf das Problem der Scham. Es ist nahezu allgegenwärtig und tief in das Erleben unserer Patienten eingebettet. Es lauert unter vielen Symptomen und existiert oft selbst dann implizit, wenn nicht darüber gesprochen wird. Therapeuten unterschätzen häufig die Wirkung von Scham in der Psychotherapie (Nouri 2013). Als erstes müssen wir die Funktionen von Scham verstehen.

Scham verstehen

Es sollte uns keineswegs überraschen, daß Mißbrauchserlebnisse in der Kindheit die Entstehung von Scham begünstigen (Karan, Niesten, Frankenburg, Fitzmaurice & Zanarini 2014) und daß Scham infolge von Mißbrauchserlebnissen in der Kindheit psychopathologische Entwicklungen bei Erwachsenen (N. L. Talbot 1996) einschließlich Dissoziation (Andrews, Brewin, Rose & Kirk 2000) fördert. Bei dissoziierenden Patienten ist Scham nahezu allgegenwärtig (Dorahy, Gorgas, Hanna & Wiingaard 2015), und man nimmt an, daß sie Dissoziation sowohl hervorruft als auch aufrechterhält (DeYoung 2015; Irwin 1998; Kluft 2006; van der Hart et al. 2006/2008). Auch auf interpersonale Beziehungen (Dorahy 2010; Dorahy et al. 2013, 2015; Middleton, Seager, McGurrin, Williams & Chambers 2015) einschließlich der therapeutischen Allianz (Black, Curran & Dyer 2013; Dalenberg 2000) wirkt sich Scham negativ aus. Ebenso besteht zwischen Scham und PTBS eine Korrelation (Leskela, Dieperink & Thuras 2002), und sie wird mit mangelnder Bereitschaft zu einer PTBS-Behandlung in Verbindung gebracht (Bratton 2011). Ein wichtiges klinisches Merkmal der Scham ist, daß die Betroffenen sie vor anderen Menschen einschließlich ihrer Therapeuten verborgen halten und daß sie aufgrund ihrer Wesensart in Behandlungen oft sowohl vom Therapeuten als auch vom Patienten gemieden wird (DeYoung 2015; Hultberg 1988; G. Kaufman 1989; Kluft 2013/2014; Lewis 1992; Nathanson 1989; Nouri 2013; Wurmser 1987).

> *Zentrales Konzept*
>
> Scham ist ein wichtiges Signal für das Vorliegen einer Fehleinstimmung oder einer ernsteren Gefahr in unseren Beziehungen und erfüllt insofern wichtige Funktionen. Chronische Scham kann erst aufgelöst werden, wenn ihre Funktionen vollständig verstanden werden, und Patient und Therapeut müssen die tiefreichende Abgetrenntheit und Verborgenheit der Scham gemeinsam mitfühlend erleben.

Obwohl wir alle uns von der Scham dauerhaft distanzieren wollen, weil sie so dysphorisch wirkt, ist sie in Wahrheit eine der wichtigsten Emotionen und erfüllt wichtige Aufgaben (Nathanson 1992; Tomkins 1963). Deshalb wird sie immer ein fester Bestandteil dessen, was wir erleben, sein. Statt zu versuchen, die Scham zu beseitigen, sollten wir chronische Scham zu verringern trachten, ihr den Ort zuweisen, der ihr gebührt, und sie mitfühlend verstehen. Wir müssen lernen, Scham als einen gelegentlichen Bestandteil menschlichen Erlebens zu akzeptieren und sie dementsprechend zu regulieren. Als Signal erfüllt Scham wichtige Funktionen, die im folgenden beschrieben werden.

Die Physiologie der Scham

Ein Grund für die große Macht der Scham ist die mit ihr verbundene starke physiologische Aktivierung, die uns zwingt, den Bereich unseres Toleranzfensters zu verlassen. Einige Theoretiker sind der Auffassung, Scham rufe Hypoarousal (ein starkes Absinken des Erregungszustandes) hervor und werde durch das parasympathische Nervensystem vermittelt (Hill 2015; Nathanson 1989; Schore 2003), wohingegen andere Scham als klassische Ursache für Hyperarousal (Verstärkung der Erregung) ansehen und sie durch das sympathische Nervensystem vermittelt sehen (DeYoung 2015). Strukturen zur Abwehr von Scham, die Hyperarousal hervorrufen, von der Physiologie der Scham selbst zu unterscheiden, mag schwierig sein. Möglicherweise tritt zunächst Hyperarousal (was in Form von Erröten und einer Beschleunigung des Herzschlags zum Ausdruck kommt) auf, sehr schnell gefolgt von Hypoarousal. Die mit Scham verbundenen physischen Empfindungen ähneln häufig denjenigen der Zustände des Erstarrens, des Erschlaffens oder der Ohnmacht, und sie sind mit Kollabieren und Sich-Verbergen verbunden, also mit Zuständen, bei denen ebenfalls Hypoarousal vorliegt. Aufgrund von anekdotischen Berichten unserer Patienten nehmen wir an, daß Scham unter verschiedenen Voraussetzungen unterschiedlich empfunden wird. Abwehrmechanismen gegen Scham treten so plötzlich auf, daß es manchmal schwierig ist, die durch die Scham hervorgerufene physiologische Reaktion von physiologischen Defensivreaktionen zu unterscheiden. Doch unabhängig davon ist Scham zweifellos ein sehr belastendes Erlebnis, das die Kortisol- und ACTH-Spiegel steigen läßt – ein Indiz für eine Streßreaktion (Dickerson & Kemeny 2004).

In jedem Fall wird augenblicklich, wenn auch in unterschiedlichem Maße, das soziale Engagement deaktiviert. Wenn wir Scham empfinden, wollen wir verschwinden, uns verstecken, uns tarnen oder uns durch Reglosigkeit unsichtbar machen. Diese Impulse sind im allgemeinen mit Hypoarousal verbunden und gehen mit Senken des Kopfes, dem Abbruch des Blickkontakts und dem Zusammenkrümmen der Wirbelsäule einher. Wir können aber auch den Impuls verspüren, uns zu verteidigen, wegzulaufen oder anzugreifen, was alles mit Hyperarousal verbunden ist. In jedem Fall wollen wir, wenn wir Scham empfinden, weder gesehen noch erkannt werden. Scham vermag jede relationale Verbindung im Augenblick aufzulösen und läßt uns dann mit einem Gefühl emotionaler, kognitiver und physischer Desintegration zurück. Dieses Gefühl kann eine so dysphorische und entsetzliche Wirkung haben, daß wir fast jede verfügbare Strategie anwenden, um es zu vermeiden (DeYoung 2015). Wie kann ein so negatives Erlebnis eine uns allen angeborene Neigung sein?

Die hemmende Wirkung von Scham

Scham hat unter anderem die Funktion, andere Emotionen, Gedanken und Verhaltensweisen zu hemmen, insbesondere positive, und ähnelt insofern ein wenig einem Ausschalter. Ursprünglich wurde Scham einmal als genereller Hemmer von Interesse und Begeisterung angesehen (Tomkins 1963; Demos 1995). Schore (1991, 1994) hat später darauf hingewiesen, daß Scham einen schnellen Wechsel von einem positiven affektiven Hyperarousal zu einem energiebewahrenden, aber eher negativen affektiven Hypoarousal ermöglicht, das vom Patienten nicht reguliert werden kann.

Zentrales Konzept

> Scham hemmt positive Emotionen, insbesondere Interesse, Begeisterung und Freude im Kontext von Beziehungen. Sie kann auch Regungen hemmen, von denen der Patient annimmt, sie seien für andere Menschen inakzeptabel, beispielsweise Wut, das Bedürfnis nach der Nähe anderer Menschen sowie sexuelle Empfindungen und Begierden.

In der klinischen Praxis beobachten wir, daß Scham nicht nur Begeisterung und Freude bremst, sondern auch Emotionen, Gedanken, Empfindungen, Überzeugungen und

Verhaltensweisen hemmen kann, die von anderen nicht geteilt oder als für sie inakzeptabel wahrgenommen werden, beispielsweise Wut oder sexuelle Erregung. Ist Scham ein chronischer Zustand, wird sie mit der Phobie hinsichtlich inneren Erlebens verflochten. Emotionen, die auf beschämenden Erlebnissen beruhen, werden dann gehemmt oder in dissoziierten Anteilen isoliert, die in der Folge ebenfalls geleugnet werden, so wie es nun bezogen auf den Fall von Ted geschildert wird.

Beispiel für die hemmende Funktion von Scham: Ted

Ted, ein Freiberufler mit einer dissoziativen Störung, war 38 Jahre alt. Er war zur Therapie gekommen, weil er auf Hilfe hinsichtlich seiner Liebesbeziehungen hoffte. Obwohl er sich oft mit Frauen zum gemeinsamen Ausgehen verabredete, kam es nie zu einem zweiten Treffen mit ihnen. Vor jeder neuen Verabredung war er begeistert und voller Hoffnung. Traf er die Frau dann jedoch tatsächlich, empfand er akute Scham, konnte kaum sprechen, sein Körper war angespannt, und er zog sich in sich zurück und entfernte sich dadurch von der Frau. Ein Kind-Anteil von ihm wurde dann aktiviert und ließ Erlebnisse aus seiner Kindheit wiederaufleben. Ted hatte als Kind gelernt, Begeisterung und Verbundenheit nicht nur als inakzeptabel, sondern sogar als gefährlich anzusehen. Kam beispielsweise seine depressive und ständig wütende Mutter von der Arbeit nach Hause, und er lief ihr entgegen, um sie zu begrüßen, schubste sie ihn aus dem Weg und ging davon, ohne ihm auch nur die geringste Beachtung zu schenken. Brachte Ted auf irgendeine Weise Freude zum Ausdruck, brüllte sie, er solle still sein, und bedauerte es, Kinder in die Welt gesetzt zu haben. Seine Begeisterung im Umgang mit anderen Menschen war in seiner Kindheit auf Feindseligkeit und unverhohlene Ablehnung gestoßen. Deshalb lernte Teds Kind-Anteil, seine Begeisterung durch Scham zu hemmen. Diese wurde von Anspannung begleitet, die seine Bedürfnisse unterdrückte und ihn daran hinderte, seine Emotionen auszudrücken. Ted selbst schämte sich seines Kind-Anteils, dessen Bedürfnisse für ihn als ganze Person inakzeptabel waren. Er empfand außerdem Scham, weil er so war, wie er war, was jede Möglichkeit, Nähe zu erleben, für ihn stark einschränkte.

Scham als im Laufe der Evolution entstandene soziale Funktion

Daß Scham Hyperarousal hemmt, ist im Kontext von Beziehungen zu anderen Menschen sinnvoll. Einige Autoren nehmen an, daß Scham als Bestandteil einer Unterwerfungstendenz innerhalb des Klassifizierungs- oder Konkurrenzsystems entstanden sei, das uns hilft, uns im gesellschaftlichen Gefüge zurechtzufinden (Boehm 2012; Gilbert 1989). Wie allen Säugern ist auch uns Menschen die Neigung angeboren, gegenüber unserer Gruppe unsere Kompetenz unter Beweis zu stellen und uns darüber klar zu werden, welche Verhaltensweisen sozial inakzeptabel oder für andere unangenehm sein könnten.

Zentrales Konzept

Scham hilft uns, die Grenzen sozial akzeptablen Verhaltens zu verinnerlichen, so daß wir uns im Rahmen unserer Gruppe so bewegen können, daß es uns gelingt, ein optimales Verhältnis zwischen Nähe und Distanz zu erreichen. Insofern erfüllt Scham wichtige soziale Funktionen.

Scham kann uns auf Gefahren in sozialen Zusammenhängen aufmerksam machen und uns so helfen, Verhaltensweisen zu korrigieren, derentwegen andere Menschen uns zurückweisen könnten. Im zweiten Lebensjahr lassen Kinder Anzeichen für Scham in Reaktion auf Fehleinstimmung oder Mißbilligung erkennen (Schore 1991). Dies ist sehr wichtig für unser Überleben als soziale Wesen und für die Erfüllung unseres Bedürfnisses nach sozialer Sicherheit. Wir müssen in der Lage sein, bei anderen Menschen positive Erlebnisse hervorzurufen, um für sie attraktiv zu sein (Gilbert 1997). Scham signalisiert, daß wir nicht anziehend wirken und daß andere mit uns nicht zufrieden sind. Dies vermittelt uns ein Gefühl mangelnder Sicherheit, und Sicherheit ist für soziales Engagement und für Beziehungen unverzichtbar. Doch wenn wir Scham empfinden, liegt das nicht an unserem eigenen inadäquaten Verhalten, sondern es hemmt unsere Fähigkeit, mit anderen Menschen zusammen zu sein. Chronische Scham wirkt sich negativ auf die Fähigkeit aus, in Beziehungen zutreffend zwischen Sicherheit und Gefahr zu unterscheiden, was zu einem anhaltenden Gefühl von relationaler Gefahr und zur Aktivierung von Defensivstrukturen statt zu sozialem Engagement führt.

DeYoung (2015) weist darauf hin, daß ein kleines Kind lernt, was für seine Betreuungspersonen akzeptabel ist und was nicht, und daß es ein Selbstkonzept entwickelt, das auf »einem bestimmten Selbst [basiert], welches das Kind anderen Menschen zeigen will; einem guten Selbst, das definitionsgemäß mit bestimmten Arten von schlechtem Selbst nicht identisch ist« (S. 47). Kinder entwickeln bestimmte Bewältigungsstrategien für den Umgang mit chronischer Scham, in der Regel entweder übertrieben fürsorgliches Verhalten oder kontrollierend-strafendes Verhalten ihren Betreuern gegenüber (Lyons-Ruth & Jacobvitz 1999), was zu einem festen Bestandteil ihrer Bindungsmuster werden kann. Bei solchen Kindern entsteht ein schwerer innerer Konflikt bezüglich ihrer Bedürfnisse, deren Erfüllung für sie einerseits notwendig ist, worüber sie sich aber andererseits auch schämen. Diese schmerzenden Bedürfnisse sind ein unvermeidbarer Bestandteil ihres sich entwickelnden Selbstempfindens.

Einigen Klinikern ist aufgefallen, daß Scham nicht nur eine Reaktion auf interpersonale Traumata ist, sondern bei Kindern auch hervorgerufen werden kann, wenn bestimmte Eigenarten von ihnen für ihre nächsten Bezugspersonen im Rahmen einer relativ normalen Beziehung inakzeptabel sind oder von ihnen nicht anerkannt werden

(Bromberg 2011; Ogden & Fisher 2015). Somit haben wir alle mit einer gewissen Scham zu tun, die sich auf aus unserer Sicht inakzeptable Aspekte unserer selbst bezieht.

Scham wirkt regulierend auf die Extreme interpersonaler Distanz und Nähe (Herman 2011). Wir können sowohl Scham empfinden, wenn wir geächtet werden, als auch, wenn andere unsere persönlichen Grenzen verletzen. Wenn Patienten sich schämen, ziehen sie sich typischerweise zurück, sie kollabieren oder sie verhärten und entfernen sich; sie können aber auch beim Therapeuten Scham hervorrufen, um ihn dazu zu bringen, sich von ihnen zu entfernen.

Beispiel für die regulierende Rolle von Scham in Beziehungen: Sabine

Sabine: Ich verstehe es nicht, aber ich empfinde immer Scham, wenn Dana [eine Freundin der Patientin] mich umarmt oder sich mir gegenüber besonders herzlich verhält. Ich wende dann meinen Körper ab. Vielleicht weil ich diese Zuwendung nicht verdiene?

Therapeut: Glauben Sie, daß das so ist?

Sabine: Eigentlich nicht. Das ist nur so ein Gedanke. Ich akzeptiere allmählich, daß ich als Mensch ganz okay bin.

Therapeut: Hmm, ich frage mich, ob Ihre Scham Sie daran hindert, Dana zu nahe kommen zu lassen. Sie haben Dana als die gütigste und warmherzigste Person, die Sie kennen, beschrieben. Vielleicht ängstigt es Sie, sie nah an sich herankommen zu lassen, weil Sie fürchten, sich dadurch verletzbar zu machen.

Sabine: Das ist ganz bestimmt so! So sehr ich mir wünsche, ihr nahe zu sein, empfinde ich es trotzdem als nicht ungefährlich.

Therapeut: Dann versucht die Scham Ihnen vielleicht zu helfen, in Sicherheit zu bleiben, indem sie Ihren Wunsch neutralisiert, Dana nahe zu sein.

Sabine: So habe ich noch nicht darüber nachgedacht, aber so könnte es tatsächlich sein. Vielleicht kann ich beim nächsten Mal etwas anderes ausprobieren.

Scham als Emotion der Befangenheit

Scham ist eine Reaktion auf (reales oder empfundenes) Verlassenwerden, auf Zurückweisung oder auf Kritik und somit tief in das Bindungssystem und den Bindungsschrei eingebettet, insbesondere wenn Menschen ein relationales Trauma erlebt haben. Dies ist eine der Emotionen, die Befangenheit ausdrücken, ein affektbefrachtetes Urteil, das wir bezüglich der Frage, wer wir sind, fällen (Mitmansgruber, Beck, Höfer & Schüßler 2009; Tangney & Fischer 1995). Diese Selbstbeurteilung setzt ein, wenn das Kind ein explizites Selbstempfinden zu entwickeln beginnt – ein Gewahrsein von »ich« und »mein« und ein inneres Empfinden dessen, ob das Selbst in den Augen anderer Menschen akzeptabel ist.

Zentrales Konzept

Scham ist nicht nur ein Empfinden bezüglich dessen, was wir fühlen, Denken, spüren usw., sondern auch ein Urteil darüber, wer wir aus der Perspektive eines kritischen und zurückweisenden Anderen sind, und wird von uns selbst auf uns selbst gerichtet.

Scham ist eine Selbstsicht aus der Perspektive des uns zurückweisenden Anderen: Wenn wir uns schämen, sehen wir uns immer mit den Augen eines anderen Menschen. Chronische Scham erfordert nicht die reale Präsenz eines anderen Menschen, denn sie wird durch innere beschämende Repräsentationen anderer geschürt, die auf früheren Erlebnissen basieren kann und nicht unbedingt die aktuelle Realität spiegeln muß. Deshalb spüren Menschen ihre Scham ebenso stark, wenn sie allein sind, wie wenn sie sich in der Öffentlichkeit befinden.

Bei dissoziierenden Patienten sind bestimmte Anteile in Scham und Beschämung durch andere Anteile gefangen. Die Betroffenen hören oft innere Stimmen, die sie kritisieren und ihnen vorhalten, sie seien dumm oder häßlich oder völlige Versager, und die Patienten fürchten, daß andere Menschen dies merken könnten. Deshalb geben sie sich manchmal große Mühe, diese Stimmen vor ihrem Therapeuten zu verbergen. Chronisch von Scham geplagte Menschen glauben selbst, sie seien grundsätzlich unzulänglich, schlecht, ekelhaft oder böse. Sie verdammen nicht nur, was sie tun (oder was zu tun ihnen nicht gelingt), sondern auch, wie ihr Körper beschaffen ist (z. B. häßlich, zu fett, in einem bestimmten Körperbereich unproportioniert), was sie empfinden (z. B. Wut, Traurigkeit, sexuelle Erregung, Furcht) und wer sie sind. Letztlich mangelt es chronisch von Scham geplagten Patienten an Mitgefühl sich selbst und ihren dissoziierten Anteilen gegenüber, und sie halten es für unmöglich, daß auch nur irgend jemand sich um sie kümmern könnte. Andererseits sehnen sie sich danach, gesehen, gehört und akzeptiert zu werden.

Scham und animalische Defensivstrukturen im Falle von Traumata

Patienten empfinden häufig Scham, weil sie mißbraucht/mißhandelt worden sind und deshalb glauben, sie hätten das, was in ihrem Leben geschehen ist, entweder verhindern müssen oder es nicht anders verdient. Sie empfinden Scham, weil sie gekämpft haben, erstarrt sind, sich ergeben haben oder nichts von alldem getan haben, es aber hätten tun »sollen«. Sie empfinden also Scham wegen gehemmter oder ausgedrückter unwillkürlicher animalischer Defensivreaktionen (Nathanson 1989; Ogden et al. 2006/2010; Ogden & Fisher 2015).

Zentrales Konzept

Patienten empfinden häufig Scham, weil sie während eines erlebten relationalen Traumas etwas getan oder nicht getan haben, um zum Geschehen beizutragen oder es zu unterbinden. Sie schämen sich also ihrer animalischen Defensivstrukturen, die auf natürliche Weise aktiviert worden sind, beispielsweise Erstarren, Kampf oder Ohnmacht, obwohl sie keinen Einfluß darauf hatten.

Beispiel für Scham wegen der Aktivierung einer Defensivstruktur: Margo

Margo erstarrte häufig in Situationen, in denen geflirtet wurde oder irgendeine Art von sexuellen Avancen stattfand. Ihre Schultern waren dann angespannt, ihre Haltung wirkte bedrückt, und sie wurde sehr still. Genau so hatte sie sich verhalten, als ihre Tante sie im Alter zwischen 3 und 11 Jahren sexuell mißbraucht hatte. Margo empfand unvorstellbare Scham, weil sie sich so verschlossen hatte und sich während des Mißbrauchs nicht hatte bewegen können. Und sie hielt dies für einen Hinweis darauf, daß sie selbst den Mißbrauch gewollt hätte. Doch je stärker ihre Scham wegen ihrer automatischen Shutdown-Reaktion wurde, um so häufiger kam es in ihrem gegenwärtigen Leben dazu. Die Scham selbst war bei ihr zu einem Trigger für ihre Defensivhaltung des Kollabierens geworden. Margo und ihre Therapeutin entdeckten, daß ein junger Anteil erstarrt war und aktiviert wurde, wenn die Patientin mit einer in irgendeiner Form sexuell indizierten Situation konfrontiert wurde. Der Kind-Anteil schämte sich nicht, sondern fürchtete sich; Margo war diejenige, die sich wegen des Verhaltens ihres Kind-Anteils und wegen dessen Furcht schämte.

Verborgene Scham

Es liegt im Wesen der Scham begründet, daß sich die von ihr Betroffenen verbergen und sich vor der Exposition schützen, um sich nicht verletzbar zu machen. Leider steht dies zu den Zielen einer Therapie im Widerspruch, die ihrer Natur entsprechend auf relationale Verbundenheit und auf die Offenbarung des Verborgenen zielt. Das Sich-Verbergen kann ein bewußter Akt sein, aber in den meisten Fällen hat sich die Scham dem Gewahrsein der Patienten entzogen, weil es ihnen gelungen ist, sie so gründlich vor sich selbst zu verbergen, daß sie die Erinnerungen, in denen die Scham bewahrt wird, nicht mehr abrufen können. Erlebnisse, die chronische Scham hervorrufen, werden dissoziiert und sind dem Patienten dann nicht mehr zugänglich (siehe z. B. DeYoung 2015; Hill 2015; Kluft 2013/2014). Selbst wenn die Existenz dissoziierter Anteile einem Patienten bekannt ist, können diese Erlebnisse abgetrennt werden und deshalb nicht verfügbar sein. Der Therapeut muß extrem sorgfältig vorgehen, um Scham zu erkennen, denn nur dann ist es möglich, diese Erlebnisse aufzudecken und aufzulösen – andernfalls wirken sie weiterhin toxisch auf den Patienten.

Zentrales Konzept

Verborgenheit liegt im Wesen der Scham. Für den Therapeuten ist es nicht unbedingt offensichtlich, daß sich ein Patient schämt, und sogar der Patient selbst ist sich nicht immer darüber im klaren. Der Therapeut muß Geschick darin entwickeln, die verbalen und körpersprachlichen Ausdrucksformen der Scham zu erkennen, ihre kognitiven Korrelate und die auf Scham hindeutenden relationalen Brüche.

Wenn die Therapie Scham triggert

Scham kann durch scheinbar harmlose und alltägliche Vorfälle in der Therapie hervorgerufen werden. Kommt der Therapeut beispielsweise einige Minuten zu spät zur Sitzung oder ist er müde, empfindet der Patient manchmal nicht nur Wut, sondern er deutet das Zuspätkommen als Ausdruck dessen, daß er es nicht wert ist, Zeit und Aufmerksamkeit des Therapeuten zu genießen, und deshalb schämt er sich. Das grundlegende Bedürfnis des Patienten, vom Therapeuten Hilfe und Unterstützung zu erhalten, kann Scham hervorrufen. Dalenberg (2000) verweist in ihrer Untersuchung darauf, daß Patienten berichten, sie empfänden in einer Therapie am häufigsten Scham, weil sie sich vom Therapeuten abhängig fühlen. Abhängigkeit ordnet den Patienten dem Therapeuten unter, was ihn den Launen des Therapeuten ausliefert.

Einige Trigger, die in einer Therapie Scham hervorrufen können, sind:

- Sich vom Therapeuten zurückgewiesen oder kritisiert zu fühlen (was tatsächlich so sein oder nur so wahrgenommen werden kann).
- Die Antwort auf eine Frage nicht zu wissen oder nicht in der Lage zu sein, eine vom Therapeuten empfohlene Fertigkeit oder Aktivität in die Tat umzusetzen.
- Sich von einem müden oder unaufmerksamen Therapeuten verlassen oder vernachlässigt zu fühlen.
- Eine Fehleinstimmung zu erleben, unabhängig davon, ob sie tatsächlich vorliegt oder nur als eigene Wahrnehmung existiert.
- Unfähigkeit, Worte zu finden oder in einer Therapiesitzung zu sprechen; Unfähigkeit, klar zu denken.
- In einer Therapiesitzung Emotionen, Gedanken, Empfindungen und Phantasien zu haben, die der Patient für inakzeptabel hält oder von denen er annimmt, der Therapeut halte sie für inakzeptabel.

- Sich in Gegenwart des Therapeuten an ein beschämendes Erlebnis zu erinnern.
- Dem Therapeuten über ein beschämendes Erlebnis zu berichten.
- Einen Fehler zu machen oder zu glauben, man habe einen Fehler gemacht.
- Die Hilfe des Therapeuten zu benötigen (was implizieren kann, daß man als der Patient inkompetent oder unzulänglich ist, was Kritik oder Zurückweisung hervorrufen kann).
- Sich vom Therapeuten (implizit oder explizit) be- oder verurteilt zu fühlen oder negatives Feedback zu bekommen
- Sich mißachtet zu fühlen, wenn der Therapeut einem als dem Patienten einen Wunsch abschlägt, beispielsweise physischen Kontakt oder das Einplanen von zusätzlichen Sitzungen.
- Auf den Therapeuten warten zu müssen, weil dies Gefühle eigener Machtlosigkeit und der Zurückweisung hervorruft (beispielsweise wenn der Therapeut zu spät zur Sitzung kommt oder wenn er einen Telefonanruf des Patienten nicht umgehend erwidert).

Wenn Patienten einem Therapeuten erklären, sie »könnten« etwas nicht tun, und sich implizit deswegen schämen, fühlt sich der Therapeut häufig gedrängt, den Patienten durch Äußerungen wie »*Doch, das können Sie. Ich vertraue auf Ihre Fähigkeiten*« zu beruhigen. Auf emotionaler Ebene jedoch können solche Versicherungen ihr tief verwurzeltes Gefühl eigener Unzulänglichkeit und Ineffektivität unterminieren und sie mit diesen überwältigenden Gefühlen allein lassen. Statt dies zu riskieren, könnte der Therapeut weiter die Tatsachen untersuchen, indem er beispielsweise fragt: »*Wie haben Sie das, was Sie können, gelernt?*« Oder: »*Woher wissen Sie, daß Sie diese Dinge können?*« Oder: »*Ja, im Moment können Sie das nicht, weil Sie noch nicht gelernt haben, wie Sie es erreichen können. Wir werden daran arbeiten, damit Sie das Gefühl entwickeln, es zu können.*«

Der Therapeut sollte sich bemühen, die speziellen Schamreaktionen seines Patienten kennenzulernen und sie in der Therapiesitzung identifizieren zu können. Nutzen Patienten beispielsweise die charakteristischen Defensivmuster gegen Scham (siehe z. B. Nathanson 1992), können Therapeuten erkennen, daß sich etwas verändert hat. Sie können den Patienten dann fragen, ob sie etwas getan haben, um die Abgetrenntheit im Patienten zu evozieren (DeYoung 2015), und anschließend können sie offen und neugierig an das, was möglicherweise geschehen ist, herangehen. Anfangs sollten Therapeuten nicht zu direkt auf das Vorhandensein von Scham zu sprechen kommen, weil es den Patienten überfordern kann (Dorahy et al. 2015). Statt dessen können sie über Gefühle der Unverbundenheit, Demütigung, Verschlossenheit usw. sprechen.

Beispiel für Scham, die durch eine Therapie evoziert wird: Sherry

Sherry sprach mit ihrer Therapeutin über ihre Mutter und darüber, daß diese ihr nur selten ein Kompliment gemacht oder etwas Gutes über sie gesagt hatte. Während Sherry dies erzählte, hielt sie plötzlich inne und unterbrach den Blickkontakt. Sie sagte: »Ein Anteil von mir möchte Ihnen mitteilen, daß ich gestern einkaufen war.« Die Therapeutin hielt dies für einen Versuch, das Thema, über das sie zuvor gesprochen hatten, zu vermeiden, weshalb sie vorsichtig anregte, weiter über Sherrys Erlebnisse mit ihrer Mutter zu sprechen. Sherry schien sich daraufhin zu verschließen und verfiel in Schweigen. Sie senkte den Kopf und wurde sehr still. Die Therapeutin merkte, daß es zu irgendeiner Art von Bruch gekommen war. Sie sagte zu Sherry: »Es scheint etwas geschehen zu sein, das die Verbindung zwischen uns unterbrochen hat. Ich frage mich, ob ich etwas gesagt oder getan habe, das bei Ihnen das Gefühl hervorgerufen hat, Sie müßten die Verbindung zwischen uns unterbrechen.« Schließlich blickte Sherry empor und antwortete: »Die kleine Sherry ist aufgebracht, weil Sie nichts von ihrem Einkaufstrip hören wollen.«

Die Therapeutin erklärte nun, warum sie das Gespräch über das Einkaufen beendet hatte, aber dann beschlossen habe, die relationale Dynamik ein wenig weiterzuverfolgen. »Als ich sagte, wir müßten weiter über Ihre Mutter sprechen, fühlte sich dieser Anteil von Ihnen sehr zur Seite geschoben und nicht gehört, nicht wahr?« Sherry nickte bestätigend, und dabei liefen ihr Tränen über das Gesicht. Die Therapeutin fuhr fort: »Könnte der Anteil von Ihnen, der die kleine Sherry ist, zur Kenntnis nehmen, daß wir beide realisieren, daß sie sich zurückgesetzt fühlte? Hört sie, daß mir das sehr leid tut, weil mir klar geworden ist, daß ich etwas Wichtiges übersehen haben muß? Ich kann mir vorstellen, daß das für sie sehr schmerzhaft war.« Erneut nickte Sherry bestätigend und sagte dann mit leiser Stimme: »Und für mich auch.« Die Therapeutin antwortete: »Ja, auch für dich, kleine Sherry. Es muß schrecklich für dich sein, sich von mir nicht gesehen zu fühlen. Und wie schrecklich es für dich gewesen sein muß, als du dich von deiner Mutter nicht gesehen fühltest.« Sherry weinte noch mehr, und ihr Weinen ging dann in Schluchzen über. Die Therapeutin saß mit Sherry da und vermittelte ihr, daß sie angesichts des Schmerzes der Patientin präsent war. Schließlich schaute Sherry empor und sagte ruhig: »Sie haben es kapiert.« Sherrys Scham wurde durch die Wiederherstellung ihrer Verbindung zur Therapeutin allmählich geheilt. Diese konnte die Scham der Patientin nun anerkennen, ohne sie jemals ausdrücklich benannt zu haben.

Beim nächsten Mal konnten Sherry und ihre Therapeutin sich die vorige Sitzung noch einmal vergegenwärtigen, und Sherry konnte erklären, daß der Einkaufstrip im Geiste der kleinen Sherry tatsächlich etwas mit dem Gespräch über ihre Mutter zu tun hatte. Sherry hatte sich etwas Schönes zum Anziehen gekauft, und das war für sie ein wichtiger Schritt auf dem Weg zu einem gütigen Umgang mit sich selbst. Das hatte die kleine Sherry der Therapeutin mitteilen wollen, weil sie auf diesen Fortschritt sehr stolz war. Daß die Therapeutin Sherrys Stolz unwissentlich als unwichtig abgetan hatte, hatte bei Sherry Scham hervorgerufen. Es wäre vielleicht sinnvoller gewesen, Sherry zuerst um Hilfe zu bitten, um zu verstehen, welcher Zusammenhang zwischen dem Einkaufen und dem Gespräch über ihre Mutter bestand. Statt dessen hatte die Therapeutin vorschnell einen

Schluß gezogen, der bei der Patientin Scham erzeugt hatte. Glücklicherweise konnte die Therapeutin diesen Beziehungsbruch heilen, so daß Sherry und die kleine Sherry weiterhin mitfühlender miteinander umgehen und allmählich realisieren konnten, daß ihre Mutter unfähig war, gegenüber Sherry Fürsorge zum Ausdruck zu bringen. Man beachte, daß die Scham in diesem Fall nur durch die Arbeit am Erleben der therapeutischen Beziehung thematisiert wurde, also ohne sie direkt anzusprechen oder zu benennen.

Abwehr von Scham

Wir alle versuchen gelegentlich, uns gegen Scham abzuschotten. Werden solche Defensivreaktionen jedoch zu einem Dauerzustand, erzeugen sie Probleme. Nathansons Kompaß der Scham ist sehr nützlich, um zu verstehen, wie wir auf Scham reagieren (DeYoung 2015; Kluft 2006; Nathanson 1992, 1997). Er beschreibt vier Defensivskripte, die helfen, Scham zu ermeiden: sich selbst angreifen, andere angreifen, sich von anderen isolieren und innere Erlebnisse vermeiden. Diese Skripte waren in den zu Beginn dieses Kapitels beschriebenen Fällen im Spiel.

Jeder dissoziierte Anteil kann ein eigenes Verhältnis zur Scham haben. Ein Täter imitierender Anteil greift innerlich andere Anteile oder äußerlich andere Menschen an. Ein traumatisierter Kind-Anteil glaubt vielleicht, er selbst trage die Schuld daran, daß er sexuell mißbraucht worden sei, und greift sich deshalb selbst an. Einige Anteile meiden andere Menschen, indem sie sich stärker für ihre Arbeit engagieren oder einen abweisenden Bindungsstil entwickeln, um Scham zu vermeiden. Dissoziation beinhaltet das Fehlschlagen der Integration und kann deshalb zur Vermeidung von Scham genutzt werden. Alle Anteile eines Patienten vermeiden zumindest einige innere Erlebnisse, weil sie sich ihrer schämen. Für einen Therapeuten ist es nützlich, sich Klarheit darüber zu verschaffen, wie jeder einzelne Anteil eines Patienten mit Scham umgeht – ob er es vorzieht, sich selbst oder andere (einschließlich anderer Anteile) anzugreifen, ob er innere Erlebnisse meidet oder ob er sich von anderen (einschließlich anderer innerer Anteile) isoliert.

Zentrales Konzept

Wir verteidigen uns gegen Scham, indem wir eine der vier folgenden Strategien anwenden: (a) Wir greifen uns selbst an, weil wir uns schlecht, inkompetent oder unzulänglich fühlen; (b) wir greifen andere an, weil wir sie für schlecht, inkompetent oder unzulänglich halten; (c) wir vermeiden innere Erlebnisse, die bei uns Scham evozieren, oder wir vermeiden die Gefühle der Scham selbst; (d) wir meiden den Kontakt zu anderen, um beschämende Erlebnisse zu verhindern (Nathanson 1987). Der Therapeut muß diese Defensivreaktionen erkennen und daran arbeiten können.

Die Scham des Therapeuten

Wenn Therapeuten an der Scham arbeiten, befinden sie sich in einem Dilemma. Einerseits sollen sie Patienten helfen, mit ihrer Scham fertig zu werden – sie sollten also über entsprechende Kompetenz verfügen –, aber andererseits kann man fast generell davon ausgehen, daß sie sich zumindest zeitweise völlig unfähig fühlen, auf die Bedürfnisse von Patienten einzugehen, die so viele und so komplexe Schwierigkeiten haben. Es kann für Therapeuten ungeheuer schwierig sein, auf die Scham ihrer Patienten adäquat einzugehen. Außerdem können Patienten auf ihre Therapeuten projizieren, und Scham kann sehr wohl das Medium sein, in das Therapeuten und Patienten unwissentlich eintauchen, unsichtbar, aber erstickend.

Therapeuten reagieren persönlich auf die Defensivreaktionen, mit denen sich ihre Patienten gegen Scham zur Wehr setzen, und manchmal schämen sie sich dieser Reaktionen. Und schließlich kann ein Therapeut nicht ausreichend an seinen eigenen Schamgefühlen gearbeitet haben. Somit ist es unvermeidbar, daß Therapeuten irgendwann im Laufe der Behandlung eines komplexen Traumas Scham empfinden (Dalenberg 2000; DeYoung 2015). Wir müssen uns nach Kräften bemühen, unsere Scham anzuerkennen und an ihr zu arbeiten, und wir müssen an der Verbesserung unserer Bereitschaft und Fähigkeit, in Therapiesitzungen dazu zu stehen, arbeiten (DeYoung 2015).

Die Arbeit an der Scham

In dem Film *Good Will Hunting* (Bender & Van Sant 1997) nimmt sich Sean McGuire, ein unorthodoxer Therapeut, eines vermeintlich »leistungsschwachen«, respektlosen und hochintelligenten jungen Mannes, Will Hunting, an. Will leidet unter starker Scham und hat gegen sie eine massive Defensivhaltung entwickelt. In einer Szene konfrontiert der Therapeut Will mit seinen entsetzlichen Mißhandlungserlebnissen (ein Vorgehen, das hier ausdrücklich *nicht* als Intervention empfohlen wird!), was dieser bisher strikt vermieden hat. Sean wiederholt in dieser Situation immer wieder den Satz »Du kannst nichts dafür!«. Will reagiert darauf zunächst, indem er antwortet: »Ich weiß, ich weiß.« Aber Sean läßt sich nicht davon abbringen, den Satz unablässig zu wiederholen. Schließlich zieht sich Will zurück, als wollte er seine Emotionen vermeiden, doch McGuire fährt fort zu wiederholen: »Du kannst nichts dafür!« Ihm ist klar, daß Wills Bestätigung »Ich weiß« nur eine Äußerung auf der kognitiven Ebene ist und mit dem, was er tatsächlich glaubt, nichts zu tun hat. Nach einer Weile wird Will zuerst wütend und bricht dann in Tränen aus und akzeptiert zumindest, daß er für die Mißhandlungen, die er erlitten hatte, tatsächlich »nichts dafür kann«. Dies ist für ihn im Film ein wichtiger Wendepunkt, der ihm ermöglicht, sich wieder auf Beziehungen einzulassen.

Es wäre wunderbar, wenn man Scham so schnell und leicht auflösen könnte. Aber leider ist das nicht der Fall. Viele Therapeuten haben diesem kognitiven Ansatz entsprechend ihre Patienten zu überzeugen versucht, daß das, was sie erlebt hatten, nicht von ihnen selbst verschuldet worden sei und daß sie deshalb keinen Anlaß hätten, sich zu schämen. Aber diese Methode ist nicht nur sehr ineffektiv, sondern läßt die Patienten mit ihrem Erleben von Scham außerdem völlig allein und ungesehen. Sie haben dann das Gefühl, es sei falsch, sich zu schämen, was ihr Gefühl eigener Inkompetenz und Unzulänglichkeit noch verstärkt. Außerdem kommt es bei Patienten, die Scham empfinden, zu einem kognitiven Slowdown oder Shutdown, weshalb kognitiv basierte Interventionen ihnen oft nicht helfen. Expositionsbasierte Behandlungen, die bei Angst oft nützlich sind, können, wenn es um Scham geht, die Situation noch weiter erschweren und verschlimmern, weil es in solchen Fällen sinnvoller ist, etwas indirekter (Dorahy et al. 2015) oder in fein dosierter Form (Kluft 2013/2014) vorzugehen. Dies hat wichtige Implikationen für Behandlungen.

Es gibt viele Ansatzpunkte für die psychotherapeutische Arbeit an der Scham, die auf der kognitiven, emotionalen, sensorischen, imaginativen oder relationalen Ebene liegen können. Einige dieser Ansätze werden im folgenden erläutert.

Allgemeine Prinzipien für die Arbeit an der Scham

Weil Scham eine so mächtige und stark isolierende Emotion ist, ist es sehr schwer, ihr gegenüber eine realistische Perspektive beizubehalten. Deshalb muß ein Therapeut eine in relationaler Hinsicht möglichst sichere Umgebung schaffen, bevor er in einer Therapie an der Scham arbeiten kann. In einem Augenblick, in dem sich Patienten beschämt, gedemütigt, verlegen oder verletzlich fühlen, kann ihre Verbindung zu sich selbst und zum Therapeuten zerbrechen. Deshalb muß der Therapeut sowohl die impliziten als auch die expliziten Anzeichen für Scham und andere Befangenheit hervorrufende Emotionen, die zu Beziehungsbrüchen führen, sehr gut erkennen können.

Scham erkennen

Klassische Anzeichen für Scham sind der zu Boden gerichtete Blick und das Abbrechen des Blickkontakts, das Senken oder Abwenden des Kopfes, die vorgebeugte Haltung und andere Aktivitäten, die den eigenen Körper kleiner erscheinen lassen und dadurch unsichtbarer machen sollen, das Bedecken der Augen oder des Gesichts mit den Händen, das Erröten, ein starrer oder schlaffer Muskeltonus und eine entsprechende Haltung, eine Verlangsamung der Sprechweise und Übelkeit. Einige berichten über das Gefühl, Eis oder Eiswasser in den Venen zu haben, was eine Empfindung der Kälte oder des Gefrierens hervorruft. Andere beschreiben Gefühle des Sinkens oder Zuckungen im Bauchbereich, manchmal verbunden mit Furcht oder starker Angst. Wieder andere berichten über Depersonalisierungserlebnisse in Kombination mit einem Tunnelblick oder dem Gefühl, den eigenen Körper verlassen zu haben. Bei alldem können die betroffenen Patienten den Eindruck von Hypo- oder Hyperarousal erwecken. Manchmal initiieren sie plötzlich eine der Defensivstrategien gegen Scham, indem sie sich selbst oder andere Menschen einschließlich ihres Therapeuten angreifen, indem sie sich zurückziehen oder indem sie innere Erlebnisse generell meiden. Glaubt ein Therapeut, in einer Sitzung sei Scham evoziert worden, sollte er sofort dem entstandenen Beziehungsbruch Aufmerksamkeit schenken.

Wird Scham evoziert, sollten alle Aktivitäten verlangsamt werden

Wenn Patienten sich schämen, befinden sie sich in einem Zustand gesteigerter Sensibilität, und bei ihnen besteht ein mehr oder weniger starker kognitiver Shutdown. Um ihnen in dieser Situation wirklich beistehen zu können, muß der Therapeut seine sämtlichen Aktivitäten verlangsamen. Er sollte langsamer sprechen und jeweils nur wenige wohlüberlegte Sätze in Folge äußern. Stellt er Fragen, sollte er darauf achten, daß diese nicht zu »offen« sind und daß der Patient zu einem Zeitpunkt, zu dem es ihm vermutlich schwerfällt, viel zu sprechen und klar zu denken, nicht allzuviel zu sagen braucht. Zunächst geht es darum, dem Patienten zu helfen, in den Bereich seines Toleranzfensters zurückzukehren und die Interaktion auf dieses Fenster zu konzentrieren, statt die Scham zu hyperaktivieren oder zu ignorieren, während es dem Patienten und dem Therapeuten ermöglicht wird, das Geschehen gemeinsam zu verfolgen.

Zentrales Konzept

Scham ruft einen kognitiven Shutdown hervor. Der Therapeut sollte das Tempo seiner Aktivitäten dabei generell verringern, indem er langsamer und einfacher spricht, Pausen einlegt, die Reaktionen des Patienten sorgsam verfolgt, seine eigenen Aktivitäten darauf abstimmt und sich um respektvolles Pacing bemüht.

Scham mit früheren Erlebnissen in Verbindung bringen

Sind Patienten dazu bereit und in der Lage, kann der Therapeut ihre aktuelle Scham vorsichtig mit früheren Erlebnissen in Verbindung bringen. Ist ein Patient dazu noch nicht bereit, kann der Therapeut ihn fragen, ob ihm das Gefühl der Scham vertraut ist, was einer sanfteren Vorgehensweise entspricht. Erinnerungen an Scham verursachende Ereignisse direkt zu evozieren ist erst dann von Nutzen, wenn der Patient es ertragen kann und sowohl er als auch der Therapeut darauf vorbereitet ist. Scham verursachende Erinnerungen werden genauso erlebt wie andere traumatische Erinnerungen (Matos & Pinto-Gouveia 2010; Pinto-Gouveia & Matos 2011), und sie verfrüht zu evozieren kann Patienten überfordern. Doch wenn der Patient etwas empfindet, das ihm aus der Vergangenheit vertraut ist, hilft ihm das, sich zu erden und die Scham aus einem gewissen Abstand zu sehen, statt als tief in das Erlebnis eingebettet. »Ich spüre etwas, das mir aus der Vergangenheit vertraut ist« ist etwas völlig anderes als »Ich bin ein entsetzlicher Mensch und nicht liebenswert.«

Zentrales Konzept

Scham wird wie eine traumatische Erinnerung erlebt, verbunden mit Intrusionen, Vermeiden und Arousal (Matos & Pinto-Gouveia 2010). Deshalb sollte man als Therapeut Scham niemals ohne sorgsame Vorbereitung und nötigenfalls mit adäquater Titration evozieren.

Arbeit an der Scham dissoziierter Anteile

Scham ist ein wichtiger Grund dafür, daß Anteile fortfahren, einander phobisch zu vermeiden. Somit verhindert sie die innere Kommunikation, die Kooperation und letztlich die Integration zwischen Anteilen. Der Therapeut sollte sorgsam untersuchen, wie Scham die Anteile voneinander getrennt hält. Beispielsweise schämte sich ein Mann mit einem Kind-Anteil, der nachts weinte, weil er mit Tränen aufwachte. Er empfand dies als unmännlich und war auf den Kind-Anteil wütend. Zur Bekämpfung der Scham nutzte er die Methode »Andere angreifen«. In der Therapie brauchte er sehr lange, bis er auch nur anfing, diesen Kind-Anteil zu tolerieren.

Scham ist eine Dynamik, die dysfunktionale Interaktionen zwischen dissoziierten Anteilen fortbestehen läßt. Fast immer gibt es beschämende und beschämte Anteile, die unter der dissoziativen Oberfläche interagieren und so eine starke Dysphorie kreieren. DeYoung (2015) hat darauf hingewiesen, daß dies bei Patienten ständig geschieht. Unterbrechen Sie diesen Teufelskreis, indem Sie Ihren Patienten helfen, ihre Neugier auf ihre Anteile und deren Interaktionsweise zu richten, und indem Sie sie (oder Anteile von ihnen) auffordern, zu lernen, beschämte und beschämende Anteile zu akzeptieren und mit ihnen zu arbeiten. Beschämende Anteile sind häufig feindselig und insbesondere Täter imitierende Anteile. Kapitel 17 thematisiert die Arbeit mit solchen Anteilen.

Mit-Sein und Scham: Eine relationale Sicht

Scham löst sich auf, wenn sie dem Mitgefühl und der Sicherheit relationaler Verbundenheit ausgesetzt wird, während die Patienten Einstimmung, Akzeptiertwerden und Mitgefühl gegenüber den dunkelsten und am hartnäckigsten geleugneten eigenen Anteilen empfinden (B. Brown 2009, 2012, 2015; DeYoung 2015). Zuallererst muß ein Therapeut bereit sein, gemeinsam mit seinen Patienten vollständig in die dunkle Welt der Scham einzutreten, sich anzuhören, wie es für sie ist, sich so zu schämen (ohne ihnen die Scham ausreden zu wollen) und ihnen gegenüber Mitgefühl und Empathie zu empfinden. Scham läßt sich nicht durch Worte verbannen, sondern sie muß eingeladen werden, Teil unseres eigenen menschlichen Erlebens und des Erlebens unserer Patienten zu sein. Wir müssen unseren Patienten und ihrem Erleben von Scham gegenüber Mit-Sein praktizieren und die Scham akzeptieren, was eine ungeheure Herausforderung ist (DeYoung 2015). Doch ein zutiefst beschämter Patient kann die Verbundenheit im gegenwärtigen Augenblick nicht ertragen. Man beachte, daß Scham nicht immer ausdrücklich als solche benannt werden muß, wie die Beispiele in diesem Kapitel zeigen.

Zentrales Konzept

Eine direkte Verbindung zu einem Patienten mit starker Scham kann diesen überfordern, und das Beharren auf Blickkontakt kann ihn in dieser Situation noch stärker in den Rückzug treiben. Anfängliche relationale Interventionen können indirekter wirken, beispielsweise in Form von Empathie gegenüber den Auswirkungen von Scham oder der Erforschung des Umgangs des Patienten mit Scham, statt des Fokussierens auf die Emotion selbst.

Während leichte Scham auf direkte relationale Interventionen anspricht, erfordert tiefer reichende Scham manchmal umsichtigere und indirektere Vorgehensweisen. Der Therapeut muß das Maß an Nähe und Distanz, das der Patient im betreffenden Augenblick ertragen kann, herausfinden und sein Vorgehen entsprechend optimieren. Beispielsweise ist es manchmal viel zu schmerzhaft, einen Patienten im Zustand akuter Scham zu bitten, zum Therapeuten in Blickkontakt zu treten, weil es Defensivmuster aktiviert, statt soziales Engagement hervorzurufen.

Der Therapeut kann seine Patienten auffordern, mehr zu berichten über den Konflikt zwischen dem Bedürfnis, im Verborgenen zu bleiben und sich zu isolieren, und der Sehnsucht danach, sich verbunden zu fühlen und akzeptiert zu werden. Empathie bezüglich der unvorstellbaren Einsamkeit und dem durch die Scham erzeugten Schmerz zu empfinden, kann nützlich sein, weil sie auf die Resultate der Scham statt auf die Scham selbst fokussiert, die Emotion aber gleichzeitig vollständig anerkennt.

Psychoedukation

Psychoedukation kann helfen, einen kognitiven Rahmen zu schaffen, der verständlich macht, warum Patienten Scham empfinden und welche Verhaltensweisen oder Gefühle sie für inakzeptabel halten könnten. Allerdings kommt es bei alldem auf die Wahl des richtigen Zeitpunktes (auf das Timing) an. Zu Beginn der Therapie führen manche

Therapeuten eine umfassende Einführung in Wesen und Funktionen von Emotionen durch und erklären, warum relationale Traumata so starke Scham hervorrufen. Das Erleben von Scham als normalen Bestandteil des menschlichen Lebens hinzustellen ist sehr wichtig, weil sich viele Patienten ihrer Scham schämen. Der Therapeut kann seine Patienten darauf hinweisen, daß bei ihnen im Laufe der Therapie Scham aufkommen könnte und daß sie, wenn dies passiert, wissen sollten, daß dies normal und zu erwarten ist – etwas, das zu bewältigen der Therapeut ihnen helfen kann. Zur Bekräftigung kann der Therapeut eine Anekdote (eine tatsächliche oder eine erfundene Begebenheit) über jemanden erzählen, der von Scham geplagt wurde, und gleichzeitig die nonverbale Reaktion des Patienten auf die Erzählung verfolgen und seine Intervention entsprechend abstimmen. Viele Patienten empfinden ein wenig Erleichterung, wenn ihnen klar wird, daß auch andere und nicht zuletzt ihr Therapeut den Umgang mit Scham als schwierig empfinden. Manche Patienten haben wahrscheinlich noch nie auch nur darüber nachgedacht, daß sie Scham empfinden, weil sie diese Empfindung anders benannt haben oder weil es sich dabei nur um einen Teil eines ganzen Spektrums dysphorischer Empfindungen handelt.

Manchmal hilft es Patienten auch, wenn sie erfahren, daß animalische Defensivreaktionen nicht der eigenen Entscheidung unterliegen, sondern automatisch initiierte Reaktionen auf Gefahr sind und daß sexuelle Erregung normal ist, wenn der Körper stimuliert wird, unabhängig davon, ob sich die betroffene Person diesen Erregungszustand wünscht oder nicht. Patienten sollten auch darüber informiert werden, daß Scham eine natürliche Reaktion auf Gefühle der Machtlosigkeit, Hilflosigkeit und Beeinträchtigung ist. Etwas später in einer solchen Therapie kann das Erklären des Schamkompasses (Nathanson 1992, 1997) Patienten helfen, ihre eigenen Reaktionen auf Scham zu erkennen und sie auch bei anderen Menschen zu entdecken. Und dies wiederum hilft ihnen, mehr Mitgefühl gegenüber dissoziierten Anteilen aufzubringen, die Defensivstrukturen mobilisieren, indem sie den Patienten beispielsweise innerlich angreifen oder indem sie seine Beziehung zum Therapeuten abqualifizieren.

Kognitive Ansätze

Kognitive Ansätze des Umgangs mit Scham zielen auf mit ihr verbundene spezifische Überzeugungen und Schemata. Dazu zählen Äußerungen wie »Ich bin wertlos, ich habe nichts Gutes verdient; wenn du mich wirklich kennen würdest, wärest du angeekelt; ich bin als schlechter Mensch geboren worden.« Nachdem sich der Therapeut Klarheit über das Vorliegen von Überzeugungen dieser Art verschafft hat, stehen ihm viele Möglichkeiten, daran zu arbeiten, offen. Alles-oder-nichts-Glaubenssätze und übertriebene Verallgemeinerungen zu hinterfragen ist der naheliegende erste Schritt. Allerdings empfinden Patienten dies oft nicht als besonders nützlich, weil das innere Empfinden einer solchen Überzeugung tief verwurzelt ist und als wahr empfunden wird. Nützlicher ist es manchmal, Patienten darin zu unterstützen, ihre eigenen Überzeugungen aus einem gewissen Abstand zu beobachten, was beinhaltet, daß sie diese als Überzeugungen beobachten, statt sie für Wahrheiten zu halten. Das innere Empfinden der Überzeugung im eigenen Körper kann ein Ansatzpunkt für die Auflösung des Problems sein. Unerwartete Fragen helfen Patienten manchmal, mehr Abstand zu gewinnen, sofern man den Zeitpunkt, zu dem man sie stellt, sorgfältig wählt, damit der Patient den Vorgang erträgt, und sofern sie respektvoll gestellt werden. Beispielsweise könnte ein Therapeut äußern: »*Sie haben mir gesagt, Sie hätten nichts Gutes verdient. Ich frage mich nur, wer entschieden hat, daß Sie nichts Gutes verdient haben. Gar nichts oder nur bestimmte Dinge? Was glauben Sie, wie darüber entschieden wird, was Sie Gutes bekommen oder nicht bekommen dürfen?*« Solche Fragen können den Patienten verwirren, und das ist der Beginn des Erlebens einer kognitiven Dissonanz. Wenn Patienten sich über ihre schambasierten starren Überzeugungen zu wundern beginnen, findet der Therapeut möglicherweise andere Ansatzpunkte für die Arbeit an der Scham, wie wir im folgenden erörtern werden.

Verschiedene kognitiv-behaviorale Ansätze der dritten Generation, die über die reinen Expositionstechniken hinausgehen, wurden zur Verringerung von Scham benutzt. Dies gilt für die Dialektisch-Behaviorale Therapie (DBT – Linehan 1993/1996, 2014/2016), die Funktional-Analytische Psychotherapie (FAP – Kohlenberg & Tsai 2012; Tsai & Kohlenberg 2009) und ACT (Hayes, Strosahl & Wilson 2011/2014). Wahrscheinlich sind das Mitgefühl und die akzeptierende Grundhaltung, die all diesen Ansätzen gemeinsam sind, die Faktoren, die den Patienten am meisten helfen, ihre Scham zu reduzieren (Luoma & Platt 2015). Natürlich sind diese Therapien nicht im strengen Sinne kognitiv, obwohl sie als kognitive Ansätze bezeichnet werden. Bei ihnen allen spielt Achtsamkeit eine Rolle, eine in sehr starkem Maße sensorische Aktivität, sowie Mitgefühl, das eher relationalen Charakter hat.

Dialektisch-Behaviorale Therapie

Einige Mühe wurde darauf verwandt, Patienten zu helfen, die DBT-Fertigkeit des Handelns entgegen dem ursprünglichen Handlungsimpuls *(opposite action)* zu nutzen, um mit Scham umzugehen (Rizvi & Linehan 2005). Ziel ist dabei, die Patienten dazu zu bringen, sich gegen die Scham weniger stark zur Wehr zu setzen, indem sie sich beispielsweise isolieren oder indem sie sich selbst oder andere Menschen angreifen. Die Patienten werden statt dessen dazu animiert, etwas zu tun, das ihrem ursprünglichen Handlungsimpuls entgegengesetzt ist. Sie können beispielsweise einem dissoziierten Anteil gegenüber Mitgefühl ausdrücken, auch wenn sie es gar nicht empfinden, einfach um auszuprobieren, wie es sich anfühlt. Sie können auch eine Verbindung zu einem anderen Menschen, dem sie vertrauen, oder zu einem anderen dissoziierten Anteil herzustellen versuchen, obwohl sie eigentlich eher jeden Kontakt dieser Art vermeiden wollen. Der Therapeut kann den Patienten dazu anleiten, zu erforschen, was geschieht, wenn er eine seinem ursprünglichen Handlungsimpuls entgegengesetzte Handlung ausführt oder darüber nachdenkt, dies zu tun, und ob dies seine Scham verringert oder nicht. So nützlich ein solches Vorgehen sein mag, so wichtig ist es, daß das Erleben der Scham dabei nicht herabgewürdigt wird. Während des gesamten Prozesses sollte man das innere Empfinden des Patienten im Blick behalten, damit die Strategie nicht entwertend auf das Erleben wirkt. Vorschläge für gegenteilige Handlungen sollten Therapeuten wie alle Interventionen mitfühlend und im Geiste neugierigen Ausprobierens anbieten, wobei der Therapeut dem Patienten empfiehlt, den Vorgang einfach zu erforschen, ohne zu beurteilen, was dabei geschieht.

Funktional-Analytische Psychotherapie

Die Funktional-Analytische Psychotherapie fokussiert auf das Verhalten des Patienten während der Therapiesitzung, insbesondere auf das, was in der therapeutischen Beziehung geschieht. Dabei werden die Vorläufer von Scham – das, was in Beziehung zum Therapeuten Scham hervorruft – genau untersucht, und die Patienten werden darin unterstützt, mitfühlende Verhaltensweisen zu entwickeln, die ihre Scham verringern (Koerner, Tsai & Simpson 2011).

Acceptance-and-Commitment-Therapie (ACT)

ACT reduziert nachweislich Scham (Luoma & Platt 2015), indem sie die Bedeutung des Selbstmitgefühls und der *Defusion* hervorhebt, was beinhaltet, daß man das eigene Erleben ohne jedes Urteil und begleitet von reflektierendem Denken beobachtet. Auch das *Selbst als Kontext* spielt dabei eine wichtige Rolle. Damit ist das *beobachtende Selbst* gemeint, das vom Beobachteten getrennt ist. Beobachtet ein Patient beispielsweise seine Emotionen, kann er registrieren, daß er seine Gefühle beobachtet, statt seine Gefühle zu »sein«.

Selbst-als-Kontext-Interventionen beinhalten achtsame Beobachtungen, welche die adaptiven und mitfühlenden Arten, zu sich selbst (einschließlich dissoziativer Anteile) in Beziehung zu treten, vermehren und gleichzeitig ihre Beziehungen zu anderen oder zumindest zum Therapeuten verbessern. Außerdem hilft der Therapeut dem Patienten, auf relationale Werte zu fokussieren – auf das, was für den Patienten in Beziehungen wichtig ist. Zu diesen Werten können Sicherheit, fürsorgliche Zuwendung und Zuhören zählen. Die Patienten werden aufgefordert, diese Werte auf die Art, wie sie sich selbst behandeln und sich selbst sehen, zu beziehen (Luoma & Platt 2015).

Mitgefühlsfokussierte Therapie

Auch die Mitgefühlsfokussierte Therapie wird als KBT-Ansatz angesehen, ist aber im Grunde viel mehr als das. Zu ihren Quellen zählen außer der kognitiven Theorie auch die Sozial-, Entwicklungs- und Evolutionspsychologie, die buddhistische Psychologie und die Neurowissenschaften (Gilbert 2009). Bei diesem Ansatz hilft der Therapeut dem Patienten, in therapeutischen Interaktionen eine Atmosphäre der Sicherheit zu erleben, alles, was in der Therapie zutage tritt, zu tolerieren und sich dabei sicher zu fühlen und zu lernen, Selbstkritik durch Selbstmitgefühl zu ersetzen (Gilbert 2009, 2011). In diesem Zusammenhang arbeitet der Therapeut an der Scham, indem er konsistent Attribute von Mitgefühl zum Ausdruck bringt, darunter:

- die Motivation, sich um das Wohl des Patienten zu kümmern;
- Sympathie – daß ihn das Leiden und die Erlebnisse des Patienten emotional ansprechen;
- Empathie unter Einschluß des Mentalisierens – zu verstehen, was dem Verhalten und dem Leiden des Patienten zugrunde liegt;
- Toleranz gegenüber Leid – die Fähigkeit, die Erlebnisse des Patienten zu ertragen, statt sich ihnen zu entziehen;
- Sensibilität dem Leiden und den Bedürfnissen des Patienten gegenüber; und
- Nichturteilen über die Erlebnisse des Patienten, selbst wenn der Therapeut andere Präferenzen oder Perspektiven hat (Gilbert 2009, 2011).

Der Therapeut hilft seinen Patienten durch sein Beispiel und seine Erklärungen, sich diese Attribute sowie spezielle Mitgefühl fördernde Fertigkeiten zu eigen zu machen. Im folgenden sind einige mitgefühlsfokussierte Fertigkeiten für die Arbeit mit dissoziierenden Patienten aufgelistet und erläutert.

- ***Mitfühlende Aufmerksamkeit*** – Registrieren von Stärken und positiven Ressourcen
  - *»Nehmen Sie wahr, daß Ihr wütender Anteil Sie zu schützen versucht und daß es ihm deshalb so wichtig ist, für Ihre Sicherheit zu sorgen? Und ist Ihnen klar, daß sich dieser Anteil von Ihnen vielleicht gar nicht sicher fühlt, sondern sehr verängstigt ist?«*
  - *»Können Sie, während Sie zu diesem Kind-Anteil in Verbindung zu treten versuchen, sich ein wenig ermutigen und sich Mitgefühl gönnen, weil Ihnen dies so schwer fällt und weil es so starke Gefühle heraufbeschwört?«*
  - *»Können andere Anteile den Mut wahrnehmen, den Sie bei der Arbeit an Ihrer Scham aufbieten?«*
  - *»Spüren Sie, daß ich bei Ihnen bin und Sie ermutige und unterstütze, während Sie den Anteil von sich, der sich so sehr schämt, kennenzulernen versuchen?«*
- ***Mitfühlendes Denken*** – die Fähigkeit, ausgewogener zu denken, gemäßigt durch Güte und Mitgefühl, was bedeutet, daß Sie etwas Erlerntes wieder verlernen können.
  - *»Sie erklären mir, Sie seien schlecht. Das muß für Sie sehr schmerzhaft sein. Können Sie mir erklären, wie Sie herausgefunden haben, daß Sie so schlecht sind?«*

- ▹ *»Obwohl Sie diesen sexuellen Anteil wegen seiner Aktivitäten hassen, frage ich mich, ob Sie auch mitfühlend darüber nachdenken könnten, wie dieser Anteil erlernt haben könnte, auf diese Art zu anderen Menschen in Beziehung zu treten.«*

- ▸ ***Mitfühlendes Verhalten*** – Wärme, Mitgefühl und Freundlichkeit nutzen, um schwierige Aktivitäten in Angriff zu nehmen (z. B. sich mit einer schmerzhaften traumatischen Erinnerung auseinanderzusetzen oder ein Bewerbungsgespräch zu führen) oder sich mit positiven Erlebnissen beschäftigen, die Sicherheit und Mitgefühl fördern.
  - ▹ *»Während Sie darüber nachzudenken beginnen, wie Sie sich diesem erstarrten Anteil Ihrer selbst nähern könnten, der sich so verzweifelt und entsetzt fühlt, wollen wir gemeinsam einen Ort der Wärme, des Mitgefühls und des Respekts für Sie schaffen, einen Raum der Sicherheit und des Mutes. Können Sie den nächsten kleinen Schritt tun, indem Sie diesen Anteil einfach nur registrieren, während Sie einen solchen Raum mitfühlender Energie erleben?«*
  - ▹ *»Können Anteile von Ihnen sich um diesen erstarrten Anteil kümmern und ihm Mitgefühl entgegenbringen? Kann er die gütigen Absichten dieser Anteile spüren, ebenso wie Ihre und meine, so daß der erstarrte Anteil in Güte und Sicherheit baden kann?«*

- ▸ ***Mitfühlendes Empfinden*** – Erforschen der Empfindungen des Mitfühlens.
  - ▹ *»Wie ist es für Sie, jetzt innerlich mein Mitgefühl zu spüren?«*
  - ▹ *»Wenn Sie jetzt diesem Anteil gegenüber Mitgefühl empfinden, dann achten Sie darauf, wie sich das in Ihrem Körper anfühlt, was Sie in Ihren Muskeln und in Ihrer Haltung spüren.«*
  - ▹ *»Achten Sie jetzt, während Sie Mitgefühl bezüglich der Scham verspüren, die Sie in Ihrem ganzen Leben empfunden haben, wie hart das für Sie war, wie sehr es Sie isoliert hat. Achten Sie einfach auf Ihr Mitgefühl gegenüber Ihrem Leiden.«*

- ▸ ***Mitfühlendes Fühlen***
  - ▹ *»Können Sie sich selbst bei allem, was Sie erleben, Mitgefühl spüren lassen? Ihren Gedanken gegenüber? Allen körperlichen Regungen gegenüber? Allen Ihren Anteilen gegenüber? Allen Ihren Kämpfen gegenüber?«*
  - ▹ *»Können Sie Mitgefühl empfinden, wenn Sie an andere Anteile Ihrer selbst denken, obwohl Sie gleichzeitig verängstigt oder zögerlich sind? Es ist ungeheuer wichtig zu realisieren, daß jeder Anteil von Ihnen eine besondere Rolle bei der Sicherung Ihres Überlebens spielt!«*

Achten Sie darauf, daß diese Spielarten des Mitgefühls Emotionen und dissoziierte Anteile evozieren können, was zur Folge haben kann, daß sich der Patient überwältigt fühlt und seine Scham verstärkt wird. Sie können aber auch Bindungsbedürfnisse aktivieren, die der Patient noch nicht zu integrieren vermag; deshalb sollte man diese Vorgänge sorgfältig verfolgen und nötigenfalls entsprechende Anpassungen vornehmen.

Imaginative Ansätze

Mitgefühlsfokussierte Therapie nutzt als Ressource für den Patienten auch bildliche Vorstellungen einer mitfühlenden Gestalt. Die Patienten werden aufgefordert, dieser Gestalt alle Attribute zuzuschreiben, die für sie ideal sind, beispielsweise Mitgefühl, Weisheit, Stärke, Mut, Liebe, Verstehen und Weitsicht. Alle Anteile können eingeladen werden, daran teilzunehmen. Manchmal benötigen bestimmte dissoziierte Anteile eine eigene Idealgestalt. Diese braucht nicht unbedingt menschlich zu sein. Es gibt Patienten, die ein Tier, einen geistigen Führer, einen Engel, Gott, eine gute Fee, eine gute Zauberin oder ein Objekt wie einen Baum oder Stein bevorzugen. Was auch immer der Patient als mitfühlende, weise und hilfsbereite Instanz ansieht, sollte er nutzen. Je größer der Anteil des Patienten an diesen Bildern ist, sie also nicht vom Therapeuten stammen, der in seinem Übereifer besonders »kreativ« zu sein versucht, um so wirksamer sind sie. Kommt dem Patienten jedoch kein entsprechendes Bild in den Sinn, kann der Therapeut ihm Vorschläge machen. Die folgenden Fragen dienen dazu, Patienten zu unterstützen, die ihre Idealgestalt zu nutzen versuchen.

- *»Können Sie sich eine Idealgestalt vorstellen, die über alle Attribute von Mitgefühl, Sicherheit, Würde, Güte und Respekt verfügt? Wie stellen Sie sich das Aussehen solch einer Gestalt vor? Was könnte sie zu Ihnen sagen? Und was könnte sie zu anderen Anteilen von Ihnen sagen?«*
- *»Können Sie sich vorstellen, daß Ihre mitfühlende Idealgestalt zu dem verängstigten kleinen Kind in Ihnen Kontakt aufnimmt? Was könnte die Gestalt tun? Was würde sie sagen? Wie könnte sie dem kleinen Kind helfen?«*
- *»Und kann das kleine Kind in Ihnen diese Gestalt, die voller Mitgefühl, Sicherheit, Wärme und Sanftheit ist, wahrnehmen, diese Gestalt, die keine Absicht hegt, Schaden anzurichten?«*
- *»Können Sie sich eine mitfühlende Gestalt vorstellen, die bei Ihnen ist, während wir anfangen, uns mit Ihrer Scham zu befassen? Was würde diese Gestalt zu Ihnen sagen? Wie würde sie Sie ermutigen, Ihnen Unterstützung und Wärme, fürsorgliche Zuwendung und Mitgefühl bieten? Spüren Sie, daß all dies von Ihrer Idealgestalt ausgeht?«*

Man kann bildliche Vorstellungen auch anders nutzen. Das innere Empfinden von Scham kann mit einer bildlichen Vorstellung verbunden werden, um einem Patienten zu helfen, Erlebtes zu konkretisieren, von der Scham Abstand zu nehmen und neue Möglichkeiten zur Auflösung des Problems zu finden. Patienten können ihre Scham hinsichtlich ihrer Form, Größe, Farbe, Textur usw. beschreiben. Sie können zur Scham in einen Dialog treten und darauf achten, ob und wie sich die Scham verändert, während sie mit ihrer Aufmerksamkeit bei ihr bleiben.

Beispiel für die Arbeit mit Bildvorstellungen von Scham: Connie

Connie: Die Scham ist eine Mauer aus Eis. Sie hält mich umschlossen, von allen anderen Menschen getrennt. Sie ist kalt und glitschig. Ich kann auf sie steigen. Ich glaube, sie riecht schlecht, als wäre etwas Verfaultes in das Eis eingeschlossen. Schmerz, Zurückweisung, Hoffnungslosigkeit, all die schlechten Dinge, die ich getan habe, all das Böse, das ich bin. Schon allein die Vorstellung, geboren worden zu sein und Raum auszufüllen. Das alles ist im Eis eingeschlossen. Die Mauer ist so hoch, daß ich den Himmel nicht sehen kann, und so lang, daß ich ihr Ende nicht erkenne. Es ist unmöglich, sie zu umgehen, und man kann ihr nicht entkommen.

Therapeut: Hmm, kalt, glitschig, verfaulter Geruch. Bleiben wir noch einen Moment dabei. Ist es für Sie in Ordnung, es einfach zu registrieren und zu akzeptieren, daß es da ist?

Connie: Ich hasse es. Es hält mich davon ab zu leben. Es fühlt sich an, als würde ich zittern.

Therapeut: Ja, machen Sie weiter; zittern Sie, und verfolgen Sie, was geschieht. Im Moment sollten wir keine Urteile fällen und auf unser Mitgefühl fokussiert bleiben.

Connie: Es ist kalt, eine einsame Kälte, verstehen Sie? Als wäre man in der Kälte allein gelassen worden.

Therapeut: Völlig richtig, als wäre man in der Kälte gelassen worden und wäre entsetzlich allein. Ich bin völlig Ihrer Meinung. Achten Sie einfach auf das Zittern und die Mauer.

Connie: *(Umarmt sich selbst, als würde sie versuchen, sich aufzuwärmen.)* Ich wollte nur Liebe. Ich wollte nur in das Herz eines anderen Menschen aufgenommen werden. Ich habe mich so geschämt, weil niemand mich liebt.

Therapeut: Sie wollten nur aufgenommen werden. Diese Worte sind so stark: nur aufgenommen werden. Achten Sie darauf, wie Ihre Arme Sie umschlingen, während Sie das Gefühl haben, daß Sie nur aufgenommen werden wollen. Verfolgen Sie, was als nächstes passiert.

Connie: Ich fühle mich so traurig wegen des kleinen Mädchens, das ich einmal war. *(Sie schluchzt und schweigt eine Weile.)* Ich umarme sie jetzt einfach. *Ich* kann sie jetzt in *mein* Herz aufnehmen! *(Tränen und eine lange Pause.)* Ich fühle mich jetzt wärmer, als wäre eine Glut in mir.

Therapeut: Spüren Sie weiter die Glut, die Wärme, die entsteht, weil Sie sich aufnehmen, weil Sie aufgenommen werden und nicht mehr das Gefühl haben, in der Kälte stehen gelassen zu werden.

Connie: *(Lächelt)* Ja! Ich kann sie jetzt in mich aufnehmen!

Das ist eine freudige Äußerung, das, was Pierre Janet einen »Akt des Triumphs« (1925b) nannte, ein Akt der Vollendung und Integration, der von Stolz, Kompetenz und Mitgefühl geprägt ist.

Wenn nicht in dieser Sitzung, sollte der Therapeut in einer anderen das Bild der Mauer und ihrer Charakteristika wieder aufgreifen (glitschig, entsetzlich stinkend) und mit ihnen genauso arbeiten. Der schlechte Geruch deutet darauf hin, daß die *»dissmell«* genannte Emotion aktiv ist (Kluft 2007, 2013/2014; Tomkins 1963), die ebenso wie der Ekel in enger Beziehung zur Scham steht. Gemeint ist damit ein widerlicher Geruch, der auf relationaler Ebene in einer Äußerung wie *»Du stinkst!«* zum Ausdruck kommt. Ekel bezieht sich auf einen widerlichen Geschmack und kommt auf relationaler Ebene in Äußerungen wie *»Du bringst mich zum Kotzen!«* zum Ausdruck.

Einige Patienten, die mit Visualisationen generell Schwierigkeiten haben, können ihre Vorstellung nicht benutzen. Ihnen kann der Therapeut auf konkretere Weise helfen, beispielsweise indem er einen Patienten eine Figur zeichnen oder konstruieren oder eine Collage aus idealen Attributen zusammenstellen läßt, ihn ideale Eigenschaften aufschreiben und in einer Schachtel deponieren oder einen Stein oder ein anderes Übergangsobjekt benutzen läßt.

Somatische und nonverbale Ansätze

Weil Scham eine Empfindung des ganzen Körpers ist, die katastrophische Emotionen und Verbindungsunterbrechungen umfaßt, reichen kognitive Interventionen allein nur selten oder sogar nie aus. Arbeit am impliziten Prozeß sowohl in der therapeutischen Beziehung als auch auf somatischer Ebene kann sehr wirksam sein, weil sie das erreicht, was der Geist nicht begreifen kann oder will.

Arbeit am inneren Empfinden von Scham

Eine gute Möglichkeit, sich der Scham zu nähern, besteht darin, auf das körperliche innere Empfinden von Scham zu fokussieren. Man kann Patienten darin unterstützen, sich auf körperliche Empfindungen, ihre Haltung und ihre Bewegungen zu konzentrieren, statt auf die kognitive Bedeutung von Scham, die eine noch umfassendere Aktivierung nach sich ziehen kann. Da die physischen Komponenten selbst die Scham sowohl reflektieren als auch aufrechterhalten, »ziehen« diese somatischen Elemente einen Patienten in die Scham hinein. Wenn ein Patient diese somatischen Korrelate nicht bemerkt und verändert, wird die Scham leicht allgegenwärtig, was es sehr erschwert, auf sie einzugehen und sie aufzulösen.

Die somatischen Vorläufer von Scham zu identifizieren hilft Patienten, das Einsetzen des Gefühls der Scham zu erkennen, bevor es »die Führung übernimmt«. Sie können so lernen, somatisch zu intervenieren, indem sie eine alternative Handlung ausführen oder eine somatische Ressource installieren, welche die Auswirkungen der Scham mildert (P. Ogden, persönliche Mitteilung vom 15. Oktober 2015). Der Therapeut kann Patienten bitten, mit Scham assoziierte Empfindungen zu beschreiben, beispielsweise »Ich spüre in meinem Bauch Übelkeit. Mein Herz pocht sehr stark. Ich fühle mich wie in einem Tunnel, und es ist, als wäre ich weit weg.« Auch Bewegungstendenzen können erforscht werden, beispielsweise: »Ich möchte mich zusammenrollen. Ich will durch den Boden fallen. Ich will weglaufen und nie zurückkommen.« Die Patienten können dazu angeleitet werden, Bewegungen in Zeitlupe zu erforschen, wobei sie darauf achten sollen, wie die Mikro-Bewegungen ablaufen, statt zu versuchen, Bewegungen möglichst schnell zum Abschluß zu bringen (Ogden & Fisher 2015). Oft führt es zu einer Realisation oder offenbart eine Ressource, wenn man Bewegungen verlangsamt. Beispielsweise könnte eine Patientin realisieren, daß sie einen Täter wegstoßen wollte, was aber durch Herunterdrücken ihrer Arme verhindert wurde. Dann realisiert sie, daß sie den Täter tatsächlich hatte stoppen wollen, daß sie aber daran gehindert wurde. Zuvor hatte sie geglaubt, sie habe das, was der Täter ihr angetan hatte, tatsächlich gewollt oder sei schlicht zu passiv gewesen, um etwas an der Situation zu ändern.

Arbeit am inneren Empfinden von Mitgefühl, Stolz und Kompetenz als Ressourcen

Einige sind der Auffassung, gegen Scham wirkten Stolz und Kompetenz (Nathanson 1992, 1997), wohingegen andere davon überzeugt sind, daß Empathie und Mitgefühl diese Wirkung haben (B. Brown 2009, 2012, 2015; Gilbert 2009, 2011). Tatsächlich unterscheiden sich die beiden genannten Heilmittel nicht sehr voneinander, insofern Stolz und Kompetenz bei einem Kind in einer Atmosphäre mitfühlender Eingestimmtheit des Elternteils erwachen. Stolz und Kompetenz sind Gefühle, die nicht auf das beschränkt sind, was wir tun oder erreichen, sondern wir erleben sie, während wir uns mit den Augen eines mitfühlenden anderen als liebenswert wahrnehmen. Dies ist der paradoxe menschliche Zustand – wir versagen, sind verletzlich und haben keinerlei Einfluß und sind trotzdem liebenswerte und kompetente menschliche Wesen. Gegen Scham wirken also Mitgefühl, Selbstmitgefühl, Stolz und Kompetenz, die auf unserem Menschsein gründen – das Gefühl, akzeptabel und fähig zu sein.

Der Therapeut kann Patienten helfen, darauf zu fokussieren, daß sie sich früher einmal kompetent oder stolz auf ihr eigenes Verhalten gefühlt haben (beispielsweise darauf, daß sie gelernt haben, auf einem Fahrrad zu fahren, daß sie sich gut gefühlt haben, weil es ihnen gelungen war, eine zusätzliche emotionale Fertigkeit zu erlernen, oder weil sie in ihrem Beruf ein Projekt abgeschlossen hatten). Der Therapeut fordert den Patienten auf, sich auf das körperliche Empfinden von Stolz, Kompetenz oder Zweckdienlichkeit zu konzentrieren, wobei die positiven Gefühle und Empfindungen sowie die Haltung und die eigenen Bewegungen im Vordergrund stehen. Ein starkes Gefühl der Kompetenz sollte in einer Therapie aus relationalen Erlebnissen hervorgehen. Die Patienten können aufgefordert werden, beispielsweise auf das innere Empfinden zu fokussieren, sich in Gegenwart des Therapeuten wohler zu fühlen, darauf, über ein problematisches Thema sprechen zu können, oder darauf, einem dissoziierten Anteil gegenüber Mitgefühl und Verständnis aufzubringen. Therapeuten können Gefühle der Kompetenz und der Angemessenheit unterstützen, indem sie die physischen Indikatoren für dieselben im Auge behalten, beispielsweise ein leichtes Anheben des Kinns, einen tiefen Atemzug, eine aufrechtere Haltung oder Blickkontakt.

Der Therapeut begleitet den Patienten jedoch auch bei seinem Gefühl der Scham und Verletzlichkeit, und zwar so, daß er sich sicher und akzeptiert fühlt. Dies hilft Patienten bei ihren Bemühungen, mitfühlend die zahlreichen Mißerfolge und die allen Menschen gemeinsame Verletzlichkeit zu akzeptieren. Therapeuten spiegeln automatisch die physische Organisation ihrer Patienten (und umgekehrt), und wenn sie sich in einer kollabierten oder zusammengekrümmten Haltung wiederfinden, kann dies einem Patienten implizit signalisieren, daß ihn der Therapeut in seiner Scham begleitet, ohne daß Letzterer dies jemals ausdrücklich in Worte gefaßt hätte.

Eine der besonderen Herausforderungen bei dem Bemühen, Patienten zu helfen, diese positiven Situationen zu erleben, besteht darin, daß sie sich manchmal zu sehr fürchten oder schämen, um positive Empfindungen zulassen zu können. Möglicherweise glauben sie, ein Erlebnis von Kompetenz gehe nur einem erneuten Versagen voraus. Vielleicht spüren sie implizit, daß sie den Therapeuten verlieren könnten, wenn sie zu viele positive Situationen erleben. Solche Widerstände sind nachvollziehbar und können in einem mitfühlenden Geiste angesprochen werden (Empfehlungen hierzu in den Kapiteln 11 und 12).

Erforschen und Vollenden animalischer Defensivreaktionen

Es wurde bereits früher darauf hingewiesen, daß Patienten sich manchmal schämen, weil sie ihre animalischen Defensivstrukturen aktivieren oder weil sie dies nicht tun, aber glauben, sie hätten es tun sollen (Nathanson 1987; Ogden & Fisher 2015). Das Ausführen von Defensivhandlungen, abermals in extremer Zeitlupe, verbunden mit einem Gewahrsein dessen, »was geschieht«, kann dem Patienten ein Gefühl der Erleichterung und der Verfügbarkeit von Ressourcen vermitteln. Nehmen wir einmal an, ein Patient schämt sich, weil er vor einem Täter nicht geflohen ist. Diese Tendenz mußte gehemmt werden, weil der Täter den Patienten, als dieser noch ein Kind war, dafür bestraft hätte. Wenn man einen Patienten darin unterstützt, mit seinem Körper verlangsamte Laufbewegungen auszuführen, wobei er nur ganz leicht seine Beine bewegt, kann ihn das zu der Realisation führen, daß er nicht hätte weglaufen können, oder zur Erleichterung, weil ihm klar wird, daß er in der Gegenwart nötigenfalls weglaufen könnte. Es geht darum, die Patienten zu ermutigen, einfach darauf zu achten, was geschieht, ohne jedes Urteil und ohne Erwartungen (Ogden et al. 2006/2010; Ogden & Fisher 2015). Ist das innere Empfinden der eigenen Unfähigkeit, eine aktive Defensivreaktion auszuführen, eine starke Quelle von Scham, vermag die Ausführung dieser

Defensivhandlungen im gegenwärtigen Augenblick die Scham zu mildern, was daraus resultiert, daß ein Patient genau dazu in der Vergangenheit nicht in der Lage war.

EMDR

Möglichkeiten der Auflösung von Scham durch EMDR wurden von verschiedenen Klinikern beschrieben (z. B. Balcom, Call & Pearlman 2000; Gonzalez & Mosquera 2012; Knipe 2009a, 2014; Leeds 1998). Ein großer Vorteil von EMDR ist, daß diese Methode Patienten helfen kann, sich an Probleme heranzuwagen, die nonverbaler Art sind oder deren verbaler Ausdruck zu überwältigend wirken würde – sofern der Therapeut weiß, wie er es schafft, innerhalb des Toleranzfensters des Patienten zu arbeiten. EMDR vermag das Erleben von Scham bei manchen Patienten nachweislich zu verringern (Balcom, Call & Pearlman 2000). Leeds (1998) hat darauf hingewiesen, daß man die Ressourceninstallation für die direkte Annäherung an belastende Emotionen wie Scham nutzen kann. Zwar kann das EMDR-Standardprotokoll zu belastend wirken, wenn man es für die Arbeit an relational verursachter Scham nutzt, doch die Nutzung modifizierter Versionen dieses Protokolls ist durchaus zu empfehlen. Knipe (2009a) beispielsweise arbeitet an phobischem Vermeiden (Widerstand) bezüglich der Veränderung einer Überzeugung (z. B. »Ich bin bis in meinen innersten Kern hinein schlecht«) oder bezüglich des Empfindens von Scham, indem er fragt: *»Was ist gut daran oder wie hilft es Ihnen, zu … glauben, daß Sie schlecht sind, oder Scham zu vermeiden?«* Darauf folgt die bilaterale Stimulation. Anhand der Einheiten subjektiver Belastung (SUDS) kann man das Nachlassen der Intensität negativer Überzeugungen und das Erstarken positiver Überzeugungen verfolgen: *»Wie sehr glauben Sie, daß Sie bis in Ihren innersten Kern schlecht sind? Wie würden Sie dies auf einer Skala von 1 bis 10 einordnen? Wie sehr glauben Sie, daß Sie das, was geschehen ist, nicht selbst verschuldet haben?«* Auch hier wird die bilaterale Stimulation im Anschluß an die Äußerung angewandt.

Einige Autoren haben auch empfohlen, positive Emotionen und Erlebnisse anzuvisieren, weil sie manchmal mit phobischem Vermeiden oder mit wichtigen Realisationen verbunden sind (Gonzales & Mosquera 2012; Knipe 2009a, 2014). Beispielsweise kann man mit EMDR eine defensive Idealisierung eines Elternteils anvisieren, die bei einem Patienten das Gefühl der Scham aufrechterhält, der sich im Gegensatz zu seiner Idealisierung selbst als schlechtes Objekt ansieht.

Resilienz gegen Scham entwickeln

Bréne Brown (2009) entwickelte ein Curriculum, das es Menschen ermöglichen sollte, gegen Scham resilienter zu werden. Sie beschreibt vier Schritte hin zu dieser Resilienz. Diese sind sehr nützlich, wenn Therapeuten sie bei ihren Patienten regelmäßig anwenden. Tatsächlich müssen Therapeuten auch selbst Resilienz gegen Scham entwickeln.

1. Als ersten Schritt müssen wir unsere persönliche Verletzlichkeit akzeptieren, was das Erkennen von Scham-Triggern und Reaktionen auf Scham einschließt. Wir müssen uns vergegenwärtigen, und anerkennen, daß wir alle fehlbar und unvollkommen sind.
2. Als zweiten Schritt müssen wir Scham in den Kontext sozialer, kulturspezifischer oder religiöser Erwartungen stellen. Patienten können erkennen, wie durch bestimmte Erwartungen (z. B. schlank zu sein, Geld zu haben, den Anschein eines perfekten Lebens ohne Probleme zu erwecken oder sich als integriertes Individuum zu erleben) Scham entsteht und daß es keineswegs einfach nur vernünftig oder realistisch ist, ihnen ständig entsprechen zu wollen. Es kann nützlich sein, sich aus dem schrecklichen Gefühl der Scham zu lösen und zu realisieren, daß unsere Scham aus sozialem Druck resultiert und wir unsere Einstellungen solchen Erwartungen gegenüber verändern können.
3. Der dritte Schritt besteht darin, daß wir uns mit unserer eigenen Verletzlichkeit an andere wenden und mitfühlend die Verletzlichkeit anderer akzeptieren. So lernen wir, daß wir nicht allein sind und daß das Mitgefühl anderer unsere Scham zu lindern vermag. Therapeuten müssen bereit sein, ihren Patienten einzugestehen, daß auch sie manchmal Scham und ihre eigene Verletzlichkeit spüren.
4. Als letzten Schritt müssen wir *über Scham sprechen* – wir müssen lernen, mit anderen Menschen, denen wir vertrauen, offen über Scham zu reden, wobei wir sie von Schuldgefühlen, Verlegenheit und Demütigungen unterscheiden und sie von anderen Emotionen wie Wut oder Furcht getrennt halten müssen.

Diese Möglichkeiten des Umgangs mit Scham können einen relationalen Kontext kreieren, der die unnötige Aktivierung von Scham verhindert. Alle Anteile des Patienten können mit Hilfe dieser Methode ermutigt werden, die genannten Schritte innerlich miteinander und mit dem Therapeuten zu vollziehen. Der Patient als ganze Person kann mit Hilfe dieser Ansätze bezogen auf Menschen aus seinem Lebensumfeld kleine Experimente durchführen, wenn die Situation dafür sicher genug ist.

Weitere Erkundungen

15.1 Beschreiben Sie, was für Sie bei der Arbeit mit stark von Scham geplagten Patienten am schwierigsten ist.

15.2 Beschreiben Sie eine Situation in einer Therapie, in der Sie, der Therapeut, Scham empfunden haben. Notieren Sie Ihre Gedanken, Gefühle und Empfindungen während dieses Vorfalls.

15.3 Beschreiben Sie, wie Sie eines der obigen Scham-Skripte oder alle benutzen, um sich vor der Scham, die Sie in Anwesenheit eines Patienten empfinden, zu schützen (sich selbst angreifen, andere angreifen, sich von anderen isolieren, das eigene innere Erleben vermeiden). Wie wirken sich diese Skripte bei der Arbeit mit einem Patienten aus?

15.4 Beschreiben Sie eine Situation in einer Sitzung mit einem Patienten, in der Sie während der Arbeit Stolz empfunden haben. Vergegenwärtigen Sie sich, wie Sie Ihre Gedanken, Gefühle und Empfindungen erlebt haben.

15.5 Stellen Sie sich Ihre eigene Idealgestalt vor, die Sie mitfühlend bei Ihrer Arbeit unterstützt. Stellen Sie sich vor, diese Gestalt steht hinter Ihrem Stuhl und bietet Ihnen als dem Therapeuten ihre stille Weisheit und ihr Mitgefühl an.

15.6 Üben Sie sich darin, sich selbst gegenüber mitfühlend zu sein. Jeder Therapeut – selbst die erfahrensten Experten – fühlt sich manchmal unsicher oder verwirrt, macht Fehler oder weiß nicht, was er tun soll, und jeder erlebt entsetzliche Augenblicke und starke Gegenübertragungsgefühle. Dies sind normale menschliche Erfahrungen, die man am besten mitfühlend akzeptiert und als Bestandteil des Lebens eines Therapeuten ansieht.

15.7 Suchen Sie sich einen Kollegen, einen Supervisor oder einen Berater, mit dem Sie in einer Atmosphäre der Sicherheit über beschämende Erlebnisse sprechen können, die Sie als Therapeut hatten.

16 Arbeit mit wütenden und feindseligen Anteilen

Das spontane Auftauchen eines feindseligen Alters [Anteils] ist ein wichtiger Wendepunkt, weil solche Alters [Anteile] ihre Wirkung gewöhnlich in ihrer eigenen Welt entfalten und nicht bereit sind, den Therapieprozeß anzuerkennen oder sich daran zu beteiligen.

— Richard P. Kluft (1993b, S. 113)

Wut, Rage und Feindseligkeit gegenüber sich selbst, anderen dissoziierten Anteilen und anderen Menschen stehen häufig im Zentrum der Arbeit mit dissoziierenden Patienten. Es gibt mehrere Gründe für die Chronifizierung von Wut und Feindseligkeit bei dissoziierenden Patienten. Erstens wurden diese Patienten gewöhnlich mißachtet, ignoriert, verletzt, verraten und manchmal sogar über längere Zeit gefoltert, ohne daß sie dies hätten unterbinden können. Schon das allein vermag bei jedem Menschen im Rahmen der natürlichen Gefahrenabwehr starke Wut zu erzeugen. Zweitens wurde solchen Patienten in ihrer Kindheit kaum oder gar nicht geholfen, ihre normale Wut zu regulieren und adäquat auszudrücken, ganz zu schweigen davon, daß sie gelernt hätten, solche Gefühle zu bewältigen. Für viele von ihnen war es in ihrer Kindheit unmöglich, selbst in irgendeiner Form Wut auszudrücken, wohingegen die Erwachsenen in ihrer Umgebung ihren Zorn sehr destruktiv auslebten. Anderen wurden von ihren nächsten Bezugspersonen hinsichtlich des Ausdrucks von Wut keine Grenzen gesetzt.

Zentrales Konzept

Wenn Therapeuten wütende Anteile eines Patienten mitfühlend akzeptieren, wird es diesen dadurch ermöglicht, an der Therapie teilzunehmen und ihre Wut aufzulösen. Der Therapeut kann sich mitfühlend verhalten und inadäquatem Verhalten trotzdem Grenzen setzen.

Wütende dissoziierte Anteile werden gefürchtet und von den meisten anderen Anteilen gemieden, insbesondere von Anteilen, die Funktionen im Alltagsleben erfüllen. Denn wütendes Verhalten gegenüber der eigenen Person und anderen kann die Funktionsfähigkeit in persönlicher und sozialer Hinsicht in vielfältiger Weise beeinträchtigen. Dadurch entsteht innerlich ein Teufelskreis der Wut und Scham: Je mehr Patienten ihre wütenden und destruktiven dissoziierten Anteile meiden, um so wütender werden diese und um so mehr Scham rufen sie bei anderen Anteilen hervor und werden von ihnen beschämt.

Wütende Anteile können für Patienten sehr bedrohlich werden, was nicht nur bei vielen anderen Anteilen der Betroffenen, sondern manchmal auch beim Therapeuten das Vermeiden verstärkt. Chronische Wut, die in das Sein eines Patienten eingebettet ist, kann einen Therapeuten überfordern und erschöpfen, weshalb er sich verängstigt, gedemütigt, gelähmt, frustriert und beschämt fühlt oder selbst in Kampf- oder Beschämungsreaktionen verfällt. Deshalb kann eine Therapie rasch scheitern, wenn diese Anteile des Patienten nicht schon früh in die Arbeit einbezogen werden. Therapeuten, die merken, daß sie zögern, mit wütenden und feindseligen Anteilen zu arbeiten, sollten sich sofort um Unterstützung durch einen Supervisor bemühen.

Wütende und feindselige Anteile behindern oft die Beteiligung eines Patienten an der Therapie, sein Engagement in Beziehungen, die Möglichkeit, die Gefahr von Selbstschädigungen und Suizidtendenzen zu verringern, und die Auflösung traumatischer Erinnerungen. Deshalb besteht in einer Therapie ein wichtiges Ziel darin, möglichst bald eine funktionsfähige Beziehung zu diesen Anteilen herzustellen – je früher desto besser.

Zentrales Konzept

Je früher es in einer Behandlung gelingt, die wütenden Anteile des Patienten in eine therapeutische Allianz einzubinden, um so wahrscheinlicher lernt der Patient als ganze Person, adäquat mit Wut umzugehen.

Doch wütende Anteile werden von tiefer Scham geplagt und haben eine massive Abwehr gegen die starke Überzeugung, daß sie sehr schlecht sind. Ihre Abwehr wird durch die Scham des Patienten angesichts dessen verstärkt, daß solche Anteile bei ihnen auch nur existieren. Die Anteile fürchten sich vor der Bindung an den Therapeuten und sehen die Beziehung zu ihm hauptsächlich deshalb als gefährlich, weil sie fürchten, daß der Therapeut sie nie akzeptieren wird. Deshalb ist es oft so schwierig, diesen Anteilen zu helfen, ihre Scham zu überwinden, und sie davon zu überzeugen, daß sie wichtige Teilnehmer der Therapie und in dieser willkommen sind. Sobald es durch mitfühlendes Akzeptieren gelungen ist, eine Allianz zu ihnen aufzubauen, können sie in der Behandlung wichtige Funktionen erfüllen, was sich auf den Verlauf der Therapie sehr positiv auswirken kann. Dies gilt insbesondere für die Täter imitierenden Anteile, mit denen wir uns im nächsten Kapitel befassen werden.

Die Funktionen von Wut

Wut erfüllt verschiedene Funktionen. Dazu zählen der Affekt, der die Verteidigung durch Kampf steuert, eine Bindungsstrategie und eine sekundäre Emotion, die vor Verletzlichkeit schützt.

Wut und die Verteidigung durch Kampf

Wut ist eine natürliche emotionale Komponente des Defensivsystems des Kampfes, auf das häufig bestimmte dissoziierte Anteile von Patienten fixiert sind. Wut ist ein Affekt, der durch die Aktivierung des Sympathischen Nervensystems hervorgerufen wird und der dem Körper ein Maximum an Anstrengung ermöglichen soll, um eine wahrgenommene Gefahr abzuwehren. Psychologisch schützt Wut davor, der eigenen Verletzlichkeit und des Mangels an Kontrolle gewahr zu werden, und somit schützt sie auch vor Scham. Im Kampfmodus fokussieren wir alle auf die Wahrnehmung von Hinweisen für Gefahr – im Gegensatz zu Hinweisen für Sicherheit und relationale Verbundenheit. In einem solchen Zustand erhöhten Arousals kann man die Intentionen anderer Menschen sehr leicht falsch verstehen. Wenn Patienten (oder bestimmte Anteile von ihnen) im Kampfmodus fixiert bleiben, können sie nicht mehr zwischen geringfügigen Fehlern, wie sie in jeder Beziehung gelegentlich passieren, und schwerwiegenden Treuebrüchen unterscheiden, weil sie auf die Gefahrenerwartung fokussiert sind.

Zentrales Konzept

Wut ist die primäre Emotion des Defensivsystems des Kampfes. Verharrt ein Patient (oder verharren bestimmte Anteile von ihm) in dieser Defensivhaltung, wird die Wut bei ihm zu einer chronischen Erscheinung. Deshalb muß in solchen Fällen die erste Intervention im Schaffen von Sicherheit bestehen.

Solange eine Kampfreaktion nicht aufgelöst wird, bleibt Wut ein chronisches Phänomen. Allerdings sind nicht alle wütenden Anteile dem Patienten oder dem Therapeuten gegenüber immer feindselig. Manchmal wollen sie etwas zu einem effektiveren Umgang mit ihrer Wut beitragen und sind deshalb bereit, in der Therapie zu kooperieren. Wenn sie in der Therapie zu Verbündeten werden, läßt sich die innere Phobie, die sie betrifft, relativ schnell auflösen. Dies gilt insbesondere, wenn sich der Therapeut nicht vor ihnen fürchtet und wenn er in der Lage ist, sie mitfühlend zu akzeptieren, wodurch er den Patienten anregt, es ihm gleich zu tun.

Die Rolle der Wut in Zusammenhang mit der kontrollierend-strafenden und der kontrollierend-fürsorglichen Bindungsstrategie

Wie schon früher erwähnt, entwickeln Patienten bestimmte Bindungsstrategien für den Umgang mit Beziehungen (Liotti 2011; Main & Cassidy 1988). Patienten (oder Anteile), die eine kontrollierend-strafende Bindungsstrategie nutzen, neigen zum Ausagieren ihrer Wut, wodurch sie sich von anderen zu beschaffen versuchen, was sie wollen und brauchen. Patienten mit einer kontrollierend-fürsorglichen Bindungsstrategie richten ihre Wut oft auf sich selbst. So lernen Patienten, Wut zu nutzen, um zu bekommen, was sie brauchen, oder Wut völlig zu unterdrücken, weil es sie überfordert oder für sie zu gefährlich ist, sie zu spüren. Meist benutzen die einzelnen dissoziierten Anteile eines Patienten im Umgang mit Wut unterschiedliche Strategien, wodurch viele innere Konflikte entstehen. Ganz gleich, ob die Wut Bestandteil einer Kampfreaktion ist oder nicht, sie fungiert oft als sekundäre Emotion, die den Patienten vor Gefühlen der Traurigkeit, extremer Machtlosigkeit, der Scham, der Schuld und des Verlustes schützt.

Zentrales Konzept

Anteile des Patienten, die eine kontrollierend-strafende Strategie entwickeln, sind auf andere wütend, um sich zu verschaffen, was sie brauchen, wohingegen Anteile, die eine kontrollierend-fürsorgliche Strategie bevorzugen, sich selbst bestrafen, weil sie wütend sind oder weil sie Bedürfnisse haben.

Wut als sekundäre Emotion

Wut kann vor Scham, Trauer, Verletzlichkeit, Hilflosigkeit und Machtlosigkeit schützen. Dies ist oft bei feindseligen Anteilen so, etwa bei denjenigen, die Selbstverletzungen initiieren oder andere Anteile zu Selbstschädigung, Prostitution, Drogen- oder Alkoholmißbrauch animieren. Oft sind sie in destruktiven und schädigenden Verhaltensweisen gefangen, die einen gegen Scham gerichteten Angriff auf sich selbst beinhalten (siehe hierzu auch Kapitel 15 über Scham und Kapitel 18 über gefährliche Verhaltensweisen).

Introjektion der Wut des Täters

Auch die Wut des Täters ist häufig ein verkörpertes Erlebnis, dem Patienten ohne ausreichende Realisation und weitere Integration nicht entkommen können. Einige dissoziierte Anteile imitieren innerlich ziemlich naturgetreu Täter und wiederholen die familiären Dynamiken der Vergangenheit mit anderen Anteilen (siehe Kapitel 17). Mit dissoziierenden Anteilen dieser Art beschäftigt sich ausführlich das folgende Kapitel, weil solche Situationen komplexe relationale Dynamiken beinhalten, die nicht in jedem Fall mit der Defensivreaktion des Kampfes verbunden sind.

Die Behandlung wütender Anteile

Es gibt zahllose Interventionen, die Patienten helfen, mit Wut umzugehen. Dazu zählen kognitive, behaviorale, psychodynamische Ansätze sowie EMDR und Hypnose. Therapeuten sollten über ein großes Spektrum von Interventionsarten verfügen, die sie nach Bedarf einsetzen können. Es geht darum, dem Patienten als ganzer Person zu helfen, mit seiner Wut umzugehen, und um das zu erreichen, muß jeder Anteil des Patienten mit diesen Interventionen behandelt werden.

Der Umgang mit dem Ausdruck von Wut

Therapeuten fragen sich oft, wann es nützlich ist, einem Patienten zu gestatten, seine Wut auszudrücken, und wann es besser ist, den Ausdruck von Wut zu unterbrechen, weil er destruktiv ist. Der Ausdruck von Wut oder von irgendeiner anderen Emotion ist nicht grundsätzlich von Nutzen. »Die Wut rauszulassen« ist so gut wie nie nützlich, denn der Patient muß lernen, seine Wut effektiv verbal statt körperlich und sozial akzeptabel und kontrolliert auszudrücken, so daß er von anderen gehört wird. Es geht weniger darum, *daß* Patienten Wut ausdrücken, sondern darum, *wie* sie dies tun und ob sie bei dieser Art des Ausdrucks in der Gegenwart geerdet bleiben, für sie wichtige Beziehungen aufrechterhalten und selbstzerstörerische Neigungen meiden können.

Der anhaltende Ausdruck starker Wut kann eine Strategie sein, die dazu dient, schmerzhaftere Empfindungen wie Scham, Verletzlichkeit oder Machtlosigkeit zu meiden, die realisiert werden müssen. Ist der Patient (oder ein dissoziierter Anteil) in der Lage, geerdet und präsent zu bleiben, die relationale Verbindung aufrechtzuerhalten und sich zumindest ansatzweise zu regulieren, kann es nützlich sein, der Wut des Patienten auf nichturteilende und mitfühlende Weise zu begegnen.

Zentrales Konzept

Der Ausdruck von Wut hat nicht an und für sich zwingend eine therapeutische Wirkung. Wichtig ist vielmehr, *wie* der Patient (oder bestimmte Anteile von ihm) die Wut erleben und ausdrücken; ob dies innerhalb des Toleranzfensters des Betreffenden geschieht und ob es sozial angemessen und ungefährlich ist. Therapeuten müssen herauszufinden lernen, wann der Ausdruck von Wut eine therapeutische Wirkung hat und wann das Containment von Wut nützlicher ist.

Wirkt ein dissoziierter Anteil eindeutig eskalierend, ist er nicht bereit oder in der Lage, geerdet zu bleiben, oder schreit und brüllt er, sollte man als Therapeut das Verhalten sofort unterbinden und dem Patienten helfen, sich zu erden. Anschließend kann man ihm eine andere Möglichkeit des Umgangs mit seiner Wut beizubringen versuchen. Wut eskaliert oft, weil sich ein Patient nicht sicher fühlt. Ein Rückzug des Therapeuten, das Eskalieren von Angst oder Furcht sowie übertriebene Beschwichtigungsversuche und beflissene Fürsorge können die Wut noch weiter verstärken. Der Therapeut sollte wenn möglich gelassen, ruhig und klar bleiben, notwendige Grenzen setzen und dabei eine empathische Verbindung zur expliziten und impliziten Kommunikation des Patienten aufrechterhalten können. Gelingt ihm dies nicht, muß er mit dem Patienten auf einer Meta-Ebene darüber kommunizieren, daß beide Beteiligte sich beruhigen und sich in einen Zustand der Sicherheit versetzen müssen.

Beispielsweise könnte der Therapeut sagen: »*Wissen Sie, im Moment fällt es uns beiden schwer, einander zuzuhören. Wir sollten versuchen, uns irgendwie zu beruhigen, und dann noch einmal von vorn beginnen. Zunächst müssen wir jetzt mit dem, was wir gerade tun, aufhören und sollten dann gemeinsam eine von diesen erdenden und die Achtsamkeit fördernden Übungen ausführen. Wir können aber auch eine kurze Pause einlegen, draußen ein paar Minuten spazieren gehen und dann zurückkommen und feststellen, ob uns das geholfen hat.*« Entscheidend ist, daß der Therapeut etwas unternimmt, um die Defensivreaktionen beider Beteiligter zu unterbrechen.

Therapeuten müssen Mitgefühl gegenüber der Traurigkeit, der Scham und dem negativen Selbstempfinden hinter der Wut des Patienten entwickeln. Im Kampfmodus fixierte Anteile fürchten, daß andere, die sich sowohl innen als auch außen befinden, ihr Verhalten verurteilen, ihnen nie zuhören und sie niemals akzeptieren werden. Deshalb fühlen sie sich innerlich wie äußerlich chronisch entfremdet und isoliert.

Es folgt eine Liste von Vorschlägen für die Integration von Möglichkeiten des Umgangs mit Wut und der Bedürfnisse der dissoziierten Anteile des Patienten:

- Therapeuten müssen sich ständig um eine ruhige und nichtdefensive Grundhaltung bemühen.
- Nehmen Sie sich die Zeit, um Ihre Patienten als ganze Personen über die Funktionen von Wut und wütenden Anteilen aufzuklären. Sie mögen wie »Unruhestifter« wirken, man kann sie aber auch als um die Lösung von Problemen mit untauglichen oder unzureichenden Werkzeugen bemüht charakterisieren.
- Fordern Sie alle Anteile des Patienten auf, die wütenden Anteile zu verstehen, zu akzeptieren und anzuhören, statt zu vermeiden.
- Wird ein Patient in einer Sitzung feindselig oder wütend, sollte der Therapeut die Arbeit sofort unterbrechen und sich über die Situation Klarheit verschaffen: »*Sie wirken im Moment ziemlich wütend. Können wir unsere Arbeit jetzt einen Augenblick lang unterbrechen und zu verstehen versuchen, was gerade geschehen ist?*«

- Bemühen Sie sich zu verstehen, was wütende Anteile provoziert. Es gibt viele potentielle Trigger. Beispiele hierfür sind:
  - Der Therapeut hat etwas gesagt oder getan, das ein anderer Anteil des Patienten als zurückweisend oder kritisierend wahrnnimmt.
  - Ein wütender Anteil des Patienten ist besorgt wegen einer zu großen Verletzlichkeit, beispielsweise weil Kind-Anteile dem Therapeuten gegenüber starke Abhängigkeitsbedürfnisse erkennen lassen oder weil traumatische Erinnerungen verfrüht reaktiviert werden.
  - Ein wütender Anteil fühlt sich vom Therapeuten oder von anderen Anteilen des Patienten angegriffen, zurückgewiesen oder mißverstanden.
- Validieren Sie die Wut des Patienten, auch wenn Sie sein wütendes Verhalten eingrenzen müssen: *»Ich verstehe, daß Sie (oder ein bestimmter Anteil von Ihnen) sich wegen dieser Sache wütend fühlt, und ich würde gern mehr darüber hören, was Sie erlebt haben.«*

Therapeuten sollten sich entschuldigen, wenn sie bei ihrer Arbeit einen Fehler gemacht haben oder nicht in der erforderlichen Weise auf den Patienten eingestimmt waren. Selbst wenn sie keinen Fehler gemacht haben, können sie den Empfindungen des Patienten gegenüber Empathie ausdrücken: *»Es tut mir leid, daß Sie sich so verletzt (oder mißverstanden) fühlen. Es war ganz sicher nicht meine Absicht, Ihnen dieses Gefühl zu vermitteln, aber ich verstehe sehr gut, daß Sie sich wegen meines Verhaltens sehr verletzt fühlen.«*

- Unterbrechen Sie ausfälliges oder inakzeptables Verhalten.
  - *»Ich kann Ihre Wut verstehen und werde mich noch genauer damit beschäftigen. Ich bitte Sie aber trotzdem, mit dem Brüllen aufzuhören. Mir ist es wichtig, dies mit Ihnen zu klären, und wenn Sie brüllen, kann ich mich nicht gut darauf konzentrieren, dies mit Ihnen gemeinsam zu lösen. Außerdem stört Ihr Brüllen andere in meiner Praxis, die auch Hilfe brauchen.«*
  - *»Bitte bleiben Sie auf Ihrem Stuhl sitzen. Es ist wichtig, daß wir uns beide sicher fühlen. Und wenn Sie sich mir nähern, als wollten Sie mich schlagen, fühle ich mich nicht mehr sicher, und anderen Anteilen von Ihnen geht es wahrscheinlich genauso. Wir müssen dafür sorgen, daß dieser Raum für uns beide ein Raum bleibt, für den Sicherheit und Respekt charakteristisch sind.«*
  - *»Ich habe nichts dagegen, meinen Stuhl weiter wegzurücken, wenn Sie sich dann sicherer fühlen.«*
  - *»Schlagen Sie nicht das Sofa oder sich selbst. Wir werden eine Möglichkeit finden, daran zu arbeiten, aber physische Gewalt ist nicht okay. Wir sollten Sie zunächst erden. Anschließend werden wir diese Sache gemeinsam klären, das verspreche ich Ihnen. Ich werde Ihre anderen Anteile bitten, zu helfen, Sie zu beruhigen.«*

  - ▹ *»Es ist nicht okay, mich zu bedrohen oder zu beschimpfen. Ich rede gern mit Ihnen, aber wir müssen einander auch respektvoll behandeln, wenn uns schwierige Gefühle zu schaffen machen.«*
  - ▹ *»Wir machen nun fünf Minuten Pause, damit Sie sich ein wenig beruhigen können. Hätten Sie Lust, aufzustehen und im Raum umherzugehen? Oder würden Sie lieber kurz nach draußen gehen und ein paarmal tief durchatmen? Anschließend können wir unser Gespräch fortsetzen. Ich möchte diese Arbeit nämlich gern mit Ihnen zum Abschluß bringen.«*
- ▸ Prüfen Sie, ob sich andere dissoziierte Anteile über das Problem im klaren sind und ob sie das Geschehen anders sehen.
  - ▹ *»Haben alle Anteile gegenüber dem wütenden Anteil die gleiche Einstellung?«*
  - ▹ *»Wenn nicht, können diese Anteile dann dem wütenden Anteil zuhören und seine Sicht akzeptieren?«*
  - ▹ *»Wäre der wütende Anteil bereit, sich anzuhören, wie andere Anteile die Sache sehen?«*
- ▸ Sobald der Patient ruhiger geworden ist, können Sie andere Anteile von ihm einladen, »zu beobachten und zuzuhören«, sofern ihm das möglich ist.
- ▸ Wenn dies den Patienten überfordert, sollten Sie nur mit seinem wütenden Anteil arbeiten. Es geht darum, das Gefühl der Bedrohung zu verringern, das Sicherheitsempfinden zu fördern und allmählich ein Gefühl der Verbundenheit mit dem Therapeuten und zwischen den dissoziierten Anteilen zu kreieren. Man muß zunächst dafür sorgen, daß sich der wütende Anteil sicher fühlt, bevor man an der relationalen Verbundenheit arbeiten kann.
- ▸ Fordern Sie den Patienten auf, unangebrachten Verhaltensweisen seines wütenden Anteils Grenzen zu setzen. Das Containment muß aber von Seiten des Patienten verbunden sein mit dem mitfühlenden Verstehen des wütenden Anteils: Das Setzen von Grenzen sollte keinen strafenden Charakter haben.
- ▸ Sichern Sie sich bei dem Bemühen, den wütenden Anteil auf die Gegenwart hin zu orientieren, die Hilfe anderer Anteile. So wie viele andere Anteile erkennen auch wütende Anteile häufig nicht, daß sie sich in der Gegenwart befinden.
- ▸ Der Patient als ganze Person (und sein wütender Anteil) muß lernen, daß Bestrafung, Demütigung oder Zwang in gesunden Beziehungen nichts zu suchen haben.
- ▸ Sichern Sie sich die Teilnahme der wütenden Anteile an der Therapie.
  - ▹ *»Ich weiß es zu schätzen, daß du andere Anteile vor Gefahr oder Mißerfolg zu schützen versuchst. Wie du halte ich es für wichtig, daß man sich im eigenen Leben sicher und kompetent fühlt. Ich würde dir gern helfen, einige wirksamere zusätzliche Möglichkeiten zu entdecken. Bist du interessiert, sie mit mir zusammen zu erforschen?«*
  - ▹ *»Ich bin wie Sie der Meinung, daß kein Anteil berichten sollte, was geschehen ist, es sei denn, es ist ungefährlich, dies zu tun. Aber Sie scheinen die momentane Situation*

nicht für sicher zu halten. Ich würde gern mehr darüber herausfinden und Ihnen zu ergründen helfen, wie sich das Tempo der therapeutischen Arbeit so optimieren läßt, daß sich alle Ihre Anteile sicher fühlen.«

- ▷ *»Ich verstehe, daß Sie besorgt sind, weil Sie fürchten, daß Ihre Kind-Anteile mir zu nahe kommen könnten. Sie sorgen sich, diese könnten verletzt oder enttäuscht werden. Ich bin wie Sie der Meinung, daß wir für ihre Sicherheit sorgen müssen. Wären Sie bereit, mit mir daran zu arbeiten, daß Sie eine gute Balance erreichen, einen Zustand, in dem sich alle Anteile bei dem, was geschieht, wohl fühlen?«*
- ▷ *»Ja, Sie sehen Ihren erwachsenen Anteil als Schwächling oder Verlierer an, weil er sich nicht behauptet und zu passiv ist. Deshalb wird er manchmal verletzt; insofern ist es sehr verständlich, daß Sie aufgebracht sind. Sie verfügen über viel Kraft und scheinen zu wissen, wann jemand Ihre persönlichen Grenzen ignoriert. Dieser Anteil kann so viel von Ihnen lernen. Wären Sie wohl bereit, ihm mit mir zusammen zu helfen, selbstsicherer zu werden?«*

- ▶ Nutzen Sie die Methode des Titrierens. Leiten Sie die Anteile des Patienten dazu an, immer nur sehr geringe Mengen Wut zu erleben, während Sie in der Gegenwart verwurzelt bleiben; beispielsweise können Sie sich nur wenige Sekunden einer Situation vergegenwärtigen, ein bis zwei Einheiten auf einer von 1 bis 10 reichenden Skala, einen Teelöffel voll, ein winziger Tropfen usw.
- ▶ Helfen Sie geerdeteren Anteilen, den wütenden Anteilen ihr Empfinden von Ruhe oder Sicherheit zu vermitteln. Dies kann mit Hilfe hypnotischer Bildvorstellungen, EMDR und somatosensorischer Ansätze geschehen (siehe hierzu den Fall eines wütenden Kind-Anteils weiter unten).
- ▶ Erlauben Sie den Patienten, sich in eine Decke einzuwickeln, sich damit zu bedekken oder ihren Körper mit Kissen abzustützen, damit sie sich in den Therapiesitzungen geschützter fühlen, weil das ihre wütenden Reaktionen auf ihre eigene Verletzlichkeit verringern könnte.
- ▶ Nutzen Sie beruhigenden sensorischen Input wie Musik oder angenehme Gerüche und Geschmäcke (eine Orange oder ein Plätzchen).
- ▶ Fokussieren Sie auf langsames und aufmerksames Atmen.
- ▶ Benutzen Sie Sicherheit vermittelnde, beruhigende, besonders schöne oder einen heilenden Raum repräsentierende Bilder.

Arbeit mit wütenden Kind-Anteilen

Wütende oder aufgebrachte Kind-Anteile gibt es häufig, und manchmal manifestieren Sie sich in Form von Wutanfällen oder Affektstürmen. Sie sind häufig eine Quelle starker emotionaler Dysregulation und in der inneren dissoziativen Welt des Patienten sehr aktiv – sie brüllen und verletzen andere Anteile und andere Menschen. Meist haben sie nur eine sehr geringe Impulskontrolle und nur geringe oder keine verbalen und kognitiven Fähigkeiten, und möglicherweise handelt es sich um eine präverbale Wut, die hauptsächlich somatosensorisch zum Ausdruck gelangt. Manchmal erleben die Patienten (und auch die Therapeuten) diese Anteile als verwilderte Kinder oder wilde Tiere.

Kind-Anteile sind oft nicht nur auf den Therapeuten wütend, sondern auch auf erwachsene Anteile des Patienten, weil diese sie nicht schützen und nicht für sie sorgen. Ihrer Trance-Logik zufolge war der Patient ein Erwachsener, der zur Zeit des Mißbrauchserlebnisses zugegen war und die jungen Anteile somit hätte »retten« können. Die Realisation, daß der Patient noch ein Kind ohne einen inneren Erwachsenen war und sein Bestes getan hat, um zu überleben, ist für diese Anteile häufig der entscheidende Wendepunkt, der die Tür öffnet für das Betrauern der für Traumata charakteristischen Hilflosigkeit und Verletzlichkeit.

Beispiel für einen wütenden dissoziierten Kind-Anteil: Carl

Carl war 33 Jahre alt und als schizophren diagnostiziert worden, weil er Stimmen hörte und in der Öffentlichkeit so auftrat, als würde er Schattenboxen, was die Menschen in seiner Umgebung ängstigte. Manchmal schlug er plötzlich mit seiner Faust gegen eine Wand, stieß mit seinem Kopf wiederholt dagegen oder schlug sich in den Bauch. Aus seinen Krankenhausakten ging hervor, daß er als Kind häufig Knochenbrüche und andere schwere Verletzungen erlitten hatte, bevor man ihn im Alter von zehn Jahren aus seiner Ursprungsfamilie entfernt hatte. Er kam in eine streng religiöse Pflegefamilie, in der es ihm verboten wurde, seine Wut auszudrücken, und wo er schwer bestraft wurde, wenn er es trotzdem tat. Die einzige Möglichkeit, seine Wut loszuwerden, war, sie gegen ihn selbst zu richten.

Nach einer gründlichen Untersuchung wurde Carls neuem Therapeuten klar, daß er stark dissoziativ war. Er hatte einen zweijährigen Kind-Anteil, den er »Bobby« nannte und der Carl innerlich in den Bauch schlug, mit der Folge, daß er sich plötzlich zusammenkrümmte, als hätte ihn jemand geschlagen. Bobby war ständig wütend, vermochte aber nicht zu sagen warum. Er schlug willkürlich innere dissoziierte Anteile und brüllte ohne ersichtlichen Grund. Bobby hatte eine sehr primitive Wut ohne Worte und ohne zusammenhängende Gedanken, und er schlug blind zu und brüllte innerlich mit höchster Lautstärke. Seine Wut kam auch in äußerem Kampfverhalten zum Ausdruck, das vorher als psychotisch bezeichnet worden war.

Der Therapeut arbeitete anfangs mit dem erwachsenen Anteil von Carl, um zunächst nur sehr kurz zu Bobby in Kontakt zu treten. Carl wurde aufgefordert, Bobby auf einem sehr kleinen Fernsehbildschirm zu beobachten und den Ton auszuschalten. Er sollte nur zuschauen und registrieren, was ihm auffiel. Carl äußerte, Bobby sei wie »ein wildes, verletztes Tier, das nicht versteht, was mit ihm geschehen ist.« Carl konnte auf dem Bildschirm nicht sehen, was mit Bobby geschah, aber er hatte das Gefühl, es müsse entsetzlich und sehr schmerzhaft sein. Dadurch entwickelte er Bobby gegenüber mehr Mitgefühl. Auf dem Bildschirm wurde Bobby aufgefordert, für kurze Momente die Augen zu öffnen und jeweils ein paar Sekunden lang stärker auf die Gegenwart zu fokussieren. Carl als Erwachsener und der Therapeut versicherten ihm, daß er in Sicherheit sei und nicht mehr verletzt würde. Seiner starken Wut gegenüber zeigten sie Empathie. Allmählich gelang es Carl und dem Therapeuten, Bobby einzuladen, aus dem Fernsehbildschirm heraus in den Raum zu treten und seine Orientiertheit noch weiter zu verbessern.

Der Therapeut probierte verschiedene Methoden aus, um Bobby zu helfen, ruhiger zu werden. Er fand heraus, daß Bobby darauf ansprach, sich fest in eine Decke zu hüllen und sich während der Sitzungen mit Kissen auf einem Sofa zu verbarrikadieren. Ein Eisbeutel auf seinem Gesicht wirkte beruhigend auf ihn. Auch bestimmte Arten von Musik halfen ihm. Und er konnte eine Orange schälen und essen, um sich zu beruhigen. Carl schuf einen imaginären inneren sicheren Raum für Bobby, in dem all die Dinge waren, die ihm halfen, sich zu beruhigen, und Bobby übte diese Techniken dann zu Hause. Der Therapeut forderte Carl auf, Bobby daran zu erinnern, daß die Vergangenheit vorüber sei, und Anker in der Gegenwart zur Verstärkung dieser Tatsache zu benutzen.

Nach einer Weile fühlte sich Bobby für kurze Zeitspannen deutlich ruhiger. Er hörte auf zu brüllen und zu schlagen, blieb aber weiter stumm. In einer Sitzung bot der Therapeut ihm ein paar Puppen an, wobei der erwachsene Anteil des Patienten aus der Distanz innerlich zuschaute. Dann fing Bobby an, die Mißhandlungen seines Vaters zu reinszenieren, wobei die Vater-Puppe die Kind-Puppe wiederholt in den Bauch und ins Gesicht schlug. Die Kind-Puppe wehrte sich und wurde daraufhin noch stärker geschlagen.

Der Therapeut benutzte noch eine weitere Puppe, um Bobby zu helfen, sich von der Vater-Puppe zu entfernen. Mit Hilfe des erwachsenen Anteils von Carl nahm Bobby die Vater-Puppe, öffnete die Tür des Therapieraums und ließ die Puppe draußen fallen. Danach beruhigte er sich und fing stockend zu reden an. Der Therapeut forderte den erwachsenen Anteil von Carl auf, näher zu kommen und Bobby zu unterstützen, der sich zum ersten Mal sehr entspannt und sicher fühlte. Innerlich näherte sich Carl Bobby, umarmte ihn und sagte ihm, er akzeptiere die Wut des kleinen Jungen und teile sie sogar mit ihm. Nach dieser Sitzung konnte Bobby aktiv an der Therapie teilnehmen, und er schlug nicht mehr aus Wut blind zu.

Was ist zu tun, wenn ein Patient ausfällig wird?

Wütende Anteile von Patienten können Therapeuten gegenüber insbesondere anfangs extrem feindselig werden. Deshalb müssen Therapeuten sich mit der Frage beschäftigen, wann sie aggressivem Verhalten Grenzen setzen sollten. Zunächst müssen sie erkennen können, was als ausfällig oder respektlos anzusehen ist. Natürlich ist eine solche Einschätzung ziemlich subjektiv. Jeder Therapeut hat ein spezielles Toleranzniveau, das auf seinen persönlichen Erfahrungen mit verbaler und körperlicher Aggression basiert sowie auf seiner Fähigkeit, in schwierigen Situationen präsent zu bleiben. In den meisten Fällen jedoch erkennen wir alle inakzeptable Verhaltensweisen, wenn wir sie erleben.

Doch unabhängig vom individuellen Toleranzniveau eines Therapeuten kann der Betreffende, wenn er sich in bestimmten Situationen in der Therapie entweder fürchtet oder wenn er aggressiv wird, seine Arbeit nicht effektiv verrichten. Das gleiche gilt, wenn ein Therapeut entweder eine nonchalante oder eine verächtliche Einstellung gegenüber Aggression hat, weil er dann eventuell Verhaltensweisen toleriert, die der Patient besser unter Kontrolle bringen sollte. Patient und Therapeut können in einen Zustand versetzt werden, in dem ihr Verhalten das Arousal des jeweils anderen erhöht (Beebe 2000; siehe hierzu auch die Kapitel 4 und 13), weil die Ängste beider sich summieren und beim Patienten eine immer stärker werdende Aggression hervorrufen. Oft kommen Patienten zur Therapie, weil aufgrund ihres problematischen Verhaltens eine für sie wichtige Beziehung gescheitert ist – was für einen Therapeuten Grund genug sein sollte, nicht auch noch zur Verstärkung ihrer Probleme beizutragen. Außerdem sind Therapeuten natürlich für ihr eigenes Wohlergehen verantwortlich. Und Ausfälligkeiten eines Patienten seinem Therapeuten gegenüber tragen sicherlich nicht dazu bei, Ersteren zu heilen.

Therapeuten müssen über ein gewisses Vertrauen in ihre Selbstkenntnis und ihre Kenntnis des Patienten als ganzer Person verfügen, wenn sie Entscheidungen darüber treffen, wann und wo genau sie in einer Therapie Grenzen setzen. Zu starre Grenzen verprellen und beschämen problematische Anteile, wohingegen unzureichende Grenzen sie unnötigerweise ermutigen. Probleme, die mit Macht, Kontrolle und Verletzlichkeit zusammenhängen, können sich als explosiv erweisen. Der Patient als ganze Person muß das Gefühl haben, daß der Therapeut sowohl stark ist als auch bereit, sie zu akzeptieren. Patienten müssen spüren, daß sie innerhalb akzeptabler Grenzen sicher gehalten werden, weil sie sich nicht im Stande fühlen, sich selbst die Sicherheit zu geben, die sie brauchen. Eine Konsultation mit einem Supervisor kann für einen Therapeuten sehr nützlich sein, wenn er sich um den richtigen Umgang mit einem bestimmten Patienten bemüht.

Manche Therapeuten finden, daß eine Therapie einem Patienten ermöglichen sollte, lange unterdrückte Wut endlich auszudrücken, so aggressiv oder respektlos er dabei auch werden mag. Doch der Ausdruck von Wut ist für einen Patienten nicht grundsätzlich und in jedem Fall von Nutzen. Vielmehr geht es darum, daß man als Therapeut dem Patienten zu lernen hilft, Wut auszudrücken und gleichzeitig eine von Respekt geprägte Beziehung aufrechtzuerhalten, in der Gegenwart geerdet zu bleiben und über das Geschehen zu reflektieren. Die Fähigkeit, auch im Zustand der Wut zu mentalisieren, ist sehr wichtig.

Zu den inakzeptablen Verhaltensweisen zählen grundsätzlich Beschimpfungen, eMails beunruhigenden oder bedrohlichen Inhalts sowie entsprechende Telefonanrufe,

Briefe und Texte; das Vorhandensein oder der Gebrauch von Waffen jeder Art in Therapiesitzungen; längeres Schreien, Brüllen und Fluchen; Verhaltensweisen, die andere Patienten in ihrer Behandlung stören oder die der Therapeut, Kollegen von ihm oder andere Patienten als verunsichernd empfinden, beispielsweise das Werfen von Gegenständen, die Zerstörung fremden Eigentums in den Praxisräumen (einschließlich der zugehörigen Parkplätze) sowie Selbstschädigungen und Suizidversuche im Bereich der Praxis; Drohungen, die sich auf den Therapeuten, Kollegen oder seine Familie beziehen; sowie Stalking des Therapeuten oder von Mitgliedern seiner Familie.

Weil Aggression natürlich nicht in einem Vakuum entsteht, müssen Therapeuten sich Rechenschaft darüber geben, wie sie einen Patienten provozieren könnten. Einige der Verhaltensweisen, die Patienten mit einer gewissen Wahrscheinlichkeit provozieren, sind:

- Verwicklung in einen Machtkampf (den der Therapeut immer verliert);
- Versäumnis der Vorgabe eines der Situation angemessenen Tempos in der Therapie;
- Verfrühte Arbeit an traumatischen Erinnerungen (d. h. vor Erreichen einer Stabilisierung)
- Arbeit mit wütenden oder sadistischen Anteilen ohne ausreichende Vorbereitung oder auf eine Weise, die unmittelbar herausfordernd wirkt;
- Arbeit mit Kind-Anteilen, die eine zu starke Abhängigkeit hervorruft;
- Versäumnis, die erwachsenen Anteile eines Patienten in die Arbeit in den Therapiesitzungen einzubeziehen;
- Nicht-Erkennen und Nicht-Berücksichtigen von Defensivreaktionen gegen Scham;
- Defensives Verhalten dem Patienten gegenüber.

Manche Therapeuten entschuldigen ausfälliges Verhalten, weil es nur von einem bestimmten dissoziiertem Anteil ausgeht. Die betroffenen Patienten beteuern möglicherweise, sie hätten keinen Einfluß auf diesen Anteil, und die behandelnden Therapeuten glauben gelegentlich, wenn sie mit dem betreffenden Anteil in Kontakt kommen wollten, müßten sie sein Verhalten akzeptieren. Aber das ist eine Falle und verstärkt nur dysfunktionale Verhaltensmuster des Patienten. Statt dessen sollte ein Therapeut in solchen Fällen etwas sagen wie:

- *»Es ist wichtig, daß Ihre sämtlichen Anteile an der Therapie teilnehmen. Einige sind sehr gut in der Lage, Ihr Verhalten zu steuern. Wir sollten einmal herauszufinden versuchen, wie diese Anteile denjenigen, die mit ihrem Verhalten so große Probleme haben, helfen können.«*
- *»Falls dieser Anteil von Ihnen nicht präsent sein kann, ohne Kontrolle über die Situation zu beanspruchen, ist vielleicht ein anderer Ihrer Anteile bereit, für ihn als Sprecher zu fungieren.«*

- *»Ihr erwachsener Anteil muß auch mit diesem Anteil zusammen hier sein können, damit Sie die Kontrolle über das Geschehen behalten.«*

Grundsätzlich muß zu Beginn einer Therapie über den Behandlungsrahmen gesprochen und dieser muß klar abgesteckt werden, was einschließt, daß man dem Patienten ausdrücklich sagt, welche Verhaltensweisen in der Therapie inakzeptabel sind und welche nicht. Auch was im Falle von Regelverstößen passiert, sollte erwähnt werden. Setzt sich ein Patient über Regeln hinweg, die vorher ausreichend erläutert wurden, muß der Therapeut die angekündigten Konsequenzen umgehend in die Tat umsetzen. Je nach Schwere des Vorfalls kann das bedeuten, daß er die laufende Sitzung sofort beendet und die Arbeit erst zum nächsten vereinbarten Termin fortführt; daß er eine kurze Pause einlegt und danach in den Raum zurückkehrt, um festzustellen, ob der Patient sein Verhalten verändern kann; daß er eine oder zwei Sitzungen ausfallen läßt; daß er die Therapie für längere Zeit unterbricht oder sie eventuell sogar völlig beendet (letzteres im Falle außergewöhnlicher Gewalttätigkeit oder wiederholten gefährlichen Ausagierens).

Die meisten Patienten beachten die Grundregeln der Therapie. Auf Zuwiderhandlungen sollte man als Therapeut jedoch vorbereitet sein, gegenüber solchen Patienten strikt Position zu beziehen – natürlich gleichzeitig auch respektvoll zu bleiben. Hat der Patient vorher noch nie ausagiert, kann der Therapeut eventuell davon ausgehen, daß das »Bellen« der wütenden Anteile gefährlicher klingt, als ihr Biß tatsächlich ist – dies ist relativ häufig der Fall.

ZENTRALES KONZEPT

> Der zuverlässigste Anhaltspunkt dafür, daß wütende Anteile gewalttätig werden könnten, ist Gewalttätigkeit des betreffenden Patienten in früheren Situationen. Besondere Vorsichtsmaßnahmen sollten ergriffen werden, wenn von dissoziierenden Patienten bekannt ist, daß sie in der Vergangenheit gewalttätig waren.

Der zuverlässigste Indikator für die Gefahr gewalttätigen Ausagierens ist, daß ein Patient auch früher schon ausagiert hat. Aber auch verbale Bedrohungen sind für einen Therapeuten inakzeptabel, und in jedem Fall ist es notwendig, Grenzen zu setzen. Der Therapeut kann in solchen Situationen etwas sagen wie: *»Ich verstehe, daß Sie wütend sind und von mir in Ruhe gelassen werden wollen. Das ist für mich in Ordnung, und ich werde Ihrem Wunsch nachkommen. Nicht in Ordnung ist, daß Sie mich (oder das übrige Personal oder meine Familie) bedrohen. Sie selbst sind als Kind bedroht worden, und das schmerzt Sie immer noch sehr. Sie brauchen nichts weiter zu tun, als mir mitzuteilen, worüber Sie wütend sind, dann werde ich darauf reagieren. Ich werde Sie nie bedrohen.*

Bedrohungen sind hier weder notwendig noch akzeptabel. Ich bin mir sicher, daß wir eine Möglichkeit finden werden, einander respektvoll zu behandeln, wenn wir einander besser verstehen und wenn wir die persönlichen Grenzen unseres Gegenübers besser kennen.«

Zusammenfassung

Wut ist sowohl für Patienten als auch für Therapeuten eine schwierige Emotion. Je früher es dem Therapeuten gelingt, die wütenden Anteile des Patienten durch eine von Mitgefühl geprägte Grundhaltung und die Einschränkung inadäquaten Verhaltens in die Arbeit einzubeziehen, um so wirksamer kann die Therapie sein. Sobald Patienten als ganze Person die Funktionen solcher Anteile zu verstehen beginnen, können sie Wut besser als eine normale menschliche Emotion akzeptieren und ihren wütenden Anteilen helfen, über die Gefahrenabwehr durch Kampf hinauszukommen und bessere relationale Fertigkeiten zu entwickeln.

Weitere Erkundungen

16.1 Beschreiben Sie die familiären Regeln über den Ausdruck von Wut, die in Ihrer Ursprungsfamilie gültig waren. War es Ihnen erlaubt, Wut auszudrücken? Und wenn ja, in welcher Form und wie nicht? Wie hilft Ihnen Ihr Erleben von Wut oder wie behindert es Sie bei Ihrer Arbeit mit Patienten?

16.2 Was erleben Sie in Ihrem Körper, wenn ein Patient auf Sie wütend ist?

16.3 Wie reagieren Sie in der Regel, wenn ein Patient wütend oder feindselig ist (beispielsweise mit Beschwichtigungsversuchen, Verwirrung, Furcht oder Scham)?

16.4 Falls es Ihnen schwerfällt, die Wut eines Patienten zu ertragen, können Sie sich dann vorstellen, welche Unterstützung (imaginative oder andere) Ihnen helfen würde, sich weniger zu ängstigen?

17 Arbeit mit Täter imitierenden Anteilen des Patienten

Dieses innere Raubtier ist absolut nicht, was es zu sein scheint. Ein genauerer Blick offenbart eine verkörperte Überlebensanleitung, die von einem Kind geschrieben wurde, einen Schuppenpanzer, der den weichen und verletzlichen Unterbauch schützt. Dieser ist entstanden aus einem Patchwork schmerzlicher Lektionen, herangereift in der grausigen Welt der … Kindheit.

— Kathy Steele (2009, S. 10)

Wir alle entwickeln unserer Natur gemäß mentale Repräsentationen (in der Objektbeziehungstheorie »Objekte«, in der Bindungstheorie »innere Modelle« genannt) unserer frühen primären Bezugspersonen, ganz gleich, ob diese eher negativen oder eher positiven Charakter haben. Diese fungieren als Modelle für unsere eigenen Selbstrepräsentationen sowie für unsere Repräsentationen anderer Menschen. Im Idealfall gelingt es uns im Laufe der Zeit, ihre positiven Qualitäten stärker in unser Sein zu integrieren und die eher negativen Eigenschaften zumindest teilweise herauszufiltern. Die so entstehenden positiven inneren Repräsentationen von wichtigen Bezugspersonen sind Spiegel, die uns helfen, ein gesundes Selbstempfinden zu entwickeln und aufrechtzuerhalten. Doch oft bleibt auch ein Rest negativer Gewohnheiten und Seinsweisen unserer primären Bezugspersonen bestehen. Negative innere Repräsentationen anderer Menschen bleiben unsere schärfsten inneren Kritiker, sofern sie nicht effektiv integriert werden.

In schweren Fällen von Mißbrauch, Mißhandlung und Vernachlässigung verursachen negative Repräsentationen (in der Terminologie der Objektbeziehungstheorie »schlechte Objekte«) bei Patienten die Entstehung dissoziierter Anteile, die mehr oder weniger stark Täter imitieren. Doch dissoziierte Anteile sind auch in tiefe hypnotische Prozesse involviert, weshalb sie sich als real wahrnehmen und von anderen Anteilen der betreffenden Person ebenfalls als real wahrgenommen werden. In diesem Modus psychischer Äquivalenz glauben einige Anteile, sie selbst seien Täter, wobei sie die reale Situation und die seit dem realen Erlebnis vergangene Zeit ignorieren, in der die wahren Täter mittlerweile alt und krank geworden oder sogar schon gestorben sind. In ihrer Welt der Nicht-Realisation bleiben diese inneren Anteile immer jung, stark, im Besitz der Kontrolle und unbesiegbar, und genau so wirken sie auf andere innere Anteile. Sie glauben, sie seien nie verletzt worden oder nicht verwundbar; sie verschieben Schmerz auf andere Anteile, und diese innere Projektion hilft ihnen, ein Gefühl eigener Macht aufrechtzuerhalten. Leider bewirken diese Dynamiken, daß die Mißbrauchs-/Mißhandlungsspirale im Patienten weiterhin bestehen bleibt.

Zentrales Konzept

Anteile, die einen Täter imitieren, erleben sich oft buchstäblich als Täter und werden von anderen Anteilen auch als die realen Täter erlebt. Deshalb erzeugen sie im Patienten als ganzer Person verständlicherweise Furcht und Scham, und manchmal versetzen sie auch den Therapeuten in Furcht.

Für Therapeuten ist es sehr wichtig, die Rolle Täter imitierender Anteile in der Entwicklung der Persönlichkeit des Patienten und seines Selbst zu verstehen. Sie sind nicht etwas, das die Betroffenen »loswerden sollten«, wie Patienten es oft wollen. Täter imitierende Anteile sind *nicht* die tatsächlichen Täter, und ihre Gefühle und Gedanken sind auch nicht ausschließlich die der Täter. Sie beinhalten vielmehr einige Erlebnisse, die zu integrieren für die Patienten besonders schwierig ist, darunter ihre *eigenen* sadistischen Gefühle und Neigungen. Wenn es dem Therapeuten gelingt, diese Anteile und Emotionen zu akzeptieren, während er ausfälliges Verhalten nicht akzeptiert, können diese stark defensiv agierenden Anteile im Rahmen der Behandlung zu seinen besten Verbündeten werden (Blizard 1997; Boon et al. 2011/2013; Howell 2011; Kluft 2006; Schwartz 2013; van der Hart et al. 2006/2008). In einer Therapie tritt ein wichtiger Wendepunkt ein, sobald diese Anteile mit anderen Anteilen des Klienten und mit dem Therapeuten eine Allianz aufgebaut haben; allerdings kann es ziemlich lange dauern, bis es dazu kommt.

Die Funktionen Täter imitierender Anteile verstehen

Täter imitierende Anteile scheinen zumindest bei oberflächlicher Betrachtung Freude daran zu haben, innerlich zu bestrafen. Aber das ist eine Fassade, wenn auch eine sehr starke. In Wahrheit handelt es sich um eine Defensivstruktur, die der Therapeut als solche erkennen muß, einen originären Versuch des Patienten, Mißbrauch/Mißhandlungen zu verhindern, indem er dem Täter einen Schritt voraus ist. Diese Anteile machen sich Verhaltensweisen zu eigen, die denjenigen des Täters entsprechen, die aber implizit eine Schutzfunktion erfüllen, die dem Patienten als ganzer Person entgeht.

Zentrales Konzept

Täter imitierende Anteile haben die Aufgaben, (1) den Patienten vor Bedrohungen des Täters zu schützen, die der Patient als auch in der Gegenwart noch real existierend wahrnimmt; (2) den Patienten vor unerträglichen Realisationen der Hilflosigkeit und Machtlosigkeit in seiner Kindheit zu schützen; (3) traumatische Erinnerungen aus der Perspektive des Täters zu reinszenieren, so wie das Kind sie mentalisiert hat; (4) als Defensivstruktur gegen Scham zu fungieren, indem sie den Patienten angreifen und innere Erlebnisse von Scham meiden; (5) als Ventil für die abgeleugneten sadistischen und strafenden Tendenzen des Patienten zu fungieren; und (6) unerträgliche traumatische Erinnerungen sicher zu bewahren.

Wir können die Funktionen Täter imitierender Anteile in verschiedener Hinsicht als denjenigen wütender Anteile ähnlich verstehen. Sie wirken beschützend, insofern sie sich jeder Bewegung in Richtung unerträglicher Realisationen dessen, was der Patient als Kind erlebt hat, widersetzen. Sie schützen den Patienten, insofern sie häufig die sadistischsten und unerträglichsten Mißhandlungen bergen. Außerdem bewahren sie den Sadismus des Patienten selbst, der zwar eine normale Reaktion auf Mißbrauchs-/Mißhandlungserlebnisse, aber ungeachtet dessen für den Patienten und manchmal auch für den Therapeuten unerträglich ist (Boon et al. 2011/2013; Schwartz 2013; van der Hart et al. 2006/2008). Sie realisieren den Mißbrauch oder die Mißhandlungen, die sie erlebt haben, nicht, obwohl sie sich oft aus der Perspektive des Täters daran erinnern.

Beispielsweise können Täter imitierende Anteile zusammen mit anderen Anteilen innerlich Mißbrauchs-/Mißhandlungsszenarien reinszenieren, was beim Patienten ein chronisches Gefühl unaufhörlichen Entsetzens und der Hilflosigkeit hervorruft. Sie helfen Patienten auf paradoxe Weise, einen weiteren Zuwachs an Schmerz und Scham zu vermeiden, indem sie diese in eine innere Welt chronischer Schmerz- und Schamempfindungen versetzen. Mit Hilfe von Furcht, Trance-Logik und Beschämung versuchen sie, den fragilen Status quo des gesamten inneren Systems des Patienten aufrechtzuerhalten, wobei sie sich mittels Reenactment, jedoch nicht explizit, erinnern, weil sie die Nicht-Realisation aufrechterhalten.

Täter imitierende Anteile sorgen dafür, daß Patienten eine negative Selbstsicht aufrechterhalten und sich an allem, was geschehen ist, selbst die Schuld geben. Sieht der Patient seine eigene Rolle bei dem erlebten Trauma dauerhaft kritisch, kann der Therapeut der Vermutung nachgehen, ob im Hintergrund ein Täter imitierender Anteil aktiv ist. Zumindest verfügt jeder Mensch über negative innere Modelle oder Introjekte; ob darüber hinaus auch dissoziierte Anteile existieren, sollte gründlich untersucht werden.

Zentrales Konzept

Therapeuten sollten daran arbeiten, Täter imitierende Anteile in einer Therapie, soweit gefahrlos möglich, bald zu akzeptieren und in die Arbeit einzubeziehen. Eine verfrühte Beschäftigung mit diesen Anteilen kann einen Patienten ängstigen und ihn zur Flucht aus der Therapie veranlassen oder zur Dekompensation bringen. Andererseits macht das generelle Vermeiden der Arbeit mit diesen Anteilen den Patienten für anhaltendes inneres Chaos, Bestrafung, Furcht und Scham anfällig und kann die Therapie in eine Sackgasse führen.

Natürlich sind diese Verhaltensweisen auf lange Sicht nicht effektiv, ebenso wie Selbstschädigungen oder Substanzmißbrauch kurzfristig eine gewünschte Wirkung haben mögen, aber zur längerfristigen Lösung von Problemen eher nicht taugen. Der Therapeut sollte sich jedoch über die *Absicht* dieser Anteile, zu schützen, im klaren ist. Noch wichtiger ist, daß der Therapeut aktiv daran arbeiten sollte, sie in die Therapie einzubeziehen. Kluft (2006) hat darauf hingewiesen, daß Täter imitierende Anteile

> »hinter den Kulissen oft Chaos verursachen und Selbstschädigungen initiieren, jedoch mit einer gewissen Wahrscheinlichkeit zugänglich werden, wenn man sie regulär anspricht und in die Therapie einbezieht. Ihre defensiven narzißtischen Konstellationen schließen oft aus, daß sie sich bei der Nutzung von Ansätzen, die sie nicht direkt ansprechen, einbezogen fühlen« (S. 293).

Vielleicht existieren nicht bei allen Patienten Anteile, die Täter imitieren, aber mit Sicherheit kommen sie sehr häufig vor. Sie stellen ein zentrales Problem dar, mit dem man sich bei den meisten Patienten auseinandersetzen muß, einen Kern des Widerstandes, den allmählich zu verstehen und zu transformieren unverzichtbar ist. In der Therapie gelingt es manchmal lange nicht, sie zu identifizieren, weil der Patient sich ihrer schämt oder sich vor ihnen ängstigt. Und diese Defensivhaltungen können nicht aufgelöst werden, solange die Anteile nicht vollständig in die Therapie einbezogen werden. In Tabelle 17.1 werden die verschiedenen Funktionen Täter imitierender Anteile beschrieben.

Gegenübertragung in Reaktion auf Täter imitierende Anteile

Nichts vermag Therapeuten so zu verunsichern und zu überfordern wie die Rage und der Sadismus eines Patienten. Natürlich gilt dies ganz besonders für Therapeuten, die zum ersten Mal mit dieser Intensität konfrontiert werden. Neulinge in dieser Art von

TABELLE 17.1
Funktionen Täter imitierender Anteile

- Den Patienten vor Bedrohungen durch den realen Täter schützen, die als bösartige posthypnotische Suggestionen fungieren können, wobei der Patient reflexhaft glaubt, diese träfen in der Gegenwart weiterhin zu. Der den Täter imitierende Anteil wiederholt die Bedrohungen innerlich, um den Patienten davon abzuhalten, über das Vorgefallene zu berichten (z. B.: »Wenn du jemals darüber sprichst, werde ich deiner Schwester etwas antun«, »Wenn du nicht genau das tust, was ich sage, wird deine Mutter verschwinden, und du siehst sie nie mehr wieder«, »Das ist allein deine Schuld, und du kommst ins Gefängnis, wenn jemand davon erfährt«).
- Abwehr von Gefühlen der Verletzlichkeit wie Scham, Schuld, Furcht, Einsamkeit, Traurigkeit, Hilflosigkeit und Machtlosigkeit.
- Containment der Wünsche des Patienten, Macht und Kontrolle zu erlangen, die in der Vergangenheit inakzeptabel oder gefährlich waren.
- Containment der sadistischen Neigungen und Wünsche, die er nicht akzeptieren oder tolerieren kann.
- Beschützen des Patienten durch Kritik und Bestrafung.
- Buchstäbliches inneres Reenactment früherer Traumata, was letztlich die Realisation verhindert.
- Verhindern einer Verbindung des Patienten mit dem Therapeuten (oder mit anderen Menschen), um Zurückweisung, Verlust oder unerträgliche Abhängigkeitsgefühle zu vermeiden – was bedeutet, daß bei diesen Anteilen eine Phobie hinsichtlich Bindung besteht.

Arbeit zögern oft oder fürchten sich sogar, Täter imitierende Anteile in die Behandlung einzubeziehen. Sie empfinden deren Intensität und Sadismus gelinde gesagt als beunruhigend. Manchmal fühlen sie sich, als sei der reale Täter im Raum, was die Projektion eines besorgten Patienten spiegelt, der inneres und äußeres Erleben nicht unterscheiden kann, wenn es um Anteile dieser Art geht.

Es ist von Nutzen, sich stets daran zu erinnern, daß es sich hier um Aspekte des Patienten handelt, die Defensivfunktionen erfüllen.

Vielleicht eines unserer wirksamsten Werkzeuge ist, daß wir als Therapeuten in der Lage sind, unser eigenes »schlechtes Selbst« oder »Schattenselbst« zu akzeptieren, den Anteil von uns, den wir als haßerfüllt, kraftraubend, kritisierend, feindselig und beschämend empfinden. Wenn wir diese menschlichen Tendenzen als Bestandteile unseres Erlebens akzeptieren können, müssen wir sie weder verleugnen noch ausleben. Sie können dann zu einem simplen Bestandteil unseres inneren Empfindens werden. Unsere Fähigkeit zu dieser inneren Arbeit an der Integration weist unseren Patienten den Weg, es uns gleich zu tun. Es ist deutlich leichter für uns, negative Aspekte unserer Patienten zu akzeptieren, wenn uns klar ist, daß auch wir diesen Erlebnissen gegenüber nicht immun sind.

Es trifft zu, daß Patienten in den meisten Fällen die Täter imitierenden und die meisten wütenden Anteile innerlich als wesentlich gefährlicher und gewalttätiger erleben, als sie in der Therapie tatsächlich sind. Und obwohl einige Anteile von Patienten verbal sehr aggressiv sein können, sind sie in der Regel nicht auch physisch aggressiv. *Der beste Anhaltspunkt dafür, ob solche Anteile in einer Therapie physisch ausagieren werden, ist die Antwort auf die Frage, ob der betreffende Patient auch früher in seinem Leben schon gewalttätig geworden ist.* In manchen Fällen agieren Patienten um so mehr aus, je stärker die entsprechenden Erwartungen ihrer Therapeuten sind. Patienten, die in der Vergangenheit immer wieder gewalttätig geworden sind, eignen sich eher nicht für eine Behandlung in einer Privatpraxis, es sei denn, der Therapeut hat in der Arbeit mit potentiell gewalttätigen Populationen Erfahrung und verfügt über die erforderliche Unterstützung der für solche Fälle zuständigen Behörden.

Aber selbst wenn ein Patient bisher noch nie gewalttätig geworden ist, sollte man als Therapeut sehr vorsichtig vorgehen, wenn der Patient große Angst hat, ein dissoziierter Anteil von ihm könnte gewalttätig oder verbal ausfällig werden. Entscheidend ist, einen Pfad des Respekts und Interesses zu finden, statt den Täter imitierende oder wütende Anteile zu meiden oder sie unnötig zu provozieren. Als Therapeut sollte man solche Anteile weder stark herausfordern noch sie zu beschwichtigen versuchen. Am wirksamsten ist vielmehr eine freimütige, ehrliche und klare Herangehensweise. Leider sind manche Therapeuten noch ängstlicher als ihre Patienten, wohingegen andere zu forsch vorgehen und ihr Arbeitstempo nicht an die Bedürfnisse der jeweiligen Patienten anpassen.

Den größten Teil der Wut eines Patienten abzubekommen ist sicher nicht leicht. Betroffenen Therapeuten hilft es zu realisieren, daß die Wut ihrer Patienten nichts mit ihnen zu tun hat, sondern daß es sich um ein Reenactment dessen handelt, wie der Patient mit wahrgenommener Gefahr, mit Leiden, Zurückweisung und Demütigung umzugehen gelernt hat. Manche Therapeuten empfinden es als nützlich, sich vorzustellen, daß sie von der Wut des Patienten Abstand nehmen und sie einfach beobachten (was der Vorstellung ähnelt, man verlasse den eigenen Körper, aber mit Reflexion statt mit Dissoziation verbunden ist). Die eigenen Reaktionen nur zu beobachten kann Therapeuten helfen, besser zu verstehen, was ein Patient vermeiden könnte, indem er sich als den Aggressor erlebt und Gefühle der eigenen Verletzlichkeit auf den Therapeuten projiziert. Dies beinhaltet, daß sich der Therapeut oft überfordert, verängstigt, erstarrt, mißverstanden und zurückgewiesen fühlt. Und diese Erlebnisse entstammen der Lebensgeschichte des Patienten, die er auf den Therapeuten projiziert, weil er sie selbst nicht ertragen kann. Gelingt es dem Therapeuten, diese Erlebnisse zu bewahren, ohne in sie eingebettet zu werden, kann er sie dem Patienten nach und nach zurückgeben.

Zentrales Konzept

Therapeuten müssen Reenactments zu erkennen lernen, in denen Täter imitierende Anteile eine zentrale Rolle spielen. Sie können in solche Reenactments hineingezogen werden und fühlen sich dann ähnlich, wie sich der Patient als Kind gefühlt hat oder wie er sich aktuell als der Täter fühlt. Diese Erlebnisse im Inneren des Therapeuten müssen – soweit dies möglich ist – erkannt, nicht ausagiert werden.

Manche Täter imitierende Anteile sind ziemlich sadistisch, was für den Patienten und oft auch für den Therapeuten unerträglich ist, da sie noch nie mit unverhohlen sadistischem Verhalten konfrontiert wurden. Solche Anteile können den Eindruck erwecken, es bereite ihnen große Lust, andere Anteile zu verletzen, und sie genössen es, mit dem Therapeuten ein übles Spiel zu treiben. Und Therapeuten können in solchen Situationen das unheimliche Gefühl haben, mit dem realen Täter zusammen zu sein. Es ist sehr wichtig, sich zu vergegenwärtigen, daß dies nicht der Fall ist, daß es sich vielmehr um Defensivstrukturen und Teile der Erlebensweise des Patienten handelt, nicht um reale Personen. Trotzdem können solche Erlebnisse sehr verstörend und beängstigend wirken.

Gegenübertragung reicht von Ekel über Rage bis hin zu Furcht. Therapeuten können sich von wütenden oder Täter imitierenden Anteilen zurückziehen und jede Auseinandersetzung mit ihnen vermeiden, was allerdings die inneren Konflikte ihrer Patienten und deren Gefühl, inakzeptabel zu sein, noch verstärkt. Therapeuten können vom Verhalten dieser Anteile auch angeekelt sein und den Patienten deshalb barsch verurteilen – ein beschämendes Erlebnis, das die Fortsetzung einer Therapie unmöglich machen kann. Es ist normal, daß Therapeuten wie jeder andere Mensch auch wütend werden, wenn jemand sie ungebührlich provoziert – was zur Folge haben kann, daß sie auf diese Anteile mit Wut reagieren. Tatsächlich haben Therapeuten durchaus sadistische Phantasien und Gefühle ihren Patienten gegenüber, die sie akzeptieren und als wichtige Informationen nutzen müssen, statt sie zu vermeiden oder aktiv darauf einzugehen.

Zentrales Konzept

Therapeuten müssen eine angemessene Balance zwischen mitfühlendem Akzeptieren Täter imitierender Anteile und der Abgrenzung gegen aggressives oder sadistisches Verhalten entwickeln, sowohl innerlich bezogen auf den Patienten als auch äußerlich bezogen auf den Therapeuten oder andere Menschen, die im Leben des Patienten eine Rolle spielen.

Selbst wenn ein Therapeut einem wütenden Patienten gegenüber mitfühlend und respektvoll ist, sollte er aggressivem oder sadistischem Verhalten stets angemessene Grenzen setzen (siehe hierzu das vorige Kapitel, in dem es um den Umgang mit ausfälligem Verhalten des Patienten geht). Je besser der Therapeut lernt, solche Provokationen nicht persönlich zu nehmen, um so günstiger. Und je klarer und deutlicher der Therapeut Grenzen zu setzen vermag, um so geringer ist die Gefahr gegen ihn gerichteten Ausagierens. Die Heilung von Beziehungsbrüchen ist unverzichtbar, wenn ein Therapeut wütend wird und sich defensiv verhält.

Wie man mit Täter imitierenden Anteilen arbeitet

Oft ist es leichter, eine Allianz mit wütenden Anteilen zu begründen, die auf eine Defensivstrategie fixiert sind, als mit Täter imitierenden Anteilen zu arbeiten, obwohl die in Kapitel 16 bezogen auf die Arbeit mit wütenden Anteilen des Patienten beschriebenen Verfahrensweisen auch in diesem Fall von Nutzen sind. Täter imitierende Anteile sind häufig die Garanten der Nicht-Realisation, und genau deshalb sind diese Anteile manchmal bereit, mit dem Therapeuten zu kooperieren. Werden sie akzeptiert und lernen, sich mitfühlend zu verhalten, kann dies der Wendepunkt in einer bis dahin schwierigen Therapie sein. Allerdings kann es viel Geduld erfordern, auf diesen Zeitpunkt zu warten.

So schwierig es sein mag, diese Anteile in die Arbeit einzubeziehen, ist es doch unverzichtbar, dies so früh und konsequent wie möglich zu tun. Nach dem Anbieten einer ersten Psychoedukation über die Funktionen Täter imitierender Anteile (siehe weiter unten), sollte der Therapeut mitfühlend und neugierig dem Widerstand dieser Anteile Aufmerksamkeit schenken und ihnen in der Therapie Raum geben, ihre Sicht der Dinge zu erklären, und ihnen ermöglichen, sich zunächst sehr geringen und dann ganz allmählich zunehmenden Hinterfragungen ihrer Trance-Logik zu stellen.

Zentrales Konzept

Je mehr verletzliche Anteile (beispielsweise Kind-Anteile) in der Therapie aktiviert werden, um so stärker widersetzen sich Täter imitierende Anteile der Verletzlichkeit und agieren aus, indem sie die verletzlichen Anteile bestrafen. Der Therapeut muß in der Regel zunächst mit den Täter imitierenden Anteilen arbeiten, bevor er sich den verletzlichen und bedürftigen Anteilen zuwenden kann.

Je mehr verletzliche Anteile in der Therapie aktiv werden, um so stärker wird der innere Konflikt bezüglich der Sicherheit und die Scham wegen der Bedürfnisse, und um so aktiver werden die Täter imitierenden Anteile in ihrem Widerstand gegen die Therapie. Deshalb muß – auch wenn es Therapeuten nicht einleuchten mag –, die Arbeit mit Täter imitierenden Anteilen oft der Arbeit mit Kind-Anteilen vorangehen oder zumindest im Stile einer Shuttle-Diplomatie zwischen beiden abwechselnd vonstatten gehen. Therapeuten wechseln (im Idealfall mit Hilfe objektiverer Anteile des Patienten) zwischen den einzelnen Anteilen hin und her, um ihnen zu helfen, Konflikte als solche anzuerkennen und zu lösen. So gelingt es allen Beteiligten, ihre sehr unterschiedlichen Bedürfnisse und Ziele allmählich zu verstehen und Kompromisse zu finden, die für alle akzeptabel sind. Doch weil sich die Patienten vor diesen Anteilen so sehr fürchten und sich ihrer so sehr schämen, muß mit ihnen vor der Einbeziehung anderer Anteile häufig (wenn auch nicht immer) individuell gearbeitet werden, um die innere Zusammenarbeit zu verbessern. Wie schon in Kapitel 10 erläutert, sollte der Therapeut ein Niveau systemischer Interventionen mit Anteilen wählen, das der Integrationsfähigkeit des Patienten am ehesten entspricht. Kann ein Patient als ganze Person ertragen, mit einem Täter imitierenden Anteil umzugehen, braucht man mit diesem Anteil nicht separat zu arbeiten.

Sobald ein erster Kontakt hergestellt ist, kann der Therapeut dem Patienten die inneren Teufelskreise und Möglichkeiten, diese Prozesse zu unterbrechen, erklären – beispielsweise indem er den Patienten dazu anleitet, sichere oder ruhige innere Räume für seine verschiedenen Anteile zu schaffen. Ist eine Allianz mit Täter imitierenden Anteilen stabiler geworden, kann man als Therapeut allmählich damit beginnen, sich mit den starren Verhaltensweisen zu beschäftigen, in denen diese Anteile festsitzen, z. B. das Bestrafen von Kind-Anteilen oder das ständige negative Kommentieren der Aktivität von Erwachsenen Anteilen, die das Alltagsleben zu bewältigen bemüht sind.

- *»Okay, du willst also nicht, daß sie in ihrem neuen Job versagt. Das ist sehr gut! Wie willst du ihr helfen, das zu schaffen? Wie kannst du ihr dabei helfen, statt am Rand des Geschehens zu stehen, mit dem Finger auf sie zu zeigen und vorauszusagen, daß sie es nicht schaffen wird?«*
- *»Ich verstehe, daß Sie möchten, daß die Kind-Anteile zu weinen aufhören. Und es ist wirklich manchmal effektiv, sie innerlich anzubrüllen und zu schlagen – dann halten sie tatsächlich die Klappe. Aber auf lange Sicht bewirkt es nur, daß sie sich noch mehr fürchten und schämen und sich noch überforderter fühlen, was die Wahrscheinlichkeit erhöht, daß sie beim nächsten Mal wieder weinen. Schließlich haben Sie es doch schon 40 Jahre lang so versucht, und sie weinen immer noch jeden Tag. Wären Sie bereit, eine andere Methode zu erlernen, die ihnen hilft, sich besser zu fühlen?«*
- *»Darf ich Sie fragen, wo Sie gelernt haben, Kinder so anzubrüllen und zu schlagen? Hat Ihnen auch jemand beigebracht, Kindern zu helfen?«*
- *»Ich kann verstehen, daß Sie sich wünschen, daß Mary* [der erwachsene Anteil, der Funktionen im Alltagsleben erfüllt] *tot ist, weil dann all dieses Leiden für Sie ein*

Ende haben würde. Aber ist Ihnen auch klar, daß Sie ein und denselben Körper haben? Was Sie mit Marys Körper anstellen, tun Sie auch Ihrem Körper an. Und es gibt viele, viele Möglichkeiten, das Leiden zu verringern. Es wäre mir eine Freude, Ihnen zu helfen, mehr von diesen Möglichkeiten zu entdecken. Über nur eine einzige Möglichkeit zu verfügen ist ziemlich einschränkend.«

Psychoedukation bezüglich der Funktionen Täter imitierender Anteile

Zunächst klärt der Therapeut den Patienten als ganze Person über die Rollen und Funktionen Täter imitierender Anteile auf. Dabei werden die Täter imitierenden Anteile gezielt aufgefordert zuzuhören.

- »*Wie sich diese Anteile von Ihnen verhalten, ist absolut verständlich und natürlich. Sie sind ebenso wichtig wie alle Ihre übrigen Anteile. Sie sind entstanden, um Ihnen in sehr schwierigen Situationen in der Vergangenheit zu helfen, und sie sind für Sie aktiv geworden, wenn der Schmerz, die Angst oder die Scham für Sie unerträglich waren.* (Es könnte nützlich sein, hier einige Beispiele aus der Lebensgeschichte des Patienten zu erwähnen: *Der Anteil von Ihnen, der wie Ihr Onkel wirkt, ist wahrscheinlich ungefähr so entstanden: Ihr Onkel hat Sie verletzt, und Sie fühlten sich aufgrund dessen so verletzlich und machtlos, daß dieser Anteil die Überzeugung entwickelte, er* sei *Ihr Onkel, der über alle Macht verfüge und der nicht verletzlich war und nicht verletzt wurde. Deshalb konnte dieser Anteil Sie vor der Gefahr schützen, daß Ihr Onkel die Situation für Sie noch schlimmer machen würde, wenn Sie anderen von dem, was vorgefallen war, erzählen würden, und Sie vor noch mehr Schmerz und Hilflosigkeit bewahren.) Obwohl ich verstehe, daß das Verhalten dieser Anteile oft bedrohlich ist und Sie selbst oder andere Menschen verletzt und daß Sie ihr Verhalten sicherlich nicht für nützlich halten, versuchen die Anteile doch, Sie zu schützen, wenn auch nicht auf besonders wirksame Weise. Beispielsweise wollen sie Ihnen nicht sagen, was passiert ist, weil sie finden, daß dies momentan für Sie zu schmerzhaft ist und Sie überfordern würde und weil es in der Vergangenheit sogar einmal gefährlich war. Diese Anteile helfen Ihnen tatsächlich, sich selbst zu zügeln. Das verhindert, daß Sie zu schnell vorgehen, was uns die Möglichkeit gibt, alle Ihre Anteile darüber in Kenntnis zu setzen, daß die Situation jetzt sicher ist. Diese Anteile sagen Ihnen, daß Sie versagen werden, daß Sie ein Verlierer sind, denn sie wollen verhindern, daß Sie etwas ausprobieren, dabei versagen und dann enttäuscht sind und sich verletzt fühlen. Sie erklären Ihnen, die Therapie sei nutzlos, um zu verhindern, daß Sie sich Hoffnungen machen und dann enttäuscht werden. Und vielleicht machen sie sich auch Sorgen, daß Veränderungen welcher Art auch immer Ihr Leben noch unangenehmer, nicht besser, machen würden. Diese Anteile glauben an Präventivschläge: daran, daß es besser ist, etwas zu vereiteln, so daß es gar nicht erst geschehen kann. Sie konnten nicht kontrollieren, was außer-*

halb Ihrer Person geschehen ist, und versuchen jetzt, Sie zu kontrollieren. Ist Ihnen klar, daß diese Anteile Sie schützen wollten, auch wenn ihre Versuche, das zu erreichen, Ihnen als noch so merkwürdig erscheinen mögen?«

Nachdem der Therapeut dem Patienten zu einem besseren kognitiven Verständnis der Funktion dieser Anteile zu verhelfen versucht hat, kann er fortfahren, zu den Täter imitierenden Anteilen »hindurchzusprechen« und ihnen Verständnis für ihre Haltung zu signalisieren. Allerdings ist ein Zuviel an Empathie, Sanftheit und Anerkennung der Verletzlichkeit am Anfang nicht nützlich, weil dieses Bemühen zugleich ein Frontalangriff auf die primären Defensivstrategien dieser Anteile gegen Scham und Verbundenheit ist. Besser sollte der Therapeut ihre Stärke und Zähigkeit würdigen, verbunden mit dem Hinweis, daß der Patient auch diese Eigenschaften braucht. Es ist wichtig, die Funktionen dieser Anteile aufrichtig zu würdigen und sie als Bestandteil des Patienten als ganzer Person zu verstehen, auch wenn der Therapeut ihr Verhalten nicht gutheißen kann. Diese Art von Psychoedukation sollte im Laufe der Zeit in unterschiedlichen Formen wiederholt werden. Es geht dabei darum, Präsenz und Macht der Anteile als für die Zusammenarbeit in der Therapie generell wichtig anzuerkennen. Dabei kann sich ein Therapeut grob an folgendem Prozedere orientieren:

- Erkennen Sie diese Anteile und ihre innere Macht sowie ihre ursprüngliche schützende Funktion an, ohne ihre Abwehr gegen Verletzlichkeit in Frage zu stellen.
  - *»Es ist schwer für euch, Mary in sehr schwierigen Situationen zu schützen. Ihr habt eine unglaubliche Ausdauer und Stärke. Ihr erkennt Marys kleinste Verfehlungen; daraus schließe ich, daß ihr sehr wachsam sein müßt und auf jedes Detail achtet. Mir ist klar, daß ihr euch wegen anderer Anteile sehr frustriert fühlen müßt, und ich kann das verstehen. Ihr haltet sie für schwächlich, und ich glaube, ich verstehe auch das. Ihr habt ein Recht darauf zu existieren, und ihr seid wichtig. Ich würde eure Position und eure Sichtweise wirklich gern besser verstehen.«*
- Würdigen Sie als nächstes, wie diese Anteile dem Patienten helfen (beispielsweise versuchen sie dafür zu sorgen, daß der Patient nie einen Fehler macht, oder sie zwingen ihn, soziale Situationen zu meiden, um ihm Demütigungen oder Zurückweisungen zu ersparen, oder sie sorgen dafür, daß sich Kind-Anteile innerlich still verhalten, indem sie diese anbrüllen, um sie zum Schweigen zu bringen, oder indem sie sie schlagen).
- Präsentieren Sie diesen Anteilen nach und nach respektvoll Tatsachen, die zu ihrer Überzeugung im Widerspruch stehen, daß sie der Täter sind (beispielsweise daß der Täter in Wahrheit tot oder sehr alt ist oder in einer anderen Stadt lebt oder sich im Gefängnis befindet; daß der Patient selbst jetzt erwachsen ist und eine eigene Familie hat; daß der Therapeut nicht dabei war, als der Patient noch jung war, und

daß die Anwesenheit des Patienten in der Praxis des Therapeuten darauf hinweist, daß inzwischen Zeit vergangen ist; und daß sich der Anteil im Körper des Patienten befindet).

- ▷ *»Auch wenn du glaubst, daß du Marys Vater bist, gibt es doch wichtige Unterschiede zwischen dir und ihm. Beispielsweise hast du gesagt, du seist 35 Jahre alt; aber Marys Vater ist jetzt ein sehr alter Mann und hat Alzheimer. Hast du das gewußt? Du bist ein Teil von Mary, auch wenn dir das im Augenblick absolut nicht so vorkommt.«*
- ▷ *»Auch wenn Mary sagt, sie wolle dich loswerden, und wenn du Mary loswerden möchtest, ist das gar nicht möglich. Wenn du Mary umbringst, bringst du dich selbst um, und umgekehrt. Ihr könnt einander nicht loswerden, so sehr du dir das im Moment auch wünschst. Tief innerlich frage ich mich – womit ich natürlich falsch liegen könnte –, ob ihr einander wirklich loswerden wollt … ob ihr nicht eigentlich wollt, daß euer Leben besser funktioniert, und ob ihr nicht einfach wenig Hoffnung habt, daß das jemals wahr werden könnte. Tatsache ist, daß ihr alle im gleichen Boot sitzt. Momentan tobt ein Sturm, und einige in eurem Boot paddeln, andere schaukeln das Boot so stark, daß es umzukippen droht, wieder andere planen eine Meuterei, einige schlagen Löcher in den Bootsrumpf, andere schöpfen Wasser aus dem Boot, ein paar versuchen, die Segel zu hissen, wieder andere sitzen einfach da und warten darauf, daß jemand kommt und sie rettet, aber niemand kümmert sich um das Ruder und das Steuerrad. Ihr alle zusammen habt die Aufgabe, dieses eine Boot von der Stelle zu bewegen, auch wenn euch einige Mitreisende nicht besonders am Herzen liegen. Ich bin fest davon überzeugt, daß ihr dieses Boot mit Aussicht auf Erfolg dazu bringen könntet, zu segeln.«*
- ▷ *»Mit allen Anteilen von Mary und mit mir zusammenzuarbeiten bedeutet nicht, daß ihr die Kontrolle verliert. Ihr spielt in der Therapie eine wichtige Rolle als Ratgeber und Diskussionspartner, und ich verlasse mich darauf, daß ihr mich warnt, wenn ich zu überstürzt vorgehe, wenn ich einen Fehler mache oder wenn ich Mary bitte, etwas zu tun, womit ihr nicht einverstanden seid. Ich schätze euren Input und brauche ihn.«*

Dem Patienten helfen, zwischen innerem und äußerem Täter zu unterscheiden

Zu Beginn der Arbeit mit Täter imitierenden Anteilen sollte der Therapeut diese Anteile nicht nur sanft auf die Unterschiede zwischen ihnen und realen Tätern aufmerksam machen, sondern dem Patienten auch als ganzer Person helfen, diese Unterschiede zu registrieren. Täter imitierende Anteile werden beispielsweise oft als im Alter des realen Täters erlebt, obwohl der Patient zum Zeitpunkt des traumatischen Erlebnisses ein Kind war, oder als jemand, der Dinge sagt, die sich auf die Gegenwart beziehen, dies aber mit der Stimme des Täters tut. Der Therapeut sollte den Patienten über das

Phänomen der kognitiven Dissozanz aufklären und alle Anteile des Patienten auffordern, nicht mehr auf die den Täter imitierenden Anteile zu reagieren und stärker über ihr inneres Erleben zu reflektieren.

- *»Haben Sie ein Bild dieses Anteils vor Augen? Sieht er aus wie Ihr Bruder? Können Sie irgendwelche Unterschiede zwischen diesem inneren Anteil und dem heutigen realen Aussehen Ihres Bruders feststellen?«*
- *»Hat dieser Anteil ein Alter? Stimmt dieses Alter mit dem heutigen Alter Ihres Täters überein? Der Anteil scheint das Alter Ihrer Mutter in Ihrer frühen Kindheit zu haben, und Ihre Mutter ist heute sehr alt. Glauben Sie, daß dieser Anteil weiß, daß Ihre Mutter jetzt alt ist?«*
- *»Ich frage mich, ob ich Ihnen irgendwie helfen kann, diesen inneren Anteil von Ihrem realen Onkel zu unterscheiden, der Sie als Kind verletzt hat. Vielleicht fällt Ihnen ja auf, daß Ihr »innerer Onkel« ein anderes Hemd oder einen anderen Hut als Ihr realer Onkel trägt. Können Sie das feststellen? Können andere Anteile Ihnen helfen, den Unterschied zu erkennen?«*

Würdigen Sie die Ziele der Täter imitierenden Anteile, nicht die Mittel, die sie benutzen

Der Therapeut kann respektvoll anmerken, daß diese Anteile, selbst wenn sie noch so intensiv auf ein Ziel hinarbeiten (beispielsweise darauf hin, alle Kind-Anteile ruhig zu halten, um sie daran zu hindern, etwas über ihre Erlebnisse zu erzählen, weil sie glauben, die Androhung von Konsequenzen, falls sie etwas erzählen, sei weiterhin in Kraft, oder zu versuchen, den Patienten daran zu hindern, etwas auszuprobieren, das zu einem Mißerfolg führen könnte), es niemals schaffen werden, solch ein Ziel für längere Zeit zu erreichen, und daß das Problem danach erneut auftreten wird.

- *»Ich weiß, daß du dein Bestes tust, um Mary zu schützen. Aber Mary hat trotz all deiner Bemühungen weiter Schwierigkeiten im Alltagsleben, ihre Kind-Anteile weinen immer noch, ihr mißlingt alles Mögliche, du drohst anderen Anteilen nach wie vor die meiste Zeit über, sie zu schädigen oder gar zu töten. Vielleicht bist du ja interessiert, ein paar neue Möglichkeiten kennenzulernen, die das, was du schon weißt und kannst, ergänzen.«*
- *»Ich kann mir kaum vorstellen, wie schwierig es für Sie ist, daß diese Kind-Anteile in Ihrem Inneren ständig weinen. Kein Wunder, daß Sie sich wünschen, daß sie still sind! Und ich kann mir auch vorstellen, daß Sie sich sorgen, etwas Schreckliches könnte passieren, wenn die Kleinen weiter keine Ruhe geben, so wie es schon einmal war. Es mag schwer sein, aber es ist auch wichtig für Sie, sich klar zu machen, daß Sie in Sicherheit sind und daß meine Praxis ein ruhiger Ort ist, wo alle Ihre Anteile willkommen sind*

und akzeptiert werden. Wären Sie trotzdem bereit, hier in meinem Behandlungsraum mit mir zusammen mit diesen aufgebrachten Kind-Anteilen etwas anderes auszuprobieren? Würden Sie ihnen erlauben, einen inneren Ort aufzusuchen, der still und ruhig ist, wo sie sich ein wenig ausruhen oder ein wenig spielen könnten? Dies ist ein Experiment, durch das Sie herausfinden können, ob es ihnen hilft, ruhiger zu werden.«

- *»Ich weiß, daß Sie sich wegen Marys Fähigkeit, ihre Arbeit zu tun, große Sorgen machen, und ich schließe mich Ihrer Besorgnis an. Wir beide wollen, daß sie es schafft, ihre Arbeit zu behalten. Ich kann mir nicht helfen, aber ich frage mich, ob Mary sich besser auf ihre Arbeit konzentrieren könnte, wenn sie innerlich ruhiger wäre. Wenn ich sehe, wie Ihnen diese Kind-Anteile zu schaffen machen, wenn sie weinen, frage ich mich, ob es für Mary ähnlich ist, wenn Sie sie den ganzen Tag über anbrüllen. Ich weiß, daß Sie ihr nicht besonders vertrauen, aber vielleicht könnten wir ja ausprobieren, die Kind-Anteile an einen besonderen inneren Ort zu bringen. Könnten Sie versuchen, Mary einen Morgen bei ihrer Arbeit verbringen zu lassen, ohne daß Sie sie anbrüllen? Wenn sie einen Fehler macht, merkt sie das mit ziemlicher Sicherheit selbst. Wir sollten einmal prüfen, ob es sich positiv auswirkt, sie in Ruhe zu lassen.«*

Dem Patienten helfen, innere Reenactments zu erkennen

Der Therapeut kann auch dem Patienten als ganzer Person helfen, den Teufelskreis des Reenactments aller Anteile zu verstehen (Boon et al. 2011/2013).

- *»Diese* [Täter imitierenden] *Anteile können auf Sie in vielerlei Hinsicht wie Menschen wirken, die Sie verletzt haben. Bei oberflächlicher Betrachtung gewinnt man den Eindruck, daß sie die gleichen Emotionen, Gedanken und Verhaltensweisen haben wie jene Menschen. Sie erzählen im Grunde, was geschehen ist, indem sie es ausagieren, statt indem sie darüber reden. Tatsächlich triggern (oder aktivieren) alle inneren Anteile einander ständig. Furcht, Traurigkeit und Schmerz können Gefühle der Machtlosigkeit, Scham und Wut hervorrufen. Dies kann überwältigende innere Erlebnisse auslösen, die Sie veranlassen, sich selbst zu verletzen, um dies zu unterbinden. Doch Selbstschädigungen, die für kurze Zeit ablenkend wirken mögen, verstärken Scham und Sie selbst betreffende negative Empfindungen noch. Und dadurch werden Verletzlichkeit, Schmerz, Selbstkritik usw. ebenfalls stärker. Betrachten wir die Dinge aus der Vogelperspektive, erkennen wir, daß jeder Ihrer Anteile durch die Art, wie er handelt, wahrnimmt und empfindet, einen Teil der Geschichte erzählt. Es mag so scheinen, als würden die Anteile, die dem Täter gleichen, das Problem verursachen, doch in Wahrheit spielen in diesem Teufelskreis alle Anteile eine Rolle. Es gibt viele Möglichkeiten, diesen inneren Teufelskreis zu verändern. Eine davon ist, für Anteile, die weinen oder unter Schmerzen leiden, Sicherheit oder sichere Orte zu finden.«*

Dem Patienten helfen, Reaktionen auf Täter imitierende Anteile zu erkennen und zu verändern

Jeder Patient und jeder dissoziierte Anteil hat bestimmte habituierte somatische, emotionale und kognitive Reaktionen auf andere Anteile. Für den Therapeuten ist es von Nutzen, wenn er den Patienten dazu bringt, diese Reaktionen zu beobachten, daran zu arbeiten und sie zu verändern.

- *»Mir fällt auf, daß Sie jedes Mal erstarren und einen Blackout haben, wenn dieser Anteil Sie anschreit, und daß Sie sich dann umschauen, als hätten Sie sehr große Angst. Ist Ihnen das auch schon einmal aufgefallen? Wir sollten versuchen, für Sie eine Möglichkeit zu finden, anders auf diese Situationen zu reagieren.«*
- *»Vielleicht könnten Sie, statt alles zu glauben, was dieser Anteil sagt, einen Schritt zurücktreten, damit Sie sehen, daß zumindest ein Teil dessen, was dieser Anteil von Ihnen sagt, nicht zutrifft.«*
- *»Wie wäre es, wenn Sie ausdrücken würden, daß Sie zu verstehen anfangen und gegenüber jenem Anteil von Ihnen ein wenig Mitgefühl verspüren, auch wenn diese Empfindung noch nicht besonders stark ist? Ich bin mir sicher, daß jener Anteil das noch nie erlebt hat, und ich glaube, es würde ihm helfen.«*
- *»Was wäre, wenn Sie diesem Anteil versichern würden, daß Sie sich jetzt in Sicherheit befinden?«*
- *»Könnten Sie mit diesem Anteil einen Dialog beginnen, statt einfach nur Angst zu haben?«*
- *»Ich frage mich, ob Sie und dieser Anteil ein paar wichtige Werte gemeinsam haben. Beispielsweise weiß ich, daß Sie keinen Mißerfolg erleben wollen. Wie ich weiß, bezeichnet dieser Anteil Sie als Verlierer, und ich denke, daß er das tut, weil er auch keinen Mißerfolg erleben will. Sie wollen also beide nicht versagen. Könnten Sie sich darauf einigen?«*

Täter imitierenden Anteilen helfen, ihre eigene Verletzlichkeit und ihre Stärken hervorzuheben

Während sich allmählich eine Allianz entwickelt, hilft der Therapeut den Täter imitierenden Anteilen, ihre eigene Verletzlichkeit zu akzeptieren und zu realisieren. Das kann lange dauern, und manchmal gelingt es erst viel später in der Therapie. Es sollte nicht die erste Intervention sein, die mit diesen Anteilen durchgeführt wird. Weil sie ein narzißtisches Interesse daran haben, Macht zu behalten und Kontrolle auszuüben, sollte der Therapeut ihren Status nicht in Frage stellen oder gleich zu Beginn versuchen, ihre Verletzlichkeit zu enthüllen (siehe z. B. Kluft 1996a).

- *»Ich könnte mir vorstellen, daß du einen schweren Stand hast, weil sich die übrigen Anteile von Mary vor dir fürchten, wütend auf dich sind, dich mißverstehen oder meiden. Ich könnte sehr gut verstehen, wenn du nicht wie die übrigen Anteile, die du kennst, sein wolltest. Deshalb schlage ich vor, daß du einfach mit deinem Kopf ein Ja oder Nein signalisierst, wenn du dich ein wenig einsam fühlst, vielleicht so, wie Mary als Kind einsam war.«*
- *»Du bist nicht böse, auch wenn du dich anderen Anteilen oder Menschen gegenüber manchmal aggressiv oder sadistisch verhältst. Dich ungehörig zu benehmen ist deine Art, Wut und andere Gefühle auszudrücken, weil du nicht gelernt hast, mit unerträglichen Gefühlen anders umzugehen. Ich bin mir sicher, daß du lernen kannst, mit diesen Gefühlen anders fertig zu werden, so daß es dir bessere Dienste leistet – auf eine Weise, die verhindert, daß die Gefühle ständig wiederkehren und dich peinigen. Bist du daran interessiert?«*
- *»Deine Wut ist für dich eine Quelle der Stärke und Vitalität. Du kannst lernen, diese Stärke anders zu nutzen, nicht gegen dich selbst und andere innere Anteile, sondern für dich und andere Anteile.«*
- *»Ich nehme an, du willst nicht schwach und verletzlich sein, wenn du an der Therapie teilnimmst und wie andere innere Anteile über deine Gefühle zu reden beginnst. Aber bist du dir darüber im klaren, daß es keine Schwäche ist, wenn du alle deine Gefühle akzeptierst, sondern eine besondere Stärke? Es erfordert viel Mut und Tapferkeit, schwierige Gefühle zu akzeptieren, sich nicht vor ihnen zu fürchten und so mit ihnen umzugehen, daß es dir zugute kommt. Tatsächlich ist dies für viele Menschen sehr schwierig, das zu lernen.«*
- *»Ich frage mich, wie du dazu gekommen bist, Mary zu schützen. Was ist deine erste Erinnerung, die damit zusammenhängt?«*
- *»Mary muß sich so hilflos, verletzlich und verängstigt gefühlt haben, als ihr Vater ihr weh getan hat. Ich frage mich, ob du dir sein Gefühl der Kontrolle und Macht angeeignet hast, damit du die entsetzlichen Gefühle, die Mary hatte, nicht zu haben brauchtest.*
- *»Bitte, nimmt dir die Zeit, über diese Dinge nachzudenken. Wir können über deine Gedanken und Sorgen in einem Tempo weiterreden, das dir angenehm ist.«*

Allmähliche Kooperation

Therapeuten sollten nicht erwarten, daß Täter imitierende Anteile gleich von Anfang an kooperieren. Oft tauchen sie plötzlich auf und verschwinden ebenso unvermittelt wieder, oder sie bleiben zwar länger präsent, tadeln aber dann den Therapeuten und äußern sehr bestimmt, die Therapie sei reine Zeitverschwendung, der Patient ein hoffnungsloser Fall und der Therapeut völlig inkompetent. Therapeuten müssen mit so etwas fertig werden und ihre Arbeit im ursprünglich geplanten Sinne fortsetzen, wenn sie das Gefühl haben, der richtige Zeitpunkt dafür sei gekommen.

Wenn Therapeuten zu Täter imitierenden Anteilen hindurchsprechen, kommt es manchmal zu einem Switch, oder der Therapeut sieht plötzlich einen wütenden oder verächtlichen Blick, was befremdlich auf ihn wirken kann. Viele Therapeuten erleben dies als das etwas unbehagliche Gefühl, daß »jemand anders durch die Augen des Patienten schaut.« Bei Patienten mit dissoziativen Störungen ist das völlig normal. Der Therapeut kann dabei mit seiner Arbeit fortfahren und sollte es als ein gutes Zeichen ansehen, daß diese Anteile zumindest bereit sind zuzuhören, auch wenn sie noch nicht voll und ganz an einem Dialog teilnehmen können.

Der Therapeut kann in solchen Fällen etwas sagen wie: *»Es ist sehr gut, wenn diese Anteile von Ihnen mich genau prüfen wollen, während wir zusammen sind, und ich weiß es sehr zu schätzen, daß sie zuhören wollen. Ich lade sie ein, präsent zu sein, so wie sie es schon jetzt sind, und ich bin sehr offen für alles, was sie mir mitteilen wollen.«*

Psychoedukation und vorsichtige relationale Angebote müssen immer wieder erfolgen. Verständnis, geschweige denn Kooperation, wird sich ganz bestimmt nicht schon nach einer Sitzung einstellen, nicht einmal nach vielen. Der Therapeut muß geduldig sein und sich mit dem allmählichen Erodieren der Defensivmechanismen zufrieden geben. Bei der Arbeit mit diesen Anteilen ist es ein gutes Zeichen, wenn nichts zu Dramatisches passiert.

- Der Therapeut nimmt sich die Zeit, den Täter imitierenden Anteil zu bestätigen, zu verstehen und mit ihm zu arbeiten, wobei er bedauert, daß es hart und erschöpfend sein muß, ständig wütend zu sein und zu tadeln, um zu gewährleisten, daß alles seine Richtigkeit hat.
- Diese Anteile fürchten sich auch sehr davor, was geschehen könnte, wenn sie nicht im Besitz der Kontrolle sind und sie andere Anteile des Patienten nicht daran hindern können, über traumatische Erlebnisse zu berichten, weil der ursprüngliche Täter ihnen immer wieder gedroht hat, etwas Schreckliches werde passieren, wenn sie reden würden. Deshalb ist es ratsam, ihre Stärke zu würdigen.
- Therapeuten sollten mit anderen Anteilen des Patienten arbeiten und mitfühlend anerkennen, daß diese von den Täter imitierenden Anteilen schlecht behandelt worden sind und es schrecklich sein muß, wenn ständig so boshafte innere Stimmen aktiv sind. Sie sollten aber auch die schützenden Funktionen dieser Anteile bestätigen.
- Als nächstes sucht der Therapeut zusammen mit dem Patienten nach gemeinsamen Zielen der Täter imitierenden Anteile und der übrigen Anteile.
  - *»Ich frage mich, ob es wahr ist, daß niemand von euch in seinem Leben leiden und Schmerzen empfinden will und daß ihr alle euch ein wenig Linderung wünscht.«*
  - *»Niemand von euch scheint ein Verlierer, eine Schlampe, fett, faul oder ähnliches sein zu wollen.«*
  - *»Vielleicht hoffen alle Anteile von Ihnen, daß ihnen die Therapie mehr oder weniger stark helfen kann.«*

▷ *»Dieser Anteil sagt zwar, daß er sich nicht an der Therapie beteiligen wird, aber immerhin erlaubt er Ihnen, jede Woche zu den Sitzungen zu kommen. Ich vermute, er hegt irgendwo die Hoffnung, daß Sie ihm mitteilen werden, was dort geschieht, auch wenn er sich nicht unbedingt darüber im klaren ist.«*

Täter imitierende Anteile können von der konsistenten Aufmerksamkeit des Therapeuten, die sie so dringend brauchen, sehr profitieren. Sie fühlen sich zum ersten Mal gehört und respektiert. Ihnen wird klar, daß der Therapeut nicht versucht, »sie los zu werden«, und daß er sogar andere dazu bringt, sie in stärkerem Maße zu akzeptieren. So werden sie allmählich neugierig auf die Therapie und wie diese ihnen helfen könnte. Daß sie vom Patienten als ganzer Person und vom Therapeuten akzeptiert werden, führt dazu, daß der Patient sich wesentlich besser seine eigene Wut und seinen Sadismus eingestehen und aufgrund dessen transformieren kann.

Beispiel für die Arbeit mit einem Täter imitierenden Anteil: Samantha

Bei Samantha existierten bösartige innere Eltern, eine »Mom« und ein »Dad«, die sie ausschimpften, ihr Bestrafungen androhten und sie drängten, sich umzubringen. Außerdem hatte sie einen sehr jungen, vierjährigen Anteil mit Namen »Dolores«, der ihren inneren Eltern gegenüber loyal und ständig fürchterlich wütend war. Dieser Anteil trat Samantha oft innerlich in den Bauch, was ihr sehr weh tat, und er verhinderte, daß Samantha genug aß und sich irgendwelche Kleider kaufte.

Außerdem war Dolores wütend auf die Therapeutin, weil diese nicht bereit war, Samanthas Lebensgeschichte so zu verändern, daß die Patientin gute Eltern hatte; aber gleichzeitig beharrte Dolores manchmal darauf, daß ihre Eltern wundervoll seien. Weil Dolores im Verborgenen blieb und sich weigerte, in der Therapie präsent zu sein, fuhr die Therapeutin fort, durch Samantha hindurch mit diesem Anteil zu reden. Sie erkannte, daß Samantha und Dolores manchmal gemeinsame Sache machten, indem sie einander bestraften, um die Realisation der Vergangenheit zu vermeiden. In anderen Fällen schlug sich Dolores auf die Seite der inneren Eltern und bestrafte mit ihnen gemeinsam Samantha.

Nach einigen Jahren einer sehr mühseligen Behandlung, für die Selbstschädigungen und Suizidalität charakteristisch waren, wurde Dolores klar, daß ihre Loyalität ihren inneren Eltern gegenüber sie schützte. Wäre sie ihnen gegenüber ungehorsam gewesen, hätten sie ihre Tochter verletzt. Außerdem merkte sie, daß ihre Versuche, Samantha Nahrung und Kleidung vorzuenthalten, nicht nur Reinszenierungen realer Deprivationserlebnisse waren, sondern auch ein Krafttest. Solange Samantha ohne eigentlich wichtige Dinge auskommen konnte, war sie, so glaubte Dolores, stark genug, um alles durchzustehen, womit sie konfrontiert wurde. Im Laufe mehrerer Jahre therapeutischer Arbeit entwickelten sowohl Dolores als auch ihre inneren Eltern allmählich eine größere Bereitschaft, Samantha zu akzeptieren, und auch sie wurden von ihr immer stärker akzeptiert. Je mehr Mitgefühl diese Anteile einander entgegenbrachten, um so besser wurde Samanthas Leben, und ihre Neigung zu Selbstschädigung und Suizidalität verschwand völlig.

Beispiel für die Arbeit mit einem Täter imitierenden Anteil: Mary

Mary war 45 Jahre alt und litt unter periodisch wiederkehrenden depressiven Episoden. Sie war von ihrem Vater und anderen Mitgliedern ihrer Ursprungsfamilie sexuell mißbraucht und körperlich mißhandelt worden. Nach mehreren Jahren psychiatrischer Behandlung wurde bei ihr eine Dissoziative Störung diagnostiziert, und man begann mit einer entsprechenden Behandlung. Nach einigen stabilisierenden Interventionen berichtete Mary zögernd, sie höre ständig die Stimmen weinender Kinder in ihrem Kopf und oft auch die Stimme eines Mannes, der wie ihr Vater klinge und der sie und ihre weinenden Kind-Anteile anbrülle. Sie hatte entsetzliche Angst davor, daß dieser sie oder den Therapeuten verletzen könnte. Daraufhin führte der Therapeut mit ihr eine Psychoedukation (wie oben beschrieben) durch, in der er die Funktionen dieses Anteils erklärte und durch Mary hindurch mit diesem Vater-Anteil von ihr sprach.

Nach dieser Sitzung erhielt der Therapeut von der Patientin eine Voice-Mail, in der sie ihn wütend anfuhr: »*Warum mischst du dich ein? Du bist zu nichts zu gebrauchen und kotzt alle möglichen Lügen aus. Laß uns in Ruhe! Für sie [Mary] ist es gefährlich, dir zuzuhören, und jetzt sind auch noch diese dämlichen weinenden Kinder aufgebracht, und das Schlimmste ist, daß du den Eindruck erweckst, es gebe Grund zur Hoffnung. Wie kannst du auch nur auf die Idee kommen, daß es ihr helfen würde, Hoffnung zu haben? Was zum Teufel soll Hoffnung denn eigentlich sein? So etwas gibt es gar nicht! Ich werde mich an dieser lächerlichen Therapie nie beteiligen. Im Grunde geht es darin doch nur darum, wieviel Kohle du von ihr abzocken kannst. Mit Leuten wir dir kenne ich mich aus. Du wirkst so nett, aber du nutzt andere aus. Ich werde dafür sorgen, daß Mary nicht mehr zu dir kommt, und wenn sie nicht auf mich hört, werde ich dafür sorgen, daß sie es bereut. Es ist ihre Schuld, daß wir in diesem Schlamassel stecken, und jetzt machst du alles noch schlimmer – alle diese weinenden Babys, die dich dazu bringen wollen, sie zu retten! Ich werde sie schon lehren, den Mund zu halten und taff zu sein. Wir brauchen dich nicht. Also hör auf, dich in unsere Angelegenheiten einzumischen. Und wage es ja nicht, dich noch einmal an mich zu wenden!*«

Diese Art von Botschaft (die manchmal auch direkt in der Therapie oder mittels eMail oder Brief übermittelt wird) ist ziemlich typisch für einen Täter imitierenden Anteil und oft zu erwarten, nachdem sich der Therapeut das erste Mal an ihn gewandt hat. Natürlich können und werden solche Anteile ihre Defensivstrukturen nicht sofort aufgeben; dafür haben sie einfach zu große Angst davor, daß der Therapeut sie verletzen oder »los werden will«. Der Schlüssel zu Situationen dieser Art ist, daß der Therapeut ein wenig zurückweicht, aber vorsichtige Versuche der Kontaktaufnahme fortsetzt. Beispielsweise könnte er sagen, es sei wichtig, bezüglich eines Problems das Feedback dieses Anteils zu hören. Ob der Anteil bereit wäre, es ihm zu geben? In manchen Fällen wird die Kommunikation eine Zeitlang ziemlich feindselig sein, und der Therapeut sollte geduldig bleiben und mit seinen Bemühungen zu verstehen versuchen, was diese Anteile antreibt.

In der folgenden Sitzung berichtete Mary dem Therapeuten, sie habe eine entsetzliche Woche gehabt und könne sich nicht mehr an alles, was in dieser Zeit geschehen sei, erinnern. Außerdem hatte sie sich dabei ertappt, daß sie nachts allein im Wald spazieren gegangen war, völlig verängstigt, durchnäßt und unterkühlt. Die Stimme ihres Vaters in ihrem Kopf bedrohte sie ständig und hielt ihr immer wieder vor, wenn sie die Therapie nicht beende, werde er sie töten. Sie hörte aber auch andere Stimmen, die ihr versicherten, es sei okay, die Therapie fortzusetzen, und sie hatte dem inneren Drang, den nächsten Sitzungstermin abzusagen, nicht nachgegeben.

Therapeut: Es tut mir sehr leid, das zu hören. In Ihnen scheint es viel Konfliktstoff zu geben, und Ihr Vater-Anteil hat wohl aus irgendeinem Grund das Gefühl gehabt, nicht in Sicherheit zu sein. Ich frage mich, ob ich zu schnell vorgegangen bin oder ob ich etwas getan habe, das beunruhigend gewirkt hat. Und außerdem frage ich mich, ob dieser Anteil von Ihnen vielleicht einen Schock und Verwirrung empfunden hat, weil er so direkt erkannt wurde. Was meinen Sie dazu? Vielleicht möchten ja irgendwelche anderen Anteile von Ihnen auch noch etwas zu diesen Dingen sagen.

Teilt ein Anteil außerhalb einer Therapiesitzung etwas mit, sollte der Therapeut es grundsätzlich in der nächsten Sitzung ansprechen, denn der Patient selbst kann diesbezüglich eine Amnesie entwickelt haben.

Therapeut: Können wir noch einmal kurz über die Nachricht auf dem Anrufbeantworter sprechen, die Sie mir nach der letzten Sitzung geschickt haben? Sie klangen darin ziemlich wütend und aufgebracht.

Mary: Wie bitte? Ich soll Ihnen eine Nachricht auf dem Anrufbeantworter hinterlassen haben? Was reden Sie da?

Therapeut: Nun ja, dieser Anteil von Ihnen hat das getan. [*Der Therapeut faßt den Inhalt der Botschaft zusammen und bietet der Patientin an, ihr die Nachricht vorzuspielen, was sie allerdings entschieden ablehnt.*] Dieser Anteil von Ihnen will nicht, daß ich mich einmische, aber andere Anteile wünschen sich sehr wohl meine Hilfe. Da tobt ein ziemlich ernster Konflikt in Ihnen, nicht wahr? Aber es ist gut, daß uns das jetzt klar geworden ist und wir nun ein wenig besser über den Konflikt reden können. Ich bin sehr froh, daß der wütende Anteil von Ihnen sich dazu entschlossen hat zu kommunizieren, auch wenn Ihnen die Art, wie das geschehen ist, nicht gefällt. Wir sind jetzt zumindest auf dem Weg, und was passiert ist, ist ein sehr guter Anfang. Ich bin dankbar, daß ein Anteil von Ihnen bereit war, sich anhören zu lassen. Ich hatte ganz sicher nicht die Absicht, die Situation für Sie zu verschlechtern. Aber dieser Anteil meint das, und ich würde wirklich gern verstehen, wie er auf diese Idee kommt. Wenn Sie heute hierher gekommen sind, so hat dieser Anteil Ihnen gestattet zu kommen, obwohl er bezüglich des Sinns und Zwecks der ganzen Therapie große Zweifel zum Ausdruck gebracht hat.

Mary: Na ja, er ist der Hauptgrund für meine Probleme. Als ich im Wald war, hatte ich entsetzliche Angst. Warum hat er mich dazu gebracht, dort hin zu gehen? Warum tut er mir weh? Ich will nichts mit ihm zu tun haben. Ich möchte, daß er weggeht.

Therapeut: Ich kann verstehen, daß Sie sehr verängstigt waren, und ich halte es für ziemlich gefährlich, mitten in der Nacht im Wald spazieren zu gehen. Aber vielleicht können wir herausfinden, warum dieser Anteil der Meinung war, dies sei für Sie wichtig. Wir können unsere Neugier darauf richten, denn alle Ihre Verhaltensweisen haben Bedeutungen, die sehr wichtig sind und die wir zu verstehen versuchen können. In der Nachricht auf dem AB sagte dieser Anteil, Sie seien wegen Ihrer selbst und wegen anderer Anteile in großen Schwierigkeiten. Offenbar beschuldigen Sie einander, und die Streitigkeiten in Ihrem Inneren werden stärker. Was meinen Sie dazu?

Mary: Das geht schon so lange so, wie ich mich zurückerinnern kann, aber in letzter Zeit ist es deutlich schlimmer geworden. Vielleicht hat er recht, und ich sollte wirklich nicht mehr zu Ihnen kommen.

Therapeut: Meinen Sie, das würde diesen schrecklichen Konflikt lösen und bewirken, daß Sie sich besser fühlen?

Mary: Also ich weiß nicht … nein, das würde es sicher nicht. Ich fühle mich manchmal besser, seit ich zu Ihnen komme, und letztlich glaube ich nicht, daß ich verrückt bin. Vieles von dem, was Sie mir erklärt haben, erscheint mir sinnvoll und hat mir geholfen. Ich fange an, diese dummen Kind- und Baby-Anteile zu verstehen, und ich habe versucht, Ihre Empfehlung in die Tat umzusetzen und für sie einen sicheren Ort zu schaffen. Aber dann ist er wütend geworden und hat den sicheren Ort zerstört. Ich habe so große Angst davor, daß er etwas wirklich Destruktives tut, indem er Sie oder mich umbringt. Können Sie nicht dafür sorgen, daß er geht?

Therapeut: Ich kann zwar verstehen, daß Sie Angst haben, aber es wird nichts bringen, diesen Anteil zum Weggehen zu bewegen. Auch wenn Sie es noch nicht völlig verstehen, ist dieser Anteil doch sehr wichtig. Sie haben ihn zu einem früheren Zeitpunkt entwickelt, um sich zu schützen, und ich glaube, er will Ihnen immer noch helfen. Er hat Gründe zu glauben, daß die Therapie für Sie nicht gut ist. Und ich möchte, daß wir diese Gründe verstehen. Vielleicht will er tief innerlich dafür sorgen, daß Sie aus diesem Schlamassel herauskommen. Schließlich hat er Ihnen die ganze Zeit über ermöglicht, zur Therapie zu kommen.

Mary: Ich will nicht, daß er hier ist. Das macht mir angst. Er hört ständig zu, und irgendwann wird er mich wieder anbrüllen. *(Die Patientin bedeckt ihre Ohren mit den Händen, als wollte sie sich auf diese Weise vor Gebrüll schützen.)*

Therapeut: Ich bin froh, daß er zuhört, und ich kann verstehen, daß für ihn die Zeit noch nicht reif ist, um direkt an den Sitzungen teilzunehmen. Aber vielleicht könnte dieser Anteil mir in Ihrem Tagebuch oder auf einem Blatt Papier etwas mitteilen und mir sein Bedürfnis, die Therapie zu beenden und mitten in der Nacht in den Wald zu gehen, verständlicher machen. Ich glaube, daß wir für Sie alle einen Weg aus diesem Konflikt und diesem ganzen Schlamassel heraus finden können. Möchte der Anteil jetzt etwas sagen? Ich würde ihn wirklich gern hören.

Mary: Er brüllt jetzt nicht, aber er sagt, er werde es sich nicht anders überlegen, und … ich schäme mich … er sagt wirklich gemeine Dinge über Sie. Aber die werde ich Ihnen nicht sagen.

Therapeut: Ich bin froh, daß dieser Anteil jetzt das Gefühl hat, Ihnen mitteilen zu können, was er denkt. Und ich nehme an, daß einige Ihrer Anteile mir gegenüber tatsächlich heftige Emotionen haben, die nicht alle positiv sind. Das ist okay. Ich hoffe, dieser Anteil wird eine Möglichkeit finden, weiter verbal mit mir zu kommunizieren.

Einen oder zwei Tage nach dieser Sitzung erhielt der Therapeut auf dem AB folgende Nachricht von dem vaterähnlichen Anteil: »*Und ob ich sie in den Wald gebracht habe! Sie hat es nicht verdient, einen sicheren Ort zu haben. Es gibt keine Sicherheit, und es ist besser, wenn ihr klar ist, daß sie nicht von mir wegkommt! Es macht mir Spaß, sie im Wald zu vergewaltigen – es macht mir großen Spaß, und ich bin dort ungestört. Es gefällt mir auch, sie im Haus zu vergewaltigen. Es gibt keinen sicheren Ort für sie; sie kann sich nirgendwo verbergen. Ich habe dir doch schon gesagt, daß du mich nicht stören sollst. Du verstehst rein gar nichts!*«

In der folgenden Sitzung dankte der Therapeut dem vaterähnlichen Anteil (wobei er wieder durch die Patientin hindurch mit ihm redete) für das, was er mitgeteilt hatte. Dann fragte er ihn, ob ihm klar sei, daß der Vater mittlerweile ein sehr alter Mann sei, in einem Rollstuhl sitze und niemandem mehr weh tun könne. Dies löste augenblicklich einen Switch aus, woraufhin der Vater-Anteil selbst direkt zum Vorschein kam.

Mary (als der vaterähnliche Anteil): Ich wußte, daß du gefährlich bist und lügst. Ich bin nicht alt; meine Beine sind noch stark. Siehst du hier einen Rollstuhl? Ich bin doch nicht blöd! Du kannst mich mit deinen Lügen nicht hereinlegen. Sie [*die Patientin*] hätte gern, daß ich alt wäre, aber das ist reine Phantasie. Sie wird nie von mir wegkommen!

Therapeut: Nein, Sie sind hier, und natürlich sind Sie auch nicht alt und sitzen nicht in einem Rollstuhl. Aber Sie können mir zu verstehen helfen, wer auf dem Bild, das Mary mitgebracht hat, zu sehen ist – der Mann in dem Rollstuhl, den sie ihren Vater nennt.

Mary (als der vaterähnliche Anteil): *(wirkt für einen Augenblick verwirrt)* Ich weiß es nicht. Warum ist dir dieses dämliche Bild denn so wichtig? Wen interessiert schon, wer es ist? Ich bin hier. Mehr brauchst du nicht zu begreifen.

Therapeut: Nun ja, wir müssen beide eine Menge zu verstehen lernen, und das werden wir auch im Laufe der Zeit. Momentan ist mir klar, daß Sie tatsächlich hier sind, und das freut mich, weil Sie mir helfen, Sie selbst und Ihre Beziehungen zu anderen inneren Anteilen besser zu begreifen.

Mary (als der vaterähnliche Anteil): Ja, ich vergewaltige sie und schlage sie, und das macht mir großen Spaß.

Therapeut: Hmm, was daran gibt Ihnen das Gefühl, daß es Ihnen Spaß macht? Und was fangen Sie mit Ihrer Zeit an, wenn Sie die anderen Anteile nicht vergewaltigen oder schlagen? Was außer sie zu verletzen macht Ihnen sonst noch Freude? [*Hier fängt der Therapeut an, die Positionen des vaterähnlichen Anteils zu hinterfragen, um sein Gewahrsein über das Trauma hinaus zu erweitern.*]

MARY (als der vaterähnliche Anteil): Was redest du da? Ich verletze sie ständig.

THERAPEUT: Nun, ich kann mir gut vorstellen, daß das für dich so aussieht, aber jeder braucht hin und wieder eine Auszeit. Ich denke beispielsweise darüber nach, wie du die Anteile in den Wald mitnimmst und sie dort vergewaltigst. Gehst du auch manchmal allein in den Wald? Magst du den Wald? Gehst du gern dort spazieren, und magst du die Geräusche dort und wie es sich anfühlt, dort zu sein?

MARY (als der vaterähnliche Anteil): Ich habe keine Zeit für idyllische Waldspaziergänge. Was für eine dämliche Frage! Manchmal gefällt es mir, Vögel zu beobachten.

THERAPEUT: Ja. Ich weiß, daß meine Fragen manchmal ziemlich dämlich wirken müssen. Das tut mir aufrichtig leid. Aber erzähl mir doch etwas mehr darüber, was dir an den Vögeln so gut gefällt.

MARY (als der vaterähnliche Anteil): Warum sollte ich das? Damit du mich anschließend demütigen kannst? Vielen Dank! [*Diese Äußerung hilft dem Therapeuten, die tiefe Scham zu erkennen, die dieser Anteil abzuwehren versucht.*]

THERAPEUT: Nein, mich interessiert wirklich, was dir besonders gefällt. Vögel sind so unglaubliche Kreaturen: Ihre Farben, die verschiedenen Laute, die sie produzieren, ihre Federn, wie sie ihre Nester bauen, wie sie fliegen und sogar was sie tun, wenn sie nicht fliegen, Raubvögel, Singvögel. Sie zählen zu den wundervollsten Geschöpfen auf Erden, nicht wahr?

MARY (als der vaterähnliche Anteil): Ja, sie sind ziemlich cool. Mir gefallen ihre Laute. Ich werde jetzt gehen. [*Die Patientin wechselt von ihrem vaterähnlichen Anteil zum erwachsenen Anteil von Mary.*]

Der vaterähnliche Anteil beginnt, eine unbehagliche Allianz zum Therapeuten aufzubauen, der sanft abwechselnd die Realität des Anteils hinterfragt, die momentane innere Rolle des Anteils als Folterknecht thematisiert und respektvoll darauf hinzuweisen versucht, daß er einer Art von positivem Erleben gewahr ist.

Der Therapeut arbeitet weiter an der Hinterfragung der fixierten Realität dieses Anteils: »Ist dir klar, daß du jetzt in einem anderen Haus und in einer anderen Stadt lebst und daß Mary eine eigene Familie, einen Mann und Kinder hat? Weißt du, daß Mary 45 Jahre alt ist, daß du als ihr Vater jetzt 79 Jahre alt bist und daß inzwischen viel Zeit vergangen ist? Und weißt du auch, daß dein Vater jetzt wirklich ein alter Mann ist, der im Rollstuhl sitzt und dich nicht mehr verletzen kann?

Der Therapeut nutzt auch die kleine Chance, die der Vater-Anteil durch das Eingeständnis seiner Vorliebe für Vögel hat erkennen lassen. Er könnte diesen Anteil in weitere Gespräche über Vögel verwickeln, Metaphern benutzen, in denen Vögel eine Rolle spielen, und ihn schließlich dazu bringen, einen beruhigenden Raum, in dem Vögel eine Rolle spielen, zu entwickeln. Der Therapeut könnte auch fragen, wann der Anteil angefangen hat, Vögel zu mogen, eine Art »Orientierung in der Zeit«-Intervention. Der Therapeut kann auch Imaginationsarbeit in Verbindung mit somatischer Arbeit benutzen, um eine somatische Ressource für diesen Anteil zu entwickeln: *»Ich frage mich, wie* *es für dich wäre, wenn du fliegen könntest? Können Sie sich vorstellen, wie sich das anfühlen würde? Vergegenwärtigen Sie sich dies in Ihrem Körper.«*

Allmählich ist sich dieser Anteil dann nicht mehr sicher, ob er der reale Vater ist oder nicht. Der Therapeut sollte die Auseinandersetzung mit dieser Frage nicht erzwingen, sondern respektvoll und mit gutem Timing fortfahren, auf Unterschiede zwischen diesem Anteil und dem Vater achten. »Mir fällt auf, daß Ihre Schuhe heute rot sind. Hatte der Vater rote Schuhe? Mir fällt auch auf, daß Sie ein Smartphone haben. Die gab es doch damals noch gar nicht. Ich sehe auch, daß Sie keinen Bart haben, obwohl Ihr Vater einen hatte. Wie erklären Sie sich das alles? Wenn Sie ein Anteil von Mary wären, was würde das dann für Sie bedeuten?«

Der Therapeut ermutigt andere Anteile, ebenfalls mitzuhelfen, den Vater-Anteil auf die Gegenwart hin zu orientieren: »*Könnt ihr diesem Anteil gestatten, zuzuschauen und zuzuhören, während ihr spazieren geht oder mit eurem Hund spielt? Wäre es okay, wenn sich dieser Anteil durch die Erwachsenenaugen das Haus anschauen würde, um zu sehen, wo er sich in der Gegenwart befindet? Wissen Sie, daß dieser Anteil Vögel mag? Was halten Sie davon, ein Buch über Vögel zu kaufen und es diesem Anteil zu schenken?*«

Allmählich manifestiert sich die Realisation, daß dies tatsächlich ein Anteil von Mary ist, also nicht ihr Vater. Es kann aber trotzdem sein, daß dieser Anteil weiter beteuert, er sei derjenige, der verletze, nicht derjenige, der ziemlich lange verletzt wurde. Verletzlichkeit und Hilflosigkeit zu akzeptieren und zu realisieren ist unglaublich schwer. Der Therapeut kann dem Anteil weiter zu positiven Erlebnissen verhelfen. Wird der Anteil beispielsweise nicht mehr gebraucht, um andere Anteile »bei der Stange zu halten« oder um sie zu verletzen, was würde er dann mit seinem Leben anfangen wollen? Was denkt er über Marys Leben? Und wie könnte er es sich anders wünschen?

Eine Hierarchie dissoziierter Anteile

Das System dissoziierter Anteile eines Patienten kann hierarchisch organisiert sein, wenn es darin mehr als einen Täter imitierenden Anteil gibt. Oft ist der »schlimmste« Täter der verborgenste, aber auch der mächtigste. Solche Anteile entscheiden oft als letzte, ob sie an der Therapie teilnehmen wollen, und sie können die Behandlung ziemlich lange sabotieren. Die Therapeuten solcher Patienten glauben oft, sie würden alle Täter imitierenden Anteile kennen, aber die selbstzerstörerischen oder sabotierenden Verhaltensweisen hören trotzdem nicht auf. Der behandelnde Therapeut sollte in solchen Fällen darüber nachdenken, ob es noch weitere verborgene Anteile geben könnte, wobei diese, sofern sie existieren, oft sehr sadistisch sind.

Einige Patienten verfügen über sehr komplexe (Sub-)Systeme von Anteilen, wobei manchmal neue Gruppen erst auftauchen, nachdem die zuerst gefundene Gruppe aufgelöst und integriert worden ist (siehe hierzu Kapitel 19). Sowohl Therapeuten als auch Patienten können es als entmutigend empfinden, wenn sie glauben, die Behandlung sei fast zu Ende, und sie dann erneut mit der Notwendigkeit konfrontiert werden, noch Arbeit erledigen zu müssen. Man kann diese Subsysteme aber auch als konkretisiertere Versionen sehr komplexer Widerstände verstehen, die bei einigen nicht dissoziierenden Patienten mit schweren Persönlichkeitsstörungen auftreten und die als Abwehrstrategien gegen Scham, Verletzlichkeit, Abhängigkeit usw. fungieren. Bei den Patienten können verschiedene Gruppen von Anteilen um verschiedene Täter gruppiert sein (einen in der Familie, einen in der Kirche oder anderswo außerhalb des eigenen Hauses). Natürlich beeinflussen diese Gruppen von Anteilen einander, denn sie alle sind und bleiben Teile des Patienten als ganzer Person.

Manchmal gelangen die Patienten zu dem Verständnis, daß diese Täter imitierenden Anteile in Wahrheit sehr junge Kind-Anteile von ihnen sind, die besonders viele traumatische Erinnerungen bewahren sowie viel Furcht, Scham und Verletzlichkeit und den Schmerz darüber, daß sie nicht gewollt wurden. In anderen Fällen existieren Kind-Anteile (oder Anteile anderer Art), die innerlich stark mit einem Täter imitierenden Anteil verbunden sind.

Zusammenfassung

Täter imitierende Anteile sind starke und vielleicht sogar die stärksten Abwehrstrukturen gegen Realisation. Ihre Unfähigkeit zu realisieren, daß sie nicht der reale Täter sind, kann den Patienten sehr belasten und viel Schmerz bei ihm erzeugen. Je besser es Therapeuten gelingt, diese Anteile zu akzeptieren und sie aufrichtig neugierig und mitfühlend einzubeziehen, um so reibungsloser verläuft die Therapie. Ein besonderes Problem sind dabei die starken Gegenübertragungsreaktionen von Therapeuten auf diese Anteile. Ein Therapeut sollte sich regelmäßig beraten lassen, wenn sich bei ihm starke Gefühle melden, und er sollte nötigenfalls beim Festlegen adäquater Grenzen Hilfe suchen. Sobald diese Anteile akzeptieren, daß sie Anteile des Patienten sind, können sie in der Therapie zu wichtigen Verbündeten werden.

Weitere Erkundungen

17.1 Wir alle haben negative Introjekte oder innere Modelle, die auf die Personen zurückgehen, die uns in unserer frühen Kindheit betreut haben. Können Sie diese in Beziehung zu sich selbst beschreiben? Wie haben sie sich im Laufe der Zeit verändert? Können Sie Ihre eigene Arbeit an Ihren negativen Introjekten nutzen, um Täter imitierende Anteile bei Ihren Patienten besser zu verstehen?

17.2 Welche Erfolge konnten Sie in der Vergangenheit bei der Arbeit an Täter imitierenden Anteilen erzielen? Würden Sie nach dem Lesen dieses Kapitels beim nächsten Mal etwas anders machen?

18 Auflösen sicherheitsgefährdender Verhaltensweisen

Klienten fühlen sich völlig mißverstanden, wenn Therapeuten und andere Menschen nicht zwischen absichtlicher Selbstschädigung und suizidalem Verhalten unterscheiden. … Selbstschädigung zielt darauf, einen unerträglichen emotionalen Zustand zu beenden, wohingegen suizidales Verhalten eine dauerhafte Flucht in den Tod ermöglichen soll.

— Jon G. Allen (2001, S. 218)

Für die meisten Therapeuten ist die Arbeit mit Patienten, die dazu neigen, sich selbst oder andere Menschen durch ihr Verhalten zu schädigen, eine ungeheure Herausforderung. Solche Verhaltensweisen sind als Ersatzhandlungen zu verstehen, als Versuche, ein Problem zu lösen, die längerfristig weniger adaptiv sind, als beispielsweise schmerzhafte Emotionen zu akzeptieren oder reflektieren zu können (Janet 1945; van der Hart et al. 2006/2008).

Zentrales Konzept

Schädigende Verhaltensweisen sind Bewältigungsstrategien und Versuche, Probleme mit Hilfe von nicht adaptiven Ersatzhandlungen zu lösen.

Die meisten Patienten sind kaum bereit oder reagieren sogar phobisch, wenn sie ihren Therapeuten schädigende Verhaltensweisen offenbaren sollen. Sie schämen sich solcher Verhaltensweisen in einem gewissen Sinne und fürchten außerdem, diese Bewältigungsstrategien könnten ihnen »weggenommen werden« und sie hätten dann keine Möglichkeit mehr, mit unerträglichen Erlebnissen umzugehen. Einige Patienten sind sogar süchtig nach selbstschädigenden Verhaltensweisen wie etwa danach, sich selbst Schnittverletzungen zuzufügen oder gefährliche Erlebnisse zu suchen, weil das zu Endorphinausschüttungen führt und ein euphorisches Gefühl hervorruft, das unerträgliche Emotionen lindert und nur schwer aufzugeben ist.

Zwischen Dissoziation, Selbstverletzungen und Suizidalität besteht eine starke Korrelation (Boon & Draijer 1993a, 1993b; Foote, Smolin, Neft & Lipschitz 2008; Low, Jones, MacLeod, Power & Duggan 2000), wobei 60 Prozent der dissoziierenden Patienten über Amnesien vor, während oder nach Selbstverletzungsepisoden berichten (Coons & Milstein 1990). Beispielsweise wachen Patienten mit Verletzungen auf, deren Ursprung ihnen rätselhaft ist, oder sie »kommen zu sich« und finden sich auf der Toilette wieder, wo sie defäkiert haben. Solche Erlebnisse können die Betroffenen sehr beunruhigen und Gefühle des Kontrollverlustes und der Scham erzeugen. Manchmal sind sich einige Anteile auch nicht darüber im klaren, daß andere Anteile selbstschädigende Verhaltensweisen pflegen. Häufig entwickeln Patienten starken Widerstand dagegen, die eigenen Anteile, die sich solchen schädigenden Verhaltensweisen widmen, zu akzeptieren und anzuerkennen, ganz zu schweigen davon, ob sie letzteren gegenüber Mitgefühl empfinden.

Zentrales Konzept

Bestimmte dissoziierte Anteile widmen sich regelmäßig schädigenden Verhaltensweisen, und wenn man sie direkt anspricht, kann das zur Eliminierung solcher Verhaltensweisen beitragen.

Beispiel für die Arbeit bei selbstschädigendem Verhalten: Elise

Elise kam mit bandagiertem linkem Arm zur Therapiesitzung. Obwohl aus dem Verband an einigen Stellen Blut austrat, ging sie darauf erst ein, als ihr Therapeut sie darauf ansprach. Doch auch dann sagte sie nur: »Ach, danach hat schon jemand gesehen.« Erst auf beharrliches Nachfragen des Therapeuten hin und nach langem Zögern erklärte sie, zwei Tage zuvor sei sie »aufgewacht« und habe ihren Arm verletzt und stark blutend vorgefunden. Daraufhin hatte sie ihn provisorisch verbunden und war in ein Krankenhaus gegangen, wo man die Verletzung genäht hatte. Elise interessierte sich offenbar gar nicht dafür, wie die Verletzung entstanden war – ein klassisches Symptom von *la belle indifférence*, einer schwerwiegenden Nicht-Realisation des im Alltagsleben aktiven Anteils von Elise.

Ein wichtiges Ziel in Phase 1 – und sogar das erste Ziel – besteht darin, eine Atmosphäre der Sicherheit zu kreieren. Eine der größten Herausforderungen jedoch ist, daß es im Laufe einer Therapie ziemlich viel Zeit in Anspruch nehmen kann, schädigende Verhaltensweisen zu verringern. Therapeuten müssen wissen, wann es notwendig ist, alle Bemühungen ausschließlich auf diese Verhaltensweisen zu konzentrieren, und wann sie sich damit auseinandersetzen müssen, daß anhaltende schädigende Verhaltensweisen die Funktion erfüllen können, von anderer wichtiger Arbeit abzulenken. Sie müssen dann eine Möglichkeit finden, die Therapie im Sinne ihrer Ziele zu beeinflussen, wobei sie im Blick behalten müssen, wann ein Problem einen Patienten überfordern und zu einer Verstärkung schädigenden Verhaltens führen könnte und wann im gegenteiligen Fall die Auseinandersetzung mit einem Problem, auch wenn sie schmerzhaft und beängstigend ist, dem Patienten helfen kann, sein selbstschädigendes Verhalten zu verringern. Solche Entscheidungen sind sehr schwer zu treffen, und Therapeuten sollten sich diesbezüglich beraten lassen, während sie lernen, durch die stürmischen Gewässer schädigenden Verhaltens zu navigieren.

Manchmal sind Therapeuten auch frustriert, wenn ihre Patienten sich wiederholt selbst Verletzungen zufügen; sie müssen aber unbedingt Geduld aufbringen, standhaft bleiben und erkennen, daß in Streßsituationen Rückfälle möglich sind und daß eine Behandlung nur effektiv sein kann, wenn ein gewisses Maß an Sicherheit erreicht ist. Manchmal schämen sich Patienten auch zu sehr, um in ihrer Therapie Selbstverletzungen einzugestehen, oder sie neigen stark zu Vermeiden und Nicht-Realisation – also *la belle indifférence*, wie im weiter oben beschriebenen Fall von Elise. Auch wenn ein Therapeut vermutet, daß ein Patient zu selbstschädigendem Verhalten neigt, gesteht der Betreffende dies in seiner Therapie manchmal erst nach langer Zeit ein. Je mehr Fertigkeiten ein Patient erlernt, mit deren Hilfe er innere Probleme adaptiv und konstruktiv lösen kann, um so leichter fällt es seinen Anteilen, einander zu akzeptieren und Mitgefühl zu zeigen, um so stabiler wird die therapeutische Beziehung und um so seltener treten selbstschädigende Verhaltensweisen auf.

Oft besteht die erste Hürde bei der Behandlung schädigender Verhaltensweisen darin, daß der Therapeut seine eigene Gegenübertragung akzeptieren und mit ihr umzugehen lernen muß.

Gegenübertragung bei der Arbeit an schädigenden Verhaltensweisen

Patienten benutzen schädigende Verhaltensweisen als Bewältigungsstrategien, wenn sie völlig verzweifelt sind, um überwältigende Emotionen oder Erlebnisse zu meiden. Somit ist ihr Arousal besonders hoch, wenn sie diese eigentlich schädlichen Strategien anwenden. Therapeuten sind sehr anfällig für starke Gegenübertragung und ihre eigenen impulsiven Ersatzhandlungen, wenn sie mit Patienten konfrontiert sind, die ständig auf solche (selbst)schädigenden Verhaltensweisen zurückgreifen. Dies betrifft das gesamte Spektrum fast übermenschlichen Bemühens um ständige Erreichbarkeit mit dem Ziel, ihre Patienten jederzeit »retten« zu können, und reicht über Furcht und Angst bis hin zu tiefer Frustration und zur Bestrafung des Patienten, weiter zu Gefühlen der Hilflosigkeit, Inkompetenz und Scham, zum Vermeiden der Auseinandersetzung mit schädigenden Verhaltensweisen und schließlich zur unzweckmäßigen Beendigung der Arbeit mit dem Patienten. Wenn Patient und Therapeut in starken

Emotionen versinken und das dringende Bedürfnis zu handeln verspüren, kann ihr sich wechselseitig verstärkendes Arousal eine ihren Zweck erfüllende Therapie unmöglich machen (Beebe 2000).

Zentrales Konzept

Gegenübertragung kann bei schädigenden Verhaltensweisen des Patienten und insbesondere im Falle der Neigung zu Selbstschädigung und Suizidalität sehr stark sein. Therapeuten brauchen Unterstützung und müssen wissen, wie sie sich erden, sich beruhigen und aus einer Haltung des Mitgefühls heraus klare Grenzen setzen können.

Der Therapeut muß also lernen, ruhig, neugierig und mit dem Patienten auch dann verbunden zu bleiben, wenn er unter starkem Handlungsdruck steht und einen kohärenten und relationalen Handlungsansatz braucht. Er muß sich darüber im klaren sein, daß seine eigenen Reaktionen auf das anhaltende schädigende Verhalten des Patienten eine wichtige Rolle dabei spielen, ob dieser sich adaptivere Bewältigungsstrategien zu eigen machen kann. Die laufende Betreuung durch einen Supervisor kann in ihrem Wert gar nicht überschätzt werden.

Eine nützliche therapeutische Haltung

Therapeuten müssen *erstens* lernen, schädigende Verhaltensweisen als Bewältigungsstrategien oder als Versuche zu verstehen, oft relationale Konflikte zu lösen oder sich aus ihrer Einsamkeit zu befreien. Dies gibt uns die Möglichkeit, neugierig zu verfolgen, wie diese Ersatzhandlungen dem Patienten helfen. Erst wenn uns dies klar ist, können wir uns Alternativen und adaptiveren Strategien, die der Patient erlernen kann, zuwenden.

Zweitens müssen Therapeuten sich über die ungeheure Menge an Schmerz und Leiden, die zu schädigendem Verhalten führt, klar werden. Dies hilft ihnen, leidenden menschlichen Wesen gegenüber mitfühlend zu bleiben, statt deren Verhalten in erster Linie als den eigenen Bemühungen hinderlich anzusehen. Ein Patient sollte stets mit Würde und Respekt behandelt werden, wie ein kompetenter Erwachsener. Eine unterstützende, mitfühlende, relationale Haltung, die ständig bemüht ist, adäquate Grenzen aufrechtzuerhalten, ist die wirksamste Strategie zur Verringerung und Eliminierung schädigender Verhaltensweisen. Im übrigen müssen sowohl der Therapeut als auch der Patient verstehen, daß eine Therapie ihr Ziel nur erreichen kann, wenn es gelingt, diese Verhaltensweisen einzugrenzen.

Zentrales Konzept

Zwar können Therapeuten eine wichtige Funktion erfüllen, indem sie Hilfe und Anleitung anbieten, aber verantwortlich dafür, daß der Patient in einem Zustand der Sicherheit bleibt, ist letztlich dieser selbst. Der Therapeut kann ihn nicht retten, und das Ringen um Sicherheit darf nicht zu einem Machtkampf zwischen beiden ausarten.

Drittens muß der Therapeut akzeptieren, daß letztlich allein der Patient darüber entscheidet, ob er in Sicherheit bleiben will oder nicht (Chu 2011). Dies ist für Therapeuten manchmal besonders schwer zu akzeptieren. Es ist völlig normal, daß die Verletzung eines Patienten unser Fürsorgesystem stark aktiviert. Es liegt uns einfach nicht, untätig herumzustehen und zuzuschauen, wie sich eine Katastrophe anbahnt. Doch Therapeuten haben ebensowenig die Kontrolle darüber, was ihre Patienten tun, wie sie die Aktivitäten eines anderen Erwachsenen in ihrem Leben nach ihren Vorstellungen steuern können. Patienten treffen ihre eigenen Entscheidungen, wozu auch immer dies führen mag. Der Therapeut übernimmt die Rolle eines mitfühlenden Zeugen, der auf das Für und Wider hinweist, adaptivere Alternativen aufzeigt und die Ziele und Konflikte des Patienten erforscht. Manchmal müssen Therapeuten eingreifen, indem sie einen Patienten zur stationären Behandlung einweisen, weil schwere körperliche Schädigungen drohen oder sich die Neigung des Betreffenden zu Selbstverletzungen anders nicht in den Griff bekommen läßt. Aber schädigende Verhaltensweisen brauchen nicht in einen Machtkampf zwischen Patient und Therapeut auszuarten.

Therapeuten können einen Patienten ermutigen und dazu anregen, unterschiedliche Strategien auszuprobieren, aber letztlich sind sie in dieser Hinsicht machtlos. Patienten können sich trotzdem als hilflos erleben und verzweifelt versuchen, ihren Therapeuten dazu zu bringen, etwas zu unternehmen, um sie zu retten. Im Grunde können wir einen Patienten aber nicht retten, wir können ihn nicht durch unsere Liebe gesund machen und ihn auch nicht an selbstschädigendem Verhalten hindern, wenn er selbst diese Dinge weiterhin bevorzugt. Tatsächlich hat eine zu weitgehende Verfügbarkeit des Therapeuten auf den Patienten eine negative Wirkung, weil ihm dies implizit signalisiert, daß er inkompetent ist. Übertriebene Erreichbarkeit und Fürsorglichkeit von Therapeuten können übermächtige Abhängigkeitsbedürfnisse hervorrufen, die weitere (selbst-)schädigende Verhaltensweisen aktivieren können (siehe hierzu Kapitel 13, wo es um Abhängigkeit geht).

Therapeuten sollten ihre Patienten respektvoll und mitfühlend immer wieder daran erinnern, daß sie sich zur Mitarbeit in der Behandlung verpflichtet haben, was die Sorge für die eigene Sicherheit umfaßt und außerdem bedeutet, daß der Therapeut dem Patienten zwar im Rahmen des Möglichen helfen wird, letzterer selbst aber die ihm zufallende Arbeit erledigen und für seine eigene Sicherheit Verantwortung übernehmen muß.

Und schließlich müssen Therapeuten wissen, wann es sinnvoll und richtig ist zu intervenieren und wann nicht und wie sie intervenieren müssen, um beim Patienten die Entwicklung von Kompetenz und Autonomie zu unterstützen, statt seine Abhängigkeit von den Aktivitäten des Therapeuten zu fördern. Patienten leben häufig in langfristigen Krisensituationen, und wir helfen ihnen nicht, indem wir uns in eine permanente Notfallatmosphäre verwickeln lassen. Grenzen zu setzen hinsichtlich unserer Verfügbarkeit zwischen den Therapiesitzungen hat oberste Priorität. Anders muß sich ein Therapeut verhalten, der strikt dem Protokoll der Dialektisch-Behavioralen Therapie folgt und einem Patienten in diesem Zusammenhang für das Skills-Coaching zur Verfügung steht (Linehan 1993/1996, 2014/2016). Zwar kann dies vielen Patienten nützlich sein, doch treten bei einigen ungünstige Reaktionen auf, was in noch stärkerem Maße Coaching erforderlich macht (siehe hierzu den Abschnitt weiter unten mit der Überschrift »Wenn der Patient nicht bereit ist, Verantwortung für seine eigene Sicherheit zu übernehmen«). Krisenanrufe sollten grundsätzlich sehr kurz sein und hauptsächlich klären, welche Versuche zur Linderung der Krise der Patient schon selbst unternommen hat, und sich außerdem auf Erdung und die Besprechung von Sicherheitsmaßnahmen für die Zeit bis zur nächsten Therapiesitzung konzentrieren. Hingegen sollte man in solchen Situationen nicht versuchen, am Telefon therapeutisch zu arbeiten.

Therapeuten, die unter Schlafentzug leiden, sind kaum in der Lage, die besten Entscheidungen zu treffen und für einen Patienten, der sie nachts anruft, geeignete Interventionen auszuwählen, und auch für die Betreuung ihrer übrigen Patienten am nächsten Tag sind solche Störungen nicht förderlich. Deshalb ist es wichtig, für Telefongespräche dieser Art bestimmte Regeln festzulegen. Wir empfehlen Therapeuten dringend, ihren Patienten nicht ihre privaten Telefonnummern zu geben, sondern sich für solche Kontakte eines Anrufbeantworters zu bedienen. Sie können ihren Patienten etwas in folgender Art sagen: »Ich höre meinen Anrufbeantworter im Laufe des Tages immer wieder ab, und zwar bis etwa 19.00 Uhr. Wenn Sie zwischen 19.00 und 8.00 Uhr eine starke Krise erleben, können Sie folgende Telefonnummern anrufen (Telefonnummern von Krisenzentren, Seelsorge-Hotlines, Notfallambulanzen usw.).

Natürlich gibt es hin und wieder Situationen, in denen ein Therapeut einem Patienten umfangreichere Möglichkeiten der Kontaktaufnahme anbietet als normalerweise. Dies sollte zumindest eine Zeitlang nur in Verbindung mit begleitender Beratung geschehen, weil über Sinn und Zweck eines solchen Vorgehens bei einem bestimmten Patienten sehr gründlich nachgedacht werden muß. Man sollte stets bedenken, daß die Patienten nicht alle gleich sind und daß es nur bei einigen von Nutzen ist, ein wenig großzügiger zu sein, wohingegen andere striktere Grenzen brauchen.

Es folgt eine Liste (selbst-)schädigender Verhaltensweisen, die zwar nicht erschöpfend ist, aber die meisten wichtigen Arten schädigenden Verhaltens berücksichtigt.

Arten schädigenden Verhaltens

- Selbstverletzungen (Schnitte, Verbrennungen, Kopf gegen die Wand schlagen, Haare oder Nägel ausreißen usw.)
- Suizidgesten oder Suizidversuche (beide sind von Selbstschädigungen zu unterscheiden)
- Schwerer Alkohol- oder Drogenmißbrauch; Mißbrauch verschreibungspflichtiger Medikamente (Süchte wurden als Bindungsstörungen beschrieben [Flores 2011], was Therapeuten hilft, das Bedürfnis nach Sicherheit, Zusammenarbeit und sorgfältigem Umgang mit Bindungsproblemen in einer Therapie besser zu verstehen)
- Schwere Eßstörungen: Einschränkung der Nahrungsaufnahme, übermäßige Nahrungsaufnahme, Binge-Eating, Purging
- Prostitution und gefährliche sexuelle Verhaltensweisen
- Diebstahl und andere illegale Aktivitäten wie Drogenhandel
- Kaufzwänge, Spielsucht
- Suche nach Nervenkitzeln, was das Eingehen großer Risiken einschließt (z. B. zu schnelles Tauchen, Bergsteigen ohne die erforderliche Ausrüstung und Vorbereitung, Aufenthalte in gefährlichen Gegenden einer Stadt)
- Körperliche Angriffe
- Sadismus der eigenen Person und anderen gegenüber
- Masochismus, wobei der Patient sich freiwillig dem emotionalen oder körperlichen Schmerz unterwirft, den ein anderer Mensch ihm zufügt
- Streben nach schädlichen oder gefährlichen Beziehungen
- Aktuell noch stattfindender Mißbrauch durch die ursprünglichen Täter oder durch andere Menschen

Die Funktionen schädigender Verhaltensweisen

Schädigende Verhaltensweisen zielen fast immer darauf, unerträgliche Emotionen und soziale Isolation, Selbsthaß und Scham, das Gefühl, zurückgewiesen oder verlassen zu werden, Rage, traumatische Erinnerungen oder tiefe Empfindungen der Leere und Depersonalisierung zu regulieren (Ferentz 2014; Klonsky 2007; Walsh 2014). Außerdem können innere Konflikte zwischen dissoziierten Anteilen zu schädigendem Verhalten führen (Boon et al. 2011/2013). Beispielsweise kann ein Anteil des Patienten einen anderen Anteil durch Selbstverletzung bestrafen, weil letzterer während eines sexuellen Mißbrauchserlebnisses Lust empfunden hat; oder ein Anteil läßt sich auf Prostitution ein, während ein anderer sehr religiös ist und sich jeder Art sexuellen Verhaltens schämt; oder ein Anteil trinkt und konsumiert Drogen, wohingegen ein anderer dieses Verhalten für unreif und destruktiv hält. Amnesien bezüglich schädigender Verhaltensweisen zwischen den Anteilen des Patienten und damit zusammenhängende Konflikte verkomplizieren die Arbeit an diesen Ersatzhandlungen. Kann der Therapeut mit den Anteilen, die solche Verhaltensweisen nutzen, nicht an der Lösung von Konflikten arbeiten – ob mittels Hindurchsprechen oder indem er sich direkt an die betreffenden Anteile wendet –, klingen sie wahrscheinlich nicht ab. Spezielle Ansätze für die Arbeit mit dissoziierten Anteilen, die sich selbst verletzen, werden im folgenden erläutert.

Selbstverletzungen und Suizidalität

Selbstverletzungen und Suizidalität sind wahrscheinlich die häufigsten schädigenden Verhaltensweisen bei Patienten mit einer komplexen dissoziativen Störung. Sie können eine Therapie scheitern lassen und sowohl auf den Patienten als auch auf den Therapeuten lähmend wirken. Der Zeitpunkt des Auftretens von Selbstschädigungen bei Patienten, die sich bis zu diesem Zeitpunkt noch nie Selbstverletzungen zugefügt haben, sollte vom Therapeuten besonders aufmerksam untersucht werden. Es kommt durchaus vor, daß er seine Arbeit in solchen Fällen nicht gut genug auf die Möglichkeiten des Patienten abgestimmt hat und daß der Patient sich infolge dessen überfordert fühlt. Dies gilt insbesondere, wenn in der Behandlung zum betreffenden Zeitpunkt an traumatischen Erinnerungen gearbeitet wird.

Der Therapeut muß alle Anteile des Patienten sorgfältig auf eventuell bei ihnen vorliegende schädigende Verhaltensweisen hin untersuchen. Manchmal erklärt zwar ein Anteil, das Tempo der Behandlung sei für ihn in Ordnung oder sogar eher zu langsam, aber andere Anteile fühlen sich schon überfordert. Dies kann beispielsweise bei Kind-Anteilen der Fall sein, die in der Traumazeit festsitzen, oder bei Täter imitierenden Anteilen, die den Patienten davon abzuhalten versuchen, sich an Erlebtes zu erinnern, weil sie dies für gefährlich halten (siehe hierzu die Kapitel 14 und 17, wo spezielle Möglichkeiten für die Arbeit mit solchen Anteilen beschrieben werden). Der Therapeut muß dann mit dem Patienten über dieses Problem sprechen und eventuell das Tempo verlangsamen, die Fokussierung auf traumatische Erinnerungen fürs Erste aufgeben, nachdem er dies sorgfältig und plausibel erklärt hat, sowie zur Vermittlung stabilisierender Fertigkeiten und zur Arbeit an der Beilegung von Konflikten zwischen dissoziierten Anteilen zurückkehren, weil solche Konflikte schädigenden Verhaltensweisen zugrunde liegen können.

Möglich ist auch, daß dem plötzlichen Vorkommen von Selbstverletzungen ein Bruch in der therapeutischen Beziehung vorangegangen ist, was beim Patienten Ängste davor, verlassen zu werden, oder Scham wegen eigener Abhängigkeitsbedürfnisse aktiviert oder andere Störungen im Beziehungsbereich hervorgerufen hat. Der Therapeut kann dann etwas sagen wie: »*Ich frage mich, ob ich etwas getan oder unterlassen habe, wodurch zwischen uns ein schmerzhafter Bruch entstanden ist, und ob Sie wegen einem solchen Vorkommnis starke Gefühle entwickelt haben. Sind Sie einverstanden, daß wir uns ein wenig mit dieser Möglichkeit beschäftigen?«*

Natürlich entstehen schädigende Verhaltensweisen nicht nur durch Ereignisse in der Therapie. Sie können auch nach einer schwierigen Lebenssituation auftreten, die einen Patienten stark trifft, beispielsweise daß er in seinem Beruf einen schweren Fehler gemacht hat, daß er sich von seinem Liebespartner trennt, daß er kritisiert wird, sich nicht in der Lage fühlt, gut für seine Kinder zu sorgen, daß bei ihm plötzlich ein dissoziierter Anteil erkennbar wird oder eine traumatische Erinnerung zutage tritt, daß seine Depression oder Angst plötzlich viel stärker wird oder daß sein Kind zum ersten Mal zur Schule geht.

Selbstverletzungen

Wenn Menschen sich selbst Schmerzen und Verletzungen zufügen, versuchen sie, auf diese Weise ein Problem zu lösen. Es kann sich dabei um sehr konkrete Veranschaulichungen von Scham und Ekel angesichts des eigenen verletzlichen Körpers handeln, weil dieser nicht in der Lage war, den Patienten zu schützen, und weil er mit unerträglichem Leiden und entsprechenden Demütigungen fertig werden mußte. Oft haben Selbstschädigungen zum Ziel, Anspannung zu verringern, unerträgliche Emotionen zu lindern und konkret zu kommunizieren, was die Betreffenden verbal nicht kommunizieren können. (»Körperliche Verletzungen sind für mich die einzige Möglichkeit, anderen Menschen die Tiefe meines Schmerzes zu veranschaulichen.«) Manche Patienten verletzen sich so, daß es nicht leicht zu sehen oder zu erkennen ist (beispielsweise im Genital- oder Brustbereich) und machen diese Verletzungen nur selten sichtbar. Andere Patienten verletzen sich in Körperbereichen, in denen andere Menschen dies wahrscheinlich bemerken, beispielsweise an den Unterarmen, um ihr inneres Leiden direkt zu zeigen und sich so Hilfe zu sichern; die Verletzungen zu zeigen fungiert bei ihnen somit als relationale Kommunikation. Und manche Patienten verletzen sich selbst, um die noch größere Schädigung, die ein Suizidversuch mit sich bringen würde, zu verhindern. Allerdings können schwere Selbstverletzungen leider auch zum Tode führen, obwohl die Betreffenden gar nicht die Absicht haben, Suizid zu begehen.

Selbstverletzungen gibt es in vielen Formen, aber Schnitt- und Brandverletzungen, das Ausreißen von Haaren und das Schlagen einer Faust oder des Kopfes gegen eine Wand sind einige der häufigsten Selbstverletzungsmethoden. Selbstverletzungen reichen von oberflächlichen Kratzern und Abschürfungen bis zu schweren Schädigungen, die notfallmedizinisch behandelt werden müssen. Natürlich können solche Verhaltensweisen bei Patienten starke Schamgefühle hervorrufen und bei den Menschen in ihrer Umgebung einschließlich ihrer Therapeuten die verschiedensten wenig hilfreichen Reaktionen auslösen. Beispielsweise können Notfallhelfer (und manchmal sogar die Mitarbeiter psychiatrischer Krisenzentren), die sich um von den Patienten selbst verursachte Verletzungen oder die Nachwirkungen von Suizidversuchen kümmern müssen, die Verletzten tadeln, beschämen und körperlich peinigen (beispielsweise beim Nähen von Wunden), und dabei weder Mitgefühl noch Verständnis erkennen lassen. Manchmal gehen solche Helfer mit Patienten sehr grob um, als hätten diese wegen ihres ekelhaften oder verwerflichen Verhaltens schlechte Behandlung »verdient«. Dies verstärkt bei den Betroffenen die Scham und die Neigung zur Selbstverletzung noch, obwohl sich ihr Zustand mit viel höherer Wahrscheinlichkeit bessern würde, wenn man ihnen ihre Würde ließe und sie respektvoll behandelte (Christoffersen, Møhl, DePanfilis & Vammen 2015).

Bei manchen Arten von Selbstverletzungen, die süchtig machen, spielt eine bestimmte Verhaltenssequenz oder ein Ritual eine Rolle. Beispielsweise kann ein Patient bewußt eine bestimmte Stimmung zu erzeugen versuchen, indem er eine spezielle Musik erklingen läßt, Kerzen anzündet und die Instrumente, mit denen er sich verletzen will, und eventuell sogar anschließend benötigtes Verbandszeug und erforderliche Medikamente bereitlegt. Selbstverletzungen und andere schädigende Verhaltensweisen können einem bestimmten Muster gemäß oder an einem bestimmten Ort erfolgen (beispielsweise im Schlafzimmer oder Bad des Patienten oder nachts in einem Park). Ganz sicher finden Selbstverletzungen oft im Stillen statt oder wenn der Patient allein ist. Sie können aber auch impulsiv während einer Therapiesitzung vorgenommen werden – beispielsweise durch plötzliches Schlagen des Kopfes gegen eine harte Oberfläche oder durch Schläge ins Gesicht zwecks Ausdruck von starken Emotionen oder von Frustration. Manche Patienten nehmen sich sogar vor, sich in einer Sitzung zu verletzen. Der Grund ist in solchen Fällen häufig ein Bruch in der therapeutischen Beziehung oder ein Versuch bestimmter Anteile, die Therapie zu beenden, weil sie die darin stattfindende Auseinandersetzung vermeiden wollen.

Nachdem der Therapeut den Patienten in solchen Situationen geerdet hat, sollte er klarstellen, daß selbstschädigende Aktivitäten in Sitzungen grundsätzlich inakzeptabel sind und daß alle Anteile sich verpflichten müssen zu verhindern, daß so etwas vorkommt. Andernfalls könnte der Patient dies immer wieder versuchen, und der Therapeut müßte immer wieder eingreifen, um es zu verhindern. Man muß den Patienten als ganze Person dazu verpflichten, selbstschädigendes Verhalten in Therapiesitzungen grundsätzlich zu unterlassen. Dabei darf der Patient nicht beschämt werden. Es muß mitfühlend, aber gleichzeitig entschieden geschehen, und es sollte darauf hingewiesen werden, daß es wichtig ist, in der Therapie einen sicheren Raum zu erhalten. Therapeut und Patient sollten gemeinsam sorgfältig untersuchen, was den Drang zu selbstschädigendem Verhalten in der konkreten Situation ausgelöst hat, und sie sollten feststellen, ob die Therapie verändert werden muß, um dem Patienten besser zu ermöglichen, im Bereich seines Toleranzfensters zu bleiben.

Ritualisiertes Verhalten in Zusammenhang mit Selbstverletzungen hat eine tranceartige Wirkung und verstärkt die Wahrscheinlichkeit schädigenden Verhaltens noch weiter. Gelingt es dem Therapeuten, dem Patienten zu helfen, diese Routine zu verändern und etwas Neues zu etablieren, werden Trancezustände und automatisches Verhalten seltener. So könnte man beispielsweise einen Patienten bitten, ein Werkzeug, mit dem er sich bevorzugt Selbstverletzungen zufügt, etwa eine Rasierklinge oder ähnliches, zu entsorgen. Schon dies verringert manchmal die Neigung, sich selbst Schaden zuzufügen.

Suizidalität

Chronische suizidale Empfindungen sind charakteristisch für viele Patienten mit dissoziativen Störungen. Auch zu Selbstverletzungen neigende Patienten sind mit hoher Wahrscheinlichkeit suizidal (Paul, Tsypes, Eidlitz, Ernhout & Whitlock 2015), und chronische Suizidalität ist unter dissoziierenden Patienten sehr verbreitet (Foote et al. 2008). Die meisten Patienten sind in der Lage, zwischen einem chronischen Wunsch zu sterben und »es hinter sich zu bringen« und einer klaren Absicht, dies zu tun, zu unterscheiden. Ein spezielles Problem bei dissoziierenden Patienten ist jedoch, daß sie sich über ihre stark suizidalen Anteile und deren Intentionen manchmal nicht im klaren sind. Deshalb kommen manche Patienten nach plötzlichen Suizidversuchen, die scheinbar »aus heiterem Himmel« auf sie niedergehen und an die sie sich nicht erinnern, in stationäre Behandlung, woraufhin sich sowohl ihr Therapeut als auch sie selbst sich verwirrt fragen, was denn eigentlich passiert ist und warum.

Zentrales Konzept

Ein spezielles Problem dissoziierender Patienten ist, daß sie sich ihrer zu schädigendem Verhalten neigenden dissoziierten Anteile häufig nicht bewußt sind und daß sie keinen Einfluß auf diese haben. Deshalb ist ihnen oft völlig unerklärlich, warum sie sich selbst verletzen.

Therapeuten sollten sich niemals so sehr auf die Festlegung von Notfallmaßnahmen fixieren, daß sie es versäumen, Probleme, die mit Suizidalität zusammenhängen, mit dem Patienten abzuklären. Sie sollten sich genügend Zeit nehmen, um zu untersuchen, weshalb ein Patient oder ein bestimmter dissoziierter Anteil von ihm suizidal ist, weil dies Aufschluß darüber geben kann, welche Interventionen im konkreten Fall nützlich sind. Viele suizidale Anteile sind in der Traumazeit gefangen und nicht gut auf die Gegenwart hin orientiert.

Beispiel für einen suizidalen, auf die Traumazeit fixierten dissoziierten Anteil: Karen

Bei Karen, einer 36-jährigen DIS-Patientin, hatte ein 13-jähriger Anteil die feste Absicht, sich umzubringen. Statt die Patientin sofort zur stationären Behandlung einzuweisen, untersuchte der Therapeut zunächst die Suizidabsicht. Auf die Frage nach ihrem Plan antwortete Karen, sie werde sich mit dem Revolver ihres Onkels erschießen. Weil der Therapeut wußte, daß der Onkel verstorben war, versuchte er daraufhin herauszufinden, wie dieser Anteil in der Zeit orientiert war.

Therapeut: Wie wollen Sie denn an den Revolver Ihres Onkels kommen?

Karen *(als 13-jähriger Anteil)*: Ich werde warten, bis er zur Arbeit geht, und den Revolver dann aus seinem Schrank holen.

Therapeut: Wo lebt Ihr Onkel?

Karen *(als 13-jähriger Anteil)*: In der gleichen Straße wie ich, ein paar Häuser weiter.

Therapeut: Entschuldigung, um welche Stadt handelt es sich?

Karen *(als 13-jähriger Anteil)*: San Francisco.

Therapeut: Wissen Sie, wo Sie im Augenblick sind? In welcher Stadt, meine ich?

Karen *(als 13-jähriger Anteil)*: *(ein wenig irritiert)* Natürlich, ich bin in San Francisco.

Therapeut: Nein, tatsächlich sind Sie in Atlanta. Sie sitzen in meiner Praxis in Atlanta.

Karen *(als 13-jähriger Anteil)*: Das verstehe ich nicht. Ich will nur seinen Revolver.

Therapeut: Ja, ich kann mir gut vorstellen, daß dies alles sehr verwirrend für Sie ist. Aber Sie leben nicht mehr in San Francisco. Sie leben jetzt hier in Atlanta. Sie sind auch keine 13 Jahre mehr alt, sondern eine Erwachsene von 36 Jahren, und Sie sind in Sicherheit. Sie haben San Francisco schon vor langer Zeit verlassen. Ihr Onkel ist vor einigen Jahren gestorben, er lebt nicht mehr in dem Haus, das Sie erwähnt haben, und sein Revolver ist auch nicht mehr dort.

Karen *(als 13-jähriger Anteil)*: *(wirkt extrem verwirrt und verängstigt)* Ich weiß nicht, worüber Sie reden. Ich will doch nur ein paar Häuser weiter den Revolver holen.

Therapeut: Es tut mir leid, daß Sie sich so verwirrt fühlen, aber es ist für Sie sehr wichtig, sich darüber im klaren zu sein, daß Ihr Onkel Sie nicht mehr verletzen kann. Das ist endgültig vorbei. Ich kann mir vorstellen, daß Sie sich damals gern umgebracht hätten, aber vielleicht brauchen Sie ein wenig Zeit, um sich an die Vorstellung, hier zu sein, zu gewöhnen, damit Sie die Situation mit mir zusammen klären können. Schauen wir doch einmal, ob Ihnen andere innere Anteile momentan hier helfen können.

Der jugendliche Anteil von Karen glaubte, er werde immer noch mißbraucht, und hatte das Gefühl, er könne sich aus dieser Zwangslage nur befreien, indem er sich umbringe. Sobald sie trotz ihrer immer noch bestehenden suizidalen Empfindungen besser auf die Gegenwart hin orientiert war, klang ihre Absicht, sich mit dem Revolver ihres Onkels umzubringen, deutlich ab.

Völlig in der Traumazeit festsitzende Anteile erleben ständig Flashbacks und leiden unter körperlichem Schmerz, Furcht, Entsetzen, Mißtrauen, Scham, Schuldgefühlen, Hoffnungslosigkeit, Wut und Traurigkeit. Sie haben keinerlei Hoffnung auf eine positive Zukunft und nehmen nicht am realen Leben in der Gegenwart teil. Ihre starken suizidalen Tendenzen sind nicht verwunderlich. Sie haben sehr starre negative Überzeugungen, die sie selbst und andere betreffen, darunter auch die Überzeugungen, daß sie es nicht verdienen zu leben, daß sich niemand um sie kümmert und daß die Welt ohne sie ein besserer Ort ist. Andere Anteile, beispielsweise die im Alltagsleben aktiven, können andere Überzeugungen haben, obgleich bei extrem suizidalen Patienten den meisten Anteilen eine suizidale Tendenz gemeinsam ist. Je strikter die im Alltagsleben aktiven Anteile jeden Kontakt zu in der Traumazeit gefangenen Anteilen meiden, umso stärker können sich letztere in ihre eigene starre Welt der von Trance-Logik bestimmten Lösungen vertiefen. Und je mehr diese Anteile innerlich Leiden verursachen, um so mehr suchen die im Alltag aktiven Anteile nach einer Lösung ihres Leidens, oft mit Hilfe von Verhaltensweisen, die schädigend wirken.

Suizidalität bei Anteilen, die im Alltagsleben aktiv sind

Suizidalität kann auch für Anteile, die Funktionen im Alltagsleben inne haben, problematisch sein. Patienten sind oft ständig auf der Flucht, um überwältigende innere Erlebnisse zu vermeiden oder um sich nicht der Realisation stellen zu müssen, daß traumatische Erlebnisse tatsächlich stattgefunden haben. Bei solchen Anteilen können suizidale Gefühle oder Impulse auftreten, die verursacht werden durch:

- allmähliche Erschöpfung aufgrund von ständigem Vermeiden, was die Wahlmöglichkeiten einschränkt, das Leben verarmen läßt und den Wunsch zu sterben fördert;
- die allmähliche oder plötzliche Realisation, daß etwas sehr Negatives geschehen ist;
- befehlende Stimmen (gewöhnlich Täter imitierende Anteile), die stärker werden und den Betroffenen einreden, ihr Leben zu beenden, insbesondere wenn sie sich der Offenlegung traumatischer Ereignisse nähern; oder
- durch eine Realisation, die beinhaltet, daß sie sich – wie sie selbst meinen – inakzeptablen Verhaltensweisen (z. B. Prostitution oder Diebstahl) widmen. Dies ruft Gedanken hervor wie: »Wenn ich wirklich so bin, will ich nicht mehr leben« oder: »Wenn ich den Sex mit meinem Großvater wirklich genossen habe, verdiene ich es nicht, weiterzuleben.«

Interventionen für die Behandlung schädigenden Verhaltens

Es gibt viele Möglichkeiten, schädigendes Verhalten zu verringern oder zu eliminieren. Die meisten davon sind aus kognitiv-behavioralen Ansätzen wie der Dialektisch-Behavioralen Therapie (DBT) hervorgegangen (Ferentz 2014; Gratz & Gunderson 2006;

Linehan 1993/1996, 2014/2016; Walsh 2014). Wir sollten aber bedenken, daß die Emotionsregulierung – das wichtigste Mittel gegen schädigende Verhaltensweisen – zuerst in Beziehungen zu anderen Menschen wirkt. Unsere therapeutische Beziehung zu einem Patienten, der zu selbstschädigendem Verhalten neigt, muß der für die Heilung entscheidende Faktor sein. Gesehen und gehört und würdevoll und mitfühlend akzeptiert zu werden ist für unsere Patienten oft völlig neu und gibt ihnen die Unterstützung, die sie brauchen, um sich von ihren Ersatzhandlungen ab- und adaptiven Verhaltensweisen zuwenden zu können. Ihr schädigendes Verhalten ist ein markerschütternder Schrei, der gegen den Zustand der Isolation und das entsetzliche Erlebnis völligen Alleinseins in ihrem Leiden gerichtet ist. Die Fähigkeit des Therapeuten, in solchen Momenten mit Patienten zusammen zu sein, ist für diese oft wichtiger, als zu lernen, ihre tiefe Scham zu überwinden und sich selbst und ihre Erlebnisse und Emotionen zu akzeptieren.

Weshalb es wichtig ist, nach schädigenden Verhaltensweisen zu forschen

Vor allem sollten Therapeuten stets nichturteilend nach schädigendem Verhalten suchen, sich dabei aber mitfühlend und sachlich verhalten. Dies garantiert zwar nicht, daß sie immer über jedes schädigende Verhalten informiert werden, aber zumindest haben sie die Thematik dann angesprochen. Sie sollten aber auch weiterhin gelegentlich in diesem Sinne forschen, wenn die Situation es rechtfertigt. Ein Therapeut sollte niemals annehmen, der Patient befinde sich in Sicherheit, wenn er sich nicht zuvor vergewissert hat, ob dies tatsächlich der Fall ist.

Der Patient kann von einem Scham reduzierenden Vorgehen des Therapeuten profitieren, das auf dem mitfühlenden Verstehen des Therapeuten basiert, und mit Psychoedukation darüber, weshalb Menschen zu schädigenden Verhaltensweisen Zuflucht nehmen, verbunden wird. Der Therapeut kann in diesem Zusammenhang erklären, daß der Patient mit Hilfe von Ersatzhandlungen versucht, seine Probleme zu lösen und schwierige Gefühle zu bewältigen. Ein solches Vorgehen verringert Scham und Stigmata und konzentriert sich darauf, dem Patienten Möglichkeiten aufzuzeigen neue Strategien zu erlernen. Anschließend können Therapeut und Patient gemeinsam Sinn und Zweck von Selbstschädigungen erforschen. Ist der Sinn solcher Verhaltensweisen klar, kann die Suche nach geeigneten Strategien zur Nutzung anderer Fertigkeiten beginnen.

Arbeit mit dissoziierten Anteilen zwecks Unterbindung schädigenden Verhaltens

Der Patient als ganze Person oder in der Therapie auftauchende Anteile von ihm müssen sich zu der Auffassung bekennen, daß eine Voraussetzung für die Fortsetzung der Behandlung ihr Weiterleben ist und daß sie selbst dafür verantwortlich sind, dies zu ermöglichen, nicht der Therapeut, auch wenn er ihnen hilft. In einem Patienten und insbesondere zwischen verschiedenen Anteilen von ihm kann ein schwerer Konflikt darüber toben, ob der Patient weiterleben oder auch nur seinen Zustand verbessern will. Oft sind Täter imitierende Anteile zumindest dem äußeren Anschein nach strikt gegen jede Therapie, gegen Verbesserungen jeder Art und gegen die Idee der Sicherheit, ein Konzept, das ihnen völlig fremd ist. Die Gründe, die sie für diese Haltung anführen, müssen im Laufe der Behandlung sorgfältig erforscht werden.

Therapeuten können zu allen Anteilen des Patienten mittels Hindurchsprechen in Kontakt treten (s. Kapitel 10), wobei sie diese darauf aufmerksam machen sollten, daß

- Sicherheit eine wichtige Voraussetzung für den Erfolg einer Therapie ist;
- die Therapie auf die Fähigkeit des Patienten, Belastendes zu ertragen, abgestimmt werden kann, und die Anteile gebeten werden können, dem Therapeuten zu erkennen zu helfen, wenn das Arbeitstempo zu hoch ist;
- alle Anteile dafür verantwortlich sind, dem Patienten als ganzer Person zu helfen, sich sicherer zu fühlen;
- Sicherheit letztlich eine Sache ist, die den Patienten als ganze Person, nicht den Therapeuten angeht;
- der Therapeut sein Bestes tut, um dem Patienten bei der Suche nach anderen, wirksameren Möglichkeiten, mit unerträglichen Gefühlen fertig zu werden, zu helfen;
- der Patient um so schneller in einen Zustand der Sicherheit versetzt wird, je besser Patient und Therapeut innere Konflikte zwischen Anteilen verstehen und auflösen können; und daß
- es von entscheidender Bedeutung ist, daß die Anteile Mitgefühl gegenüber ihresgleichen entwickeln, weil auch dies dazu beiträgt, eine Atmosphäre der Sicherheit zu schaffen und die Gefahr von Schädigungen zu verringern.

Der Therapeut kann beim Umgang mit den verschiedenen Anteilen des Patienten wie eine Art Mediator fungieren, der ihnen erklärt, wie schädigendes Verhalten auf die im Alltagsleben aktiven Anteile wirkt, und der versucht, Kommunikation und Mitgefühl zwischen den Anteilen zu verbessern. Den im Alltagsleben aktiven Anteilen muß geholfen werden, ihre Phobie hinsichtlich der auf schädigende Verhaltensweisen fixierten Anteile zu überwinden und ihnen gegenüber Verständnis und ein gewisses Maß an Mitgefühl zu entwickeln.

Schädigende Verhaltensweisen können entstehen, wenn ein Patient als ganze Person oder ein Anteil von ihm in der Traumazeit gefangen und nicht völlig auf das Hier und Jetzt hin orientiert ist oder von unerträglichen inneren Erlebnissen und äußeren Triggern gepeinigt wird. Oft ist dem Patienten als ganzer Person kaum oder gar nicht klar, was diese Verhaltensweisen ausgelöst hat, weil er zu sorgfältiger Reflexion nicht in der Lage ist. Außerdem wirken einige schädigende Verhaltensweisen suchterzeugend, weil sie die Ausschüttung von Endorphin fördern und somit wie eine Art Selbstmedikation wirken können. Für den Patienten ist es dann ziemlich schwierig, auf solche Augenblicke der Euphorie zu verzichten.

In solchen Fällen adaptivere Arten der Emotionsregulation zu empfehlen ist nur sinnvoll, wenn zumindest eine minimale therapeutische Allianz mit dem Anteil des Patienten, der sich schädigendem Verhalten widmet, und mit dem Patienten als ganzer Person besteht. Fühlt sich dieser Anteil vom Therapeuten verstanden und, was noch wichtiger ist, von anderen Anteilen nicht zurückgewiesen (insbesondere nicht von den im Alltagsleben aktiven), nimmt die Bereitschaft, alte Gewohnheiten aufzugeben und neue Arten des Umgangs mit Emotionen zu erlernen, zu. Je mehr Bedeutung Akzeptieren und Mitgefühl zwischen den Anteilen haben, um so größerer Erfolg ist Interventionen beschieden.

Einen Sicherheitsplan entwickeln

Patient und Therapeut sollten gemeinsam in schriftlicher Form einen Sicherheitsplan entwickeln, den der Patient ständig bei sich trägt. Dieser kann die vielen Emotionsregulation, Erdung, Achtsamkeit und Reflexion betreffenden Fertigkeiten umfassen, die bekanntlich schädigende Verhaltensweisen verringern oder ganz eliminieren können (siehe z. B. Ferentz 2014; Gratz & Gunderson 2006; Linehan 2014/2016; Walsh 2014).

> *Zentrales Konzept*
>
> Ein schriftlicher Sicherheitsplan ist unverzichtbar. Er sollte beschreiben, wie der Patient innere Anteile in die Suche nach Sicherheit einbeziehen und wie er sich selbst regulieren und beruhigen kann.

Interventionen zur Förderung mitfühlenden Akzeptierens von Emotionen, der Emotionsregulation, zur Verbesserung der Streßtoleranz und zur Verringerung der Neigung, sich ablenken zu lassen, sowie anderer Art sind nützlich, wenn man das Bedürfnis, schädigende Verhaltensweisen zu benutzen, verringern will. Ein einfacher Sicherheitsplan wird in Anhang C wiedergegeben.

Wenn schädigende Verhaltensweisen in einer Therapiesitzung auftreten

Ein Therapeut sollte jede Art schädigenden Verhaltens, das während einer Therapiesitzung oder generell in seiner Praxis vorkommt, unterbinden, beispielsweise Aufschlagen des Kopfes und andere Formen des Schlagens. Verhalten dieser Art beeinträchtigt nicht nur die Therapie, sondern belastet auch andere Patienten und Mitarbeiter und erzeugt außerdem eine Krisenatmosphäre und ein Gefühl des Mangels an Sicherheit, was der Qualität der Arbeitssituation nicht förderlich ist.

ZENTRALES KONZEPT

Selbstschädigendes Verhalten in Therapiesitzungen ist in keinem Fall akzeptabel und muß sofort unterbunden werden.

Der Therapeut fordert den Patienten zunächst bestimmt, aber auch mitfühlend auf, mit dem Verhalten sofort aufzuhören: *»Ich fordere alle Anteile von Ihnen auf, Ihnen zu helfen, sofort aufzuhören, sich selbst zu schlagen (oder sich Haare auszureißen usw.). Dieses Verhalten ist in meiner Praxis nicht akzeptabel. Dieser Raum muß ein sicherer Ort bleiben, frei von jeder Art von Schädigung.«* Dann wartet der Therapeut einen Moment, und wenn der Patient das Verhalten nicht einstellt, kann er anschließend sagen: *»Ich werde Sie jetzt an den Armen festhalten, so daß Sie dieses Verhalten nicht fortsetzen können. Wir werden versuchen, Sie zu beruhigen, und später können Sie in ein paar Worten beschreiben, was Sie fühlen.«* Oder, wenn der Therapeut den Patienten nicht berühren will: *»Ich bitte nun alle Ihre Anteile, Ihnen zu helfen, mit dem Einschlagen auf sich selbst aufzuhören. Andernfalls muß ich die Sitzung unterbrechen, bis Sie die Kontrolle über sich wiedererlangt haben.«*

Wenn der Patient nicht bereit ist, Verantwortung für seine eigene Sicherheit zu übernehmen

In dem seltenen Fall, daß ein Patient nicht bereit ist, die Verantwortung dafür zu übernehmen, daß er am Leben bleibt oder für seine eigene Sicherheit sorgt, muß sein Therapeut, nachdem er mit traditionellen Methoden wie DBT oder Modellen für die Behandlung von Suchtkranken an selbstschädigendem Verhalten gearbeitet hat, eventuell den Behandlungsplan verändern oder sogar noch einmal überprüfen, ob er genügend Erfahrung und die Fähigkeit hat, Grenzen zu setzen, weil dies für die Fortsetzung der Therapie erforderlich ist. Bei einigen wenigen Patienten eskaliert der Zustand in dem Maße, wie sie ihre Aufmerksamkeit auf selbstschädigende Verhaltensweisen richten. Dies führt oft zu wiederholten Krisensituationen, denen eine stationäre Behandlung folgt. Sie versuchen oft Tag und Nacht, ihren Therapeuten zu kontaktieren, per Telefon, eMail oder SMS, inmitten von Selbstverletzungsepisoden oder wenn sie gerade einen Suizidversuch in die Tat umzusetzen versuchen.

- »Ich stehe hier gerade auf der Brücke und springe gleich.«
- »Ich fahre mit 140 Stundenkilometern und werde gleich von der Straße abkommen.«

- »Ich habe hier zwölf Flaschen Pillen und werde sie alle einnehmen, wenn Sie mich nicht in den nächsten 15 Minuten anrufen.«
- »Ich habe mir meine beiden Arme mit einem Bügeleisen verbrannt und nehme mir jetzt die Beine vor. Ich hoffe, es gelingt Ihnen, mich daran zu hindern.«
- »Ich schreibe Ihnen nur, um mich von Ihnen zu verabschieden und Ihnen für alles zu danken, was Sie für mich getan haben. Sie brauchen mir nicht zu antworten; ich weiß ja, daß Wochenende ist und Sie nicht erreichbar sind.«
- »Ich möchte Ihnen nur mitteilen, daß ich vor einer Minute 30 Pillen eingenommen habe. 200 weitere werden noch folgen.«
- »Ich stehe auf der Straße und werde gleich zu einem Mann ins Auto steigen. Erzählen Sie mir nichts von ›sicherem Sex‹. Das ist lächerlich.«

Manchmal verletzen sich solche Patienten auch in einer Sitzung, kurz danach auf dem Parkplatz oder während einer stationären Behandlung. Ihr Therapeut steht dann manchmal vor dem Dilemma, für welche von zwei Möglichkeiten er sich entscheiden soll. Er kann die Therapie intensivieren – mehr Sitzungen durchführen, mehr Krisenanrufe akzeptieren, mehr stationäre Behandlungen befürworten. Doch für die kleine Gruppe von Patienten dieser Art ist Mehr nicht die richtige Antwort. Selbst während eines Klinikaufenthalts bleiben sie manchmal bei Verhaltensweisen, die ihre stationäre Behandlung verlängern. Die andere Möglichkeit, für die sich Therapeuten, die Patienten dieser Art behandeln, oft entscheiden, besteht darin, verzweifelt die Hände über dem Kopf zusammenzuschlagen, um ihre Wut und ihren Ekel zum Ausdruck zu bringen, wobei sie am liebsten sagen würden: »Scher dich doch zum Teufel und mach, was du willst. Ich habe genug von dir!« Auch das ist nicht die richtige Antwort. Ein Therapeut darf sich in dieser Situation weder dazu verleiten lassen, sich zu sehr zu bemühen, den Patienten zu »retten« und ihn zu umsorgen, und andererseits darf er sich auch nicht zu stark von ihm distanzieren. Eine mitfühlende Haltung, die auf den Prozeß *und* auf die Vermittlung von Fertigkeiten fokussiert und die dem Patienten in aller Deutlichkeit klar macht, daß er selbst für seine Sicherheit verantwortlich ist, ist in solchen Fällen unverzichtbar.

Zentrales Konzept

Bei der kleinen Gruppe von Patienten, die in immer stärkerem Maße zu Krisenanrufen und selbstschädigendem Verhalten neigen, nachdem sie sich in der Therapie mit der Rolle ihrer dissoziierten Anteile auseinandergesetzt haben, ist es manchmal unumgänglich, daß sich der Therapeut nach einer gründlichen Konsultation entschließt, dem Patienten nur noch in den Therapiesitzungen zur Verfügung zu stehen.

Um mit dieser Art von Problemen fertig werden zu können, müssen Therapeuten über viel Stärke und Erfahrung verfügen, denn es ist für sie mit einem gewissen Risiko verbunden, Patienten die Verantwortung für ihre eigene Sicherheit selbst übernehmen zu lassen. Sie sollten dieses Risiko nur nach einer entsprechenden Konsultation auf sich nehmen und im Kontext ihrer Mitgliedschaft in einem Behandlungsteam und eventuell sogar nur nach einer juristischen Beratung. Kein Therapeut sollte solche Patienten auf sich gestellt behandeln. Beispielsweise kann eine Konferenz einberufen werden, an der außer dem Therapeuten ein Psychiater, ein Gruppentherapeut und eventuell ein Primärversorgungsarzt sowie alle sonst noch involvierten Behandler teilnehmen, und in diesem Rahmen sollte von allen gemeinsam ein modifizierter Behandlungsplan entwickelt und beschlossen werden. Andernfalls besteht die Gefahr der Uneinigkeit des Teams über das weitere Vorgehen, weil ein Teil der Gruppe sich für einen direktiveren Ansatz ausspricht und ein anderer Teil eine konträre Strategie für besser hält.

Der Therapeut vertritt dem Patienten gegenüber die Position, daß er die Behandlung nur fortsetzen kann, wenn ein Behandlungsteam einbezogen wird, dessen Mitglieder sich miteinander abstimmen. Er weist erneut darauf hin, daß alle inneren Anteile des Patienten für dessen Sicherheit verantwortlich sind, und läßt sich nicht dazu verleiten zu glauben, ein Anteil sei für die schädigenden Verhaltensweisen verantwortlich oder Patienten seien ohnehin generell völlig unfähig, ihr Verhalten zu beeinflussen.

Beispiel – Wie man Patienten helfen kann, Verantwortung für die eigene Sicherheit zu übernehmen: Rebecca

Rebecca, eine Patienten mit DIS, war kürzlich einige Wochen lang wegen Bulimarexie stationär behandelt worden. Sie blieb aber auch danach in bedenklicher Nähe zu ihrem minimal akzeptablen Körpergewicht und schränkte ihre Nahrungsaufnahme auch weiterhin stark ein und verstärkte die Abführung so sehr, daß es sich negativ auf ihren Elektrolythaushalt auswirkte. Deshalb mußte ihre Therapeutin entscheiden, ob sie unter diesen Umständen ambulant mit Rebecca arbeiten könnte oder ob eine intensivere Behandlungsform notwendig sei.

Therapeutin: Ich würde wirklich gern weiter mit Ihnen arbeiten, aber wenn Ihr Gewicht wieder so stark sinkt, daß Ihr Leben in Gefahr ist, muß ich Sie zur stationären Behandlung einweisen lassen, und wir können dann erst weiterarbeiten, wenn sich Ihr körperlicher Gesundheitszustand stabilisiert hat. Weil ich die Behandlung wirklich fortsetzen möchte, hoffe ich, daß auch Sie zu der Ansicht gelangen, daß Sie das wollen.

Rebecca: Aber Sie wissen doch, daß ich keinen Einfluß auf dieses Verhalten habe. Manchmal schmecke ich, daß ich mich übergeben habe, aber während es tatsächlich passiert, habe ich einen Blackout. Wie können Sie da sagen, ich sei dafür verantwortlich? Ich habe doch eine Amnesie! Und ich möchte auch wirklich, daß das aufhört. Ich dachte, Sie seien Expertin für Dissoziation und könnten mir helfen!

THERAPEUTIN: Ich bin ganz sicher bereit, Ihnen zu helfen, und ich versuche zu verstehen, warum ein Anteil von Ihnen keine Nahrung zu sich nehmen will oder alles, was Sie gegessen haben, wieder von sich gibt. Ich will Ihnen als ganzer Person helfen, Ihr Leben so zu verändern, daß Sie gesünder werden. Aber eine Behandlung kann nur erfolgreich sein, wenn wir beide dabei Verantwortung übernehmen. Ich kann nicht dafür sorgen, daß Sie am Leben bleiben; Sie allein können sich dafür entscheiden, es zu ermöglichen. Und ich kann nicht ambulant mit Ihnen arbeiten, wenn Ihr körperlicher Zustand zu schlecht ist. Wir haben eine Vereinbarung über eine psychotherapeutische Behandlung, aber diese können wir nur fortsetzen, wenn Ihr Gewicht nicht wieder in einen für Sie lebensgefährlichen Bereich absinkt. Sie befinden sich in einem dem Verhungern sehr nahen Zustand, der sich auf Ihr Denken und Ihr Urteilsvermögen auswirkt. Deshalb kann ich nur noch einmal wiederholen: Ich möchte wirklich mit Ihnen weiterarbeiten, und es ist einzig und allein Ihre Sache, einen körperlichen Zustand aufrechtzuerhalten, in dem eine Therapie möglich ist. Außerdem möchte ich mich nicht in einen Machtkampf mit Ihnen verstricken. Sie müssen Ihre Verpflichtungen im Rahmen unserer Vereinbarung erfüllen. Wenn ein Anteil von Ihnen nicht essen will, hat er dafür sicher einen Grund, und ich hoffe, daß wir diesen bald herausfinden. Aber weil Sie diesen Anteil von sich vermeiden, besteht bei Ihnen die Amnesie. Ich würde mich freuen, wenn ich Ihnen helfen könnte, Ihr Gewahrseins allmählich zu verbessern, aber das geht nur, wenn Ihr Gewicht über 54 Kilo bleibt und Ihre Elektrolytwerte im Normalbereich liegen. Außerdem müssen Sie regelmäßig Ihren Arzt aufsuchen, und er muß auf die beschriebene Weise mit mir zusammenarbeiten. Ich hoffe wirklich, daß Sie Ihren Teil unseres Behandlungsvertrags erfüllen können, denn ich glaube, daß wir dies beide wollen.

Wie weiter oben erwähnt, entwickelt die Therapeutin mit der Patientin gemeinsam einen sehr detaillierten, *schriftlich* abgefaßten Sicherheitsplan, der die weiter oben erwähnten Parameter berücksichtigt. Dieser Plan kann in einem gewissen Spektrum variieren, er beinhaltet aber ungefähr folgende Punkte:

- Der Therapeut definiert seine Rolle als Anbieter einer ambulanten Behandlung, der nicht in Notfällen als Ersthelfer aktiv zu werden braucht.
- Der Patient muß regelmäßig zu den Therapiesitzungen erscheinen und dort an Sicherheitsaspekten arbeiten können.
- Der Patient verfügt über die übliche Liste von Maßnahmen, die er ausführen kann, um schädigendes Verhalten zu verhindern.
- Der Patient darf sich in der Praxis des Therapeuten nicht selbst verletzen und keine anderen schädigenden Verhaltensweisen ausführen; bei Verstößen gegen diese Regel wird er an eine andere Behandlungsinstitution verwiesen.
- Statt den Therapeuten anzurufen, muß der Patient, wenn er sich gefährdet fühlt, die Notfallnummer anrufen oder sich in die nächste Notfallambulanz begeben, weil

diese Institutionen in solchen Fällen am besten schnell und effektiv reagieren können.

- Der Patient sollte dem Therapeuten keine SMS- oder eMail-Nachrichten senden, wenn er im Begriff ist, schädigende Verhaltensweisen in die Tat umzusetzen, weil diese Formen der Kommunikation für Notfälle ungeeignet sind.
- Der Patient sollte den Therapeuten nicht in dessen Freizeit kontaktieren, sondern die Notfallnummer anrufen oder die nächste Notfallambulanz aufsuchen. Dies ist nicht die übliche Verfahrensweise, sondern eine spezifische therapeutische Intervention, auf die sich das gesamte Behandlungsteam verständigen muß.
- Therapeuten sollten sich beraten lassen und sich eventuell auch juristisch darüber informieren, was in ihrer konkreten Situation angemessen ist.
- Ruft der Patient den Therapeuten während dessen Arbeitszeit an, um über schädigende Verhaltensweisen zu berichten, und weigert er sich in dieser Situation, seinen Aufenthaltsort zu nennen, sollte der Therapeut ihm geduldig erklären, daß er alles Notwendige tun muß, um sich in eine sichere Situation zu bringen und daß er als Therapeut ihm in solchen Fällen keine Hilfe anbieten kann.
- Wenn ein verwirrter Anteil oder ein Kind-Anteil des Patienten den Therapeuten anruft, über schädigendes Verhalten berichtet und sagt, er wisse nicht, wo er sei, muß der Therapeut etwas antworten wie: *»Es gibt innen immer einen Anteil, der weiß, wo du bist, und der muß dir jetzt helfen, einen sicheren Ort aufzusuchen. Es tut mir leid, aber ich kann dir nicht helfen, wenn ich nicht einmal weiß, wo du bist. Laß einfach diesen Anteil von dir vortreten und dir helfen; ich bin gerne bereit, mit dir darüber zu reden, wenn wir uns in unserer nächsten Sitzung treffen.«*

Für stark dissoziierende Patienten ist es eventuell nützlich, ein GPS-Gerät bei sich zu führen, um jederzeit ihren Aufenthaltsort festzustellen und von dort nach Hause zu kommen. Sie können natürlich auch ihre eigene Adresse und die Telefonnummer eines engen Freundes oder ihres Partners auf einen Zettel schreiben und ständig in der Brieftasche bei sich haben.

- Wird ein Patient zur stationären Behandlung eingewiesen, nimmt der Therapeut zum dortigen Personal Kontakt auf, um die Arbeit mit ihm abzustimmen; er tritt aber erst nach der Entlassung des Patienten wieder direkt zu diesem in Kontakt, und dann auch nur im Rahmen der vereinbarten Therapiesitzungen.
- Dem Patienten werden zu Beginn der Anwendung seines modifizierten Behandlungsplans keine zusätzlichen Telefonate, Kontaktaufnahmen und Therapiesitzungen zugestanden. Bessert sich sein Verhalten, kann man ihm eventuell erlauben, dem Therapeuten eine SMS oder eMail zu schicken, damit er über den Erfolg seiner Bemühungen, schädigendes Verhalten zu überwinden, berichten kann. Dies verstärkt beim Patienten das Gefühl, etwas geschafft zu haben, und seinen Stolz darauf.

Allerdings ertragen manche Patienten diese Art von Kontakt nicht und können aufgrund solcher Angebote rückfällig werden.

- Sobald der Patient die erforderliche Verantwortung für seine eigene Sicherheit übernommen hat, kann sich die Therapie wieder auf bestimmte gefährdete Anteile von ihm konzentrieren, wobei es in erster Linie darum gehen sollte, wie alle Anteile dem Patienten helfen können.

Beispiel für die Komplexität der Arbeit mit Anteilen, die schädigendes Verhalten praktizieren: Maria

Die folgende Fallbeschreibung veranschaulicht die vielen Schichten und die ganze Komplexität der Wirkungen schädigender Verhaltensweisen sowie die systemischen Dynamiken zwischen den Anteilen, die diese Verhaltensweisen aufrechterhalten. Zwar ist die Situation bei vielen Patienten nicht so komplex wie hier dargestellt, doch sind die Interventionen des Therapeuten in einfacheren Fällen sehr ähnlich.

Maria, eine 28-jährige Frau, war schon seit zwei Jahren auf eine DIS hin behandelt worden und befand sich immer noch in Phase 1 dieser Behandlung. Die Studentin lebte allein und war schon einmal ambulant auf eine schwere Bulimarexie hin behandelt worden, eine Kombination zweier Eßstörungen, die in Zusammenhang mit dissoziativen Störungen häufig vorkommt. Während der Behandlung wegen ihrer Eßstörung war klar geworden, daß sie dissoziierte, und man hatte ihr empfohlen, auch ihre dissoziative Störung behandeln zu lassen. Im ersten Jahr der DIS-Behandlung konzentrierte sich die Arbeit weiter auf die Eßstörung, weil sie immer noch ein großes Problem war. Maria fürchtete, sie könnte zu einer stationären Behandlung in eine Spezialklinik eingewiesen werden, wie sie es in der Adoleszenz schon einmal erlebt hatte. Sie fühlte sich wütend, verängstigt und machtlos gegenüber den Anteilen, die sich zu essen weigerten oder sich überfraßen und sich anschließend zwanghaft entleerten, ohne daß ihr dies auch nur bewußt wurde. Die Therapeutin versuchte, diese Anteile Marias aktiv in die Therapie einzubeziehen, aber sie verhielten sich defensiv, blieben auf Distanz und verweigerten jeden Dialog.

Die Therapeutin fuhr Sitzung für Sitzung mit der Psychoedukation fort, indem sie über diese Anteile Marias sprach. Nachdem ihnen klar geworden war, daß die Therapeutin ihnen helfen wollte und nicht die Absicht hatte, sie zur stationären Behandlung einzuweisen, solange Maria ein bestimmtes Gewicht nicht unterschritt, fingen sie schließlich an, sich an der Arbeit in den Sitzungen zu beteiligen. Die Therapeutin brachte Maria viele Fertigkeiten bei, die unter anderem der Erdung, der Regulierung von Emotionen und der Arbeit mit dissoziierten Anteilen dienten, und half ihr außerdem bei der Entwicklung eines umfassenden Sicherheitsplans. Trotzdem blieben viele Probleme, die das Essen betrafen, weiter bestehen, und Maria entwickelte immer noch an den meisten Tagen Amnesien bezüglich großer Zeitspannen.

Während die Therapeutin die innere Welt der Patientin erforschte, tauchte plötzlich ein dreizehn Jahre alter Anteil auf, der sich »Lydia« nannte. Lydia erklärte der Therapeutin, sie habe Angst davor, schwanger zu werden, und halte ihr Körpergewicht niedrig, um keine Menstruation zu bekommen, vor der sie sich ekle. Sie war fest davon überzeugt, ständig in Gefahr zu sein, und die Einschränkung der Nahrungsaufnahme gab ihr das Gefühl, eine gewisse Kontrolle über ihr Leben zu haben. Sie schien sich über die Gefahren, die ein chronisch zu niedriges Körpergewicht mit sich brachte, nicht im klaren zu sein. Im übrigen schämte sich Lydia ihres Körpers, und sie haßte Sex und Männer. Sie wollte auch nicht, daß ihre Therapeutin sich in ihre Eßgewohnheiten einmischte.

Maria selbst schien ihren Eßgewohnheiten gegenüber gleichgültig zu sein, eine Art *belle indifférence*, als wäre es für sie unwichtig, was sie esse. In der Therapie wirkte sie generell sehr passiv und depressiv, konnte häufig Fragen nicht beantworten und driftete in Tagträume ab oder schlief sogar ein. Sie berichtete über extensiven Zeitverlust, schien aber in ihrer Ausbildung gut zurechtzukommen.

Die Therapeutin verwendete mehrere Sitzungen auf die Erforschung von Lydias Gründen für die Verweigerung der Nahrungsaufnahme. Sie konnte nachvollziehen, daß die Patientin nicht schwanger werden wollte und daß ihr der Zustand der Unterernährung als die einzige Möglichkeit erschien, dies sicherzustellen. Sie sprach mit Lydia auch über ihre Scham angesichts ihres weiblichen Körpers, wohingegen Maria ihrem Körper gegenüber ziemlich desinteressiert und oft sogar praktisch empfindungstaub war. Allmählich überwand der Lydia genannte Anteil von Maria sein Mißtrauen der Therapeutin gegenüber und verlor so ein wenig von seiner feindseligen Haltung und seiner Distanziertheit.

Irgendwann fing Lydia an, sich über »Alexa« zu beklagen, einen Anteil Marias, der sich mit Essen vollstopfte. Durch eine Untersuchung fand die Therapeutin heraus, daß es sich um einen Kind-Anteil handelte, der dazu neigte, sich zu überfressen, und der sogar Eßbares aus Geschäften stahl, ein Reenactment, mit dessen Hilfe das Kind Gefühle der Einsamkeit zu vermeiden versucht hatte. Dieses Verhalten machte Lydia Sorgen, weil sie ihr Körpergewicht niedrig halten wollte. Innerlich weigerte sich Lydia, mit Alexa zu interagieren, aber sie berichtete, sie habe Alexa innerlich »eingesperrt«, damit sie nicht essen könne. Lydia war von Alexa angewidert, und es interessierte sie nicht, warum Alexa ständig essen wollte. Aber so oft Lydia den Kind-Anteil auch einsperrte, Alexa fand immer wieder Möglichkeiten, sich mit Eßbarem vollzustopfen. Dadurch wurde der Therapeutin klar, daß mindestens zwei Anteile von Maria an der Bulimarexie beteiligt waren, wahrscheinlich aus unterschiedlichen Gründen.

Die Therapeutin schlug Maria vor, mit ihrer Hilfe mit Alexa zu kommunizieren. Zunächst regte sie an herauszufinden, welche Arten von Problemen Alexa durch übermäßiges Essen zu lösen versuche, so wie die Therapeutin selbst Lydia zu verstehen versucht hatte.

Alexa wirkte verängstigt und klagte über Hunger, weil ihre Mutter sie immer wieder bestraft hatte, indem sie ihr Kind ohne etwas Eßbares in den Keller gesperrt hatte. Sie aß ständig, weil sie nie wußte, wann ihre Mutter sie das nächste Mal ohne Essen einsperren würde. Alexa war offensichtlich auf die Traumazeit fixiert und nicht in der Gegenwart verwurzelt. Sie durchlebte ihre frühen Erfahrungen mit ihrer Mutter jedesmal neu, wenn Lydia sie wieder innerlich einsperrte. Maria, der Anteil, der die wichtigsten Aufgaben im Alltagsleben erfüllte, war sich dieser inneren Konflikte nicht bewußt gewesen und hatte nicht einmal etwas von Lydia und Alexa gewußt, obwohl ihr der Verlust der Erinnerungen an längere Zeitspannen, den sie immer wieder erlebt hatte, ebenso klar gewesen war wie die Tatsache, daß sie keinerlei Einfluß auf ihre Eßstörung hatte. Maria schämte sich sehr, als sie hörte, daß ihr Kind-Anteil manchmal Eßbares stahl, aber sie war auch wütend, weil Lydia diesen Anteil eingesperrt hatte. Außerdem erboste es sie, daß Lydia sich sorgte, sie könnte schwanger werden, weil sie selbst heftig bestritt, jemals Sex zu haben.

Die Therapeutin half diesen Anteilen von Maria, gemeinsam darauf hinzuarbeiten, sich weitere stationäre Behandlungen zu ersparen. Nach einigen Erläuterungen der Therapeutin wurde Lydia klar, daß bei Alexa durch das innere Einsperren schmerzhafte Erinnerungen reaktiviert wurden und ihre Neigung zum Überfressen noch verstärkt wurde. Deshalb erhielt Alexa einen imaginären sicheren Ort, wo es viel zu essen und Licht gab. Auch Marias Bereitschaft nahm zu, sich um diesen jungen Anteil zu kümmern, für seine Sicherheit zu sorgen, ihn einzuladen, regelmäßig an realen Mahlzeiten mit ihr teilzunehmen, und ihr zu helfen, sich auf die Gegenwart hin zu orientieren und Anker in der Gegenwart als Erinnerungshilfen zu nutzen. Lydia erklärte sich bereit, ein bestimmtes Minimalgewicht aufrechtzuerhalten, obwohl sie die Nahrungsaufnahme auch weiterhin einschränkte. Dieser Prozeß erforderte mehrere Monate harter Arbeit. Maria berichtete über ein stärkeres Gefühl des Friedens, und ihre Freß- und Entleerungsanfälle verloren deutlich an Intensität. Dies war ein wichtiger Erfolg.

Aber Lydia war immer noch davon überzeugt, daß sie in Gefahr sei, schwanger zu werden, wohingegen Maria weiterhin leugnete, sexuell aktiv zu sein. Und bei Maria bestand immer noch eine starke Amnesie hinsichtlich des Alltagslebens, die insbesondere die Abende betraf. Die Therapeutin fragte sich, was in dieser Zeit vor sich ging, aber weder Maria noch Lydia schien es zu wissen. Lydia allerdings berichtete über merkwürdige blitzartige Erinnerungen an Treffen mit Männern und beharrte darauf, daß dies in der Gegenwart geschehe, also nicht der Vergangenheit angehöre. Die Therapeutin hatte keine Möglichkeit herauszufinden, ob dies tatsächlich in der Gegenwart geschah oder nicht.

Eines Tages kam Maria ziemlich aufgeregt in die Sitzung. Sie weigerte sich, Blickkontakt zur Therapeutin aufzunehmen, und sagte schließlich, sie habe zu Hause in einer Schublade »ekelhaftes Zeug« gefunden. Erst am Ende der Sitzung wurde klar, daß Maria Sexspielzeug gefunden hatte, unter anderem Handschellen. Lydia trat vor und sagte: »Siehst du, ich hab's dir doch gesagt, daß ich mich mit Männern getroffen habe! Sie ist eine Lügnerin. Das ist doch gefährlich! Ich hätte dir niemals vertrauen dürfen!« Unmittelbar danach trat Maria aufgebracht vor, weinte und erklärte: »Ich will nicht mehr leben; das alles ist zu schrecklich. Das bin nicht ich. Ich kann damit nicht weiterleben.«

Die Therapeutin tat ihr Möglichstes, um Maria zu erden und ihre vielen Emotionen zu beruhigen, sie mußte die Sitzung aber schließlich beenden, weil es schon ziemlich spät war. Um rechtzeitig mit der Arbeit aufhören zu können, sagte sie: »Maria, ich würde gern mit allen Ihren inneren Anteilen reden. Das alles muß für Sie ein ziemlicher Schock gewesen sein, und vielleicht fühlen Sie sich auch in Gefahr. Aber könnten Sie sich meiner Meinung anschließen, daß wir noch etwas Zeit brauchen, um völlig zu verstehen, was da vor sich geht, so wie wir auch für die Arbeit mit Lydia und Alexa Zeit gebraucht haben? Ich bin völlig Ihrer Meinung, daß Sie das Gefühl haben müssen, in Sicherheit zu sein. Vielleicht hat ja ein Anteil von Ihnen erlaubt, daß Sie etwas über dieses ›Zeug‹ herausfinden, so daß Sie sich deswegen nun um Hilfe bemühen können. Inzwischen können wir allen Ihren Anteilen helfen, indem wir diese Gedanken und Gefühle in einem sicheren Behälter verstauen, den wir in unserer nächsten Sitzung wieder öffnen werden.«

Maria erklärte sich bereit, für ihre eigene Sicherheit zu sorgen. Zwei Tage später kam sie zum nächsten Termin. Sie hatte sich in der Zwischenzeit im Haus eingeschlossen, um »in Sicherheit« zu bleiben, aber zumindest konnte sie gegenüber Lydias Gefühl, verraten worden zu sein, Mitgefühl aufbringen, und als »Gegenleistung« erlaubte Lydia Maria, ein wenig zu essen. Die Therapeutin fragte Maria, ob irgendein Teil ihres Geistes mehr über das wisse, was sie entdeckt hatte. Maria antwortete, sie wisse das nicht, aber dann wechselte sie in einen anderen Anteil von sich, den die Therapeutin nie entdeckt hatte.

Maria *(als dieser Anteil)*: Was willst du? Ich möchte wetten, du hast noch nie etwas mit sadomasochistischem Sex zu tun gehabt. Du bist einfach zu langweilig, genau wie Maria. Sie ist so dämlich! Sie weiß nicht, was Abends passiert. Hat sie auch nur die leiseste Ahnung, wer für ihre Schule bezahlt? Ihr Stipendium reicht doch hinten und vorne nicht. Darüber denkt sie keinen einzigen Augenblick nach! Das ist ihre Art, mit Dingen umzugehen: Wenn sie etwas nicht wissen will, denkt sie einfach nicht daran.

Therapeutin: Ja, Maria hat tatsächlich große Schwierigkeiten, schmerzhafte Dinge zu realisieren, über die sie nicht reden will, und sie arbeitet momentan daran, dieses Problem zu lösen. Du scheinst mehr von diesen Dingen an dich heranlassen zu können als sie. Du hilfst ihr irgendwie, für das Studium zu bezahlen, aber sie bekommt davon nichts mit. Hat das etwas damit zu tun, daß sie sich nicht daran erinnert, was an ihren Abenden passiert?

Maria *(als dieser Anteil)*: Ja. *(lacht)* Sie hat nicht die geringste Ahnung, wie ich an Geld komme. Und diese blöde Lydia sollte natürlich wissen, daß ich verhüte. Ich will doch kein Baby bekommen. Maria haßt Männer; ihr sollte gefallen, wie ich mit ihnen umgehe! Ich lasse sie leiden. Dieses Spielzeug ist schließlich nicht ohne Grund da! Und niemand wird es mir wegnehmen. Das kann niemand!

Unmittelbar danach tauchte Maria wieder auf, aber die Therapeutin fuhr fort, zu diesem Anteil von Maria hindurchzusprechen.

Therapeutin: Es ist gut, daß du ein wenig erklärt hast, was da vor sich geht, und ich hoffe, daß du bereit bist, mit mir weiter darüber zu reden. Ich finde es merkwürdig, daß du nicht auf meine Antwort gewartet hast. Vielleicht fürchtest du ja, ich könnte versuchen, dir etwas wegzunehmen. Tatsächlich würde ich deine Sicht der Dinge gern noch besser verstehen.

Daraufhin trat dieser Anteil von Maria abermals vor.

Maria *(als dieser Anteil)*: Lydia weiß viel mehr über meine Arbeit, als sie Ihnen erzählt hat. [*Bei dissoziierenden Patienten ist die Amnesie nicht immer so umfassend, wie es scheint.*] Sie tut nur so, als würde sie mich nicht kennen, weil sie sich wegen mir schämt. Aber in der Vergangenheit war sie mit mir mit Männern zusammen. Ich habe Sex mit ihnen. Ich tue ihnen weh. Ich mußte die Sache selbst in die Hand nehmen, weil sie für so etwas nicht hart genug war. Ihr machte es keinen Spaß, mir aber schon. Ich finde es aufregend, und die Leute sehen mich dabei wenigstens und schenken mir Aufmerksamkeit. Außerdem kann ich das Geld, das ich damit verdiene, jetzt selbst behalten; früher hat meine Mutter es mir weggenommen. Sie hat mich an Männer verkauft – wußten Sie das? Aber jetzt bin ich der Boss!

Therapeutin: Ja, Maria hat mir gesagt, daß deine Mutter dich Männern überlassen und dafür von ihnen Geld genommen hat. Das muß schrecklich gewesen sein. Ich freue mich, daß ich nun besser verstehe, daß du in stärkerem Maße das Gefühl hast, die Kontrolle zu haben, wenn du mit Männern Sex hast und das Geld für dich behalten kannst.

Maria *(als dieser Anteil)*: Ja, ja. Ist nix besonderes, dieser Sexkram. Sie reden zwar nett mit mir, aber ich weiß, daß Sie mich für ekelhaft halten, genauso wie Maria. Sie wollen mich doch nur dazu bringen, daß ich damit aufhöre. Das können Sie vergessen!

Therapeutin: Es geht mir absolut nicht darum, dir etwas wegzunehmen; das wäre auch nicht möglich. Was du tust, ist einzig und allein deine Sache als ganze Person. Allerdings tobt in dir offensichtlich ein ziemlich starker Konflikt darüber, was im Gange ist. Siehst du das auch so? Außerdem überrascht mich, daß du glaubst, ich hielte dich für ekelhaft. Wie bist du darauf gekommen? [*Es ist wichtig, daß die Therapeutin die Patientin nicht übertrieben nachdrücklich von ihren eigenen guten Absichten zu überzeugen versucht, weil die Handlungen selbst im Laufe der Zeit überzeugender wirken als Worte. Der Therapeut sollte aber klarstellen, daß einzig und allein die Patientin über alles, was geschieht, entscheidet. Schließlich bringt die Therapeutin den Konflikt wieder dorthin zurück, wo er hingehört: in das Innere der Patientin, nicht in den Bereich zwischen Patientin und Therapeutin.*]

Maria *(als dieser Anteil)*: Ich kenne die Menschen. Sie sind immer angeekelt. Wenn Maria klar wird, wer ihre Bücher bezahlt, wird sie angeekelt sein und von einer Domina-Hure nie wieder Geld annehmen wollen! *(Lacht)* Aber dann ist sie finanziell ziemlich in der Klemme. Sie haben ein schönes Schlamassel angerichtet. Bis sie mit der Therapie anfing, lief doch alles gut. *(Sie wird wütend.)*

Therapeutin: Ich gebe zu, daß das für Maria ein Schock ist, aber wenn ich es richtig verstehe, versuchst du doch, ihr zu helfen, auch wenn sie die Art, wie du das tust, nicht mag. Du glaubst es vielleicht nicht, aber ich bin weit davon entfernt, dich zu verurteilen. Ich nehme an, du hast Maria geholfen, seit sie ein Kind war. Du hast mir doch erzählt, du hättest die Dinge in die Hand nehmen müssen, um Lydia zu helfen. Deshalb weiß ich, daß du auch versucht hast, Maria zu helfen. Aber meinst du wirklich, alles sei in bester Ordnung gewesen, bis Maria zu mir kam?

Maria *(als dieser Anteil)*: Ja, mein Leben war perfekt! Und Maria konnte ihr langweiliges Studium durchziehen, genau so, wie sie es wollte. Schauen Sie sich doch an, was in den letzten beiden Tagen passiert ist – sie ist nicht einmal aus dem Haus gegangen. Finden Sie, daß das eine Verbesserung ist? Als sie noch nichts von mir wußte, ging es ihr deutlich besser.

Therapeutin: Da ist sicher etwas dran. Aber sie hat mir gesagt, sie sei depressiv und verängstigt gewesen und habe sich oft verwirrt gefühlt, weil sie nicht wußte, wo sie sich befand und was gerade geschehen war. Ist dir das klar? *(Keine Antwort)* Wie hast du es immer geschafft, das Sexspielzeug zu verstecken, wenn Maria es jetzt plötzlich gefunden hat? Vielleicht war irgendwo in ihrem Inneren eine Hoffnung, daß sich dieser Konflikt lösen ließe, wenn wir gemeinsam daran arbeiten würden. Ich frage mich auch, ob Maria irgendwie bereit war, diese Dinge zu finden und zu akzeptieren, daß du in ihrem Lebens eine Rolle spielst, so beschämend und schmerzlich ihr das auch erscheinen mag. Ich weiß selbst nicht, warum ich das Vertrauen habe, daß ihr beide bereit seid, in der Therapie gemeinsam an der Verbesserung eures Lebens zu arbeiten.

Maria *(als dieser Anteil)*: Sie reden ständig Unsinn. Ich weiß nicht, warum wir hierherkommen.

Therapeutin: Ich nehme an, irgendwo tief innen weißt du warum; sonst würdest du nicht hierherkommen. Wärest du bereit, Maria mitzuteilen, worüber wir gesprochen haben?

Maria *(als dieser Anteil)*: Auf keinen Fall! Sie würde nicht mit mir reden.

Therapeutin: Okay, was hältst du denn davon, mit Lydia darüber zu sprechen, die dann mit Maria darüber reden kann?

Maria *(als dieser Anteil)*: Meinetwegen. Lydia hört sowieso zu. Sie kann Maria erzählen, was sie will. Das ist mir egal.

Therapeutin: Gut. Und ich hoffe, daß wir unser Gespräch fortsetzen können, denn du bist ein sehr wichtiger Anteil von Maria.

Die Therapeutin saß still bei Maria, während Lydia ihr innerlich einige Fakten über diesen anderen Anteil von sich selbst, den Lydia »Tiger« nannte, mitteilte. Einerseits war Maria schockiert und bestürzt, aber andererseits hatte sie sich immer schon gefragt, woher sie das Geld hatte, mit dem sie sich ständig Bücher und teure Kleider kaufen konnte. Sie schien Tiger in stärkerem Maße zu akzeptieren, als dieser Anteil zuvor befürchtet hatte.

Die Therapeutin arbeitete noch viele Monate lang mit Tiger und half auch anderen Anteilen, diesen Anteil Marias zu akzeptieren. Ihr fiel auf, daß Maria als Tiger starke Bindungsprobleme hatte, wie das Bedürfnis »die Aufmerksamkeit von Männern auf sich zu ziehen« und sich wichtig zu fühlen. Während Maria eher »untererregt« und verschlossen war, war Tiger übererregt und wurde oft von starker Dysregulation geplagt. Sie kämpfte mit Einsamkeit und Langeweile sowie mit Rage und Verbitterung wegen ihrer frühen Mißbrauchserlebnisse. Tigers Sucht bezog sich auf das Gefühl, mächtig und im Besitz der Kontrolle zu sein; eine starke Abwehrreaktion gegen Verletzlichkeit und Scham. Sie nutzte ihren starken Sexualtrieb aggressiv, wohingegen Maria keinerlei sexuelles Verlangen verspürte. Nach einiger Zeit gab Tiger zu, eine weibliche Stimme zu hören, die sagte, sie sei eine Hure und dies sei das einzige, worin sie gut sei. Die Therapeutin ordnete diese Stimme einem Täter imitierenden Anteil zu, war sich diesbezüglich aber noch nicht völlig sicher.

Die Therapeutin hatte auch verschiedene Kind-Anteile entdeckt, die in der Traumazeit gefangen waren und jedesmal retraumatisiert wurden, wenn Tiger Sex mit einem Mann hatte. Tiger gab zu, daß sie bei ihrer Sexarbeit nicht immer die Kontrolle über das Geschehen habe. Sie gestand widerwillig ein, daß sie manchmal verletzt werde, weil es ihr nicht gelinge, ein ihr Sicherheit garantierendes Signalwort zu benutzen; die strafende innere Stimme hindere sie in solchen Fällen daran zu sprechen. So reinszenierte die Patientin als ganze Person mit ihren verschiedenen Anteilen ihre Kindheitserlebnisse.

In der Therapie trat ein Wendepunkt ein, als Tiger realisierte, daß die Kind-Anteile durch ihre Arbeit verletzt wurden, denn unter ihrem harten und abschätzigen Äußeren verbarg sich ein mitfühlendes Herz. Ihr wurde klarer, daß ihre strafende innere Stimme manchmal Oberhand gewann, wenn sie besonders stolz darauf war, alles völlig unter Kontrolle zu haben. Sie erklärte der Therapeutin, sie habe ihre Kind-Anteile immer beschützen und sich für das, was sie erlebt hätten, rächen wollen. Kurz nach dieser Sitzung gab sie ihre Tätigkeit als Domina auf.

Schließlich gelang es der Therapeutin, Kontakt zu dem Täter imitierenden Anteil aufzunehmen, der Marias Mutter ähnelte. Es dauerte noch einmal zwei Jahre, bis auch dieser mutterähnliche Anteil mehr Mitgefühl entwickelte und realisierte, daß auch er ein Anteil von Maria war.

Weitere Erkundungen

18.1 Wie fühlen Sie sich, wenn ein Patient selbstschädigende Verhaltensweisen praktiziert? Wütend? Verängstigt? Verwirrt? Angeekelt? Hilflos? Sprechen Sie mit Kollegen über Ihre diesbezüglichen Gefühle, um Möglichkeiten zu ersinnen, sich selbst zu helfen, nicht zu reaktiv zu werden oder sich von zu selbstschädigendem Verhalten neigenden Patienten zurückzuziehen.

18.2 Welche Grenzen setzen Sie schädigendem Verhalten, und wie setzen Sie durch, daß diese Grenzen respektiert werden? Sprechen Sie mit Kollegen darüber, und finden Sie heraus, wie andere Therapeuten mit dem Setzen von Grenzen umgehen.

18.3 Sorgen Sie dafür, daß Ihre instabilen Patienten über einen schriftlich dokumentierten und regelmäßig aktualisierten Sicherheitsplan verfügen.

18.4 Wie regeln Sie Ihre Erreichbarkeit für Patienten in Ihrer Freizeit? Diskutieren Sie mit Kollegen über unterschiedliche Möglichkeiten der Grenzsetzung und über die Gründe für solche individuellen Regelungen.

18.5 Hat einer Ihrer Patienten schon einmal versucht, Selbstmord zu begehen, oder dies tatsächlich getan? Wie war das für Sie? Haben Sie danach Rat und Unterstützung gesucht? Wie haben sich solche Erlebnisse, falls es sie gegeben hat, auf Ihren jetzigen Umgang mit Suizidtendenzen bei Patienten ausgewirkt?

19 Spezielle Probleme

Menschen tauchen in eine Erzählung ein, an der alle teilnehmen; diese kann Probleme kreieren, enthält gleichzeitig aber auch das Potential, diese Probleme zu lösen.

— Gianfranco Cecchin, Gerry Lane & Wendel Ray (1993, S. 128)

Dieses Kapitel geht auf einige Themen ein, die in Konsultationen und in der Supervision häufig zur Sprache kommen und die in einer Behandlung große Schwierigkeiten bereiten können. Dazu zählen Fragen wie die, wie man Patienten helfen kann, mit ihren aktuellen Beziehungen umzugehen, wie Eltern Probleme im Umgang mit ihren Kindern lösen können, sowie Fragen, die mit der Fähigkeit zur Selbstoffenbarung, mit Sexualität, mit weiterhin stattfindender Viktimisierung und mit der Bewältigung von Konflikten im Rahmen eines Behandlungsteams zusammenhängen.

Einem Patienten beim Umgang mit seinen aktuellen Beziehungen helfen

Die aktuellen Beziehungen eines Patienten sind häufig mit Konflikten befrachtet. Aufgabe des Therapeuten ist unter anderem, dem Patienten zu helfen, zu anderen Menschen anders als bisher in Beziehung zu treten, was die Beziehungsdynamiken auf natürliche Weise verändert. Patienten, die zur Therapie kommen, leben oft in sehr problematischen Beziehungen, in denen es entweder von Seiten eines oder beider Beteiligter Probleme hinsichtlich des Respektierens von Grenzen, Rollenkonfusion, unangemessener fürsorglicher Zuwendung, Vernachlässigung und Mißbrauch/Mißhandlung gibt. Der Therapeut sollte mit seinen Patienten darüber sprechen, ob oder wie sie andere Menschen in ihrem Leben unterstützen und wie sie selbst von anderen unterstützt werden. Unter anderem muß entschieden werden, ob und wie Partner in die Therapie einbezogen werden sollen und ob dem Partner zusätzlich empfohlen werden sollte, mit einem eigenen Einzeltherapeuten zu arbeiten. Patient und Therapeut sollten darüber nachdenken, was sie dem Partner und Freunden des Patienten über Diagnose, Therapie und Vorgeschichte des Betreffenden erzählen sollten. Manchmal haben andere Personen aus dem Lebensumfeld des Patienten angefangen, mit dissoziierten Anteilen zu interagieren und den Patienten nach traumatisierenden Erlebnissen zu fragen – was dazu führen kann, daß der Patient noch mehr Anteile entwickelt und daß die Therapie dadurch stark verkompliziert wird.

Zentrales Konzept

Es ist sehr wichtig, die Beziehungen des Patienten zu wichtigen Bezugspersonen in der Behandlungsplanung zu berücksichtigen. In diesem Zusammenhang muß entschieden werden, ob und wie andere Menschen in Maßnahmen zur Unterstützung des Patienten einbezogen werden sollen.

Die Paarbeziehung

Die Dynamik zwischen Patienten und ihren Partnern kann helfen einzuschätzen, inwieweit es nützlich sein könnte, wenn sich der Patient gegenüber Nahestehenden über seine Situation äußert oder ob er dies besser unterläßt (Sachs 1986). Besteht die Gefahr, daß sich der Partner zu sehr einmischt und möglicherweise sogar eine Art Therapeutenrolle zu übernehmen oder dem Patienten gegenüber eine Elternrolle zu spielen versucht? Oder ist eher zu vermuten, daß sich der Partner infolge der Offenbarungen des Patienten zurückzieht und für ihn nicht mehr erreichbar ist? Ist der Patient von seinem Partner sehr abhängig? Wie groß ist die Wahrscheinlichkeit, daß der Patient dissoziierte Anteile benutzt, um durchzusetzen, daß seine Bedürfnisse erfüllt werden (indem er beispielsweise sexualisierte Anteile herausruft, wenn er Sex will, obwohl sein erwachsener Anteil damit nicht einverstanden ist)? Ist es als wahrscheinlich anzusehen, daß der Partner den Patienten pathologisiert und daß er die psychischen Probleme des Patienten für die Beziehungsprobleme des Paars verantwortlich macht?

Sobald der Therapeut sich über die Dynamiken in der Paarbeziehung und über die Wünsche des Patienten im klaren ist, kann eine Paarsitzung nützlich sein. Diese sollte aber erst stattfinden, nachdem der Therapeut mit dem Patienten vereinbart hat, was er dem Partner über seine persönliche Situation mitteilen sollte und was nicht. Der Therapeut sollte sich auf allgemeine Informationen über Dissoziation oder PTBS konzentrieren, statt sich über konkrete Einzelheiten dessen, was der Patient erlebt hat, zu äußern.

Falls der Patient seinem Partner offenbaren will, daß bei ihm eine dissoziative Störung diagnostiziert wurde, sollte der Therapeut dem Partner sorgfältig erklären, daß dissoziierte Anteile Aspekte des erwachsenen Patienten sind und als solche behandelt werden sollten. Der Partner sollte niemals andere Anteile als das erwachsene Ich des Patienten hervorrufen und außerdem einfache Erdungstechniken erlernen, die dem erwachsenen Anteil des Patienten helfen, präsent zu bleiben und im Falle eines

Switchs zurückzukehren. Partner sollten nicht regelmäßig mit Kind-Anteilen oder anderen Anteilen des Patienten interagieren, es sei denn, sie wollen dem Patienten auf diese Weise helfen, zu einem erwachsenen Anteil zurückzukehren oder sich an einem sicheren Ort zu erden. Dies ist sehr wichtig, denn je mehr Anteile im Alltagsleben aktiv sind, um so autonomer werden sie, und beide Beteiligten können signifikante Beziehungsprobleme vermeiden, indem sie sich nur mit bestimmten Anteilen abgeben.

Wir haben die Erfahrung gemacht, daß Partner und enge Freunde die dissoziativen Verhaltensweisen von Patienten in vielen Fällen nicht verstehen. Es kann für sie sehr aufschlußreich sein, diesbezüglich aufgeklärt zu werden und Unterstützung zu erhalten. Wie sich herausgestellt hat, wirken sich psychoedukative Gruppen für die Partner solcher Patienten sehr günstig auf die Paarbeziehungen aus und unterstützen die Partner sehr (Tijdink & Cuijpers 2016). Partner brauchen spezifische und sehr konkrete Ansatzpunkte für den Umgang mit Dissoziation. Natürlich erfordert die Teilnahme des Partners an einer solchen Gruppe das Einverständnis des Patienten, ein gewisses Verständnis der Dynamik in der Beziehung und vorbereitende Arbeit mit dem Paar.

In bestimmten Fällen sollte ein Paar (oder eine Familie) an einen anderen Therapeuten verwiesen werden, bei dem zusätzlich zur Einzeltherapie des Patienten regelmäßige paar- oder familientherapeutische Sitzungen stattfinden. Um Interessenkonflikte zwischen dem Patienten und seinem Partner zu vermeiden und um die unabsichtliche Preisgabe von Informationen aus der Einzeltherapie mit dem Patienten zu verhindern, sollte die Paar- oder Familientherapie nicht von dem Therapeuten durchgeführt werden, der für die Einzeltherapie mit dem Patienten verantwortlich ist. Allerdings ist eine enge Zusammenarbeit zwischen dem Paar- oder Familientherapeuten und dem Einzeltherapeuten wünschenswert.

Mit der Elternrolle zusammenhängende Probleme

Eine weitere wichtige Frage, mit der sich die Patienten beschäftigen müssen, ist, ob sie ihre Situation ihren Kindern erklären sollten oder nicht. Natürlich hängt das großenteils vom Alter der Kinder und von der Beziehung des Patienten zu ihnen ab. Es kann von Nutzen sein, wenn die Kinder launisches Verhalten des Patienten besser verstehen, und ein wenig Psychoedukation kann ihnen helfen, an den Problemen des betroffenen Elternteils nicht sich selbst die Schuld zu geben (Benjamin & Benjamin 1993; ISSTD 2011). Natürlich sollte man Kindern nie die Verantwortung dafür aufbürden, sich direkt mit den dissoziierten Anteilen eines Elternteils auseinanderzusetzen. Man sollte ihnen empfehlen, sich nötigenfalls einen anderen Erwachsenen zu suchen, der ihre Bedürfnisse erfüllen kann. Dem Patienten selbst muß ausdrücklich geraten werden, das Switching und Ausagieren seiner Anteile so weit wie möglich zu unterbinden, wenn er mit seinen Kindern zusammen ist. Er sollte dann in seiner Erwachsenenrolle als Vater oder Mutter bleiben. Manchmal brauchen Patienten Hilfe bei der Entwicklung ihrer elterlichen Fähigkeiten (Benjamin & Benjamin 1994a, 1994b) und bei dem Bemühen, ihre Kinder vor Mißhandlungen oder anderen Schädigungen zu bewahren (ISSTD 2011).

Elterliche Aufgaben zu erfüllen ist nie leicht, und viele Patienten mit dissoziativen Störungen haben damit größere Schwierigkeiten als andere Menschen. In einer Studie, an der 75 Mütter mit einer DIS teilnahmen, berichtete Richard Kluft (1987d), daß 38 Prozent der Teilnehmerinnen kompetente Mütter waren, 16 Prozent zu Mißhandlungen neigten und 45 Prozent so stark gefährdet oder beeinträchtigt waren, daß sie ihre Kinder manchmal emotional mißhandelten oder sie vernachlässigten. Viele von ihnen berichteten, ihre dissoziativen Symptome ließen ihre aufrichtigen Bemühungen, gute Eltern zu sein, scheitern (Benjamin, Benjamin & Rind 1998; Kluft 1987c). Bei Kindern, deren Eltern dissoziieren, scheint die Gefahr, daß bei ihnen eine unsichere Bindung entsteht und daß sie an einer dissoziativen Störung erkranken, erhöht zu sein (Coons 1985). Und ganz eindeutig sind die Kinder mancher dissoziierender Eltern gefährdet und brauchen möglicherweise später selbst entsprechende therapeutische Betreuung.

Zentrales Konzept

Manchmal beeinträchtigen dissoziative Symptome die Erfüllung elterlicher Pflichten und Aufgaben, obwohl sich die betroffenen Eltern größte Mühe geben, dies zu verhindern. Ein Therapeut sollte jenen Eltern helfen, ihre elterlichen Fähigkeiten zu verbessern und mit Streß fertig zu werden, und er sollte dafür sorgen, daß die betroffenen Kinder nötigenfalls untersucht und therapeutisch betreut werden.

Die Kind-Anteile mancher Patienten wollen mit den realen Kindern der Betreffenden spielen. Dies ist nur akzeptabel, wenn der erwachsene Anteil des Patienten völlig präsent und mit den Kind-Anteilen co-bewußt ist. Trifft dies zu, können sich die Kind-Anteile daran erfreuen zu sehen, daß der Patient ein guter Vater oder eine gute Mutter ist und daß sich die Kinder, sofern sie sich sicher fühlen, ihres Lebens erfreuen können. Und auch die erwachsenen Anteile können lernen, spielerisch zu sein, und sie können realisieren, daß Spiel nicht nur etwas für Kinder ist. Dissoziierte Kind-Anteile eines Vaters oder einer Mutter sollten nie in Gegenwart realer Kinder eines Patienten das Geschehen bestimmen.

Das Alter eines Kindes kann für einen Elternteil als Trigger wirken, wenn der/die Betreffende im gleichen Alter traumatisierende Erlebnisse hatte. Eltern können auch durch das Verhalten ihrer Kinder getriggert werden und aufgrund dessen in wütende oder verängstigte dissoziierte Anteile wechseln. Manchmal sind sie auch eifersüchtig, weil das Kind mehr Liebe und fürsorgliche Zuwendung erhält, als sie selbst im gleichen Alter bekommen haben. Wenn Eltern ihr Kind als ekelhaft empfinden, ist das eine Projektion verleugneter Scham. Solche Verhaltensweisen und Gefühle können zu verängstigendem oder verängstigtem Verhalten von Eltern führen, zu der Art von Erlebnissen, die bei einem Kind eine desorganisierte Bindung hervorrufen können, sofern sie sich als dauerhaft erweisen (Main & Hesse 1990). Andere Eltern finden Heilung und Erlösung in ihrer positiven und gesunden Sorge für verletzliche Kinder, und sie sind glücklich, selbst anderen geben zu können, was sie nie erhalten haben. Sie beobachten die Hilflosigkeit und Verletzlichkeit ihrer eigenen kleinen Kinder und die Wirkung ihrer eigenen erfolgreichen und fehlgeschlagenen Bemühungen auf sie. Dies hilft auch, die mißliche Lage eines Elternteils in seiner eigenen Kindheit zu verstehen. Oft können diese Eltern ihren jungen dissoziierten Anteilen gestatten, vom Erleben positiver elterlicher Fähigkeiten bei ihren realen eigenen Kindern zu profitieren.

Es ist wichtig, sich mit Patienten regelmäßig darüber zu verständigen, wie es ihren Kindern geht und wie sie mit der Erfüllung ihrer elterlichen Aufgaben zurechtkommen. Es ist Grund zur Besorgnis, wenn Patienten über Zeitverlust oder Switching in Gegenwart ihrer realen Kinder berichten, weil sie in solchen Fällen nicht realitätskonform über die Erfüllung ihrer elterlichen Aufgaben berichten können. Dies zu verstehen ist für Patienten manchmal nicht leicht, weil viele entsetzt sind, daß sie als Mütter oder Väter nicht »gut genug« sind und daß deshalb das Jugendamt eingeschaltet werden könnte. Manchmal muß man Kinder zur Untersuchung an einen Kinderpsychologen oder Kinderpsychiater überweisen, und in seltenen Fällen muß tatsächlich auch das Jugendamt aktiv werden. Als Therapeut sollte man Patienten helfen, ihren Widerwillen, sich über ihre Elternrolle zu äußern, zu überwinden, und ihnen so viele Fertigkeiten wie möglich zu erschließen.

In neuester Zeit gab es Bemühungen, die intergenerationale Übermittlung von Traumata durch die Entwicklung eines Modells strukturierter psychoedukativer Gruppen für dissoziierende Eltern zu verhindern (Friberg 2014; Ruismäki & Mankila 2013). Im Zentrum dieser Gruppen stehen Gespräche über Ängste, Zweifel und mit der Elternrolle zusammenhängende Probleme sowie das Erlernen effektiver elterlicher Fertigkeiten. Die meisten dissoziierenden Patienten wollen bessere Eltern werden und geben sich große Mühe, dies zu schaffen. Ergebnisstudien hierzu wurden noch nicht durchgeführt, aber aus dem Feedback von Patienten geht hervor, daß sie sich in solchen strukturierten Gruppen sehr gut unterstützt fühlen.

Offenbarung gegenüber der eigenen Familie und gegenüber Freunden

Hat der Patient zur Zeit eine Familie, die einen Partner und eventuell Kinder oder enge Freunde umfaßt, muß er selbst entscheiden, ob er diese über seinen dissoziativen Zustand und über seine traumatischen Erlebnisse informieren will (sofern er es noch nicht getan hat). Es gibt Gründe für und gegen das Offenbaren einer Traumatisierung (was nicht automatisch deren nähere Einzelheiten einschließt) und einer Diagnose. Der Therapeut kann mit dem Patienten zusammen untersuchen, was es bewirken könnte, einer dem Patienten nahestehenden Person etwas über dessen Ringen zu offenbaren. Was würde der Patient von dieser anderen Person erwarten? Welche Befürchtungen verbindet er mit seiner Offenbarung – beispielsweise daß er sich danach nicht mehr sicher fühlt; daß er sich sorgt, andere könnten ihn für verrückt halten, könnten die Informationen mißbrauchen oder sie selbst weitergeben; der Patient könnte auch fürchten, daß andere seine Ursprungsfamilie verurteilen. Anschließend muß geklärt werden, was genau er der Familie oder Freunden mitteilen will.

Manche Patienten haben eine Abneigung, anderen etwas über ihre persönlichen Erlebnisse mitzuteilen, auch wenn ihnen diese Menschen sehr nahe stehen. Andererseits fühlen sich viele Patienten in ihrer schmerzhaften Therapiearbeit isoliert und wünschen sich, von jemandem verstanden und in ihrem Schmerz begleitet zu werden. Mit ziemlicher Sicherheit entstehen zwischen den dissoziierten Anteilen häufig Konflikte darüber, ob anderen Menschen etwas mitgeteilt werden sollte und was. Vor einer solchen Offenbarung sollte unbedingt versucht werden, einen Konsens zwischen den Anteilen zu erreichen.

Manchen Patienten, die dazu neigen, zu viele Einzelheiten mitzuteilen, muß man helfen, etwas zu sagen wie: »Ich ringe momentan mit einigen schmerzhaften Problemen aus meiner Kindheit, und ich fühle mich traurig und deprimiert.« Oder sie können zu Kind-Anteilen wechseln, die sich nach Aufmerksamkeit und der fürsorglichen Zuwendung des Partners oder eines Freundes sehnen. Therapeuten können ihren Patienten helfen, mehr darüber zu offenbaren, wie sie sich in der Gegenwart fühlen, ohne ein Switching zu provozieren, was die Kommunikation mit der eigenen Familie und mit Freunden im Idealfall deutlich sicherer und effektiver macht.

Zentrales Konzept

Bevor Patienten Informationen über ihre Lebensgeschichte, Diagnose oder Therapie preisgeben, sollten ihre dissoziierten Anteile sich innerlich darüber einigen, was mitgeteilt werden kann. Andernfalls kann es zu einer inneren Gegenreaktion kommen.

Eine Frage, die sich sowohl Therapeuten als auch Patienten stellen, lautet, ob es notwendig oder nützlich ist, einem Partner oder einem guten Freund eine Diagnose mitzuteilen. Die Antwort lautet: Das hängt von der Situation des Patienten ab. Nicht viele Laien verstehen völlig, was es mit dissoziativen Störungen auf sich hat, und der Patient muß mit Sicherheit damit rechnen, sich mit einer Kombination aus Faszination, Furcht und Stigmatisierung konfrontiert zu sehen. Doch die meisten Menschen sind in der Lage, das Konzept der posttraumatischen Belastung zu verstehen. Einige Patienten teilen Menschen, die ihnen nahestehen, nur mit, daß sie unter einer PTBS leiden oder daß sie Probleme haben, die auf ein Kindheitstrauma oder auf in der Kindheit erlittenen Mißbrauch oder Mißhandlungen zurückzuführen sind. Möglicherweise müssen sie darüber informiert werden, welche Arten von Fragen andere Menschen ihnen daraufhin stellen können und ob oder wie sie darauf antworten wollen. Auch Rollenspiel mit dem Therapeuten kann nützlich sein. Es ist wichtig herauszufinden, was der Patient sich erhofft, indem er anderen Menschen seine Diagnose mitteilt, ob es realistisch ist, sich dies zu erhoffen, und ob alle dissoziierten Anteile des Patienten damit einverstanden sind, daß ihre Existenz offenbart wird. Welche Art von Unterstützung kann ein Partner oder Freund anbieten, und was ist dem Patienten, seinem Partner und seinen Freunden zuträglich und was nicht?

Dem Patienten helfen, mit seiner Ursprungsfamilie zurechtzukommen

Ob ein Patient mit Angehörigen seiner Ursprungsfamilie in Kontakt bleiben sollte, die ihn mißbraucht oder mißhandelt haben, ist eine schwer zu beantwortende Frage. Das Bedürfnis, die Verbindung zur eigenen Familie zu erhalten, ist sehr stark; es konkurriert allerdings mit dem Bedürfnis nach Sicherheit und nach einem stabileren und friedlicheren Leben. Grundsätzlich sollte ein Therapeut einem Patienten nicht empfehlen, den Kontakt zur Ursprungsfamilie abzubrechen, weil das einen noch größeren Widerstand dagegen wecken kann. Allerdings kann der Therapeut darauf hinweisen, welche Konsequenzen das weitere Zusammensein mit der Familie hat. Beispielsweise kann er sagen: »Mir ist aufgefallen, daß Sie nach jedem Besuch bei Ihrer Familie suizidal werden. Vielleicht sollten wir uns einmal damit beschäftigen, was bei diesen Besuchen passiert.« Man muß Patienten helfen, mit schmerzhaften und widersprüchlichen Gefühlen zu ringen, auch während sie lernen, auf ihre Sicherheit zu achten.

Ist der Patient in der Lage, bezüglich seiner familiären Situation zu mentalisieren, und kann er sich vorwärts bewegen, ohne in Wut, Verbitterung oder völlig abweisenden Gefühlen zu verharren, ist dies wahrscheinlich eine eher gesunde Entscheidung. Beispielsweise erklärte ein Patient einmal: »Ich bin traurig, weil ich keinen Kontakt zu meiner Familie habe. Mir ist in mancherlei Hinsicht klar, daß meine Eltern das Beste getan haben, was sie tun konnten. Aber wenn ich in ihrer Nähe bin, überhäufen sie mich mit verbalen Beleidigungen, und damit kann ich nicht gut umgehen. Es ist besser für mich, wenn ich keinen Kontakt zu ihnen habe, obwohl das viele Gefühle in mir aufwühlt.« Ein anderer Patient blieb auf seiner Wut sitzen und war nicht in der Lage zu trauern: »Jedesmal wenn ich an sie denke, kocht mein Blut. Sie haben mich verletzt und haben es nicht verdient, etwas von mir zu bekommen.« Ein dritter Patient berichtete: »Sie sind mir gleichgültig. Ich habe keinerlei Gefühle, die sie betreffen. Sie sind für mich so gut wie tot.«

Der erste dieser drei Patienten arbeitet auf eine Auflösung hin, der zweite ist auf seine Wut fixiert, und der dritte hat die komplexen Gefühle, die mit Eltern verbunden sind, die ihrem Kind Schaden zugefügt haben, völlig abgespalten. Die meisten Patienten kämpfen, um eine Position zu finden, die ihnen begrenzten Kontakt zu ihren Eltern ermöglicht. Therapeuten sollten ihren Patienten helfen, ihre Besuche bei ihrer Ursprungsfamilie auf eine für sie positive Weise zu gestalten; beispielsweise können sie kürzere Besuche planen, einen Freund mitnehmen, in einem Hotel statt im Haus der Familie übernachten, abreisen, wenn die Situation für sie zu unangenehm wird, und den Kontakt durch Spaziergänge oder Einkäufe allein oder mit einer weniger belastenden Person unterbrechen.

Die meisten dissoziierenden Patienten haben mit ihren Familien bisher immer zurechtzukommen versucht, indem sie die inneren Konflikte, die den Kontakt betreffen, dissoziierten. Manche dissoziierten Anteile erhalten möglicherweise den Kontakt aufrecht, weil sie die Mißbrauchs-, Mißhandlungs- oder Vernachlässigungserlebnisse nicht realisieren können, was oft starke innere Konflikte heraufbeschwört. Nach der Integration aller Anteile sollte sich eine realistischere Fähigkeit, diese Konflikte auszuhalten und sie schließlich aufzulösen, herausbilden. Die Patienten sollten dann eine realistischere Sicht des »Guten« und des »Schlechten« an ihrer problematischen Ursprungsfamilie entwickeln können und aufgrund dessen adäquat einschätzen können, ob weiterer Kontakt sinnvoll ist, und wenn ja, welche Art von Kontakt.

Über den Umgang mit sehr alten und sterbenden Eltern

Ein anderes Problem ist der Umgang mit sehr alten, kranken und sterbenden Eltern, die ihre Kinder früher einmal mißhandelt, mißbraucht oder vernachlässigt haben oder dies immer noch tun (L. Brown 2012). Viele Patienten kümmern sich um ihre Eltern, auch wenn ihnen das viel abverlangt. Andere tun es nicht, fühlen sich deswegen aber schuldig. Bei Patienten, die nicht viel Kontakt zu ihren Eltern haben, können Konflikte entstehen, wenn sich die Frage stellt, ob sie den Kontakt zu ihnen wieder aufnehmen sollen, weil sie inzwischen gebrechlich oder krank sind oder bald sterben werden. Oft regt sich in solchen Situationen bei Patienten die Hoffnung, die alten Konflikte könnten noch aufgelöst werden, und der betreffende Elternteil werde sein früheres Fehlverhalten endlich anerkennen und eingestehen. So etwas kommt tatsächlich vor, wenn auch nur selten. Deshalb müssen Therapeuten ihre Patienten darin unterstützen, mit diesen Hoffnungen und mit der Realität, so wie sie ist, zu ringen. Am wichtigsten ist jedoch, daß die Patienten lernen, in solchen Situationen gut für sich selbst zu sorgen und sich angemessen abzugrenzen, unabhängig davon, ob sie irgendeine Art von Betreuung übernehmen (L. Brown 2012).

Konfrontation

Manche Patienten wollen die Täter, die sie in ihrer Kindheit und Jugend gepeinigt haben, zur Rede stellen. Das ist ein sehr schwieriges Vorhaben, an das sich Patienten nicht heranwagen sollten, solange sie sich nicht die Kooperation aller ihrer Anteile haben sichern können. Die Betroffenen mögen eine solche Konfrontation für notwendig oder nützlich halten, doch ist das leider nicht immer der Fall. Es geht nicht um die Frage, ob es gelingen kann, die Konfrontation herbeizuführen, sondern entscheidend ist, ob das Resultat, das der Patient sich wünscht, erreichbar ist. Deshalb sollte der Therapeut einem Patienten in dieser Situation vor allem helfen, sich über die Erwartungen, die er mit einer solchen Konfrontation verbindet, klar zu werden. »*Welches Resultat erhoffen Sie sich? Wie stellen Sie sich den Verlauf der Begegnung vor? Wen glauben Sie bei diesem Anlaß vorzufinden? Was stellen Sie sich vor, was Ihr Vater oder Ihre Mutter in dieser Situation sagen könnte? Was vermuten Sie, wie Sie sich fühlen werden, wenn Sie das angestrebte Resultat nicht erzielen? Was stellen Sie sich vor, wie es für Sie wäre, wenn Ihre Eltern leugnen würden, daß irgend etwas von dem, was Sie ihnen vorwerfen, überhaupt passiert ist? Wie würden Sie reagieren, wenn Ihre Eltern Sie um Vergebung bitten? Und was wäre, wenn sie zugeben, was sie Ihnen angetan haben, dann aber sagen, das sei doch alles fernste Vergangenheit, und man müsse endlich Gras darüber wachsen lassen?*«

Oft wünschen sich Patienten – oder zumindest einige ihrer Anteile – verzweifelt irgendeine Form von Bestätigung durch einen Elternteil, der sie in ihrer Kindheit schlecht behandelt hat. Sie wünschen sich eine Entschuldigung und das Eingeständnis, daß das, was sie erlitten haben, tatsächlich geschehen ist. Einige wünschen sich Rache oder Gerechtigkeit. Manche glauben, es sei eine wichtige Voraussetzung für ihre Heilung, daß die Täter eingestehen, was sie getan haben. Keiner dieser Wünsche läßt sich durch eine Konfrontation erfüllen, weil die Patienten von der unrealistischen Hoffnung getrieben werden, eine innere Veränderung werde eintreten, weil sich die Täter irgendwie verändert hätten. Leider gelangen Patienten, die in ihrer Kindheit schwere Traumata erlebt haben, durch die Konfrontation mit ihren Tätern nur selten zu der Bestätigung, die sie sich so sehnlich wünschen; sie müssen vielmehr damit rechnen, daß in solchen Situationen alle möglichen Reaktionen der Eltern eintreten können. Und wenn es tatsächlich zu der gewünschten Anerkennung des Geschehenen kommt, scheint in der Regel keine heilende Wirkung einzutreten, die über eine Bestätigung der Sicht der Geschädigten hinausgeht.

Wenn alle inneren Anteile einverstanden sind und im Rahmen der Behandlung entsprechende Vorbereitungen getroffen wurden, gelangen einige Patienten zu der Überzeugung, es sei wichtig, den Tätern schlicht ihre Wahrheit zu übermitteln: »*Ich möchte dir mitteilen, daß ich mich an das, was damals geschehen ist, erinnere. Du hast mich sehr verletzt, und dies hat sich auf mein Leben in einer Weise ausgewirkt, die du dir wahrscheinlich kaum vorstellen kannst.«* Bei dieser Zielsetzung gehen sie in einem Zustand in die Situation, in dem sie für jede mögliche Reaktion gewappnet sind, weil ihr Ziel nichts mit der Reaktion des Täters zu tun hat. In seltenen Fällen kann ein entsprechend ausgebildeter sensibler Familientherapeut sinnvoll mit der Ursprungsfamilie des Patienten und diesem arbeiten und so die Heilung auch dann unterstützen, wenn die Familie Mißbrauch, Mißhandlungen und Vernachlässigung weiterhin leugnet (M. J. Barrett & Trepper 2004). So etwas sollte kein Einzeltherapeut versuchen, und die zwingende Voraussetzung dafür ist, daß man sich zunächst Klarheit darüber verschafft, ob die betreffende Familie für dieser Art von Therapie geeignet ist.

Die Frage des Vergebens

Manche Patienten fragen sich, ob sie denjenigen, die sie gepeinigt haben, vergeben müssen. Diese Frage ist nicht leicht zu beantworten, und zwar hauptsächlich weil der Akt des Vergebens für jeden Menschen etwas anderes beinhaltet. *Erstens* sollte ein Therapeut keinesfalls darauf beharren, daß ein Patient seinen Peinigern vergibt. Ob er das tut und will, ist einzig und allein seine Sache, und für die Heilung ist es nicht erforderlich. *Zweitens* sollte der Therapeut herauszufinden versuchen, was Vergeben für den betreffenden Patienten bedeutet und inwiefern es das Leben des Patienten in der Gegenwart verändern würde.

> *ZENTRALES KONZEPT*
>
> Patienten können ihren Peinigern vergeben oder nicht; das ist Sache jedes Einzelnen und sollte in einer Therapie nur thematisiert werden, wenn ein Patient es selbst anspricht. Geschieht dies, sollte der Therapeut sorgfältig untersuchen, was Vergeben für den Patienten beinhaltet, ob es sich um etwas handelt, das sich der Patient selbst wünscht, und aus welchen Gründen er dies tut.

Vergeben hat nichts damit zu tun, daß der Patient vergessen sollte, was geschehen ist, oder daß er fortan glauben sollte, das Geschehene sei akzeptabel. Vergeben sollte nicht auf Schuldgefühlen, Furcht oder dem Gefühl, religiös dazu verpflichtet zu sein, basieren. Es kann aber beinhalten, daß man sich in einen Täter hineinversetzt oder daß man anerkennt, daß dieser das Beste getan hat, was ihm unter den gegebenen Umständen möglich war, und daß er vielleicht selbst eine Traumavorgeschichte hatte. Dies verringert nicht den Schaden, den der Patient erlitten hat, aber es entlastet den Patienten von eventuell bei ihm vorhandenen Schuldgefühlen und ermöglicht ihm, den Täter als Menschen zu sehen. Es ist für einen Patienten wesentlich schwerer, ein Trauma aufzulösen, wenn er den Täter als über-lebensgroßes Ungeheuer sieht.

In anderen Fällen gelangen Patienten zu dem Schluß, daß der Täter psychisch schwer krank ist und daß jede weitere Investition von Energie in Wutgefühle ihm gegenüber nur ihr eigenes Leben beeinträchtigt. Auch das kann zu einer Art Loslassen und zur Weiterentwicklung führen. Patienten brauchen ihren Tätern nicht zu vergeben, sie müssen ihre emotionale Energie aber unbedingt wieder in die Gegenwart investieren und sie Menschen in ihrem gegenwärtigen Lebensumfeld zugute kommen lassen, ganz gleich, wie sie dies tun wollen.

Sexuelle Beziehungen

Viele dissoziierende Patienten und insbesondere diejenigen, die als Kinder sexuell mißbraucht worden sind, haben in ihren sexuellen Beziehungen Probleme. Manche vermeiden Sex um jeden Preis, sogar mit ihren Partnern. Manchmal wählen sie Partner, denen eine Beziehung ohne Sex aus eigenen Gründen gelegen kommt. Bei anderen Patienten existiert ein dissoziierter Anteil, der Sex mit dem eigenen Partner erträgt und dabei nichts empfindet. Einige lassen Sex nur zu, wenn sie selbst ihn initiieren und sie die Kontrolle über ihren Partner haben. Bei wieder anderen Patienten existieren stark sexualisierte Anteile, die Sex genießen, wohingegen andere Anteile Sex fürchten oder sich davor ekeln. So unterschiedliche Einstellungen der Anteile einer Person können zu schweren inneren Konflikten führen. Bei manchen Patienten existieren Prostituierten-Anteile, die aus verschiedenen Gründen sexuell aktiv werden. Und es gibt Partner, die sich ganz bewußt an sexualisierte Anteile wenden, was sowohl für die betreffende Beziehung als auch für die Behandlung des Patienten ein großes Problem sein und die Dissoziation aufrechterhalten kann. Sex kann Reinszenierungen von Kontrolle, Dominanz, Beschwichtigung, Erstarren oder Kollabieren beinhalten.

Wenn Patienten mehr zu realisieren beginnen und die Isolation ihrer dissoziierten Anteile während der Behandlung abnimmt, können in sexuellen Beziehungen weitere Probleme auftreten. Beispielsweise können dann während sexueller Aktivität mehrere Anteile des Patienten co-präsent sein. Anteile, die sexuelle Aktivitäten vorher gemieden haben, sind plötzlich präsent und können nur schwer ertragen, dabei zugegen zu sein. Sowohl die Patienten selbst als auch ihre Partner kann diese Entwicklung verwirren und frustrieren.

Sexualisierte Anteile

Sexualisierte Anteile von Patienten bewahren abgespaltene sexuelle Impulse und Verhaltensweisen der ganzen Person und sind zu emotionaler Nähe oft nicht in der Lage. Sie können sich in Form von Kind-, Jugendlichen- und Erwachsenen-Anteilen manifestieren. Gewöhnlich entwickeln sich stark sexualisierte Anteile in Reaktion auf chronischen sexuellen Mißbrauch, um mit sexuellen Verhaltensweisen fertig zu werden, die auf die Patienten überwältigend wirkten oder für sie inakzeptabel waren. Sie können sexuelle Aktivität als Ersatzhandlung benutzen – beispielsweise um Anspannung zu verringern, sich vor bestimmten Gefühlen zu schützen oder um emotionale Nähe zu vermeiden. Manche verwechseln sexuelle Intimität mit emotionaler Nähe.

Diese Anteile können in Beziehungen in der Gegenwart eine wichtige Rolle spielen, weil sie die Verantwortung für alle eventuell stattfindenden sexuellen Aktivitäten übernehmen. Dies kann die Partner solcher Patienten sehr verwirren, weil sie in einem Augenblick mit einer sehr sexuellen Person konfrontiert sind, die im nächsten Moment unerklärlicherweise wütend wird oder entsetzt ist, wenn der Partner sich ihr sexuell nähert oder sie berührt. Beispielsweise beschrieb einmal ein Patient, während einer zärtlichen sexuellen Situation sei seine (dissoziative) Partnerin plötzlich wütend aus dem Bett gesprungen, habe angefangen, das Bettzeug abzuziehen, und habe ihn angebrüllt, er solle sofort verschwinden.

Therapeuten, die noch nie mit sexualisierten Anteilen konfrontiert waren, sind über die sehr offenen sexuellen Avancen mancher von diesen in Therapiesitzungen zuweilen sehr schockiert. Es ist nützlich, solche Verhaltensweisen als Reinszenierungen zu verstehen, die sich nicht sonderlich von anderem Verhalten der Patienten ihren Therapeuten gegenüber unterscheiden. Natürlich gilt auch in diesem Zusammenhang, daß Therapeuten sich aus keinem Grund und zu keinem Zeitpunkt auf sexuelle Aktivitäten mit Patienten einlassen sollten. Allerdings sollte man Patienten wegen dieser Art von Anteilen oder der mit ihnen verbundenen Verhaltensweisen nicht beschämen und ihnen helfen, ihre Würde zu wahren. Deshalb sollten Therapeuten bereit sein, sich mit in Erscheinung tretenden sexualisierten Anteilen auseinanderzusetzen. Ihnen ruhig und akzeptierend zu begegnen und gleichzeitig sexualisiertem Verhalten Grenzen zu setzen ist in jedem Fall nützlich. Therapeuten sollten sich bei Aufkommen starker Gefühle in eine Konsultation (oder sogar in eine Therapie) begeben und außerdem die Arbeit mit derartigen Anteilen im Rollenspiel mit Kollegen üben.

Sexualisierte Anteile sind oft in Traumata gefangen und erfüllen in der Regel verschiedene Funktionen, die sich teilweise deutlich überlappen:

- Sexuell aktiv zu sein um der eigenen Sicherheit willen. Dissoziierte Anteile dieser Art haben gelernt, daß es nicht nur ihre Aufgabe im Leben ist, einem mächtigeren Erwachsenen sexuelle Lust zu bereiten, sondern daß es auch beschwichtigend auf solche Menschen wirkt, dies zu tun. Es kann dazu führen, daß der Erwachsene sie nicht schädigt oder sie zumindest nicht so sehr verletzt, als würden sie gegen das ohnehin Unvermeidbare ankämpfen. Sex kann ihnen auch die Illusion von Nähe vermitteln, aber ohne die emotionale Verletzlichkeit, die mit echter Intimität verbunden ist, wodurch diese Anteile davor geschützt werden, sich in Beziehungen zu verletzlich zu fühlen.

- Sich als Verführer statt als Opfer sehen zu können. Vielleicht hat der Täter der Patientin gesagt, sie sei für den Mißbrauch verantwortlich, oder sie selbst ist zu dieser Überzeugung gelangt. Sex ist in diesem Fall ein Mittel, um ein Gefühl der Kontrolle aufrechtzuerhalten und Gefühle eigener Verletzlichkeit und Hilflosigkeit sowohl in der Vergangenheit als auch in der Gegenwart zu vermeiden.
- Lustvolle oder schmerzhafte sexuelle Gefühle aufrechtzuerhalten, die beim Patienten tiefe Schamgefühle und tiefen Abscheu verursachen. Manchmal ist Psychoedukation von Nutzen, um dem Patienten zu versichern, daß sexuelle Empfindungen bei Kindern normal sind und sogar dann hervorgerufen werden können, wenn sich ein Kind während des Mißbrauchs nicht sexuell stimuliert fühlen will. Allerdings läßt sich Scham nur selten einzig und allein durch ein Mehr an Wissen auflösen, und oft erfordert es wesentlich längere und intensivere Arbeit, einem Erwachsenen zu helfen, Kind- oder Jugendlichen-Anteile dieser Art zu akzeptieren (zum Umgang mit Scham siehe Kapitel 15). Bei manchen Patienten ist die Freude am Schmerz in Verbindung mit sexueller Erregung fest verankert. Dissoziierte Anteile können zu Selbstverletzungen neigen oder Verletzungen durch einen Sexualpartner genießen. Oft wird dies anderen Anteilen während der Arbeit an traumatischen Erinnerungen mitgeteilt, und es kann zu einer gewissen Entkoppelung kommen (siehe hierzu die Kapitel 20 und 21).
- Um auf die einzig zugängliche Art eine bedeutsame Beziehung zu entwickeln. Oft haben diese dissoziierten Anteile keine Vorstellung davon, wie man eine Beziehung aufbauen kann, es sei denn mittels sexuellen Verhaltens. Manche Täter verbinden den Ausdruck von Zuneigung mit sexuellem Mißbrauch, was für ein Kind, das von Natur aus Zuneigung sucht und genießt, besonders verwirrend ist. Manche sexualisierten Anteile versuchen, den Therapeuten zu verführen, weil das ihre Art ist, sich auf die Beziehung einzulassen.

Arbeit mit sexualisierten Anteilen des Klienten

Der Therapeut kann auf unterschiedliche Arten mit sexualisierten Anteilen arbeiten. Meist fürchtet der erwachsene Anteil des Patienten, daß diese Anteile gegenüber dem Therapeuten ausagieren oder außerhalb der Therapie ungeheuer starke Scham empfinden könnten. Andererseits ist der erwachsene Anteil, der Funktionen im Alltagsleben übernimmt, oft von Anteilen abhängig, die gegenüber einem Partner sexuell aktiv werden, und um weiterhin Sex vermeiden zu können, hat er möglicherweise kein Interesse daran, die Integration der sexualisierten Anteile voranzutreiben.

Oft ist der Patient extrem abgeneigt, diesen Anteilen zu gestatten vorzutreten. Der in der Therapie in Erscheinung tretende Anteil des Patienten ist ihnen gegenüber manchmal so phobisch, daß der Therapeut Schwierigkeiten hat, im Sinne der Therapie zu ihnen in Kontakt zu treten. Dieser verständliche Widerstand muß ohne jeden Zwang aufgelöst werden, und das kann lange dauern. Der Patient als Ganzes braucht wahrscheinlich viel Psychoedukation über Wesen und Funktion dieser Anteile, und er braucht Hilfe bei der Überwindung extremer Schamgefühle.

Eventuell muß viel Zeit auf die Erforschung der Gründe für die Entstehung solcher Anteile bei einem bestimmten Patienten verwandt werden und auf die Klärung der Frage, warum sie sich sexuellen Verhaltensweisen widmen, sowie dessen, was der erwachsene Anteil des Patienten bezogen auf diese dissoziierten Anteile empfindet. Patienten sind sich oft nicht darüber im klaren, daß gesunde Kinder normale sexuelle Gefühle und sogar Orgasmen haben können. Werden solche normalen Reaktionen im Falle von Mißbrauch ausgenutzt, können sie hyperaktiviert und habituiert werden, entweder als Reenactments oder als Problemlösungsstrategien, etwa in Form von Bemühungen, Emotionen zu vermeiden oder Spannungen zu lindern. Beispielsweise masturbieren manche dissoziierten Anteile zwanghaft und nehmen dabei sogar Verletzungen in Kauf, wohingegen andere eine Neigung zu wahllosen Sexualkontakten entwickeln.

Zentrales Konzept

Patienten muß geholfen werden zu spüren, daß sie über eine ausreichende Impulskontrolle verfügen, so daß ihre Therapeuten gefahrlos mit sexualisierten dissoziierten Anteilen arbeiten können. Manchmal ist es wichtig, die Co-Präsenz eines Beobachter-Anteils des Patienten zuzulassen, während der Therapeut mit jenen Anteilen arbeitet.

Patienten müssen während der Sitzungen in einem gewissen Maße ihrer eigenen Impulskontrolle vertrauen und sicher sein können, daß ihr Therapeut sie während der Arbeit mit sexualisierten Anteilen weder ausbeutet noch zurückweist. Manchmal reicht es aus, eine Einigung darüber zu erzielen, daß sowohl der Therapeut als auch der Patient bereit sind, an einem bestimmten Ort sitzen zu bleiben, während der Therapiesitzung nicht aufzustehen und die Patienten daran zu erinnern, daß im Therapievertrag festgelegt ist, daß es zwischen Patient und Therapeut nie zu sexueller Aktivität kommen wird. Es kann auch nützlich sein, einem Patienten zu versichern, daß er zusammen mit dem Therapeuten an diesem dissoziierten Anteil arbeiten, ihn zu verstehen, zu erden und zu heilen versuchen wird, ebenso wie er mit jedem anderen Anteil verfahren würde. Anschließend könnte der Therapeut den erwachsenen Anteil des Patienten oder andere dissoziierte Anteile ermutigen, innerlich mit dem sexualisierten Anteil zu arbeiten, wobei er den betreffenden Anteil mittels Hindurchsprechen zu erreichen versucht. Es kann sich für den Patienten aber auch sicher genug anfühlen, den sexualisierten Anteil vortreten zu lassen, damit er unmittelbar mit dem Therapeuten arbeiten kann.

Beispiel für einen sexualisierten Kind-Anteil: Casey

Casey, eine 36-jährige Patientin mit DIS, war bei einer Therapeutin in Behandlung. Bei ihr existierte ein siebenjähriger sexualisierter Anteil, den sie »Cat« nannte und der innerlich als jemand wahrgenommen wurde, der »sexy Erwachsenenkleidung« und »roten Lippenstift« trug. Dieser Anteil wurde als »kleine Hure« visualisiert, mit gespreizten Beinen und sinnlichem Gesichtsausdruck. Andere Anteile von Casey lehnten diesen sexualisierten Anteil ab und schämten sich seiner, weil sie glaubten, Cat wolle mißbraucht werden und habe den Mißbrauch durch ihr verführerisches Verhalten selbst verursacht. Casey war seit langer Zeit sehr promiskuitiv, wobei dieser dissoziierte Anteil eine dominierende Rolle gespielt hatte. Jahrelang hatte sie nicht zugegeben, daß die Existenz eines solchen Anteils bei ihr sie davon abgehalten hatte, sich in Therapie zu begeben. Auf die Existenz eines solchen Anteils bei ihr wies nur hin, daß Casey in Therapiesitzungen unablässig ihre Lippen mit einem Tuch rieb, als versuchte sie, Lippenstift zu entfernen, sowie daß andere Anteile von ihr vage Andeutungen über eine »Hure« machten.

Die Therapeutin arbeitete mit allen Anteilen der Patientin, um Cat zu verstehen und sie besser akzeptieren zu können. Irgendwann war Casey bereit, in der Therapie mehr Risiken einzugehen, um diesem Anteil besser helfen zu können, und die eher zum Bestrafen neigenden Anteile von ihr ließen dies zu. Als Cat vortrat, wechselte die Patientin in eine sexualisierte Haltung, indem sie ganz leicht ihre Beine spreizte und verführerisch dreinschaute. Die Therapeutin stellte Blickkontakt her und forderte Cat auf, sich aufzurichten und ihre Beine nebeneinanderzustellen; dann bat sie die inneren Anteile, ihr zu helfen, eine angemessene Haltung zu bewahren. Außerdem gab sie Cat eine Decke, die diese über ihre Knie legen sollte, und sie vereinbarte mit Casey, daß weder die Patientin noch die Therapeutin während der Sitzung von ihren Stühlen aufstehen würden. Die Therapeutin erkannte, wie wichtig es für die Patientin war, ihre Würde und Sicherheit zu erhalten und inadäquates Verhalten einzugrenzen.

Cat machte der Therapeutin mehrere offene sexuelle Angebote, die diese strikt, aber freundlich zurückwies, wobei sie daran erinnerte, daß es zwischen ihnen nie sexuelle Aktivitäten geben würde und daß ihr Zusammensein einen anderen Zweck habe. Es gehe darum, Cat zu verstehen und ihr zu realisieren zu helfen, daß sie in ihrem Leben auch andere Möglichkeiten habe. Sie forderte Cat auf, sich im Raum umzuschauen und herauszufinden, wo sie sich befand. Das gelang Cat nicht. Daraufhin forderte die Therapeutin andere innere Anteile einschließlich des erwachsenen Anteils auf, Cat zu helfen, sich auf die Gegenwart und die Therapie hin zu orientieren. Der sinnliche Ausdruck auf Cats Gesicht verwandelte sich allmählich in einen Ausdruck der Verwirrung. Sie fing an, kräftig ihre Lippen zu reiben, als würde sie versuchen, Lippenstift zu entfernen. Die Therapeutin fragte, ob Cat anderer innerer Anteile stärker gewahr sei und ob diese Anteile feststellen könnten, warum sie keinen Lippenstift mehr tragen wolle. Cat antwortete, sie hasse Lippenstift, und ihr Täter habe ihr Lippenstift aufgetragen, bevor er sie anderen Männern zur Verfügung gestellt habe. In diesem Augenblick begannen alle Anteile von Casey erstmals zu realisieren, daß Cat vielleicht zum Sex gezwungen worden war, sie also nicht selbst den Wunsch gehabt hatte, mißbraucht zu werden.

Im Laufe der Zeit gelang es Cat, die Geschichte über ihren Mißbrauch als Darstellerin in pornographischen Filmen und auf Fotos zu erzählen, und Casey fing an, sie mitfühlend als einen Teil ihrer eigenen Lebensgeschichte zu akzeptieren. Die schmerzlichsten Realisationen traten ein, als Casey zu akzeptieren vermochte, daß sich ein Teil des beim sexuellen Mißbrauch Erlebten gut angefühlt hatte und daß ihr Täter zu ihr »besonders nett« gewesen war, wenn sie ihre Rolle in den Filmen gut gespielt hatte. Ihr wurde nun klar, daß sie ihre Darstellung einer von einem Drehbuch vorgegebenen sexuellen Rolle in den Filmen völlig mit ihrem eigenen Verlangen verwechselt hatte. Im Laufe mehrerer Jahre entwickelte sich Cat von der »kleinen Hure« zu einem nachdenklichen Anteil, der die Aufgabe übernahm, erwachsen zu werden, und der das Mitgefühl anderer Anteile von Casey als wichtige Unterstützung empfand. Cat spielte für Caseys wachsendes Bedürfnis, echte Verbundenheit mit anderen Menschen zu erleben und zum ersten Mal in ihrem ganzen Leben gesunde intime Beziehungen zu haben, eine zentrale Rolle.

Arbeit mit sadomasochistischen sexuellen Anteilen

Einige dissoziierte Anteile engagieren sich intensiv für sadomasochistischen Sex, meist um unerträgliche Gefühle zu lindern. Einige Patienten berichten, sie fühlten sich in einer BDSM-Subkultur (BDSM steht für Bondage, Dominance, Sadism, Masochism) am stärksten akzeptiert; allerdings kommt es deswegen gewöhnlich zu Konflikten zwischen dissoziierten Anteilen. Obwohl die genannte Gruppe Wert auf das Einverständnis der Beteiligten legt, kommt es häufig vor, daß stark traumatisierte Patienten während solcher sexueller Begegnungen erstarren und deshalb nicht in der Lage sind, ein *Safeword* (Signalwort) auszusprechen, um den Prozeß abzubrechen, was wiederum zur Retraumatisierung der Patienten führt. Sie sind in einer Welt gefangen, in der Machtunterschiede im Rollenspiel dargestellt werden, was die Möglichkeit gibt, sich als überlegen zu präsentieren. Doch zumindest einige Anteile erleben solche Situationen, als wären Macht und Kontrolle real und würden nicht nur als Skript simuliert. Manche Patienten sind nicht bereit, ihr Engagement in einem solchen Rahmen zu beenden, wohingegen andere sich deswegen schämen und davon loskommen wollen.

Sind sexualisierte oder sadomasochistische Anteile in einer aktuellen Beziehung zu einem Partner aktiv, sollte der Therapeut sich um Fragen der Sicherheit kümmern. Zunächst einmal muß er erkennen, daß diese Anteile den Patienten jedesmal neu traumatisieren, wenn sie ihre alten Verhaltensmuster wiederholen. Häufig hat der im Alltagsleben aktive Anteil des Patienten eine Amnesie bezüglich dieser Art von Sex, und ist möglicherweise entsetzt, wenn er dies später entdeckt. Manche Patienten wiederholen ihre ursprünglichen traumatischen Erlebnisse, indem sie sexsüchtige Partner wählen; und auch bei einigen Anteilen des Patienten kann diese Sucht bestehen. Der im folgenden beschriebene Fall veranschaulicht einige dieser Probleme und zeigt, wie man sie lösen kann.

Beispiel für einen sexualisierten sadomasochistischen dissoziierten Anteil: Nicky

Nicky, eine Patientin mit DIS, engagierte sich stark in der BSDM-Subkultur. Ihr Körper war mit Hunderten von Piercings, Tattoos und Narben von Selbstverletzungen bedeckt. Ein starker und erwachsener Anteil von ihr, den sie »Feuergängerin« nannte, empfand Lust dabei, starken Schmerz mit sexueller Erregung zu verbinden, und beides gab und empfing sie gleich gerne. Dieses Verhalten hatte bei ihr eine Kokainsucht abgelöst. Andere Anteile von Nicky waren über dieses Verhalten entsetzt, deshalb erstarrt und hatten eine Abscheu davor. Nicky war ihrem ebenfalls schwer traumatisierten Partner gegenüber dominant, sie hatte aber auch mit anderen Mitgliedern der BSDM-Gemeinschaft sexuellen Kontakt und verhielt sich ihnen gegenüber unterwürfig und erlebte mit ihnen Schmerz. Der sexuelle Anteil von Nicky weigerte sich, darüber nachzudenken, daß ihre sexuellen selbstschädigenden Verhaltensweisen nicht gesund waren; er bestand nachdrücklich darauf, dies sei eine Frage ihres völlig frei gewählten Lebensstils. Nicky erkannte zwar an, daß andere Anteile von ihr das sadomasochistische Verhalten für problematisch hielten, doch mied sie diese. Obwohl Nickys sexuelle Vorlieben oberflächlich wie frei gewähltes Verhalten wirkten, vermutete die Therapeutin, daß bestimmte Anteile auf irgendeiner Ebene die Traumavorgeschichte der Patientin reinszenierten: Ihre Mutter hatte sie schon im Alter von zehn Jahren als Prostituierte verdungen.

Die Therapeutin arbeitete daran, die Feuergängerin zu verstehen, insbesondere was sie an diesen Verhaltensweisen genoß und was ihr daran wichtig war. Außerdem erforschte sie, auf welche anderen Arten die Feuergängerin in ihrem Leben Lust und Freude empfand, und half ihr, den Kontakt zu diesen zu verstärken. Sie entdeckte, daß die Feuergängerin während sadomasochistischer sexueller Aktivitäten in einen tranceartigen Zustand eintrat und erst viel später den Schmerz spürte, der ihr dabei zugefügt worden war.

Während Nicky mit der Feuergängerin eine gewisse Co-Bewußtheit verband, hatte sie über ihr Verhalten keine vollständige Kontrolle, wenn dieser Anteil aktiviert war. Die Feuergängerin erklärte, sie sei vierzehn Jahre alt. Sie berichtete, sie habe die BDSM-Techniken von Männern erlernt, an die ihre Mutter sie verkauft habe. Sie hatte gelernt, daß sie sich in solchen Situationen als im Besitz der Kontrolle fühlen konnte, obwohl sie mißbraucht wurde. Im Laufe der Zeit wurde die Feuergängerin in den sexuellen Begegnungen dominant und erlangte die Kontrolle über die Männer, die unterworfen werden wollten. Dabei erlebte sie ein berauschendes Gefühl der Macht, also das krasse Gegenteil jenes chronischen Gefühls der Hilflosigkeit, die sie als Kind empfunden hatte. Sie genoß es aber auch, selbst beim Sex körperlichen Schmerz zu empfinden, weil sie auch dabei das Gefühl hatte, im Besitz der Kontrolle zu sein. Allerdings war das nur eine Seite der Geschichte: Andere Anteile erlebten Schmerz in Verbindung mit Sex als unerträglich und nicht von ihnen kontrolliert. Die Feuergängerin benutzte nur sehr selten das Signalwort, weil sie empfindungstaub wurde und keinen Schmerz spürte, wohingegen andere Anteile zwar starken Schmerz empfanden, aber das Signalwort nicht benutzen konnten.

Der Therapeutin wurde allmählich klar, warum die BDSM-Welt die Feuergängerin so sehr faszinierte. Sie erschloß ihr ein Gefühl der Kontrolle, der Macht und des Akzeptiertwerdens, die Nicky als Kind nie erlebt hatte. Daraufhin machte die Therapeutin die Feuergängerin mit einer anderen Art von Beziehung vertraut, in der Zusammenarbeit, Respekt, Interesse und Fürsorge eine wichtige Rolle spielten, wodurch die Beziehung sehr egalitär wurde. Sie hütete sich sorgsam, die Feuergängerin zu beurteilen, beharrte aber darauf, daß schwere Selbstschädigungen nicht akzeptabel seien. Sie ermutigte Nicky, mit diesem Anteil zu kommunizieren und zu versuchen, seine Funktionen besser zu verstehen.

Zuerst versuchte dieser Anteil, der Therapeutin gemeinsamen Sex anzubieten. Aufgrund einer guten Beratung gelang es ihr jedoch, diesen Angeboten gegenüber immun zu bleiben und ihre Arbeit fortzusetzen. Sie ermöglichte der Feuergängerin, zum ersten Mal eine wirklich sichere Beziehung ohne Dominanz und Unterwerfung zu erleben. Die Therapeutin war ständig auf der Hut vor offenem und unterschwelligem Macht- und Kontrollstreben, vor Freude an Schmerz und Leiden und vor anderen, verwandten Dynamiken in der therapeutischen Beziehung, und sie verarbeitete diese regelmäßig mit der Patientin als ganzer Person.

Nach einer Weile war es der Feuergängerin möglich, Selbstverletzungen bei ihren sexuellen Aktivitäten zu unterlassen, und sie fügte sich beim Sex seltener selbst Leid zu. Mit Hilfe der Therapeutin lernte sie auch, ihren Körper zu spüren, zunächst wenn sie nicht sexuell aktiv war und später auch beim Sex, so daß sie den Schmerz genauer wahrnehmen konnte. Sie wurde aufgefordert, auf andere Anteile zu achten, denen nicht gefiel, was sie tat, und die deshalb Schmerz empfanden.

Als die Verbindung der Feuergängerin zu Nicky stärker wurde, entwickelte sich auch ihr Interesse an anderen Aktivitäten als Sex und Selbstschädigungen, während sie – mit dem erwachsenen Anteil von Nicky – ihre beachtlichen künstlerischen Gaben erforschte. Allmählich wuchs bei ihr die Bereitschaft, über einige schmerzhafte Erlebnisse aus ihrer Kindheit zu sprechen. Je stärker dieser Anteil Nickys Hilflosigkeit als Kind realisierte, um so weniger brauchte sie dominantes oder unterwürfiges sexuelles Verhalten. Die Patientin blieb zwar weiter in der BDSM-Gemeinschaft, nahm aber von ihrem selbstschädigenden Verhalten Abstand, wenn sie mit ihrem Partner zusammen war.

Im siebten Jahr ihrer Therapie beschloß Nicky, ihren Partner zu verlassen. Sie widmete sich danach mit anderen ihrer Vorliebe für BDSM-Sex, aber nach einem weiteren Jahr berichtete sie, sie fühle sich bei diesen Begegnungen »gelangweilt« und fange an, sich für eine andere Art von Beziehung zu interessieren. Im zehnten Jahr ihrer Therapie hatte die Patientin die Phase 2, die Phase der Integration der traumatischen Erinnerungen, abgeschlossen; außerdem hatte sie sich eine auf ihren künstlerischen Fähigkeiten basierende Existenz aufgebaut; sie war fast völlig integriert; und sie hatte mit einem neuen Partner eine deutlich gesündere und egalitäre Beziehung aufgebaut. Ihr Bedürfnis, Schmerz und Lust zu verbinden, existierte nicht mehr. Ihr Sexualverhalten bewegte sich nun im leichten bis moderaten BDSM-Bereich, in einem Rahmen emotionaler und physischer Sicherheit.

Die Gegenübertragung des Therapeuten bezüglich sexualisierter Anteile

Therapeuten müssen sich über ihre Gegenübertragung bezüglich der sexuellen Empfindungen und Verhaltensweisen ihrer Patienten im klaren sein. Oft existiert eine von beiden Seiten akzeptierte, aber nie ausgesprochene Regel, nicht über Sex zu sprechen, weil sich Therapeut und Patient dabei unwohl fühlen und manchmal sogar schämen. In solch einem Fall sollte der Therapeut mit Kollegen darüber sprechen, wie er sich im Umgang mit einem so wichtigen Thema wohler fühlen könnte.

Therapeuten, die sadomasochistischem Sex sehr kritisch gegenüberstehen, haben besonders große Schwierigkeiten. Manche von ihnen sind zudem völlig überrascht von der Intensität ihrer eigenen, während einer Therapiesitzung hervorgerufenen erotischen Empfindungen wie auch derjenigen ihrer Patienten, mit denen sie oft nicht adäquat umgehen können, weil sie nicht darauf vorbereitet sind. Ebenso wie bei anderen Gefühlen, etwa Wut, Scham oder Liebe, muß ein Therapeut allmählich lernen, auch sexuelle Gefühle zu akzeptieren und zu tolerieren und sie als eine weitere Möglichkeit nutzen, zu erforschen, was im betreffenden Augenblick im Patienten vor sich geht, statt auf sie zu reagieren. Nützlich ist auch, sich darüber im klaren zu sein, daß erotischer Übertragung meist tiefreichende Bindungsprobleme zugrunde liegen und daß es in solchen Fällen sinnvoll sein kann, sich mit diesen auseinanderzusetzen. Ein Gespräch mit einem Kollegen ist in solchen Fällen eine wichtige Unterstützung bei der Arbeit an den eigenen starken Reaktionen.

Zentrales Konzept

Therapeuten müssen lernen, sexuelle Empfindungen wie alle anderen Empfindungen zu akzeptieren und zu tolerieren und sie zur Erforschung dessen zu nutzen, was mit dem Patienten im Augenblick geschieht.

Konflikte innerhalb des Behandlungsteams

Wenn Patienten von mehr als einem Therapeuten behandelt bzw. stationär oder in einer Tagesklinik von einem Team betreut werden, färben nicht selten innere Konflikte des Patienten auf einzelne Mitglieder des Behandlungsteams ab. Dies führt zu Parallelprozessen, bei denen die verschiedenen Teammitglieder, ohne sich darüber im klaren zu sein, bestimmte Teile dessen, was der Patient erlebt hat, reinszenieren. Wird dem keine Aufmerksamkeit geschenkt, können Zerwürfnisse zwischen den Teammitgliedern die Folge sein, was wiederum zum Stagnieren oder sogar zum völligen Scheitern der Behandlung führen kann. Solche Zerwürfnisse können zu heftigen, wenn auch oft unausgesprochenen Konflikten zwischen den Teammitgliedern führen, wobei diese den Patienten möglicherweise aus verschiedenen Perspektiven sehen. Beispielsweise kann jemand einen Patienten als fragil erleben und deshalb der Auffassung sein, er benötige Stabilisierung und Schutz, wohingegen jemand anderes ihn als einen Menschen erlebt, der selbst mehr Verantwortung für seine Behandlung übernehmen muß.

ZENTRALES KONZEPT

Parallele Prozesse, Zerwürfnisse und Konflikte zwischen den Mitgliedern eines Behandlungsteams können sich sehr negativ auf die Qualität einer Behandlung auswirken. Die angestrebten Behandlungsziele sollten von allen Teammitgliedern unterstützt werden. Kann das Team einen Konflikt nicht auflösen, sollte ein Berater hinzugezogen werden.

BEISPIEL FÜR DIE BEHANDLUNG VON TEAMKONFLIKTEN: ANGELA

Angela, eine vierzigjährige Patientin, litt unter DIS und war ambulant in einer Traumaklinik in Therapie. Sie hatte sowohl eine Einzeltherapeutin, Laura, als auch eine Kunsttherapeutin, Jane, und sie nahm außerdem an einer DBT-Gruppe teil. In ihrer Behandlung befand sie sich am Anfang der Phase 1, und das Hauptziel der Arbeit war zu diesem Zeitpunkt, ihr Alltagsleben zu stabilisieren und ihr beizubringen, wie sie eigene dissoziierte Anteile akzeptieren und tolerieren konnte. Die Kunsttherapie sollte Angela helfen, besser auszudrücken, was in ihr vor sich ging, da sie oft mit dem verbalen Ausdruck rang. Außerdem nutzte sie künstlerische Aktivitäten, um zu ihren dissoziierten Anteilen in Kontakt zu treten. Die DBT-Gruppe sollte Angela helfen, ihre Selbstregulation zu verbessern. Dieser Team-Ansatz leistete etwa ein halbes Jahr lang gute Dienste.

Dann geriet Angela in eine Krise, in der sie unter starker Dysregulation litt. Laura forderte sie auf, mit Hilfe ihrer DBT-Fertigkeiten und anderer Ressourcen daran zu arbeiten, ihre Kind-Anteile zu beruhigen. Angela antwortete: »Wie können Sie von mir erwarten, daß ich diese Anteile beruhige? Sie wissen doch, daß mich nie jemand beruhigt hat! DBT wirkt einfach nicht! Die da drinnen sprechen doch nicht einmal über verschiedene Anteile! Wie können Sie da von mir erwarten, daß ich weiß, was ich tun soll? Ich habe mit diesen Anteilen gesprochen und ihnen gesagt, daß sie jetzt in Sicherheit sind, aber sie hören einfach nicht auf zu weinen. Sie sind nur ruhig, wenn ich mit Jane (der Kunsttherapeutin) zusammen bin. Jane weiß, wie man sie beruhigen kann, aber Sie weigern sich, es zu verstehen! Jane versteht, daß ich es nicht selbst kann. Sie kümmert sich um sie. Warum reden Sie nicht mit Jane? Sie kann Ihnen erklären, was Sie tun müssen!«

Weil die Therapie zunächst auf einem guten Weg zu sein schien, hatten Laura, Jane und die DBT-Gruppen-Co-Therapeuten eine ganze Weile nicht über den Therapieprozeß kommuniziert und hinsichtlich der Behandlungsziele unterschiedliche Auffassungen entwickelt. Deshalb hatte die Patientin ihre Therapeuten im Geiste in zwei Gruppen unterteilt, wobei Jane, die Kunsttherapeutin, zur »guten« Therapeutin geworden war und die anderen zu »schlechten« Therapeuten wurden. Die vier Therapeuten organisierten eine Konferenz, um sich darüber zu verständigen, wie sie Angela helfen könnten. Es stellte sich heraus, daß Angela in den Kunsttherapiesitzungen in Kind-Anteile wechselte, ohne präsent zu sein, und daß sie in der DBT-Gruppe nicht darin unterstützt wurde, die Fertigkeiten bezogen auf ihre Anteile zu nutzen. Jane, die Kunsttherapeutin, fühlte sich dafür verantwortlich, die stark leidenden Kind-Anteile zu beruhigen, statt daß sie Angela half, präsent zu bleiben und zu lernen, wie sie dies erreichen konnte. Die DBT-Therapeuten hatten sich nicht um die in den verschiedenen dissoziierten Anteilen bewahrten Belastungszustände gekümmert. Und der erwachsene Anteil von Angela, der im Alltagsleben aktiv war, blieb in den kunsttherapeutischen Sitzungen die meiste Zeit abwesend und ließ außerdem nicht zu, daß die Kind-Anteile DBT-Fertigkeiten entwickelten. Je intensiver sich Jane um die Kind-Anteile kümmerte, je mehr sie in Abwesenheit des erwachsenen Anteils von Angela mit ihnen interagierte, und je mehr Angela ihre Kind-Anteile bei der DBT-Arbeit ignorierte, um so stärker wurde die Spaltung, welche die gesamte Behandlung durchzog.

Anfangs waren die Mitglieder des Behandlungsteams frustriert und auf einander wütend. Doch dann wurde ihnen klar, daß sie nicht gut kommuniziert hatten, und daraufhin bemühten sie sich, einen Plan für ein integrierteres Vorgehen zu erarbeiten. Jane merkte, daß sie den erwachsenen Anteil der Patientin in ihre Sitzungen einbeziehen mußte. Die DBT-Therapeuten erkannten, daß sie Angela dazu ermutigen mußten, die DBT-Fertigkeiten auf ihre dissoziierten Anteile anzuwenden. Laura realisierte, daß sie als die Haupttherapeutin genauer verfolgen mußte, was in sämtlichen Sitzungen Angelas vor sich ging, und daß sie ihr helfen mußte, ihre Bemühungen stärker auf einander abzustimmen und ihre Behandlung besser zu koordinieren. Schließlich kam das Team überein, mindestens einmal monatlich Angelas aktuelle Situation zu besprechen und sich nötigenfalls auch in der Zwischenzeit abzustimmen. Laura und die Kunsttherapeutin beschlossen, sich einmal im Vierteljahr mit Angela zu treffen, um sicherzustellen, daß sich ihre Arbeit im Einklang befand. Daraufhin verlief die Therapie deutlich produktiver, und Angela lernte, effektiver mit ihren Kind-Anteilen zu arbeiten.

Leider ist es nicht immer möglich, ein so gutes Resultat zu erzielen. Manchmal ist einer der Therapeuten nicht bereit, sein Verhalten zu verändern. Außerdem können andere Menschen aus dem Lebensumfeld von Patienten störend auf die Therapie einwirken. Auch kommt es vor, daß ein Patient mit einem anderen Therapeuten zusammenzuarbeiten beginnt, ohne seine bisherigen Behandler darüber zu informieren. Wohlmeinende und besonders fürsorgliche Menschen können sich in die Betreuung von Kind-Anteilen verbeißen, als handle es sich um reale Kinder. Andere ermutigen Patienten, über traumatische Erinnerungen zu reden, obwohl die Betreffenden noch längst nicht in der Lage sind, solche Erinnerungen zu integrieren. Beziehungen dieser

Art können eine Therapie behindern. Und ähnliches können nicht nur andere Psychotherapeuten, sondern auch Ärzte oder Massagetherapeuten, Geistliche, Nachbarn und andere peripher Beteiligte bewirken. Der Therapeut muß, soweit möglich, den Behandlungsrahmen aufrechterhalten, falls die Aktivitäten bestimmter Bezugspersonen den Therapiezielen zuwiderlaufen. Es kann ein schwieriger Balanceakt sein, entweder den Bezugspersonen oder dem Patienten zu helfen. Ist mehr als ein Therapeut an der Behandlung eines Patienten beteiligt, ist ein regelmäßiger Austausch zwischen allen Beteiligten und die Abstimmung der Behandlungsziele unverzichtbar.

Gegenwärtig noch stattfindende Viktimisierung

Leider kommen Retraumatisierungen bei dissoziierenden Patienten sowohl in neuen als auch in alten schädigenden Beziehungen nicht selten vor (Kluft 1990a, 1990d; Myrick, Brand & Putnam 2013). Infolge komplexer Kombinationen von Dissoziation, erlernter Hilflosigkeit, Versunkenheit und Reenactments sind chronisch traumatisierte Patienten oft nicht in der Lage, Gefahrensignale in Beziehungen zu erkennen, was zu dem von Richard Kluft (1990d) so bezeichneten *»sitting duck syndrome«* führt. Viele Patienten verstricken sich in der Gegenwart in Beziehungen, in denen es zu körperlichen Mißhandlungen sowie zu emotionalem und sexuellem Mißbrauch kommt. Manche werden sogar von Helfern unter Einschluß ihrer Psychotherapeuten mißbraucht oder mißhandelt. Eine kleine Zahl von Patienten ist seit ihrer Kindheit immer wieder mißbraucht oder mißhandelt worden. Die Thematik der weiterhin stattfindenden Viktimisierung ist sehr komplex, und diese Fälle kommen häufiger vor, als allgemein angenommen wird (Boon 2014, 1997a; Middleton 2013, 2014; Myrick et al. 2013; Sakheim 1996; H. L. Schwartz 2000, 2013; van der Hart, Boon & Heijtmajer 1997). Stark traumatisierte Patienten zu behandeln ist eine Sache, doch dies zu tun, wenn das Trauma in der Gegenwart immer noch Bestand hat, ist wesentlich schwieriger. Therapeuten sollten in jedem Fall untersuchen, ob Patienten in ihren aktuellen Beziehungen in irgendeiner Form verletzt werden, statt ungeprüft anzunehmen, sie seien in Sicherheit.

Gewöhnlich verdichten sich Hinweise auf weiterhin stattfindende Viktimisierung im Laufe der Therapie, oft in Form subtiler Hinweise oder Anhaltspunkte, aber lange nicht in Form offener Eingeständnisse. Wird es schließlich in der Therapie klar, kommt es bei den betroffenen Patienten manchmal plötzlich zu einer deutlichen Verstärkung der Symptome (selbstschädigende Aktivitäten oder Suizidtendenzen), weil die Offenlegung des bisher Verheimlichten eine starke Ambivalenz sowie Scham und Furcht hervorruft. Solche Patienten können sich (aber tun dies längst nicht immer) von anderen Patienten insofern unterscheiden, als sie eine stärkere Amnesie hinsichtlich ihrer Vergangenheit und ihres aktuellen Alltagslebens entwickelt haben. Sie können auch stärkere Konflikte erkennen lassen, eine ambivalente Einstellung zur Therapie haben und in den Sitzungen zu schwerwiegenderen Shutdown- und Switching-Episoden neigen. Oft sind solche Patienten der Gruppe mit schlechterer Prognose zuzurechnen. Cluster schwerer und nicht nachlassender Symptome trotz guter therapeutischer Behandlung sind sehr verbreitet, darunter pseudo-epileptische Anfälle, starke Eßstörungen, schwere Formen von Selbstverletzung und chronischer Suizidalität, extreme und chronische Panik und Scham sowie Paranoia. Eine Synptomverstärkung geht gewöhnlich mit Berichten über Mißbrauchs-/Mißhandlungserlebnisse einher.

Ein erstaunliches Phänomen sind die Überzeugungen dieser Patienten hinsichtlich der Macht und Allwissenheit ihrer Täter. Sie glauben an eine fast übernatürliche Macht der Täter, sie als Patienten und den Therapeuten zu kontrollieren und zu verletzen.

Zentrales Konzept

Weiterhin bestehende Kontakte zu Tätern, die schon in der Kindheit eine Rolle gespielt haben, sowie noch bestehende Kontakte zu Netzwerken organisierter Kriminalität machen das Fokussieren auf Sicherheit erforderlich. Der Therapeut muß bereit sind, sich mit komplexen Themen dieser Art auseinanderzusetzen, und gleichzeitig geerdet und auf die Therapieziele ausgerichtet bleiben.

Das Zutreffen von Berichten über weiterhin bestehende Viktimisierung

Ein Therapeut kann nicht immer wissen, ob Berichte über noch stattfindenden Mißbrauch eine reale Grundlage haben oder ob es sich dabei um ein inneres Reenactment oder eine Phantasie handelt, die der Patient nicht von der Realität unterscheiden kann (ISSTD 2011). Wie schon erwähnt wurde, ist psychische Äquivalenz für viele dissoziierende Patienten ein Problem. Beispielsweise berichtete einmal ein Kind-Anteil einer Patientin über Drohungen eines Täters per Telefon und Brief, die sie ängstigten. Nach einigen Monaten stellte sich heraus, daß diese Botschaften der Patientin von einem inneren Täter imitierenden Anteil übermittelt wurden. Die Trance-Logik des gesamten Systems der Patientin erzeugte eine Atmosphäre, in der sie buchstäblich nicht erkennen konnte, daß sie ihre eigene Stimme hörte, wenn sie Nachrichten auf ihrem Anrufbeantworter abhörte. In einem anderen Fall berichtete eine Patientin, ihr Bruder belästige sie und drohe, sie umzubringen. Nachdem sie dies der Polizei berichtet hatte, untersuchte diese den Fall und stellte fest, daß die Drohungen glaubhaft waren. Es ist grundsätzlich nicht Sache des Therapeuten herauszufinden, wie zutreffend solche Berichte sind. Er muß nur dafür sorgen, daß der Patient alles in seiner Macht Stehende getan hat, um selbst für seine Sicherheit zu sorgen, und daß er in der Therapie auf die Behandlungsziele fokussiert bleibt.

Zentrales Konzept

Der Therapeut sollte nicht annehmen, dissoziierende Patienten seien in der Gegenwart in Sicherheit, denn es kann durchaus sein, daß sie erneut viktimisiert werden. Deshalb muß konkret ihre Sicherheit in der gegenwärtigen Situation untersucht werden.

Es gibt eine Untergruppe erwachsener Patienten, die in der Gegenwart weiterhin von den ursprünglichen Tätern mißbraucht oder mißhandelt werden und sich von diesen nicht lösen können (siehe z. B. Middleton 2013, 2014). Sie fürchten ihre Täter weiterhin und sind ihnen gegenüber immer noch unvorstellbar loyal, wodurch in ihrem Inneren ein sehr starker Konflikt entsteht. Der in der Therapie aktive Anteil des Patienten kann sich der nach wie vor stattfindenden Viktimisierung nicht bewußt sein oder sich zu sehr schämen oder fürchten, um den Therapeuten darüber zu informieren. Manche Patienten berichten, sie seien in eine Art organisierten Mißbrauch verstrickt, bei dem Gangs, religiöse Kulte, Sexhandel, Drogen- und Waffenhandel und andere illegale Aktivitäten eine Rolle spielen (Boon 2014; Kluft 1997a; ISSTD 2011; Sakheim 1996; H. L. Schwartz 2000, 2013; van der Hart et al. 1997). Manchmal hat der im Alltagsleben aktive Anteil solcher Patienten nicht die geringste Erinnerung an frühere Mißbrauchserlebnisse (Boon 2014; Boon & Draijer 1993a, b; H. L. Schwartz 2000, 2013; van der Hart et al. 1997), aber bei den Patienten sind starke Symptome einer PTBS und einer dissoziativen Störung zu erkennen. Therapeuten sollten sich sofort um eine Konsultation bemühen, wenn ein Patient über aktuell stattfindenden Mißbrauch berichtet, weil komplexe Probleme dieser Art oft starke Gegenübertragung hervorrufen. Therapeuten benötigen dann oft Unterstützung, um einen geeigneten Behandlungsrahmen aufrechterhalten zu können.

Die Behandlung bei weiterhin stattfindender Viktimisierung

Das vorrangige Ziel einer Behandlung muß sein, Patienten zu helfen, weiterhin stattfindenden Mißbrauch zu unterbinden und für Sicherheit zu sorgen. Die Arbeit muß derjenigen mit weiblichen Gewaltopfern ähneln, die den Täter, der sie mißhandelt hat, noch nicht verlassen haben (Dutton 1992; Walker 2009). Therapeuten dürfen sich nicht vom Inhalt der Patientenberichte und von der Dringlichkeit ihrer eigenen Regung, den Patienten zu »retten«, ablenken lassen. Dies ist eine große Herausforderung bei der Arbeit mit Patienten, deren Viktimisierung noch nicht beendet ist. Viele Patienten sträuben sich extrem dagegen, über etwas, das noch geschieht, zu reden. Einige wenige Patienten hingegen wollen dem Therapeuten grausamste Einzelheiten erzählen; andernfalls fühlen sie sich nicht gesehen oder fürchten, man werde ihnen nicht glauben. In wenigen Fällen motiviert Narzißmus Patienten zu dem Versuch zu beweisen, daß der Mißbrauch, den sie erleben, besonders schwer ist. Berichte über noch stattfindenden Mißbrauch können ein Versuch sein, sich die fürsorgliche Zuwendung des Therapeuten zu sichern. In anderen Fällen sind Patienten nicht in der Lage, zwischen inneren Phantasien und dem, was tatsächlich geschieht, zu unterscheiden, oder sie fokussieren auf phantastische Ereignisse, damit der Therapeut sie nicht glaubt, um viel unspektakulärere, aber nicht weniger traumatisierende Ereignisse zu kaschieren. Grundsätzlich sollte der Therapeut mit dem Patienten gemeinsam die Furcht davor, daß ihnen nicht geglaubt wird und daß ihnen geglaubt wird, erforschen, sowie die dynamischen Bedeutungen dessen, was sie berichten. Als Therapeut sollte man einem Patienten weder signalisieren, daß man ihm voll und ganz glaubt, noch daß man ihm überhaupt nicht glaubt, sondern man sollte mitfühlend die Konflikte im Inneren des Patienten bezüglich des (möglichen) Geschehens in der Gegenwart begleiten. Was genau die Tatsachen sind, muß der Patient entscheiden, nicht der Therapeut.

Die Behandlung von Patienten, die immer noch mißbraucht werden, kann komplex, langwierig und mit Konflikten verbunden sein. Dabei ist die Gefahr tiefreichender Selbstdestruktivität und einer Unterminierung der therapeutischen Beziehung sehr groß (Boon 1997, 2014; Kluft 1997a; Sakheim 1996; Schwartz 2000, 2013; van der Hart et al. 1997). Die betroffenen Patienten kämpfen mit starren Überzeugungen, die häufig auf geradezu systematischen Bedrohungen basieren, manchmal in Verbindung mit Folter, beispielsweise in Form von »Ich darf nichts davon erzählen; wenn ich das jemals tue, werden sie mich töten; ich muß mich umbringen«. Oder: »Mein Therapeut wird mich verlassen, wenn er herausfindet, was ich getan habe.« Es kann Jahre dauern, zu solchen stark traumatisierten Patienten eine stabile, gut funktionierende Beziehung aufzubauen.

Oft sind bestimmte Anteile eines Patienten einem Täter gegenüber loyal und üben starken Einfluß auf die ganze Person aus, den Kontakt zum Täter aufrechtzuerhalten. Solche Anteile können einem Patienten befehlen, sich selbst zu verletzen, oder die therapeutische Beziehung unterminieren. Mit ihnen muß der Therapeut ständig arbeiten, und er darf sich von ihnen nicht einschüchtern lassen. Er sollte sich weder zu Rettungsaktionen verleiten lassen noch die Rolle eines Detektivs übernehmen, und er muß sich ständig darauf konzentrieren, wie der Patient selbst für seine Sicherheit sorgen kann und welche inneren Dynamiken ihn in der Situation festhalten. Mit den Behandlungsphasen sollte man in solchen Fällen ebenso wie bei anderen dissoziierenden Patienten umgehen. In der Regel ist Phase 1, in der es um Stabilisierung und die Herstellung einer sicheren Situation geht, lang und schwierig.

Zentrales Konzept

Ein auf Sicherheit und Stabilisierung gerichteter Fokus ist ein wichtiger, langfristig notwendiger und besonders schwieriger Teil der Behandlung von Patienten, die auch aktuell noch mißbraucht oder mißhandelt werden. Im allgemeinen sollte man mit Vorstößen in den Bereich der Arbeit an traumatischen Erinnerungen erst beginnen, wenn die Sicherheit eines Patienten gewährleistet ist.

Die dissoziative Organisation kann bei dieser Untergruppe von Patienten komplexer, konfliktträchtiger und stärker geschichtet sein als bei anderen. Ein Therapeut muß in solchen Fällen organisiert und fokussiert bleiben, um dieser Komplexität mental gerecht werden zu können.

Einige Patienten berichten möglicherweise, ein Täter bedrohe sogar den Therapeuten. Ob dies zutrifft, eher der Phantasie entspringt oder von Anteilen ausgeht, die die therapeutische Arbeit zunichte machen wollen, läßt sich oft nicht feststellen. Ein Therapeut muß in jedem Fall eine fundierte Entscheidung darüber treffen, ob er die Arbeit mit einem Patienten, der über solche Bedrohungen berichtet, fortsetzen will. Natürlich muß sich der Therapeut vor allem selbst sicher fühlen, um eine Behandlung durchführen zu können. Zu große Furcht wie auch völlige Gleichgültigkeit Bedrohungen gegenüber kann zum Scheitern einer Therapie führen.

Manchmal brauchen Patienten sehr lange, um sich von Tätern zu distanzieren, Loyalitätskonflikte zu lösen und sich wirklich dem Heilungsprozeß zu verpflichten, weil damit extrem schwierige Realisationen verbunden sind. Um den Glauben an die Allmacht eines Täters aufgeben zu können, muß man sich der schmerzlichen Tatsachen der Täuschung, des Schmerzes und der Hilflosigkeit bewußt werden. Dissoziierte Anteile, die gegenüber einem Täter besonders loyal sind, bewahren oft die entsetzlichsten Erlebnisse; ihre Loyalität hilft ihnen zu vermeiden, daß sie diese Dinge realisieren müssen. Solche Anteile müssen sich ebenso wie alle anderen auf das Mitgefühl des Therapeuten verlassen können, und sie müssen anhaltend auf das Zunehmen der Realisation fokussieren.

Die Prognose von Patienten, die in von Mißbrauch/Mißhandlungen geprägte Beziehungen verstrickt sind

Was generell über die Prognose dissoziativer Patienten zu sagen ist, wurde in Kapitel 6 erläutert. Natürlich ist es sehr kompliziert und langwierig, Patienten zu behandeln, die weiterhin mißbraucht oder mißhandelt werden, und es gibt keine Garantie für den Erfolg einer solchen Behandlung. Die Prognose hängt bei diesen Patienten teilweise davon ab, inwieweit sie bereit und in der Lage sind, sich von ihren Tätern zu trennen und selbst für ihre Sicherheit zu sorgen, ob sie eine gute Beziehung zum Therapeuten aufbauen können, ob sie in der Lage sind, sich mit den magischen Überzeugungen bestimmter Anteile bezüglich der Macht der Täter auseinanderzusetzen, und ob sie neue für sie bedeutungsvolle Beziehungen schaffen oder existierende positive Verbindungen stärken können.

Gegenübertragung

Obwohl mit der Behandlung von Patienten, die weiterhin viktimisiert werden, viele große Schwierigkeiten verbunden sind, ist die größte der Umgang mit der dabei oft auftretenden starken Gegenübertragung. Zu den typischen Reaktionen von Therapeuten in solchen Fällen zählen das Fasziniertsein von drastischen Einzelheiten des traumatischen Erlebnisses (oder das Überwältigtwerden davon), die dringende Notwendigkeit, den Patienten zu retten, unkritisches Glauben oder Nicht-Glauben, Kollusion mit dem Patienten in einer Folie à deux der Furcht und Paranoia, das Scheitern des Bemühens, sich auf den Prozeß zu konzentrieren, statt in das Inhaltliche abzugleiten, und die Zurückweisung des Patienten oder der emotionale Rückzug von ihm. Therapeuten können sich zusammen mit ihren Patienten in eine Spirale zunehmender Furcht vor der Vergeltung des Täters und in das unkritische Glauben von allem, was der Patient behauptet, hineinsteigern. So wird der Inhalt zur Hauptsache, wohingegen der Prozeß ignoriert oder zumindest kleingeredet wird. Daran kann der Therapierahmen zerbrechen, und es kann zu Grenzverletzungen kommen, weil ein Therapeut in solchen Situationen immer verzweifeltere Versuche unternimmt, den Patienten zu retten, weil er sich darin erschöpft, den Täter aufzuspüren, und ähnliches. Manche Therapeuten isolieren und weigern sich, den Fall mit Kollegen zu besprechen, weil sie fürchten, man werde ihnen nicht glauben oder sie lächerlich machen.

Solche Situationen können einen Therapeuten so überfordern, daß bei ihnen eine Sekundärtraumatisierung oder ein Burnout entsteht (Saakvitne & Pearlman 1996). Andere Therapeuten tun alles, was der Patient ihnen mitteilt, als abstruse oder histrionische Erzählung ab, die sie so weit wie möglich ablehnen oder ignorieren zu müssen glauben. Wir halten es für unverzichtbar, daß Therapeuten sich um eine unterstützende Konsultation bemühen, wenn sie mit einem Patienten arbeiten, der über eine weiterhin stattfindende Viktimisierung berichtet oder entsprechende Andeutungen macht.

Patienten, die andere Menschen viktimisieren

Einige Patienten sind selbst aktuell Täter. Sie können als Eltern ihre Kinder mißhandeln, mißbrauchen oder vernachlässigen oder ihre Partner schlecht behandeln. Oder sie tyrannisieren und drangsalieren ihre Arbeitnehmer. Andere Patienten agieren gewalttätig oder sexuell auf andere Arten aus. Eine Patientin beispielsweise lauerte abends auf Parkplätzen von Bars Männern auf, die zu ihren Autos gingen, und griff sie mit einem Messer an. Eine andere Patientin verursachte wiederholt, daß ihr Kind erkrankte, um Aufmerksamkeit zu erregen, eine Störung, die Münchhausen-Stellvertretersyndrom (Meadow 1977) genannt wird. Ein anderer Patient entblößte sich vor kleinen Kindern und entwickelte dabei starke Phantasien, die Kinder zu vergewaltigen. Ein anderer Patient verführte seine Angestellten; ein weiterer provozierte verbale und sogar körperliche Angriffe in Situationen, in denen andere ihm gegenüber eine Autoritätsposition inne hatten. Zwar kann man solche Verhaltensweisen oft als Reenactments verstehen, doch muß ein Therapeut sich darüber im klaren sein, daß sie anderen Menschen gefährlich werden können, und er sollte angesichts solcher Probleme keinesfalls die Augen schließen. Einige der genannten Verhaltensweisen müssen zwingend Kinderschutzbehörden gemeldet werden. Auch hier gilt, daß Therapeuten sich angesichts solcher Probleme unbedingt um Unterstützung bemühen, ihre Gegenübertragung genau beobachten und nötigenfalls juristischen Rat einholen sollten. Besonders wichtig ist, daß sie über die Berichtspflicht in ihrem Land genau informiert sind.

Weitere Erkundungen

19.1 Wie interagieren Sie – wenn überhaupt – mit den Familien Ihrer Patienten?

19.2 Fühlen Sie sich wohl, wenn Sie mit Ihren Patienten über sexuelle Fragen sprechen? Überprüfen Sie gelegentlich, ob Patienten erotische Phantasien entwickeln, die Sie selbst betreffen? Mußten Sie sich schon einmal mit erotischer Übertragung auseinandersetzen, und wenn ja, wie sind Sie damit umgegangen?

19.3 Sind bei Patienten, die Sie behandeln, noch andere Personen an der Behandlung beteiligt (z. B. Priester, Kunsttherapeuten, Gruppen- oder Paartherapeuten)? Führen Sie regelmäßige Besprechungen mit einem Behandlungsteam durch? Haben Sie schon einmal Konflikte innerhalb eines Behandlungsteams miterlebt? Wenn ja, wie sind Sie bisher damit umgegangen, und was könnten Sie anders machen, wenn in Zukunft ein Konflikt entsteht?

19.4 Fragen Sie Ihre Patienten gelegentlich, ob sie in ihrem Leben in der Gegenwart wirklich in Sicherheit sind? Welche Gefühle hegen Sie bezogen auf weiterhin viktimisierte Patienten? Was glauben Sie, wie sich dies auf Ihre therapeutischen Fähigkeiten auswirken könnte?

TEIL IV Phase 2 der Behandlung

20 Behandlung traumatischer Erinnerungen

Ein Überblick

> *Überlebende mußten nicht nur überleben, um ihre Geschichte erzählen zu können, sie mußten ihre Geschichte auch erzählen, um überleben zu können. Jeder Überlebende hat das zwingende Bedürfnis zu erzählen und so die eigene Geschichte kennenzulernen, unbeeinflußt von den Gespenstern der Vergangenheit, vor denen man sich schützen muß.*
>
> — Dori Laub (1991, S. 78)

Die phasenorientierte Behandlung ist mittlerweile zum Goldstandard für die Therapie komplexer Traumata und dissoziativer Störungen geworden, wie wir in diesem Buch immer wieder gezeigt haben. Phase 2 dieses Prozesses konzentriert sich auf die Behandlung traumatischer Erinnerungen – auf die Integration dieser Erinnerungen in die autobiographischen Erzählungen, die nicht mehr als gegenwärtige Erlebnisse wiedererlebt, sondern als Kapitel der eigenen Autobiographie erinnert werden (Janet 1928).

Für Therapeuten ist es unabdingbar, in die Behandlung traumatischer Erinnerungen dissoziierender Patienten die Arbeit an dissoziierten Anteilen einzubeziehen. Wenn ein Anteil eine traumatische Erinnerung sehr ruhig, aber auf stark depersonalisierte Weise berichtet, kann das den Therapeuten zu der fälschlichen Annahme verleiten, die Erinnerung sei aufgelöst und somit integriert. Andere Anteile jedoch verharren unterdessen in der traumatischen Erinnerung und in unvollendeten Defensivhandlungen, die sich weiterhin wiederholen. Noch nach jahrelanger Therapie erreichen diese Patienten häufig nicht den Zustand der Integration und werden weiter von Flashbacks und Reenactments geplagt.

ZENTRALES KONZEPT

Hauptziel der Behandlung traumatischer Erinnerungen ist nicht die intensive Entladung von Emotionen, sondern die Realisation. Auch wenn eine Emotion sehr stark ist, muß sie für den Patienten als ganze Person im Bereich eines bestimmten Toleranzfensters bleiben.

Der Therapeut kann irrigerweise dem Eindruck unterliegen, extremer emotionaler Intensität sei an und für sich eine therapeutische Wirkung eigen. Grundsätzlich ist gegen emotionale Intensität während der Arbeit an traumatischen Erinnerungen nichts einzuwenden, solange sie sich im Toleranzfenster des Patienten bewegt. Der intensive Ausdruck von Emotionen – also eine *Abreaktion* im Sinne der ursprünglichen Bedeutung des Wortes (siehe z. B. Howell 2011; van der Hart & Brown 1992) ist jedoch nicht das Hauptziel der Arbeit an traumatischen Erinnerungen. Vielmehr geht es dabei um die Realisation, was das Wissen einschließt, daß das Ereignis vorüber und somit nun Teil der eigenen Vergangenheit ist. Der Therapeut muß sich darüber im klaren sein, daß das Erinnern allein nicht ausreicht. Vielmehr ist der wahre Schlüssel zur Auflösung traumatischer Erinnerungen die manchmal lange und schwierige Arbeit der Realisation nach dem Abruf der Erinnerung. Natürlich sind die Behandlungsansätze von Therapeuten, die einerseits Begriffe wie *Synthese und Realisation* und andererseits *Abreaktion* benutzen, ähnlich. Wir sind jedoch der Auffassung, daß das Konzept der Realisation das entscheidende Heilungsprinzip und das Ziel der Arbeit an traumatischen Erinnerungen zutreffender beschreibt, wohingegen beim Konzept der Abreaktion der Neutralisierung *(discharge)* starker Emotionen möglicherweise zu große Bedeutung beigemessen wird (van der Hart & Brown 1992; van der Hart et al. 1993, 2006/2008).

Die Integration oder Auflösung traumatischer Erinnerungen bei dissoziierenden Patienten (und bei jenen mit einer komplexen PTBS) sollte Bestandteil einer umfassenderen relationalen und phasenorientierten Psychotherapie sein, die sich auch mit vielen anderen Problemen beschäftigt (siehe z. B. Herman 1997/2003). Es ist mit Sicherheit eine zu weitgehende Vereinfachung, wenn man die erheblichen Schwierigkeiten dissoziierender Patienten, bei denen starke Komorbiditäten bestehen, ausschließlich mit ihren Traumata und ihren unaufgelösten traumatischen Erinnerungen erklärt. Traumata sind bei ihnen fast immer mit schweren Entwicklungsdefiziten und anderen kognitiven, emotionalen, somatischen, relationalen und sozialen Problemen verbunden. In der Regel sind sie in einem emotional verarmten Elternhaus aufgewachsen und waren vielfältigen widrigen Erlebnissen und Verhaltensmustern ausgesetzt, weshalb ihr Alltagsmilieu ebensosehr zu ihren Problemen beigetragen hat wie ihre spezifischen traumatisierenden Erlebnisse (siehe z. B. Gold 2000). Tatsächlich waren für viele dissoziierende Patienten traumatisierende Ereignisse so allgegenwärtig, daß sie praktisch ein fester Bestandteil ihres Alltagslebens waren und sich von diesem nicht völlig trennen lassen.

Viele dissoziierende Patienten werden außerdem durch temperamentbasierte und genetische Einflüsse auf ihr Leiden geplagt sowie durch die transgenerationale Weitergabe von Traumata, Süchten und schweren psychischen Krankheiten. Einige haben aus ihrer Kindheit traumatische Gehirnverletzungen, die dauerhaft große emotionale und funktionale Schwierigkeiten hervorrufen können. Bei vielen sind in Reaktion auf chronische Traumata und Vernachlässigung dauerhafte Persönlichkeitsmerkmale entstanden, die in anderen Zusammenhängen nicht adaptiv sind.

Zentrales Konzept

Es gibt keine einzig richtige Art, Patienten zu helfen, traumatische Erinnerungen aufzulösen. Viele verschiedene Methoden scheinen eine entsprechende Wirkung zu haben. Therapeut und Patient sollten zusammenarbeiten und im Einklang mit der Integrationsfähigkeit und den Präferenzen des Patienten den geeignetsten Ansatz suchen.

Eine einzig richtige Art der Behandlung traumatischer Erinnerungen gibt es nicht. Wann und wie man sich traumatischen Erinnerungen im Rahmen einer Behandlung am besten nähern sollte, ist schwer zu beantworten, weil die Bedürfnisse jedes Patienten einzigartig sind. Therapeuten müssen im Dialog mit ihren Patienten klären, welcher Ansatz im konkreten Fall der sinnvollste ist, wobei sie außerdem darauf achten müssen, daß die Arbeit im Toleranzfenster des Patienten bleibt.

Ungeachtet der vielen Ansätze und Techniken für die Behandlung traumatischer Erinnerungen ist es besonders wichtig, daß dem Therapeuten klar ist, was geschehen muß, damit Patienten diese Erinnerungen integrieren können. Die Arbeit an traumatischen Erinnerungen erfordert physische und psychische Veränderungen, die sich nicht voneinander trennen lassen. Traumatische Erinnerungen haben nicht die gleichen psychobiologischen Korrelate wie narrative Erinnerungen. Sie gehen mit einer chronischen Überaktivierung von Defensivsystemen einher, die deaktiviert werden müssen. Gleichzeitig muß die Arbeit auf die psychischen Effekte der Nicht-Realisation eingehen.

Traumatische Erinnerungen verstehen: Vom Wiedererleben zur Realisation

Definitionsgemäß sind traumatische Erinnerungen nicht in die autobiographische Geschichte eines Patienten integriert (Janet 1919/1925a, 1928; van der Hart et al. 1993; van der Kolk & Fisler 1995; van der Kolk & van der Hart 1991). Darüber hinaus bewahren bei Patienten mit komplexen dissoziativen Störungen bestimmte dissoziierte Anteile traumatische Erinnerungen. Aber nicht nur diese Erinnerungen sind nicht integriert, sondern auch der Persönlichkeit und dem Selbst des betroffenen Patienten bleibt die Integration versagt. Dies verkompliziert einen andernfalls eventuell recht simplen Integrationsprozeß.

Es gibt eine ganze Reihe von Theorien, die neurobiologische Veränderungen in Zusammenhang mit dem Wechsel von der Nicht-Realisation zur Realisation, von einem rein somato-sensorischen Erleben zu einer autobiographischen narrativen Erinnerung und von dissoziierten zu integrierten Erinnerungen beschreiben. Nach ihrer aller Auffassung werden traumatische Erinnerungen anders erlebt als narrative Erinnerungen. Wir beschreiben drei dieser Theorien im folgenden kurz.

Die Theorie der dualen Repräsentationssysteme (Dual Representation System Theory)

Nach der Theorie der dualen Repräsentationssysteme gibt es zwei Arten von Gedächtnissystemen – ein nonverbales (das *situativ zugängliche Gedächtnis* [*situationally accessible memory* oder SAM]) und ein verbales (das *verbal zugängliche Gedächtnis* [*verbally accessible memory* oder VAM] – Brewin 2001, 2003; Brewin, Dalgleish & Joseph 1996). Das SAM-System ist primitiv, wird von der Amygdala gesteuert, ist nonverbal, somatosensorisch und weist eine starke energetische Ladung auf. Somatosensorische Erinnerungen an ein Trauma können wegen des mit ihnen verbundenen hohen Aktivierungsgrades nicht realisiert werden. Man sieht sie als »heiße« Erinnerungen an, die »heiße Kognitionen« einschließen. Letztere beinhalten mit starken energetischen Ladungen versehene Überzeugungen, beispielsweise in Form von Leitsätzen wie: »Ich bin ein schlechter Mensch«, »Alles ist allein meine Schuld«, »Ich bin momentan in Gefahr« oder: »Ich darf das nie erzählen, denn andernfalls werde ich sterben.« Weil traumatische Erinnerungen ohne Narrativ im SAM-System festsitzen (van der Kolk & Fisler 1995), können sie nicht realisiert werden (van der Hart et al. 1993, 2006/2008).

Für das langsamere VAM-System spielen der Hippocampus und der Präfrontalkortex wichtige Rollen. Diese Erinnerungen sind in der Regel linearer, kohärenter und vollständig. Das VAM ist ein zentraler Bestandteil des autobiographischen Gedächtnisses und wird auch »kühles« oder »kaltes« Gedächtnis genannt, weil der stark emotionale und untilgbare »Punch« des SAM dabei keine Rolle spielt (Brewin 2001, 2003; Grey, Young & Holmes 2002). VAMs zu realisieren ist möglich, weil sie nicht zu überwältigend wirken oder auch nur jemals somatisch präsent sind. Nicht alle SAMs sind maladaptiv und nicht alle VAMs adaptiv. Traumatische Erinnerungen sind maladaptive SAMs, die eigentlich VAMs sein sollten.

Bei Anteilen, die auf die Trauma-Zeit fixiert sind, existieren hauptsächlich SAMs oder nicht realisierte Erinnerungen (SAM, maladaptiv gespeicherte Information), die Anteile, welche Funktionen im Alltagsleben erfüllen, entweder partiell oder umfassend bedrängen. Die Behandlung traumatischer Erinnerungen zielt auf das Wiedererleben der Symptome dieser heißen Erinnerungen sowie darauf, sie mit Hilfe vollständiger realisierter und kühler autobiographischer Erinnerungen zu überwinden. So können alle Anteile des Patienten die Vergangenheit in einen adäquaten Kontext stellen, sofern sie lernen, zu kooperieren, im Hier und Jetzt präsent zu sein und über die Bedeutung der Prozesse zu reflektieren, welche die adaptive Funktionsfähigkeit der ganzen Person unterstützen (siehe hierzu Gonzalez & Mosquera 2012; van der Hart, Groenendijk, Gonzales, Mosquera & Solomon 2014). Wird die wichtige Phobie hinsichtlich traumatischer Erinnerungen gelindert, öffnet sich die Tür zur Vollendung der Integration dissoziierter Anteile des Patienten.

Das Modell der Adaptiven Informationsverarbeitung

Das Modell der Adaptiven Informationsverarbeitung des EMDR (AIP-Modell – Shapiro 2001) entspricht in etwa unserem Modell dualer Repräsentationen der traumatischen Erinnerung. Dem AIP-Modell zufolge entstehen Probleme oder Pathologien, wenn unverarbeitete – d. h. nicht realisierte – Erlebnisse maladaptiv (dysfunktional) in bestimmten neuronalen Netzwerken (SAM, heiße Erinnerungen) gespeichert werden und die Patienten diese nicht mit »adaptiver Information« (VAM, kalten Erinnerungen) verbinden können.

Die Theorie der strukturellen Dissoziation der Persönlichkeit

Die Theorie der dualen Repräsentation und das AIP-Modell gehen nicht konkret auf das zentrale Problem komplexer dissoziativer Störungen ein – auf die Tatsache, daß außer der traumatischen Erinnerung auch Identität und Selbst dissoziiert sind. Dies fügt dem Bemühen, traumatische Erinnerungen zu verstehen und zu verarbeiten, eine weitere Schicht an Komplexität hinzu, die man nicht übersehen sollte. Dissoziierende Patienten haben nicht nur maladaptive SAM-Netzwerke, sondern auch dissoziierte Anteile, die häufig über jeweils eigene Erinnerungen verfügen, und zwar sowohl solche vom VAM- als auch vom SAM-Typ. Und keine der beiden genannten Theorien erklärt explizit, warum die Integrationsfähigkeit von Patienten mit traumabezogenen Störungen nicht ausreicht, um traumatische Erinnerungen zu realisieren und zu integrieren. Dies zu erklären, vermag nur ein für Dissoziation spezifisches Modell zu erklären.

Wie in Kapitel 1 beschrieben wurde, postuliert die Theorie der strukturellen Dissoziation, daß eine Verringerung der Integrationsfähigkeit Patienten unfähig macht, traumatische Erlebnisse einschließlich eines kohäsiven Selbstempfindens zu synthetisieren und zu realisieren (van der Hart et al. 2006/2008). Eine Therapie versucht, Patienten zu helfen, vor Beginn der Arbeit an der Integration traumatischer Erinnerungen eine ausreichende Integrationsfähigkeit zu entwickeln. Dissoziierende Patienten haben einen komplexen Widerstand gegen die Realisation und Integration traumatischer Erinnerungen entwickelt und habituiert. Solch ein Widerstand schließt traumabezogene Phobien ein und muß in Phase 1 aufgelöst werden, bevor der Hauptteil der Arbeit an den traumatischen Erinnerungen in Angriff genommen werden kann. Bleibt phobisches

Vermeiden unbeachtet, können Versuche, an traumatischen Erinnerungen zu arbeiten, in der Therapie zu Fehlentwicklungen oder sogar zur Dekompensation führen.

Wir haben uns in diesem Buch immer wieder mit Problemen der Nicht-Realisation dissoziierender Patienten auseinandergesetzt. Daß sie ihre traumatischen Erinnerungen nicht realisieren konnten, bedeutet, daß bestimmte Dinge einmal geschehen, aber inzwischen vorüber sind; daß diese Ereignisse mit allen Anteilen verbunden sind, die wiederum einer einzigen ganzen Person angehören. Dissoziierte Anteile sind in bestimmten Handlungen gefangen, die mit dem erlebten Trauma oder mit dem Vermeiden desselben zusammenhängen. Janet hat erklärt: »Sie setzen die Handlung oder vielmehr den Versuch zu handeln fort, die oder der begann, als das traumatische Ereignis stattfand; und sie erschöpfen sich in diesen unablässigen Neuanfängen« (1919/1925a, S. 668). Realisation ist ein zentrales Element der Integration und beinhaltet drei wichtige Komponenten, die zu verstehen sehr wichtig ist, weil sie den Patienten wie den Therapeuten in einem umfassenden Bemühen, traumatische Erinnerungen zu integrieren, geleiten.

Synthese

Der erste Schritt auf dem Weg zur Realisation ist die *Synthese*, die Verbindung und Differenzierung des Erlebens (van der Hart et al. 1993; 2006/2008). Der einzigartige Schritt bei der Behandlung traumatischer Erinnerungen bei dissoziierenden Patienten ist die Synthese oder der *Austausch* über die betreffenden Erinnerungen zwischen den dissoziierten Anteilen, einschließlich derjenigen, bei denen bezüglich des Geschehens in unterschiedlichem Maße Amnesien bestehen (Howell 2011; van der Hart et al. 2006/2008). Obgleich sich zunächst nicht alle Anteile beteiligen mögen, muß sich schließlich jeder Anteil des Patienten des Geschehenen bewußt werden, es als dem Patienten eigen akzeptieren und sich an die Gegenwart anpassen. Weil verschiedene Anteile das Geschehene aus ihrer Sicht beschreiben *(linking)*, wird die Geschichte kohärenter und verliert an Vehemenz.

Zentrales Konzept

Die Synthese besteht im Austausch traumatischer Erinnerungen zwischen dissoziierten Anteilen und in der Erschließung des Verständnisses der Erinnerungen durch jeden der Anteile. Dies ist bei der Arbeit mit dissoziierenden Patienten in Behandlungsphase 2 ein einzigartiger Schritt.

Beispielsweise kann ein Patient die Erinnerung als früheres Erlebnis einordnen, statt sie als etwas zu verstehen, das im Hier und Jetzt geschieht. Tatsächlich ermöglicht die Synthese die Unterscheidung von Sicherheit und Gefahr auch auf neuronaler Ebene.

Dies ist ein wesentlich komplexerer Vorgang als die bloße Löschung von Furcht, wie sie mit expositionsbasierten Ansätzen verfolgt wird. Die Deaktivierung inadäquater Defensivsysteme und die adaptive Aktivierung des sozialen Engagements in der Gegenwart mittels einer durch Sicherheit charakterisierten Verbindung zum Therapeuten sind bei der Behandlung traumatischer Erinnerungen entscheidend. Die Synthese ermöglicht die adäquate Verbindung der für das Alltagsleben wichtigen Handlungssysteme zwischen den Anteilen, so daß sie einen natürlicheren und organischeren Flow mit Gegenwartsbezug entwickeln können. Beispielsweise kann dies einem im Entsetzen erstarrten Anteil ermöglichen, sich zu entspannen und sich sicher zu fühlen; ein auf den Bindungsschrei fixierter Anteil kann reale Verbundenheit in der Gegenwart spüren; ein auf den Kollaps fixierter Anteil kann beginnen, die Gegenwart zu erforschen; und ein stark unter Scham leidender Anteil kann Mitgefühl und Kompetenz erleben.

Realisation

Die Synthese allein – das Gewahrsein, daß etwas geschehen ist – vermag die Integration nicht adäquat zu unterstützen. Patienten dürfen nicht nur der Tatsachen gewahr sein, sondern müssen auch *realisieren*, daß diese zu ihnen gehören, zu ihrer persönlichen Geschichte. Sie müssen realisieren, daß die Gegenwart zwar von der Vergangenheit beeinflußt wird, aber weder von ihr noch von der antizipierten Zukunft diktiert zu werden braucht. Die Realisation ermöglicht ein maximales Akzeptieren der Realität, so wie sie ist, nicht wie wir sie uns wünschen. Wenn wir akzeptieren können, was in der Gegenwart real ist, sind wir besser zu adaptivem Handeln in der Lage. Wie in Kapitel 1 beschrieben wurde, sind das Sich-zu-eigen-Machen von Erlebtem (die *Personifikation*) und die adaptive Präsenz im Hier und Jetzt aufgrund von Realisation (die *Präsentifikation*) zwei Arten von Handlungen, die für die vollständige Integration traumatischer Erinnerungen und dissoziierter Anteile notwendig sind (van der Hart et al. 1993, 2006/2008).

Zentrales Konzept

Die Realisation beinhaltet das Sich-zu-eigen-Machen der Erinnerungen (die *Personifikation*), wodurch sie zu Bestandteilen der eigenen Autobiographie werden, während man gleichzeitig in der Gegenwart sein und die Realität so akzeptieren kann, wie sie ist (die *Präsentifikation*).

Kurz gesagt, sollte die Behandlung traumatischer Erinnerungen mit irgendeiner Art von Exposition, also mit einer Konfrontation mit traumatischen Erinnerungen beginnen, mit einer Synthese (dem Sich-Mitteilen) zwischen einigen oder allen Anteilen des Patienten, worauf eine fortlaufende Personifikation und Präsentifikation folgen sollte.

Erwägungen bezüglich des Vorgehens bei der Behandlung traumatischer Erinnerungen

Unabhängig vom gewählten Behandlungsansatz brauchen Patienten eine umfassende Fähigkeit, traumatische Erinnerungen zu integrieren; dies setzt zunächst die allmähliche Überwindung der allgemeinen Phobie hinsichtlich inneren Erlebens und später der Phobie hinsichtlich dissoziierter Anteile voraus.

Zentrales Konzept

Traumabezogene Phobien müssen zumindest teilweise überwunden sein, bevor man anfängt, an traumatischen Erinnerungen zu arbeiten. Das Vorliegen dieser Phobien zeigt, daß der Patient noch nicht über die erforderlichen Fertigkeiten und über die Integrationsfähigkeit verfügt, die er für die Integration traumatischer Erinnerungen benötigt.

Patienten müssen in Phase 1 und auch noch danach Stabilisierungsfertigkeiten wie die Überwindung der Phobie hinsichtlich des inneren Erlebens erlernen, weiterhin Emotionstoleranz und Emotionsregulation, Reflexion und eine sichere Verbindung zu anderen Menschen (Boon 1997; Boon et al. 2011/2014; Courtois & Ford 2009/2011; Kluft 1993a, 1993b; Korn & Leeds 2002; Steele & Colrain 1990; van der Hart et al. 2006/2008; van Dijke 2008). Grundsätzlich müssen Patienten in der Lage sein,

- ein erhebliches Maß an innerer und äußerer Sicherheit aufrechtzuerhalten. Dies umfaßt die Kooperation von Täter imitierenden und anderen Anteilen, die manchmal starken Widerstand gegen die Auseinandersetzung mit traumatischen Erinnerungen entwickeln;
- starke Emotionen zu regulieren und zu ertragen, ohne auf gefährdendes Verhalten zurückgreifen zu müssen;
- somatische Signale für Regulation und Dysregulation zu erkennen und zu nutzen;
- in der Gegenwart geerdet zu bleiben und beim Abruf traumatischer Erinnerungen einen Zustand dualer Aufmerksamkeit aufrechtzuerhalten;
- in der Gegenwart positive Erlebnisse und Affekte zuzulassen, die schmerzhafte Erinnerungen auszugleichen helfen;
- Selbstmitgefühl zu entwickeln, statt übermäßig lange unter Scham, Verzweiflung oder Wut auf traumatische Erinnerungen zu leiden;
- eine positive therapeutische Allianz aufrechtzuerhalten, ohne in starke Abhängigkeit zu verfallen.

Phase 2 kann eingeleitet werden, wenn sich die Integrationsfähigkeit so weit gebessert hat, daß wichtige dissoziierte Anteile mehr oder weniger adäquat in der Gegenwart wirken und eine einigermaßen stabile und kooperative Beziehung zum Therapeuten aufbauen können, sich der Mentalisierung und anderen reflektierenden Funktionen widmen, das Arousal zumindest in einem gewissen Maße ertragen und regulieren und eine gewisse Fähigkeit zu innerer Empathie und Zusammenarbeit erkennen lassen.

Auch heute noch gibt es unterschiedliche Auffassungen hinsichtlich der Frage, wann und unter welchen Umständen an traumatischen Erinnerungen gearbeitet werden sollte. Nach Ansicht der meisten Therapeuten muß zunächst eine umfassende Stabilisierung erreicht werden, wobei einige wenige solch eine Stabilisierung nicht für erforderlich halten. Allerdings beziehen sich die Vertreter dieser Auffassung in ihrer Äußerung auf Patienten mit komplexer PTBS, nicht auf jene mit einer dissoziativen Störung (Bicanic, De Jongh & Ten Broeke 2015; van Minnen, Arntz & Keijsers 2006; van Minnen, Harned, Zoellner & Mills 2012). Daraus schließen wir, daß die Evidenz dafür, daß die Arbeit an der Stabilisierung bei dissoziativen Störungen nicht erforderlich ist, momentan nicht ausreicht. Deshalb sollten Therapeuten vorsichtig sein, wenn sie aufgrund dieser begrenzten Datenlage den phasenorientierten Ansatz, den zur Zeit allgemein akzeptierten Behandlungsstandard (ISSTD 2011), zu modifizieren beabsichtigen.

Kollaboratives Pacing der Behandlung traumatischer Erinnerungen

Die Arbeit in Phase 2 sollte unabhängig vom verwendeten Ansatz nicht ohne Unterbrechungen erfolgen (Kluft 1989; 2013/2014; Phillips & Frederick 1995/2003; van der Hart et al. 1993; 2006/2008). Besser ist es, sie in kleinere Einheiten zu unterteilen, damit die Patienten genügend Zeit haben, um sich über alle Implikationen der Erinnerungen für ihr Leben in der Gegenwart klar zu werden. Deshalb kann es sinnvoll sein, eine oder zwei Sitzungen, in denen unmittelbar an einer bestimmten traumatischen Erinnerung gearbeitet wird, mit anderen abwechseln zu lassen, die sich der Realisation und inneren Konflikten widmen, sowie weiteren, die das Alltagsleben betreffende Probleme und andere Schwierigkeiten thematisieren (Phillips & Frederick 1995/2003).

Bei der Entscheidung darüber, wann und wie an einer bestimmten traumatischen Erinnerung gearbeitet wird, sollte der Therapeut sich um enge Zusammenarbeit mit dem Patienten bemühen und diesen zunächst gründlich über potentielle positive und negative Auswirkungen dieser Arbeit informieren. Die Arbeit an traumatischen Erinnerungen sollte grundsätzlich kollaborativen Charakter haben, und damit ist nicht nur die Zusammenarbeit zwischen Patient und Therapeut, sondern auch die zwischen den verschiedenen dissoziierten Anteilen gemeint. Selbst wenn einige Anteile an einem bestimmten Teil der Arbeit nicht teilhaben, sollte zumindest eine innere Einigung darüber, daß die Arbeit beginnen kann, erreicht werden.

Zentrales Konzept

Es ist sehr wichtig, die dissoziierten Anteile zu einer Einigung über den Beginn der Arbeit an den traumatischen Erinnerungen zu bewegen. Dieser Schritt ist bei der Vorbereitung auf diese Arbeit unverzichtbar. Andernfalls kommt es leicht zu einem Rückschlag, der den Patienten destabilisieren kann.

In Tabelle 20.1 sind einige konkrete Empfehlungen aufgelistet, die dem Patienten und dem Therapeuten helfen sollen, für die Behandlung traumatischer Erinnerungen das richtige Timing zu wählen (Boon 1997; Boon & van der Hart 1997; Kluft 1996b, 1997b, 2013/2014; Steele & Colrain 1990; van der Hart & Steele 1997; van der Hart et al. 1993, 2006/2008).

Die therapeutische Beziehung

In den meisten Publikationen über die Behandlung traumatischer Erinnerungen geht es hauptsächlich um Techniken oder Theorien, die sich auf diese Arbeit beziehen. Ein Aspekt, der nur sehr selten zur Sprache kommt, aber implizit eine wichtige Rolle spielt, ist das Erfordernis einer starken und stabilen therapeutischen Beziehung für diese Arbeit. Angesichts der Vielzahl verfügbarer Behandlungstechniken sollte man die Bedeutung der therapeutischen Beziehung für die erfolgreiche Integration traumatischer Erinnerungen nicht vergessen und vor allem nicht unterschätzen (Kluft 2013/2014; Phelps 1996). Die authentische, mitfühlende Präsenz des Therapeuten ist der wichtigste Grund dafür, daß sich Patienten trotz ihrer als sehr bedrohlich empfundenen traumatischen Erinnerungen in der Gegenwart sicher fühlen können. Der Therapeut ist der Prüfstein sozialen Engagements, das Reaktionen auf Bedrohungen und überwältigendem Leid entgegenwirkt. Und die Möglichkeit, sich über schreckliche Erlebnisse einem mitfühlenden Anderen mitzuteilen, der dies ertragen kann, ist ein entscheidender Faktor für die Heilung.

Zentrales Konzept

Die therapeutische Beziehung wirkt bei der Behandlung traumatischer Erinnerungen stabilisierend und integrativ. Therapeuten sollten ihre zentrale Bedeutung nicht aus dem Blick verlieren und Behandlungstechniken keine zu große Bedeutung beimessen. Techniken sind nichts weiter als Möglichkeiten, die Verbindung zwischen Patient und Therapeut zu stärken, indem sie ersterem helfen, den Bereich seines Toleranzfensters nicht zu verlassen.

TABELLE 20.1
Erwägungen bezüglich des Vorgehens bei der Behandlung traumatischer Erinnerungen

- Ist das Leben des Patienten relativ stabil und frei von regelmäßigen Krisen? Weil Krisensituationen und größere Veränderungen zusätzliche Energie erfordern, ist es für Patienten nicht unbedingt günstig, in solchen Zeiten intensiv an traumatischen Erinnerungen zu arbeiten. Andererseits werden traumatische Erinnerungen häufig durch größere Veränderungen und Krisen reaktiviert, und der Therapeut muß einem betroffenen Patienten dann helfen, die reaktivierten Erinnerungen unverarbeitet aufzubewahren, bis ein geeigneterer Zeitpunkt gekommen ist. Allerdings gibt es auch Situationen, in denen es sinnvoll oder sogar wichtig ist, eine plötzlich wieder aufgetauchte Erinnerung zu integrieren. Verletzt sich ein Patient beispielsweise während des Reenactments einer solchen Erinnerung selbst, und der Betreffende verfügt über eine generell hohe Integrationsfähigkeit, kann eine zeitnahe Integration der Erinnerung wichtig sein, um die Neigung zu Selbstschädigungen zu unterbinden.
- Können Patient und Therapeut einen konkreten Plan für ihre gemeinsame Arbeit an traumatischen Erinnerungen und den Zeitpunkt dieser Arbeit entwickeln? Wie im weiter unten folgenden Abschnitt über die Vorbereitung auf diese Arbeit dargelegt wird, ist der erste Schritt bei der Behandlung traumatischer Erinnerungen kein spontanes Ereignis, sondern erfordert sorgfältige Planung.
- Hat der Therapeut Täter imitierende Anteile in die Arbeit so einbeziehen können, daß sie zu einer Einigung bereit sind, die ein gewisses Maß der Arbeit an traumatischen Erinnerungen zuläßt? Diese Arbeit ist für die Verhinderung stärkerer Reaktionen gegen die Offenbarung traumatischer Erinnerungen sehr wichtig.
- Kann der wichtigste im Alltag aktive Anteil des Patienten (gewöhnlich ein erwachsener Anteil) zumindest partiell realisieren, daß ein Trauma vorliegt? Dies ist oft ein wichtiges Indiz dafür, daß mit der Arbeit begonnen werden kann.
- Findet in irgendeiner Form explizite Kommunikation zwischen Anteilen, die auf die Trauma-Zeit fixiert sind, und Anteilen, die Funktionen im Alltagsleben übernehmen, statt? Und wenn ja, ist dann in irgendeiner Form Mitgefühl zwischen Anteilen zu erkennen? Je besser abgestimmt und je konstruktiver die Kommunikation und je größer das innere Mitgefühl ist, um so besser kann die Arbeit an traumatischen Erinnerungen vonstatten gehen, weil unter diesen Voraussetzungen gemeinsame Bemühungen um Regulation und Beruhigung möglich sind.
- Verfügt der Patient (oder verfügen Anteile, die an der Arbeit an traumatischen Erinnerungen teilnehmen) über die Fähigkeit, eine gewisse Erdung und Präsenz aufrechtzuerhalten, wenn traumatische Erinnerungen auftauchen?
- Besteht zwischen den Anteilen ein starker vergangenheitsbezogener Konflikt über Wahr oder Nicht-Wahr, insofern einige Anteile darauf beharren, daß ein traumatisches Ereignis stattgefunden hat, wohingegen andere davon überzeugt sind, daß dies nicht der Fall ist? Wenn ja, bedarf dies möglicherweise einer stärkeren Auflösung, bevor man mit der Arbeit an traumatischen Erinnerungen beginnen kann. Der Therapeut kann dem Patienten helfen, in einem gewissen Maße anzuerkennen und mitfühlend darauf zu reagieren, daß alle Anteile in

→

irgendeiner Hinsicht leiden, ungeachtet dessen, wer oder was dieses Leiden verursacht hat. Vielleicht ist aber auch eine Einigung darüber möglich, daß bestimmte Erinnerungen eine reale Grundlage haben, wohingegen man sich über die Realität anderer noch streitet. Die Behandlung könnte man dann auf erstere konzentrieren. In einem Konflikt dieser Art, der den Patienten als ganze Person betrifft, darf der Therapeut keinesfalls Partei ergreifen.

- Wie stellt sich die traumatische Erinnerung dar? Manifestiert sie sich beispielsweise plötzlich in Form eines Flashback in Reaktion auf einen bestimmten Trigger? Wenn ja, sollte man den Patienten erden, den Flashback eingrenzen, und Patient und Therapeut sollten sich über die nächsten Schritte einigen. Wird die traumatische Erinnerung zuerst in den schriftlichen Äußerungen, Zeichnungen und anderweitigen Produktionen der Anteile sichtbar? Wenn ja, sollte darüber, zumindest was die kognitive Ebene betrifft, zuerst in der Sitzung gesprochen werden. Teilt sich der Patient in eMails oder Briefen an den Therapeuten darüber mit, weigert sich aber, in den Therapiesitzungen darüber zu reden? In diesem Fall muß zunächst der Konflikt zwischen Sich-Äußern und Schweigen thematisiert werden.
- Wechselt der Patient in Sitzungen in einen Anteil, der den Therapeuten unbedingt über eine Erinnerung informieren will? Auf diese Weise eine Sitzung zu »kapern« hilft dem Patienten nicht besonders. Der Therapeut kann den betreffenden Anteil in solch einem Fall stoppen und den Patienten innerlich überprüfen lassen, was mit anderen Anteilen im Gange ist und ob ihnen klar ist, daß der betreffende Anteil eine Erinnerung mitteilen will. Oft ist es auch nützlich zu fragen, ob alle Anteile mit dem Offenbaren der Erinnerung einverstanden sind, denn gewöhnlich haben einige Anteile etwas dagegen einzuwenden. Der Therapeut kann den Patienten dann darin unterstützen, auf die Konflikte zwischen den Anteilen bezüglich des Erinnerns zu fokussieren, was direkterer Arbeit an Erinnerungen den Weg ebnet.
- Will ein Anteil etwas mitteilen und beharrt darauf, es handle sich um ein Geheimnis, das anderen Anteilen nicht mitgeteilt werden dürfe? Dies kommt recht häufig vor, und der Therapeut kann auf diese Weise in einen Konflikt zwischen verschiedenen Anteilen verwickelt werden. Er kann dann darauf verfallen zu untersuchen, *warum* die betreffende Erinnerung geheim gehalten werden soll, statt sich deren Inhalt zuzuwenden. Die Antwort lautet in solchen Fällen oft, daß entweder der Patient als ganze Person oder ein bestimmter Anteil von ihm durch die Offenbarung überfordert sein könnte. Der Therapeut kann das Dilemma dann an den Patienten zurückverweisen, indem er alle Anteile (soweit ihnen dies möglich ist) auffordert, an der Auflösung des Konflikts mitzuarbeiten, bevor mit den Vorbereitungen auf die eigentliche geführte Synthese begonnen wird.
- Macht sich der Patient stark vom Therapeuten abhängig, und wendet er sich in häufigen Krisensituationen wiederholt an ihn? Wenn ja, erkennen Therapeut und Patient dann die Abhängigkeitsbedürfnisse des Patienten an und arbeiten daran, statt sie gemeinsam auszuagieren? Dies ist für die Integration traumatischer Erinnerungen im Zustand der Sicherheit und des Containments sehr wichtig. Andernfalls kann das Bedürfnis des Patienten, während der Behandlung der traumatischen Erinnerungen Zuwendungen des Therapeuten zu erhalten, eskalieren, und der Therapeut ist dann möglicherweise nicht in der Lage, die Intensität der Abhängigkeitsbedürfnisse des Patienten zu ertragen, was eine Krise auslösen oder die Therapie stagnieren lassen kann.

→

- Wie stark sind die amnestischen Barrieren zwischen den Anteilen oder wie gut können mittels Hypnose und mit Hilfe von Imaginationstechniken zeitweilig solche Barrieren kreiert werden, um das Eindringen traumatischer Erinnerungen zu verhindern, wenn es noch nicht ratsam ist, sie bestimmten Anteilen des Patienten zugänglich zu machen? Eine Amnesie ist eine zweischneidige Angelegenheit. Einerseits ermöglichen starke amnestische Barrieren es, potentiell überfordernde Prozesse zeitweise dem Gewahrsein bestimmter Anteile zu entziehen. Andererseits ist das Ausmaß der Nicht-Realisation um so größer, je größer die amnestischen Barrieren sind. Dies bedeutet, daß selbst dann, wenn mit einigen Anteilen gearbeitet werden kann, andere Anteile möglicherweise noch nicht in der Lage sind, diese Arbeit als etwas zu akzeptieren, das auch sie angeht. Und schließlich sind dissoziativen Barrieren zwischen Anteilen weder magische Qualitäten eigen, noch sind sie unüberwindbar. Auch starke dissoziative Barrieren können unter Druck zusammenbrechen.
- War der Therapeut bei einem Patienten mit der Anwendung bestimmter Ansätze in Phase 1 erfolgreich (beispielsweise mit sensumotorischer Therapie, Hypnose oder EMDR beim Bemühen um Stabilisierung oder Ressourcenanreicherung)? Wenn ja, könnte dieser dem Patienten schon vertraute Ansatz ihm auch in Phase 2 gute Dienste leisten.
- Ist es dem Patienten möglich, sich nach der Arbeit an traumatischen Erinnerungen sicher zu fühlen? Treten nach den Sitzungen selbstschädigende oder suizidale Verhaltensweisen auf, sollten diese unverzüglich untersucht werden. Wenn die Inhalte von Erinnerungen über das für den Patienten Erträgliche hinausgehen, sollte man die Arbeit unterbrechen und erst damit fortfahren, wenn klar ist, daß der Patient sich dabei sicher fühlen wird. Allerdings können gefährliche Verhaltensweisen, die nach einer der Synthese gewidmeten Sitzung auftreten, darauf hindeuten, daß ein erheblicher Teil der betreffenden Erinnerung nicht integriert worden ist und weiter erforscht werden muß. Eine sorgfältige Suche nach dem Auslöser des gefährlichen Verhaltens hilft dem Therapeuten zu erkennen, ob er grundsätzlich langsamer vorgehen oder die Arbeit gezielter auf eine bestimmte Erinnerung fokussieren sollte.
- Vermag der Patient somatische Erlebnisse (Empfindungen, Haltungen, Bewegungen) wahrzunehmen und nötigenfalls zu nutzen, wenn er traumatische Erinnerungen in jedem dissoziierten Anteil erschließt? Diese Fähigkeit kann wichtig sein, weil eine traumatische Erinnerung in erster Linie ein somatosensorisches Erlebnis ist, das nur von bestimmten Anteilen bewahrt wird. Kann der Patient beispielsweise absichtlich eine kollabierte Körperhaltung verändern oder eine zuvor gehemmte, der Verteidigung dienende Bewegung ausführen, um sie zu vollenden, so fördern solche somatischen Interventionen die Integration der traumatischen Erinnerung. Oder ein Kampf-Anteil unterstützt mitfühlend einen kollabierten, verschlossenen Anteil, indem er ihm das Gefühl eigener Kompetenz erschließt, was ihn von der Fixierung auf Verzweiflung zur Realisation und Integration in der Gegenwart führt. Das physische Erleben des Patienten in den beiden genannten Anteilen entspricht dann einer achtsameren, gegenwartsorientierteren Erzählung.
- Bestraft ein Täter imitierender Anteil andere Anteile, indem er sie zwingt, das traumatische Geschehen erneut zu durchleben? Wenn ja, ist dies an und für sich ein Reenactment, und es muß direkt daran gearbeitet werden. Ansätze für den Umgang mit den genannten Anteilen wurden in Kapitel 17 vorgestellt.

Der Therapeut wirkt, indem er unterstützt, ermutigt, anleitet, erdet, das Arbeitstempo reguliert und sich mitfühlend verhält, während sich der Patient bemüht, seine traumatischen Erinnerungen zu integrieren. Um die Integration zu erreichen, brauchen manche Patienten tatsächlich nichts weiter als die verläßliche Präsenz des Therapeuten; Techniken zu nutzen ist bei ihnen nicht erforderlich. Meist ist dies bei Patienten mit ANBDS der Fall, bei denen nur in beschränktem Maße Barrieren zwischen den einzelnen Anteilen existieren, oder wenn in der Therapie schon ausreichend an der Schwächung der vorhandenen Barrieren gearbeitet wurde und sich alle Anteile sowohl miteinander als auch mit dem Therapeuten austauschen können.

Der relationale Kontext von Flashbacks

Der Therapeut muß im Blick behalten, in welchen relationalen und sozialen Kontexten traumatische Erinnerungen auftauchen, weil sie unbewußte Kommunikationen übermitteln können, denen man sich am besten zunächst mittels eines relationalen Prozesses nähert, bevor man auf ihren Inhalt fokussiert. Wie jedes Symptom können auch Flashbacks zahlreiche Funktionen erfüllen, darunter die der Übermittlung nonverbaler relationaler Kommunikationen. Beispielsweise dienen ungesicherte Flashbacks bei manchen Patienten der Bindungssuche. Somit kann das plötzliche Auftauchen von Erinnerungen als Vehikel für einen Bindungsschrei fungieren und die Sicherung der fürsorglichen Zuwendung des Therapeuten oder eines Partners zum Ziel haben.

Zentrales Konzept

Wenn Flashbacks eine Krise auslösen, fungieren sie manchmal außerdem als Strategie der Bindungssuche, die den Therapeuten (oder andere Menschen) zu fürsorglicher Zuwendung veranlassen soll. Therapeuten sollten sich nicht nur für den Inhalt von Erinnerungen interessieren, sondern sich auch über den situativen und relationalen Kontext von Flashbacks im klaren sein.

Beispiel für einen relationalen Kontext für traumatische Erinnerungen: Yolanda

Yolandas Therapeut bemerkte, daß bei ihr Flashbacks jeweils am Ende von Therapiesitzungen auftraten. Dies war kein bewußter Akt der Patientin und wurde manchmal durch Yolandas Abneigung gegen die Auseinandersetzung mit schmerzhaftem Material verursacht, die sie bis in die letzten Minuten einer Sitzung hinauszögerte. Durch sorgfältige Überprüfung stellte sich jedoch heraus, daß Yolanda mehr Flashbacks erlebte, wenn sie fürchtete, allein zu sein. Teilweise hatten die Flahsbacks auch die Funktion, sich die Aufmerksamkeit des Therapeuten zu sichern und die Sitzungen zu verlängern.

Dem Therapeuten gelang es, die Flashbacks ein wenig einzugrenzen, indem er darauf hinwirkte, daß Yolanda sich stärker verbunden fühlte, wenn sie die Sitzung verließ. Er bestärkte sie auch darin, im Laufe der Woche zwischen den Therapiesitzungen Kontakte zu anderen Menschen aufzubauen und sich die Zeit zu nehmen, Kontakte zu ihren inneren Anteilen zu pflegen. Sie wurde dazu angehalten, sich eine Idealgestalt vorzustellen. Als es Yolanda gelang, einen Kind-Anteil, der sich einsam fühlte, zu trösten, verringerte auch dies die Flashbacks.

Gegenübertragung bei der Behandlung traumatischer Erinnerungen

Therapeuten haben oft starke Emotionen und Reaktionen, wenn sie entsetzliche Geschichten über traumatische Erlebnisse hören (Dalenberg 2000; Figley 1995, 2015; Pearlman & Saakvitne 1995; Saakvitne & Pearlman 1996; Wilson & Thomas 2004). Sie neigen dann oft zu einem von zwei Polen der Gegenübertragung (van der Hart & Steele 1999; van der Hart et al. 2006/2008). *Erstens* können sie eine morbide Faszination hinsichtlich des Inhalts der Erinnerungen entwickeln und sich übertrieben stark auf drastische Details konzentrieren, was sie dazu bringen kann, daß sie ihre Patienten nach entsetzlichen Einzelheiten fragen. Obgleich manchmal tatsächlich markante Aspekte einer Erinnerung in solchen Details zum Ausdruck kommen, sollte der Therapeut auf den Prozeß des Patienten in der Gegenwart fokussiert bleiben sowie darauf, ob eine ausreichende Integration der Erinnerung stattgefunden hat, statt daß er sich auf den Inhalt der Erinnerung als solchen konzentriert. Details sind nur insoweit wichtig, wie sie es dem Patienten ermöglichen, die betreffende Erinnerung zu realisieren und zu integrieren.

Faszinierte Therapeuten fokussieren manchmal exzessiv und verfrüht auf traumatische Erinnerungen, als sei keine andere Behandlung als deren Verarbeitung erforderlich, wobei sie die Bedürfnisse der Patienten, Pausen einzulegen und Zeit für die Assimilation der Erinnerungen zu haben, ignorieren. Wir kennen einige Fälle, in denen Therapeuten über lange Zeit in jeder Sitzung an traumatischen Erinnerungen arbeiteten oder sogar monatelang tägliche Sitzungen mit dieser Thematik durchführten, weil sie hofften, nach Auflösung der Erinnerungen werde es ihren Patienten besser gehen. Daß sich keiner dieser Patienten gut entwickelte, beruhte teilweise darauf, daß sie sich außerhalb ihres Toleranzfensters bewegten, und teilweise auf einer dysfunktionalen Abhängigkeit vom Therapeuten, der nicht erkannte, daß gegen diesen Umstand etwas unternommen werden mußte.

Zweitens können Therapeuten sich übermäßig mit dem Vermeiden und Leiden des Patienten identifizieren und mit ihm gemeinsam auf die Vermeidung der traumatischen Erinnerungen hinarbeiten. Wenn ein Therapeut, dem die Arbeit an traumatischen Erinnerungen völlig neu ist, zögerlich vorgeht, weil er Schaden anzurichten fürchtet, ist das verständlich. Diese Tendenz kann er jedoch durch eine gute begleitende Konsultation und durch sorgfältig dosierte kurze Exkursionen mit dem Patienten in die geplante Arbeit überwunden werden. Therapeut und Patient gelangen so gemeinsam zur Meisterung ihrer Probleme mit der Arbeit und können ihren Weg dann ungehindert fortsetzen.

Manche Therapeuten fühlen sich vom Leiden des Patienten überfordert oder fürchten sich davor. Entweder können sie es nicht ertragen, sich die Details über entsetzlichen Mißbrauch oder Mißhandlungen anzuhören, oder sie fühlen sich angesichts starken Leidens zu hilflos, und ihr Wunsch, den Patienten zu retten und für ihn zu sorgen, wird übermäßig stark angesprochen.

Beim Therapeuten selbst können unaufgelöste persönliche Traumata oder andere hervorstechende Probleme aktiviert werden, worauf die Betroffenen reagieren, indem sie sich in eine übertriebene Verstrickung oder in eine sehr distanzierte Haltung hineintreiben lassen. Eine gute Einzeltherapie, regelmäßige Konsultation oder Supervision und das konsequente Festhalten an klaren Grenzen helfen einem Therapeuten, wenn er sich der Intensität des Geschehens zu nah oder zu fern fühlt.

Auflösung stärkerer Konflikte bezüglich traumatischer Erinnerungen

Im Zentrum traumabezogener Störungen steht das Vermeiden traumatischer Erinnerungen. Bei relationalen Traumata basiert das Vermeiden nicht nur auf Furcht, sondern kann auch durch Scham, das Gefühl, verraten worden zu sein, Schmerz, Einsamkeit, Hoffnungslosigkeit oder Hilflosigkeit hervorgerufen werden. Bei Patienten mit dissoziierten traumatischen Erinnerungen kann deren Vermeiden extreme Ausmaße erreichen. Es manifestiert sich in Form verschiedener traumabezogener Phobien und läßt Widerstand entstehen. Der Therapeut muß sich mit jeder dieser Phobien intensiv beschäftigen, bevor er anfangen kann, direkt an den traumatischen Erinnerungen zu arbeiten. Die Phobien werden im Laufe von Phase 1 nach und nach behandelt, so daß sich der Patient schließlich gefahrlos und souverän seinen traumatischen Erinnerungen nähern kann. Abbildung 20.1 stellt die Schichtung der traumabezogenen Phobien und die Sequenz, in der sich der Therapeut ihnen gewöhnlich nähert, dar.

Wahr/Nicht-Wahr-Konflikte

Judith Herman hat festgestellt: »Der Konflikt zwischen dem Wunsch, schreckliche Ereignisse zu verleugnen, und dem Wunsch, sie laut auszusprechen, ist die zentrale Dialektik des psychischen Traumas« (1997/2003, S. 9). Einige Anteile des Patienten leugnen, daß auch nur das Geringste geschehen ist, während andere sich verzweifelt bemühen, die Geschichte zu Gehör zu bringen. Der Therapeut darf sich in solchen Fällen nicht auf eine Seite schlagen, sondern sollte den Konflikt mitfühlend in seiner Gesamtheit begleiten: »*Einerseits scheint ein Anteil von Ihnen entsetzt zu sein und erzählen zu wollen, was sein Entsetzen verursacht hat. Und andererseits sagt ein Teil von Ihnen, daß Sie lügen. Mir scheint, daß einmal ganz abgesehen davon, was wahr ist oder nicht, es eine Tatsache ist, daß Sie sehr leiden. Können alle Ihre Anteile diese Feststellung bestätigen?«*

Therapeuten sollten sich nicht dazu verleiten lassen, ihren Patienten reflexartig zu erklären, was nach ihrer Meinung passiert ist. Dieser mit der Realisation zusammenhängende Konflikt muß die Last des Patienten bleiben. Der Therapeut kann aber mit dem Patienten gemeinsam darüber reflektieren, was [welchem Anteil] bekannt ist und was nicht (van der Hart & Nijenhuis 1999). »*Nun, wir wissen, daß Ihr Vater viel getrunken hat und daß Ihre Mutter depressiv war und große Teile des Tages im Bett verbracht hat. Wir wissen auch, daß Ihr Vater Ihren Bruder und Ihre Schwester geschlagen hat. Sie zweifeln an der Äußerung des Anteils von Ihnen, der sagt, Ihr Vater habe auch Sie geschlagen. Zumindest haben Sie in Ihrem Elternhaus einige ziemlich unangenehme Szenen miterlebt, die für Sie erschreckend und verwirrend waren. Vielleicht könnten Sie sich einfach anhören, was dieser Anteil zu sagen hat, ohne es gleich zu beurteilen. Ich bin mir sicher, daß Sie die Sache im Laufe der Zeit mit diesem Anteil klären können. Aber bevor das möglich sein wird, brauchen Sie beide ein wenig Raum, um einander zuzuhören.«*

Es gibt Situationen, in denen ein Patient eine so unfaßbare Geschichte erzählt, daß der Therapeut sie nicht glaubt. Patienten können aus vielen Gründen unzutreffend berichten, nicht zuletzt weil ihr Erinnerungsvermögen unvollkommen ist und weil ein kleines Kind ein sehr begrenztes Verständnis der Dinge, die geschehen, hat. Das bedeutet nicht, daß der betreffende Patient lügt. Falsch erinnerte Fakten oder verzerrte Erinnerungen können Seite an Seite mit zutreffenden existieren, und Phantasien können mit der Realität verwechselt werden. Das Gedächtnis ähnelt nicht einem Video-Recorder, sondern ist eine *Repräsentation* des Geschehenen und kann sich im Laufe der Zeit verändern. Manchmal sollen Erinnerungsverzerrungen Patienten daran hindern, sich mit den sehr schmerzhaften Erinnerungen an ihre Kindheit auseinanderzusetzen, die zwar »banaler« waren, die zu realisieren aber zu schmerzhaft ist. Sie werden *Deckerinnerungen* genannt.

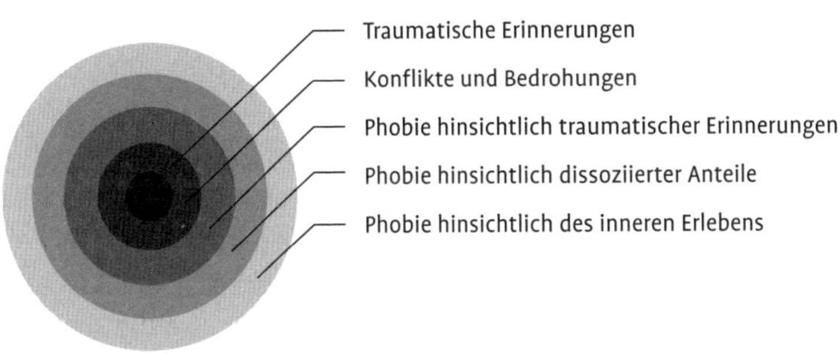

ABBILDUNG 20.1 *Widerstände gegen die Integration traumatischer Erinnerungen*

Allerdings stellt sich manchmal eine phantastisch klingende Geschichte als wahr heraus. Eine Patientin erzählte einmal die unwahrscheinlich klingende Geschichte, sie sei im Alter von drei Jahren tagsüber von einer merkwürdigen Frau aus dem Wohnzimmer entführt worden, obwohl ihre Eltern zu Hause gewesen seien. Sie sei dann während einer Verfolgungsjagd durch die Polizei als menschliches Schutzschild benutzt worden, die Kidnapperin sei aber trotzdem erschossen worden. tot auf sie gefallen und mit ihr zusammen eine Klippe hinabgestürzt. Wie die Patientin erklärte, hatten ihre Eltern und Geschwister ihr gegenüber abgestritten, daß jemals etwas Derartiges geschehen sei. Allerdings habe sie irgendwann einen Zeitungsbericht über den Vorfall gefunden, der ihrer eigenen Beschreibung entsprach, und aufgrund dessen habe sie auch einen Polizeibericht ausfindig gemacht, in dem ihr Name erwähnt war. Trotzdem hätten sich ihre Eltern weiterhin geweigert zu bestätigen, daß dieser Vorfall tatsächlich stattgefunden habe – aus Gründen, über die wohl nur sie Auskunft geben könnten.

Bedrohungsgefühle

Ein wichtiger Konflikt bei vielen dissoziierenden Patienten ist eine chronische Angst, daß sie sich in Gefahr bringen, wenn sie »etwas erzählen«. In der Regel werden solche Bedrohungsgefühle von Täter imitierenden Anteilen innerlich reinszeniert (siehe hierzu Kapitel 17). Die betroffenen Patienten hören dann innerlich etwas wie: *»Sei still! Rede nicht! Wenn du etwas sagst, bist du tot!«* Der Patient fühlt sich ernstlich bedroht, weil er sich nur beschränkt darüber im klaren ist, daß die Drohungen, vor denen er sich fürchtet, mittlerweile der Vergangenheit angehören, in der Gegenwart also nicht mehr wirksam sind. Diese inneren Drohungen schützen den Patienten aber auch vor unerträglichen Erinnerungen. Über etwas verbal zu berichten bringt Menschen der Realisation einen wichtigen Schritt näher, und oft ist dabei magisches Denken im Spiel, im Sinne von: *»Wenn ich es nicht laut ausspreche, ist es nicht real.«*

Bedrohungsgefühle basieren häufig auf Erinnerungen an Einschüchterungen durch Täter, die fürchteten, der Patient (als Kind) könne sie in Schwierigkeiten bringen. In der Traumazeit fixierte Anteile erleben solche Bedrohungen als in der Gegenwart noch gültig und real. Allerdings gehen einige Bedrohungen gar nicht von einem Täter aus, sondern es handelt sich um innere Zwänge, die Nicht-Realisation aufrechtzuerhalten. Trotzdem hat der Patient in solchen Fällen das Gefühl, es sei gefährlich oder sogar lebensbedrohlich, über das Geschehene zu reden. Deshalb müssen Bedrohungsgefühle erschlossen und ihre Macht über den Patienten muß aufgelöst werden. Bevor der Therapeut mit der Arbeit an traumatischen Erinnerungen beginnt, sollte er sich intensiv mit Täter imitierenden Anteilen befassen, um innere Bedrohungsgefühle zu verringern und sich die Kooperation dieser Anteile bei der Arbeit an traumatischen Erinnerungen zu sichern.

Beispiel für innere Drohungen, die verhindern sollen, dass der Patient über Erlebtes redet: Thomas

Thomas erzählte seinem Therapeuten, er sei von seinem Nachbarn sexuell mißbraucht worden, als er im Alter von zehn Jahren sechs Wochen lang bei seiner Großmutter gelebt hatte. In der folgenden Sitzung berichtete er über einen neuen Tic: Wenn er im Freien war, drehte er manchmal den Kopf so weit wie möglich, als wollte er hinter sich schauen. Als der Therapeut den Tic mit Thomas gemeinsam genauer untersuchte, stellte sich heraus, daß es sich um ein repetitives Verhalten eines entsetzten Kind-Anteils handelte, der in der Traumazeit fixiert war und hinter sich nach dem Täter Ausschau hielt. Dieser verängstigte Kind-Anteil berichtete, der Täter habe zu ihm gesagt: »*Wage es ja nicht, mit irgend jemandem darüber zu reden, denn wo du auch bist und was du auch tust, ich verfolge es, und wenn du redest, komme ich und töte dich.*« Sobald sich Thomas der Drohung bewußt geworden war und er dem Kind-Anteil geholfen hatte, die Gegenwart bewußter wahrzunehmen und zu erkennen, daß er gegenwärtig in Sicherheit war, verschwand der Tic.

Sobald es gelungen ist, diese inneren Konflikte zu verringern und zwischen den Anteilen eine gewisse Kooperation zu ermöglichen, kann man vorsichtig mit ersten Schritten auf dem Weg zur Verarbeitung traumatischer Erinnerungen beginnen. Konkrete Ansätze und Techniken für diese Arbeit werden im folgenden Kapitel erläutert.

Weitere Erkundungen

20.1 Wie fühlen Sie sich, wenn Sie Patienten helfen, ihre traumatischen Erinnerungen durchzuarbeiten? Fühlen Sie sich zögerlich? Wenn ja warum? Sprechen Sie mit Kollegen über diese Gefühle.

20.2 Haben Sie schon einmal erlebt, daß ein Patient zu früh an einer traumatischen Erinnerung arbeitete und dadurch überfordert wurde? Wenn Sie auf dieses Erlebnis zurückblicken, was glauben Sie dann, was Sie anders hätten machen können, um das Containment der Erinnerung zu verbessern oder mit der Arbeit im Toleranzfenster des Patienten zu bleiben?

20.3 Halten Sie die traumatischen Erinnerungen Ihrer Patienten immer für glaubwürdig? Oder sind Sie manchmal skeptisch? Wie gehen Sie mit dem Gefühl, einem Patienten nicht zu glauben, um, wenn Sie es einmal haben? Wie können Sie Ihren Patienten selbst dann mitfühlend begleiten, wenn seine Erinnerung nicht zutreffend ist?

20.4 Welche Theorie bezüglich der Natur traumatischer Erinnerungen halten Sie für maßgebend, und wie wirkt sich dies auf Ihre therapeutische Praxis aus?

21 Behandlung traumatischer Erinnerungen

Grundsätze und Techniken

> *Ich nehme an, daß nicht die Entladung von Anspannung, das »Rauslassen« nützlich ist, sondern daß das Mitteilen der Emotion und der Erinnerung, sich damit an einen anderen Menschen (im Sinne einer Zwei-Personen-Psychologie) – und an andere Ich-Anteile – zu wenden, heilend wirkt.*
>
> — Elizabeth Howell (2011, S. 178–179)

In diesem Kapitel beschreiben wir die praktischen Vorgehensweisen und Techniken, die bei dissoziierenden Patienten am häufigsten benutzt werden, um traumatische Erinnerungen in Phase 2 aufzulösen. Sobald Therapeut und Patient gemeinsam zu der Auffassung gelangt sind, es sei an der Zeit und möglich, an traumatischen Erinnerungen zu arbeiten, müssen sie sich auf diese Art von Arbeit vorbereiten und entscheiden, welche Vorgehensweise im konkreten Fall vorzuziehen ist. Unabhängig vom gewählten Vorgehen und von der angewandten Technik sollte ein Therapeut diese beherrschen, um sie möglichst organisch in die Sitzungen integrieren zu können. Außerdem sollte der Therapeut die gewählten Techniken vor ihrer Anwendung stets erklären und sich die Einwilligung des Patienten gesichert haben.

Weil viele der im folgenden beschriebenen Techniken in irgendeiner Form schon in Phase 1 benutzt werden können, hat sowohl der Patient als auch der Therapeut schon einen gewissen Eindruck davon gewonnen, was am besten wirkt, und beide haben bereits gemeinsam Erfahrungen in deren Anwendung gesammelt. Wir können gar nicht nachdrücklich genug darauf hinweisen, daß die relationale Verbindung zwischen Therapeut und Patient stets die wichtigste Rolle spielt, der das gemeinschaftliche Bemühen, dafür zu sorgen, daß der Patient im Bereich seines Toleranzfensters bleibt, unmittelbar folgt. Techniken sind nur Beigaben, die dazu dienen, die Regulation aufrechtzuerhalten und die Integration zu unterstützen; sie sind keine Zauberformeln, die eine Alchemie der Integration ins Werk setzen. Kluft (2013/2014, S. 230) hat weise darauf hingewiesen, daß ein Therapeut, sobald ihm klar geworden ist, was die Wirksamkeit einer Technik ausmacht, dieses Wissen oft nutzen kann, ohne noch auf die Technik selbst zurückgreifen zu müssen.

ZENTRALES KONZEPT

Die therapeutische Beziehung ist für die Behandlung traumatischer Erinnerungen bei dissoziierenden Patienten von großer Bedeutung. Techniken sollten bei der Arbeit an traumatischen Erinnerungen lediglich das Bemühen unterstützen, dafür zu sorgen, daß der Patient den Bereich seines Toleranzfensters nicht verläßt und im Kontakt mit dem Therapeuten präsent bleibt.

Die Behandlung der traumatischen Erinnerungen dissoziierender Patienten ist nur selten leicht. So unkompliziert die im folgenden erläuterten Vorgehensweisen auf den ersten Blick erscheinen mögen, so schwierig erweist sich diese Arbeit in der Praxis oft. Eine Technik, die in der vorigen Woche ihren Zweck sehr gut erfüllt hat, kann sich heute als völlig unbrauchbar erweisen. Sich zu erden und in der Gegenwart präsent zu bleiben kann für einen solchen Patienten eine große Herausforderung sein. Anteile, die sich mit der Zielrichtung der Arbeit grundsätzlich einverstanden erklärt haben, sehen sich plötzlich außerstande, ihre Bemühungen fortzusetzen. Oder Patient und Therapeut wissen plötzlich nicht mehr, wie sie mit einer Erinnerung umgehen sollen. Wie bei jeder anderen Art von Therapie muß der Therapeut auch hier auf Herausforderungen, Ungewißheiten und Unvollkommenheiten, die im Laufe der Arbeit zutage treten, vorbereitet sein, mit seinen Erwartungen realistisch bleiben und beim Auftauchen traumatischer Erinnerungen Geduld beweisen. Tabelle 21.1 (S. 496f) beschreibt in Form eines Überblicks einen integrativen Ansatz zur Auflösung traumatischer Erinnerungen.

Stabilisierungstechniken werden in anderen Publikationen detailliert beschrieben (siehe z. B. Boon et al. 2011/2013; Chu 2011; Cloitre et al. 2002, 2006; Courtois & Ford 2009/2011; Kluft & Fine 1993). Weil sie in Phase 1 im Zentrum stehen, werden sie hier nicht erneut thematisiert. Therapeuten müssen jedoch sicherstellen, daß ihre Patienten bereit und in der Lage sind, sich mit ihren traumatischen Erinnerungen zu befassen, und müssen die eventuellen Kontraindikationen für diese Arbeit genau kennen.

Psychoedukation und Einwilligung nach erfolgter Aufklärung

Die Patienten müssen sich darüber im klaren sein, daß sie an einer Auseinandersetzung mit ihren traumatischen Erinnerungen nicht vorbeikommen werden. Sie haben diese Auseinandersetzung schon so lange vermieden, daß sie eine gewisse Motivation entwickeln müssen, um das für sie so ungeheuer Schmerzhafte zu integrieren. Ihre Therapeuten können ihnen helfen, Verbindungen zwischen nicht integrierten traumatischen Erinnerungen und weiterhin auftretenden Albträumen, relationalen Reenactments, Furcht und Scham und dem fortgesetzten Leiden der Anteile herzustellen. Ein Patient sollte zumindest auf der kognitiven Ebene die Unterschiede zwischen dem

TABELLE 21.1

Aspekte der Behandlung traumatischer Erinnerungen bei dissoziierenden Patienten

- Eine stabile therapeutische Beziehung
- Psychoedukation über die Arbeit an traumatischen Erinnerungen
- Einwilligung nach erfolgter Aufklärung unter Einschluß eventueller positiver und negativer Folgen sowie von Möglichkeiten der Nutzung verschiedener Methoden
- Vorbereitung auf die Arbeit im ersten Drittel (oder einer kürzeren Zeitspanne) der Sitzung (Kluft 1991, 2013/2014; van der Hart et al. 1993, 2006/2008)
    - Gespräch darüber, was der Patient nach der Sitzung brauchen wird, um sich sicher, behaglich und unterstützt zu fühlen
    - Gespräch über den Inhalt der Sitzung (z.B. darüber, an welcher Erinnerung gearbeitet werden soll, welche Art von Fraktionierung genutzt werden soll und welche Anteile an der Arbeit teilnehmen sollen)
    - Eine geführte Phantasie zu Beginn der Sitzung, die folgende Elemente umfassen kann:
        - Einen Treffpunkt wie etwa den sogenannten Dissoziationstisch (Fraser 1991, 2003), der es ermöglicht, eine innere Einigung über den anvisierten Wirkungsbereich der Arbeit zu erzielen und zu klären, welche Anteile sich nicht daran beteiligen werden.
        - Ein Sicherheit vermittelnder oder heilender Ort oder ein das Containment förderndes Bild für die nicht teilnehmenden Anteile (Boon et al. 2011/2013; Fraser 1991, 2003; Hammond 1990b; Kluft 1982, 1988a, 1989, 1994b, 2013/2014; Steele & Colrain 1990; van der Hart 2012; van der Hart et al. 1993, 2006/2008)
        - Eine weise Idealgestalt oder ein Ratgeber, der innerlich unterstützt und anleitet (Bresler 1990; Krakauer 2001; Parnell 2013; Phillips & Frederick 1995/2003; Rossman 1987)
        - Containment fördernde Bildvorstellungen für andere möglicherweise auftauchende Erinnerungen sowie für das Ende der Sitzung (Boon et al. 2011/2013; Steele & Colrain 1990; van der Hart 2012)
- Eine geführte Synthese – der freie Austausch zwischen den dissoziierten Anteilen, wodurch es im zweiten Drittel der Sitzung möglich wird, Vergangenheit und Gegenwart voneinander zu unterscheiden
    - Imaginative Exposition
    - Optimale Modulation des Erlebten
        - Auf Vergangenheit und Gegenwart gleichzeitig gerichtete duale Aufmerksamkeit, verbunden mit der Fähigkeit, selbst beim Aufkommen starker Emotionen geerdet zu bleiben (siehe z. B. Kluft 1982, 2013/2014; Knipe 2009b, 2014; van der Hart et al. 2006/2008)
        - Fähigkeit, Erdung und Präsenz wiederherzustellen, wenn man den Bereich des Toleranzfensters verlassen hat (Kluft 2013/2014; Knipe 2009b, 2014)

- Nutzung von Distanzierungstechniken (siehe z. B. H. Spiegel & Spiegel 1978)
- Nutzung von Fraktionierungstechniken, die es ermöglichen, jederzeit jeweils nur an einem kleinen Teil des Erlebten zu arbeiten (siehe z. B. Boon 1997; Greenwald 2013; Gonzalez & Mosquera 2012; Kluft 1982, 1988a, 1990a, 1990b, 1994b, 2013/2014; D. Johnson & Lubin 2005; Lazrove & Fine 1996; Ochberg 1996; Paulsen & Lanius 2014; D. Spiegel 1981; Twombly 2000; van der Hart et al. 2006/2008; van der Hart et al. 2014; Wolpe 1982; Wright & Wright 1987)

- Angenehmer Abschluß und Containment der geführten Synthese im letzten Drittel der Sitzung

- Geführte Realisation – kann sich über eine längere Zeitspanne erstrecken (van der Hart et al. 1993, 2006/2008)
  - Personifikation
  - Präsentifikation

Erinnern und dem Wiedererleben schmerzhafter Erlebnisse verstehen. Beispielsweise können sich die meisten Patienten an ein unbedeutendes emotionales Erlebnis erinnern, das sie nicht mehr unmittelbar spüren.

Zentrales Konzept

Der Therapeut sollte dem Patienten die Unterschiede zwischen Wiedererleben und Erinnern erklären, und zwar möglichst an Beispielen aus dem Erfahrungsschatz des Patienten selbst. Es sollte auf die Notwendigkeit hingewiesen werden, in der Gegenwart verwurzelt und mit dem Therapeuten verbunden zu bleiben, während der Fokus der Arbeit auf das Erinnern gerichtet ist.

Der vielleicht wichtigste Aspekt der Psychoedukation besteht darin, Patienten klar zu machen, daß sie jederzeit über alles, was geschieht, die Kontrolle haben. Das gilt sogar für die Vorbereitungsphase, in welcher der Patient *Stopp!* sagen oder durch ein Handsignal zu erkennen geben kann, daß er die Behandlung unterbrechen möchte. Der Therapeut muß in Reaktion darauf in jedem Fall stoppen, er kann aber untersuchen, warum der Patient es für nicht nützlich hält, mit der Arbeit fortzufahren. So kann eine kooperative und vertrauensvolle Partnerschaft zur Unterstützung dieser anstrengenden Arbeit genutzt werden.

Psychoedukation beinhaltet, mit dem Patienten gemeinsam zu erforschen, was für die Arbeit an einer bestimmten Erinnerung erforderlich und welche Art von Betreuung nach solch einer Sitzung sinnvoll sein könnte. Manche Patienten brauchen nach Therapiesitzungen viel Unterstützung und wünschen sich, von ihrem Partner oder einer anderen unterstützenden Person nach Hause gefahren zu werden. Die Sitzung sollte aber so geplant werden, daß dem Patienten nach der Arbeit reichlich Zeit zur Erholung und zur Reflexion bleibt. Deshalb sollten solche Sitzungen beispielsweise nicht morgens durchgeführt werden, bevor der Patient zur Arbeit geht, und auch nicht am ersten Tag einer anstrengenden Woche.

Die Einwilligung nach erfolgter Aufklärung ist ein wichtiger Aspekt jeder Therapie und sollte natürlich vor Beginn der Behandlung einer dissoziativen Störung stattfinden. Allerdings sollte vor der Arbeit an traumatischen Erinnerungen noch einmal eine spezielle Aufklärung über die dabei zum Einsatz kommenden Techniken und Methoden, unter denen Patient und Therapeut wählen können, erfolgen sowie auch über die möglicherweise damit verbundenen positiven und negativen Reaktionen. Auch dies gibt Patienten das Gefühl, wählen und das Geschehen beeinflussen zu können, was eine gute Grundlage für die kommende Arbeit an traumatischen Erinnerungen ist.

Vorbereitung

Längere Sitzungen von 75 bis 90 Minuten zu planen kann nützlich sein, nicht um Intensität und Dauer der Erlebnisse zu steigern, sondern um die traumatischen Erinnerungen stärker fraktionieren zu können, zwecks Ermöglichung einer adäquaten Synthese und Realisation und um dem Patienten nach der Arbeit viel Zeit zur Wiederherstellung des Zustandes der Erdung und zur vollständigen Reorientierung auf die Gegenwart zu lassen. Kluft (1991, 2013/2014) hat darauf hingewiesen, daß die Vorbereitungsarbeit am Anfang des ersten Drittels einer Sitzung oder noch früher stattfinden sollte, die Synthese im zweiten Drittel und Erdung, Reorientierung und kognitive Arbeit im letzten Drittel. Wenn Arbeit an Erinnerungen erst spät in einer Sitzung beginnt, kann dies für den Patienten am Ende der Sitzung zum Problem werden, weil dann nicht genügend Zeit bleibt, um die Sitzung adäquat abzuschließen. Der Synthese gewidmete Sitzungen sollten stets pünktlich beendet werden, um dem Patienten das Gefühl zu vermitteln, daß das Containment gesichert ist.

Zentrales Konzept

Der Arbeit an traumatischen Erinnerungen gewidmete Sitzungen müssen so strukturiert werden, daß am Ende noch genügend Zeit bleibt, um allen Anteilen des Patienten zu helfen, sich zu erden und sich zu beruhigen, eventuell noch nicht abgeschlossene Arbeit durch Containment zu sichern und die Sitzung pünktlich abzuschließen.

Der Therapeut bereitet den Patienten auf die Arbeit an traumatischen Erinnerungen zunächst vor, indem er ihm hilft, auf die Gegenwart hin orientiert, geerdet und in gutem Kontakt zum Therapeuten zu bleiben. Diese Erdung und die duale Fokussierung der Aufmerksamkeit werden während der Arbeit an traumatischen Erinnerungen (soweit möglich) sorgsam aufrechterhalten.

Auswählen einer traumatischen Erinnerung

Da die meisten Patienten viele traumatische Erinnerungen haben, muß man sich die Frage stellen, welche von diesen man zuerst auswählen sollte, um daran zu arbeiten. Sehr vereinfacht könnte man sagen, daß es gewöhnlich nützlich ist, mit den am wenigsten intensiven Erinnerungen bzw. denjenigen mit der geringsten emotionalen Ladung zu beginnen. Dadurch lernen die Patienten, daß es möglich ist, die Arbeit effektiv zu erledigen, und sie können eine gewisse Übung darin entwickeln, bevor sie sich der Integration schwierigerer Ereignisse zuwenden.

Im Idealfall ist ein Anteil des Patienten in der Lage, einen kognitiven Überblick über die Erinnerung zu geben, ohne daß die Gefahr unkontrollierten Wiedererlebens besteht, doch leider ist das nicht immer möglich. Manchmal sind die Hinweise auf das Vorliegen eines Traumas sehr vage, und sie existieren nur in Form von Äußerungen wie *»in der Zeit im Keller«* oder *»als mein Bruder gemein zu mir war«*. In anderen Fällen ist gar kein kognitiver Inhalt zugänglich, und es sind nur emotionale oder sensumotorische Symptome wie Panik, Furcht, Scham, physischer Schmerz oder repetitive Bewegungen zu erkennen.

> **Zentrales Konzept**
>
> Zu Beginn einer geführten Synthese sollte der Patient (und sollten die dissoziierten Anteile) in Gegenwart des Therapeuten präsent und geerdet sein.

Entscheidungen über die Auswahl der an der Arbeit teilnehmenden Anteile

Die Planung erfordert auch Entscheidungen darüber, welche Anteile an der Arbeit teilnehmen können und sollten. Dies unterscheidet die Arbeit an traumatischen Erinnerungen bei Patienten mit dissoziativen Störungen von entsprechender Arbeit mit nicht dissoziierenden Patienten. Einige, aber ganz sicher nicht die meisten Patienten sind in der Lage, alle ihre dissoziierten Anteile gleichzeitig an dieser Arbeit teilhaben zu lassen. Besteht bei einem Patienten eine DIS, und der Betreffende lebt in einer sehr belastenden Situation – beispielsweise weil sein Beruf ihn sehr fordert oder er mehrere Kinder aufziehen muß –, kann es sinnvoll sein, die Anteile, die für die Alltagsbewältigung zuständig sind, zeitweise aus der Arbeit an traumatischen Erinnerungen herauszuhalten.

Möglicherweise können sie später, wenn es zur Synthese kommt, das Geschehen aus »sicherem Abstand« beobachten. Da dissoziative Barrieren jedoch nicht immer standhalten, sollte die Arbeit vorsichtig dosiert werden, bis klar ist, wie belastbar diese Anteile sind. Ist der richtige Zeitpunkt gekommen, muß der Therapeut diesen Anteilen helfen können zu realisieren, daß auch diese Erinnerungen zu ihnen gehören.

Umgang mit dem Arousal

Das Arousalniveau eines Patienten sollte unbedingt im Bereich seines Toleranzfensters bleiben, und sowohl der Patient als auch der Therapeut sollten ein ausreichendes Maß an Kontrolle über das, was bei der Arbeit geschieht, haben. Panik und Switching können verhindern, daß die Erinnerung, an der gearbeitet werden soll, für den im Vordergrund befindlichen Anteil zugänglich ist und sollten deshalb vermieden werden.

Anfang und Ende einer Erinnerung

Therapeuten und Patienten müssen eine Vorstellung vom Anfang und Ende der Erinnerung, an der gearbeitet werden soll, haben. Diese zeitliche Abgrenzung hilft dem Patienten zu realisieren, daß die betreffende Erinnerung einen Anfang, eine Mitte und ein Ende hat. Eine Schwierigkeit dabei ist, daß Patienten häufig sich wiederholende traumatische Situationen erlebt haben, weshalb das Ende einer bestimmten Erinnerung nicht mit dem Ende der Traumatisierung identisch ist. Den Betroffenen ist selbst dann, wenn sie wissen, daß eine Episode geendet hat, auch klar, daß noch mehr kommen wird. Deshalb sollte der Therapeut allen Anteilen helfen, zur Gegenwart in Verbindung zu treten, *nachdem die allerletzte traumatische Situation abgeschlossen ist.*

Pathogene Kerne

Es ist nützlich, wenn der Therapeut die bedrohlichsten oder übermächtigsten Bestandteile der traumatischen Erinnerung kennt oder zumindest eine vage Ahnung von ihnen hat, von jenen Anteilen, die der Patient um jeden Preis vermeiden will und die *pathogene Kerne* (van der Hart et al. 2006/2008) genannt worden sind. Dabei kann es sich um alles Mögliche handeln, beispielsweise um ein bestimmtes Gefühl, eine Körperempfindung, eine Kognition, eine Überzeugung (z. B. »Ich sterbe«) oder um etwas, das der Patient gehört, gesehen oder getan hat. Eine traumatische Erinnerung kann nur vollständig integriert werden, wenn diese pathogenen Kerne aufgelöst werden. Da es natürlich nicht immer möglich ist, sie zu kennen, sollte der Therapeut darauf vorbereitet sein, daß in einer der Synthese gewidmeten Sitzung ein unerwarteter Teil der Erinnerung auftauchen kann. Beispielsweise war einmal ein Patient auf eine Erinnerung daran fokussiert, daß sein Vater ihn im Bett mißbrauchte, als ihm plötzlich klar wurde, daß sein jüngerer Bruder ebenfalls im Raum war, und er erinnerte sich, daß sein Vater ihn und seinen Bruder gezwungen hatte, einander zu mißbrauchen, während er zuschaute. Dies zu erleben war für den Patienten verheerend gewesen und hatte bei ihm starke Scham hervorgerufen, weil er sich als der ältere dafür verantwortlich gefühlt hatte, daß er seinen jüngeren Bruder mißbraucht hatte. An der durch dieses Erlebnis entstandenen Scham mußte im Rahmen der geführten Synthese und danach gesondert gearbeitet werden.

ZENTRALES KONZEPT

Traumatische Erinnerungen enthalten pathogene Kerne – Erlebnisse, Emotionen, Empfindungen oder Überzeugungen, die besonders überwältigend wirkten. Diese müssen identifiziert, realisiert und integriert werden, weil die Behandlung traumatischer Erinnerungen nur dann ihren Zweck erfüllen kann.

Der Therapeut sollte sich vor Mutmaßungen darüber hüten, was der schwierigste Aspekt eines traumatisierenden Ereignisses sein könnte. Viele Patienten berichten beispielsweise, daß eine Vergewaltigung, die sie erlebt hätten, zwar entsetzlich gewesen sei, aber das anschließende Gefühl, völlig allein zu sein, oder so tun zu müssen, als sei nichts geschehen, hätten sie als noch entsetzlicher und verheerender empfunden.

Die geführte Synthese

Die geführte Synthese ist ein geplantes gemeinsames Bemühen um kontrollierte Reaktivierung und Miteinander-Teilen (siehe Kapitel 9). Der erste Schritt auf dem Weg zur Synthese besteht bei dissoziierenden Patienten darin, die gewählte Erinnerung auf der kognitiven Ebene allen dissoziierten Anteilen bekannt zu machen, sofern das möglich ist. Gewöhnlich besteht zumindest bei einigen dissoziierten Anteilen eine gewisse Amnesie oder ein anderes Manko hinsichtlich der Realisation des Geschehenen. Zwar mögen anfangs nicht alle Anteile partizipieren, aber letztlich muß die ganze Person wissen und akzeptieren, daß sie ein bestimmtes Ereignis erlebt hat.

ZENTRALES KONZEPT

Die geführte Synthese ist das geplante und absichtliche Bekanntmachen einer traumatischen Erinnerung unter allen dissoziierten Anteilen, so daß keine Amnesie für das Erlebnis mehr besteht und der lange Prozeß der Realisation beginnen kann.

Die Synthese unterscheidet sich vom Wiedererleben und vom Erleben eines Flashback. Der Patient bleibt dabei in der Gegenwart verwurzelt und mit dem Therapeuten verbunden, während er sich absichtlich und in wohldosierter Form erinnert. Weil möglicherweise Fraktionierungs- oder Distanzierungstechniken genutzt werden müssen, um dem Patienten in dieser Hinsicht zu helfen, werden einige dieser Ansätze im folgenden beschrieben.

Synthese im Gegensatz zur Exposition

Der Begriff *Exposition* beschreibt vor allem, daß der Patient einer traumatischen Erinnerung gewahr wird und zu ihr in Kontakt tritt. Eine Exposition führt jedoch nicht zwangsläufig zur Integration. Bei allen Arten der Behandlung traumatischer Erinnerungen findet in der einen oder anderen Form eine Exposition statt. Allerdings wird das Wort momentan häufiger zur Beschreibung bestimmter Verfahrensweisen benutzt. Traditionelle Expositionstherapien (darunter die Prolongierte Exposition, Flooding und Implosion) heben die Bedeutung intensiven und detaillierten Wiedererlebens der traumatischen Erinnerung hervor, wobei diese immer wieder heraufbeschworen wird, bis sie ihre emotionale Intensität verliert (siehe z. B. Foa et al. 2009; Foa & Kozak 1986; Foa & Rothbaum 1998). Das Hauptziel der traditionellen Expositionstherapie ist die Linderung oder Reduzierung von Furcht und Angst. Gleichzeitig sollen auch dysfunktionale Gedanken und Überzeugungen, die mit der Furcht verbunden sind, verringert werden (Foa & Kozak 1986). Doch viele dissoziierende Patienten können so intensive Expositionserlebnisse einfach nicht ertragen, weshalb Techniken, die keine Modulation zulassen, eine destruktive Wirkung entfalten können.

Im übrigen steht im Zentrum vieler Erinnerungen an relationale Traumata nicht Furcht, sondern Scham oder eine andere starke Emotion wie Rage, ein Schuldgefühl, Trauer, unerträgliche Einsamkeit, Sehnsucht oder ein unlösbarer Konflikt zwischen dem Bedürfnis nach Sicherheit und dem nach Verteidigung, wenn eine desorganisierte Bindung vorliegt. Sind Patienten mit einer DIS einer traumatischen Erinnerung ausgesetzt, verspüren sie danach vielleicht keine Furcht mehr, sie können aber in Verzweiflung darüber verfallen, daß ihre primären Bezugspersonen sie mißbraucht oder mißhandelt haben oder daß ein so großer Teil ihres Lebens dem negativen Einfluß ihrer traumatischen Erlebnisse unterliegt. Tatsächlich gibt es keine eindeutigen Belege dafür, daß Ansätze, die auf Prolongierter Exposition basieren, allein bei solchen komplizierten relationalen Erlebnissen zu helfen vermögen. So wurde z. B. im Rahmen einer Studie eine intensive Exposition, die sich auf das Erleben von Scham bezog, von den Patienten als nicht nützlich beurteilt (Dorahy et al. 2015), wohingegen sich als die effektivste Intervention das Fokussieren darauf, wie der Patient mit Scham umging, erwies.

Und das Fokussieren auf eine traumatische Erinnerung schließlich garantiert nicht automatisch, daß alle Anteile des betreffenden Patienten dieser Erinnerung gewahr sind, und auch nicht, daß die Synthese erreicht wird. Wenn Patienten mit einer Erinnerung konfrontiert werden, können sie diese trotzdem weiter so erleben, als handele es sich um das Erlebnis eines anderen Menschen.

Zentrales Konzept

Exposition ist noch keine Synthese, sondern nur ihr Anfang, und sie zielt nicht darauf, dissoziierte Anteile zu veranlassen, ihre Erinnerungen mitzuteilen.

Verbindung und Differenzierung

Eine Synthese beinhaltet sowohl das Verbinden als auch das Differenzieren (van der Hart et al. 1993, 2006/2008). Wenn Anteile mitteilen, was aus ihrer Sicht geschehen ist (das Verbinden), kann die ganze Person eine nuanciertere und reflektierendere Sicht entwickeln (das Differenzieren). Beispielsweise kann der Patient somatische Empfindungen und Emotionen mit der Erinnerung verbinden und diese dann als ein in der Vergangenheit liegendes Erlebnis differenzieren, statt sie weiter als etwas im Hier und Jetzt Geschehendes zu verstehen. Und ein Anteil kann zu klären helfen, daß die Furcht eines anderen Anteils vor einem gefährlichen Ungeheuer, das in seinem Raum lebte, in Wahrheit eine Abwehr gegen die Realisation war, daß der Patient von seinem Bruder mißbraucht worden war. Der Patient kann dann zwischen Phantasie und Wirklichkeit unterscheiden und dem jungen Anteil von sich selbst helfen, die Realität zu akzeptieren. Ein Anteil, der in der Erinnerung festsitzt, kann zu einem anderen Anteil in Verbindung treten, der das Ende erlebt hat, was zur Realisation und damit zu großer Erleichterung darüber führt, daß das Ereignis vorüber ist. Der in der Erinnerung festsitzende Anteil kann dann auch die Vergangenheit von der Gegenwart unterscheiden.

Viele Kliniker benutzen das BASK-Modell der Dissoziation, um sicherzustellen, daß alle Aspekte des betreffenden Erlebnisses in die Synthese einbezogen werden. BASK ist ein Akronym, das für *Verhalten (behavior)*, *Affekt*, *Empfindung (sensation)* und *Kognitionen* und *Überzeugungen* oder *Wissen (knowledge)* steht (Braun 1988a, 1988b). Der Therapeut kann dem Patienten auf kognitiver Ebene zu erkennen helfen, was geschehen ist und wie sich der Täter und der Patient jeweils verhalten haben. Alle BASK-Komponenten sollten integriert werden.

Beginn der Synthese-Sitzung

Alle Anteile, die sich an der Arbeit an traumatischen Erinnerungen nicht beteiligen, werden zusammengerufen, eventuell in einem Konferenzraum, oder sie werden in der Sitzung so imaginiert, wie der Patient es gewöhnt ist. Wollen Anteile nicht teilnehmen, werden sie aufgefordert, sich an ihren sicheren und ruhigen Ort zu begeben, ein »Nikkerchen« zu machen oder auf andere Weise ihrem Containment Ausdruck zu geben. Alle die bevorstehende Arbeit betreffenden Fragen werden kurz abgehandelt, und der Therapeut versichert noch einmal, daß alle Anteile sich zur Mitarbeit bereit erklärt haben. Möglicherweise hält der Patient als greifbare Erinnerung an die Gegenwart einen Stein oder einen anderen Anker in Händen.

Spezifische Techniken

Es gibt viele Möglichkeiten, mit dissoziierenden Patienten an traumatischen Erinnerungen zu arbeiten. Wir können hier zwar nicht alle ausführlich vorstellen, aber wir haben uns bemüht, für alle in Frage kommenden Verfahren Beispiele anzuführen. Therapeuten empfehlen wir dringend, sich in der Anwendung der Verfahren, die zu nutzen sie beabsichtigen, gut ausbilden zu lassen und sich um eine entsprechende Supervision zu bemühen. Die Gefahr einer Schädigung ist bei dissoziierenden Patienten sehr groß, insbesondere wenn ihre Therapeuten ohne ausreichendes Training an traumatischen Erinnerungen arbeiten.

- **Hypnotische Ansätze einschließlich der Ego-State-Therapie:** Boon 1997; D. Brown & Fromm 1986; Fine 1993, 1999, 2012; Kluft 1982, 1988a, 1989, 1990a, 1990b, 1992a, 1992b, 1994b, 1996a, 1996b, 2001, 2013/2014; Phillips & Frederick 1995/2003; Steele & Colrain 1990; van der Hart 1991; van der Hart et al. 1993, 2014; J. G. Watkins & Watkins 1991, 1997/2003.
- **EMDR-Ansätze:** Fine & Berkowitz 2001; Gelinas 2003; Gonzalez & Mosquera 2012; Knipe 2009a, 2009b, 2014; Lazrove & Fine 1996; O'Shea 2009; Paulsen & Lanius 2014; Twombly 2000; van der Hart et al. 2014.
- **Kombinationen von Hypnose und EMDR:** Beere, Simon & Welch 2001; Fine & Berkowitz 2001; Forgash & Copeley 2007; Forgash & Knipe 2008; Paulsen & Lanius 2014.
- **Somatische Ansätze:** Fisher 2011; Levine & Frederick 1997/1998; Ogden & Minton 2002; Ogden et al. 2006/2010; Ogden & Fisher 2015.

Es gibt zahllose Möglichkeiten, traumatische Erinnerungen zu erschließen. Die naheliegendste ist, rein kognitiv über das, was geschehen ist, zu berichten. Man kann Patienten auffordern, die erinnerte Situation nachzuerzählen und darauf zu achten, was während dessen geschieht. Manchmal beginnt ein bestimmter Anteil, und andere Anteile schließen sich ihm nach und nach an oder halten zum ersten einen gewissen Abstand. Man kann jede Art von Körperempfindung nutzen: »*Wenn Sie in Ihrer Brust Angespanntheit spüren, dann lassen Sie Ihren Geist in die Zeit zurückgehen, in der Sie diese Empfindung besonders stark gespürt haben, und achten Sie darauf, was dann als nächstes geschieht.*« Sensumotorische Ansätze nutzen somatische Zugangsmöglichkeiten (Ogden & Minton 2002; Ogden et al. 2006/2010; Ogden & Fisher 2015), und bei EMDR-Ansätzen verhält es sich genauso (siehe z. B. Gonzalez & Mosquera 2012; Frewen & Lanius 2015).

John Watkins (1971) hat eine hypnotische Technik mit Namen *Affektbrücke* entwikkelt, die Patienten hilft, auf einen bestimmten Affekt zu fokussieren, beispielsweise auf Furcht, woraufhin sie der Emotion zurück in eine Zeit folgen können, in der sie dieselbe (während der traumatischen Erinnerung) empfunden haben, als wäre die Emotion eine Brücke, die dem Patienten ermöglicht, von der Gegenwart in die Vergangenheit zu wechseln. Die *Float-Back-Technik* des EMDR (Shapiro 1994, 1996) basiert auf der Affektbrücke und kann ähnlich genutzt werden.

Optimale Distanz von der Erinnerung

Techniken der imaginativen Exposition animieren Patienten dazu, die volle Intensität ihrer Erinnerungen zu spüren. Doch verlassen die meisten dissoziierenden Patienten sehr schnell ihr Toleranzfenster oder verlieren sich noch tiefer in ihrer Dissoziation, indem sie beispielsweise während dieser Art von Exposition zwischen ihren verschiedenen Anteilen hin- und herwechseln. Der Therapeut benötigt deshalb viele verschiedene Möglichkeiten, Patienten zu helfen, sich einer Erinnerung durch langsame und vorsichtige Modulation zu nähern, indem er dem Erlebnis gegenüber Toleranz entwikkelt und indem er in der Gegenwart verweilt. Distanzierungstechniken beinhalten in erster Linie Bildvorstellungen, die dem Patienten helfen, einer traumatischen Erinnerung gegenüber mehr körperliche und emotionale Distanz zu empfinden.

Die Bildschirmtechnik

Die Anteile des Patienten, die an der Synthesesitzung teilnehmen, können die traumatische Erinnerung auf einem kleinen Bildschirm verfolgen. Der Patient als der erwachsene Anteil kann sich einen Raum oder ein Kino vorstellen, in dem die Anteile weit von der Projektionsleinwand entfernt sitzen. Sie haben eine Fernbedienung, mit der sie steuern können, was auf der Leinwand erscheint. Sie können den Film stoppen, einen Schnellvorlauf in Gang setzen, zurückspulen oder die Vorführung anhalten und sich ein bestimmtes Bild als Standbild anschauen und nötigenfalls auch auf einen anderen Kanal umschalten. Außerdem können sie die Farbe oder den Ton ausschalten und das projizierte Bild unscharf einstellen, wenn die Intensität verringert werden soll.

Split Screen

Bei der Split-Screen-Technik (siehe z.B. Kluft 2013/2014, S. 237; D. Spiegel 1981; H. Spiegel & Spiegel 1978) wird auf zwei nebeneinander plazierten imaginären Bildschirmen einerseits die traumatische Erinnerung und andererseits ein Bild von einem sicheren und angenehmen Ort gezeigt. Erlebt der Patient dann eine zu starke Dysregulation, wird das Bild vom sicheren Ort über die Bildvorstellung der Erinnerung geschoben, so daß es unsichtbar wird und seine Wirkung verliert. Auf diese Weise entsteht eine Art Pendelbewegung zwischen Regulation und Dysregulation (Levine & Frederick 1997/1998).

Weitere Distanzierungstechniken

Bestimmte Anteile des Patienten können sich vorstellen, daß sie die Erinnerung wie durch ein umgekehrt gehaltenes Fernglas oder ein Teleskop beobachten, so daß sie wie an einem Ort in weiter Ferne wirkt. Junge, auf die Traumazeit fixierte Anteile können die Erinnerung durch die Augen des Erwachsenenanteils des Patienten betrachten, während sie auf dessen Schoß sitzen und von ihm gehalten werden, oder während sie durch die Augen einer Idealgestalt schauen.

Duale Aufmerksamkeit

Der Therapeut muß dafür sorgen, daß alle an einer Synthesesitzung beteiligten Anteile des Patienten in der Gegenwart verankert sind (und das Containment aller übrigen Anteile gesichert ist). Dies kann einschließen, während der Vergegenwärtigung traumatischer Erinnerungen die Achtsamkeit zu fördern (Walser & Hayes 2006) oder dem Patienten zu helfen, die von Francine Shapiro (2001/2013) so genannte duale Aufmerksamkeit zu praktizieren – ein gleichzeitiges Fokussieren auf Vergangenheit und Gegenwart. Der duale Fokus hilft dem Patienten, sich nicht völlig von der Erinnerung vereinnahmen zu lassen, was retraumatisierend wirken kann.

Duale Aufmerksamkeit, einerseits auf das Hier und Jetzt und andererseits auf das Damals und Dort gerichtet, hilft dem Patienten, die Präsenz des Therapeuten zu erleben. Sie kreiert eine gewisse Distanz vom Wiedererleben. Und sie hilft dem Patienten, die Erinnerung zu beobachten, statt völlig in ihr zu versinken und darin stecken zu bleiben. Er weiß dann: *»Ich erinnere mich, und ich bin hier, selbst während ich die Intensität der Erinnerung erlebe.«* In der Gegenwart zu sein hilft dem Patienten, im Bereich seines Toleranzfensters zu bleiben.

Die Nutzung der Titrierungstechnik zielt darauf, eine optimale Distanz zu sichern, so daß der Patient das Erlebnis ertragen kann, aber nicht in der Lage ist, weiterhin wichtige Aspekte der Erinnerung zu vermeiden. Tatsächlich sind viele Patienten und insbesondere die dissoziierten Anteile von ihnen, die Funktionen im Alltagsleben übernehmen, Meister in der detaillierten Schilderung ihres Traumas, was sie allerdings auf eine so unbeteiligte Weise tun, daß sie weiterhin von Flashbacks und anderen Symptomen einer immer noch verhinderten Integration geplagt werden.

Titrierungstechniken

Unzählige Techniken unterstützen die Arbeit an kleinen Teilen traumatischer Erinnerungen. Einige davon werden im folgenden kurz beschrieben.

Verbindung zum Therapeuten in der Gegenwart

Die therapeutische Beziehung ist der wichtigste erdende und regulierende Aspekt der Arbeit an traumatischen Erinnerungen.

Einheiten subjektiv eingeschätzter Belastung (*Subjective Units of Distress* – SUDs)

Die Patienten können den Grad ihrer Belastung auf einer von 1 bis 10 reichenden Skala einschätzen. »*Bei Erreichen welcher dieser Zahlen fühlen Sie sich ruhig und präsent? Bei welcher Zahl sollten wir mit der Arbeit aufhören? Erleben bestimmte Anteile von Ihnen andere SUD-Werte? Wenn ja, sollten wir den Prozeß unterbrechen, sobald der Anteil von Ihnen, der die Arbeit an traumatischen Erinnerungen am schlechtesten ertragen kann, sein Limit erreicht hat.*«

Der Rheostat

Patienten können sich auch einen Rheostat oder ein Thermometer vorstellen, mit dessen Hilfe sie bestimmte Emotionen oder Empfindungen verringern können. In dieser Technik muß man sich ein wenig üben, bevor man sie auf ein intensives Gefühl anwenden kann. Man kann sie auch mit Entspannungs- und Atemübungen verbinden, die auf den Patienten beruhigend wirken.

Pendeln

Man kann Patienten auch dazu anleiten, mit ihrer Aufmerksamkeit zwischen Empfindungen der Regulation und Dysregulation hin- und herzupendeln (Levine & Frederick 1997/1998). »*Achten Sie nur auf ein Gefühl der Sicherheit im Hier und Jetzt und auf meine Gegenwart. Und achten Sie nun auf eine einzige kleine Empfindung von Furcht. Bewegen Sie Ihre Aufmerksamkeit wie ein Pendel zwischen dem Gefühl der Sicherheit und dem Gefühl der Furcht hin und her, und stellen Sie fest, was dann passiert.*« Der Patient kann sich auch vorstellen, er verfolge die Bewegung zwischen den positiven und negativen Empfindungen in Form eines Unendlichkeitssymbols (∞), wodurch die bilaterale Stimulation noch verstärkt wird.

Ein sicherer, ruhiger oder heilender Ort

In Pausen während der Synthese können die Anteile sich vorstellen, daß sie sich an einem ruhigen Ort ausruhen, sich so erholen, Mitgefühl, Sicherheit, Ruhe, Heiterkeit und Linderung erleben und das Gefühl, umsorgt zu werden, stärken.

Bracketing (Einklammern)

Eine Erinnerung kann in eine positive Erinnerung aus der Zeit vor dem traumatischen Ereignis und eine zweite aus der Zeit danach eingeklammert werden (letztere kann auch in der Gegenwart stattfinden). Dies zeigt dem Patienten, daß es einen Anfang und ein Ende gibt, daß die erinnerte traumatische Situation vorüber ist und daß die Erinnerung daran mit einem positiven Erlebnis beginnt und endet.

Zeitverzerrungen

Zeitverzerrungen sind hypnotische Techniken, die das Zeitempfinden des Patienten verändern. Das Zeitgefühl geht während traumatischer Ereignisse in der Regel verloren, und traumatische Erinnerungen werden als nicht endende Situationen empfunden (van der Hart & Steele 1997). Einige Techniken helfen, den Patienten mit dem Ende eines solchen Ereignisses zu verbinden, so daß er weiß, daß es vorüber ist. Der Therapeut sollte aber sicherstellen, daß das Ende des Ereignisses nicht zum Beginn eines anderen führt. Beispielsweise berichtete eine Patientin über eine Situation, in der ihr Vater sie mißbraucht hatte. Das logische Ende dieses Ereignisses war der Zeitpunkt, zu dem der Vater den Raum verließ. Allerdings betrat die Mutter der Patientin den Raum kurz darauf und schlug ihre Tochter, weil diese ihren Vater »verführt« habe. Das tatsächliche Ende der Situation war also nicht der Zeitpunkt nach der Vergewaltigung, sondern der Zeitpunkt, nachdem die Mutter ihre Tochter verraten und so lange und heftig geschlagen hatte, daß sie das Bewußtsein verlor.

Das Ende des Ereignisses ankern Der Therapeut kann das Zeitempfinden des Patienten fördern, indem er allen Anteilen hilft, vor Beginn der Synthese das Ende des traumatischen Ereignisses wahrzunehmen. Beispielsweise kann er etwas sagen wie: »*Weil Sie im Hier und Jetzt sind, weiß Ihr Geist, ein Teil von ihm, sehr gut, daß das traumatische Ereignis geendet* hat. *In einem bestimmten Augenblick wußte ein Teil Ihres Geistes, daß die traumatische Situation vorüber ist. Dieser Augenblick kann Sie als Anker daran erinnern, daß Sie hier und jetzt sind, nicht damals und dort. Dieser Raum hier, Ihr erwachsenes Selbst und meine Gegenwart geben Ihnen mit allen Ihren Anteilen die* absolute Gewißheit, *daß es zu Ende* ist *und daß Sie und alle Ihre Anteile überlebt* haben. *Diese Tatsachen begleiten und ankern Sie unabhängig davon, wohin Ihre Erinnerung Sie führt. Zu wissen, daß die traumatische Situation, die Sie erlebt haben, geendet hat, und hier und jetzt zu sein sind treue Begleiter, die Ihnen bei all Ihrem Erinnern Unterstützung und Zuversicht vermitteln. Nehmen Sie sich einen Augenblick Zeit, um dies in allen Bereichen Ihres Geistes und Ihres Körpers sowie in allen Ihren Anteilen zu erkennen und zu spüren.*«

Natürlich ist im Falle länger anhaltender Traumatisierungen das Ende eines Ereignisses nahezu nie das Ende des Mißbrauchs oder der Mißhandlung. Der Therapeut kann auch einen eindeutigeren Bezug zur Gegenwart herstellen, indem er sagt: »*Und obwohl Sie ganz sicher wissen, daß das Ereignis geendet hat, sind Sie auch des Hier und Jetzt und meiner Gegenwart gewahr, nachdem* alle *Situationen, in denen Sie verletzt wurden, geendet haben. Dies ist das Ende nach dem letzten Ende, der Zeitpunkt, zu dem Sie nicht mehr verletzt werden. Dies ist hier und jetzt, wo Sie in Sicherheit sind, nicht mehr verletzlich sind und nicht mehr verletzt werden können. Lassen Sie Ihren ganzen Geist, Ihren ganzen Körper, alle Ihre Anteile fühlen und spüren und sicher wissen, daß die Vergangenheit, die gesamte Vergangenheit vorüber ist und Sie sich in der Gegenwart befinden.*«

Beispiel für den Beginn der Synthese beim Enden eines Ereignisses: Janna

Janna, eine DIS-Patientin mit einer besonders schrecklichen Mißbrauchsgeschichte, mußte eine traumatische Erinnerung integrieren, die mit der Überzeugung, sie werde (während des traumatischen Erlebnisses) sterben, verbunden war. Janna glaubte, ein Kind-Anteil von ihr sei gestorben, als sie während des Mißbrauchs ohnmächtig geworden sei. Sie weigerte sich hartnäckig, mit der geführten Synthese zu beginnen, weil sie überzeugt war, daß dieser Anteil jedesmal, wenn sie das Ereignis wiedererlebe, erneut sterben werde. Der Therapeutin gelang es, mit anderen Anteilen zu vereinbaren, daß diese zuerst synthetisieren könnten, wie dieses traumatisierende Ereignis geendet hatte, was natürlich eine starke Empfindung dessen, daß die Patientin ihr Martyrium überlebt hatte, einschloß. Nach erfolgreicher Synthese des Endes des Erlebnisses konnte sich die Arbeit dem Erlebnis des »Todes« zuwenden, das jenem Ende vorangegangen war.

Zeitkontraktion Manchmal ist es nützlich, den Zeitablauf während der Synthese zu beschleunigen. Dies gilt insbesondere, wenn der Patient sich an ein lange anhaltendes traumatisches Ereignis erinnert, beispielsweise an wiederholte Vergewaltigungen und Körperverletzungen, die sich über mehrere Tage hinzogen. Der Therapeut kann in solchen Fällen etwas sagen wie: »*Während Sie sich erinnern, werden Sie feststellen, daß die Zeitspanne, in der das Ereignis stattfand, sehr kurz wirkt, fast so kurz, als wäre darüber nur ein Augenblick vergangen. Sie brauchen nur auf das zu fokussieren, was Sie an der Erinnerung am stärksten vermieden haben, also auf den Teil, mit dem Sie am schwersten fertig geworden sind. Sie brauchen sich nicht jedes Detail davon bewußt zu machen. Es reicht, wenn Sie sich auf das konzentrieren, was Sie vermieden haben. Sie werden sich erinnern, daß Sie das Vergehen von Zeit beeinflussen können, als bewegten sich die Zeiger der Uhr immer schneller, so daß Ihnen die Stunden, die das Ereignis gedauert hat, plötzlich wie Minuten vorkommen, die Minuten wie Sekunden, und daß die Sekunden so kurz sind, daß Sie sich an alles, was in dieser Zeitspanne geschehen ist, in wenigen Augenblicken erinnern können, die im Strom der Zeit kaum noch zu erkennen sind. Denken Sie daran, daß Sie nur das wissen, akzeptieren und realisieren müssen, was Sie vermieden haben, nur das, was zu akzeptieren für Sie besonders schwierig war.*«

Zeitexpansion Den zeitlichen Ablauf zu verlangsamen kann in Pausen nützlich sein, wenn sich der Patient ausruht oder sich einen sicheren Ort vorstellt. Es vermittelt ihm ein Gefühl geruhsamer Erholung. Der Therapeut kann dies fördern, indem er etwas sagt wie: »*Und während Sie sich die wohlverdiente Ruhe nach einer gelungenen Arbeit gönnen, während Sie sich an einem wunderschönen Ort ausruhen, spüren Sie, wie entspannt und erfrischt Sie sich fühlen, während Sie sich Behagen gönnen, es sich gut gehen lassen und Sicherheit und Wohlbefinden genießen, die Ihnen zustehen und Sie umgeben, jeden Ihrer Anteile und jeden Bereich Ihres Geistes und Körpers. In den nächsten Augen-*

blicken können Sie sich soviel Zeit nehmen, wie Sie brauchen. Die Sekunden der Ruhe und Erholung werden Ihnen wie lange Minuten erscheinen, als ob … die Uhr … langsamer … gehen … würde. Die Minuten sind … langsamer … geworden … wie … lange … geruhsame … Stunden. Diese Stunden des Behagens und der Selbstfürsorge wirken wie lange … geruhsame … Tage. Tage und Wochen, Monate und Jahre, so lang, wie Sie es brauchen und sich wünschen, können Sie sich ausruhen und erfrischen, sich beruhigen und pflegen, und Sicherheit und Nahrung genießen.«

Fraktionierung

Viele Ansätze weisen ausdrücklich darauf hin, daß es wichtig ist, bei dissoziierenden Patienten die Arbeit an traumatischen Erinnerungen gut zu dosieren. Abgesehen von der Notwendigkeit, die duale Aufmerksamkeit aufrechtzuerhalten, ist oft eine gewisse Modulation erforderlich. Diese kann mit Hilfe verschiedener Arten der Fraktionierung erfolgen. Die Methode der Fraktionierung wurde erstmals gegen Ende des 19. Jahrhunderts von Oskar Vogt beschrieben. Er verstand sie als Technik zur Vertiefung einer Trance durch wiederholtes rasches Auftauchen aus der Trance und Wiedereintauchen in sie (Kroger 1977), nicht als Methode für die Behandlung traumatischer Erinnerungen. Die Technik der fraktionierten Abreaktion für die Behandlung traumatischer Erinnerungen bei dissoziierenden Patienten wurde erstmals von Richard Kluft (1982, 1990a) beschrieben, der auch eine Variante mit Namen *slow leak technique* (»Technik des langsamen Aussickerns« – Kluft 1982, 2013/2014, S. 144, 247) entwickelte. Die fraktionierte Abreaktion wurde seither ständig weiterentwickelt (Fine 1991, 1993, 1999; Kluft 2012, 2013/2014; Paulsen & Lanius 2014; van der Hart et al. 1993, 2006/2008) und wird inzwischen in vielen Varianten genutzt, um bei der Arbeit an der Integration traumatischer Erinnerungen zu verhindern, daß die Patienten von diesem Prozeß überwältigt werden. Im Einklang mit unserer Zielsetzung, Synthese und Realisation in den Mittelpunkt zu stellen, bezeichnen wir sie als *fraktionierte geführte Synthese* (van der Hart et al. 1993, 2006/2008, S. 379f).

Fraktionierungstechniken können eine Einschränkung der Zeitspanne, in welcher der Patient während der Synthese eine Erinnerung erlebt, beinhalten, beispielsweise auf 10, 15 oder 30 Sekunden, und daß in einer bestimmten Situation nur ein kleiner Teil des Erlebnisses präsentiert wird, statt den Patienten mit der Intensität des gesamten Ereignisses zu konfrontieren.

Die Einschränkung der Zeitspanne, in welcher der Patient die Erinnerung erlebt, kann man erreichen, indem man vereinbart, daß die Synthese zunächst nur für 15 oder 30 Sekunden durchgeführt wird und man sich mit dem Rest nötigenfalls in späteren neuen Anläufen befaßt. Die Expositionszeit kann gegebenenfalls verlängert werden, und man kann mit sehr kurzen Sequenzen von zehn Sekunden oder weniger beginnen. Dies vermittelt dem Patienten das Gefühl, daß er mit der Herausforderung fertig werden kann, was ihm hilft, später auch mit längeren Zeitspannen fertig zu werden.

Der Therapeut kann auch verschiedene Zählmethoden benutzen. Dies beinhaltet, daß er laut bis zu einer vorher vereinbarten Zahl zählt, während der Patient das erlebte traumatische Ereignis visualisiert (Greenwald 2013; D. Johnson & Lubin 2006; Ochberg 1996; van der Hart et al. 1993, 2006/2008). Beim *Progressive Counting* (Greenwald 2013) visualisiert der Patient eine Folge allmählich länger werdender »Filme« über ein erlebtes Trauma, während der Therapeut laut zählt, wobei er mit 1 bis 10 beginnt, später zu 1 bis 20 übergeht, dann von 1 bis 30 zählt, usw. Soll diese Methode im Rahmen der Behandlung dissoziierender Patienten benutzt werden, muß allerdings zunächst geklärt werden, welche Anteile an dem Prozeß teilnehmen.

Es gibt viele Möglichkeiten, die Fraktionierungstechnik anzuwenden. Einige davon werden im folgenden beschrieben.

- Sie kann auf ein Segment einer Erinnerung angewandt werden, beispielsweise nur auf deren Anfang oder Ende. Van der Hart et al. (1993) haben eine schnelle Variante der Synthese beschrieben, bei der das traumatische Erlebnis in mehrere kleine numerierte Segmente unterteilt wird (z. B. 1 bis 5 oder 1 bis 10). Dies geschieht in Zusammenarbeit mit dem Patienten, der über die Größe jedes einzelnen Segments entscheidet. Der Therapeut sagt dann: »*Wenn Sie bereit sind, dann nicken Sie einfach.*« Sobald der Patient dies signalisiert, fährt der Therapeut fort: »*Okay, fangen Sie an. Eins. Teilen Sie dieses Erinnerungssegment allen Ihren Anteilen mit. Zwei. Teilen Sie Ihren Anteilen nun das nächste Segment mit. …*« usw. Die Zählgeschwindigkeit wird dabei den Bedürfnissen des Patienten im betreffenden Augenblick angepaßt. Der Therapeut fährt mit dem Zählen fort und fordert die Anteile des Patienten immer wieder auf, *sich mitzuteilen, alles zu einem Ganzen zu machen, alles zusammenzubringen.* Nachdem der Therapeut die letzte Zahl genannt hat, sagt er: »*Stopp!*« Dann wird dem Patienten empfohlen, sich einige Minuten auszuruhen und zu erholen, und er kann in dieser Zeit auch Kontakt zum Therapeuten aufnehmen und sich in der Gegenwart erden. Dies kann nötigenfalls wiederholt werden. Außerdem kann der Therapeut nach jedem Durchgang dieser Arbeit fragen: »*Wieviel* [von einem Prozentsatz] *ist nun mitgeteilt worden?*« Auch der SUD-Wert kann vor und nach jeder Runde festgestellt werden.
- Man kann auch mit einem Prozentanteil, einer geringen Intensität eines Segments oder der Erinnerung insgesamt arbeiten, beispielsweise mit einem Prozent, einem Tropfen aus dem Meer, einem Tautropfen, einem Teelöffel voll.
- Oder man beschränkt die Arbeit auf einen bestimmten Anteil oder eine Gruppe von Anteilen, während andere davon abgeschirmt werden; beispielsweise nur mit den Anteilen, die am Ende des Ereignisses anwesend waren.
- Man kann bei der Fraktionierung auch von den pathogenen Kernen ausgehen – den schlimmsten Aspekten des Ereignisses, die auf den Patienten oft verheerend wirken und von ihm deshalb rigoros gemieden wurden; beispielsweise »Als er mich würgte,

konnte ich nicht atmen.« – »Meine Mutter lachte, als er mich vergewaltigte.« – »Ich konnte den Geruch und den Geschmack nicht ertragen.« – »Ich wußte, daß ich sterben würde.« – »Ich mußte so tun, als würde ich es wirklich genießen, aber innerlich war mir, als ob ich sterben würde.« – »Ich konnte nicht weinen, aber ich hatte unerträglich starke Schmerzen.« – »Da wußte ich, daß ich unmöglich fliehen konnte.« – »Ich war zu schwach; ich hätte mich wehren müssen.« – »Ich muß ein schmutziges kleines Mädchen gewesen sein, wenn ich solche Dinge getan habe.«

Weitere Ausgangspunkte für die Fraktionierung sind:

- Wissen – dies schließt ein, was geschehen ist, die Fakten, wie der Patient sie wahrgenommen hat, und was der Patient zum betreffenden Zeitpunkt gedacht hat.
- Emotionen – wie sich der Patient gefühlt hat; beispielsweise traurig, verängstigt, beschämt, wütend. An einer bestimmten Emotion kann jeweils separat gearbeitet werden; beispielsweise an Furcht, aber nicht an Wut.
- Empfindungen – was der Patient in seinem Körper gespürt hat; beispielsweise sexuelle Erregung, Schmerz, Hitze, Kälte, Erstarrung oder Lähmung. Man kann an Empfindungen separat arbeiten, beispielsweise am Schmerz, aber nicht an der sexuellen Erregung. Außerdem geht es hier auch um Empfindungen, die mit Berühren und Berührtwerden durch jemanden oder etwas aus der Umgebung zusammenhängen; beispielsweise durch die Rauheit einer Bettdecke oder durch einen Tannenzapfen, der unter dem Rücken des Patienten lag. Die geführte Synthese von extremem Schmerz muß oft fraktioniert werden, beispielsweise so, daß jeweils nur ein Prozent des Schmerzes spürbar wird.
- Anblicke – was der Patient gesehen hat; etwa den emotionalen Ausdruck auf dem Gesicht des Täters (»Sie sah aus wie ein wildes Tier, ziemlich wütend und ohne klaren Fokus«); eine Gefahr (»Ich sah ein Messer in seiner Hand und erstarrte«); ein bestimmtes Verhalten (»Ich sah, wie er anfing, seinen Gürtel zu öffnen, und da wußte ich, daß etwas Schreckliches geschehen würde«).
- Hören – was der Patient gehört hat, ist oft eine wichtige Komponente der Synthese. Beispielsweise: »Ich hörte ihn lecken, und das empfand ich als ekelhaft.« – »Ich hörte, wie er den Revolver entsicherte, und wußte, daß ich sterben würde.« Einer der wichtigsten Aspekte einer traumatischen Erinnerung ist oft das, was der Täter während des Ereignisses zum Patienten gesagt hat. Diese Äußerungen müssen unbedingt erschlossen werden, insbesondere Aussagen, denen zufolge der Patient selbst die Schuld hat, sowie Drohungen; beispielsweise: »Du bist so hübsch, daß du mich praktisch gezwungen hast, es zu tun.« – »Du bist eine Hure.« – »Das ist unser kleines Geheimnis.« – »Wage es nicht, jemandem davon zu erzählen, sonst bringe ich dich (oder deinen Hund oder deine Schwester oder deine Mutter) um.« – »Wenn du jemandem davon erzählst, wirst du es für den Rest deines kurzen Lebens bereuen.« – »Ich werde dich ständig beobachten, und ich weiß, was du sagst.«

- Gerüche – es ist sehr wichtig, am Geruchssinn zu arbeiten, weil er direkt mit der *dissmell* genannten Emotion verbunden ist, einem mit Scham und Ekel einhergehenden Gefühl, das die Scham aufrechterhalten kann, wenn es nicht integriert wird.
- Geschmäcke – schlechter Geschmack *(distaste)* ist wie schlechter Geruch eng mit Scham und Ekel verbunden und muß verarbeitet werden, damit die vollständige Integration einer Erinnerung möglich wird.
- Verhalten – was der Patient und der Mißbrauchstäter getan oder nicht getan hat.

Natürlich muß irgendwann die Erinnerung als Ganzes synthetisiert und realisiert werden. Die Fraktionierung ermöglicht es jedoch, den gesamten Vorgang auf eine für den Patienten erträgliche Weise zu gestalten. Man beginnt mit einer sehr kleinen und relativ unbedeutenden Episode, um dem Patienten das Gefühl zu vermitteln, daß er die Aufgabe meistern kann, und arbeitet dann an immer schwierigerem Material. Zweifellos muß der Therapeut mit dem Patienten zusammen an der Entwicklung einer idealen Fraktionierung, die weder unter- noch überfordert, arbeiten. Und der Therapeut sollte sich davor hüten, kreative Techniken so eifrig zu nutzen, daß die relationale Verbindung darunter leidet oder die Beobachtung des aktuellen Befindens des Patienten in den Hintergrund tritt.

Beenden einer der Synthese gewidmeten Sitzung

Wenn zwei Drittel der Zeit einer Synthesesitzung um sind, sollte der Therapeut dem Patienten helfen, die Arbeit zu einem Abschluß zu bringen, sich in der Gegenwart zu erden und alle noch nicht aufgelösten Aspekte der Erinnerung bis zu einem späteren Zeitpunkt an einem sicheren Ort zu deponieren. Im letzten Drittel einer solchen Sitzung geht es um die Erdung, das Containment, die Verbindung zum Patienten, die Unterstützung der Anteile bei ihren Bemühungen, einander zu trösten und sich auszuruhen, sowie um einige weniger wichtige geführte Realisationen*. Manchmal findet im letzten Drittel der Sitzung eine Würdigung der bereits abgeschlossenen Arbeit statt, aber der Therapeut muß sich hüten, den Patienten dadurch zu reaktivieren. Er sollte stets fragen, was der Patient und alle seine Anteile nach der Synthese brauchen und was sie erleben, um sicherzustellen, daß kein Anteil in der Erinnerung gefangen und der Patient weder benommen noch vom Erlebten überwältigt ist. Allgemeine Fragen über die Realisation könnten z. B. lauten: »*Was haben Sie, nachdem Sie sich nun erinnert haben, über sich selbst herausgefunden? Können Sie überprüfen, wie es allen Ihren Anteilen geht? Möchte irgendein Anteil etwas darüber sagen, woran Sie sich heute erinnert haben?*«

Man kann den Patienten auffordern, gut für sich selbst zu sorgen und sich Zeit zum Reflektieren zu nehmen, falls er sich dazu in der Lage fühlt, und man kann ihn daran

---

* siehe weiter unten, Anm. d. Übers.

erinnern, daß es einen Sicherheitsplan gibt, den er benutzen kann, wenn er das für notwendig hält. Der Therapeut kann dem Patienten auch helfen, ein ausgewogenes Verhältnis zwischen der Zeit, die er allein verbringt, um die Realisation der Erinnerung und aller ihrer Bedeutungen zum Abschluß zu bringen, und der Zeit, die er mit fürsorglichen Anderen verbringt, die ihm relationale Unterstützung bieten und so seine Heilung fördern, zu kreieren. Viele Patienten berichten, sie fühlten sich während der Arbeit an traumatischen Erinnerungen sehr allein, weil es oft nicht ratsam sei, Einzelheiten eines traumatischen Erlebnisses anderen Menschen als ihrem Therapeuten mitzuteilen. Eine solche Behandlung ist tatsächlich eine sehr einsame Reise, und dies zu erkennen ist ein Teil der Realisation. Der Therapeut kann seine Patienten jedoch daran erinnern, daß auch Meta-Mitteilungen über die eigene Situation (Meta-Sharing) sehr wirksam sein können. Beispielsweise könnte ein Patient etwas sagen wie: »Ich könnte Ihre Unterstützung gut gebrauchen, weil ich mich momentan in einer schwierigen Phase befinde. Ich arbeite nämlich an einigen sehr schmerzhaften Erlebnissen.« Oder: »Ich fühle mich sehr einsam und traurig, und es würde mir sicher helfen, wenn wir heute ein wenig Zeit miteinander verbringen könnten.« Details brauchen nicht erwähnt zu werden, aber die entscheidende Botschaft, nämlich daß man Unterstützung und das Gefühl der Verbundenheit benötigt, kann durchaus mitgeteilt werden.

Containment

Grundsätzlich sollten alle verbleibenden nicht mitgeteilten Bestandteile einer traumatischen Erinnerung in späteren Sitzungen der Synthese hinzugefügt werden, so daß schließlich die gesamte Erinnerung in der Vergangenheit zur Ruhe kommt. Man kann dem Patienten empfehlen, sich eine bestimmte Art von Speicher oder Behälter vorzustellen, in dem er die Erinnerung oder noch nicht integrierte Aspekte derselben wie etwa Emotionen, Empfindungen usw. aufbewahren kann. Der Patient sollte möglichst selbst das Bild eines solchen Behälters entwickeln, und zuweilen ist dieses auch schon vorher geschaffen worden, um das Containment von Flashbacks zu ermöglichen (siehe hierzu den Abschnitt über Flashbacks weiter oben, der Beispiele für das Containment fördernde Bildvorstellungen enthält).

Einige Anteile können nötigenfalls einen sicheren oder ruhigen Ort aufsuchen und dort sogar einen tiefen und erholsamen Schlaf genießen. Kluft (1982, 1990b, 1994b, 2012, 2013/2014) hat die hypnotische *Slow-Leak*-Technik beschrieben und in diesem Zusammenhang erklärt, daß man alle noch nicht integrierten Aspekte einer Erinnerung, etwa den damit verbundenen Schmerz, allmählich »aussickern lassen« kann, damit alle Anteile ihn zu ertragen vermögen. Diese Technik ist besonders nützlich, wenn am Ende einer Synthesesitzung Teile des Erlebnisses offensichtlich noch nicht integriert sind. So nützlich Containment auch sein kann, ganz sicher erfüllt es nicht immer seinen Zweck, und die soeben beschriebene Technik tritt diesem Problem vorsorglich entgegen und verwandelt es in eine Chance zur Meisterung (Kluft 2013/2014).

Geführte Realisation

Eine geführte Realisation beinhaltet, daß Patienten ständig geholfen wird, ihre Lebensgeschichte zu realisieren, Verluste zu betrauern und über sie hinwegzukommen. Nach einer der Synthese gewidmeten Sitzung unterstützt der Therapeut den Patienten darin, auf die weitere Realisation und die damit verbundene Integration zu fokussieren. Welche Überzeugungen werden verändert oder in Frage gestellt? Was ändert sich für verschiedene Anteile jeweils? Wie können die Anteile nach der Auflösung der Phobie hinsichtlich traumatischer Erinnerungen besser zu einander in Verbindung treten? Wie wird sich das Leben des Patienten verändern, wenn er nicht mehr von Scham und Furcht getrieben wird?

Mit der Realisation eines Kindheitstraumas ist im allgemeinen ein sehr starkes Verlusterlebnis verbunden; die Veränderung von Überzeugungen, die den Patienten selbst, andere Menschen in seinem Leben und die Welt betreffen; und die Veränderung von Verhaltensweisen in der Gegenwart. Anteile, die sich zeitlebens gefürchtet oder geschämt haben, müssen nun neue Risiken eingehen, um in der Welt der Gegenwart sein zu können. Anteile, die das Trauma bisher immer geleugnet haben, müssen nun darüber reflektieren, wie es sich in der Gegenwart auswirken könnte, wenn sie sich eingestehen, was tatsächlich geschehen ist. Anteile, die sich immer dagegen gesträubt haben, sich zu erinnern, müssen nun einen anderen Fokus finden. Die Integration traumatischer Erinnerungen impliziert, daß die Notwendigkeit, separat zu bleiben, für die Anteile geringer wird. Anteile des Patienten können auf ganz natürliche Weise zur Integration gelangen oder einander zumindest viel näher kommen. (Mit der Integration dissoziierter Anteile werden wir uns in Kapitel 22 noch ausführlicher beschäftigen.)

Trauer

Trauer erfolgreich zu bewältigen ist sehr wichtig und nicht nur eine vorrangige Aufgabe in Phase 2, sondern auch in Phase 3 (siehe Kapitel 23). Patienten betrauern sowohl, was geschehen ist, als auch den Verlust ihrer idealisierenden Phantasien über ihre Familien. Einige Anteile haben möglicherweise eine sehr unrealistische Version der Kindheit bewahrt und fühlen sich nun zutiefst bestürzt, wohingegen es anderen Anteilen leichter fällt, die Situation so zu akzeptieren, wie sie tatsächlich war. Manche Anteile sind erleichtert, wenn ihnen schließlich klar wird, daß das Trauma Vergangenheit ist, wohingegen andere schockiert sind, erst jetzt realisieren, was alles geschehen ist, und daß sie selbst dies alles erlebt haben. Der Therapeut kann alle Anteile dazu anregen, mitfühlend zusammen zu sein und über die Bedeutung dessen, was geschehen ist, zu sprechen sowie darüber, wie die Gegenwart nun, nachdem die Erinnerung akzeptiert und nach und nach integriert worden ist, anders sein kann.

In ihrer Trauer müssen die Patienten mit dem verbunden bleiben können, was an ihrem Leben in der Gegenwart gut ist, selbst wenn es nur darum geht, eine kleine Freude zu genießen oder dankbar dafür zu sein, daß sie leben. Dieses Verbinden positiver Emotionen und Erlebnisse, noch während man trauert, ist ein wichtiger Schritt vorwärts, durch den mehr Energie auf die Gegenwart als auf die Vergangenheit konzentriert wird.

Beispiele für geführte Synthese

Viele Patienten fühlen sich beim geringsten Versuch einer direkten Auseinandersetzung mit traumatischen Erinnerungen überfordert, wohingegen sich andere bei wiederholten kurzen Stabilisierungsperioden, denen sehr begrenzte Vorstöße in die Arbeit an Erinnerungen folgen, wohlfühlen. Manche Patienten scheinen die besten Resultate zu erzielen, wenn ihr Therapeut mit bestimmten Anteilen hinter dissoziativen Barrieren arbeiten kann, so daß die erwachsenen Anteile ihre Aufgaben im Alltagsleben weiterhin relativ gut erfüllen können. Erst später, wenn die Integrationsfähigkeit der erwachsenen Anteile zugenommen hat und es gelungen ist, die zu diesem Zeitpunkt in der Traumazeit fixierten Anteile zu stabilisieren, sind die Erinnerungen allen Anteilen des Patienten zugänglich.

Zentrales Konzept

Es gibt keine einzig richtige Art, dissoziierenden Patienten zu helfen, traumatische Erinnerungen zu integrieren, denn jeder Patient braucht andere Vorgehensweisen. Der Therapeut muß mit seinen Patienten zusammenarbeiten, um herauszufinden, was bei jedem einzelnen wirkt, statt daß er versucht, traumatische Erinnerungen in jedem Fall mit ein und derselben Technik oder ein und demselben Ansatz zu behandeln.

Manche Patienten erzielen gute Resultate, wenn anfangs nur bestimmte Gruppen von Anteilen an traumatischen Erinnerungen arbeiten, bevor diese die Erinnerungen anderen Anteilen zugänglich machen. (Trotzdem sind traumatische Erinnerungen Sache der ganzen Person und müssen letztlich von allen Anteilen realisiert und integriert werden.)

Bei anderen müssen die Barrieren zwischen den dissoziierten Anteilen allmählich erodieren, damit die Erinnerungen im Laufe der Zeit allen Anteilen zugänglich gemacht werden können. Eine Patientin sagte einmal: »Ich realisiere langsam, wie ein sanfter Frühlingsregen, der gemächlich in den Boden sickert.« Sie sagte immer wieder zu sich selbst: »Mein Vater hat mich vergewaltigt«, fügte dem aber nie Details hinzu.

Es dauerte sehr lange, bis es ihr schließlich gelang, eine konkrete Geschichte zu erzählen und dabei präsent zu bleiben, woran sich alle Anteile beteiligten. So integrierte sie zunächst die allgemeine Bedeutung des Traumas, bevor sie sich mit dessen Details beschäftigte. Ihr gelangen somit Fortschritte hinsichtlich der Realisation, bevor sie die emotionalen, kognitiven und sensumotorischen Komponenten einiger Erinnerungen vollständig akzeptieren und zulassen konnte. Bei anderen Patienten verhält es sich genau umgekehrt.

Synthese außerhalb der Sitzungen

Einige Patienten arbeiten hauptsächlich allein an ihren traumatischen Erinnerungen und beschäftigen sich in der Therapie nur dann damit, wenn sie das Gefühl haben, nicht weiterzukommen, oder erst, wenn die Erinnerungen schon integriert sind. Viele Menschen können im Laufe von Phase 2 immer besser selbständig an Erinnerungen arbeiten, und sie fühlen sich hinsichtlich ihrer Fähigkeit, mit Erinnerungen umzugehen, zuversichtlicher.

Weitere Ansätze

Einigen Patienten hat das Standard-EMDR-Verfahren geholfen, während andere die bilaterale Stimulation nicht mögen oder unter ihrem Einfluß dekompensieren, wenn dabei nicht deutlich stärker dosierte Verfahren genutzt werden, etwa das *Fingertippen* (Gonzalez & Mosquera 2012). Hypnotische Techniken sind den meisten Patienten sehr nützlich, und die meisten auf Titration basierenden Ansätze nutzen diese Techniken, auch wenn sie nicht als solche bezeichnet und erkannt werden.

Kreative Therapien

Manche Patienten müssen über ihre Erinnerungen sprechen, andere können sie besser mit Hilfe einer künstlerischen Tätigkeit integrieren, was diesen Patienten explizite verbale Äußerungen erspart. Diese künstlerische Arbeit sollte von einem ausgebildeten Kunsttherapeuten begleitet werden, der dem Patienten hilft, das Containment aufrechtzuerhalten.

Weitere mit der Synthese zusammenhängende Probleme

Zwar sollten Therapeuten ihren Patienten grundsätzlich helfen, mit der Gegenwart verbunden zu bleiben, während sie an ihren traumatischen Erinnerungen arbeiten, doch gibt es einige Patienten, die nicht in der Lage sind, diesem Rat zu folgen, die ihre Erinnerungen aber bei entsprechender Unterstützung durchaus integrieren können. Manchen Patienten gelingt es nie, ihre traumatischen Erinnerungen wieder klar zugänglich zu machen, weshalb sie lernen müssen, sich mit einer allgemeineren Realisation und einer entsprechenden Erzählung zufrieden zu geben – »Mit mir ist etwas Übles geschehen, das mich verängstigt und verletzt hat« –, ohne jemals die Einzelheiten dessen, was geschehen ist, herauszufinden. Manche Patienten sind nie in der Lage, sich mit ihren traumatischen Erinnerungen (zumindest nicht mit allen) auseinanderzusetzen. Es kann ihnen an der erforderlichen Integrationsfähigkeit mangeln, sie können aber auch zu sehr in inneren Konflikten gefangen oder zu sehr auf das Vermeiden fixiert sein, um mit der in Phase 2 erforderlichen Arbeit beginnen zu können.

Beispiele für die Realisation, daß das Trauma vorüber ist, ohne daß Details verarbeitet werden

Eine der Autorinnen dieses Buches (Kathy) hat drei Patienten – zwei DIS-Fälle und einen ANBDS-Fall – behandelt, bei denen es gelang, wichtige dissoziierte Kind-Anteile zu integrieren, indem ihnen geholfen wurde, präsent zu sein und zu realisieren, daß das Trauma vorüber war und daß sie nun ein akzeptables Leben als Erwachsene führen konnten, ohne daß sie sich jemals mit den Einzelheiten dessen, was geschehen war, auseinandersetzen mußten. Jeder dieser drei Patienten erreichte die vollständige Integration und war zehn bis vierzehn Jahre nach Abschluß der Therapie in guter Verfassung. Hingegen müssen sich andere Patienten mit ihren traumatischen Erinnerungen sehr detailliert befassen, um diese integrieren zu können.

Beispiel für die Teilnahme aller Anteile an einer der Synthese gewidmeten Sitzung: Eddie

Eddie, ein Patient mit ANBDS, der sein Alltagsleben sehr gut bewältigte, kooperierte und kommunizierte mit den meisten seiner dissoziierten Anteile ausgezeichnet und hatte dabei ein von ihm selbst entwickeltes spirituelles Konzept der Ganzheit und Einheit als Paradigma für die empathische Restrukturierung seiner inneren Welt genutzt. Nachdem er 18 Monate an seiner Stabilisierung gearbeitet hatte, fühlte er sich bereit, sich mit einer sehr schmerzlichen und beschämenden Erinnerung an den sexuellen Mißbrauch durch eine Tante auseinanderzusetzen, der entdeckt worden und dessentwegen er beschuldigt worden war. Er stellte sich vor, alle Anteile von ihm säßen im Therapieraum. Im Rahmen dieser Bildvorstellung gab er jedem Anteil einen Stein zum Festhalten. Dies sollte die Anteile daran erinnern, daß sie sich in der Gegenwart befanden, woraufhin jeder Anteil allen anderen mitteilte, woran er sich erinnerte.

Während der gesamten Sitzung wurde immer wieder eine von Null bis zehn reichende SUD-Skala (*Subjective Units of Distress Scale* – SUDS) genutzt, mit deren Hilfe Eddie sein Belastungsniveau aus der Sicht jedes seiner Anteile nutzen konnte – was dem Therapeuten und dem Patienten ermöglichte, durch gemeinsame Anstrengungen ihr Arousal-Niveau in einem für alle Anteile akzeptablen Schwankungsbereich zu halten. Während der Synthese erlebte der Patient starke Gefühle und Empfindungen, die aber nicht über das hinausgingen, was jeder einzelne seiner Anteile ertragen konnte. Am Ende der

Sitzung war allen Anteilen klar: »Es ist mir passiert, und es war nicht mein Fehler, auch wenn ich beschuldigt werde!«

Beispiel für die Behandlung traumatischer Erinnerungen bei Vorliegen einer dissoziativen Psychose: Celia

Celia, eine Patientin mit ANBDS, durchlebte immer wieder Episoden einer dissoziativen Psychose, die mehrere Wochen dauern konnten (siehe z. B. van der Hart & Witztum 2008), obwohl die Patientin ansonsten recht integrationsfähig war. In solchen Situationen war Celia nicht auf die aktuelle Realität hin orientiert, sie erlebte auditorische und visuelle Halluzinationen von Menschen, die auf sie einstachen; wenn sie sprach, war ein Wortsalat zu hören; sie produzierte Sauggeräusche wie ein Baby; und sie wanderte im Raum umher, stöhnte und hielt ihren Bauch umklammert, als litte sie in diesem Bereich unter starken Schmerzen. Wenn Celia dazu aufgefordert wurde, sich innerlich in ihren »sicheren Raum« zu begeben, wurde sie völlig entspannt und klar, und es gelang ihr problemlos, in eine tiefe Trance einzutreten. Mit Hilfe von Fingersignalen wurde festgestellt, ob in der »Psychose« ein bestimmter Anteil aktiv war. Dies bestätigte sich, weshalb auch dieser Anteil aufgefordert wurde, sich zu entspannen und in eine tiefe Trance zu verfallen. Dann forderte der Therapeut den erwachsenen Anteil auf, sich mit den Augen des Kindes anzuschauen, was geschehen war, und hierzu den Geist des erwachsenen Anteils zu nutzen. Meist wird der Kind-Anteil aufgefordert, durch die Augen des erwachsenen Anteils zu schauen, doch die Patientin reagierte nicht auf diese Suggestion.

Dann wendete der Therapeut eine Zählmethode an. »*Während ich von eins bis fünf zähle, können Sie sich vergegenwärtigen, daß das, was geschehen ist, einen Anfang, eine Mitte und ein Ende hat.*« Der Fokus war auf die Realisation dessen, daß es ein Ende gab, gerichtet, also noch nicht auf den Inhalt. Unterdessen erzeugte der Kind-Anteil die Saug- und Stöhngeräusche eines Babys. Der erwachsene Anteil von Celia wurde aufgefordert, bei dem Kind-Anteil zu bleiben, und daraufhin begann eine neue Runde des Zählens, diesmal gerichtet auf das, was geschehen war. »*Während ich von eins bis fünf zähle, können Sie sich vom Anfang über die Mitte bis zum Ende bewegen. Dabei wissen Sie gerade so viel, wie Sie über das, was geschehen ist, wissen müssen und wissen können.*« Während der Therapeut zählte, brüllte und weinte der Kind-Anteil, und der Therapeut sah sich nicht in der Lage, den erwachsenen Anteil in die Arbeit einzubeziehen. Nachdem das Zählen noch zweimal wiederholt worden war, wurde der Kindanteil allmählich immer ruhiger. Die Patientin atmete gleichmäßiger, und sie wirkte deutlich ruhiger als vorher. Schließlich gelang es, Kontakt zu einem erwachsenen Anteil herzustellen, der dem Therapeuten daraufhin einen Teil von dem, woran er sich erinnerte, erzählte. Die psychotischen Symptome nahmen ab. Celia erreichte schließlich eine starke Symptomverringerung, und sie beschloß ein Jahr nach der letzten psychotischen Episode, die Therapie zu beenden. Anläßlich einer Überprüfung ihrer Situation neun Jahre später stellte sich heraus, daß die Patientin inzwischen auf eine glänzende berufliche Laufbahn zurückblicken kann, daß sie sich ihrer Familie und ihrer Aktivitäten in Gemeinde und

Kirche erfreut. Anzeichen für eine Dissoziation oder Psychose sind bei ihr nicht mehr zu erkennen.

Beispiel für eine geführte Synthese: Sharon

Sharon, einer 32-jährigen Patientin mit ANBDS, war eine Therapie empfohlen worden, nachdem ihr Freund sie mit einem kleinen Kind hatte sitzen lassen. Dies war für Sharon zuviel gewesen: Sie dekompensierte und wurde von Erinnerungen über Mißbrauchserlebnisse überflutet. Sie hatte bisher als Krankenschwester in der Nachtschicht gearbeitet und konnte diese Arbeit nun nicht mehr fortsetzen. Sharon brauchte ungefähr vier Jahre Stabilisierungsarbeit, bevor sie sich der für Phase 2 charakteristischen Arbeit widmen konnte. In diesen vier Jahren begann sie ein völlig neues Leben, in dem sie sich dazu durchrang zu akzeptieren, daß sie nun eine alleinerziehende Mutter war, sich eine neue Wohnung suchen mußte, ihre finanzielle Situation in den Griff bekommen, sich eine neue Arbeit suchen und eine Tagesbetreuung für ihr Kind finden mußte. Als der für die Alltagsbewältigung wichtigste Anteil mußte Sharon die Phobie hinsichtlich anderer Anteile überwinden und lernen, innerlich zu kooperieren. Am Anfang behauptete sie, sie wisse alles über den erlebten Mißbrauch und brauche deshalb nicht an ihren traumatischen Erinnerungen zu arbeiten. Nach einigen Jahren wurde ihr jedoch klar, daß die traumatischen Erinnerungen insbesondere nachts immer wieder auftauchten, obwohl sie ihre Emotionen mittlerweile besser regulieren konnte, nicht mehr unter Zeitverlust litt und auch ihre selbstschädigenden Neigungen abgeklungen waren. Allmählich überwand sie ihre Phobie hinsichtlich traumatischer Erinnerungen und realisierte, daß ihre jüngeren Anteile weiterhin litten, so lange sie nicht integriert waren. Sie war sehr stark motiviert, eine »bessere Mutter als meine eigene« zu werden und hatte sich vorgenommen, ihr Trauma anzuerkennen, um für ihr Kind völlig präsent sein zu können.

Sharon sah sich in der Lage, mehrere Mißbrauchserlebnisse zu beschreiben, die im Alter von vier Jahren begonnen und erst geendet hatten, als sie fünfzehn Jahre alt gewesen war. Als kleines Kind hatte ein Onkel sie mißbraucht, während sie mit ihrer Mutter bei deren Eltern gelebt hatte. Abgesehen davon hatte sie sehr beängstigende Erinnerungen an ihre Mutter, die immer wieder extreme Wutausbrüche bekam, als Sharon noch sehr klein gewesen war. Als Sharon fünf Jahre alt gewesen war, hatte ihre Mutter einen neuen Freund gefunden und ihre Tochter einige Jahre lang bei den Großeltern gelassen. Mit acht Jahren war Sharon dann zur neuen Familie ihrer Mutter gezogen, wo sie sich um zwei jüngere Stiefbrüder hatte kümmern müssen. Vom Zeitpunkt ihres Einzugs an war sie von ihrem Stiefvater mißbraucht worden. Mit fünfzehn Jahren war sie weggelaufen und später vom Jugendamt in einer guten Pflegefamilie untergebracht worden. Für einen ersten Syntheseversuch wählte Sharon zusammen mit ihrer Therapeutin eine weniger intensive Erinnerung an die Situation, in der man ihr die Mandeln entfernt hatte, ein Erlebnis, das sie sehr verängstigt hatte und das sehr schmerzhaft gewesen war. Sie erinnerte sich, bei diesem Anlaß mehrere Tage im Krankenhaus verbracht zu haben, obwohl sie gewußt hatte, daß man andere Kinder noch am Operationstag wieder nach

Hause entlassen hatte. Niemand hatte ihr erklärt, warum man ihr das nicht auch erlaubt hatte. Ihre Mutter war nicht bei ihr im Krankenhaus gewesen, um sie zu beruhigen.

Sharon schrieb zunächst etwas über die ihr noch zugänglichen Erinnerungsbruchstücke auf. Dabei half ihr ein kognitiv orientierter innerer »Helfer«-Anteil, eine weise ältere Frau, die berichtete, sie bewahre Sharons Erinnerung. Mit seiner Unterstützung identifizierte sie die dissoziierten Anteile, die präsent gewesen waren: Einer von diesen bewahrte die Angst davor, zu sterben, die sie beim Erbrechen von Blut ergriffen hatte; ein anderer hatte Gefühle starker Sehnsucht nach ihrer abwesenden Mutter bewahrt; ein weiterer Anteil hatte ihre Wut darüber geborgen, daß ihre Mutter nicht gekommen war, um sie zu trösten; und ein Täter imitierender Anteil bewahrte wie die Mutter selbst Gefühle der Machtlosigkeit, ein negatives Selbstempfinden, Wut und Scham. Sharon gelang es, auf der kognitiven Ebene mehrere pathogene Kerne von Erlebnissen zu identifizieren, die Bestandteil ihrer chronischen Flashbacks waren: (a) Panik, im Krankenhaus mit merkwürdigen Menschen allein gelassen zu werden und nicht zu wissen oder zu verstehen, was geschehen würde; (b) das Schmecken von Blut und das Spüren von Blut in der Kehle; (c) die Angst davor zu sterben; (d) im Krankenhaus allein gelassen zu werden, obwohl andere Eltern ihre Kinder noch am Tag der Operation wieder mit nach Hause genommen hatten; und (e) Scham und Demütigung, verbunden mit dem Gefühl, sie müsse ein entsetzliches Mädchen sein und verdient haben, was geschehen war.

Mit ihrer Therapeutin zusammen gelang es Sharon, diese »Geschichte« in acht kleinere Abschnitte zu unterteilen. Beispielsweise beinhaltete der erste Abschnitt, daß sie ohne jede Erklärung ins Krankenhaus gebracht worden war, und der zweite, daß man sie festgehalten und ihr Blut abgenommen hatte. Alle Anteile Sharons erhielten eine Psychoedukation über den Vorgang der Synthese. Sharon und ihr Anteil der weisen alten Frau hatten das Gefühl, es überfordere sie momentan noch, alle Anteile in die Arbeit einzubeziehen, deshalb wurden einige Anteile aufgefordert, ihren sicheren Ort aufzusuchen. Sharon hatte eine Freundin gebeten, sie zu der Sitzung zu bringen und sie von dort auch wieder nach Hause zu begleiten; und sie hatte jemand anderen gebeten, sich an diesem Tag nach der Schule um ihre Tochter zu kümmern, damit sie selbst sich nötigenfalls ausruhen konnte. Weil dies für Sharon die erste Synthesesitzung war, hatte ihre Therapeutin für den Tag nach der Sitzung einen Telefontermin mit ihr vereinbart, um sich nach ihrem Befinden zu erkundigen.

Während der 90 Minuten umfassenden Synthesesitzung gelang es Sharon und ihren Anteilen, dieses Erlebnis Schritt für Schritt zu integrieren. Der schwierigste Aspekt war für sie das Gefühl, von der Mutter verlassen worden zu sein, das mit anderen Erlebnissen im Laufe ihres gesamten Lebens eng verbunden war. Die Therapeutin mußte Sharon helfen, zu diesen Gefühlen mehrmals zurückzukehren, wobei sie die Patientin anschließend jedesmal nach dem aktuellen SUD-Wert fragte, um die verbleibende Intensität des Gefühls zu evaluieren. Sharons SUD-Wert fiel zwar nicht auf Null, aber so stark, daß Sharon das Gefühl hatte, dies reiche aus. Ein wichtiger Moment während der Synthese trat ein, als Sharon sich plötzlich erinnerte, daß ihr eine nette Krankenschwester im Krankenhaus Eiscreme gegeben, mit ihr gesprochen und sie getröstet hatte. An diesen für sie wichtigen Augenblick hatte sie sich nicht mehr erinnern können, einen Augenblick, der ihr Hoffnung gegeben und sie getröstet hatte. Ihr wurde klar, daß dieses Erlebnis für ihre spätere Entscheidung, selbst Krankenschwester zu werden, sehr wichtig gewesen war.

Sharons Feedback am nächsten Tag und eine Woche später war positiv. Sie fühlte sich ruhig und berichtete, es sei ihr gelungen, ihre jüngeren Anteile zu trösten. Flashbacks von dem traumatischen Erlebnis waren nicht mehr vorgekommen: Dieses war nun »nur eine Erinnerung«. Sie war nun bereit, zusammen mit ihrem Anteil der weisen alten Frau einen Plan für weitere Synthesesitzungen zu entwickeln, in denen an anderen traumatischen Erlebnissen gearbeitet werden sollte. In diesem Zusammenhang benannte sie mehrere Themen in folgender Reihenfolge: früher sexueller Mißbrauch durch ihren Onkel; späterer sexueller Mißbrauch durch ihren Stiefvater; und schließlich die Gefühle der Furcht und des Schmerzes, die sie erlebt hatte, als ihre Mutter ihr gegenüber gewalttätig geworden war. In den folgenden drei Jahren gelang es ihr allmählich, diese Erlebnisse zu integrieren. Die meiste Zeit über konnte die Therapeutin gleichzeitig mit Sharon, dem Helfer-Anteil und den Anteilen, die bestimmte, diese traumatischen Erlebnisse betreffenden pathogenen Kerne enthielten, arbeiten. Bei alldem war der Fokus stets auf das gerichtet, *»was Sie jetzt bekümmert, während Sie (und alle Ihre Anteile) an dieses Erlebnis denken«*. Deshalb war es nicht erforderlich, auf jedes Detail zu fokussieren.

In einer Synthesesitzung beschloß die Therapeutin, eine Zeitlang mit einem einzelnen Anteil ohne Sharon und den Helfer-Anteil zu arbeiten. Zu dieser Entscheidung entschloß sie sich, weil Sharon bezüglich dieses Anteils, der eine sehr stark mit Scham verbundene Orgasmusempfindung bewahrte, sehr phobisch war. Der Onkel hatte Sharon (in Gestalt ihres jungen Anteils) eingeredet, sie genieße den Sex mit ihm sehr und habe ihn sogar praktisch darum gebeten; daß sie eine kleine Hure sei, bewiesen ihre Orgasmen. Deshalb fühlte sich Sharons junger Anteil sehr schlecht und war außerdem von anderen Anteilen beschimpft worden, die glaubten, sie habe den Mißbrauch selbst provoziert. Sie hatte das Gefühl, ihr Körper habe sie verraten, und deswegen schämte sie sich sehr stark und war manchmal suizidal. Die Therapeutin versuchte zuerst, diesem Anteil zu helfen, die Intensität ihrer körperlichen Empfindungen und ihre Gefühle der Scham und Demütigung zu verringern. Weil dieses Erlebnis verborgen war und nie darüber gesprochen worden war, bot die Therapeutin auch allen anderen Anteilen an, sie über die normalen physiologischen Reaktionen sexueller Erregung aufzuklären, damit sie diesen Anteil besser verstehen könnten.

Zusammenfassung

Es gibt viele Möglichkeiten, Patienten bei der Integration traumatischer Erinnerungen zu helfen. Therapeut und Patient müssen gemeinsam herauszufinden versuchen, mit welchen Ansätzen sie wahrscheinlich die besten Resultate erzielen würden und welche am besten geeignet sind, die speziellen Bedürfnisse eines bestimmten Patienten zu erfüllen. Ein wichtiger Indikator für den Erfolg einer solchen Behandlung ist die Eliminierung der mit einer Erinnerung verbundenen PTBS-Symptome nach der Integration. Häufig ist der schwierigste Aspekt der Integration traumatischer Erinnerungen die Realisation, daß diese Dinge tatsächlich geschehen sind und daß sie sich auf das gesamte Leben der Patienten ausgewirkt haben. Diese zunehmende Personifikation und Präsentifikation wird im Laufe von Phase 3 erreicht, die in den Kapiteln 22 und 23 beschrieben wird. Viele Patienten müssen betrauern, was sie verloren haben.

Weitere Erkundungen

21.1 Mit welchen Techniken sind Sie am besten vertraut, und in der Anwendung welcher anderer wünschten Sie sich, mehr Erfahrung zu haben?

21.2 Was läßt Sie (eventuell) zögern, mit einem Patienten an dessen traumatischen Erinnerungen zu arbeiten? Was würde Ihnen helfen, mit Ihrem Patienten kleine Schritte zu vollziehen?

21.3 Welche Erfahrungen haben Sie bei der Arbeit an traumatischen Erinnerungen gemacht? Was ist dabei gut verlaufen? Und was könnte fehlgeschlagen sein?

21.4. Diskutieren Sie mit Kollegen darüber, wie man erkennen kann, wann ein bestimmter Patient zur Arbeit an seinen traumatischen Erinnerungen in der Lage ist.

TEIL V | Phase 3 der Behandlung

22 Integration dissoziierter Anteile in eine kohäsive Persönlichkeit

Der eigentliche Kampf beim posttraumatischen Erleben besteht darin, das Selbst zu reintegrieren.

— Robert Lifton (in Lifton & Caruth 2015, S. 12)

Ein wichtiges Ziel von Phase 3 ist die Reintegration der dissoziierten Anteile des Patienten in eine kohäsive Persönlichkeit und ein entsprechendes Selbstempfinden. Die Behandlung konzentriert sich darauf, die Gründe für die Dissoziation insbesondere von traumabezogenen Phobien allmählich zu verringern und schließlich ganz zu eliminieren, damit der Patient die dissoziierten Anteile nicht mehr braucht. Im Laufe der Therapie sollten sämtliche Anteile flexibler werden, offener für das Erlernen von Neuem, kooperativer im Umgang mit anderen Anteilen und besser in der Lage, sich mit ihnen über ihre jeweiligen Erlebnisse zu verständigen. Einige Anteile sind bloße Fragmente, und sie brauchen lediglich spontan im Hintergrund mit dem Patienten als ganzer Person zu verschmelzen, während er an der Überwindung seiner inneren Phobien arbeitet. Dies geschieht manchmal auch schon in den beiden ersten Phasen. Andere Anteile sind markanter und autonomer, weshalb es mehr direkte Arbeit erfordert, sie mit anderen Anteilen zu integrieren.

Einigen Patienten mit schlechter Prognose gelingen Integration und Auflösung ihrer traumatischen Erinnerungen nie und somit auch der Wechsel in Phase 2 nicht. Die Betreffenden können zwar eine gewisse Stabilisierung erreichen, bleiben aber weiter sehr anfällig für Krisen und Dekompensation. Nicht allen Patienten gelingt die vollständige Integration aller Anteile, aber viele können die Kooperation zwischen ihren Anteilen zumindest so weit verbessern, daß eine gute Alltagsfunktionsfähigkeit gewährleistet ist. Experten debattieren zur Zeit noch, ob die vollständige Integration der dissoziierten Anteile notwendig ist oder ob es ausreicht, wenn alle Anteile einander wahrnehmen und harmonisch zusammenarbeiten, so wie normale Ichzustände es tun. Diese semantische Debatte basiert größtenteils auf der Vorstellung, daß bei uns allen Ichzustände bestehen und daß dissoziierte Anteile folglich zu effektiver Koexistenz in der Lage sein sollten, auch wenn sie ein wenig voneinander getrennt bleiben (H. H. Watkins & Watkins 1993; J. G. Watkins & Watkins 1997/2003). Aber wie schon in Kapitel 1 erwähnt wurde, gibt es entscheidende Unterschiede zwischen Ichzuständen und dissoziierten Anteilen, die hauptsächlich das Selbstempfinden, den Grad der Getrenntheit und die Ausgeprägtheit der Anteile betreffen sowie die Frage der Existenz dissoziativer Symptome. Bei manchen Patienten entwickeln sich dissoziierte Anteile zu normalen Ichzuständen zurück, die dann wieder in den Hintergrund treten und unter der Schirmherrschaft der ganzen Person agieren. Tritt dies ein, ist wahrscheinlich eine kooperative »innere Gruppe« von Nutzen. Andere Patienten finden nach der Integration keine Hinweise auf die Existenz dissoziierter Anteile mehr; sie fühlen sich nur noch als »ich«. Ungeachtet dessen wissen wir aufgrund unserer klinischen Erfahrung, daß bei einem Patienten eine große Gefahr besteht, daß er weiterhin Probleme bekommt, wenn signifikante Gründe für die Dissoziation seiner Persönlichkeit bestehen bleiben (siehe z. B. Brand, Loewenstein & Spiegel 2014; Kluft 1988a, 1993a, 1993b).

Der Weg zur Integration der dissoziierten Anteile

Die Integration besteht in einer Folge von Handlungen, die weit über die Vereinigung der dissoziierten Anteile zu einem Ganzen hinausgeht. Sie ist der alles einschließende Fokus jeder Psychotherapie. Wie schon in Kapitel 1 erklärt wurde, sind wir alle ständig mit der Integration beschäftigt. Und weil die Integration ein fortlaufender Prozeß ist, ist sie zwangsläufig nie vollkommen, sondern bleibt immer unvollendet. Sie sollte uns jedoch ermöglichen, uns effektiv an unsere Umgebung anzupassen, unsere Vergangenheit zu akzeptieren und daraus zu lernen. Sie sollte ausreichen, damit wir uns im Zeitkontinuum und in allen Situationen einheitlich erleben können.

Selbst wenn alle dissoziierten Anteile in eine kohäsive Persönlichkeit und ein entsprechendes Selbstempfinden integriert sind, verändern sich Patienten und wachsen weiterhin. Persönlichkeit und Selbst sind, wie wir festgestellt haben, weder Wesenheiten noch statisch. Selbst und Persönlichkeit eines Menschen sind Repräsentationen des Seins dieser Person, die ständig wachsen, sich verändern, sich anpassen und sich reorganisieren (Damasio 1999/2000; Janet 1929; Schore 1994). Das Problem dissoziierender Patienten besteht darin, daß bestimmte Anteile ihrer Persönlichkeit so starr und strikt getrennt sind, daß sie sich nicht mehr verändern und an die Gegenwart anpassen können. Von Anfang an unterstützt die Behandlung jeden dissoziierten Anteil des Patienten darin, als Teil eines ganzen menschlichen Wesens flexibler agieren zu können und alle übrigen Anteile des Patienten als ein kohäsives und anpassungsfähiges Selbst zu akzeptieren.

Haben Patienten keine dissoziativen Symptome, und sind bei ihnen keine Anzeichen für die Existenz separater Anteile mehr vorhanden, besteht bei ihnen in allen Situationen, die sie erleben, ein konsistentes Selbstempfinden, und sie haben realisiert, daß sie sich weiterentwickeln und verändern und trotzdem die gleiche Person bleiben können. Sie erleben sich als »ich«, unabhängig von dem, was sie denken, fühlen oder tun, und unabhängig davon, ob sie sich an die Vergangenheit erinnern, ob sie die Gegenwart erleben oder ob sie sich die Zukunft vorstellen. Sie haben keine dissoziativen Flashbacks mehr, obwohl sich natürlich die Vergangenheit gelegentlich – wie übrigens bei allen Menschen – marginal und manchmal auch sehr intensiv bemerkbar macht.

ZENTRALES KONZEPT

Die Integration der dissoziierten Anteile ermöglicht die Entstehung eines kohäsiven Selbstempfindens, das im Zeitkontinuum und in allen Situationen konsistent und anpassungsfähig ist. Die Patienten sollten im Zustand der Integration keine dissoziativen Symptome wie Amnesie, Switching, Stimmenhören oder passive Beeinflussung mehr erleben.

Die vollständige Integration aller dissoziierten Anteile des Patienten zu einem kohäsiven Ganzen wurde Unifikation *(unification)* genannt (siehe z. B. Kluft 1982, 1993b). Sie wird durch die sukzessive Integration von jeweils zwei oder mehr Anteilen erreicht, einen *Fusion* (Braun 1986) genannten Prozeß. Die Bezeichnung für eine temporäre Fusion zwischen zwei oder mehr Anteilen ist *Blending* (Boon et al. 2011/2014; Fine 1991, 1993; Fine & Comstock 1989; Kluft 1982, 1993b). Beide Phänomene werden im folgenden erläutert.

Umgang mit Widerständen gegen die Integration dissoziierter Anteile

Ein Therapeut sollte niemals versuchen, die Integration von Anteilen zu erzwingen (siehe z. B. ISSTD 2011). Zwar haben einige Patienten kein Interesse daran, ihre dissoziierten Anteile grundsätzlich getrennt zu halten, weil sie um jeden Preis separate Identitäten aufrechterhalten wollen, doch sind alle Patienten zumindest am Anfang phobisch hinsichtlich der Integration der Erlebnisse von Anteilen, weil die Integration nur erfolgen kann, wenn sie die schmerzhaften Realisationen akzeptieren, die diese Anteile für sie bewahren können. Die meisten dissoziierenden Patienten reagieren phobisch auf die Vorstellung, daß ihre Anteile irgendwie zusammenkommen könnten, und es belastet sie sehr, wenn der Therapeut mit ihnen darüber zu sprechen versucht. Zwar ist genau dies bei der Behandlung dissoziativer Störungen ein wichtiges Ziel, aber entscheidend ist, *wie* der Therapeut darüber zu reden beginnt.

Psychoedukation

Der Therapeut muß sich hüten, den Gedanken der Integration der Anteile zu früh zur Sprache zu bringen. Zwar haben einige Patienten, und zwar oft diejenigen mit einer ANBDS, schon von Behandlungsbeginn an mit allen ihren Anteilen das gemeinsame

Ziel der Integration, doch gibt es andere, die sich eben davor fürchten. Manche glauben, ihre Anteile würden dann sterben, wohingegen andere fürchten, ihre wichtigste Bewältigungsstrategie zu verlieren. Wenn ein Therapeut dies berücksichtigt, bedeutet das nicht, daß er sich damit der Meinung des Patienten anschließt, die Unifikation sei nicht notwendig. Es geht nur um das Tempo, in dem die Arbeit auf dieses Ziel hin vorangetrieben wird und zu welchem Zeitpunkt es sinnvoll ist, daran zu arbeiten. Beispielsweise kann man Patienten versichern, es sei ihre Entscheidung, ob und wann diese Arbeit stattfindet, und es liege folglich allein in ihrer Hand (was tatsächlich so ist). Sie werden nicht zur Integration gezwungen, und es wäre in der Tat relativ sinnlos, dies zu versuchen.

Zentrales Konzept

Die Patienten können sich der Integration ihrer Anteile widersetzen, weil sie sich vor ihnen und den mit ihnen verbundenen inneren Erlebnissen fürchten, weil sie Veränderungen scheuen, weil sie Angst davor haben, sich zu verändern, oder weil sie stark an der separaten Existenz der Anteile hängen, zu denen sie in Beziehung treten. Diese Widerstände müssen aufgelöst werden, um die Integration der Anteile zu ermöglichen.

Der Therapeut könnte etwas sagen wie: »*Ich weiß, daß es für Sie schwierig ist, sich dies vorzustellen, aber viele Menschen haben festgestellt, daß sich alle ihre Anteile sehr wohl fühlen, wenn sie zusammen sind, sobald der richtige Zeitpunkt dafür gekommen ist. Sie erleben dies dann als sehr positiv und nützlich und kommen gut damit zurecht. Sie können sich soviel Zeit nehmen, wie Sie brauchen, und einfach da sein, wo Sie momentan sind, ohne sich deswegen Sorgen zu machen. Sobald Sie sich bereit fühlen, werden wir uns gemeinsam damit befassen, so wie wir es mit allem machen, womit wir in der Gegenwart konfrontiert sind. Wir sind ein Team, und Sie haben mehrere Entscheidungsmöglichkeiten. Aber momentan haben wir uns zum Ziel gesetzt, Ihren Anteilen zu helfen, sich besser zu fühlen und besser zusammenzuarbeiten, damit jeder Anteil mehr von dem bekommt, was er braucht.*«

Patienten können aus verschiedenen Gründen Widerstand gegen die Vereinigung ihrer Anteile entwickeln. Dazu zählen (a) phobisches Vermeiden dissoziierender Anteile und ihrer Erlebnisse; (b) Verlustangst – bezogen auf die eigene Identität, den Verlust bestimmter Anteile oder der Funktionen, die bestimmte Anteile erfüllen; und (c) starkes Interesse daran, als eine spezielle Identität und ein bestimmter Lebensstil eigenständig zu bleiben. Beispielsweise reagierte ein Patient, als sein Therapeut die Idee der Unifikation verfrüht zur Sprache brachte, indem er den Therapeuten anbrüllte:

»Ich beende die Therapie. Mit jemandem, der meine inneren Leute ermorden wird, will ich nicht arbeiten!« Ein anderer Patient sagte: »Das sind keine Anteile. Sie gehören nicht zu mir. Das sind Seelen. Jede Seele hat im Universum ihren Platz. Sie können nicht zusammenkommen. Das ist einfach nicht möglich. Und Sie verstehen das überhaupt nicht!« Glücklicherweise stellten beide Patienten einige Jahre später fest, daß die Integration ein natürlicher Vorgang ist, dessentwegen sie sich nicht zu sorgen brauchten. Der Therapeut beharrte nicht auf der Notwendigkeit der Unifikation, sondern ließ den Widerstand der Patienten zu und konzentrierte sich auf andere integrationsfördernde Handlungen, die den Patienten im Laufe der Zeit einen natürlichen Pfad zur Integration erschlossen.

Phobisches Vermeiden

Die Phobie hinsichtlich dissoziierter Anteile ist der wichtigste und häufigste Grund dafür, daß Patienten sich vor der Fusion und der Unifikation fürchten. Sie schämen sich ihrer Anteile oder fürchten sich vor ihnen. Sie wollen einen Täter imitierenden Anteil nicht integrieren, weil er eine beängstigende Wut entwickeln kann, ebensowenig einen Anteil, der auf Arten, die den Patienten anekeln, sexuell ausagiert, oder einen Kind-Anteil, der Abhängigkeitsbedürfnisse hat, die der erwachsene Anteil des Patienten als beschämend empfindet. Die Therapie muß sich mit diesen Themen nach und nach beschäftigen und dem Patienten helfen, sie sich mit den dissoziierten Anteilen, die sie bewahren, zu eigen zu machen.

Beharrt der Therapeut auf der Integration der Anteile, berichten möglicherweise einige Patienten über eine gar nicht erfolgte Integration, weil sie sich der schmerzhaften Arbeit auf dieses Ziel hin entziehen wollen. Andere Patienten benutzen eine besonders starke kontrollierend-fürsorgliche relationale Strategie, die auf den subtilsten Druck von Seiten des Therapeuten reagiert und einen Erfolg in der Therapie vorgaukelt, obwohl unterschwellig das Vermeiden aufrechterhalten bleibt. In den Behandlungsrichtlinien für dissoziative Störungen heißt es: »Verfrühte Versuche, die Fusion zu erreichen, können … eine oberflächliche Einwilligung hervorrufen, wodurch die fraglichen alternativen Identitäten dem Therapeuten zu gefallen versuchen, indem sie scheinbar verschwinden« (ISSTD 2011, S. 144).

Die Arbeit an der Integration dissoziierter Anteile beginnt schon in Phase 1, wenn der Therapeut den Patienten darin unterstützt, die dissoziierten Anteile zu akzeptieren und zu verstehen. Ein Schritt in Richtung der Fusion zweier Anteile besteht für den Patienten in der Realisation »Ja, natürlich ist dieser Anteil wütend. Mir ist klar, warum er so wütend ist.« In einem nächsten Schritt kann es zur Personifikation kommen: »Ja, dieser Anteil ist wütend, und das ist auch meine Wut« oder: »Dieser wütende Anteil ist ein Teil von mir.« Nachfolgende Schritte zielen auf die Auflösung der Wut, oft im Rahmen der Arbeit in Phase 2.

Zentrales Konzept

Im Laufe der Therapie sollte der Therapeut immer wieder mit dem Patienten zusammen zu klären versuchen, warum bestimmte Anteile getrennt bleiben müssen. Ein solcher auf die Notwendigkeit anhaltender Dissoziation gerichteter Fokus kann sich mit spezifischen Problemen befassen, welche die Dissoziation bestimmter Anteile aufrechterhalten, beispielsweise eine Phobie hinsichtlich Wut oder das Ausbleiben der Realisation erlebten sexuellen Mißbrauchs.

Sobald die Therapie erreicht hat, daß alle Anteile meist gut zusammenarbeiten und zumindest einige traumatische Erinnerungen integriert sind, kann damit begonnen werden, indirekt die Neugier des Patienten bezüglich der Fusion zu wecken. Der Therapeut sollte in diesem Sinne regelmäßig Äußerungen in den Raum stellen wie: »*Ich frage mich, weshalb diese Anteile von Ihnen separat bleiben wollen.*« »*Haben Sie sich jemals Gedanken darüber gemacht, warum diese Anteile immer noch voneinander getrennt bleiben müssen?*« »*Haben Sie einmal darüber nachgedacht, warum dieser Anteil von Ihnen nie erwachsen geworden ist?*« Oder: »*Ich würde nur zu gern herausfinden, wie es für Sie wäre, wenn diese Anteile einander näher wären.*« Dabei bleibt der Fokus der Behandlung auf die Gründe für das Fortbestehen der Dissoziation gerichtet – also auf traumabezogene Phobien und die nicht ausreichende Integrationsfähigkeit –, so daß sie konsistent angesprochen und aufgelöst werden können (Kluft 1993b). Andernfalls passiert es nur zu leicht, daß Therapeut und Patient bei ihrer Arbeit weiterhin nicht darüber nachdenken, ob die Notwendigkeit für die Existenz dissoziierter Anteile abnimmt.

Unaufgelöste Traumata und verborgene dissoziierte Anteile

Zwei Hauptgründe für das Vermeiden der Fusion oder der Unifikation sind die Existenz unaufgelöster Traumata und dissoziierter Anteile, die dem Therapeuten (und oft auch dem Patienten) noch nicht bekannt sind und die auf das Vorliegen starker Phobien hindeuten.

Beispiel für das Auftauchen bisher verborgener Anteile: Renée

Renée als der erwachsene Anteil des Patienten, der Funktionen im Alltagsleben erfüllt, arbeitete sehr intensiv und lange daran, einen sehr wütenden und eigensinnigen Kind-Anteil zu akzeptieren, der über eine sehr lange Zeitspanne der Therapie hinweg allmählich kooperativer wurde. Renée und ihr Kind-Anteil kamen mit der Zeit manchmal zusammen (Blending), und ihr sonst meist sehr angespannter Körper war in diesen Phasen deutlich entspannter; sie konnte diesen Zustand der Integration aber außerhalb der Therapiesitzungen nicht aufrechterhalten. Durch sorgfältige Exploration wurde die

Patientin »schwarzer Löcher in einer Mauer« in ihrem Inneren gewahr, in denen ihr bisher unbekannte Anteile mit ihren Bruchstücken traumatischer Erinnerungen hausten. Renée beschrieb diese Bruchstücke als »kleine Stücke« des Kind-Anteils, der Erinnerungen bewahrte, die zu beschämend oder zu entsetzlich waren, als daß sie hätten mitgeteilt werden können. Diese »kleinen Stücke« enthielten mehrere pathogene Kerne von Erinnerungen, die nacheinander synthetisiert und realisiert wurden. Die »kleinen Stücke« (bruchstückhafte Anteile) integrierten sich nach erfolgreichem Abschluß der Erinnerungsarbeit spontan, und kurz danach erreichten die Patientin und ihr Kind-Anteil dauerhaft die Integration.

Verlustangst

Dissoziierende Patienten haben aufgrund ihrer extrem starken dissoziativen Fragmentierung ein sehr fragiles Selbstempfinden. Beispielsweise fürchtete sich eine Patientin vor jeder Veränderung in der Therapie, weil sie glaubte, diese werde sie unwiderruflich verwandeln, »und dann bin ich nicht mehr ich selbst.« Die Patientin hatte viele dissoziierte Anteile, die alle hinsichtlich ihres Selbstempfindens gleich starr waren und sich hinsichtlich ihrer Sicht und ihrer Art zu sein alle gleichermaßen vor Veränderungen fürchteten. Während Anteile mit absoluter Gewißheit vertreten, wer sie sind (und wer nicht), fühlen sich die Patienten als ganze Personen manchmal sehr unwohl und sind sich ihrer Identität ganz und gar nicht sicher. Je fragiler das generelle Selbstempfinden von Patienten ist, um so mehr Angst haben sie vor Veränderungen, weil sie glauben, sich auf diese Weise selbst verlieren zu können.

Manche Patienten fürchten, Fusion und Unifikation als Verlust oder gar als den Tod zu erleben. Therapeuten sollten sich in solchen Fällen nicht beeilen, die Betroffenen möglichst rasch zu beruhigen. Patienten mit dissoziativen Störungen haben seit ihrer Kindheit eine dissoziative innere Organisation. Es kann sein, daß sie eine besonders starke Bindung an bestimmte Anteile von sich entwickelt haben, insbesondere nachdem sie gelernt haben, mitfühlender zu sein. Sie können dann den Verlust des »kleinen Mädchens« oder des »lebhaften Jugendlichen« betrauern, als handle es sich um reale Personen. Andere empfinden zwar keinen Verlust, aber Dankbarkeit solchen Anteilen gegenüber, die während des Integrationsprozesses zum Ausdruck kommt.

Manche Patienten empfinden akut den Verlust einer bestimmten Art von Funktion, wenn Anteile von ihnen integriert werden. Dies gilt insbesondere für bestimmte kreative Fähigkeiten, die starke Konzentration erfordern. Solche Verluste basieren wahrscheinlich darauf, daß die Fähigkeit, das Gewahrsein von allen störenden Inhalten frei zu halten, während man sich auf eine Sache konzentriert, abnimmt, wenn die Präsenz des Patienten im gegenwärtigen Augenblick zunimmt. Beispielsweise konnte eine Patientin vor der Unifikation in einem ihrer Anteile sechzehn Stunden lang ununterbrochen schreiben, nur durch sehr kurze Toilettenbesuche unterbrochen. Nach der Integration aller ihrer Anteile klagte sie, sie könne sich nur noch wenige Stunden ohne

Unterbrechung konzentrieren und müsse dann eine Pause einlegen, um etwas zu essen und sich auszuruhen – ihr war noch nicht klar, daß dies der Normalzustand ist. Eine andere Patientin verlor einen Teil ihrer Fähigkeit zu malen. Sie war zwar immer noch eine begabte Malerin, konnte aber nicht mehr ihr Hauptmotiv malen, das sie populär gemacht hatte. Oft sind solche Verluste temporär und können im Laufe der Zeit in irgendeiner Form erneut auftauchen. Aber generell fühlen sich die meisten Patienten nach der Unifikation viel besser, wenn sie sich an die neue Situation gewöhnt haben und sie mit den positiven Auswirkungen der Veränderung einverstanden sind und die Existenz dissoziierter Anteile nicht mehr für notwendig erachten. Ein Patient hat es wie folgt ausgedrückt: »Ich bin ich, einfach nur ich, vollständig ich und immer ich, und das ist für mich in Ordnung, so wie es ist.« Allerdings kann auf die Unifikation eine kurze Zeit der Desorientiertheit und sensorischer Veränderungen folgen. Braun merkte an, daß Patienten »häufig über Veränderungen ihrer Seh- und Hörfähigkeit und anderer Sinnesempfindungen berichten sowie über Perioden der Konfusion. Diese normalisieren sich im Laufe der Zeit (in der Regel innerhalb von drei Monaten)« (1986, S. 16).

An einer DIS als einem Lebensstil festhalten

Einige DIS-Patienten sind extrem stark daran interessiert, ihre Anteile zu behalten, weil sie zu diesen Beziehungen aufgebaut haben, die sie nicht aufgeben wollen. Möglicherweise wollen sie auch keine Verantwortung für deren Handlungen übernehmen und bestehen deshalb darauf, sie in verschiedenen Anteilen getrennt aufzubewahren. Eine Patientin bezeichnete ihre Anteile als ihre »besten Freunde«. Eine andere beschrieb das Innenleben der Anteile, wobei sie darauf hinwies, daß jeder von ihnen sein separates, eigenständiges und sehr geschäftiges Leben habe, das sich völlig von dem, was draußen geschehe, unterscheide. Diese Phantasiewelt war für die Patientin so erfüllend, daß sie nicht bereit war, die reale Welt und ihr reales Leben, wo auch schmerzhafte Gefühle eine Rolle spielten, an sich heranzulassen. Mit Hilfe ihrer Phantasiewelt gelang es ihr, inneren Schmerz zu vermeiden. Einige Patienten ersetzen somit reale Beziehungen zu Menschen, die manchmal ziemlich unberechenbar und anstrengend sind, durch Interaktionen mit ihren inneren Anteilen oder durch innere Phantasiewelten. Dies basiert auf der Vorstellung imaginärer Spielgefährten, ein in einer bestimmten Entwicklungsphase normales Phänomen. Die betreffenden Patienten versuchen, den Konflikt zwischen grundlegendem Mißtrauen anderen gegenüber und unerträglicher Einsamkeit zu entkommen, indem sie eine spezifische innere Beziehung zu Anteilen entwickeln, wodurch die Nicht-Realisation aufrechterhalten wird.

Einige wenige Patienten haben bezüglich ihrer DIS-Diagnose eine starke Identität entwickelt, weshalb sie sich an bestimmte Anteile klammern, um sich anderen gegenüber zu definieren. Sie sind stark auf die unterschiedlichen Präferenzen und Bedürfnisse und die dramatischen Konflikte zwischen Anteilen fokussiert. Einige von diesen präsentieren sich sehr auffällig, mit unterschiedlichen Kleidern, Frisuren und Manierismen. Sie sind nicht zur Integration bereit und nicht daran interessiert, weil sie ihre primäre Identität dadurch verlieren würden. Die Mehrheit dissoziierender Patienten jedoch ist hinsichtlich ihrer Anteile phobisch, was der Hauptgrund für die Angst vieler Patienten vor der Integration ist.

Blending

Blending ist in der Regel eine absichtlich durchgeführte therapeutische Intervention, welche die Funktionsfähigkeit des Patienten oder seine Fähigkeit, mit Problemen fertig zu werden, durch temporäres Verschmelzen von zwei oder mehr Anteilen verbessern soll, beispielsweise um die berufliche Kompetenz zu verbessern oder um mit einer schwierigen medizinischen Behandlung fertig zu werden, die andernfalls als Trigger wirken könnte. Blending kann einem Patienten auch herauszufinden helfen, wie sich die Integration bestimmter Anteile auswirken könnte (Boon et al. 2011/2014; Fine 1991; Fine & Comstock 1989; Kluft 1993b).

Zentrales Konzept

Blending, die zeitweilige Integration von zwei oder mehr Anteilen, kann ein wichtiger erster Schritt auf dem Weg zur dauerhaften Integration der betreffenden Anteile sein. Patienten können sich auf diese Weise in der Integration üben, und sie können erleben, wie sich dieselbe anfühlt, bevor sie sich ein Urteil darüber bilden, ob die Integration letztlich von Nutzen ist.

Blending kann schrittweise erfolgen, wenn zwei oder mehr Anteile einander gewahr geworden sind und sich zwischen ihnen eine recht gute Kooperation entwickelt hat. Mitgefühl zwischen ihnen ist zunächst nicht unbedingt notwendig; sondern es geht primär darum, daß sie in der Lage sind, gemeinsam auf etwas hinzuarbeiten, das beiden Beteiligten nutzt. Beispielsweise könnten zwei Arbeiter-Anteile, die ihre Gefühle einschließlich des Mitgefühls sehr stark vermeiden, sich darauf einigen, gemeinsam auf den rechtzeitigen Abschluß eines Projekts hinzuarbeiten. Oder ein Arbeiter-Anteil erklärt sich einverstanden, sich zeitweise einem Eltern-Anteil anzuschließen, um diesem zu helfen, im häuslichen Leben bestimmte Dinge effektiver zu organisieren. Der Vorteil für den Arbeiter-Anteil besteht in diesem Fall darin, daß bei ihm die intrusive Angst wegen Dingen, die er zu Hause nicht erledigen konnte, abnimmt, und der liebevolle, aber schlecht organisierte Eltern-Anteil des Patienten erhält bei seiner häuslichen Arbeit Hilfe von innen, was zur Folge hat, daß das häusliche Leben störungsfreier verläuft.

Blending oder Fusion sollte man nie zwischen Anteilen zu erreichen versuchen, die starke negative Emotionen bewahren oder zu Selbstschädigungen neigen. Beispielsweise sollten suizidale Anteile oder Kind-Anteile mit starken Abhängigkeitsbedürfnissen nicht verbunden werden. Sinn und Zweck des Blending ist, die Integrationsfähigkeit des Patienten zu *steigern*. Es bei Anteilen mit negativen Affekten und Überzeugungen zu versuchen kann Patienten überfordern.

Blending als allmähliche Annäherung an die Fusion

Die meisten dissoziierenden Patienten brauchen Hilfe bei der Unterteilung ihrer großen Ziele in wesentlich kleinere sukzessive Schritte. Die Annäherung an das Blending kann auf die gleiche Art erfolgen. Beispielsweise kann der erwachsene Anteil des Patienten kleine Schritte in Richtung Blending in Form einer Folge von Experimenten ausführen, die dazu dienen herauszufinden, was geschieht. So kann der erwachsene Anteil des Patienten eingeladen werden, einen anderen Anteil zu bitten, ihm innerlich ein wenig näher zu kommen. Dabei wird der Patient aufgefordert, einfach innezuhalten und das Geschehen zu verfolgen. Der Patient könnte in Reaktion darauf sagen: »Das fühlt sich okay an; es fühlte sich sogar ziemlich gut an! Es ist nicht das, was ich erwartet habe; es fühlt sich warm an.« Oder: »Ich mag es nicht!«

Ist die Reaktion negativ, hält der Therapeut einfach inne und sagt: *»Das ist in Ordnung; wir beobachten nur, was geschieht, weiter nichts. Sie haben das sehr gut gemacht.«* Dann fordert er die Anteile auf, sich von einander zu entfernen, und arbeitet anschließend am Widerstand: *»Können Sie mir mehr darüber berichten, was Sie nicht mögen? Ich höre, daß Sie es nicht mögen. Und ich frage mich, wie es dem anderen Anteil von Ihnen damit ergeht.«* Der erwachsene Anteil des Patienten kann einfach deshalb widerwillig sein, weil ihm das Erlebnis nicht vertraut ist, also nicht weil er einen bestimmten konkreten Grund dafür hat. In solchen Fällen kann man den Patienten zu einem neuen Versuch ermutigen, einfach damit er sich daran gewöhnt, dem Anteil näher zu kommen. Oder man kann dem Patienten beibringen, eine Distanzierungstechnik zu benutzen, um mit dem Anteil weiterhin in Kontakt zu bleiben, aber aus einer wahrgenommenen Distanz oder durch eine schützende Glasscheibe. Der Therapeut könnte sagen: *»Das ist in Ordnung. Treten Sie einen Schritt zurück, genau so weit, wie Sie Abstand brauchen, um sich wohl zu fühlen. Ich frage mich, wie es für Sie wäre, wenn Sie sich vorstellen würden, daß Sie sich diesen Anteil aus der Distanz anschauen, als würden Sie von der falschen Seite durch ein Fernglas schauen.«* Ist der Patient einverstanden, leitet der Therapeut ihn dazu an, einfach nur wahrzunehmen, was geschieht. Eine weitere Empfehlung könnte beinhalten, er solle mitfühlend schauen und spüren, wie er das empfindet. Der Therapeut kann ihn zu diesem Zweck fragen: *»Ich bin neugierig – Sie ja vielleicht auch –, wie sich dieser Anteil fühlt, während er Sie anschaut.«* Solche kleinen Schritte fördern die Reflexion und verstärken das Behagen der Anteile im Kontakt miteinander, das vorher nicht vorhanden war.

Reagiert der Patient positiv, wenn die Anteile aufgefordert werden, sich einander zu nähern, fragt der Therapeut, ob es für den Patienten in Ordnung ist, einen weiteren kleinen Schritt zu vollziehen, wobei der Patient nochmals daran erinnert wird, daß er den Vorgang jederzeit unterbrechen kann. Vielleicht können die beiden Anteile einander zunächst nur mit den Zeigefingern zu berühren versuchen und dann feststellen, wie sich dies anfühlt. Später können sie einander die Hand geben, einander umarmen, einander von Angesicht zu Angesicht anschauen oder einfach nebeneinander stehen und spüren, wie sich dies anfühlt. Fällt das Erlebnis positiv aus, kann der Therapeut ihnen vorschlagen auszuprobieren, wie es ist, wenn sie für ein paar Sekunden zusammenkommen. Die Anteile können dabei durch *ein Paar Augen schauen und mit einem paar Ohren hören, wobei die Schläge der beiden Herzen ganz natürlich und leicht miteinander verschmelzen.* Der Therapeut sollte für jeden Patienten die richtigen Bilder und Worte zu finden versuchen. Anschließend könnte er sagen: »*Gehen Sie nun ein wenig auseinander. Atmen Sie tief, entspannen Sie sich, und vergegenwärtigen Sie sich, wie das für Sie war.*« Verläuft dieses Experiment positiv, kann der Therapeut es über eine längere Zeitspanne wiederholen und es später allmählich auf ganze Sitzungen ausdehnen. Der Patient kann auch instruiert werden, das Blending zu Hause zu üben, in einer ruhigen Situation, in der er Raum zum Beobachten und Reflektieren hat. Gewöhnlich wird das Blending nach einigen Sitzungen als so natürlich empfunden, daß es zwischen den Anteilen zur Fusion kommt.

Fusion

Eine Fusion ist die Integration von zwei oder mehr Anteilen eines Patienten, die spontan eintreten oder absichtlich herbeigeführt werden kann (Kluft 1993b).

Spontane Fusionen

Manche Patienten berichten über spontane Fusionen im Laufe von Phase 1 und 2: »Innen nehme ich viel weniger Stimmen wahr. Ich hatte 15 Anteile; jetzt sind es nur noch acht. Ich frage mich, was passiert ist.« Dies ist ein natürlicher Vorgang, der zeigt, daß die Therapie positiv verläuft und daß tatsächlich an den Gründen für das Fortbestehen der Dissoziation gearbeitet wird. Der Therapeut kann den Patienten im Falle einer Fusion beruhigen, daß der Vorgang normal ist, und sich alle eventuellen Sorgen des Patienten verständnisvoll anhören. Die meisten Patienten werden mit dieser Veränderung problemlos fertig.

Eine Fusion verläuft gewöhnlich bei denjenigen Anteilen besonders erfolgreich, die einander am stärksten ähneln (beispielsweise bei einer Gruppe von Kind-Anteilen), oder zwischen einem sehr mitfühlenden erwachsenen Anteil und einem Kind-Anteil. Bei einer ANBDS kann eine Fusion oder Unifikation leichter eintreten als bei einer DIS. Beispielsweise »adoptierte« eine Patientin mit ANBDS alle ihre jungen Anteile, wenn sie zu Hause war – d. h., sie integrierte sie – und berichtete dies dem Therapeuten. Obwohl in ihrem Leben weiterhin Stressoren existieren, bleibt die Patientin integriert. Je größer die Unterschiede zwischen Anteilen und je größer die Konflikte zwischen ihnen sind, um so schwerer ist es für sie, eine Fusion zu erreichen.

Schrittweise Fusionen

Fusionen können auch ganz allmählich eintreten. Die Patienten berichten dann eventuell, ein bestimmter Anteil sei weniger aktiv, ruhiger, innerlich weniger interaktiv. Sie sagen beispielsweise: »Dieser Anteil wirkt, als wäre er transparent, fast als könnte ich durch ihn hindurchschauen, als würde er zum Schatten, ein wenig wie eine Erinnerung. Er ähnelt einem Geist, aber einem freundlich gesinnten. Sie hingegen schläft die meiste Zeit über. Nicht so, als wollte sie etwas vermeiden, sondern als hätte sie etwas erledigt, das sie habe tun müssen. Ich weiß, daß er immer noch da ist, aber er ist einfach nur da, ganz ruhig, weiter nichts. Es handelt sich jetzt eher um ein Bild als um eine Präsenz, falls das irgendwie verständlich ist.«

Ein Patient merkte an, die schrittweise Fusion von Anteilen erscheine ihm als sehr natürlich, und es koste ihn nun weniger Mühe, mit den Bedürfnissen widerstreitender Anteile umzugehen:

> »Ich bin immer stärker zusammen und brauche immer weniger darüber nachzudenken, welcher Anteil in mir dies oder das braucht. Die meiste Zeit über fließt es einfach. Wir – ich – empfinde einen gewissen Frieden, der in allen meinen Anteilen gegenwärtig ist. Wir haben weniger Angst davor, zusammen zu sein. Es wird nun für mich immer angenehmer und sicherer, ich zu sein.«

Anteile, die verschwinden

Manchmal wird ein Anteil nicht integriert, sondern er »verschwindet«, nachdem er seine Erlebnisse anderen Anteilen mitgeteilt hat. Ein Patient realisierte, daß es für Anteile an der Zeit sei »abzureisen«, nachdem sie sich mit allen anderen Anteilen ausgetauscht hätten. Dazu kam es während eines Abschiedsrituals, in dessen Verlauf ein Anteil, dessen Zeit zu Ende gegangen war, sich ein Festmahl wünschen konnte, wobei andere Anteile ihm für seine Beiträge zur ganzen Person applaudierten. Nach dem Festessen und nachdem die Anteile einander ihre Wertschätzung bekundet hatten, verschwand dieser Anteil einfach.

In anderen Fällen ist das Verschwinden eines Anteils ein sehr qualvoller Vorgang, der keineswegs zur Integration führt. Eine Patientin »verlor« einmal einen Anteil, der in ihrem Inneren als wichtige beruhigende Gestalt fungierte. Sie war überzeugt, daß dieser Anteil nicht integriert wurde, weil er während einer starken Krise verschwand, in der die Patientin suizidal geworden war. Der Therapeut konnte diesem Verlust nur mit Empathie begegnen, der Patientin zu trauern helfen und versuchen, ihr andere Möglichkeiten der Selbstberuhigung zu erschließen. Der Anteil tauchte im gesamten weiteren Verlauf der Behandlung nie wieder auf.

Eine andere Patientin berichtete, ihr wichtigster erwachsener Anteil, der Aufgaben im Alltagsleben erfüllte, sei verschwunden, weil »sie es einfach nicht mehr ertragen konnte«. Die Patientin dekompensierte stark, weil bei ihr keine anderen Anteile existierten, die ihr Alltagsleben hätten managen können oder wollen. In beiden geschilderten Fällen führten überwältigende Erlebnisse und die Unfähigkeit, mit ihnen fertig zu werden, zu einer Art Desintegration von Anteilen, also keineswegs zur Fusion. Ein Therapeut muß den Unterschied zwischen beidem erkennen und intervenieren können, wenn Patienten überfordert sind.

Unifikation

Die Integration aller Anteile zu einem kohäsiven Ganzen wird Unifikation genannt (Kluft 1986b, 1993b). Diese tritt gewöhnlich, wenn auch nicht immer, gegen Ende einer Therapie ein, irgendwann in Phase 3. Einige Patienten erreichen die fast vollständige Unifikation schon vor Beginn der Arbeit an den traumatischen Erinnerungen. Ihre Anteile sind schon ziemlich mitfühlend und kooperationsbereit, was die Arbeit an traumatischen Erinnerungen vereinfacht und beschleunigt, und sie können während dieser Arbeit oder kurz danach die vollständige Integration erreichen. Doch die meisten Patienten müssen einen wesentlich längeren Weg zur Integration zurücklegen, einen, der weit in Phase 3 hineinreicht. Die meisten Anteile verschmelzen im Laufe der Zeit allmählich ganz natürlich.

Wie Fusionen können auch Unifikationen spontan oder allmählich eintreten (Kluft 1993b). Für einige Patienten ist dies ein wichtiger Meilenstein; andere bewältigen es völlig mühelos, als hätten sie es erwartet; und einige vermeiden die Unifikation aufgrund einer Phobie hinsichtlich der Fusion selbst dann, wenn sie dazu bereit sind. Manche Patienten erkennen, daß die Zeit für die Unifikation gekommen ist; andere werden davon überrascht. Einige erleben dies als Verlust oder Tod oder als traurigen Abschied. Wieder andere verstehen es als Freudenfest, als Zeichen für Erfolg und Meisterung. Jeder Patient nähert sich der Unifikation auf andere Weise, und ein Therapeut muß jeden Patienten auf dessen ganz eigene Weise verstehen und ihm entsprechend helfen.

Grundsätzlich ist es am Besten, wenn die Idee der Unifikation vom Patienten selbst thematisiert wird; allerdings sollte der Therapeut die Hinterfragung des anhaltenden Bedürfnisses nach Getrenntheit zwischen den Anteilen immer wieder ansprechen. Ob ein Patient für die Unifikation Suggestionen oder Bildvorstellungen braucht, hängt vom Einzelfall ab. Manchmal kann der Therapeut nur präsent sein, während alle Anteile »zusammenkommen«. Patienten können auch selbst Bildvorstellungen vorschlagen, von denen einige weiter oben beschrieben wurden.

Bilder für die Fusion und Rituale der Unifikation

Für manche Patienten sind Bildvorstellungen oder Rituale ein wichtiger Bestandteil einer Fusion oder Unifikation (Braun 1986; ISSTD 2011; Kluft 1986b, 1993b; C. A. Ross 1997; Putnam 1989/2013; van der Hart et al. 2006/2008). Beispielsweise stellte sich bei einer Patientin der erwachsene Anteil vor, er nehme seine Kind-Anteile mit in einen Park. Seine vier Kind-Anteile saßen an einem ruhigen, friedlichen Ort in unmittelbarer Nähe des erwachsenen Anteils. Als dieser das Gefühl hatte, der richtige Zeitpunkt sei gekommen, umarmte er alle vier Kind-Anteile, und die Patientin brachte ihre Arme zusammen, um sich selbst zu umarmen. In diesem Augenblick fand die Fusion statt.

Häufig genutzte integrative Bildvorstellungen sind das Zusammenkommen in einem wunderbaren weißen Licht oder in einem heilenden Gewässer, das Eintreten in einander, Umarmungen, Im-Kreis-Stehen und Halten der Hände, Flüsse, die sich in einem wunderschönen See vereinen, verschiedene Farben, die sich zur schönsten Farbe der Welt vereinen, Fäden, die zu einem wundervollen Teppich verwoben werden, das Drehen eines Kaleidoskops, bis ein Bild mit vielen wunderschönen Farben entstanden ist usw.

Eine Metapher für die Integration, die man Patienten vermitteln kann, ist das Bild einer wunderschönen Quelle hoch in den Bergen (Kluft 1990b), die zu einem mächtigen Fluß wird. Im Laufe der Zeit verändern Stürme, Erdbeben und andere schreckliche Ereignisse die Landschaft, und der Fluß wird mit Bäumen, Geröll und Schlamm verstopft, was bewirkt, daß er sich in viele kleine Bäche teilt. Jahre später wird der Fluß gereinigt, und die Barrieren, die das Wasser gehindert haben, frei seinem ursprünglichen Weg zu folgen, werden entfernt. Nun können die kleinen Bäche in den Fluß zurückfließen, und es geht kein Wasser mehr verloren. Der Fluß wird stärker und klarer, und alle Bäche fließen in ihr ursprüngliches Bett zurück.

Vielleicht wünscht sich der Patient, entweder in der Realität oder in der Vorstellung ein bestimmtes Ritual auszuführen. Im ersteren Fall müssen eventuell Objekte beschafft werden, die das Beste jedes Anteils repräsentieren. Sie werden in eine wunderschöne Schachtel gelegt, oder es wird eine Collage erstellt, die alle Anteile repräsentiert. Ein Beispiel für die zweite, imaginäre Variante ist ein Patient, der sich vorstellte, jeder seiner Anteile trete auf eine Bühne, auf welcher der erwachsene Anteil des Patienten und der Therapeut ihnen allen für die Rolle danke, die sie für den Patienten gespielt haben. Nachdem jedem Anteil gesondert gedankt worden war, stellte er sich dem Publikum vor, machte einen Knicks oder verbeugte sich und drehte sich schließlich um und verschmolz mit dem erwachsenen Anteil des Patienten in einer Umarmung. Das imaginierte Publikum bestand aus Millionen von Traumatisierten, die auf diese Weise miterlebten, daß eine Heilung möglich war, und daraufhin donnernd applaudierten.

> »Das Gefühl, daß ich ein Mensch mit einem ganzen Leben und einer eigenen Geschichte bin, daß dies alles ich bin, kannte ich nicht. Ich bin sehr glücklich darüber,

wie dieses Leben mit all seinen guten und schlechten Seiten aussieht. Ich bin sehr glücklich und fühle mich bereichert. Merkwürdig, daß ich mich das erste Mal in meinem Leben reich fühle und daß ich auf so vieles, das mein war, zurückschauen kann. Ziemlich viel sogar.«

Anzeichen für die Unifikation

Sobald der Patient alle Anteile integriert hat, lassen die Anzeichen für Dissoziation und die damit verbundenen Symptome nach (Kluft 1986b; 1993b). Der Patient hört keine Stimmen mehr und fühlt sich frei vom Einfluß dissoziierter Anteile. Getrennte Anteile haben für ihn ihren Sinn verloren. Er kann Konflikte nun grundsätzlich im Sinn behalten und ertragen. Manche Patienten, und insbesondere die stark dissoziativen, ringen möglicherweise mit dem ungewohnten Leben in einem sequentiellen Zeitempfinden und versuchen, damit umzugehen. Sie äußern beispielsweise, die Tage erschienen ihnen als sehr lang, weil sie nun die meiste Zeit über präsent sind, statt während längerer Zeitspannen abzuschalten. Sie verfügen nicht mehr über Anteile, auf die sie die Last der banalen wie der anstrengenden Seiten des Lebens verteilen können, und sie brauchen Zeit, um sich an das veränderte Erleben des Energiemanagements gewöhnen zu können. Manche Patienten haben unmittelbar nach der Unifikation ungewöhnliche sensorische Erlebnisse; sie können klarer sehen oder hören, Farben wirken auf sie leuchtender, und sie empfinden Berührungen sensibler. Manchmal fühlen sie sich auch in ihrem Körper präsenter, was ihnen unangenehm oder angenehm sein kann. Ihre Haltung kann aufrechter und ihre Bewegungen können fließender sein – auch ihr somatisches Erleben wird integriert.

Rückfallprävention

Therapeuten sollten ihren Patienten in dieser Phase helfen, sich auf Situationen vorzubereiten, die zur erneuten Trennung vereinter Anteile führen könnten – sowohl vor als auch nach der Unifikation. Dies ist eine gute Methode der Rückfallprävention, die den Patienten hilft, sich darauf einzustellen, daß das Leben nach der Unifikation nicht wie von Zauberhand plötzlich leicht wird. Das Leben ist immer noch das Leben, und die Patienten brauchen alle ihre Bewältigungsstrategien, um es erfolgreich bewältigen zu können. Nachdem sie die Bewältigung von Problemen jahrzehntelang an andere Anteile delegiert und in manchen Fällen den inneren Kontakt zwischen den Anteilen genutzt haben, um mit ihrer Einsamkeit fertig zu werden, sind sie nach der Unifikation anfällig und brauchen deshalb ein wenig Zeit, um sich an die neue Situation zu gewöhnen.

Es kann sehr aufschlußreich sein, Patienten zu fragen: »*Was meinen Sie, was die Integration wieder zerstören könnte?*« Sie könnten daraufhin wichtige Ereignisse ihres

Leben nennen, etwa: »Wenn mein Vater stirbt« oder: »Wenn ich mich scheiden lassen würde.« Wenn Patienten schwierige, aber nicht ungewöhnliche Ereignisse als potentiell überwältigend prognostizieren, muß in der Therapie unbedingt noch an der Stärkung der Coping-Strategien des Patienten gearbeitet werden. Als Therapeut könnte man dann weiter forschen: »*Wenn Ihr Vater sterben würde, was wäre für Sie dann daran unerträglich? Wie würden Ihre Anteile Ihnen dann helfen, wie Sie selbst sich nicht helfen könnten?*« Oder: »*Was meinen Sie, wie Sie damit fertig werden könnten, wenn Sie sich scheiden ließen? Können Sie sich eine Freundin vorstellen, die mit einer Scheidung fertig geworden ist, und können Sie mit ihr ein wenig darüber reden, wie sie darüber hinweggekommen ist?*«

Manche Patienten sagen, nichts könne sie jemals dazu bringen, erneut zu dissoziieren, wohingegen einige traumatische Ereignisse benennen, die dies bewirken könnten: »Nun, ich könnte mir vorstellen, daß ich meine Anteile bräuchte, wenn ich noch einmal vergewaltigt würde.« So etwas ist natürlich möglich, aber eher unwahrscheinlich. Der Therapeut sollte dafür sorgen, daß der Patient in der Lage ist, die normalen Lebensereignisse zu bewältigen. Ist dies gewährleistet, kann untersucht werden, wie der Patient mit potentiell traumatischen Erlebnissen in Zukunft anders als bisher umgehen könnte; beispielsweise kann man Patienten auf die Tatsache hinweisen, daß sie sich hier und jetzt besser selbst schützen könnten oder daß sie nun Menschen haben, an die sie sich jederzeit wenden könnten und von denen sie unterstützt würden.

Trotz aller Bemühungen um Rückfallprävention bleibt die Unifikation bei manchen Patienten nicht bestehen. Sie ist kein magischer Vorgang und in Wahrheit ein Prozeß, kein Ereignis. Sie ist nur ein Schritt, wenn auch ein wichtiger, im Laufe der lebenslangen Reise des Patienten zur Integration. Daß sie ein wenig ausgeprägter, aber auch schwächer werden kann, sollte nicht verwundern, insbesondere in Anbetracht dessen, daß die Patienten den größten Teil ihres Lebens mit einer dissoziativen inneren Organisation verbracht haben. Es gibt eine Reihe von Gründen für das Fehlschlagen der Integration (Kluft 1986b, 1993b), die sich allerdings meist als temporär erweisen.

Zentrales Konzept

Der Therapeut sollte sich reichlich Zeit nehmen, um dem Patienten zu helfen, Gründe für die Unbeständigkeit der Integration von Teilen zu erforschen, und er sollte lernen, Trigger zu erkennen und sich hinsichtlich der Aufrechterhaltung von Integrationsgewinnen proaktiv zu verhalten.

Der Hauptgrund für das Scheitern der Unifikation von Anteilen ist, daß weiter unaufgelöste Probleme bestehen, welche die Dissoziation zwischen bestimmten Anteilen aufrechterhalten (Kluft 1988a, 1993b). Ein Problem kann bei einigen Anteilen erfolgreich aufgelöst worden sein, bei anderen jedoch nicht. Auch kann plötzlich eine bisher unbekannte traumatische Erinnerung auftauchen. Es kommt auch vor, daß einige Anteile sich bedeckt halten und sich der Unifikation widersetzen, dies aber nicht offen zugeben. Weiterhin können vorher nicht bekannte Anteile neu auftauchen. Dies alles ist nicht ungewöhnlich, sondern entspricht den allgemeinen Mustern des Verlaufs von Entwicklungen, die in jeder Art von Psychotherapie zur Geltung kommen: Neue Erinnerungen und Konflikte treten zutage, sobald der Patient besser reflektieren kann. Bei einigen wenigen Patienten beruht das Scheitern der Unifikation auf unaufgelösten Bindungsproblemen. Sie glauben möglicherweise, die Unifikation sei der Vorbote des Endes der Therapie, weshalb sie lieber dissoziativ bleiben möchten, um ihre Beziehung zum Therapeuten nicht zu verlieren.

Manche Patienten treten die »Flucht in die Gesundheit« an, indem sie plötzlich verkünden, alle ihre Anteile seien verschwunden, obwohl es bei ihnen weiterhin wichtige Probleme gibt, an denen noch nicht gearbeitet wurde. Ein Patient konnte plötzlich keine Anteile mehr visualisieren, was er kommentierte, es sei »innen leer, nichts als Nebel«. Er beharrte darauf, daß es ihm gut gehe, und beendete die Behandlung einige Wochen später. Dies weckt bei Therapeuten gewöhnlich einen starken Verdacht, daß der Patient die Integration nicht erreicht hat, sondern sie vermeidet. Tatsächlich kehrte der Patient sechs Monate später nach einem Rückfall in den Drogenkonsum in die Therapie zurück; einige seiner Anteile kämpften innerlich sehr brutal gegen einander, und die Konflikte zwischen ihnen waren stärker denn je.

Manche Patienten berichten, sie hätten die Integration erreicht, weil sie dem Therapeuten gefallen wollen; dies passiert insbesondere, wenn ein Therapeut immer wieder betont, die Integration sei ein erwartetes Resultat der Therapie, oder wenn er verfrüht darauf drängt, sie zu erreichen. Der Therapeut muß während der gesamten Therapie auf der Hut sein, wenn ein Patient sich ihm gegenüber besänftigend und fürsorglich verhält.

Zusammenfassung

Die Integration der dissoziierten Anteile ist eine lange Reise und das Hauptziel der Behandlung komplexer dissoziativer Störungen. Die Integration kann allmählich oder schnell, spontan oder geplant, temporär und schließlich dauerhaft erfolgen. Viele Patienten erreichen die vollständige Integration ihrer Anteile – also die Unifikation –, andere nicht. Viele Wege führen zur Unifikation, und jeder Therapeut und jeder Patient muß herausfinden, womit er die besten Ergebnisse erzielt.

Die Integration der Persönlichkeit des Patienten hat mit der Unifikation nicht ihren Endpunkt erreicht. Die Reorganisation setzt sich über das ganze Leben fort. Patienten brauchen Zeit, um neue Verhaltensmuster zu entwickeln, zunächst einfache und später komplexere. Weniger gespalten zu leben erfordert neue Arten zu denken, zu fühlen, zu sein und in Beziehung zu treten. Die Therapie kann mit den im nächsten Kapitel erläuterten Themen der Phase 3 fortgesetzt werden.

Weitere Erkundungen

22.1 Was denken Sie darüber, ob Patienten ihre dissoziierten Anteile integrieren oder sie als kohäsiv funktionsfähige »Gruppe« bestehen lassen sollten? Was spricht nach Ihrer Auffassung für und gegen eine nicht vollständige Integration der Anteile?

22.2 Was haben Sie mit Patienten erlebt, die ihre Anteile nicht integrieren wollten?

22.3 Was haben Sie mit Patienten erlebt, die zumindest bei einigen ihrer Anteile ein Blending oder eine Fusion erreicht haben?

22.4 Manche Patienten erleben im Zuge der Integration von Anteilen physiologische Veränderungen. Beispielsweise sehen oder hören sie klarer. Was verursacht solche Veränderungen nach Ihrer Meinung?

22.5 Wir sind ständig mit der Integration befaßt. Halten Sie die Integration dissoziierter Anteile für eine besondere Art von Integration? Warum oder warum nicht?

23 Phase 3 und darüber hinaus

Diese Arbeit ist nichts für Weicheier. Aber ich bin bis hier gekommen, und ich bin gesund und munter. Mir geht es gut. War es die Mühe wert? Ich habe mich selbst aus der Hölle gerettet. Ja, das war es wert.

— Anonymer Patient nach Abschluß seiner Therapie

Die für Phase 3 charakteristische Arbeit spielt im gesamten Verlauf der Therapie immer wieder eine Rolle, weil sie ein so starkes Fokussieren auf das Alltagsleben und die Beziehungen des Patienten erfordert. Abgesehen von der permanenten Arbeit an der Unifikation dissoziierter Anteile beinhaltet diese Phase Trauerarbeit, die Festigung eines gesunden Selbstempfindens, die Verbesserung von Beziehungen und viele andere Themenbereiche. Auch Abstecher in die Behandlung traumatischer Erinnerungen finden von Zeit zu Zeit erneut statt, und es kann sogar eine Rückkehr zur Stabilisierungsarbeit erfolgen.

In dieser Phase der Therapie ist die Integrationsfähigkeit der Patienten im allgemeinen wesentlich stärker als vorher, was ihre Fähigkeit zur Realisation verbessert, verbunden mit dem Gefühl, über einen größeren Teil des eigenen Lebens selbst zu verfügen, und ihrer Fähigkeit, während eines größeren Teils der Zeit präsent zu sein. Grundsätzlich fokussieren die Patienten in dieser Phase stärker auf das Erleben der Gegenwart und die Verbesserung der Lebensqualität, und sie investieren weniger Energie in ihre Vergangenheit. Die Patienten empfinden das Leben in Phase 3 generell als wesentlich besser, wie die folgenden Äußerungen eines Patienten dokumentieren:

> »Ich habe nie geglaubt, daß ich auf die ›andere Seite‹ kommen könnte. Ich konnte mir nicht einmal vorstellen, daß es mir gelingen würde, einen besseren Ort für mich zu finden, bevor ich sterbe. Ich bin mir nicht völlig sicher, wie ich dorthin gekommen bin. Rückblickend kann ich nur feststellen, daß ich mich nicht mehr in dem schwarzen Loch befinde, wo ich nicht einmal wußte, wer ich war. Das hatte ich ganz sicher nicht erwartet. Es ist gut, daß es jetzt so ist, aber es ist nicht unbedingt leicht. Es kommt immer noch zu Kämpfen. Aber sie ähneln wohl eher den Kämpfen, die jeder Mensch im Leben durchstehen muß. Vielleicht habe ich ein Märchen erwartet, mit ›und sie lebte glücklich für alle Zeit‹. Entscheidend ist, daß ich jetzt

ein ganz akzeptables Leben führen kann, daß ich besser mit Problemen fertig werde und daß es ein paar Menschen gibt, denen ich mitteilen kann, wie es mir geht. Ich bin froh, daß ich hier bin, und mir scheint, daß ›hier‹ nur ein Schritt auf einer noch nicht abgeschlossenen Reise ist.«

Mit dem normalen Leben zurechtzukommen lernen

Bei dissoziierenden Patienten gibt es seit langem bestehende Muster des Vermeidens und der Einengung des Alltagslebens. Einige DIS-Patienten hatten bestimmte Anteile, die für die berufliche Arbeit, die Kindererziehung, das Bezahlen von Rechnungen und dergleichen zuständig waren. Für sie kann es beängstigend sein, alle diese Aufgaben zu realisieren. Sie müssen sich immer größere Teile ihres Lebens persönlich zu eigen machen und sie vervollständigen, ohne sie zu vermeiden, sowohl äußerlich als auch innerlich (siehe z. B. ISSTD 2011; Kluft 1993b; van der Hart et al. 2006/2008). Viele stark dissoziierende Patienten empfinden es als schwierig, nach der Unifikation mit einem neu entwickelten kontinuierlichen Zeitempfinden zurechtzukommen, weil sie es gewöhnt sind, für lange Zeitspannen »abzutreten«.

Die Arbeit endet nicht mit der Unifikation. Die Integration der Anteile ist nur ein Schritt auf dem Weg zu einem integrierteren Leben. Möglicherweise braucht der Patient weiter Unterstützung, um die Entwicklung flexiblerer Lebensweisen fortzusetzen und sich die Fertigkeiten, Verhaltensweisen, Emotionen, Empfindungen usw., die vorher vom Gewahrsein getrennt waren (Braun 1986; ISSTD 2011), noch stärker zu eigen zu machen. Die Lebensgeschichte des Patienten wird weiterhin untersucht und in der Gegenwart und im Hinblick auf die Zukunft in einen Kontext gestellt.

Zentrales Konzept

Wenn Patienten ihre dissoziierten Anteile integrieren, müssen sie sich auf ein Leben ohne Dissoziation einstellen, sich einen immer größeren Teil ihres Alltagslebens aneignen und weniger auf die Vergangenheit fokussieren.

Traumabezogene Phobien werden weniger häufig aktiviert und allmählich aufgelöst. Die Patienten brauchen Zeit, um die Vergangenheit zu betrauern sowie das, was sie aufgrund dessen verloren haben und was auch in Zukunft weiter verloren bleiben wird; sie müssen außerdem eine angenehmere Beziehung zu ihrem Körper entwickeln; und sie müssen sich neue Bewältigungsmethoden aneignen, noch mehr soziale Fertigkeiten entwickeln und lernen, authentische intime Beziehungen zu erhalten. Dies alles setzt voraus, daß sie weniger von Katastrophenvoraussagen geplagt werden und eher bereit sind, in angemessener Weise Risiken einzugehen und Veränderungen zu tolerieren.

Viele Patienten haben ihr Leben lang darum gekämpft, Arbeit, Spiel, Erholung und das Leben in Beziehungen in Einklang zu bringen. Phase 3 ist konzentrierterer Arbeit an der Entwicklung und Aufrechterhaltung dieser Balance sowie der Ausweitung der in der Therapie bereits erzielten Erfolge gewidmet. Oft sind den Patienten Signale entgangen, die darauf hinwiesen, daß sie überfordert waren oder sich um wichtige Aspekte ihres Lebens gar nicht gekümmert haben, etwa um die Selbstfürsorge einschließlich der Energieregulation und der Aufrechterhaltung adäquater Grenzen, der Haushaltsführung und der sozialen Kontakte. Wenn sie geerdeter und ihre dissoziierten Anteile nicht mehr so aktiv wie vorher oder sogar integriert sind, müssen sie lernen, auf Signale zu achten, die ihnen zwar nicht vertraut, aber sehr wichtig sind. Möglicherweise klagen sie, es sei harte Arbeit, die Balance aufrechtzuerhalten, als würden sie erwarten, daß dies keine Mühe koste – was natürlich nicht der Fall ist. Deshalb müssen ihre Therapeuten sie immer wieder auffordern, sich ständig um eine bessere Balance zu bemühen, was sich auf lange Sicht auszahlt.

Wenn der Zustand der Dysregulation allmählich den Status eines chronischen Problems verliert, müssen die Patienten lernen, einen Sinn in einem regulierteren Leben zu finden. Viele Patienten, die lange in einem Zustand chronischer Übererregung gelebt haben, empfinden ein Leben ohne das gewohnte Chaos als ziemlich langweilig. Sie sind nach dem Chaos süchtig, weil sie es als eine Möglichkeit zu vermeiden zu schätzen gelernt haben. Sie brauchen Zeit und Geduld, um diese Sucht zu überwinden und zu lernen, ein »normales« Leben ohne die gewohnten, aber unnötigen turbulenten Zwischenspiele zu führen, und dieses Leben für sich so bedeutsam und erfüllend wie möglich zu gestalten.

Trauer

Effektiv zu trauern ist ein integraler Bestandteil der Realisation. Wir halten die Unfähigkeit zu trauern für eine spezielle Form von Nicht-Realisation. Trauer ist wichtig, weil sie beinhaltet, einen Verlust anzuerkennen, das Bedürfnis, etwas zu verändern, das nicht verändert werden kann, loszulassen und zu neuen Erlebnissen weiterzugehen (Herman 1997/2003; van der Hart et al. 2006/2008). Dies ist kein Prozeß, der ebenmäßig oder schnell verläuft.

Zentrales Konzept

Die Unfähigkeit, zu betrauern, was war und was nicht sein kann, ist eine wichtige Nicht-Realisation, die in der Behandlung überwunden werden muß.

Manche Patienten vermeiden es, Verlust und Trauer Raum zu geben, wohingegen andere übermäßig stark auf Verlust fokussiert sind und den Eindruck erwecken, sie könnten darüber nicht hinwegkommen. Diese Patienten sind häufig unfähig, die Arbeit an traumatischen Erinnerungen in Phase 2 erfolgreich in Angriff zu nehmen, weil sie diese Erinnerungen weiterhin phobisch vermeiden oder darauf fixiert sind. Patienten zu helfen, ihren Widerstand gegen das Trauern durchzuarbeiten, ist ein wichtiger Bestandteil der Therapie, der in den Phasen 1 und 2 beginnt, in denen naturgemäß erste Vorstöße in den Bereich der Trauer stattfinden.

Manchmal sind Patienten aber auch schon vorher mit der Trauer in Kontakt gekommen. Jedem Integrationserfolg kann eine Trauerreaktion folgen. Jeder neue Schritt in Richtung Heilung, jedes neue positive Erlebnis kann mit Trauer darüber, daß man eben dieses Resultat so lange *nicht* erreicht hat, verbunden sein. Freude wie Trauer sind Bestandteile der Realisation der Gegenwart, und man sollte erwarten, damit konfrontiert zu werden. Der Therapeut sollte nicht versuchen, dem Patienten seine Traurigkeit auszureden, sondern das Positive und Negative als zwei Seiten der einen Münze der Realisation und des Akzeptierens darstellen. In Phase 3 kommt manchmal das ganze Gewicht des Leidens von Patienten zur Geltung, weil sie anfangen, sich auf das Leben einzulassen und zu realisieren, was sie versäumt haben. In dieser Phase sind sich die meisten Patienten ihrer Autobiographie bewußt und haben zu realisieren begonnen, was hätte gewesen sein können, was nie der Fall war und was auch nie eintreten wird.

Zwar ist dieses Trauern schmerzhaft, doch führt es zu umfassenderer *Personifikation* und *Präsentifikation*. Je besser es Patienten gelingt, sich ihr Leben zu eigen zu machen und es zu akzeptieren, um so besser können sie in der Gegenwart die Zügel in die Hand nehmen und ihre Handlungsmöglichkeiten optimieren.

Das Leben nach dem Trauma ist nicht märchenhaft, und die Protagonisten sind darin nicht »für alle Zeit glücklich«. Zwar kann ihr Leben wundervoll und erfüllend sein, doch gibt es darin stets auch schwierige und schmerzhafte Augenblicke, mit denen sie wie alle anderen Menschen fertig werden müssen. Deshalb werden sie zwar einerseits immer trauriger, aber andererseits auch immer klüger. Einige Folgen schwerer Mißbrauchs-, Mißhandlungs- und Vernachlässigungserlebnisse bleiben bestehen und können von den Betroffenen nur akzeptiert werden, so wie sie die Heilung und Veränderungen zum Positiven akzeptieren. Vielleicht sind diese Menschen ihr Leben lang extrem einsam geblieben, ohne Partner und Freunde, weil sie aus Scham jede engere Beziehung meiden; vielleicht haben sie trotz starker gegenteiliger Wünsche keine Kinder, weil sie kein Vertrauen zu ihren elterlichen Fähigkeiten hatten; oder sie waren nicht in der Lage, ihrem intellektuellen oder beruflichen Potential zum Ausdruck zu verhelfen, weil bei ihnen eine Phobie hinsichtlich Wagnis und Veränderung bestand. Vielleicht leben sie in Armut, und ihnen fehlen die zur Veränderung ihrer Lebenssituation erforderlichen Fähigkeiten. Einige leiden unter schweren körperlichen Krankheiten, die durch chronischen Streß verursacht oder zumindest verschlimmert wurden.

Die Patienten beginnen in dieser Phase auch zu realisieren, daß das Leben sie immer wieder mit neuen Verlusten, neuem Schmerz und neuen Enttäuschungen konfrontieren wird. Der entscheidende Unterschied zwischen anhaltendem Leiden und der Fähigkeit, Schmerz und Freude in ein erträgliches Verhältnis zu bringen, liegt in der Art, *wie* Patienten mit diesen Faktoren umgehen. Statt zu vermeiden, können sie dem Leben auch mit einer gewissen Fähigkeit zu akzeptieren und sich anzupassen begegnen.

Trauer ist oft mit Phasen starker Wut und Rage verbunden. Es ist für Patienten wichtig, wegen der Ungerechtigkeiten, die sie erlebt haben, Wut zu empfinden. Aber sie müssen sich auch darüber hinausbewegen und zu einem ruhigeren und selbstbewußteren Akzeptieren dessen, was gewesen ist, übergehen können. Oft haben wütende dissoziierte Anteile die Trauer vermieden, und sobald ihnen klar wird, daß ihre Wut eine Defensivhaltung ist, sind sie besser in der Lage, sich in Richtung Integration und zum Akzeptieren des Erlebten zu bewegen.

Die Auflösung von Beziehungen zu Tätern

In Phase 3 ringen viele Patienten damit, effektivere Arten des Umgangs mit ihrer Ursprungsfamilie zu finden, in der sie mißbraucht, mißhandelt oder vernachlässigt wurden. Täter erkennen das, was sie getan haben, oft nie an, und die Patienten müssen damit fertig werden, daß ihre Sicht der Dinge von dieser Seite keinerlei Bestätigung erfährt. Manche Patienten beschließen, den Kontakt zu ihren Eltern völlig abzubrechen; andere versuchen, ihre Elternbeziehungen zu modifizieren; wieder andere stellen fest, daß eine teilweise Wiederherstellung der Beziehung möglich ist. Jeder Patient muß sich von unrealistischen Hoffnungen, irgendwann doch akzeptiert und geliebt zu werden, lösen, diesen Verlust angemessen betrauern und schließlich seine Ursprungsfamilie so akzeptieren, wie sie ist. Manchmal brechen Patienten den Kontakt entweder ab oder setzen ihn fort, um das Trauern zu vermeiden, und der Therapeut muß diese anhaltende Nicht-Realisation wachsam verfolgen.

Abschiedsrituale

Manche Patienten empfinden Abschiedsrituale, in denen sie sich symbolisch von ihrem Verlust lösen, als sehr wirksam (van der Hart 1983, 1986; Vesper 1991). Ihre Therapeuten können sie fragen, ob sie schon einmal darüber nachgedacht haben, ein Ritual auszuführen, und ob sie es für nützlich halten, dies zu tun. Beispielsweise brachte einmal eine Patientin, die schon alle dissoziierten Anteile integriert hatte, eine wunderschöne Schachtel aus Holz mit in die Sitzung, in die sie Fotos von ihren Eltern aus der Zeit, als diese noch sehr jung gewesen waren, aufbewahrte. Sie berichtete in der Sitzung darüber, wie sich ihre Eltern ihr gegenüber verhalten hatten, als sie noch ein

Kind gewesen war, und wie sie selbst sich ihre Eltern gewünscht hätte. Nach der Sitzung ging sie nach Hause und verbrannte die Holzschachtel, um ihr Loslassen der Vergangenheit und ihr Bedürfnis danach, Eltern zu haben, wie ihre leiblichen Eltern sie niemals sein konnten und sein würden, zu symbolisieren. Eine andere Patientin mit DIS, die noch nicht vollständig integriert war, schrieb Abschiedsbriefe an ihre bereits verstorbenen Eltern. Anschließend ging sie zu deren Grab und vergrub die Briefe dort. Falls einige Anteile noch nicht integriert sind, muß man alle darauf hin überprüfen, ob bezüglich dieser Art von Abschiedsritualen irgendwelche widersprüchlichen Einstellungen zwischen ihnen bestehen.

Überwindung der Phobie hinsichtlich Veränderung

Patienten begeben sich in Therapie, weil ihnen Veränderungen widerstreben, die sie andererseits vollziehen wollen. Die Auflösung dieses Konflikts beginnt in Phase 1. Viele traumatisierte Patienten fürchten, eine Veränderung könnte ihrer Kontrolle entgleiten, und das Resultat könnte schlechter ausfallen als das, was sie momentan erleben (Boon et al. 2011/2013; van der Hart et al. 2006/2008). Sie glauben also, die Veränderung selbst könnte traumatisierend wirken, was aber eine Projektion der Vergangenheit auf die Zukunft ist. Haben Therapeuten ihren Patienten geholfen, von Beginn der Therapie an immer einen kleinen Schritt nach dem anderen zu vollziehen, nimmt die Phobie hinsichtlich Veränderung allmählich ab. Sie kann aber in Phase 3 wieder auftauchen, weil die Patienten dann stärker als vereinigte Individuen agieren. Dies kann sich in Form großer Besorgnis hinsichtlich des erstmaligen Ausprobierens neuer Dinge äußern.

Zentrales Konzept

Therapeuten können ihren Patienten helfen, adaptive Veränderungen zu erreichen, indem sie mitfühlend die Konflikte und Ängste bezüglich Veränderungen erforschen und die Patienten auffordern, einen kleinen Schritt nach dem anderen zu gehen.

Veränderungen sind immer mit einer gewissen Angst und Ungewißheit verbunden. Die Empfindungen, die dadurch im Körper hervorgerufen werden, können unterbewußt an traumatische Erlebnisse rühren, was Reaktionen wie Vermeiden und Furcht hervorrufen kann. Patienten können sich bei ihren Bemühungen, Veränderungen zu erreichen, auch vor Mißerfolgen fürchten, was bei ihnen Schamreaktionen erzeugen und ihre Fähigkeit, ihren Weg fortzusetzen, ebenfalls hemmen kann. Als Therapeut sollte man Patienten in einem solchen Fall helfen, ihre Veränderungen betreffenden Überzeugungen zu erforschen, die in Phase 3 Fortschritte behindern können. Die Furcht vor Beschämung aufgrund von Mißerfolgen bedarf sorgsamer Aufmerksamkeit und des Mitgefühls, weil in dieser letzten Phase der Behandlung Scham zutage tritt (siehe Kapitel 15).

Beispiel für die Überwindung der Phobie hinsichtlich Veränderung: Donna

Donna war eine Patientin, die gerade erst anfing, sozial aktiver zu werden. Sie wollte zum ersten Mal an einem Malkurs teilnehmen, hatte deswegen aber zahlreiche Ängste: »Was ist, wenn ich es nicht kann? Was ist, wenn die anderen Teilnehmer mich für seltsam halten? Was ist, wenn es mir nicht gefällt?« Donna sprach mit ihrer Therapeutin über ihre Ängste, und diese half ihr zu realisieren, daß sie den Kurs wieder verlassen könne, wenn ihr die Arbeit nicht gefiele oder sie sich überfordert fühle. Sie entwickelten gemeinsam den Plan, daß sie zunächst in einem anderen Kurs als stille Hospitantin das Geschehen beobachten könne, bevor sie selbst an einem Kurs teilnähme. Dies gab ihr die Möglichkeit, die Teilnahme an einem Kurs zu proben. Donna war von ihren Erlebnissen als stille Beobachterin völlig begeistert. Sie meldete sich für den nächsten Kurs als Teilnehmerin an und entwickelte durch die gemeinsame Arbeit dauerhafte Beziehungen zur Kursleiterin und zu anderen Teilnehmern.

Überwindung der Phobie hinsichtlich des Körpers

Bei den meisten dissoziierenden Patienten besteht eine anhaltende Phobie hinsichtlich körperlicher Empfindungen und sogar hinsichtlich Körperbewegungen. Diese Phobie ist – so ist zu hoffen – im Laufe der Therapie schwächer geworden. In Phase 3 führt die zunehmende Realisation zu einer Stärkung des Körpergewahrseins und des Gefühls, für die Erfüllung der eigenen körperlichen Bedürfnisse selbst verantwortlich zu sein (Ogden et al. 2006/2010; van der Hart et al. 2006/2008). Viele traumatisierte Patienten fühlen sich von ihrem Körper verraten, der für sie ein Hort körperlichen und emotionalen Leidens und unerfüllter Bedürfnisse ist. Bei einigen von ihnen hat der Körper während des sexuellen Mißbrauchs ungewollt mit Erregung reagiert. Die Betroffenen erleben ihren Körper als von ihnen selbst getrennt, als einen Feind, ein Gefäß, das Scham, Ekel und Schwäche birgt. Eine Patientin sagte: »Ich möchte aus meiner Haut kriechen und diesen häßlichen Körper hinter mir lassen. Ich hasse ihn! Er ist so ekelhaft und nutzlos.«

Diese Menschen müssen ihre Körperlichkeit und alle damit verbundenen Freuden und Unannehmlichkeiten zu akzeptieren lernen. Sie müssen in die Lage versetzt werden, Körperempfindungen zu ertragen und sie als Signale zu deuten, die ihnen helfen, ihre körperlichen Bedürfnisse wie die Stillung von Hunger und die Linderung von Schmerz sowie auch ihre emotionalen Bedürfnisse zu erfüllen. Sie müssen das Gefühl, von ihrem Körper verraten worden zu sein, betrauern, und ihren Körper als einen Teil ihrer menschlichen Existenz akzeptieren. Einige müssen mit den langfristigen körperlichen Auswirkungen eines chronischen Traumas umzugehen lernen, was den Umgang mit körperlichen Krankheiten und Behinderungen einschließen kann. Auch das Altern ist mit Verlustgefühlen verbunden und aktiviert manchmal neue und alte Gefühle der Verletzlichkeit und Furcht. Eine alternde Patientin klagte, sie fühle sich nicht mehr in der Lage, sich physisch selbst zu schützen, eine Fähigkeit, die zu Beginn ihrer Therapie ein wichtiger Aspekt ihrer Heilung gewesen war.

Trotzdem entwickeln viele Patienten ihrem Körper gegenüber eine freundlichere Beziehung, und sie halten sich häufiger und vollständiger in ihrem physischen Raum auf. Ein Patient hat dies wie folgt beschrieben:

> »Ich fange an, mich in meinem Körper stärker präsent zu fühlen, auch tagsüber. Ich erinnere mich noch gut daran, daß ich vor einigen Jahren Kopf und Körper völlig getrennt gehalten habe und daß ich meinen Körper damals kaum wahrnehmen konnte. Ich schwebte sozusagen über dem Erdboden.«

In Phase 1 kämpfen die Patienten oft relativ erfolglos darum, ihren Körper mitfühlend und fürsorglich zu akzeptieren. Sobald die meisten traumatischen Erinnerungen und die Scham bei ihnen aufgelöst sind, wird es für sie leichter, angenehme Körperempfindungen zu erleben. Ihre Therapeuten können sie anregen, immer wieder darauf zu achten, was in ihrem Körper vor sich geht, angenehme und tröstende Körperempfindungen samt dem damit verbundenen positiven Affekt zu spüren und den eigenen Körper als Ressource zu nutzen (Ogden & Fisher 2015). Einfache Übungen können dabei helfen, etwa die, auf Empfindungen zu achten, während sie ein warmes Bad nehmen oder warm duschen, eine Lotion auf die Haut auftragen, eine Massage erhalten, in einer Sauna sitzen oder den Körper trainieren. Manchmal müssen Patienten körperlich aktiver werden, weil sie bisher Bewegungen vermieden haben, die traumatische Erinnerungen hätten hervorrufen können.

Sexuelle Intimität und der Körper

Patienten, die mit ihrem Körper Probleme haben, insbesondere diejenigen, die sexuell mißbraucht wurden, haben oft auch Probleme mit sexueller Intimität. Sie vermeiden sexuelle Aktivitäten generell, sind hypersexuell oder neigen sogar zu sexuellem Suchtverhalten, was ihnen enge Beziehungen und emotionale Nähe unmöglich macht. Unabhängig von der Art sexueller Probleme befinden sich die meisten dieser Patienten ständig in einem stark »entkörperlichten« Zustand, und sie vermeiden bestimmte körperliche Empfindungen. Manchmal bringen sie Sex mit Kontrolle und Dominanzstreben in Verbindung. Einige dissoziierte Anteile werden unterwürfig, andere – beispielsweise den Täter imitierende und aggressive sexuelle Anteile – dominant. Solche Machtkonflikte zwischen verschiedenartigen Anteilen müssen vor der Fusion aufgelöst werden, und der Patient als ganze Person muß lernen, daß sexuelle Intimität Einvernehmen und Fürsorglichkeit voraussetzt.

Paararbeit kann zwar zu jedem Zeitpunkt einer solchen Behandlung sinnvoll sein, aber in Phase 3 kann sie Patienten und ihre Partner darin unterstützen, vorsichtig mit emotionaler Nähe verbundene nicht-sexuelle und sexuelle Berührung zu erforschen. Den Patienten sollte empfohlen werden, mit dem Initiieren und Beenden solcher Kontakte zu experimentieren und auf diese Weise die Kontrolle darüber zu gewinnen, wobei auf die relationale Verbindung fokussiert werden sollte, nicht explizit auf sexuell eingefärbte Berührung. Wenn sich die emotionale Sicherheit entwickelt, kann auch eine stärkere sexuelle Intimität entstehen.

Eine Patientin fing in einer Sitzung plötzlich an zu lachen. Sie berichtete ihrer Therapeutin: »Sie werden nicht glauben, was ich getan habe! Sam [ihr Partner] und ich haben gestern Abend auf dem Sofa herumgemacht! Das haben wir seit zehn Jahren nicht mehr getan, und wir hatten großen Spaß dabei. Wir hatten keinen Sex, aber mein Körper hat sich unglaublich gut gefühlt. Das ist für mich völlig neu, und es hat uns beide sehr überrascht. Ich habe nicht die geringste Spur eines Triggers gespürt!« Eine andere Patientin, die seit einer schmerzhaften Scheidung fünfzehn Jahre vorher allein gelebt hatte, gestand in der Therapie zum ersten Mal, daß sie emotionale Nähe und sexuelle Intimität vermisse. Sie deutete an, sie habe das Gefühl, sie könne mittlerweile bei einem Gespräch mit einem Mann kleine Schritte in Richtung stärkerer Präsenz tun. Andere Patienten sind an sexueller Aktivität gar nicht interessiert und finden Erfüllung in anderen Lebensbereichen.

Wenn Patienten sexuelle Anteile von sich integriert haben, spüren sie manchmal zum ersten Mal seit sehr langer Zeit sexuelle Empfindungen. Dies kann für sie angenehm sein, sie aber gleichzeitig auch ängstigen und ihnen ein Gefühl des Kontrollverlusts vermitteln. Ein wenig Psychoedukation, die Beschreibung der Empfindungen als normal und das generelle Akzeptieren der Gefühle durch den Therapeuten reichen meist aus, um Patienten zu helfen, ihre Sexualität stärker zu akzeptieren.

Die Furcht vor der Genesung

Viele Patienten fürchten sich insgeheim vor der Genesung (van der Hart et al. 2006/2008). Sie wollen nicht etwa lieber weiter leiden, sondern fürchten sich vor den Implikationen, die es haben könnte, wieder gesund zu sein. Oft sind ihre Vorstellungen davon, was es bedeutet, »gesund zu werden«, sehr unrealistisch. Einige glauben, es bedeute, daß ihnen andere Menschen nicht mehr helfen würden und daß sie lernen müßten, alles völlig auf sich gestellt zu schaffen. Andere fürchten, es werde ihnen nicht gefallen, sich besser zu fühlen, und sie könnten dann nicht mehr zu dem, was ihnen vertrauter ist, zurück – etwas, worauf sie sich bisher ihr ganzes Leben lang gestützt haben. Und wieder andere fürchten, der Zustand der Gesundheit werde sie in ihrem Wesen verändern.

Der wichtigste Aspekt jedoch ist, daß Patienten in Phase 3 der Behandlung zu realisieren beginnen, daß ihre Therapie irgendwann enden wird; deshalb kann die Vorstellung, daß es ihnen besser gehen werde, mit Angst vor dem Verlust des Therapeuten verbunden sein. Es ist sehr wichtig, an diesem Gefühl zu arbeiten, ohne Patienten zu versichern, daß ihr Therapeut immer für sie da sein wird. Bei langen Behandlungen ist die therapeutische Beziehung für den Patienten wie für den Therapeuten im Laufe der Zeit sehr wichtig geworden. Für einige Patienten war es die erste als »gesund« bezeichenbare Beziehung; für andere war es die einzige Beziehung, die diesen Namen verdient. Starke Übertragung (und Gegenübertragung) kann entstanden sein und ist gegen Ende der Behandlung nicht immer schon völlig aufgelöst, was aber im Idealfall möglichst geschehen sein sollte. Man sollte die Patienten dazu anleiten, sich vorzustellen, wie es für sie sein könnte, ohne regelmäßigen Kontakt zum Therapeuten in ihrem Leben zurechtzukommen. Aber auch die Therapeuten entwickeln manchmal eine sehr starke Bindung an ihre Patienten und empfinden die Loslösung von ihnen deshalb als schmerzhaft. Nicht nur der Patient muß trauern, wenn solch eine Therapie endet.

Abschluß der Behandlung

Therapeuten sind ethisch dazu verpflichtet, eine Behandlung zu beenden, wenn sie nicht mehr erforderlich, möglich oder von Nutzen ist (Barnett, MacGlashan & Clarke 2000; Vasquez, Bingham & Barnett 2008). Edelson (1963) hat darauf hingewiesen, daß der wichtigste Aspekt des Behandlungsabschlusses darin besteht, die Arbeit so zu beenden, daß der Patient sich danach weiterhin entwickeln kann. Wie eine Therapie beendet wird, kann diese weitere Veränderungsfähigkeit fördern oder behindern. Oft war die Behandlung dissoziierender Patienten sehr lang, weshalb ihr Abschluß eine besondere Herausforderung ist, denn sie weckt Ängste davor, verlassen zu werden und einen großen Verlust zu erleiden. Der Therapeut ist in jedem Fall ethisch dazu verpflichtet, eine Therapie auf die bestmögliche Weise abzuschließen (Davis & Younggren 2009; Vasquez et al. 2008). Im Idealfall ist es dem Patienten gelungen, eine positive und realistische mentale Repräsentation des Therapeuten zu verinnerlichen, die ihm auch nach Abschluß der Therapie als Orientierung für den weiteren Heilungsverlauf dient (Arnold, Farber & Geller 2004).

Zentrales Konzept

Der Abschluß ist nicht nur das Ende der Therapie. Er ist gleichzeitig auch eine wichtige Intervention, die dem Patienten helfen kann, sich im Laufe seines ganzen weiteren Lebens zu entwickeln.

Wie der Therapeut den Therapieabschluß thematisiert, ist sehr wichtig. Bringt er ihn zu früh zur Sprache, gerät der Patient eventuell in Panik; tut er es zu spät, besteht die Gefahr, daß die Therapie ihre belebende Wirkung verliert (Quintana 1993). Bei Langzeittherapien mit Patienten, die am Gefühl, verlassen zu werden, arbeiten, ist es nicht ratsam, die Betreffenden auf das bevorstehende Ende ihrer Beziehung zum Therapeuten aufmerksam zu machen. Sie können sich noch nicht vorstellen, daß das Ende ihrer Therapie *nicht* gleichbedeutend mit Verlassenwerden und Zurückweisung ist. Doch daß eine Therapie irgendwann zu Ende sein wird, kommt implizit in der Definition von Zielen und im Erreichen derselben zum Ausdruck. Irgendwann bringt der Patient die Thematik des Therapieendes selbst ängstlich zur Sprache. Der Therapeut kann ihm dann versichern, daß er selbst erkennen wird, wann dieser Punkt erreicht ist, und daß er dann dafür bereit sein wird, daß dieser Zeitpunkt aber noch nicht gekommen ist.

Der Therapieabschluß ist problematischer, wenn die therapeutische Beziehung und die Übertragung (und Gegenübertragung) sehr intensiv sind, und wenn beim Patienten eine stärkere Pathologie vorliegt (Vasquez et al. 2008). Dies ist vor allem für Patienten mit komplexen dissoziativen Störungen typisch. Patienten mit unaufgelösten Abhängigkeits- und Feindseligkeitsproblemen reagieren besonders negativ auf das Näherrükken des Therapieabschlusses (Werbart 1997). Hilft der Abschluß dem Patienten nicht, den Verlust der für ihn so wichtigen Beziehung zum Therapeuten aufzulösen, kann das sehr anhaltende negative Folgen haben (Roe, Dekel, Harel, Fennig & Fennig 2006).

Abgesehen von den potentiellen Herausforderungen eines guten Therapieabschlusses müssen Therapeut und Patient gemeinsam prüfen, ob die dissoziierten Anteile integriert sind oder es in Zukunft sein werden. Falls nicht, müssen sich beide gemeinsam darüber klar werden, ob die Auflösung der Probleme, die bestimmte Anteile getrennt halten, ein vernünftigerweise gemeinsam anstrebbares Behandlungsziel ist oder ob zwischen den noch dissoziierten Anteilen genügend Kooperation möglich ist und Kohäsion besteht, um eine gute Alltagsfunktionsfähigkeit zu garantieren. Im Rahmen des Therapieabschlusses sollte ausreichende Zeit darauf verwendet werden, den Patienten beizubringen, wie sie Vermeiden und Dissoziation in Zukunft verhindern können.

Ist der Patient bereit und in der Lage, die Therapie zu beenden?

Das Therapieende ist nicht das Ende aller Veränderungen und allen Wachstums, sondern sollte als Katalysator für die Fortsetzung einer gesunden Entwicklung fungieren.

Wie können Therapeut und Patient feststellen, wann es an der Zeit ist, die Therapie abzuschließen, auch wenn der Patient noch mit einigen Problemen kämpft? *Erstens* müssen offene und ehrliche Gespräche darüber, was möglich ist, welche Ziele noch zu verfolgen sind und wie erreichbar diese Ziele sind, geführt werden. *Zweitens* muß sowohl der Therapeut als auch der Patient die Fähigkeiten des Patienten möglichst realistisch sehen. Ausgehend von den vernünftigerweise voraussetzbaren Fähigkeiten des Patienten können folgende in Tabelle 23.1 beschriebenen Leitlinien von Nutzen sein.

Vorbereitungen für den Therapieabschluß

Erste Überlegungen für den Abschluß der Therapie finden statt, wenn der Therapeut den Behandlungsrahmen definiert und einen Therapievertrag entwirft. Der Therapievertrag regelt die Zusammenarbeit von Patient und Therapeut. Sind die ursprünglichen Ziele erreicht, muß der Vertrag durch die Definition neuer Ziele revidiert werden, oder es ist an der Zeit, die Therapie zu beenden. Ist in Phase 3 der Zeitpunkt für den Therapieabschluß gekommen, müssen deren Ziele klar umrissen werden, und es muß gewährleistet sein, daß sowohl der Patient als auch der Therapeut sie versteht. Im Behandlungsplan sollte festgehalten werden, daß dem Prozeß des Therapieabschlusses mindestens einige Sitzungen gewidmet werden, um zu verhindern, daß der Patient gehen muß, ohne über den Abschluß der Arbeit geredet zu haben. Der Therapeut sollte über die Behandlungsziele und die schon erreichten Erfolge mit dem Patienten regelmäßig sprechen, ihm helfen, Rückfallrisiken zu erkennen und mit ihnen umzugehen, potentielle zukünftige Probleme zu antizipieren und sich darüber klar zu werden, wann eine spätere Fortsetzung der Therapie nützlich sein könnte (Vasquez et al. 2008). Der Therapeut sollte darauf hinarbeiten, daß der Patient sich kompetent und zuversichtlich fühlt, aber auch erkennt, wann er Hilfe braucht.

In langen Therapien mit dissoziierenden Patienten muß intensiv daran gearbeitet werden, den Patienten auf die Trennung vom Therapeuten vorzubereiten. Beispielsweise kann man Urlaube des Therapeuten sowie andere Abwesenheiten nutzen, um über den Verlust der Beziehung zum Therapeuten und das Bedürfnis des Patienten danach zu sprechen sowie darüber, wie der Patient mit seiner Situation besser fertig werden könnte. Das Nachdenken über das Therapieende kann einige der tiefsten Trauer- und Verlustgefühle zutage fördern, und der Therapeut muß darauf gefaßt sein, sich mitfühlend mit gelegentlichen Regressionen infolge von Furcht auseinanderzusetzen.

Über den Therapieabschluß reden

Wie der Therapeut dem Patienten hilft, mit dem Therapieabschluß fertig zu werden, ist sehr wichtig, denn das Abschiednehmen ist eine sehr grundlegende Fertigkeit, die Menschen in den meisten Beziehungen brauchen. Der Therapeut muß die Möglichkeit des Therapieabschlusses zur Sprache bringen, wenn er der Meinung ist, daß die wich-

TABELLE 23.1
Faktoren, die für die Terminierung des Therapieabschlusses wichtig sind

- Sind alle Anteile integriert, und existiert keine dissoziative Störung mehr? Wenn der Patient entschlossen ist, bestimmte Anteile separat zu halten, sollte der Therapeut mit ihm über Möglichkeiten und Gefahren dieser Situation sprechen, einschließlich der Möglichkeit, die Therapie später fortzusetzen, um weiter an bestimmten Problemen zu arbeiten.
- Leistet der Patient in der aktuellen Situation das für ihn Bestmögliche?
- Konnte der Patient zumindest einige Beziehungen aufbauen und aufrechterhalten und dabei einige neu entwickelte relationale Fertigkeiten nutzen?
- Ist der Patient fähig zu mentalisieren?
- Kann der Patient im Alltag normale Emotionen regulieren?
- Verfügt der Patient über ein signifikantes Selbstmitgefühl?
- Sind wichtige traumatische Erinnerungen des Patienten integriert?
- Kann der Patient sich selbst beruhigen und nötigenfalls um Unterstützung bitten?
- Ist der Patient so präsent, daß er relativ gut seine Aufgaben im Alltagsleben erfüllen kann?
- Kann der Patient positive Erlebnisse und Emotionen zumindest zeitweise zulassen und genießen?

tigsten Therapieziele erreicht sind. Er kann dem Patienten versichern, daß dieser bereit sein wird, wenn es an der Zeit ist, die Therapie zu beenden, und daß er selbst diese Entscheidung gemeinsam mit dem Therapeuten treffen wird. Der Therapeut kann auch die Ängste und Sorgen des Patienten wegen der bevorstehenden Trennung erforschen und mit ihm an der Auflösung verbliebener Konflikte und Bindungsprobleme arbeiten. Auch eine gründliche Auseinandersetzung mit früheren Abschiedserlebnissen des Patienten kann bei der Vorbereitung eines guten Therapieabschlusses nützlich sein. Beispielsweise hatten viele Patienten nie die Möglichkeit, wirklich über einen Abschluß zu sprechen oder darüber, was ihnen eine Beziehung bedeutet hat. Sich die Zeit für ein Gespräch darüber zu nehmen, was gut und was weniger gut war und welche Zuwendung des Therapeuten nützlicher hätte sein können, wenn man sie bekommen hätte – all dies gehört zur Vorbereitung auf den Abschluß der Therapie. Manchmal ist es sinnvoll, wenn der Therapeut in dieser Situation resümiert, wie sich der Patient im Laufe der Therapie verändert hat.

Allmähliches Abklingen

Eine Therapie klingt oft allmählich aus. Die Intensität der Sitzungen nimmt ab, und die Thematik konzentriert sich auf die Gegenwart. Die auf den Therapeuten gerichtete Übertragung ist wahrscheinlich großenteils aufgelöst, so daß der Patient Energie zur Verfügung hat, die er in andere Beziehungen investieren kann. Manche Patienten haben das Gefühl, sie hätten in ihren Therapiesitzungen weniger Gesprächsstoff. Viele wechseln von wöchentlichen zu zweiwöchigen Sitzungsintervallen und manchmal sogar schon zu einer rein »bedarfsabhängigen« Terminregelung. Einige Kliniker haben empfohlen, ein »Therapieende« grundsätzlich nur als eine Unterbrechung der Behandlung zu deklarieren, die der Patient im Laufe seines weiteren Lebens immer wieder fortsetzen kann, wenn er dies zu brauchen glaubt (Cummings 2001). Jeder Patient hat in dieser Hinsicht andere Bedürfnisse.

Vorzeitiger Abbruch

Manchmal endet eine Therapie, bevor die wichtigsten Probleme gelöst sind. Der Patient oder der Therapeut zieht in eine andere Stadt; der Therapeut setzt sich zur Ruhe oder wechselt in eine andere berufliche Position; der Patient beendet die Therapie abrupt; die Krankenversicherung oder die finanzielle Situation wird zu einem unüberwindbaren Hindernis usw. Manchmal beenden Patienten ihre Therapie vorzeitig, weil sie sich vom Therapeuten verletzt fühlen oder auf ihn wütend sind, und manchmal, weil sie die Auseinandersetzung mit schmerzhaften Problemen scheuen. Beendet ein Patient die Arbeit ohne jede Erklärung, sollte der Therapeut telefonisch zu ihm Kontakt aufnehmen und ihn anschließend in einem Brief bitten, zumindest noch zu einer Abschlußsitzung zu kommen, in der es darum geht herauszufinden, was falsch gelaufen ist. Reagiert der Patient auf diese Bemühungen um Kontaktaufnahme nicht, sollte der Therapeut ihm einen letzten Brief schicken, indem er feststellt, daß er die Arbeit als beendet versteht, daß es dem Patienten aber freisteht, zu einem späteren Zeitpunkt zu ihm zurückzukehren. Auf diese Weise wird klargestellt, daß sich der Patient nicht mehr in Behandlung befindet und daß der Therapeut ihm gegenüber keine ethischen oder juristischen Verpflichtungen mehr hat.

Hin und wieder muß ein Therapeut die Behandlung eines Patienten beenden, weil dieser nicht bereit oder in der Lage ist, die für eine ambulante Behandlung erforderliche Alltagsfunktionsfähigkeit zu erhalten, oder weil der Patient immer wieder auf schwerwiegende Weise den Behandlungsrahmen verletzt, etwa indem er gewalttätig wird, die Zahlung des Honorars verweigert oder nicht bereit ist, die für die Therapiesituation vereinbarten Grenzen zu akzeptieren. Manchmal wird ein Therapeut auch durch eigene gesundheitliche Probleme gezwungen, eine Behandlung vorzeitig zu beenden; oder bei ihm selbst ist ein Trauma so stark reaktiviert worden, daß sich eine traumatische Gegenübertragung herausgebildet hat, und die Behandlung zu beenden ist die bestmögliche Lösung. In solchen Fällen kann ein Berater dem Therapeuten und dem Patienten helfen, mit ihrem Abschied und ihrer Trennung fertig zu werden, woraufhin der Therapeut selbst mit einer Therapie wegen seiner traumabasierten Probleme beginnen kann (Kluft 1988b).

Kontakte nach dem Therapieabschluß

Patienten fürchten häufig, völlig den Kontakt zu ihrem Therapeuten zu verlieren, zu dem sie eine lange und intensive Beziehung hatten. Die meisten Ethikrichtlinien für Psychotherapeuten empfehlen dringend, Freundschaften und insbesondere sexuelle Beziehungen zu ehemaligen Patienten nach Therapieabschluß nicht zuzulassen, und wir schließen uns dieser Sicht an. Doch sind die meisten Therapeuten bereit, zu Patienten, die ihre Therapie abgeschlossen haben, gelegentlich in Kontakt zu treten. Beispielsweise könnten Patienten ihren Therapeuten einmal im Jahr anrufen oder ihm aus dem Urlaub schreiben und ihn über ihre aktuelle Lebenssituation in Kenntnis setzen. Dies kann für beide Seiten ein wertvolles Feedback sein, weil es über die Früchte einer guten Behandlung Aufschluß gibt. Der Therapeut sollte sich auch klar dazu äußern, ob er zukünftige Konsultationen oder eine Fortsetzung der Therapie für möglich hält, falls der Patient dies benötigt.

Ein professionelles Testament

Im Rahmen ihrer ethischen Verpflichtungen Patienten gegenüber werden Therapeuten zunehmend aufgefordert, eine Art professionelles Testament vorzubereiten. Es enthält Anweisungen für die Kontaktaufnahme und Versorgung des Patienten bei unerwarteter Arbeitsunfähigkeit oder beim Tod des Therapeuten (Ragusea 2013; Pope & Vasquez 2005, 2011). Um der Wahrung ihrer Privatsphäre Rechnung zu tragen, sollten Patienten eine Erklärung unterschreiben, in der sie einer dazu bestimmten Person gestatten, zu ihnen Kontakt aufzunehmen, falls der Therapeut dazu nicht in der Lage ist. Eine Kopie dieses Testaments sollte die Person erhalten, die dazu ausersehen ist, sich um die beruflichen Verpflichtungen des Therapeuten zu kümmern. Dieses Dokument sollte zumindest folgende Punkte umfassen (Pope & Vasquez 2005, 2011):

- Namen und Kontaktdaten der Person, die zu den Patienten Kontakt aufnehmen soll;
- Namen von Therapeuten, die die Patienten temporär unterstützen können, sowie von Therapeuten, an die Patienten dauerhaft verwiesen werden sollen, damit sie ihre Behandlung fortsetzen können;
- Kontaktdaten der aktuell behandelten Patienten, die von Zeit zu Zeit auf den neusten Stand gebracht werden müssen;
- Zugangsdaten zum Terminkalender und zum Computer des Therapeuten einschließlich eventueller Paßwörter;
- eine Anleitung für die ausersehene Person, wie sie sich Zugang zum Büro des Therapeuten und zu den Patientenakten verschaffen kann, einschließlich der Schlüssel, der Zugangscodes und der Paßwörter für eventuelle Online-Speicher; und
- Zugang zu den Rechnungsunterlagen.

Weitere Erkundungen

23.1 Wie haben Sie die eigene Trauer erlebt? Was hat Ihnen in solchen Situationen geholfen, sich wieder dem Leben zuzuwenden? Wie wirkt sich Ihre eigene Trauer auf Ihre Fähigkeit aus, einem trauernden Patienten zur Seite zu stehen?

23.2 Welche Erfahrungen haben Sie mit Ihren Patienten bezüglich des Therapieabschlusses gemacht? Was würden Sie in Zukunft anders als bisher machen – falls Sie etwas ändern möchten?

23.3 Wie handhaben Sie Kontakte zu Patienten nach Abschluß ihrer Therapie? Warum haben Sie genau diese Regelungen getroffen? Diskutieren Sie mit einer Gruppe von Kollegen darüber.

23.4 Haben Sie ein professionelles Testament gemacht? Wenn nicht, sollten Sie darüber nachdenken, dies nachzuholen.

ANHANG A | Screening- und Assessment-Instrumente für dissoziative Störungen

Selbstberichtsfragebögen für das Screening

Dissociative Experiences Scale II (DES) – (Carlson & Putnam 1993)
Dies ist ein 28 Items umfassender Selbstberichtsfragebogen, der drei Symptomkategorien erfaßt: *Amnesie*, *Versunkenheit/imaginative Involvierung* und *Depersonalisierung/ Derealisation*. Es handelt sich nicht um ein diagnostisches Instrument, sondern um ein Screening-Instrument.

- Kostenlos erhältlich auf verschiedenen Websites, unter anderem http://www.neurotransmitter.net/dissociationscales.html

Dissoziative Experiences Scale-Taxon (DES-T) – (Waller et al. 1996)
Ein Subset von acht Items des DES (siehe oben), die wahrscheinlich zutreffender pathologische Dissoziation von Versunkenheit (Absorption) und imaginativer Involvierung (Bewußtseinsveränderungen) unterscheiden können.

- Kostenlos erhältlich von http://www.isst-d.org/default.asp?contentID=66

Multidimensional Inventory of Dissociation (MID) – (Dell 2006b)
Ein 218 Items umfassendes Multiskalen-Instrument, das DIS, ANBDS und PTBS voneinander unterscheidet. Das MID mißt 14 wichtige Aspekte pathologischer Dissoziation. Es umfaßt eine Validitätsskala, berichtet über die Schwere der Dissoziation sowie über wichtige Aspekte wie Suizidalität oder Psychosen, kognitive Dissoziation, vollständige und partielle Intrusionen und umfaßt einen Borderline-Persönlichkeits-Index.

- Kostenlos erhältlich vom Autor. Außerdem abgedruckt im Buch *Rebuilding Shattered Lives: Treating Complex PTSD and Dissociative Disorders* von J. A. Chu, 2011. New York, NY: Wiley.

Multi-Scale Dissociation Inventory (MDI) – (Briere 2002)
Das MDI ist ein 30 Items umfassender Selbstberichtstest für dissoziative Symptomatologie. Er beschäftigt sich mit sechs Arten von dissoziativen Reaktionen: Disengagement, Depersonalisation, Derealisation, emotionale Konstriktion/Taubheit, Gedächtnisstörung und Identitätsdissoziation. Außerdem läßt sich mit diesem Instrument ein Gesamtwert für Dissoziation berechnen.

- Kostenfrei erhältlich bei http://www.johnbriere.com/multiscale.htm

Somatoform Dissociation Questionnaire (SDQ-20) – (Nijenhuis, Spinhoven, van Dyck, van der Hart & Vanderlinden 1997)
Der SDQ-20 ist ein 20 Items umfassender Fragebogen, der Symptome somatoformer Dissoziation untersucht. Eine kürzere, fünf Items umfassende Version (SDQ-5) ist ebenfalls verfügbar.

▸ Kostenfrei erhältlich bei http://www.enijenhuis.nl/sdq.html

Diagnostische Interviews

Office Mental Status Exam for Dissociation – (Loewenstein 1991a)
Das Interview untersucht auf Symptome für Dissoziation, PTBS, hypnotische Trance und traumatische Übertragung hin.

▸ Kostenpflichtig erhältlich bei *Psychiatric Clinics of North America* oder beim Autor

Structured Clinical Interview for DSM-IV Dissociative Disorders, Revised (SCID-D-R) – (Steinberg 1994, 1995, 2004)
Ein halbstrukturiertes Interview für alle dissoziativen Störungen, das auf dem DSM basiert. Es untersucht fünf für Dissoziation charakteristische Symptomcluster: Amnesie, Depersonalisierung, Derealisation, Identitätskonfusion und Identitätsveränderung.

▸ Kostenpflichtig erhältlich bei http://www.appi.org/ oder über Online-Buchhandlungen

Dissociative Disorders Interview Schedule (DDIS) – (C. A. Ross, Heber, Norton, Anderson, Anderson & Barchet 1989)
Dieses strukturierte Interview untersucht das Vorliegen von DSM-5-Diagnosen für die Somatisierungsstörung, die Borderline-Persönlichkeitsstörung und Major-Depression sowie alle dissoziativen Störungen. Es prüft das Vorliegen positiver Schizophreniesymptome, sekundärer Merkmale der DIS, extrasensorischer Erlebnisse, von Substanzmißbrauch und andere für dissoziative Störungen relevante Items.

▸ Kostenfrei beim Autor erhältlich unter http://www.rossinst.com/ddis.html

Trauma and Dissociation Symptoms Interview (TADS-I) – (Boon & Matthess 2016)
Das TADS-I ist ein neues klinisches semistrukturiertes Interview zur Untersuchung dissoziativer Symptome und Störungen sowie anderer traumabezogener Symptome. Basierend auf den Symptomprofilen können Kliniker DSM-5- und ICD-10-Diagnosen für dissoziative Störungen und komplexe PTBS (so wie sie in der kommenden ICD-11-Version beschrieben werden) erstellen. Das Interview wird zur Zeit validiert.

▸ Kostenfrei erhältlich von der Autorin unter http://www.suzetteboon.com/

ANHANG B Instrument zur Erfassung der Fortschritte bezüglich der Prognose bei dissoziativen Störungen und deren Behandlung

Addieren Sie die Zahlen in einer Spalte, um ein Zwischenergebnis für Teil I zu erhalten, und verfahren Sie dann mit Teil 2 genauso. Addieren Sie nun die beiden Zwischenergebnisse, um die Gesamtpunktezahl zu berechnen. Diese kann zwischen 0 und 256 liegen. Je *höher* der Wert, um so schlechter die Prognose oder der Behandlungsfortschritt über die gesamte Zeitspanne. Erzielt die Behandlung Fortschritte, sinkt der Wert im Laufe der Zeit, weil die Symptome abklingen und die Patienten effektivere Fertigkeiten zu nutzen lernen. Beachten Sie bitte, daß die Werte für Teil 2 und Teil 1 gegenläufig sind.

Werte in Teil 1

0 = fehlt
1 = selten (ein paarmal pro Jahr)
2 = selten (ein paarmal pro Monat)
3 = oft (ein paarmal pro Woche)
4 = fast ständig (täglich)
n. z. = nicht zutreffend

TEIL 1

	Grundlinienwert Datum:	2. Messung Datum:	3. Messung Datum:	4. Messung Datum:	5. Messung Datum:
Dissoziation					
Amnesie bezüglich der Gegenwart					
Amnesie bezüglich Traumata (in der Vergangenheit)					
chronische Derealisation oder Depersonalisation					
somatoforme Dissoziation					
passive Beeinflussung (z. B. Stimmenhören, »gemachte« Gefühle oder Verhaltensweisen)					
starke Konflikte zwischen Anteilen					
häufiges Switching zwischen Anteilen					
stark auf eine DIS-Diagnose ausgerichtet					

Komorbidität					
signifikante PTBS					
signifikante affektive Störung					
signifikante Persönlichkeitsstörung					
signifikante psychotische Störung					
Entwicklungsstörung (z. B. mentale Retardierung, Störung des autistischen Spektrums)					
anhaltende Substanzmißbrauchsstörung					
anhaltende Eßstörung					
Traumavorgeschichte					
berichtet über mehrere Täter					
berichtet über sadistischen Mißbrauch					
berichtet über mehrere Arten von Mißbrauch					
Mißbrauchs-, Mißhandlungs- oder Vernachlässigungserlebnisse als Säugling oder kleines Kind					
anhaltende Viktimisierung					
berichtet über aktuelle Viktimisierung					
Patient mißbraucht/mißhandelt aktuell andere Menschen					
Krisenanfälligkeit					
braucht regelmäßige und laufende Kriseninterventionen					
benötigt häufig stationäre Behandlung					
gefährliche Verhaltensweisen					
Selbstverletzung (z. B. Schnittverletzungen, Verbrennungen)					

zahlreiche Suizidversuche					
anhaltende zwanghafte Verhaltensweisen					
andere gefährliche Verhaltensweisen					
Zwischensumme für Teil 1:					

TEIL 2

In diesem Abschnitt haben die Bewertungszahlen verglichen mit Teil 1 eine umgekehrte Wertigkeit.

0 = fast ständig (täglich)
1 = oft (einige Male pro Woche)
2 = selten (einige Male pro Monat)
3 = sehr selten (einige Male pro Jahr)
4 = nie
n. z. = nicht zutreffend

Funktionsfähigkeit im Alltagsleben					
Kommt im Alltag gut zurecht (Arbeit, Schule, Elternpflichten, Haushalt).					
Ist finanziell zuverlässig in der Lage, für die Erfüllung seiner Grundbedürfnisse zu sorgen, und sei es aufgrund entsprechender Unterstützung.					
Erträgt den mit dem Alltagsleben verbundenen Streß.					
Nutzt seine Freizeit adäquat (für Hobbys, Körpertraining, Erholung, Alleinsein).					
andere signifikante Beziehungen					
adäquater Umgang mit den eigenen Kindern					
Hat ein soziales Unterstützungssystem, selbst wenn dieses außer dem Therapeuten nur eine einzige andere Person umfaßt.					

Vermag zumindest eine enge Freundschaft aufrechtzuerhalten.					
Kann in der Schule oder im Beruf gut mit anderen zusammenarbeiten.					
Kann eine relativ gesunde Beziehung zu einem Partner aufrechterhalten.					
Beteiligt sich an Gruppenaktivitäten (sozialen, religiösen, gemeinnützigen, ehrenamtlichen).					
Umgang mit dissoziativen Störungen					
Anteile sind in der Lage, sich auf die Gegenwart hin zu orientieren.					
Kommunikation und Kooperation zwischen dissoziierten Anteilen besteht zumindest hinsichtlich des Alltagslebens.					
Ist bereit, dem Therapeuten zu gestatten, zu den Anteilen Kontakt aufzunehmen oder mit ihnen zu arbeiten.					
Sadistische, strafende oder anderweitig ausagierende Anteile sind bereit, sich auf den Therapeuten einzulassen.					
Hat einen erwachsenen Anteil, der bereit ist, sich verantwortlich zu verhalten und sich an der Therapie zu beteiligen.					
Teilnahme an der Therapie					
Erscheint regelmäßig und pünktlich zu den Sitzungen.					
Kann geeignete Behandlungsziele formulieren.					
Hält sich an den Behandlungsrahmen und die definierten Grenzen.					

Hält sich an nachvollziehbare Behandlungsempfehlungen (z. B. Medikamenteneinnahme, ergänzende Gruppentherapie, stationäre Behandlung).					
Teilt private Gedanken und Gefühle mit und ist dem Therapeuten gegenüber ehrlich.					
Entwickeln von Fertigkeiten					
Verfügt über die Fähigkeit, zu mentalisieren, zu reflektieren und das Gesamtbild zu sehen.					
Kann mit Flashbacks und anderen PTBS-Symptomen umgehen und sie eingrenzen.					
Hat zumindest ein gewisses Maß an Selbstmitgefühl.					
Akzeptiert und reguliert starke Emotionen.					
Nutzt positive Emotionen und Erlebnisse als Ressourcen.					
Hat eine gewisse Fähigkeit, aufmerksam und präsent zu sein					
Kann traumatische Erinnerungen synthetisieren, realisieren und integrieren					
Realisiert und integriert im Laufe der Zeit Erlebnisse des Verlusts, des Schmerzes, des Leidens und der Zurückweisung.					
Einsichtsfähigkeit und Motivation					
Zur Veränderung motiviert					
Übernimmt in angemessener Weise Verantwortung für die Arbeit in der Therapie.					
Hat zumindest ein gewisses Maß an Einsicht.					

Nutzt Einsicht, um adaptive Veränderungen zu bewirken.					
Therapeutische Beziehung					
Ist bereit und in der Lage, sich auf den Therapeuten einzulassen.					
Reagiert (relativ) positiv auf die therapeutische Beziehung.					
Kann die Versuche des Therapeuten akzeptieren, die Beziehung zu heilen, wenn es zu einem Beziehungsbruch gekommen ist.					
Ist bereit und in der Lage, sich mit Übertragung auseinanderzusetzen und sie durchzuarbeiten.					
Zwischensumme für Teil 2:					
+ Zwischensumme Teil 1:					
GESAMTERGEBNIS:					

ANHANG C | Mein Sicherheitsplan

Meine Warnzeichen und Trigger

Auf welche Zeichen sollte ich achten, weil sie mir anzeigen, daß meine Sicherheit gefährdet ist und ich mehr dafür tun sollte?

Was könnte nach meiner Auffassung als Trigger gewirkt haben?

Was ist passiert, unmittelbar bevor ich den Drang zu sicherheitsgefährdenden Aktivitäten verspürt habe?

Wie bin ich in der Vergangenheit mit solchen Regungen fertig geworden?

Was denke ich?

Was fühle ich?

Was spüre ich?

Was tue ich?

Was glaube ich, wie gefährliche Verhaltensweisen mir im Moment helfen könnten?

Was könnte ich sonst noch tun, um das gleiche Ziel zu erreichen?

Wie ich mir selbst helfen kann

Wie ich meine innere Situation überprüfen, meinen Anteilen helfen und sie dazu bringen kann, einander zu helfen:

Wie ich meine Erlebnisse und Emotionen mitfühlend akzeptieren kann:

Wie ich mich in der Gegenwart erden kann:

Wie ich mich ablenken kann:

Wie ich mich unterstützen und beruhigen kann:

Ersatzverhalten

Wenn ich trotzdem weiter den Drang verspüre, mich zu verletzen, kann ich:

Anrufe zur Sicherung der Unterstützung eines anderen Menschen

Wenn ich trotzdem weiter den Drang verspüre, mich zu verletzen, kann ich folgende Freunde, Verwandte oder zuletzt auch meinen Therapeuten anrufen (führen Sie die Telefonnummern auf):

Notfallnummern (beispielsweise von Krisenhelfern, Krankenhäusern):

Literatur

Aderibigbe, Y. A., Bloch, R. M., & Walker, W. R. (2001). Prevalence of depersonalization and derealization experiences in a rural population. *Social Psychiatry & Psychiatric Epidemiology, 36*, 63–69.

Ainsworth, M. et al. (1978). *Patterns of attachment.* Hillsdale: Erlbaum.

Allen, J. G. (2001). *Traumatic relationships and serious mental disorders.* Chichester: Wiley.

— (2012). *Restoring mentalizing in attachment relationship: Treating trauma with plain old psychotherapy.* Arlington: American Psychiatric Publishing.

—, & Coyne, L. (1995). Dissociation and vulnerability to psychotic experience: The Dissociative Experiences Scale and the MMPI-2. *Journal of Nervous and Mental Disease, 183*, 615–622.

—, —, & Huntoon, J. (1998). Trauma pervasively elevates Brief Symptom Inventory profiles in inpatient women. *Psychological Reports, 83*, 499–513.

—, —, & Console, D. A. (1996). Dissociation contributes to anxiety and psychoticism on the Brief Symptom Inventory. *Journal of Nervous and Mental Disease, 184*, 639–641.

Andrews, B. et al. (2000). Predicting PTSD symptoms in victims of violent crime: The role of shame, anger, and childhood abuse. *Journal of Abnormal Psychology, 109*, 69–73.

Arnold, E. G., Farber, B. A., & Geller, J. D. (2004). Termination, posttermination, and internalization of therapy and the therapist: Internal representation and psychotherapy outcome. In: D. P. Charman (Hrsg.), *Core processes in brief psychodynamic psychotherapy* (S. 289–308). Mahwah: Erlbaum.

Balcom, D., Call, E., & Pearlman, D. N. (2000). Eye movement desensitization and reprocessing treatment of internalized shame. *Traumatology, 6*(2), 69–83.

Barach, P. B. (1991). Multiple personality disorder as an attachment disorder. *Dissociation, 4*(3), 117–123.

Barnett, J. E., MacGlashan, S., & Clarke, A. J. (2000). Risk management and ethical issues regarding termination and abandonment. In: L. VandeCreek & T. Jackson (Hrsg.), *Innovations in clinical practice* (S. 231–246). Sarasota: Professional Resources Press.

Barrett, M. J., & Trepper, T. S. (2004). Treatment of denial in families where there is child sex abuse. In: C. W. Lecroy & J. M. Daley (Hrsg.), *Case studies in child, adolescent and family treatment* (S. 229–241). Belmont: Brooks Cole.

Barrett, M. S., & Berman, J. S. (2001). Is psychotherapy more effective when therapists disclose information about themselves? *Journal of Consulting and Clinical Psychology, 69*, 597–603.

Beebe, B. (2000). Co-constructing mother-infant distress. *Psychoanalytic Inquiry, 20*, 421–440.

Beere, D. B., Simon, M. J., & Welch, K. (2001). Recommendations and illustrations for combining hypnosis and EMDR in the treatment of psychological trauma. *American Journal of Clinical Hypnosis, 43*(3–4), 217–231.

Bender, L., & van Sant, G. (1977). *Good Will Hunting* [Film]. USA: Miramax Home Entertainment.

Benjamin, L. R., & Benjamin, R. (1993). Interventions with children in dissociative families: A family treatment model. *Dissociation, 6*(1), 54–65.

—, & — (1994a). Utilizing parenting as a clinical focus in the treatment of dissociative disorders. *Dissociation, 7*(4), 239–245.

—, & — (1994b). Various perspectives on parenting and their implications for the treatment of dissociative disorders. *Dissociation, 7*(4), 246–260.

—, —, & Rind, B. (1998). The parenting experiences of mothers with dissociative disorders. *Journal of Marital Family Therapy, 24*(3), 337–354.

Bernstein, E. M., & Putnam, F. W. (1986). Development, reliability, and validity of a dissociation scale. *Journal of Nervous and Mental Disease, 174*, 727–735.

Beutler, L. E. et al. (2010). Resistance/Reactance level. *Journal of Clinical Psychology, 67*, 133–142.

—, et al. (2001). Resistance. *Psychotherapy, 38*, 431–436.

Bicanic, I., De Jongh, A., & Ten Broeke, E. (2015). Stabilisatie in traumabehandeling bij complexe PTSS: Noodzaak of mythe? *Tijdschrift voor Psychiatrie, 57*, 332–339.

Black, R. S. A., Curran, D., & Dyer, K. F. W. (2013). The impact of shame on the therapeutic alliance and intimate relationships. *Journal of Clinical Psychology, 69*, 646–654.

Blizard, R. (1997). Therapeutic alliance with abuser alters in dissociative identity disorder: The paradox of attachment to the abuser. *Dissociation, 10*, 246–254.

— (2003). Disorganized attachment, development of dissociated self states, and a relational approach to treatment. *Journal of Trauma and Dissociation, 4*(3), 27–50.

Boehm, C. (2012). *Moral origins: The evolution of virtue, altruism, and shame.* New York: Basic Books.

Boesky, D. (1990). The psychoanalytic process and its components. *Psychoanal. Quarterly, 59*, 550–584.

Book, H. E. (1998). *How to practice brief psychodynamic psychotherapy: The core conflictual relationship theme method.* Washington: APA.

Boon, S. (1997). The treatment of traumatic memories in DID: Indications and contra-indications. *Dissociation, 10*, 65–80.

— (2014). The treatment of clients reporting (ritual) abuse by organized perpetrator networks: A reflection on nearly 30 years experience. *ESTD Newsletter, 3*(6), 4–13.

—, & Draijer, N. (1993a). *Multiple personality disorder in the Netherlands.* Lisse: Swets & Zeitlinger.

—, & — (1993b). Multiple personality disorder in the Netherlands: A clinical investigation of 71 patients. *American Journal of Psychiatry, 150*, 489–494.

—, & — (1995). *Screening en diagnostiek van dissociatieve stoornissen.* Lisse: Swets & Zeitlinger.

—, & — (2007). Diagnostiek van dissociatieve stoornissen met de SCID-D: Mogelijkheden en beperkingen. *Psychopraxis, 9*, 27–32.

—, & Matthess, H. (14.4.2016). *The trauma and dissociation symptoms interview.* Workshop presented at the Fifth Biennial Conference of the European Society for the Study of Trauma and Dissociation, Amsterdam.

—, Steele, K., & van der Hart, O. (2011). *Coping with trauma-related dissociation: Skills training for patients and therapists.* New York: Norton; dt. (2013). *Traumabedingte Dissoziation bewältigen: Ein Skills-Training für Klienten und ihre Therapeuten.* Paderborn: Junfermann.

—, & van der Hart, O. (2003). De behandeling van de dissociatieve identiteitsstoornis. In: O. van der Hart (Hrsg.), *Trauma, dissociatie en hypnose* (S. 193–238). Lisse: Swets & Zeitlinger.

Bowlby, J. (1969). *Attachment and loss* (Vol. 1: Attachment). New York: Basic Books; dt. (1975). *Bindung: eine Analyse der Mutter-Kind-Beziehung.* München: Kindler.

— (1988). *A secure base.* New York: Basic Books; dt. (1995). *Elternbindung und Persönlichkeitsentwicklung.* Heidelberg: Dexter.

Bowman, E. (2006). Why conversion seizures should be classified as a dissociative disorder. *Psychiatric Clinics of North America, 29*(1), 185–211.

Brach, T. (2003). *Radical acceptance: Embracing your life with the heart of a Buddha.* New York: Bantam.

Brady, K. T. (1997). Posttraumatic stress disorder and comorbidity: Recognizing the many faces of PTSD. *Journal of Clinical Psychiatry, 58*(Suppl. 9), 12–15.

—, et al. (2000). Comorbidity of psychiatric disorders and posttraumatic stress disorder. *Journal of Clinical Psychiatry, 61*(Suppl. 7), 22–32.

Brand, B. L., Armstrong, J. G., & Loewenstein, R. J. (2006). Psychological assessment of patients with dissociative identity disorder. *Psychiatric Clinics of North America, 29*(1), 145–168.

—, Armstrong, J. G., & Loewenstein, R. J. et al. (2009). Personality differences on the Rorschach of dissociative identity disorder, borderline personality disorder, and psychotic inpatients. *Psychological Trauma: Theory, Research, Practice, and Policy, 1*(3), 188–205.

—, & Chasson, G. S. (2015). Distinguishing simulated from genuine dissociative identity disorder on the MMPI-2. *Psychological Trauma: Theory, Research, Practice, and Policy, 7*(1), 93–101.

—, Classen, C. C., Lanius, R. et al. (2009). A naturalistic study of dissociative identity disorder and dissociative disorder not otherwise specified patients treated by community clinicians. *Psychological Trauma: Theory, Research, Practice, & Policy, 1*(2), 153–171.

—, Classen, C. C., McNary, S. W. et al. (2010). A review of dissociative disorders treatment studies. *Journal of Nervous and Mental Disease,* 197, 646–654.

—, & Loewenstein, R. J. (2010). Dissociative disorders: Assessment, phenomenology and treatment. *Psychiatric Times,* 62–69. Abgerufen von www.psychiatrictimes.com

—, & — (2014). Does phasic trauma treatment make patients with dissociative identity disorder treatment more dissociative? *Journal of Trauma & Dissociation, 15*(1), 52–65.

—, —, & Spiegel, D. (2014). Dispelling myths about dissociative identity disorder treatment: An empirically based approach. *Psychiatry, 77,* 169–189.

—, McNary, S. W., Loewenstein, R. J. et al. (2006). Assessment of genuine and simulated dissociative identity disorder on the structured interview of reported symptoms. *Journal of Trauma & Dissociation, 7*(1), 63–85.

—, —, Myrick, A. C. et al. (2013). A longitudinal, naturalistic study of dissociative disorder patients treated by community clinicians. *Psychological Trauma: Theory, Research, Practice, & Policy.* doi:10.1037/a0027654

—, Myrick, A. C., Loewenstein, R. J. et al. (2011). A survey of practices and recommended treatment interventions among expert therapists treating patients with dissociative identity disorder and dissociative disorder not otherwise specified. *Psychological Trauma: Theory, Research, Practice, & Policy,* 4, 490–500.

Bratton, K. L. (2010). *Shame, guilt, anger, and seeking psychological treatment among a trauma exposed population.* Erhältlich bei ProQuest Dissertations and Theses database. (UMI No. 3423674).

Braun, B. G. (1986). Issues in the psychotherapy of multiple personality disorder. In: B. G. Braun (Hrsg.), *Treatment of multiple personality disorder* (S. 3–28). Washington: American Psychiatric Ass.

— (1988a). The BASK model of dissociation, Part I. *Dissociation, 1*(1), 4–23.

— (1988b). The BASK model of dissociation, Part II. *Dissociation, 1*(2), 16–23.

Bresler, D. E. (1990). Meeting an inner advisor. In: D. C. Hammond (Hrsg.), *Handbook of hypnotic suggestions and metaphors* (S. 318–320). New York: Norton.

Bretherton, I., & Mulholland, K. A. (1999). Internal working models in attachment relationships: A construct revisited. In: J. Cassidy & P. R. Shaver (Hrsg.), *Handbook of attachment* (S. 89–111). New York: Guilford.

Brewin, C. R. (2001). A cognitive neuroscience account of posttraumatic stress disorder and its treatment. *Behaviour Research and Therapy, 39*, 373–393.

— (2003). *Posttraumatic stress disorder: Malady or myth?* New Haven: Yale University Press.

—, Dalgleish, T., & Joseph, S. (1996). A dual representation theory of post-traumatic stress disorder. *Psychological Review, 103*, 670–686.

Briere, J. (2002). *Multiscale Dissociation Inventory.* Odessa: Psychological Assessment Resources.

—, & Scott, C. (2012). *Principles of trauma therapy.* Thousand Oaks: Sage Publications.

Britner, P. A., Marvin, R. S., & Pianta, R. C. (2005). Development and preliminary validation of the caregiving behavior system: Association with child attachment classification in the preschool Strange Situation. *Attachment & Human Development, 7*, 83–102.

Bromberg, P. M. (1993). Shadow and substance: A relational perspective on clinical process. *Psychoanalytic Dialogues, 10*, 147–168.

— (1998). *Standing in the spaces: Essays on clinical process and trauma and dissociation.* Hillsdale: Analytic Press.

— (2003). On being one's dream: Some reflections on Robert Bosnak's »embodied imagination«. *Contemporary Psychoanalysis, 39*, 697–710.

— (2006). *Awakening the dreamer: Clinical journeys.* Mahwah: Analytic Press.

— (2011). *The shadow of the tsunami and the growth of the relational mind.* New York: Routledge.

Brown, B. (2009). *Connections: A 12 session psycho-educational shame resilience curriculum.* Center City: Hazelden.

— (2012). *Brené Brown: Listening to Shame.* TED Talk [Video]. Abgerufen von http://www.ted.com/talks/brene_brown_listening_to_shame?language=en

— (2015). *Daring greatly: How the courage to be vulnerable transforms the way we live, love, parent, and lead.* New York: Avery; dt. (2013). *Verletzlichkeit macht stark.* München: Kailash.

Brown, D. P., & Fromm, E. (1986). *Hypnotherapy and hypnoanalysis.* Hillsdale: Erlbaum.

—, Scheflin, A. W., & Hammond, D. C. (1998). *Memory, trauma treatment, and the law.* New York: Norton.

Brown, L. (2012). *Your turn for care: Surviving the aging and death of the adults who harmed you.* Publisher: Author.

Butler, L. D. (2006). Normative dissociation. *Psychiatric Clinics of North America, 29*, 45–62.

Cardeña, E. (1994). The domain of dissociation. In: S. J. Lynn & J. W. Rhue (Hrsg.), *Dissociation: Clinical and theoretical perspectives* (S. 15–31). New York: Guilford.

Carlson, E. B., & Armstrong, J. (1994). The diagnosis and assessment of dissociative disorders. In: S. J. Lynn & J. W. Rhue (Hrsg.), *Dissociation* (S. 159–174). New York: Guilford.

—, & Putnam, F. W. (1993). An update on the Dissociative Experiences Scale. *Dissociation, 6*(1), 16–27.

—, et al. (2011). Development and validation of a brief self-report measure of trauma exposure: The Trauma History Screen. *Psychological Assessment, 23*, 463–477.

Case Management Society of America (2008). What is a case manager? Abgerufen am 20.12.2015 von http://www.cmsa.org/Home/CMSA/WhatisaCaseManager/tabid/224/Default.aspx

Cecchin, G. et al. (1993). From strategizing to nonintervention: Toward irreverence in systemic practice. *Journal of Marital and Family Therapy, 19*(2), 125–136.

Cheek, D. B., & LeCron, L. M. (1968). *Clinical hypnotherapy*, New York: Grune & Stratton.

—, & Rossi, E. L. (1994). *Mind-body therapy: Methods of ideodynamic healing in hypnosis.* New York: Norton.

Chefetz, R. A. (2015). *Intensive psychotherapy for persistent dissociative processes.* New York: Norton.

Christoffersen, M. N. et al. (2015). Non-suicidal self-injury – Does social support make a difference? An epidemiological investigation of a Danish national sample.

Chu, J. A. (2011). *Rebuilding shattered lives: Treating complex PTSD and dissociative disorders.* New York: Wiley.

Cloitre, M., Cohen, L. R., & Koenen, K. C. (2006). *Treating survivors of child abuse: Psychotherapy for the interrupted life.* New York: Guilford.

—, et al. (2002). Skills training in affective and interpersonal regulation followed by exposure: A phase-based treatment for PTSD related to child abuse. *Journal of Consulting and Clinical Psychology, 70,* 1067–1074.

Coons, P. M. (1985). Children of parents with multiple personality disorder. In: R. P. Kluft (Hrsg.), *Childhood antecedents of multiple personality* (S. 151–165). Washington: APP.

— (1991). Iatrogenesis and malingering of multiple personality disorder in the forensic evaluation of homicide defendants. *Psychiatric Clinics of North America, 14*(3), 757–768.

—, & Milstein, V. (1990). Self-mutilation associated with dissociative disorders. *Dissociation, 3*(2), 81–87.

—, & — (1994). Factitious or malingered multiple personality disorder: Eleven cases. *Dissociation, 7,* 81–85.

Cortina, M., & Liotti, G. (2007). Implicit unconscious processes, intersubjective abilities and evolutionary models of mind. *Fromm Forum* (English ed.), *11,* 40–51.

—, & — (2010). Attachment is about safety and protection, intersubjectivity is about sharing and social understanding: The relationships between attachment and intersubjectivity. *Psychoanalytic Psychology, 27,* 410–441.

—, & — (2014). An evolutionary outlook on motivation: Implications for the clinical dialogue. *Psychoanalytic Inquiry, 34,* 864–899.

Courtois, C. A. (1999). *Recollections of sexual abuse: Treatment principles and guidelines.* New York: Norton.

— (2008). Complex trauma, complex reactions. *Psychological Trauma: Theory, Research, Practice, and Policy, S*(1), 86–100.

— (2010). *Healing the incest wound.* New York: Norton.

—, & Ford, J. D. (2012). *Treating Complex PTSD: A relational, sequenced approach.* New York: Guilford.

—, & — (Hrsg.). (2009). *Treatment of Complex PTSD.* New York: Guilford; dt. (2011). *Komplexe traumatische Belastungsstörungen und ihre Behandlung.* Paderborn: Junfermann.

Cozolino, L. (2004). *The making of a therapist.* New York: Norton; dt. (2009). *Das Herz der Psychotherapie.* Freiamt: Arbor.

— (2010). *The neuroscience of psychotherapy.* New York: Norton.

Crittenden, P. M. (2006). A dynamic-maturational model of attachment. *Australian and New Zealand Journal of Family Therapy, 27,* 105–115.

—, & Landini, A. (2011). *Assessing adult attachment: A dynamic maturational approach to discourse analysis.* New York: Norton.

Cronin, E., Brand, B., & Mattanah, J. (2014). The impact of the therapeutic alliance on treatment outcome in patients with dissociative disorders. *European Journal of Psychotraumatology,* 5. doi:http://dx.doi.org/10.3402/ejpt.v5.22676 .

Cummings, N. A. (2001). Interruption, not termination: The model from focused, intermittent psychotherapy throughout the life cycle. *Journal of Psychotherapy in Independent Practice*, *2*(3), 3–18.

Curtis, J. M. (1985). Elements of prognosis in psychotherapy. *Psychological Reports*, *56*(1), 11–18.

Cusack, K. J. et al. (2006). Unrecognized trauma and PTSD among public mental health consumers with chronic and severe mental illness. *Community Mental Health Journal*, *42*, 487–500.

Dale, K. Y. et al. (2009). Testing the diagnosis of dissociative identity disorder through measures of dissociation, absorption, hypnotizability and PTSD: A Norwegian pilot study. *Journal of Trauma & Dissociation*, *10*(1), 102–112.

Dalenberg, C. J. (2000). *Countertransference and the treatment of trauma*. Washington: APA.

—, & Paulson, K. (2009). The case for the study of »normal« dissociation processes. In: P. F. Dell & J. A. O'Neil (Hrsg.), *Dissociation and the dissociative disorders: DSM-V and beyond* (S. 145–154). New York: Routledge.

Damasio, A. (1999). *The feeling of what happens*. Boston: Houghton Mifflin Harcourt; dt. (2000). *Ich fühle, also bin ich*. München: List.

— (2010). *Self comes to mind*. New York: Vintage; dt. (2011). *Selbst ist der Mensch*. München: Siedler.

Davidson, J., & Smith, R. (1990). Traumatic experiences in psychiatric outpatients. *Journal of Traumatic Stress*, *3*, 459–475.

Davies, J. M. (1997). Dissociation, therapeutic enactment, and transference-countertransference processes: A discussion of papers on childhood sexual abuse by S. Grand and J. Sarnat. *Gender and Psychoanalysis*, *2*, 241–257.

—, & Frawley, M. G. (1994). *Treating the adult survivor of sexual abuse*. New York: Basic Books.

Davis, D. D., & Younggren, J. N. (2009). Ethical competence in psychotherapy termination. *Professional Psychology: Research and Practice*, *40*, 572–578.

Dell, P. F. (1998). Axis II pathology in outpatients with dissociative identity disorder. *Journal of Nervous and Mental Disease*, *186*(6), 352–356.

— (2002). Dissociative phenomenology of dissociative identity disorder. *Journal of Nervous and Mental Disease*, *190*(1), 10–15.

— (2006a). A new model of dissociative identity disorder. *Psychiatric Clinics of North America*, *29*(1), 1–26.

— (2006b). The Multidimensional Inventory of Dissociation (MID): A comprehensive measure of pathological dissociation. *Journal of Trauma & Dissociation*, *7*(2), 77–106.

— (2009a). The long struggle to diagnose multiple personality disorder (MPD): MPD. In: P. F. Dell & J. A. O'Neil (Hrsg.), *Dissociation and the dissociative disorders* (S. 383–402). New York: Routledge.

— (2009b). The long struggle to diagnose multiple personality disorder (MPD): Partial MPD. In: P. F. Dell & J. A. O'Neil (Hrsg.), *Dissociation and the dissociative disorders* (S. 403–428). New York: Routledge.

Demos, V. (1995). (Hrsg.). *Exploring affect: The selected writings of Sylvan Tomkins*. New York: Cambridge University Press.

DeYoung, P. A. (2015). *Understanding and treating chronic shame*. New York: Routledge.

Dickerson, S. S., & Kemeny, M. E. (2004). Acute stressors and cortisol responses. *Psychological Bulletin*, *130*, 355–391.

Dominguez, D. V., Cohen, M., & Brom, D. (2004). Trauma and dissociation in psychiatric outpatients. *Israel Journal of Psychiatry and Related Sciences*, *41*, 98–110.

Dorahy, M. J. (2010). The impact of dissociation, shame, and guilt on interpersonal relationships in chronically traumatized individuals. *Journal of Traumatic Stress*, *23*(5), 653–656.

—, et al. (2009). Auditory hallucinations in dissociative identity disorder and schizophrenia with and without a childhood trauma history. *Journal of Nervous and Mental Disease, 197*, 892–898.

—, et al. (2013). Complex trauma and intimate relationships: The impact of shame, guilt and dissociation. *Journal of Affective Disorders, 147*(1–3), 72–79.

—, et al. (2015). Perceptions of therapist responses to shame disclosures by clients. *Counselling and Psychotherapy Research, 15*, 58–66.

Draijer, N., & Boon, S. (1999). The imitation of dissociative identity disorder: Patients at risk, therapists at risk. *Journal of Psychiatry & Law, 11*, 301–322.

Drapeau, M., & Perry, J. C. (2004). Childhood trauma a. adult interpersonal functioning: A study using the Core Conflictual Relationship Theme Method (CCRT). *Child Abuse & Neglect, 28*, 1049–1066.

Dutton, M. (1992). *Empowering and healing the battered woman*. New York: Springer.

Edelson, M. (1963). *The termination of intensive psychotherapy*. Springfield: Thomas.

Eels, T. D. (Hrsg.). (2010). *Handbook of psychotherapy case formulation*. New York: Guilford.

— (2015). *Psychotherapy case formulation*. Washington: APA.

Ellason, J. W., Ross, C. A., & Fuchs, D. L. (1995). Assessment of dissociative identity disorder with the Millon Clinical Multiaxial Inventory-II. *Psychological Reports, 76*(3, Pt. 1), 895–905.

Epstein, R. S. (1994). *Keeping boundaries: Maintaining safety and integrity in the psychotherapeutic process*. Washington: APP.

Ewin, D. M., & Eimer, B. N. (2006). *Ideomotor signals for rapid hypnoanalysis: A how-to manual*. Springfield: Charles C. Thomas.

Felitti, V. J. et al. (1998). Relationship of childhood abuse and household dysfunction to many of the leading causes of death in adults: The Adverse Childhood Experiences (ACE) Study. *American Journal of Preventive Medicine, 14*, 245–258.

Ferentz, L. (2014). *Treating self-destructive behaviors in trauma survivors*. New York: Routledge.

Figley, C. R. (1995). *Compassion fatigue: Coping with secondary traumatic stress disorder in those who treat the traumatized*. New York: Brunner/Mazel.

— (2015). *Treating compassion fatigue*. New York: Routledge.

Fine, C. G. (1991). Treatment stabilization and crisis prevention: Pacing the therapy of the multiple personality disorder patient. *Psychiatric Clinic of North America, 14*, 661–675.

— (1993). A tactical integrationalist perspective on the treatment of multiple personality disorder. In: R. P. Kluft & C. G. Fine (Hrsg.), *Clinical perspectives on multiple personality disorder* (S. 135–153). Washington: APP.

— (1999). A tactical-integration model for the treatment of dissociative identity disorder and allied dissociative disorders, *American Journal of Psychotherapy, 53*, 361–376.

— (2012). Cognitive behavioral hypnotherapy for dissociative disorders. *American Journal of Clinical Hypnosis, 54*, 331–352.

—, & Berkowitz, A. (2001). The wreathing protocol: The imbrication of EMDR and hypnosis in the treatment of Dissociative Identity Disorder and other dissociative responses. *American Journal of Hypnosis, 43*, 275–290.

—, & Comstock, C. (1989). Completion of cognitive schemata and affective realms through temporary blending of personalities. In: B. G. Braun (Hrsg.), *Dissociative Disorders 1989* (S. 17). Chicago: Rush University.

Fisher, J. (2011). Sensorimotor approaches to trauma treatment. *Advances in Psychiatric Treatment, 17*, 171–177.

Fisher, P. A., & Gunnar, M. (2010). Early life stresses as a risk factor for adult disease. In: R. Lanius, E. Vermetten & C. Pain (Hrsg.), *The impact of early life trauma on health and disease* (S. 133–141). New York: Cambridge University Press.

Flores, P. J. (2011). *Addiction as an attachment disorder.* New York: Jason Aronson.

Foa, E. et al. (Hrsg.). (2009). *Effective treatment for PTSD.* New York: Guilford.

—, & Kozak, M. (1986). Emotional processing of fear. *Psychological Bulletin, 99,* 20–35.

—, & Rothbaum, B. (1998). *Treating the trauma of rape: Cognitive-behavioral therapy for PTSD.* New York: Guilford.

Fogel, A., & Garvey, A. (2007). Alive communication. *Infant Behavior & Development, 30,* 251–257.

Fonagy, P. M. et al. (2005). *Affect regulation, mentalization, and the development of the self.* New York: Other Press; dt. (2004). *Affektregulierung, Mentalisierung und die Entwicklung des Selbst.* Stuttgart: Klett-Cotta.

Foote, B. et al. (2008). Dissociative disorders and suicidality in psychiatric outpatients. *Journal of Nervous and Mental Disease, 196,* 29–36.

Ford, J., Courtois, C., Steele, K., van der Hart, O., & Nijenhuis, E. (2005). Treatment of complex posttraumatic self-dysregulation. *Journal of Traumatic Stress, 18,* 437–447.

Forgash, C., & Copeley, M. (Hrsg.). (2007). *Healing the heart of trauma and dissociation with EMDR and ego state therapy.* New York: Springer.

—, & Knipe, J. (2007). Integrating EMDR and ego state treatments for clients with trauma disorders. In: C. Forgash & M. Copeley (Hrsg.), *Healing the heart of trauma and dissociation with EMDR and ego state therapy* (S. 1–60). New York: Springer.

Frank, K. A. (2002). The »ins and outs« of enactment: A relational bridge for psychotherapy integration. *Journal of Psychotherapy Integration, 12,* 267–286.

Frankel, A. S. (2009). Dissociation and dissociative disorders: Clinical and forensic assessment with adults. In: P. F. Dell & J. A. O'Neil (Hrsg.), *Dissociation and the dissociative disorders* (S. 571–583). New York: Routledge.

—, & Dalenberg, C. (2006). The forensic evaluation of dissociation and persons diagnosed with dissociative identity disorder. *Psychiatric Clinics of North America, 29*(1), 169–184.

Fraser, G. (1991). The dissociative table technique. *Dissociation, 4,* 205–213.

— (2003). Fraser's »Dissociative table technique« revisited, revised: A strategy for working with ego states in Dissociative Disorders and Ego-State Therapy. *Journal of Trauma and Dissociation, 4,* 5–28.

Frawley-O'Dea, M. G. (1997). Who's doing what to whom? *Contemporary Psychoanalysis, 33,* 5–18.

Frewen, P., & Lanius, R. (2015). *Healing the traumatized self.* New York: Norton.

Freyd, J. J. (1996). *Betrayal trauma: The logic of forgetting child abuse.* Cambridge: Harvard University Press.

—, & Birrel, R. (2013). *Blind to betrayal: Why we fool ourselves that we aren't being fooled.* New York: Wiley.

Friberg, L. (Juni 2014). *Preliminary experiences from a pilot group treatment for dissociative parents.* Paper presented at the World Association for Infant Mental Health 14th World Congress. Edinburgh, Schottland.

Gabbard, G. O. (1989). Two subtypes of narcissistic personality disorder. *Bulletin of the Menninger Clinics, 53,* 527–532.

Gallagher, S. (2000). Philosophical conceptions of the self: Implications for cognitive science. *Trends in Cognitive Sciences, 4,* 14–21.

Gelinas, D. (2003). Integrating EMDR into phase-oriented treatment of trauma. *Journal of Trauma and Dissociation, 4*(3), 91–135.

Gendlin, E. T. (1978). *Focusing*. New York: Everest House; dt. (1981). *Focusing*. Salzburg: Otto Müller.

Gentile, J. P., Dillon, K. S., & Gillig, P. M. (2013). Psychotherapy and pharmacotherapy for patients with dissociative identity disorder. *Innovations in Clinical Neuroscience, 10*(2), 22–29.

George, C., Kaplan, N., & Main, M. (1996). *Adult Attachment Interview Protocol*. Unpublished manuscript. University of California, Berkeley.

—, & Solomon, J. (1999). Attachment and caregiving: The caregiving behavioral system. In: J. Cassidy & P. R. Shaver (Hrsg.), *Handbook of attachment* (S. 649–670). New York: Guilford.

Giang, V. (15.11.2013). The 14 most stressful jobs in America. *Business Insider*. Abgerufen von http://finance.yahoo.com/news/the-14-most-stressful-jobs-in-america-171029957.html

Gilbert, P. (1989). *Human nature and suffering*. Hove: Erlbaum.

— (1997). The evolution of social attractiveness and its role in shame, humiliation, guilt and therapy. *British Journal of Medical Psychology, 70* (Pt. 2), 113–147.

— (2009). Introducing compassion focused therapy. *Advances in Psychiatric Treatment, 15*, 199–208.

— (2011). Shame in psychotherapy and the role of compassion focused therapy. In: R. L. Dearing & J. P. Tangney (Hrsg.), *Shame in the therapy hour* (S. 325–354). Washington: APA.

Gold, S. (2000). *Not trauma alone*. New York: Routledge.

Gonzalez, A., & Mosquera, D. (2012). *EMDR and dissociation*. Charleston: Amazon Imprint.

Gratz, K. L., & Gunderson, J. G. (2006). Preliminary data on an acceptance-based emotion regulation group intervention for deliberate self-harm among women with Borderline Personality Disorder. *Behavior Therapy, 37*, 25–35.

Greenwald, R. (2013). *Progressive counting within a phase model of trauma-informed treatment*. New York: Routledge.

Grey, N., Young, K., & Holmes, E. (2002). Hotspots in emotional memory and the treatment of posttraumatic stress disorder. *Behavioural and Cognitive Psychotherapy, 30*, 37–56.

Groth-Marnat, G. et al. (2008). Personality and treatment planning for psychotherapy: The systematic treatment selection model. In: G. J. Boyle, G. Matthews & D. H. Saklofske (Hrsg.), *The SAGE handbook of personality theory and assessment, Vol. 1* (S. 620–634). Thousand Oaks: Sage.

Gutheil, T. G., & Brodsky, A. (2011). *Preventing boundary violations in clinical practice*. New York: Guilford.

—, & Gabbard, G. O. (1993). The concept of boundaries in clinical practice. *American Journal of Psychiatry, 150*, 188.

—, & — (1998). Misuses and misunderstandings of boundary theory in clinical and regulatory settings. *American Journal of Psychiatry, 155*, 409–414.

Hammond, D. C. (Hrsg.). (1990a). *Handbook of hypnotic suggestions and metaphors*. New York: Norton.

— (1990b). The serenity place. In: D. C. Hammond (Hrsg.), *Handbook of hypnotic suggestions and metaphors* (S. 130–131). New York: Norton.

—, & Cheek, D. B. (1988). Ideomotor signaling: A method for rapid unconscious exploration. In: D. C. Hammond (Hrsg.), *Hypnotic induction and suggestion* (S. 90–97). New York: Norton.

Harper, K., & Steadman, J. (2003). Therapeutic boundary issues in working with childhood sexual-abuse survivors. *American Journal of Psychotherapy, 57*, 64–79.

Hayes, S. C., Strosahl, K. D., & Wilson, K. G. (2011). *Acceptance and Commitment Therapy*. New York: Guilford; dt. (2014). *Akzeptanz- & Commitment-Therapie*. Paderborn: Junfermann.

Herman, J. L. (1990). Discussion. In: R. P. Kluft (Hrsg.), *Incest-related syndromes of adult psychopathology* (S. 289–293). Washington: APP.

— (1997). *Trauma and recovery*. New York: Basic Books; dt. (2003). *Die Narben der Gewalt*. Paderborn: Junfermann.

— (2011). Shattered shame states and their repair. In: J. Yellin & K. White (Hrsg.), *Shattered states: Disorganized attachment and its repair* (S. 157–170). London: Karnac Books.

Hesse, E. et al. (2003). Unresolved states regarding loss or abuse can have »second-generation« effects. In: D. J. Siegel & M. F. Solomon (Hrsg.), *Healing trauma* (S. 57–106). New York: Norton.

Hill, D. (2015). *Affect regulation theory: A clinical model*. New York: Norton.

Hill, E. L., Gold, S. N., & Bornstein, R. F. (2000). Interpersonal dependency among adult survivors of childhood sexual abuse in therapy. *Journal of Child Sexual Abuse, 9*, 71–86.

Hood, B. (2013). *The self illusion: How the social brain creates identity*. London: Oxford University Press.

Horevitz, R., & Loewenstein, R. J. (1994). The rational treatment of multiple personality disorder. In: S. J. Lynn & J. W. Rhue (Hrsg.), *Dissociation* (S. 289–316). New York: Guilford.

Horowitz, M. J. (1997). *Formulation as a basis for planning psychotherapy treatment*. Arlington: American Psychiatric Association.

Howell, E. F. (2005). *The dissociative mind*. Hillsdale: The Analytic Press.

— (2011). *Understanding and treating Dissociative Identity Disorder*. New York: Routledge.

Huber, M. (2003). *Wege der Traumabehandlung*. Paderborn: Junfermann.

— (2013). *Der Feind im Innern*. Paderborn: Junfermann.

Hultberg, P. (1988). Shame – a hidden emotion. *Journal of Analytic Psychology, 33*, 109–126.

Ingram, B. L. (2011). *Clinical case formulations*. New York: Wiley.

International Society for the Study of Trauma and Dissociation (2011). Guidelines for treating dissociative identity disorder in adults, third revision. *Journal of Trauma & Dissociation, 12*, 115–187.

Irwin, H. J. (1998). Affective predictors of dissociation. *Journal of Clinical Psychology, 54*, 237–245.

Jallema, A. (2000). Insecure attachment states: Their relationship to borderline and narcissistic personality disorders and treatment process in cognitive analytic therapy. *Clinical Psychology & Psychotherapy, 7*, 138–154.

Janet, P. (1898). Le traitement psychologique de l'hystérie. In: A. Robin (Hrsg.), *Traité de thérapeutique appliqué* (S. 140–216). Paris: Rueff. Auch in: P. Janet (1911), *L'état mental des hystériques* (S. 619–688). Paris: Félix Alcan.

— (1904). L'amnésie et la dissociation des souvenirs par l'émotion. *Journal de Psychologie, 1*, 417–453. Auch in: P. Janet (1911), *L'état mental des hystériques* (S. 506–544). Paris: Félix Alcan.

— (1907). *The major symptoms of hysteria*. New York: Macmillan.

— (1925a). *Psychological healing*. New York: Macmillan.

— (1925b). Memories which are too real. In: C. MacFie et al. (Hrsg.), *Problems of personality: Studies presented to Dr. Morton Prince* (S. 141–150). New York: Harcourt, Brace.

— (1928). *L'évolution de la mémoire et de la notion du temps*. Paris: A. Chahine.

— (1929). *L'évolution de la personnalité*. Paris: A. Chahine.

— (1935). Réalisation et interprétation. *Annales Médico-Psychologiques, 93*, 329–366.

— (1945). La croyance délirante. *Schweizerische Zeitschrift für Psychologie, 4*, 173–187.

Janoff-Bulman, R. (1992). *Shattered Assumptions: Towards a new psychology of trauma*. N.Y.: Free Press.

Johnson, D., & Lubin, H. (2006). The Counting Method: Applying the rule of parsimony to the treatment of posttraumatic stress disorder. *Traumatology, 12*, 83–99.

Johnson, J. G. et al. (2006). Dissociative disorders among adults in the community, impaired functioning, and axis I and II comorbidity. *Journal of Psychiatric Research, 40*, 131–140.

Johnson, S. M. (1985). *Characterological transformation*. New York: Norton.

— (1987). *Humanizing the narcissistic style*. New York: Norton.

Karan, E. et al. (2014). The 16-year course of shame and its risk factors in patients with borderline personality disorder. *Personality and Mental Health, 8*, 169–177.

Kaufman, G. (1989). *The psychology of shame*. New York: Springer.

Kaufman, J. (Hrsg.). (2014). *Loss of the assumptive world: A theory of traumatic loss*. New York: Routledge.

Kihlstrom, J. F. (1992). Dissociation and conversion disorders. In: D. J. Stein & J. E. Young (Hrsg.), *Cognitive science and clinical disorders* (S. 247–270). San Diego: Academic Press.

Klonsky, E. D. (2007). The functions of deliberate self-injury. *Clinical Psychology Review, 27*, 226–239.

Kluft, R. P. (1982). Varieties of hypnotic interventions in the treatment of multiple personality. *American Journal of Clinical Hypnosis, 24*(4), 230–240.

— (1983). Hypnotherapeutic crisis intervention in multiple personality. *American Journal of Clinical Hypnosis, 26*(2), 73–83.

— (1985a). The natural history of multiple personality disorder. In: R. P. Kluft (Hrsg.), *Childhood antecedents of multiple personality* (S. 197–238). Washington: APP.

— (1985b). Using hypnotic inquiry protocols to monitor treatment progress and stability in multiple personality disorder. *American Journal of Clinical Hypnosis, 28*(2), 63–75.

— (1986a). High-functioning multiple personality patients. *Journal of Nervous and Mental Disease, 174*, 722–726.

— (1986b). Personality unification in multiple personality disorder. In: B. G. Braun (Hrsg.), *Treatment of multiple personality disorder* (S. 29–60). Washington: APP.

— (1987a). The simulation and dissimulation of multiple personality disorder. *American Journal of Clinical Hypnosis, 30*(2), 104–118.

— (1987b). First-rank symptoms as a diagnostic clue to multiple personality disorder. *American Journal of Psychiatry, 144*(3), 293–298.

— (1987c). The parental fitness of mothers with multiple personality disorder. *International Journal of Child Abuse and Neglect, 11*, 271–280.

— (1988a). The postunification treatment of multiple personality disorder. *American Journal of Psychotherapy, 42*, 212–228.

— (1988b). On giving consultation for therapists treating multiple personality disorder. *Dissociation, 1*(3), 23–29.

— (1989). Playing for time: Temporizing techniques in the treatment of multiple personality disorder. *American Journal of Clinical Hypnosis, 32*(2), 90–98.

— (1990a). Dissociation and subsequent vulnerability. *Dissociation, 3*, 167–173.

— (1990b). Another fusion ritual. In: D. C. Hammond (Hrsg.), *Hypnotic suggestions and metaphors* (S. 341–342). New York: Norton.

— (1990c). The fractionated abreaction technique. In: D. C. Hammond (Hrsg.), *Hypnotic suggestions and metaphors* (S. 527–528). New York: Norton.

— (1990d). Incest and subsequent revictimization: The case of therapist-patient sexual exploitation, with a description of the sitting duck syndrome. In: R. P. Kluft (Hrsg.), *Incest-related syndromes of adult psychopathology* (S. 263–288). Washington: APP.

— (1991). Multiple personality disorder. In: A. Tasman & S. M. Goldfinger (Hrsg.), *The American Psychiatric Press Annual Review, 10*, (S. 161–188). Washington: APP.

— (1992a). The use of hypnosis with dissociative disorders. *Psychiatric Medicine, 10*(4), 31–46.

— (1992b). Hypnosis with multiple personality disorder. *American Journal of Preventive Psychiatry and Neurology, 3*, 19–27.

— (1993a). Basic principles in conducting the psychotherapy of multiple personality disorder. In: R. P. Kluft & C. G. Fine (Hrsg.), *Clinical perspectives on multiple personality disorder* (S. 19–50). Washington: APP.

— (1993b). Clinical approaches to the integration of personalities. In: R. P. Kluft & C. G. Fine (Hrsg.), *Clinical perspectives on multiple personality disorder* (S. 101–133). Washington: APP.

— (1994a). Countertransference in the treatment of MPD. In: J. P. Wilson & J. D. Lindy (Hrsg.), *Countertransference in the treatment of PTSD* (S. 122–150). New York: Guilford.

— (1994b). Applications of hypnotic intervention. *HYPNOS, 21*, 205–223.

— (1994c). Treatment trajectories in multiple personality disorder. *Dissociation, 7*(1), 63–76.

— (1994d). Clinical observations on the use of the CSDS Dimensions of Therapeutic Movement Instrument (DTMI). *Dissociation, 7*, 272–283.

— (1995). Psychodynamic psychotherapy of multiple personality disorder and allied forms of dissociative disorders not otherwise specified. In: J. P. Barber & P. Crits-Cristoph (Hrsg.), *Dynamic therapies for psychiatric disorders* (Axis I) (S. 332–385). New York: Basic Books.

— (1996a). The diagnosis and treatment of dissociative identity disorder. In: *The Hatherleigh guide to psychiatric disorders* (S. 49–96). New York: Hatherleigh Press.

— (1996b). Treating the traumatic memories of patients with dissociative identity disorder. *American Journal of Psychiatry, 153* (Suppl.), 103–110.

— (1997a). Overview of the treatment of patients alleging that they have suffered ritualized or sadistic abuse. In: G. A. Fraser (Hrsg.), *The dilemma of ritual abuse* (S. 31–63). Washington: APP.

— (1997b). On the treatment of traumatic memories of DID patients: Always? Never? Sometimes? Now? Later? *Dissociation, 10*, 80–91.

— (1998). Reflections on the treatment of traumatic memories in dissociative identity disorder patients. In: S. Lynn & K. McConkey (Hrsg.), *Truth in memory* (S. 304–322). New York: Guilford.

— (2001). Dissociative disorders. In: G. D. Burrows, R. O. Stanley & P. B. Bloom (Hrsg.), *International handbook of clinical hypnosis* (S. 187–205). New York: Wiley.

— (2006). Dealing with alters: A pragmatic clinical perspective. *Psychiatric Clinics of North America, 29*, 281–304.

— (2007). Applications of innate affect theory to the understanding and treatment of dissociative identity disorder. In: E. Vermetten, M. J. Dorahy & D. Spiegel (Hrsg.), *Traumatic dissociation* (S. 301–316). Washington: APP.

— (2012). Hypnosis in the treatment of Dissociative Disorders and allied states. *South African Journal of Psychology, 42*, 146–155.

— (2013). *Shelter from the storm: Processing the traumatic memories of DID/DDNOS patients with the fractionated abreaction technique*. North Charleston: Author; dt. (2014). *Pacing in der Traumatherapie: Verarbeitung der traumatischen Erinnerungen bei dissoziativen Störungen mit der Technik der Fraktionierten Abreaktion*. Lichtenau: G.P. Probst Verlag.

—, & Fine, C. G. (Hrsg.). (1993). *Clinical perspectives on multiple personality disorder*. Washington: APP.

—, & Foote, B. (1999). Dissociative identity disorder. *American Journal of Psychotherapy, 53*, 283–288.

Knipe, J. (2009a). »Shame is my safe place«: Adaptive information processing methods of resolving chronic shame-based depression. In: R. Shapiro (Hrsg.), *EMDR solutions II* (S. 49–89). New York: Norton.

— (2009b). The method of constant installation of present orientation and safety (CIPOS). In: M. Luber (Hrsg.), *Eye movement desensitization (EMDR) scripted protocols* (S. 235–241). New York: Springer.

— (2014). *EMDR toolbox: Theory and treatment of complex PTSD and dissociation*. New York: Springer.

Koerner, K., Tsai, M., & Simpson, E. (2011). Treating shame. In: R. L. Dearing & J. P. Tangney (Hrsg.), *Shame in the therapy hour* (S. 91–113). Washington: APA.

Kohlenberg, R. J., & Tsai, M. (2012). *Functional analytic psychotherapy: Creating intense and curative therapeutic relationships*. New York: Springer.

Kohut, H. (1971). *The analysis of the self.* Chicago: University of Chicago; dt. (1976). *Narzißmus*. Frankfurt/M.: Suhrkamp.

Korn, D. L., & Leeds, A. M. (2002). Preliminary evidence of efficacy for EMDR resource development and installation in the stabilization phase of treatment of complex posttraumatic stress disorder. *Journal of Clinical Psychology, 58*, 1465–1487.

Krakauer, S. Y. (2001). *Treating dissociative identity disorder*. Philadelphia: Brunner-Routledge.

Kramer, S. (1983). Object coercive doubting: A pathological defense response to maternal incest. *Journal of the Psychoanalytic Association, 31* (Suppl.), 325–351.

Kroger. W. S. (1977). *Clinical and experimental hypnosis*. New York: J. B. Lippincott.

Lanius, R. A. et al. (2012). The dissociative subtype of posttraumatic stress disorder. *Depression and Anxiety, 29* (8), 701–708.

—, et al. (2014). The dissociative subtype of PTSD. In: M. J. Friedman, T. M. Keane & P. A. Resick (Hrsg.), *Handbook of PTSD* (S. 234–250). New York: Guilford.

Laska, K. M., Gurman, A. S., & Wampold, B. E. (2014). Expanding the lens of evidence-based practice in psychotherapy. *Psychotherapy: Theory, Research, Practice, Training, 51*, 461–481.

Laub, D. (1991). An event without a witness. In: S. Felman & D. Laub (Hrsg.), *Testimony: Crises of witnessing in literature, psychoanalysis, and history* (S. 75–92). New York: Routledge.

—, & Auerhahn, N. C. (1993). Knowing and not knowing massive psychic trauma: Forms of traumatic memory. *International Journal of Psycho-Analysis, 74*, 287–302.

Lazrove, S., & Fine, C. G. (1996). The use of EMDR in patients with dissociative identity disorder. *Dissociation, 9*, 289–299.

Leeds, A. M. (1998). Lifting the burden of shame: Using EMDR resource installation to resolve a therapeutic impasse. In: P. Manfield (Hrsg.), *Extending EMDR* (S. 256–282). New York: Norton.

LeRoy, M., & Fleming, V. (1939). *The wizard of Oz* [Film]. USA: Metro-Goldwyn-Mayer.

Leskela, J., Dieperink, M., & Thuras, P. (2002). Shame and posttraumatic stress disorder. *Journal of Traumatic Stress, 15*, 223–226.

Levine, P. (2008). *Healing trauma*. Louisville: Sounds True; dt. (2007). *Vom Trauma befreien*. München: Kösel.

— (2010). *In an unspoken voice*. Berkeley: North Atlantic Books; dt. (2011). *Sprache ohne Worte*. München: Kösel.

—, & Frederick, A. (1997). *Waking the tiger*. Berkeley: North Atlantic Books; dt. (1998). *Trauma-Heilung: Das Erwachen des Tigers*. Essen: Synthesis.

Lewis, M. (1992). *Shame: The exposed self.* New York: Free Press.

Lichtenberg, J. D. (1989). *Psychoanalysis and motivation*. Hillsdale: The Analytic Press.

—, & Kindler, A. R. (1994). A motivational systems approach to the clinical experience. *Journal of the American Psychoanalytic Association, 42*, 405–420.

Lifton, R. J., & Caruth, C. (2015). Giving death its due: An interview with Robert Jay Lifton. In: C. Caruth, *Listening to trauma: Conversations with leaders in the theory and treatment of catastrophic experience* (S. 3–22). Baltimore: Johns Hopkins University Press.

Linden, M., Rotter, M., & Baumann, K. (2007). *Posttraumatic embitterment disorder*. Boston: Hogrefe & Huber Publishing.

Linehan, M. M. (1993). *Cognitive behavioral treatment of Borderline Personality Disorder*. New York: Guilford; dt. (1996). *Dialektisch-behaviorale Therapie der Borderline-Persönlichkeitsstörung*. München: CIP-Medien.

— (2014). *DBT skills training manual*. New York: Guilford; dt. (2016). DBT Skills Training Manual. München: CIP-Medien.

Liotti, G. (1992). Disorganized/disoriented attachment in the etiology of dissociative disorders. *Dissociation, 5*, 196–204.

— (1999). Disorganization of attachment as a model for understanding dissociative psychopathology. In: J. Solomon & C. George (Hrsg.), *Attachment disorganization* (S. 297–317). New York: Guilford.

— (2009). Attachment and dissociation. In: P. F. Dell & J. A. O'Neil (Hrsg.), *Dissociation and the dissociative disorders* (S. 53–65). New York: Routledge.

— (2011). Attachment disorganization and the controlling strategies. *Journal of Psychotherapy Integration, 21*, 232–252.

Lipschitz, D. S. et al. (1996). Prevalence and characteristics of physical and sexual abuse among psychiatric outpatients. *Psychiatric Services, 47*, 189–191.

Loewenstein, R. J. (1991a). An office mental status examination for complex chronic dissociative symptoms and multiple personality disorder. *Psychiatric Clinics of North America, 14*(3), 567–604.

— (1991b). Psychogenic amnesia and psychogenic fugue: A comprehensive review. In: S. M. G. Allan Tasman (Hrsg.), *American Psychiatric Press review of psychiatry* (Bd. 10, S. 189–222). Washington: APP.

—, & Goodwin, J. (1999). Assessment and management of somatoform symptoms in traumatized patients. In: J. Goodwin & R. Attias (Hrsg.), *Splintered reflections: Images of the body in trauma* (S. 67–88). New York: Basic Books.

—, & Welzant, V. (2010). Pragmatic approaches to stage-oriented treatment for early life trauma-related complex post-traumatic stress and dissociative disorders. In: R. A. Lanius, E. Vermetten & C. Pain (Hrsg.), *The impact of early life trauma on health and disease* (S. 257–267). New York: Cambridge University Press.

Low, G. et al. (2000). Childhood trauma, dissociation and self-harming behaviour. *British Journal of Medical Psychology, 73* (Pt. 2), 269–278.

Luborsky, L., & Crits-Cristoph, P. (1998). *Understanding transference: The core conflictual relationship themes method*. Washington: APA.

Luoma, J. B., & Platt, M. G. (2015). Shame, self-criticism, self-stigma, and compassion in Acceptance and Commitment Therapy. *Current Opinion in Psychology, 2*, 97–101.

Lyons-Ruth, K. (2007). The interface between attachment and intersubjectivity. *Psychoanalytic Inquiry, 26*, 596–616.

—, et al. (2006). From infant attachment disorganization to adult dissociation: Relational adaptations or traumatic experiences? *Psychiatric Clinics of North America, 29*, 63–86.

—, & Jacobvitz, D. (1999). Attachment disorganization: Unresolved loss, relational violence, and lapses in behavioral and attentional strategies. In: J. Cassidy & P. Shaver (Hrsg.), *Handbook of attachment* (S. 520–554). New York: Guilford.

Main, M., & Cassidy, J. (1988). Categories of response to reunion with the parent at age 6: Predictable from infant attachment classification and stable over a 1-month period. *Developmental Psychology, 24*, 415–426.

—, & Goldwyn, R. (1984). *Adult attachment scoring and classification system*. Unpublished manuscript. University of California, Berkeley.

—, & Hesse, E. (1990). Parents' unresolved traumatic experiences are related to infant disorganized/disoriented attachment status. In: M. T. Greenberg, D. Cicchetti & E. M. Cummings (Hrsg.), *Attachment in the preschool years* (S. 161–182). Chicago: University of Chicago Press.

Malatesta, C. et al. (l989). The development of emotion expression during the first two years of life. *Monograph of the Social Research in Child Development, 54*(1–2), 1–103.

Matos, M., & Pinto-Gouveia, J. (2010). Shame as a traumatic memory. *Clinical Psychology and Psychotherapy, 17*, 299–312.

McCann, I. L., & Pearlman, L. S. (1990). *Psychological trauma and the adult survivor*. New York: Brunner/Mazel.

McClellan, J. et al. (1995). Clinical characteristics related to severity of sexual abuse: A study of seriously mentally ill youth. *Child Abuse and Neglect, 19*, 1245–1254.

McDougall, W. (1926). *An outline of abnormal psychology*. London: Methuen.

McDowell, D. M., Levin, F. R., & Nunes, E. V. (1999). Dissociative identity disorder and substance abuse: The forgotten relationship. *Journal of Psychoactive Drugs, 31*, 71–83.

McWilliams, N. (1999). *Psychoanalytic case formulation*. New York: Guilford.

Meadow, R. (1977). Munchausen syndrome by proxy: The hinterlands of child abuse. *The Lancet 310*, 343–345.

Messer, S. B. (2002). A psychodynamic perspective on resistance in psychotherapy. *Journal of Clinical Psychology, 58*, 157–163.

Middleton, W. (2013). Ongoing incestuous abuse during adulthood. *Journal of Trauma and Dissociation, 14*, 251–272.

— (2014). Parent-child incest that extends into adulthood: A survey of international press reports, 2007–2012. In: V. Şar, W. Middleton & M. Dorahy (Hrsg.), *Global perspectives on Dissociative Disorders* (S. 45–64). London: Routledge.

—, et al. (2015). Dissociation, shame, complex PTSD, child maltreatment and intimate relationship self-concept in dissociative disorder, chronic PTSD and mixed psychiatric groups. *Journal of Affective Disorders, 172*, 195–203.

Miller, W. R., & Rollnick, S. (2012). *Motivational interviewing*. New York: Guilford; dt. (2015). *Motivierende Gesprächsführung*. Freiburg: Lambertus.

Miller-Karas, E. (2015). *Building resilience to trauma*. New York: Routledge.

Mitmansgruber, H. et al. (2009). When you don't like what you feel: Experiential avoidance, mindfulness and meta-emotion in emotion regulation. *Personality and Individual Differences, 46*, 448–453.

Moskowitz, A., Schäfer, I., & Dorahy, M. (Hrsg.) (2008). *Psychosis, trauma and dissociation*. New York: Wiley.

Mueller-Pfeiffer, C. et al. (2012). Global functioning and disability in dissociative disorders. *Psychiatry Research, 200*, 475–481.

Muenzenmaier, K. et al. (1993). Childhood abuse and neglect among women outpatients with chronic mental illness. *Hospital and Community Psychiatry, 44*, 666–670.

Muller, R. T. (2010). *Trauma and the avoidant client: Attachment based strategies for healing.* New York: Norton.

Myers, D., & Hayes, J. A. (2006). Effects of therapist general self-disclosure and countertransference disclosure on ratings of the therapist and sessions. *Psychotherapy: Theory, Research, Practice, and Training, 43*, 173–185.

Myrick, A. C., Brand, B. L., & Putnam, F. W. (2013). For better or worse: The role of revictimization and stress in the course of treatment for dissociative disorders. *Journal of Trauma & Dissociation, 14*, 375–389.

—, et al. (2015). Treatment of complex dissociative disorders: A comparison of interventions reported by community therapists versus those recommended by experts. *Journal of Trauma and Dissociation, 16*, 51–67.

Nathanson, D. L. (Hrsg.). (1987). *The many faces of shame.* New York: Guilford.

— (1989). Understanding what is hidden: Shame in sexual abuse. *Psychiatric Clinics of North America, 12*, 381–388.

— (1992). *Shame and pride: Affect, sex, and the birth of the self.* New York: Norton.

— (1997). Affect theory and the compass of shame. In: M. R. Lansky & A. P. Morrison (Hrsg.), *The widening scope of shame* (S. 339–354). Mahwah: Analytic Press.

Nemiah, J. C. (1991). Dissociation, conversion, and somatization. *American Psychiatric Press Review of Psychiatry, 10*, 248–260.

Nijenhuis, E. R. S. (2000). Somatoform dissociation. *Journal of Trauma & Dissociation, 1*(4), 7–32.

— (2004). *Somatoform dissociation.* New York: Norton; dt. (2006). *Somatoforme Dissoziation.* Paderborn: Junfermann.

— (2010). The scoring and interpretation of the SDQ-20 and SDQ-5. *Activitas Nervosa Superior, 52*(1), 24–28.

— (2015). *The trinity of trauma.* Göttingen: Vandenhoeck & Ruprecht; dt. (2016). *Die Trauma-Trinität: Ignoranz–Fragilität–Kontrolle.* Göttingen: Vandenhoeck & Ruprecht.

—, Spinhoven, P., van Dyck, R., van der Hart, O., & Vanderlinden, J. (1996). The development and the psychometric characteristics of the Somatoform Dissociation Questionnaire (SDQ-20). *Journal of Nervous and Mental Disease*, 184, 688–694.

—, —, —, —, & — (1997). The development of the somatoform dissociation questionnaire (SDQ-5) as a screening instrument for dissociative disorders. *Acta Psychiatrica Scandinavia, 96*(5), 311–318.

—, & van der Hart, O. (2011). Defining dissociation in trauma. *Journal of Trauma & Dissociation, 12*, 469–473.

—, —, & Kruger, K. (2002). The psychometric characteristics of the traumatic experiences checklist (TEC): First findings among psychiatric outpatients. *Clinical Psychology a. Psychotherapy, 9*, 200–210.

—, —, & Steele, K. (2002). The emerging psychobiology of trauma-related dissociation and dissociative disorders. In: H. D'haenen, J. A. den Boer & P. Willner (Hrsg.), *Biological Psychiatry* (S. 1079–1098). Chicester: Wiley.

Norcross, J. C., & Lambert, M. J. (2011). Psychotherapy relationships that work II. *Psychotherapy, 48*(1), 4–8.

—, & Wampold, B. E. (2011). Evidence-based therapy relationships: Research conclusions and clinical practices. *Psychotherapy, 48*(1), 98–102.

Nouri, N. (2013). *Psychologists' knowledge of the impact of shame on psychopathology and treatment* (Doctoral dissertation, Alliant International University). Abgerufen von: ProQuest Dissertations and Theses database. (UMI No. 3567605)

Ochberg, F. (1996). The counting method for ameliorating traumatic memories. *Journal of Traumatic Stress, 9*, 873–880.

Ogawa, J. R. et al. (1997). Development and the fragmented self: Longitudinal study of dissociative symptomatology in a nonclinical sample. *Development and Psychopathology, 9*, 855–879.

Ogden, P., & Fisher, J. (2015). *Sensorimotor psychotherapy.* New York: Norton.

—, & Minton, K. (2002). Sensorimotor approach to processing traumatic memory. In: C. R. Figley (Hrsg.), *Brief treatments for the traumatized* (S. 125–147). Westport: Greenwood Press/Greenwood Publishing Group.

—, Minton, K., & Pain, C. (2006). *Trauma and the body.* New York: Norton; dt. (2010). *Trauma und Körper.* Paderborn: Junfermann.

Ogden, T. H. (1992). *The primitive edge of experience.* Oxford: Jason Aronson; dt. (2000). *Frühe Formen des Erlebens.* Wien: Springer.

Orne, M. T. (1959). The nature of hypnosis. *Journal of Abnormal and Social Psychology, 58*, 277–299.

—, Dinges, D. F., & Orne, E. C. (1984). On the differential diagnosis of multiple personality in the forensic context. *International Journal of Clinical and Experimental Hypnosis, 32*(2), 118–169.

O'Shea, K. (2009). The EMDR early trauma protocol. In: R. Shapiro (Hrsg.), *EMDR solutions II* (S. 313–334). New York: Norton.

Panksepp, J. (1998). *Affective neuroscience: The foundations of human and animal emotions.* New York: Oxford University Press.

— (2012). *The archaeology of mind.* New York: Norton.

Parnell, L. (2013). *Attachment-focused EMDR: Healing relational trauma.* New York: Norton.

Paul, E. et al. (2015). Frequency and functions of non-suicidal self-injury: Associations with suicidal thoughts and behaviors. *Psychiatry Research, 225*, 276–282.

Paulsen, S., & Lanius, U. (2014). Fractionating trauma processing: TOTEMSPOTS and other attenuating tactics. In: U. F. Lanius, S. L. Paulsen & F. M. Coringan (Hrsg.), *Neurobiology and treatment of traumatic dissociation* (S. 367–382). New York: Springer.

PDM Task Force (2006). *Psychodynamic diagnostic manual.* Silver Springs: Alliance of Psychoanalytic Organizations.

Pearlman, L., & Saakvitne, K. (1995). *Trauma and the therapist: Countertransference and vicarious traumatization in psychotherapy with incest survivors.* New York: Norton.

Phelps, A. K. (1996). The influence of the therapeutic relationship on the process of retrieving traumatic memories of childhood sexual abuse. *Dissertation Abstracts International, 56*, 5779.

Phillips, M., & Frederick, C. (1995). *Healing the divided self.* New York: Norton; dt. (2003). *Handbuch der Hypnotherapie bei posttraumatischen und dissoziativen Störungen.* Heidelberg: Carl Auer.

Pinto-Gouveia, J., & Matos, M. (2011). Can shame memories become a key to identity? *Applied Cognitive Psychology, 25*, 281–290.

Plakun, E. M. (1998). Enactment a. the treatment of abuse survivors. *Harvard Rev. of Psychiat., 5*, 318–325.

Pope, K. S. (1994). *Sexual involvement with therapists.* Washington: APA.

—, & Feldman-Summers, S. (1992). National survey of psychologists' sexual and physical abuse history and their evaluation of training and competence in these areas. *Professional Psychology: Research and Practice, 23*, 353–361.

—, & Vasquez, M. J. T. (2005). *How to survive and thrive as a therapist.* Washington: APA.

—, & — (2011). *Ethics in psychotherapy and counseling.* New York: Wiley.

Porges, S. W. (1995). Orienting in a defensive world: Mammalian modifications of our evolutionary heritage. *Psychophysiology, 32*(4), 301–318; dt. (2010). Orientierung in einer Welt voller Feinde: Für Säugetiere charakteristische Veränderungen unseres evolutionären Erbes. Eine Polyvagal-Theorie. In: S. W. Porges, *Die Polyvagal-Theorie* (S. 43–82). Paderborn: Junfermann.

— (2001). The Polyvagal Theory: Phylogenetic substrates of a social nervous system. *International Journal of Psychophysiology, 42*, 123–146.

— (2003). Social engagement and attachment: A phylogenetic perspective. *Annals of the New York Academy of Sciences, 1008*(1), 31–47; dt. (2010). Soziales Engagement und Bindung: Eine phylogenetische Sicht. In: S. W. Porges, *Die Polyvagal-Theorie* (S. 193–209). Paderborn: Junfermann.

— (2004). Neuroception: A Subconscious System for Detecting Threats and Safety. *Zero to Three (J), 24*(5), 19–24; dt. (2010). Neurozeption: Ein System unterbewußter Wahrnehmung, das bedrohliche und sichere Situationen zu erkennen vermag. In: S. W. Porges, *Die Polyvagal-Theorie* (S. 29–41). Paderborn: Junfermann.

— (2011). *The Polyvagal Theory.* New York: Norton; dt. (2010). *Die Polyvagal-Theorie: Neurophysiologische Grundlagen der Therapie.* Paderborn: Junfermann.

Putnam, F. W. (1989). *Diagnosis and treatment of multiple personality disorder.* New York: Guilford; dt. (2013). *Handbuch der Dissoziativen Identitätsstörung. Diagnose und psychotherapeutische Behandlung.* Lichtenau: G.P. Probst Verlag.

— (1997). *Dissociation in children and adolescents.* New York: Guilford.

Quintana, S. M. (1993). Toward an expanded and updated conceptualization of termination: Implications for short-term, individual psychotherapy. *Professional Psychology: Research and Practice, 24*, 426–432.

Ragusea, S. A. (2013). Creating a professional living will for psychologists. In: G. P. Koocher, J. C. Norcross & B. A. Greene (Hrsg.), *Psychologists' desk reference* (S. 677–681). New York: Oxford University Press.

Rizvi, S. L., & Linehan, M. M. (2005). The treatment of maladaptive shame in Borderline Personality Disorder. *Cognitive and Behavioral Practice, 12*(4), 437–447.

Rodewald, F., Dell, P. F., Wilhelm-Gößling, C. et al. (2011). Are major dissociative disorders characterized by a qualitatively different kind of dissociation? *Journal of Trauma & Dissociation, 12*, 9–24.

—, Wilhelm-Gößling, C., Emrich, H. M. et al. (2011). Axis-I comorbidity in female patients with dissociative identity disorder and dissociative identity disorder not otherwise specified. *Journal of Nervous and Mental Disease, 199*, 122–131.

Roe, D. et al. (2006). Clients' feelings during termination of psychodynamically oriented psychotherapy. *Bulletin of the Menninger Clinic, 70*(1), 68–81.

Rose, S. M., Peabody, C. G., & Stratigeas, B. (1991). Undetected abuse among intensive case management clients. *Hospital and Community Psychiatry, 42*, 499–503.

Ross, C. A. (1995). Diagnosis of dissociative identity disorder. In: L. M. Cohen, J. N. Berzoff & M. R. Elin (Hrsg.), *Dissociative identity disorder: Theoretical and treatment controversies* (S. 261–284). Lanham: Jason Aronson.

— (1997). *Dissociative identity disorder.* New York: Wiley.

—, Heber, S., Norton, G. R., & Anderson, G. (1989). Somatic symptoms in multiple personality disorder. *Psychosomatics, 30*(2), 154–160.

—, —, —, Anderson, B. et al. (1989). The dissociative disorders interview schedule. *Dissociation, 2*, 169–189.

—, et al. (1990). Schneiderian symptoms in multiple personality disorder and schizophrenia. *Comprehensive Psychiatry, 31*, 111–118.

Ross, T. A. (1941). *Lectures on war neuroses*. Baltimore: Williams & Wilkins.

Rossman, M. L. (1987). *Healing yourself: A step-by-step program for better health through imagery*. New York: Walker.

Rothschild, B. (2000). *The body remembers*. New York: Norton; dt. (2002). *Der Körper erinnert sich*. Essen: Synthesis.

— (2006). *Help for the helper*. New York: Norton.

Ruismäki, M., & Mankila, P. (Nov. 2013). *Stabilization group for dissociative parents*. Paper presented at the 30th Annual Conference of the International Society for the Study of Trauma and Dissociation, Baltimore.

Saakvitne, K. W., & Pearlman, L. A. (1996). *Transforming the pain: A workbook on vicarious traumatization*. New York: Norton.

Sachs, R. G. (1986). The adjunctive role of social support systems in the treatment of multiple personality disorder. In: B. G. Braun (Hrsg.), *Treatment of multiple personality disorder* (S. 157–174). Washington: APP.

Sakheim, D. (1996). Clinical aspects of sadistic ritual abuse. In: L. K. Michelson & W. J. Ray (Hrsg.), *Handbook of dissociation* (S. 569–594). New York: Plenum Press.

Şar, V. (2011). Epidemiology of dissociative disorders. *Epidemiology Research International, 2011*, 1–8; doi: 404538.

—, et al. (2000). Frequency of dissociative disorders among psychiatric outpatients in Turkey. *Comprehensive Psychiatry, 41*, 216–222.

Schoenewolf, G. (1993). *Counterresistance: The therapist's interference with the therapeutic progress*. Northvale: Jason Aronson.

Schore, A. N. (1991). Early superego development: The emergence of shame and narcissistic affect regulation in the practicing period. *Psychoanalysis and Contemporary Thought, 14*, 187–250.

— (1994). *Affect regulation and the origin of the self*. Hillsdale: Erlbaum.

— (2003). *Affect regulation and the development of the self*. New York: Norton.

— (2009). Right-brain affect regulation. In: D. Fosha, D. Siegel & M. Solomon (Hrsg.), *The healing power of emotion* (S. 112–144). New York: Norton.

— (2012). *The science of the art of psychotherapy*. New York: Norton.

Schwartz, H. L. (2000). *Dialogues with forgotten voices: Relational perspectives on child abuse trauma and treatment of dissociative disorders*. New York: Basic Books.

— (2013). *The alchemy of wolves and sheep: A relational approach to internalized perpetration for complex trauma survivors*. New York: Routledge.

Schwartz, R. (1994). *Internal family systems therapy*. New York: Guilford; dt. (1997). *Systemische Therapie mit der inneren Familie*. München: Pfeiffer.

Serban, G. (1992). Multiple personality. *American Journal of Psychotherapy, 46*(2), 269–280.

Shapiro, F. (1994). *Eye Movement Desensitization and Reprocessing Level I Training Manual*. Watsonville: EMDR Institute.

— (1996). *Eye Movement Desensitization and Reprocessing Level II Training Manual*. Watsonville: EMDR Institute.

— (2001). *Eye movement desensitization and reprocessing (EMDR).* New York: Guilford; dt. (2012). *EMDR – Grundlagen und Praxis.* Paderborn: Junfermann.

Shaw, D. (2013). *Traumatic narcissism.* New York: Routledge.

Siegel, D. J. (2010a). *Mindsight.* New York: Bantam Books; dt. (2010). *Die Alchemie der Gefühle.* München: Kailash.

— (2010b). *The mindful therapist.* New York: Norton; dt. (2012). *Der achtsame Therapeut.* München: Kösel.

— (2015). *The developing mind: How relationships a. the brain interact to shape who we are.* N. Y.: Norton.

Solomon, J., & George, C. (1996). Defining the caregiving system. *Infant Mental Health Journal, 17,* 183–197.

—, & — (2011). The disorganized attachment-caregiving system. In: J. Solomon & C. George (Hrsg.), *Disorganized attachment and caregiving* (S. 3–24). New York: Guilford.

Somer, E. (2002). Maladaptive daydreaming. *Journal of Contemporary Psychotherapy, 32,* 197–212.

Spiegel, D. (1981). Vietnam grief work using hypnosis. *American Journal of Clinical Hypnosis, 12,* 33–40.

— (1990). Trauma, dissociation, and hypnosis. In: R. P. Kluft (Hrsg.), *Incest-related syndromes of adult psychopathology* (S. 247–261). Arlington: American Psychiatric Association.

Spiegel, H., & Spiegel, D. (1978). *Trance and treatment: Clinical uses of hypnosis.* New York: Basic Books.

Spitzer, C. et al. (2003). Dissociative experiences and disorders in forensic inpatients. *International Journal of Law and Psychiatry, 26*(3), 281–288.

Sroufe, A. L. (1977). Attachment as an organizational construct. *Child Development, 48,* 1184–1199.

— (1990). An organizational perspective on the self. In: D. Cicchetti & M. Beeghly (Hrsg.), *The self in-transition: Infancy to childhood* (S. 281–307). Chicago: University of Chicago Press.

—, Fox, N. E., & Pancake, V. R. (1983). Attachment and dependency in developmental perspective. *Child Development, 54,* 1615–1627.

Stark, M. (2000). *Modes of therapeutic action.* New York: Jason Aronson.

— (2002). *Working with resistance.* London: Rowman & Littlefield.

— (2006). Transformation of relentless hope: A relational approach to sadomasochism. Abgerufen von http://www.lifespanlearn.org/documents/STARKtranform.pdf

Steele, K. (1989). Sitting with the shattered soul. *Pilgrimage: Journal of Psychotherapy and Personal Exploration, 15,* 19–25.

— (2009). The road is made by walking: A quarter century of being with dissociation. *Voices: Journal of the American Academy of Psychotherapists, 45*(2), 6–12.

— (21.9.2014). *Alternative relational models for trauma-informed psychotherapy: Beyond the parent-child attachment paradigm.* Lecture presented at the Congress on Attachment and Trauma, Rom.

—, & Colrain, J. (1990). Abreactive work with sexual abuse survivors: Concepts and techniques. In: M. A. Hunter (Hrsg.), *The sexually abused male* (Bd. II, S. 1–55). Lexington: Lexington Press.

—, Dorahy, M. J., van der Hart, O., & Nijenhuis, E. R. S. (2009). Dissociation versus alterations in consciousness: Related but different concepts. In: P. F. Dell & J. A. O'Neil (Hrsg.), *Dissociation and the dissociative disorders* (S. 155–169). New York: Routledge.

—, & van der Hart, O. (2013). Understanding attachment, trauma and dissociation in complex developmental trauma disorders. In: A. Danquah & K. Berry (Hrsg.), *Using attachment theory in adult mental health* (S. 78–94). Abingdon: Routledge.

—, van der Hart, O., & Nijenhuis, E. R. S. (2001). Dependency in the treatment of complex posttraumatic stress disorder and dissociative disorders. *Journal of Trauma and Dissociation, 2*(4), 79–116.

—, van der Hart, O., & Nijenhuis, E. R. S. (2005). Phase-oriented treatment of structural dissociation in complex traumatization: Overcoming trauma-related phobias. *Journal of Trauma and Dissociation, 6*(3), 11–53.

Steinberg, M. (1994). *Therapist's guide to the Structured Clinical Interview for DSM-IV Dissociative Disorders (SCID-D).* Washington: APP.

— (1995). *Handbook for assessment of dissociation.* Washington: APP.

— (2004). Systematic assessment of posttraumatic dissociation: The Structured Clinical Interview for DSM-IV Dissociative Disorders. In: J. P. Wilson & T. M. Keane (Hrsg.), *Assessing psychological trauma and PTSD* (S. 122–143). New York: Guilford.

—, Cicchetti, D., Buchanan, J. et al. (1993). Clinical assessment of dissociative symptoms and disorders: The Structured Clinical Interview for DSM-IV Dissociative Disorders (SCID-D). *Dissociation: Progress in the Dissociative Disorders, 6*(1), 3–15.

—, & Spiegel, H. D. (2008). Advances in assessment: The differential diagnosis of dissociative identity disorder and schizophrenia. In: A. Moskowitz, I. Schäfer & M. J. Dorahy (Hrsg.), *Psychosis, trauma and dissociation* (S. 177–189). New York: Wiley-Blackwell.

Stern, D. B. (2010). *Partners in thought: Working with unformulated experience, dissociation and enactment.* New York: Routledge.

Stern, D. N. (2004). *The present moment in psychotherapy and everyday life.* New York: Norton; dt. (2005). *Der Gegenwartsmoment.* Frankfurt/M.: Brandes und Apsel.

Stoler, D. R., & Hill, B. A. (2013). *Coping with concussion and mild traumatic brain injury.* N. Y.: Avery.

Strean, H. S. (1993). *Resolving counterresistances in psychotherapy.* New York: Routledge.

Swett, C., Jr., Surrey, J., & Cohen, C. (1990). Sexual and physical abuse histories and psychiatric symptoms among male psychiatric outpatients. *American Journal of Psychiatry, 147*, 632–636.

Talbot, J. A., Talbot, N. L., & Tu, X. (2005). Shame-proneness as a diathesis for dissociation in women with histories of childhood sexual abuse. *Journal of Traumatic Stress, 17*, 445–448.

Talbot, N. L. (1996). Women sexually abused as children: The centrality of shame issues and treatment implications. *Psychotherapy: Theory, Research, Practice, Training, 33*(1), 11–18.

Tangney, J. P., & Fischer, K. W. (Hrsg.) (1995). *Self-conscious emotions: The psychology of shame, guilt, embarrassment, and pride.* New York: Guilford.

Target, M., & Fonagy, P. (1996). Playing with reality, II: The development of psychic reality from a theoretical perspective. *International Journal of Psycho-analysis, 77*, 459–479.

Teachman, B. A., & Clerkin, E. M. (2010). A case formulation approach to resolve treatment complications. In: M. W. Otto & S. G. Hofmann (Hrsg.), *Avoiding treatment failures in the anxiety disorders* (S. 7–30). New York: Springer.

Thomas, A. (2001). Factitious and malingered Dissociative Identity Disorder. *Journal of Trauma and Dissociation, 2*, 59–77.

Tijdink, D., & Cuijpers, D. (2016). Group program for partners of patients with dissociative disorders. *Proceedings of the 5th Bi-Annual Conference of the European Society for Trauma and Dissociation*, Amsterdam.

Tomkins, S. S. (1963). *Affect imagery consciousness* (Bd. II: The negative affects). New York: Springer.

Trevarthen, C. (1980). The foundations of intersubjectivity. In: D. R. Olsen (Hrsg.), *The social foundations of language and thought* (S. 216–242). New York: Norton.

—, & Aitken, K. J. (1994). Brain development, infant communication, and empathy disorders: Intrinsic factors in child mental health. *Development and Psychopathology, 6*, 597–633.

Tronick, E., & Cohn, J. (1989). Infant-mother face-to-face interaction: Age and gender differences in coordination and miscoordination. *Child Development, 59*, 85–92.

Tsai, M., & Kohlenberg. R. J. (2009). *A guide to functional analytic psychotherapy: Awareness, courage, love and behaviorism.* New York: Springer.

Twombly, J. (2000). Incorporating EMDR and EMDR adaptations in the treatment of Dissociative Identity Disorder. *Journal of Trauma and Dissociation, 1*(2), 61–81.

van Denburg, T. F., & Kiesler, D. J. (2002). An interpersonal communication perspective on resistance in psychotherapy. *Journal of Clinical Psychology, 58*, 195–205.

van Derbur, M. (2003). *Miss America by day: Lessons learned from ultimate betrayals and unconditional love.* Denver: Oak Hill Ridge Press; dt. (2011). *Tagkind – Nachtkind: das Trauma sexueller Gewalt.* Kröning: Asanger.

van der Hart, O. (1983). *Rituals in psychotherapy: Transition and continuity.* New York: Irvington.

— (Hrsg.). (1986). *Coping with loss.* New York: Irvington.

— (Hrsg.). (1991). *Trauma, dissociatie en hypnose.* Lisse: Swets & Zeitlinger.

— (2012). The use of imagery in Phase 1 treatment of clients with complex dissociative disorders. *European Journal of Psychotraumatology, 3*, 1–8. doi:10.3402/ejpt.v3i0.8458

—, & Boon, S. (1997). Treatment strategies for complex dissociative disorders: Two Dutch case examples. *Dissociation, 9*(3), 157–165.

—, Boon, S., & Heijtmajer, J. O. (1997). Ritual abuse in European countries: A clinician's perspective. In: G. A. Fraser (Hrsg.), *The dilemma of ritual abuse: Cautions and guides for therapists* (S. 137–166). Washington: APP.

—, & Brown, P. (1992). Abreaction re-evaluated. *Dissociation, 5*(3), 127–140.

—, Brown, P., & van der Kolk, B. A. (1989). Pierre Janet's treatment of post-traumatic stress. *Journal of Traumatic Stress, 2*, 379–396.

—, & Dorahy, M. (2009). Dissociation: History of a concept. In: P. F. Dell & J. A. O'Neill (Hrsg.), *Dissociative disorders: DSM-V and beyond* (S. 3–26). New York: Routledge.

—, Groenendijk, M., Gonzalez, A., Mosquera, D., & Solomon, R. (2014). Dissociation of the personality and EMDR therapy in complex trauma-related disorders: Applications in Phase 2 and 3. *Journal of EMDR Practice and Research, 8*(1), 33–48.

—, & Nijenhuis, E. R. S. (1999). Bearing witness to uncorroborated trauma: The clinician's development of reflective belief. *Professional Psychology: Research and Practice, 30*, 37–44.

—, Nijenhuis, E. R. S., & Steele, K. (2006). *The haunted self.* New York: Norton; dt. (2008). *Das verfolgte Selbst.* Paderborn: Junfermann.

—, & Steele, K. (1997). Time distortions in dissociative identity disorder: Janetian concepts and treatment. *Dissociation, 10*(2), 93–105.

—, & Steele, K. (1999). Relieving or reliving childhood trauma: A commentary on Miltenburg and Singer (1997). *Theory and Psychology, 9*, 533–540.

—, Steele, K., Boon, S., & Brown, P. (1993). The treatment of traumatic memories: Synthesis, realization and integration. *Dissociation, 6*, 162–180.

—, & Witztum, E. (2008). Dissociative psychosis: Clinical and theoretical aspects. In: A. Moskowitz, I. Schäfer & M. Dorahy (Hrsg.), *Dissociation and psychosis: Multiple perspectives on a complex relationship* (S. 257–269). London: Wiley.

van der Kloet, D. et al. (2013). Dissociative symptoms and sleep parameters: An all-night polysomnography study in patients with insomnia. *Comprehensive Psychiatry, 54*, 658–664.

van der Kolk, B. A. (1987). The separation cry and the trauma response: Developmental issues in the psychobiology of attachment and separation. In: B. A. van der Kolk (Hrsg.), *Psychological trauma* (S. 31–62). Washington: APP.

— (1994) The body keeps the score: Memory and the evolving psychobiology of posttraumatic stress. *Harvard Review of Psychiatry, 1*, 253–265.

— (2014). *The body keeps the score.* New York: Viking; dt. (2015). *Verkörperter Schrecken. Traumaspuren in Gehirn, Geist und Körper und wie man sie heilen kann.* Lichtenau: G. P. Probst Verlag.

—, & Fisler, R. (1995). Dissociation and the fragmentary nature of traumatic memories. *Journal of Traumatic Stress, 8*, 505–525.

—, & van der Hart, O. (1991). The intrusive past: The flexibility of memory and the engraving of trauma. *American Imago, 48*, 425–545.

van Dijke, A. (2008). The clinical assessment and treatment of trauma-related self- and affect dysregulation. In: A. Vingerhoets & J. Denollet (Hrsg.), *Emotion regulation.* New York: Springer.

—, Ford, J. D., van der Hart, O., van Son, M., van der Heijden, P., & Bühring, M. (2010). Affect dysregulation in borderline personality disorder and somatoform disorder: Differentiating under- and over-regulation. *Journal of Personality Disorders*, 24 (3), 296–311.

—, van der Hart, O., Ford, J. D., van Son, M., van der Heijden, P., & Bühring, M. (2010). Affect dysregulation and dissociation in borderline personality disorder and somatoform disorder: Differentiating inhibitory and excitatory experiencing states. *Journal of Trauma and Dissociation*, 11, 424–443.

Vanderlinden, J. (1993). *Dissociative experiences, trauma, and hypnosis: Research findings and applications in eating disorders.* Delft: Eburon.

—, Spinhoven, P., Vandereycken, W., & van Dyck, R. (1995). Dissociative and hypnotic experiences in eating disorder patients. *American Journal of Clinical Hypnosis, 38*, 97–108.

van Minnen, A., Arntz, A., & Keijsers, G. P. (2006). Prolonged exposure in patients with chronic PTSD. *Behaviour Research and Therapy, 40*, 439–457.

—, et al. (2012). Examining potential contraindications for prolonged exposure therapy for PTSD. *European Journal of Psychotraumatology*, 3. doi:10.3402/ejpt.v3i0.18805

Vasquez, M. J. T., Bingham, R. P., & Barnett, J. E. (2008). Psychotherapy termination: Clinical and ethical responsibilities. *Journal of Clinical Psychology, 64*, 653–665.

Vasterling, J. J., Bryant, R. A., & Keane, T. M. (Hrsg.). (2012). *PTSD and mild traumatic brain injury.* New York: Guilford.

Vesper, J. G. (1991). The use of healing ceremonies in the treatment of multiple personality disorder. *Dissociation, 4*(2), 109–114.

Walker, L. E. (2009). *The battered woman syndrome.* New York: Springer.

Waller, G., Ohanian, V., Meyer, C., Everill, J., & Rouse, H. (2001). The utility of dimensional and categorical approaches to understanding dissociation in the eating disorders. *British Journal of Clinical Psychology, 40*, 387–397.

Waller, N. G., Putnam, F. W., & Carlson, E. B. (1996). Types of dissociation and dissociative types. *Psychological Methods, 1*, 300–321.

Wallin, D. J. (2007). *Attachment in psychotherapy.* N. Y.: Guilford; dt. (2016). *Bindung und Veränderung in der psychotherapeutischen Beziehung. Grundlagen und Anwendung.* Lichtenau: G. P. Probst Verlag.

Walser, R. D., & Hayes, S. (2006). Acceptance and Commitment Therapy in the treatment of post traumatic stress disorder. In: V. M. Follette & J. I. Ruzek (Hrsg.), *Cognitive behavioral therapies for trauma* (S. 146–172). New York: Guilford.

Walsh, B. W. (2014). *Treating self-injury: A practical guide*. New York: Guilford.

Wampold, B. E. (2001). *The great psychotherapy debate*. Mahwah: Erlbaum.

—, et al. (2007). Insight as a common factor. In: L. G. Castonguay & C. Hill (Hrsg.), *Insight in psychotherapy* (S. 119–139). Washington: APA.

Watkins, H. H., & Watkins, J. G. (1993). Ego-state therapy in the treatment of dissociative disorders. In: R. P. Kluft & C. G. Fine (Hrsg.), *Clinical perspectives on multiple personality disorder* (S. 277–299). Washington: APP.

Watkins, J. G. (1971). The affect bridge: A hypnoanalytic technique. *International Journal of Clinical and Experimental Hypnosis*, *19*, 21–27.

—, & Watkins, H. H. (1991). Hypnosis and ego-state therapy. In: P. Keller, S. Heyman (Hrsg.), *Clinical practice: A source book*, Vol. 10 (S. 23–37). Sarasota: Professional Resource Exchange.

—, & — (1997). *Ego states: Theory and therapy*. New York: Norton; dt. (2003). *Ego states – Theorie und Therapie*. Heidelberg: Carl Auer.

Werbart, A. (1997). Separation, termination process and long-term outcome in psychotherapy with severely disturbed patients. *Bulletin of the Menninger Clinic, 61* (1), 16–43.

Westen, D. (1998). Case formulation and personality disorders: Two processes or one? In: J. W. Barron (Hrsg.), *Making diagnosis meaningful* (S. 111–137). Washington: APA.

Wilson, J. P., & Lindy, J. D. (Hrsg.) (1994). *Countertransference in the treatment of PTSD*. New York: Guilford.

—, & Thomas, R. B. (2004). *Empathy in the treatment of trauma and PTSD*. New York: Routledge.

Winnicott, D. W. (1968). *The child, the family, and the outside world*. Harmondsworth: Penguin Books; dt. (1969). *Kind, Familie und Umwelt*. München: E. Reinhardt.

Wolpe, J. (1982). *Practice of behavior therapy*. New York: Pergamon Press.

Woody, S. R. et al. (2003). *Treatment planning in psychotherapy*. New York: Guilford.

Wright, M. E., & Wright, B. A. (1987). *Clinical practice of hypnotherapy*. New York: Guilford.

Wurmser, L. (1987). Shame, the veiled companion of narcissism. In: D. L. Nathanson (Hrsg.), *The many faces of shame* (S. 64–92). New York: Guilford.

Yalom, I. D. (1980). *Existential psychotherapy*. New York: Basic Books; dt. (1989). *Existentielle Psychotherapie*. Köln: Ed. Humanist. Psychologie.

Young, J., & Brown, G. (2001). *Young Schema Questionnaire*. New York: Cognitive Therapy Center of New York.

—, Klosko, J. S., & Weishaar, M. E. (2003). *Schema therapy*. New York: Guilford; dt. (2005). *Schematherapie*. Paderborn: Junfermann.

Zur, O. (2007). *Boundaries in psychotherapy: Ethical and clinical explorations*. Washington: APA.

Personen- und Stichwortverzeichnis

R

Y, Z

Robert Scaer

Das Trauma-Spektrum

Verborgene Wunden und die Kraft der Resilienz

Mit Vorworten von Peter A. Levine & Stephen W. Porges

Übersetzt von Theo Kierdorf & Hildegard Höhr

352 Seiten, Klappenbroschur, mit Lesezeichen

»Ein überragendes Meisterwerk von einer der führenden Persönlichkeiten im Bereich der Traumatologie. In seinem kreativen Buch vertritt Dr. Scaer überzeugend die These, daß Traumata (von den Bindungstraumata der Kindheit über die ›kleinen‹ Traumata des Alltagslebens bis hin zu den omnipräsenten soziokulturellen Traumata) auf Gehirn, Geist und Körper wirken und dadurch lebenslang Gesundheit und Krankheit beeinflussen. Dieses erstaunliche Buch ist nicht nur für Psychotherapeuten, Allgemeinmediziner und Neurologen von Interesse, sondern für alle, die sich für neueste Erkenntnisse bezüglich der tieferen traumarelevanten Mechanismen interessieren.«

— Allan N. Schore

»Das Buch eines Genies, das in den nächsten 50 Jahren für die Erforschung traumabezogener Krankheiten wegweisend sein wird.«

— Robert H. Tinker

G. P. PROBST VERLAG
Lichtenau/Westfalen

David J. Wallin

Bindung und Veränderung in der psychotherapeutischen Beziehung

Grundlagen und Anwendung

Übersetzt von Theo Kierdorf & Hildegard Höhr

444 Seiten, Klappenbroschur, mit Lesezeichen

Dieses geradezu enzyklopädische Buch überträgt Bindungstheorie und Bindungsforschung in einen völlig neuen Rahmen, der psychotherapeutische Arbeit mit Erwachsenen auf der Grundlage ihrer kindlichen Entwicklung ermöglicht. Indem Wallin ein Behandlungsmodell beschreibt, das auf Transformation durch Beziehung basiert, bringt er Bindungstheorie, Neurowissenschaften, Traumaforschung, relationale Psychotherapie und Achtsamkeitspsychologie in einen engen Zusammenhang.

»Eine bessere Einführung in die klinische Umsetzung der Bindungstheorie als diese gibt es zur Zeit nicht.«

— Lewis Aron, New York University

»John Bowlby wäre begeistert gewesen. Wallins Buch schlägt eine Brücke von den biologischen Tatsachen der Bindung zu den Dialogen, aus denen das Selbst hervorgeht, und zum Wesen prägender Beziehungen. Es hätte Bowlby sicher auch sehr erfreut zu sehen, daß die Theorie, die er entwickelt hat, als ein Weg psychotherapeutischer Arbeit dargestellt wird und daß dies zudem auf eine so gut lesbare Weise geschehen ist.«

— Susan M. Johnson, University of Ottawa

G. P. PROBST VERLAG
Lichtenau/Westfalen

TITELLISTE – Auswahl

Eine ausführliche Präsentation sämtlicher lieferbaren und geplanten Titel unseres Verlages finden Sie im Internet unter *www.gp-probst.de*

Band 2 – Emerson & Hopper: *Trauma-Yoga* (3. Aufl.)
Band 3 – Williams & Poijula: *Das PTBS-Arbeitsbuch* (3. Aufl.)
Band 10 – Hyman & Pedrick: *Arbeitsbuch Zwangsstörungen* (2. Aufl.)
Band 11 – McKay, Lev & Skeen: *ACT und Schematherapie*
Band 12 – Putnam: *Handbuch Dissoziative Identitätsstörung* (2. Aufl.)
Band 13 – Scaer: *Das Trauma-Spektrum*
Band 14 – Kluft: *Pacing in der Traumatherapie*
Band 17 – Paulsen: *Trauma und Dissoziation mit neuen Augen sehen* (2. Aufl.)
Band 18 – NurrieStearns: *Trauma-Heilung durch Yoga und Meditation*
Band 21 – Powell, Cooper, Hoffman & Marvin: *Der Kreis der Sicherheit*
Band 22 – Wallin: *Bindung und Veränderung in der psychotherapeutischen Beziehung*
Band 23 – van der Kolk: *Verkörperter Schrecken* (6. Aufl.)
Band 24 – Emerson: *Trauma-Yoga in der Therapie*
Band 25 – Stoddard & Afari: *Metaphern und Übungen für die ACT-Arbeit*
Band 26 – McBride: *Werde ich jemals gut genug sein* (3. Aufl.)
Band 27 – Bentzen & Hart: *Neuroaffektive Therapie mit Kindern & Jugendlichen*
Band 28 – Shapiro: *Ego-State-Interventionen – leicht gemacht* (3. Aufl.)
Band 29 – Porges: *Die Polyvagal-Theorie und die Suche nach Sicherheit* (4. Aufl.)
Band 30 – Burns: *Feeling Good in zehn Schritten*
Band 31 – Scaer: *Acht Schlüssel zur Gehirn-Körper-Balance*
Band 32 – Steele, Boon & van der Hart: *Die Behandlung traumabasierter Dissoziation* (2. Aufl.)
Band 33 – Manning: *Ich liebe einen Borderliner*
Band 34 – Schwartz: *Arbeitsbuch Komplexe PTBS*
Band 35 – Najavits: *Trauma, Sucht und die Suche nach Sicherheit*
Band 36 – Dana: *Die Polyvagal-Theorie in der Therapie* (2. Aufl.)
Band 37 – Anderson, Sweezy & Schwartz: *Therapeutische Arbeit im System der Inneren Familie*
Band 38 – Porges & Dana (Hrsg.): *Klinische Anwendungen der Polyvagal-Theorie*
Band 39 – Rahm & Meggyesy (Hrsg.): *Somatische Erfahrungen in der psychotherapeutischen und körpertherapeutischen Traumabehandlung*
Band 40 – Mischke-Reeds: *Somatische Psychotherapie – ein Werkzeugkasten*
Band 41 – Bentzen: *Neuroaffektive Meditation*
Band 42 – Schwartz & Maiberger: *EMDR-Therapie und Somatische Psychologie*
Band 43 – Dana: *Arbeiten mit der Polyvagal-Theorie*
Band 45 – Delahooke: *Mehr als Verhalten*
Band 46 – Schwartz: *Vom Trauma genesen – ein Übungsbuch*
Band 47 – Miller: *Gut(es) Zuhören*